Franz Schmid

Pädiatrische Radiologie

Lehrbuch in 2 Bänden

Unter Mitarbeit von W. Schuster
D. Beduhn · G. Fuchs · K. Gefferth · H. Giesen · H. Gutheil
H.-M. Heinisch · R. Kobel · H. Moll · G. Neuhäuser
M. Schell-Schomberg · H. Schuster · U. Wemmer
W. Wenz · E. Zapp

Band I
Stützgewebe · Zentralnervensystem · Syndrome

Mit 491 Abbildungen

Springer-Verlag Berlin · Heidelberg · New York 1973

ISBN-13: 978-3-642-65397-1   e-ISBN: 978-3-642-65396-4

DOI: 10.1007/978-3-642-65396-4

Satz-, Druck- und Bindearbeiten Universitätsdruckerei H. Stürtz AG Würzburg

Vorwort

Die *Röntgendiagnostik* dient primär einer Vertiefung und Erweiterung der Erkenntnisse physiologischer und pathologischer Vorgänge im Körper. Dem Erkennen mit menschlichen Sinnen wurden durch die Röntgenstrahlen zusätzliche Dimensionen erschlossen. Der enge Kontakt zwischen klinischer Problematik und radiologischer Methodik hat in der ersten Hälfte dieses Jahrhunderts die Fortschritte auf dem Gebiet der Röntgendiagnostik geprägt. In den letzten beiden Jahrzehnten dagegen hat die Entwicklung der Technik durch ihren Aufwand einerseits und die Spezialisierung in der Medizin andererseits zu einer zunehmenden Trennung zwischen klinischer Medizin und radiologischer Diagnostik geführt. Dementsprechend liegen die Fortschritte mehr auf dem Gebiet der technischen Perfektion als in der Ausschöpfung der diagnostischen Möglichkeiten einer klinisch-radiologischen Synopsis.

Das Bestreben, einen *Gesamtüberblick über die Röntgendiagnostik der Pädiatrie* zu geben, war die Grundkonzeption des hier vorliegenden Buches. Eine möglichst umfassende und doch rationelle Stoffbehandlung war oberstes Gebot. In sachlicher Knappheit sind die synoptischen Übersichtskapitel und die einzelnen Krankheitsbilder abgehandelt; dabei soll die systematische Unterteilung der einzelnen Kapitel in Abschnitte, welche Begriff und Synonyma, die klinische Leitsymptomatik und die radiologische Symptomatologie behandeln, dem Leser die Orientierung erleichtern. Aus der *Gegenüberstellung der klinischen und radiologischen Symptomatik* ergeben sich für den Radiologen klinische Informationen und für den Kliniker radiologische Anhaltspunkte. Die Übersichtskapitel umfassen größere Stoffgebiete, sind klinisch oder genetisch orientiert und gehen in ihrer Problemstellung von den Fragen der klinischen oder praktischen Pädiatrie aus.

Besonderes Gewicht wurde im vorliegenden Band auf die *biostatistischen Grundlagen der Röntgendiagnostik* im Kindesalter gelegt. Aus dem umfangreichen Archivmaterial der Universitätskinderklinik Heidelberg konnten in 20jähriger Arbeit statistische Grundlagen über die Entwicklung der Knochenkerne, die metrische Entwicklung des Schädels, der Wirbelsäule und des Beckens gewonnen werden. Längenentwicklung der Röhrenknochen Größenentwicklung der wichtigsten Epiphysenkerne und die Entwicklungsbiologie aller Nebenhöhlen sowie der wichtigsten Winkel auf Röntgenaufnahmen bilden weitere wichtige Grundlagen. Mit den hier vorliegenden Norm- und Variationstabellen wird die Röntgendiagnostik im Wachstumsalter auf eine *naturwissenschaftliche Grundlage gestellt;* in vielen Bereichen ist es dadurch möglich geworden anstelle eines subjektiven Eindrucks eine objektive Aussage in das radiologische Urteil zu legen.

Die pädiatrische Radiologie blickt auf eine *traditionsreiche Vergangenheit* zurück und hat auch in der jüngeren Gegenwart markante Beiträge zu gesamtmedizinischen Problemen geliefert. War es vor dem letzten Krieg das Standardwerk von ENGEL u. SCHALL, das die Initiative zu speziellen röntgendiagnostischen Bestätigungen in der Kinderklinik brachte, so hat 1955 die Röntgendiagnostik im Kindesalter von SCHMID-WEBER eine neue Entwicklung auf diesem Gebiet eingeleitet. Parallel dazu ist für den angelsächsischen Raum die „Paediatric X-ray-diagnostic" von J. CAFFEY zu werten. Wie sehr sich die Situation in der Zwischenzeit geändert hat mag daraus hervorgehen, daß vor 20 Jahren bei der Abfassung eines Röntgenbuches für die Kinderheilkunde nach Stoff gesucht werden mußte, um zu konkreten Aussagen zu kommen, während heute die Wahl der Beschränkung das schwerwiegendste Problem darstellt. Es war deshalb auch nicht möglich den Stoff in einem Band unterzubringen; er mußte auf zwei Bände verteilt werden. Eine neue Stoffordnung sollte sowohl dem Leser, der von der klinischen oder praktischen Fragestellung ausgeht als auch dem Benutzer, der primär röntgendiagnostisch tätig ist, gerecht werden. Da Übersichtsdarstellungen über das Gesamtgebiet der pädiatrischen Röntgendiagnostik zeitlich und umfangmäßig aufwendig geworden sind, überwogen in den letzten Jahren Spezialdarstellungen einzelner Sachgebiete. Es sei hier nur auf einzelne wesentliche Werke verwiesen, wie die Darstellungen über das *kindliche Skelet* von J. SWOBODA, PH. RUBIN und über das *Becken* von H. J. KAUFMANN. Über die *Abdominalorgane* liegen Spezialdarstellungen von H. G. WOLF für das *Neugeborenen- und Säuglingsalter,* von R. ASTLEY über das Säuglingsalter und von A. RUBIN über *Ileuszustände* vor. Die *Handskeletdiagnostik* wurde von SCHMID-MOLL monographisch bearbeitet, Fragen der *pädiatrischen Neurologie* von NEUHEUSER, BACKMUND u. DECKER. Für die *röntgendiagnostische Technik* im Kindesalter liegen Bücher von DARLING u. EBEL-WILLICH vor. Spezialisierung und zunehmende technische Verfeinerung sind notwendige Weiterentwicklungen, die mit den wissenschaftlichen Fortschritten und der Strahlenschonung parallel laufen. Rein sachlich muß jedoch zu diesem Trend festgestellt werden, daß *der beste Strahlenschutz für das Kind in soliden Kenntnissen über die Krankheiten, die Indikation und die Form von notwendigen Röntgenuntersuchungen besteht.* Wer ohne Beziehung zu den klinischen Problemen röntgendiagnostisch tätig ist, wird selbst mit Hochleistungsapparaten und unter Berücksichtigung aller Strahlenschutzmaßnahmen nicht so rationell arbeiten können wie derjenige, der sich auf das notwendige Minimum der röntgendiagnostischen Verfahren beschränken kann, weil er selektiv ein diagnostisches Gebäude ergänzt, statt ungezielt zu suchen.

Dem Konzept einer Gesamtübersicht über die pädiatrische Radiologie stehen Konzessionen im Umfang des Textes, der Abbildungen und der Literaturquellen gegenüber. Die Abbildungen wurden teilweise aus älteren eigenen Werken übernommen, um den Kostenaufwand ohne Einbuße an optischer Aussagekraft in maßvollen Grenzen zu halten. Soweit Aufnahmen von anderen Autoren verwendet wurden, sind sie in der Legende genannt. Das Gros der Abbildungen entstammt der Universitäts-Kinderklinik Heidelberg, der Universitäts-Kinderklinik Erlangen und der Kinderklinik Aschaffenburg. Das Schrifttum in der pädiatrisch-radiologischen Diagnostik ist so umfangreich geworden, daß es einen eigenen Band füllen würde und dann noch nicht den Anspruch auf Vollständigkeit besäße. Wie bei der Behandlung des Stoffes mußten deshalb die Literaturquellen knapp gehalten werden. Es sind vorwiegend historisch wertvolle Literaturquellen, modernere Übersichtsarbeiten und weiterführende Monographien und Bücher berücksichtigt.

Dank gebührt den im Titelblatt genannten Mitarbeitern für ihre wertvollen Beiträge und die Bereitschaft, diese in die Struktur des Buches einzuordnen, sowie den Kollegen, die Abbildungen zur Verfügung gestellt haben, den Röntgenassistentinnen, die die Röntgenbilder hergestellt haben, und vor allem dem Springer-Verlag, der wie immer für eine hervorragende Ausstattung eines solch anspruchsvollen Werkes alle Möglichkeiten ausschöpfte.

Aschaffenburg, Dezember 1972   F. SCHMID

Die zum Teil noch nicht publizierten biostatistischen Daten des Skeletkapitels wurden erstellt in Zusammenarbeit mit R. ABEL, Frankfurt, H. AZHAR, Isfahan/Iran, U. DU BALA, Rheda, W. BENZ, Waiblingen, K. BLASSMANN, Berlin-Heidelberg, W. BRAUN, Wangen, B. A. A. DADA, Lagos/Nigeria, J. FILTHUTH, Genf/Schweiz, M. FREIWALD, Berlin-Kiel, L. HALDEN, Cosel, E. S. A. HASSAN, Alexandrien/Ägypten, M. JACOB, Alleppey/Indien, A. KÜNLE, Memmingen, H. MEIER, Saarburg, P. PETRAUSCH, Heidelberg, H. RENTZSCH, Stendal, F. SCHLINGMANN, Bad Fusch, H. TABESCH, Hamedan/Iran, G. TRÜBESTEIN, Kassel-Weingarten, F. WULFERDING, Beckeln-Heidelberg.

Für die freundliche Überlassung von Röntgenabbildungen im vorliegenden Band bin ich folgenden Herren Kollegen zu Dank verpflichtet: BRONISCH, Nürnberg (Abb. 420, 421); HERTL, Mönchen-Gladbach (Abb. 34); KARCHER, Frankfurt, OBERDALHOFF, Mannheim (Abb. 91); W. SCHUSTER, Erlangen (Abb. 65, 66, 67, 105, 117, 122, 156, 233, 388); WEISSENBACHER, Wien (Abb. 69, 70); ZWAD, Lübeck (Abb. 120).

Inhalt

Mitarbeiterverzeichnis

BEDUHN, D.   Privatdozent Dr., 6900 Heidelberg, Chirurgische Universitäts-Klinik

FUCHS, G.   Dr., Universitäts-Kinderklinik, 8700 Würzburg

GEFFERTH, K.   Dozent Dr., Universitäts-Kinderklinik, Bokay Janos-utca 53, Budapest (Ungarn)

GIESEN, H.   Dr., Städtische Kinderklinik, 8750 Aschaffenburg

GUTHEIL, H.   Professor Dr., Universitäts-Kinderklinik, Kardiologische Abteilung, 8520 Erlangen

HEINISCH, H.-M.   Professor Dr., Universitäts-Kinderklinik Lindenburg, 5000 Köln-Lindenthal

KOBEL, R.   Dr., Städtisches Krankenhaus, 6090 Rüsselsheim a. M.

MOLL, H.   Dr., Kinderklinik, 4490 Papenburg a. d. Ems

NEUHÄUSER, G.   Privatdozent Dr., Universitäts-Kinderklinik, 8520 Erlangen

SCHELL-SCHOMBERG, M.   Dr., Gesundheitsamt, 6050 Offenbach a. M.

SCHMID, F.   Professor Dr., Städtische Kinderklinik, 8750 Aschaffenburg

SCHUSTER, H.   Dr., Universitäts-Kinderklinik, 8520 Erlangen

SCHUSTER, W.   Privatdozent Dr., Universitäts-Kinderklinik, 8520 Erlangen

WEMMER, U.   Dr., Kinderklinik, 6800 Mannheim

WENZ, W.   Professor Dr., Institut für Röntgendiagnostik, 7800 Freiburg i. Br.

ZAPP, E.   Professor Dr., St.-Elisabeth-Klinik, 6630 Saarlouis

Inhaltsübersicht über Band II

Skelet

Diagnostische Grundlagen

Stützgewebe

Das Stützgewebe gehört zu den geformten Bindegewebsderivaten und besteht aus spezialisierten Formationen desselben. Es entwickelt sich aus dem embryonalen Mesoderm. Ein ausreichendes Verständnis über die Stützgewebsphysiologie und -pathologie ist nur aus der Kenntnis des genetischen Zusammenhanges mit anderen Mesenchymabkömmlingen möglich.

Entwicklung der Stützgewebe

Von der präembryonalen Entwicklungsperiode ab, also schon in den ersten 2 Wochen nach der Befruchtung, beginnen die quantitativen Verschiebungen der Keimblätterzellmassen zugunsten des mittleren Keimblattes. Das *Mesoderm* vollzieht die Ursegmentgliederung mit dem die Chorda dorsalis umwachsenden Achsenskelet (Sklerotom) und den Myotomen (Abb. 1); es ist damit für die Architektur höher organisierter Lebewesen prägender Entwicklungsfaktor.

Die ursprünglich vorherrschenden epithelialen Verbände werden zunehmend aufgelöst und durch lockere Zellmassen aus dem Mesoderm ersetzt. Diese Zellmassen stellen die Anlage aller bindegewebigen Organe und Formationen dar (GROSSER) und werden *Mesenchym* (enchyein = hineingießen) genannt. Dieses embryonale Mesenchym (HERTIG, 1881) ist ein *Syncytium*, dessen protoplasmatische Gerüstsubstanz mit einer schleimartigen Gewebsflüssigkeit ausgefüllt ist; es wächst rasch, ist Motor der formativen Potenzen des Embryos und Mutterboden des Stütz- und Bindegewebes. Die *Umbildung des embryonalen Mesenchyms in das Gefäß-, Stütz- und Bindegewebe des Kindes* geht auf verschiedenen Wegen vor sich.

Im *intrauterinen Leben* haben durch hohe mitotische Aktivität die rasch wachsenden mesenchymalen Verbände vorwiegend *formative Aufgaben*, deren ursprünglichste die Segmentierung und Blastembildung darstellen.

Auch extrauterin bestimmen mesenchymale Derivate (Knochen, Knorpel, Gefäße, Sehnen) weitgehend das körperliche Wachstum und die Prägung anthropometrischer Daten. Das Skelet ist (s. S. 9ff.) der verläßlichste Indicator für die Entwicklung des Gesamtorganismus.

Die Einteilung der Stützgewebe wird weitgehend — jedoch nicht ganz — einheitlich gehandhabt. Die in Tabelle 1 gegebene Einteilung basiert auf Darstellungen von W. BARGMANN und R. O. GREEP.

Tabelle 1. Einteilung der Stützgewebe

Ungeformte Stützgewebe	Geformte Stützgewebe
1. Mesenchym	1. Sehnengewebe, elastisches Gewebe
2. Gallertiges Bindegewebe	2. Knorpelgewebe a) Faserknorpel
3. Retikuläres Bindegewebe	b) Hyaliner Knorpel c) elastischer Knorpel
4. Fettgewebe	3. Chordagewebe
5. Lockeres Bindegewebe	4. Knochengewebe, Zahnbein
6. Straffes Bindegewebe	5. Gefäßsystem

Zum System muß man aus dem Bereich der geformten Intercellularsubstanz die Kollagenfasern, Gitterfasern (argyrophile Fibrillen, Retikulinfasern), elastische Fasern und Membranen rechnen.

Während die geformten Stützgewebe die *Pluripotenz* zugunsten spezialisierter Aufgaben verloren haben, bleiben nachfolgenden Gewebssystemen morphologisch und funktionell die Eigenschaften des embryonalen Mesenchyms erhalten: dem *lockeren* und *retikulären Bindegewebe*, deren *Derivaten* und dem *terminalen Strombahnnetz*.

Zum „*aktiven Mesenchym*" des ausdifferenzierten Organismus im strengen Sinne des Wortes gehören demnach also alle Gewebe und Gewebsderivate des lockeren, retikulären Bindegewebes und der terminalen Strombahnverzweigungen. Die in der Klinik gebräuchlichen Ausdrücke „Reticuloendotheliales System (R.E.S.)" oder „Reticulohistiocytäres System (R.H.S.)" erfassen schon verbal nur Teile dieses Systems und erschweren vielfach das Verständnis pathobiologischer Zusammenhänge.

Die **geformten Stützgewebe** (Knorpel, Knochen, Muskel, Sehnengewebe, muskelhaltige Gefäße)

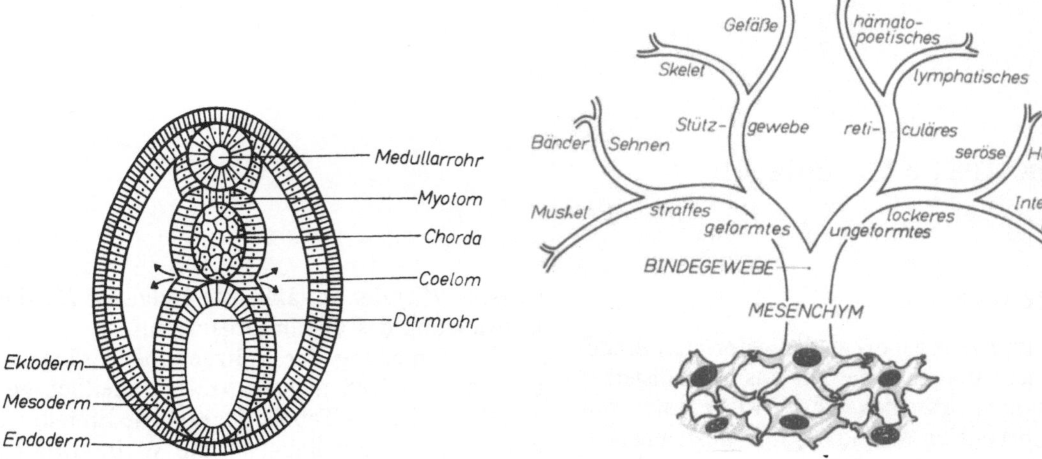

Abb. 1. Keimblätterformation (Neurula III des Amphioxus). Das Mesoderm umschließt mit einer parietalen und einer visceralen Lamelle die Leibeshöhle, von den Myotomen geht die Segmentierung aus. Die beiden Pfeile deuten die spätere Teilung des mittleren Keimblattes in eine dorsale und eine ventrale Hälfte an. (Nach W. Brandt mod.)

Abb. 2a. „Mesenchymstammbaum". Aus dem embryonalen Mesenchym entstehen die geformten und ungeformten Bindegewebe, welche sich in der nächsten Verzweigung *spezialisieren* (Muskel, Bänder, Sehnen, Skelet, Gefäße; hämatopoetisches, lymphatisches System, seröse Häute, Interstitien, Fascien). Die nachfolgende *Differenzierung* ist aus Übersichtsgründen hier nicht festgehalten

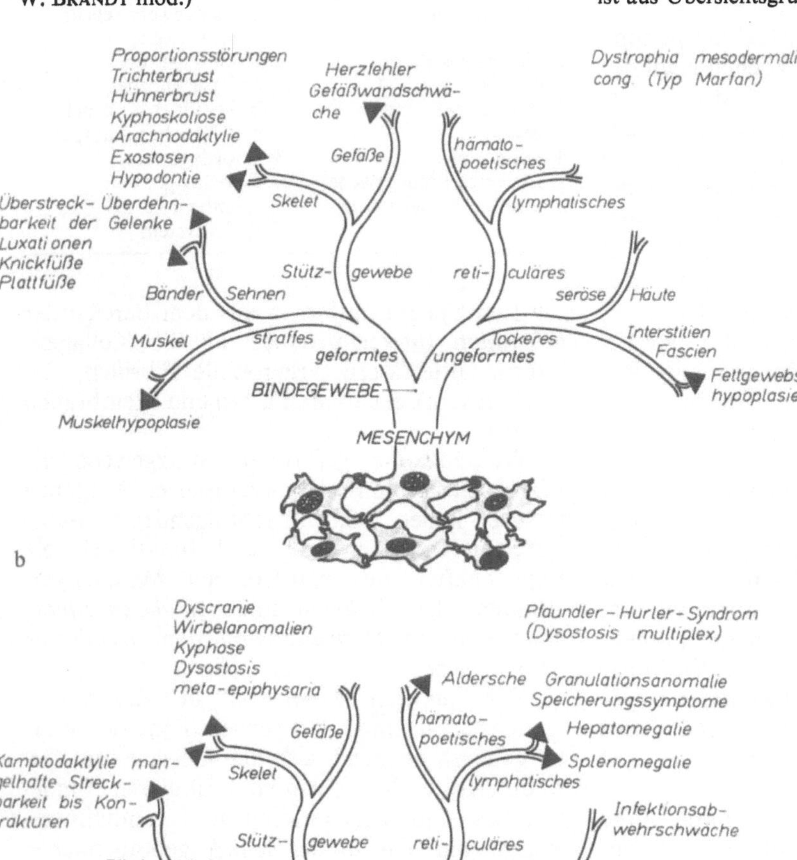

Abb. 2b u. c. Entwicklung, Spezialisierung und Differenzierung des Mesenchyms („Mesenchymbaum"); b Beteiligung der Mesenchymderivate bei Dystrophia mesodermalis cong. (Typ Marfan); hier sind alle geformten Bindegewebe betroffen; c Beteiligung der Mesenchymderivate bei der Pfaundler-Hurler-Krankheit. Neben den geformten Bindegeweben sind auch wesentliche Teile der ungeformten Bindegewebe betroffen, es liegt also eine „Mesenchymose" im strengen Sinne vor

nehmen spezialisierte Aufgaben wahr und lassen nur noch teilweise (z. B. Knochenmark, Metaphysen, Periost, Endothel, Bindegewebsinterstitium der Muskeln) die nativen Eigenschaften des Mesenchyms erkennen.

Die funktionelle Zusammengehörigkeit der geformten und ungeformten Mesenchymderivate wird bei vielen physiologischen und pathologischen Prozessen sichtbar (Abb. 2b u. c, 5, 6, 7).

Entwicklungsbiologie des Skeletes

Embryologische, morphologische und biochemische Daten

Das Skelet durchläuft bis zur Ausdifferenzierung ein mesenchymales, knorpeliges und knöchernes Stadium.

Mesenchymstadium

Die Bildung des Mesenchyms setzt an der Medialfläche der Ursegmente ein, wo ausschwärmende Zellen im lockeren Verband die Chorda dorsalis umschließen. Verfolgt man nun die Entwicklung des Mesenchyms in Richtung auf die Skeletbildung, ist die nächste Entwicklungsstufe durch die Bildung der segmentierten Sklerotome, der mesodermalen Vorstufe des Achsenskeletes, charakterisiert. Bis in die fünfte Embryonalwoche bleibt die Skeletanlage mesenchymal. Vom Beginn des zweiten Embryonalmonats ab wird die Achsenskeletanlage in craniocaudaler Richtung vorknorpelig umgewandelt. In den Extremitätenanlagen (Blastemen) ist der erste Vorknorpel im 9 mm-Stadium (40.–41. Tag = Ende der 7. Embryonalwoche) nachweisbar.

Störungen im Mesenchymstadium der Stützgewebsanlage ist gemeinsam:

1. Das aus dem Mesenchym — meist über Vorknorpel — entstehende Modell der prospektiven Stützgewebsanlage enthält bereits Formfehler.

2. Die Aberrationen ereignen sich vor dem 16 mm-Stadium des Embryos, also vor dem 45. Tag der intrauterinen Entwicklung, in der Mehrzahl vermutlich in der 4.–5. Embryonalwoche.

Zu den Störungen im Mesenchymstadium sind zu rechnen:

1. alle Formstörungen der Stützgewebe, die den ursegmentalen Ursprung erkennen lassen. Abweichungen im Segmentierungsprozeß auf der Strecke zwischen Mesenchym und Knorpel sind durch eine segmentale Orientierung der Einzelsymptome gekennzeichnet; diese manifestieren sich in erster Linie am Achsenskelet, beziehen aber nicht selten axial verlaufende Veränderungen des Extremitätenskeletes mit ein (Abb. 4–7). Hierher gehören Anomalien wie Klippel-Feil-Syndrom, Iniencephalie, Klippel-Feldstein-Syndrom, Blockwirbelbildungen, Sprengelsche Deformität, Dysostosis craniofacialis, Dysostosis mandibulofacialis, Akrocephalosyndaktylie, Oligodaktylie-Syndrom (HERTWIG-WEYERS), Rippenaplasien und -synostosen, Thoraxwanddefekte, axial orientierte Hypo- und Hyperplasien der Extremitäten-Stützgewebe bis zu Formbildungsstörungen von Hand und Fuß (Oligodaktylie, Polydaktylie, Ektromelie, Synostosen).

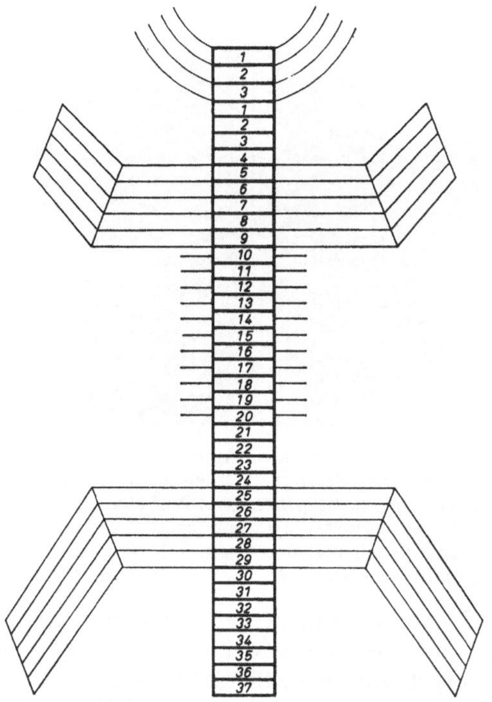

Abb. 3. Somiten-Stadium-7 mm. Sklerotomsegmentierung und Zuordnung der Extremitätenblasteme

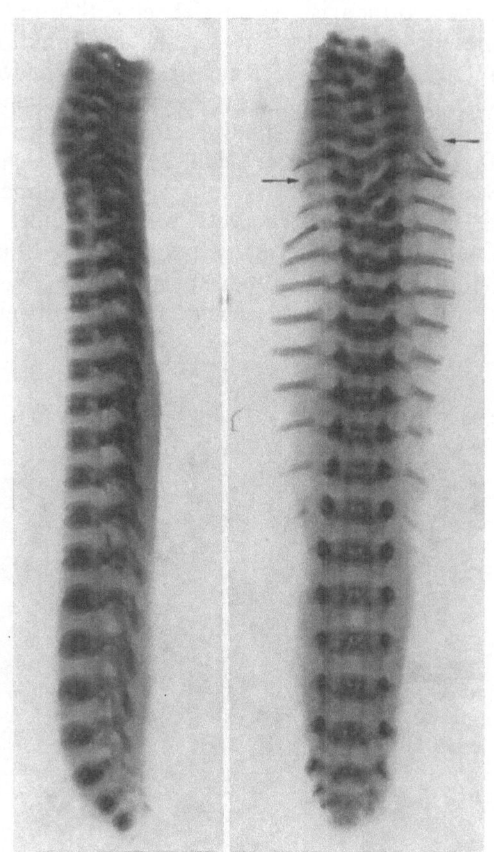

Abb. 4. Segmentierungsstörung der Sklerotome (Obduktionspräparat): Block-, Halswirbelbildung und Rippenanomalien in der Hals- und Brustwirbelsäule

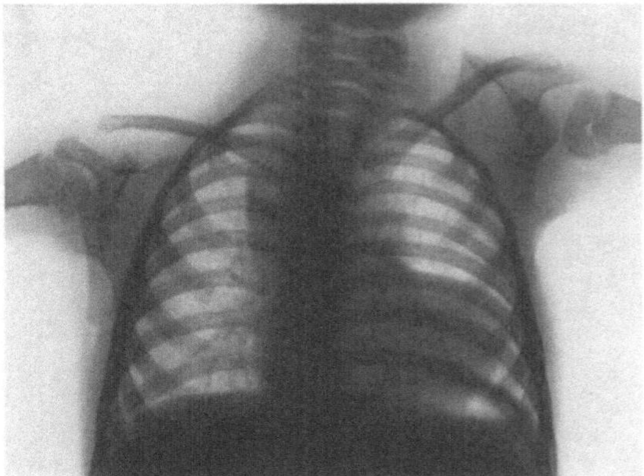

Abb. 5. Segmentierungsstörung unter Einbeziehung weiterer Mesenchymderivate: Wirbelsäulenhypoplasie, Skoliose, Verschmelzungsprozesse im Wirbelbogenbereich der unteren Halswirbelsäule li.; Sprengelsche Deformität (angeborener Schulterblatthochstand li.); Fallotsche Tetrade mit hoher Rechtslage der Aorta. 3jähriges Mädchen

2. Abartungen, deren Symptome sich nicht nur auf die Stützgewebe im engeren Sinne (Knorpel, Knochen, Bänder, Sehnen) beschränken, sondern andere Organe und Formationen mesenchymaler Herkunft formal oder funktionell mitbetreffen. Da das embryonale Mesenchym das Stammgewebe vieler spezialisierter Stützgewebsformen ist, kann sich eine Störung der Mesenchymentwicklung formal und funktionell an mehreren Derivaten auswirken, unter anderem auch die ungeformten Stützgewebe einschließen. Beispiele dafür sind die Dysostosis multiplex vom Typ Pfaundler-Hurler (Abb. 2c), bei der sich das Spektrum der Einzelsymptome über alle mesenchymalen Gewebsderivate erstreckt, oder die Dystrophia mesodermalis congenita (Typ Marfan (Abb. 2b), das Mongolismussyndrom, welche ebenfalls polytope Mesenchymdefekte aufweisen.

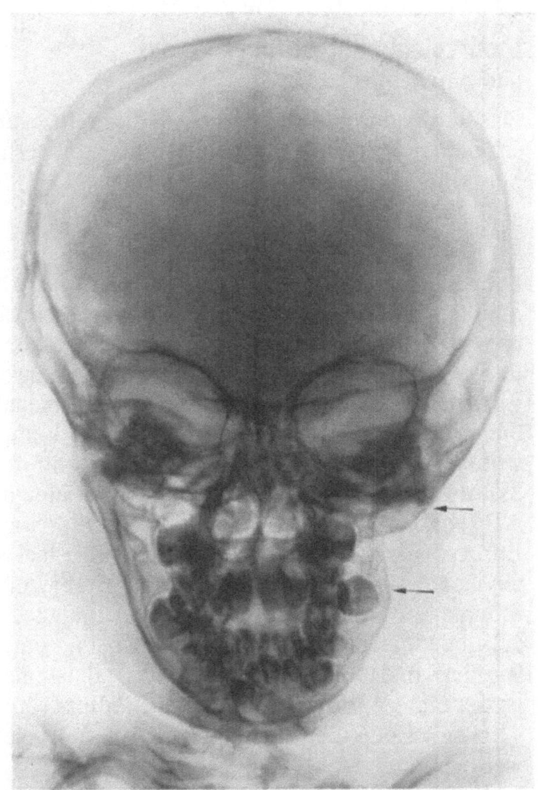

a

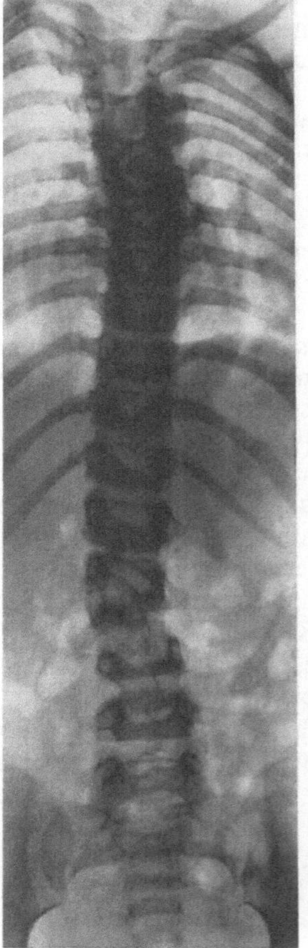

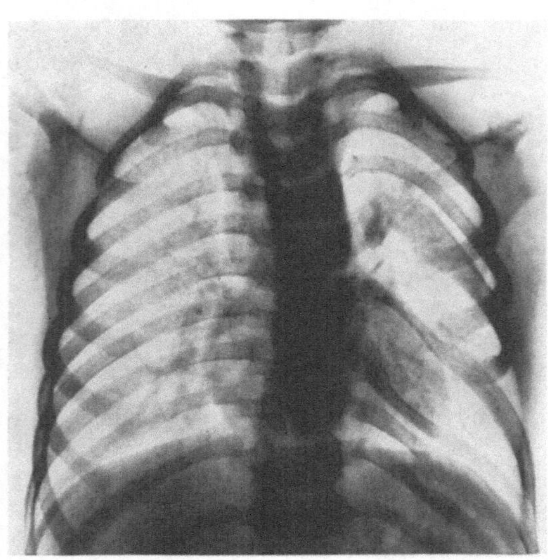

Abb. 6. Segmentierungsanomalien des Achsenskeletes mit Wirbelkörper- und Rippenanomalien li.

b

Abb. 7a u. b.
Multiple Achsenskeletanomalien: Dysostosis mandibulofacialis mit Hypoplasie des li. Unterkiefers (Pfeil) Block- und Halbwirbelbildungen in der unteren Halswirbelsäule, bei D_5-D_7 und L_2-L_3.
4jähriges Mädchen

Knorpelstadium

Im Zuge der enchondralen Ossifikation werden die mesenchymalen vorknorpeligen Anlagen zunächst in Knorpel umgewandelt. Die Umformung vollzieht sich im zweiten Embryonalmonat, zwischen dem 10 mm- und 26 mm-Stadium des Embryos über Chondrifikationszentren. Der Beginn dürfte zwischen dem 40.–42. Tag liegen, am 60. Tag ist das Knorpelskelet bis in die Endphalangen der Zehen angelegt. Es wird sukzessive durch Knochen ersetzt (=Ersatzknochen), ein Prozeß, der in der 7. Embryonalwoche beginnt und am Ende des somatischen Wachstums zwischen dem 15. und 20. Lebensjahr zum Abschluß kommt.

und einer amorphen Grundsubstanz zusammen; letztere ist reich an sulfathaltigen *Mucopolysacchariden* (Chondroitinsulfat). Die gelartige Grundsubstanz ist polyanionisch, hoch polymerisiert. Zellen und Grundsubstanz sind Träger der hohen Stoffwechselaktivität und der Plastizität des Knorpels, die Kollagenfibrillen bewerkstelligen die Rigidität und Elastizität. Knorpel ist gefäßlos, enthält aber gefäßähnliche Knorpelkanäle. Die Stoffwechselvorgänge laufen über die Diffusion, welche mit zunehmender Ausreifung (=Gelverdichtung) erschwert wird. Mit diesen Eigenschaften ist Knorpel ein Gewebe, das die Pluripotenz des Mesenchyms eingebüßt, aber noch eine Vielfalt von Aufgaben (hohe

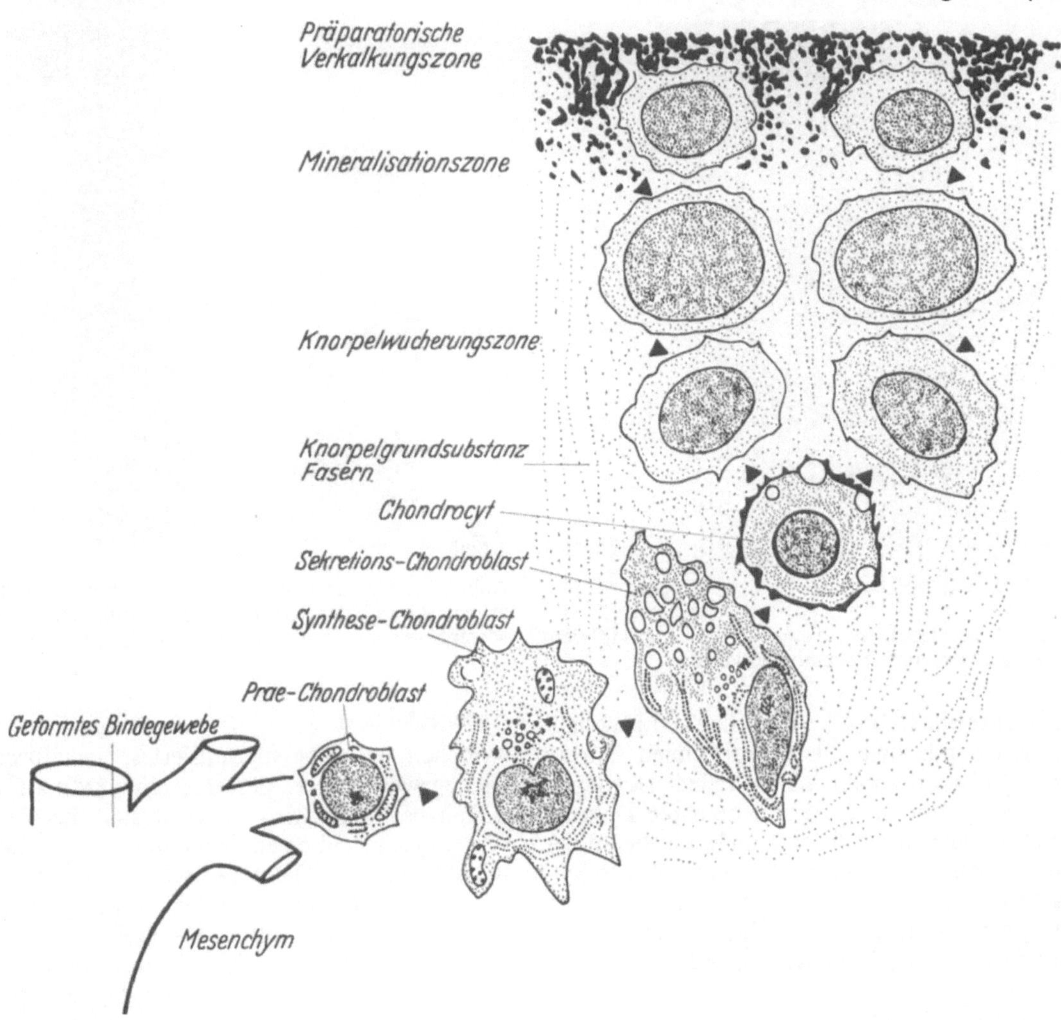

Abb. 8. Chondrogenese, schematische Darstellung des Ursprungs der Knorpelzellen aus dem Mesenchym, Umwandlung in Chondroblasten mit Synthese von Knorpelgrundsubstanz und Fasern bis zur Mineralisation, bei welcher die Chondrocyten untergehen (s. Text)

Knorpel ist eine spezialisierte, dicht organisierte Form von Bindegewebe; er besteht aus Zellen (Chondrocyten), welche in eine Matrix eingebettet sind. Die Matrix setzt sich aus einem fibrillären Maschenwerk kollagener Fibrillen

Stoffwechselaktivität, Teilungsaktivität, Plastizität, Elastizität, Stoffwechselaktivität) des Ausgangsgewebes beibehalten hat. Die Knorpelbildung läuft über Prächondroblasten, Chondroblasten mit hoher Syntheseleistung, welche in

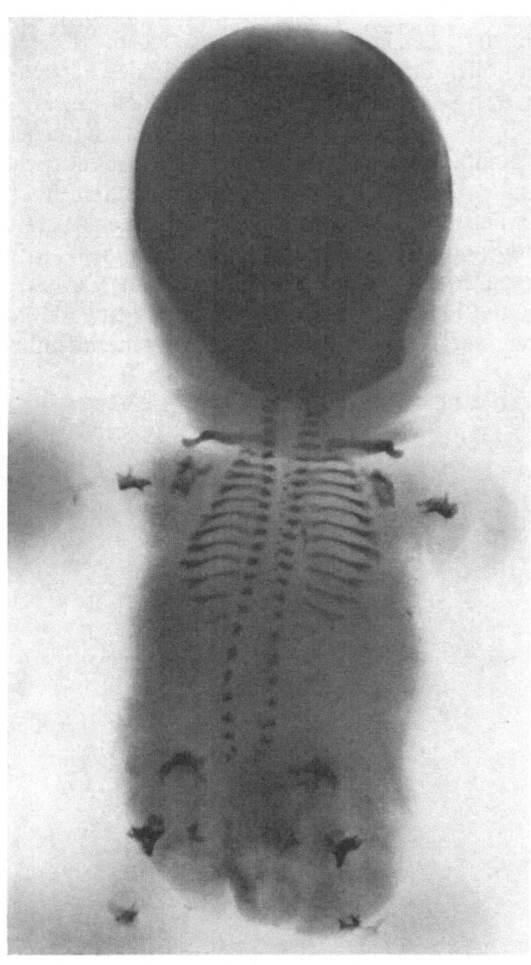

Abb. 9. Achondrogenesis. Totgeburt mit unausdifferenziertem Achsen- und Extremitätenskelet

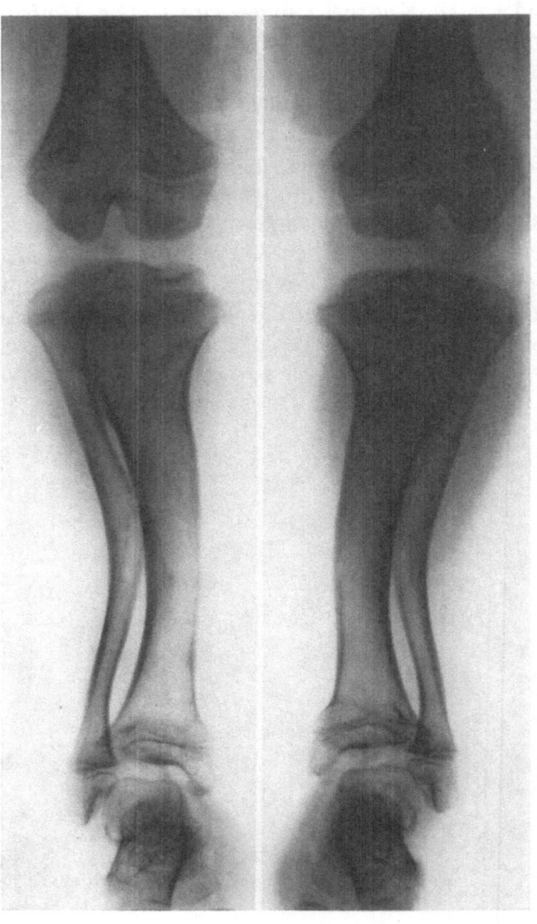

Abb. 10. Achondroplasie (Chondrodysplasie). Systemartige Störung der enchondralen Ossifikation, welche Metaphysen und Epiphysen betrifft. 6jähriges Mädchen

vacuolenreiche (Abb. 8) übergehen, und schließlich in Chondrocyten. Letztere können sich an den Wachstumszonen rasch teilen (Knorpelwucherungszonen). Unter zunehmender Degeneration — vermutlich infolge diffusionsbedingter Ernährungsschwierigkeiten — werden Hydroxylapatitsalze abgelagert. An diesem Ende der Knorpelwucherung entsteht die präparatorische Verkalkungszone, die erste, ungeordnete Mineralisation.

Zu den Störungen der Chondrogenese gehören die meisten intrauterin oder frühinfantil sich manifestierenden Knochenbildungsstörungen. Dabei drückt sich der Schweregrad der Grundstörung im Zeitpunkt der Manifestation und in der Schwere der Auswirkungen auf die Skeletform aus. Im Sinne dieser Wertung gehören hierher von der Achondrogenesis über die Achondroplasie, die enchondralen Dysostosen bis zu den aseptischen Osteochondrosen alle Störungen, bei welchen die Fehlform des Skeletes auf einem Fehler des knorpligen Modelles beruht.

Knochenbildung

Knochen ist ein spezialisiertes, calcifiziertes Bindegewebsderivat, dessen Architektonik funktionell bestimmt wird; er baut sich aus Zellen (Osteocyten) und einem lacunären Maschenwerk (Canaliculi) auf. Die organische Grundsubstanz (30—40%) besteht überwiegend aus Kollagen (90—95%) und Sulfat-Mucopolysacchariden. Die Mineralsalze (60—70%) bilden ein homoiostatisches Reservoir für Calcium-, Phosphorund Citrationen und werden bei der Ossifikation zu Hydroxylapatit formiert.

Der Ossifikationsprozeß (Osteogenese) ist eine aktive Zelleistung von dafür spezialisierten Bindegewebszellen, den *Osteoblasten*, welche pluripotenten Bindegewebszellen entstammen. Der Initialvorgang ist in einer Kristallkernbildung entlang den Kollagenfasern zu sehen. Dafür ist das Vorhandensein mehrerer biochemischer Substanzen (s. a. S. 93), vor allem ATP, Mucopolysacchariden, Phosphor und Calcium Voraussetzung (HALL, WEIDMANN). Die von den

Osteoblasten gebildeten Kollagenfasern stellen ein Aggregat von Untereinheiten, dem Tropokollagen, dar. Jedes Tropokollagenmolekül besteht aus 3 Peptidketten; die ascorbinsäureabhängige Hydroxylation des Prolins findet statt, wenn Prolin mit einem Nucleotid oder mit löslicher RNS in Verbindung kommt. Das Fibrillenwachstum beruht auf einem Prozeß der Kristallisation.

Vom Augenblick der Mineralsalzablagerung gleichen sich die Ossifikationsabläufe, gleichgültig, ob sie bis dahin enchondral oder desmal abgelaufen sind. Chondroblasten und Osteo-

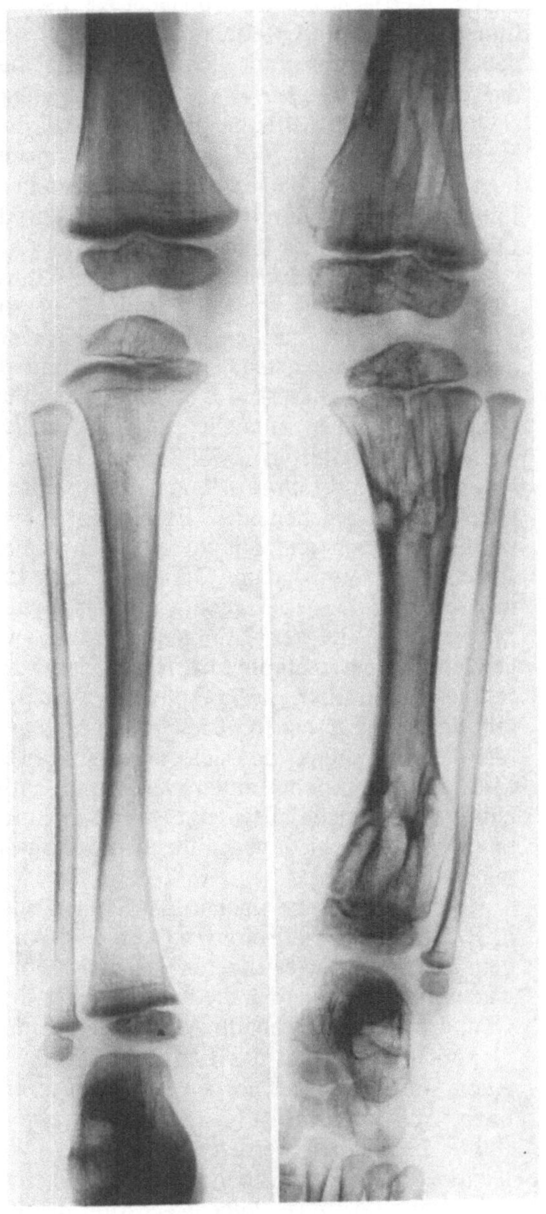

Abb. 11. Enchondromatose li.; metaphysäre und epiphysäre Abbaustörung der Knorpelsäulen. $3^{1}/_{2}$jähriger Junge

blasten synthetisieren beide Kollagen und eine calcifikable Matrix. Gemeinsamkeiten und Unterschiede sind nicht voll aufgeklärt. Zur Bildung der definitiven Knochenstruktur sind *Osteoblasten* essentiell. Chondroblasten bewerkstelligen dagegen einen nicht essentiellen Schritt. Es spricht viel dafür, daß die Osteoblasten von den Capillaren der frisch einsprossenden Gefäße abstammen (TRUETA).

Die osteoblastengesteuerte Knochenbildung geht von 3 verschiedenen Zonen aus, dem metaphysennahen Raum der primären Spongiosa, der Innenfläche der Corticalis (endostal) und der Außenfläche der Corticalis (periostal). Störungen, die im Stadium der Osteogenese, d. h. der osteoblastenabhängigen Bildung des Knochens stattfinden, führen naturgemäß weniger tiefgreifend oder überhaupt nicht zu Formanomalien des Skeletes, sondern wirken sich vorwiegend in Strukturveränderungen aus, welche ihrerseits sekundär die Form beeinflussen können.

Die Fehlentwicklung kann sich auswirken in Richtung einer fehlerhaften endostalen, periostalen und desmalen Skeletstrukturdysplasie. Die umfassendste Fehlentwicklung der Osteogenese liegt bei der Osteogenesis imperfecta, Typ Vrolik, vor. Bei regelrecht vorgebildetem Knorpel- und Bindegewebsmodell ist hierbei die Umwandlung in Knochen in der Osteoblastenphase gestört, funktionelle Minderwertigkeit und sekundäre Verformung (durch Frakturen und Infraktionen) sind die Folge.

Kommt es zu einem Mißverhältnis zwischen Mineralsalzablagerung und -resorption, also im Osteoblasten: Osteoclastenwechselspiel, so entsteht als pathologische Variante eine *Osteoporose* oder eine *Osteopetrose*. Bei der Osteoporose, die extremerweise in eine Osteomalacie übergehen kann, ist die Mineralsalzablagerung vermindert, bei der Osteopetrose oder -*sklerose* dagegen vermehrt. Bleibt die Hydroxylapatitkristallisation aus, die Bindegewebsfasern und Kollagenfibrillen unmineralisiert, entsteht eine *Fibrose*.

Formen der Osteogenese

Je nachdem, ob die Knochenbildung direkt aus dem Bindegewebe oder über Knorpel erfolgt, spricht man von einer *desmalen* oder *chondralen* Osteogenese. Die desmale Knochenbildung erfolgt an langsam wachsenden, platten Knochen, rasch wachsende Skeletabschnitte erfordern das Knorpelzwischenstadium.

Die desmale Osteogenese läuft innerhalb des embryonalen Mesenchyms ab; sie ist gekennzeichnet durch eine Ansammlung von Osteoblasten im Bindegewebe. Osteoblasten sind unipotente Zellen, welche sich aus pluripotenten Mesenchymzellen entwickeln; sie bilden die

Knochengrundsubstanz, in welche durch reichliche Vascularisierung Kalksalze abgeschieden werden. Letztere werden in Form feiner Bälkchen formiert. Aus dem *primären Ossifikationszentrum* entsteht durch Resorption und Apposition der definitive Knochen. Die Resorption erfolgt durch die ebenfalls vom Mesenchym abstammenden Osteoclasten. Die aus der desmalen Osteogenese hervorgehenden Skeletteile werden als *Bindegewebsknochen* oder *Deckknochen* bezeichnet. Dazu gehören die Knochen des Schädeldaches, Gesichtes, der Schlüsselbeine. Das primäre Zentrum der Clavicula ist die erste Knochenkernanlage des menschlichen Embryos und bildet sich in der 7. Embryonalwoche.

Die chondrale Osteogenese durchläuft folgende Stufen: Mesenchym — Vorknorpel — Knorpel — Knochen. Mesenchymverdichtungen führen zu den als *Vorknorpel* bezeichneten Zellanhäufungen, die bereits die Gestalt des späteren Skeletteiles andeuten. Durch das Auftreten hyaliner Grundsubstanz zwischen den Vorknorpelzellen entsteht der (hyaline) *Knorpel*. Dieser wird von Bindegewebe, dem *Perichondrium*, umgeben. Der Knorpel bildet das „Modell" des späteren Knochens, er wird sukzessive von Knochengewebe ersetzt — die entstehenden Knochen heißen deshalb auch *Ersatzknochen*. Der Ersatz erfolgt auf zwei Wegen: enchondral und perichondral.

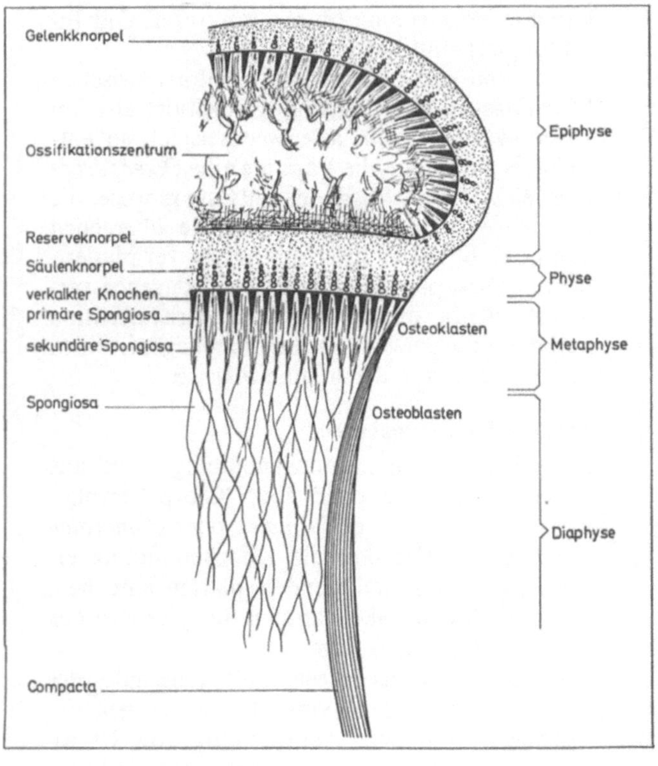

Bei der *enchondralen Osteogenese* dringen Blutgefäße und entlang der Gefäßwandungen Osteoblasten in das Innere des Knorpels ein. Durch Ablagerung von Kalksalzen entsteht im Knorpelinneren ein Ossifikationszentrum, der sog. *Knochenkern*. Zugleich zerstören Osteoclasten (besser Chondroclasten) den umgebenden Knorpel und fördern dadurch das Größenwachstum des Knochenkernes. Bei der enchondralen Osteogenese wird also der Knorpel von innen heraus durch Knochen ersetzt. Postfetal läuft die enchondrale Ossifikation an den Epiphysen ab. Die Verknöcherung der Diaphysen geht *perichondral* vor sich. Die Osteogenese setzt hierbei an der Oberfläche an, geht von einer Keimschicht (innerste Lage von Osteoblasten) aus. Hier wird das Perichondrium zum Periost, deshalb auch die Bezeichnung „*periostale Knochenbildung*"; sie beginnt in der Mitte der Diaphyse. Auf diese Weise bildet sich an der Diaphyse ein Knochenmantel, welcher an den epiphysären Enden in die Länge wächst und durch Apposition (außen) das Dickenwachstum des Knochens gewährleistet.

Der *primäre Markraum* wird ausgefüllt von Blutgefäßen, welche von der Peripherie her eindringen, Mesenchymzellen, absterbendem Knorpelgewebe, Osteoblasten, Osteoclasten und primärem Knochenmark. Durch Ansammlung lymphoider Zellen entsteht zunächst das *lymphoide Mark*, später das *hämoblastische Mark*. Der *sekundäre oder definitive Markraum* entsteht erst nach Zugrundegehen des Epiphysenknorpels, wenn Epiphysen und Diaphysen einen gemeinsamen Markraum haben. Dieser enthält natürlich einen Teil des jugendlichen diaphysären Markraumes. In der Röntgendiagnostik wird gewöhnlich der metaphysäre Anteil des Markraumes als primär, der diaphysäre Anteil als sekundär angesprochen. Diese Unterteilung ist recht zweckmäßig, da sich der metaphysäre Markanteil funktionell anders verhält, wesentlich häufiger Störungen ausgesetzt ist und auch feinbauliche Unterschiede gegenüber dem Diaphysenmark aufweist.

In der Metaphyse wuchert der Säulenknorpel in Richtung auf die Epiphyse (Abb. 12). An der dem Markraum zugewendeten Basis der Knorpelwucherungszone werden die Knorpelzellen durch Chondroclasten abgebaut. Wenn die Epiphyse verknöchert ist, geht das Längenwachstum von einem Rest hyalinen Knorpels, der *Epiphysenfuge* oder *Epiphysenplatte* (die logischerweise als Physe bezeichnet werden müßte) aus. Wenn letztere durch die Chondroclastentätigkeit abgebaut ist, hört das Längenwachstum des Knochens auf. Die proximalen Abschnitte der Röhrenknochen wachsen etwas schneller als die distalen. Die Knochensubstanz der Fetal- und

Abb. 12. Schema der Abschnitte am wachsenden Röhrenknochen

Neugeborenenperiode wird durch die Wachstumsprozesse aufgebraucht, beim Erwachsenen ist davon nichts mehr vorhanden. Die Markhöhlen sind beim Erwachsenen größer als die entsprechenden Röhrenknochen bei der Geburt waren.

Entwicklungsbiologie

Die postfetale Skeletentwicklung ist gekennzeichnet durch das Auftreten neuer Knochenkerne im Hand-Fußwurzelbereich, den Epi- und Apophysen, also eine weitere Differenzierung. Parallel dazu läuft die Größenentwicklung der Knochen. Beide Prozesse kommen mit dem Epiphysenschluß zum Abschluß.

Der progressiven Entwicklungsperiode bis zur Pubertät folgt eine Periode, in welcher sich bei weitgehender Formkonstanz Knochenumbau und -abbau die Waage halten. In den letzten beiden Lebensdezennien pflegt die Resorption die Knochenbildung zu überwiegen; die regressive Phase geht mit Funktionsverminderung und Osteoporose einher.

Differenzierung des Skeletes

Während der Embryonalperiode (Abb. 13) entsteht das Skeletmodell. Die Fetalperiode ist durch Größenzunahme und Formgestaltung bestimmt. Bei der Geburt pflegen zwei in den letzten Schwangerschaftsmonaten ossifizierende — distaler Femurepiphysenkern, proximaler Tibiaepiphysenkern — Epiphysenkerne als knöcherne Ossifikationszentren nachweisbar zu sein.

In der Wachstumsphase des Körpers treten in gesetzmäßiger Korrelation zu Alter und Gesamtentwicklung neue Ossifikationszentren auf. Ihr Erscheinen ist umgekehrt der wertvollste und objektivste Indicator für die allgemeine Entwicklung.

Für wissenschaftliche Fragestellungen ist die Erfassung des gesamten Skeletes oder einer Seite (Halbseitendiagnostik, Abb. 16) wünschenswert, für Fragestellungen der pädiatrischen Praxis bedient man sich der Handskeletdiagnostik.

Normangaben über das Auftreten der Knochenkerne enthält die Abb. 15, die Größenentwicklung der wichtigsten Epiphysenkerne ist in den Tabellen 36 – 51 zusammengestellt.

Seit den grundlegenden Arbeiten von GRUBER und PFITZNER (1866 bzw. 1890) ist die *Handwurzelkernentwicklung* Standardobjekt für Ossi-

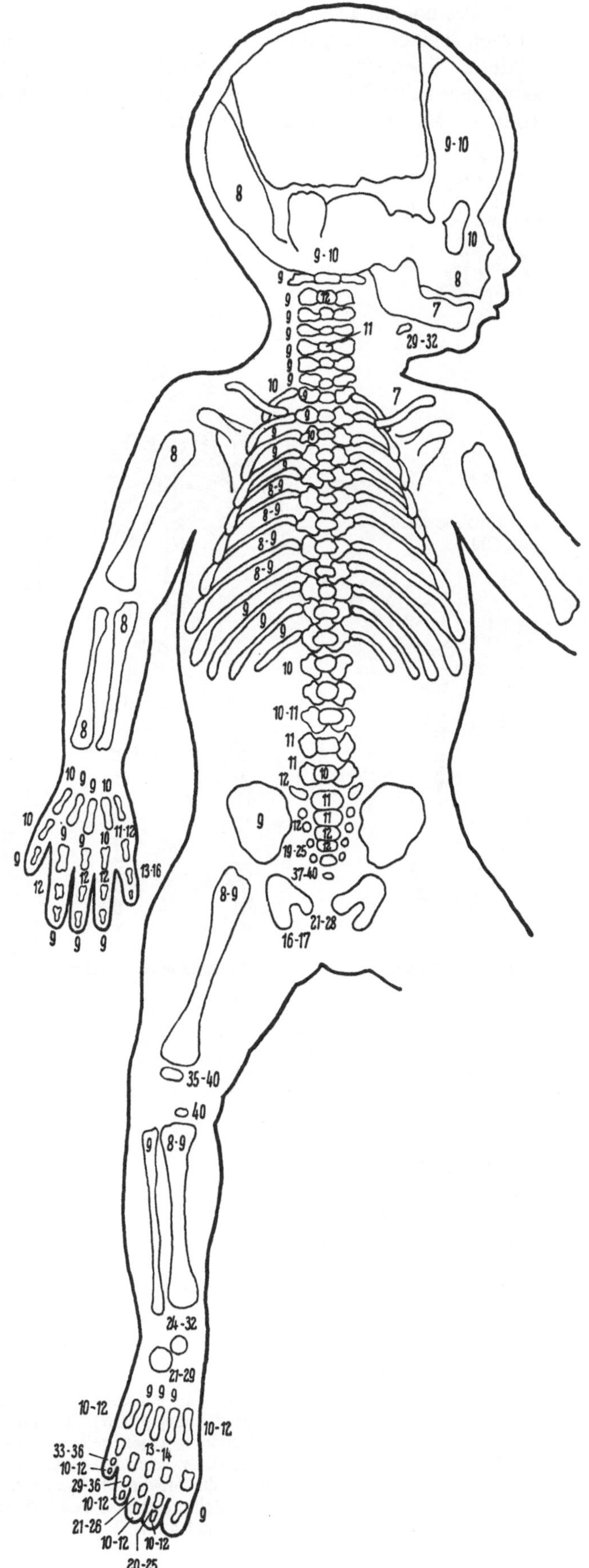

Abb. 13. Primäre Ossifikationszentren. Die Zahlenangaben bedeuten die Schwangerschaftswochen, an welchen die erste Knochenkernanlage in Erscheinung tritt

fikationsstudien. Die anatomischen Angaben wurden später röntgenologisch an größerem Material überprüft und in Normtabellen zusammengestellt (GÖTT, HASSELWANDER, RUCKENSTEINER, MUNK, SIEGERT). Die seit der Jahrhundertwende wirksame, als Acceleration bezeichnete Entwicklungsbeschleunigung der Jugend hat eine allmähliche, im Gesamtzeitabstand aber doch wesentliche Verschiebung der Ossifikationsnormen zur Folge gehabt.

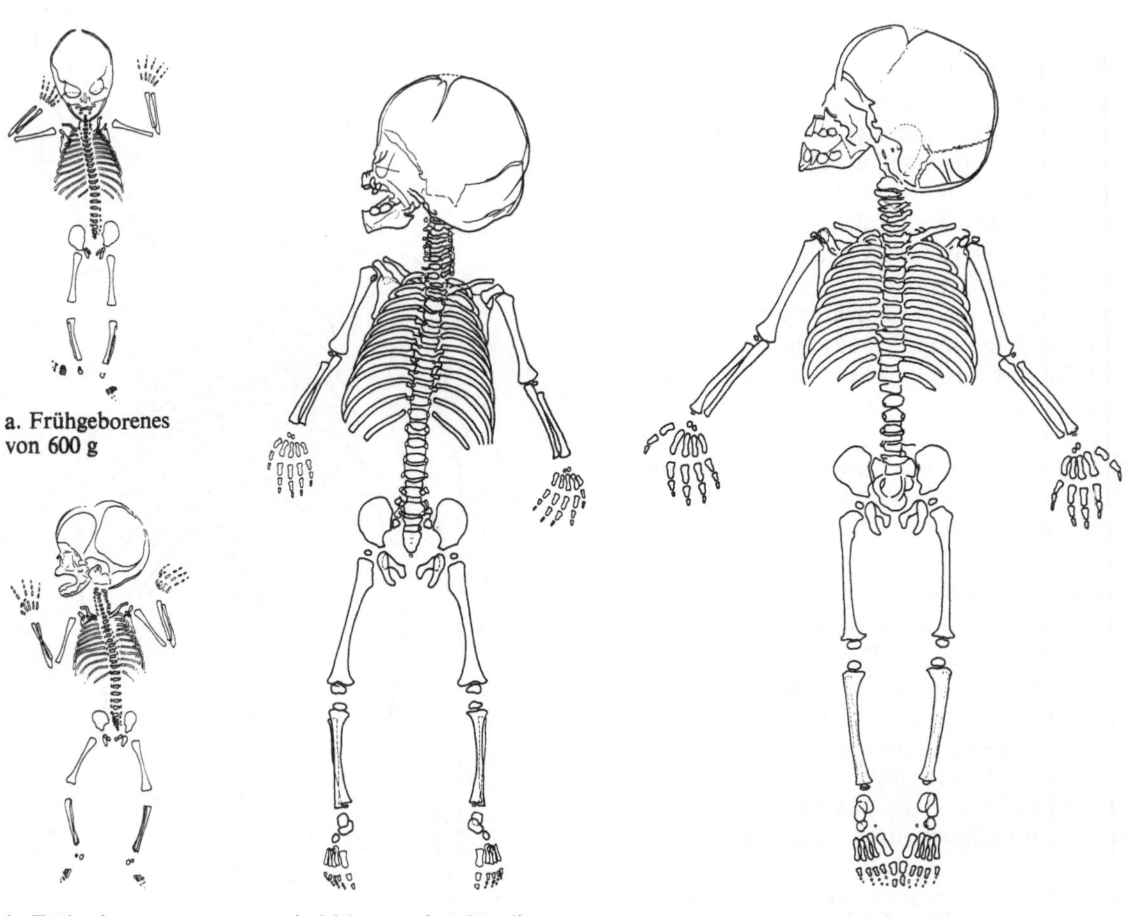

Abb. 14a—g. Das wachsende Skelet in verschiedenen, alters- und größenabhängigen Entwicklungsphasen. Die Skizzen wurden nach Radiogrammen des Skeletes angefertigt. Gegenüber einem reifen Neugeborenen nimmt die Skeletlänge um das 3—4fache des Ausgangswertes zu, gegenüber Frühgeborenen mit etwa 1000 g Geburtsgewicht um etwa das 5fache. Differenzierungs- und Größenverhältnisse werden an dieser Gegenüberstellung ebenso deutlich wie die Form- und Proportionsverschiebungen während des Wachstums

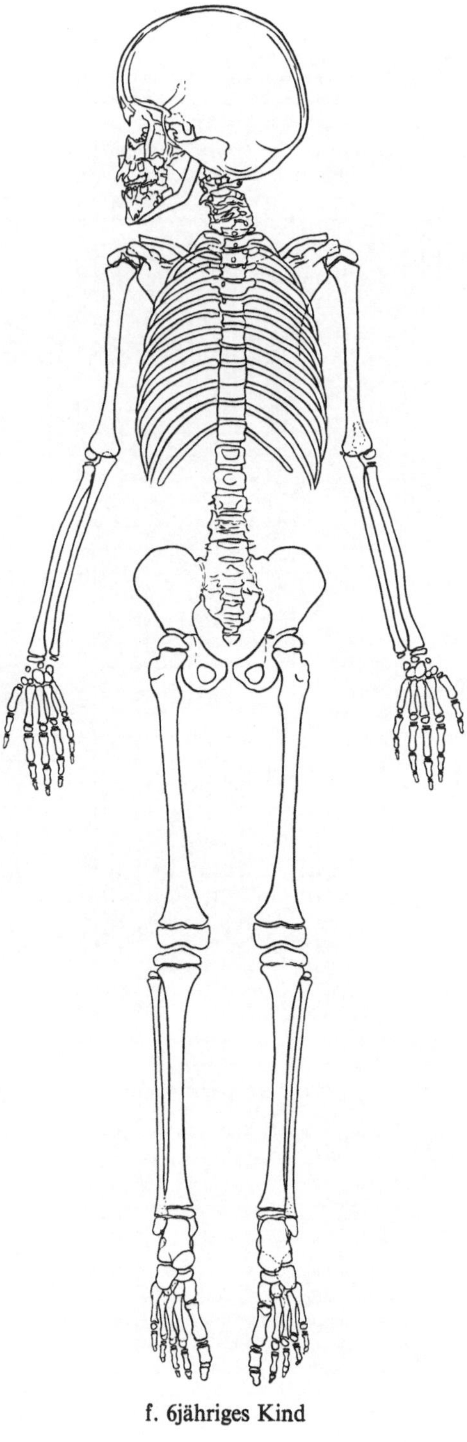

f. 6jähriges Kind

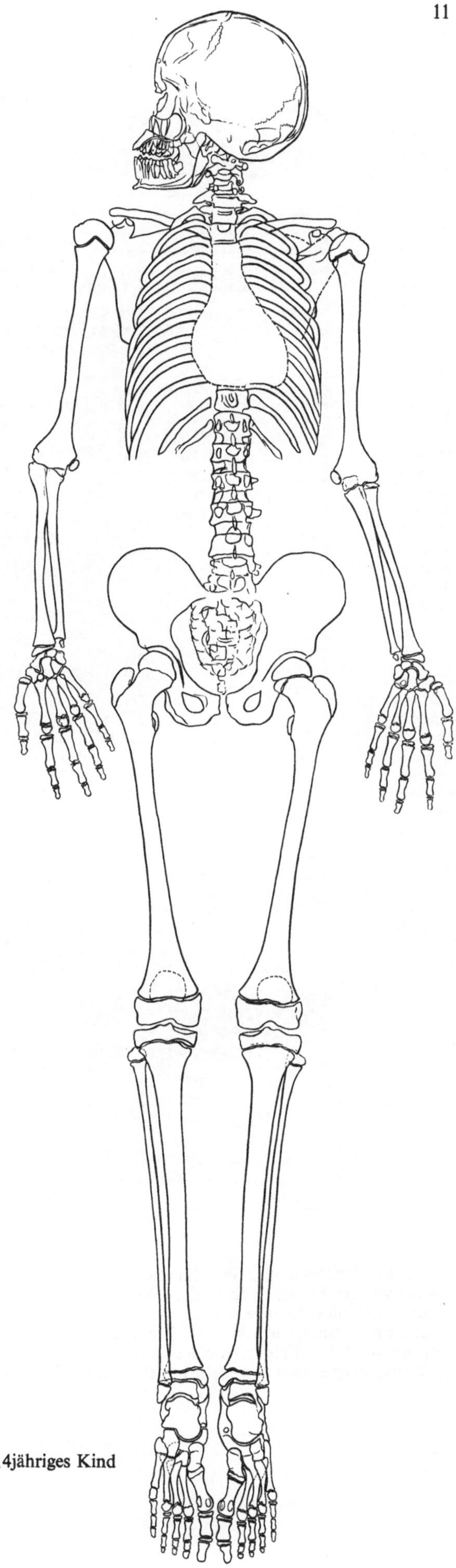

g. 14jähriges Kind

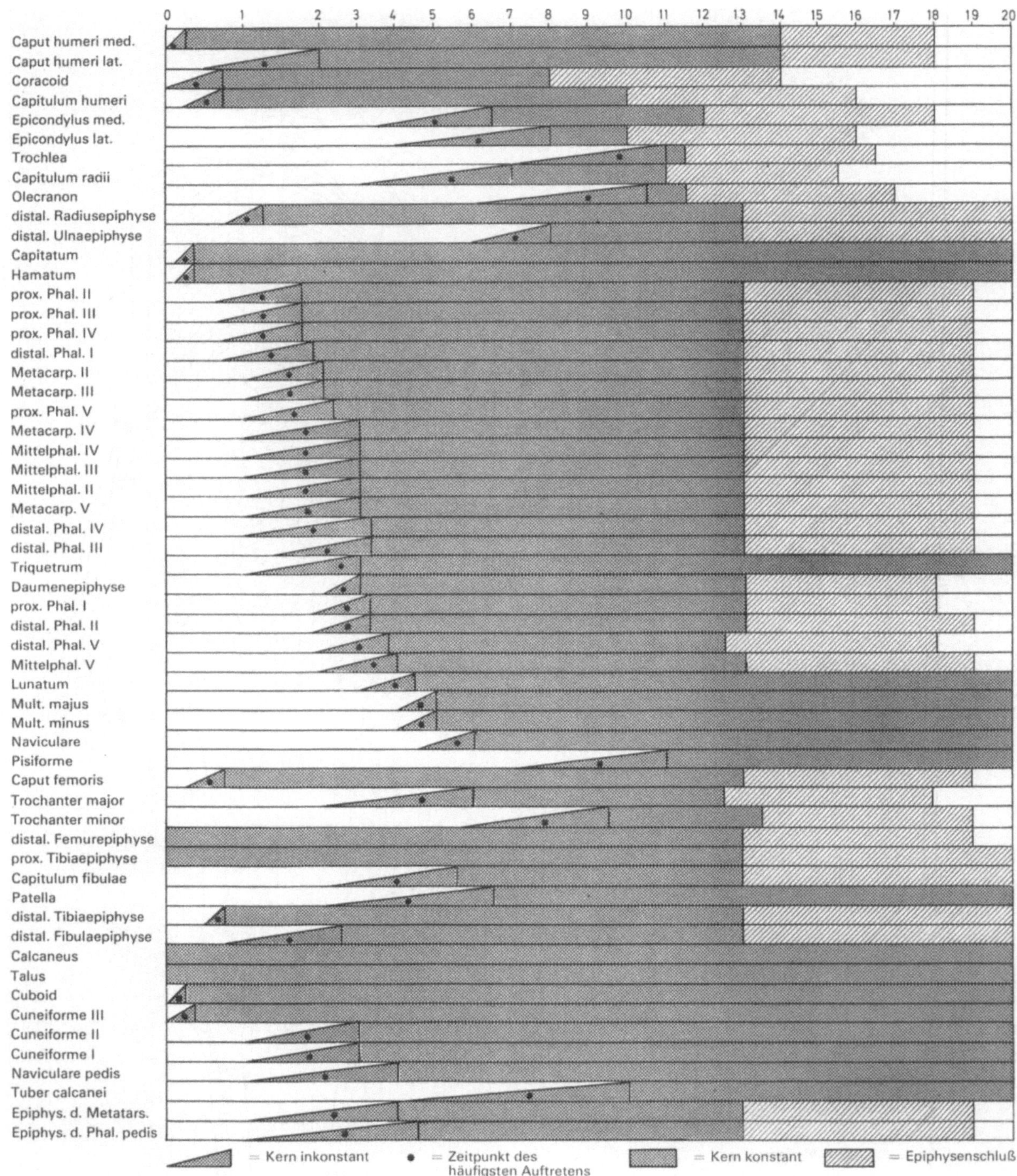

Abb. 15. Auftreten und Verschmelzen der selbständigen Knochen- und Epiphysenkerne. Bei dieser Synopsis der Knochenkern-Entwicklung sind die selbständigen Knochenkerne und Epiphysenkerne berücksichtigt. Die Schwankungsbreite des Auftretens eines Ossifikationszentrums ist durch das keilförmige Feld, der häufigste Zeitpunkt des Erscheinens durch den schwarzen Punkt, die Periode des konstanten Vorhandenseins durch die dunkle homogene Säule symbolisiert. Der Epiphysenschluß (schraffierte Säulen) erfolgt bei Mädchen durchschnittlich 1—2 Jahre früher als bei Jungen, ereignet sich also meist in den linken $^2/_3$ der Säule

Tabelle 2. Anzahl der Ossifikationszentren einer Körperhälfte. (Nach SONTAG u.a.)

Alter in Monaten	Anzahl der Ossifikationszentren					
	Knaben			Mädchen		
	Mittelwert	Bereich	*s*	Mittelwert	Bereich	*s*
1	**4,11**	*1,29— 6,93*	1,41	**4,58**	*1,06— 8,10*	1,76
3	**6,63**	*2,91—10,35*	1,86	**7,78**	*3,46—12,10*	2,16
6	**9,61**	*5,71—13,51*	1,95	**11,44**	*6,38—16,50*	2,53
9	**11,88**	*6,56—17,10*	2,66	**15,36**	*5,52—25,20*	4,92
12	**13,96**	*6,04—21,88*	3,96	**22,40**	*8,54—36,26*	6,93
18	**19,27**	*6,05—32,59*	6,61	**34,10**	*17,22—50,98*	8,44
24	**29,21**	*13.01—45,41*	8,10	**43,44**	*30,14—56,74*	6,65
30	**37,59**	*22,79—52,39*	7,40	**48,91**	*35,91—61,91*	6,50
36	**43,42**	*32,74—54,10*	5,34	**52,73**	*41,77—63,69*	5,48
42	**47,06**	*36,54—57,58*	5,26	**56,61**	*48,65—64,57*	3,98
48	**51,24**	*42,06—60,42*	4,59	**57,94**	*50,12—65,76*	3,91
54	**53,94**	*45,24—62,64*	4,35	**59,89**	*53,17—66,61*	3,36
60	**56,24**	*48,10—64,38*	4,07	**61,52**	*56,14—66,90*	2,69

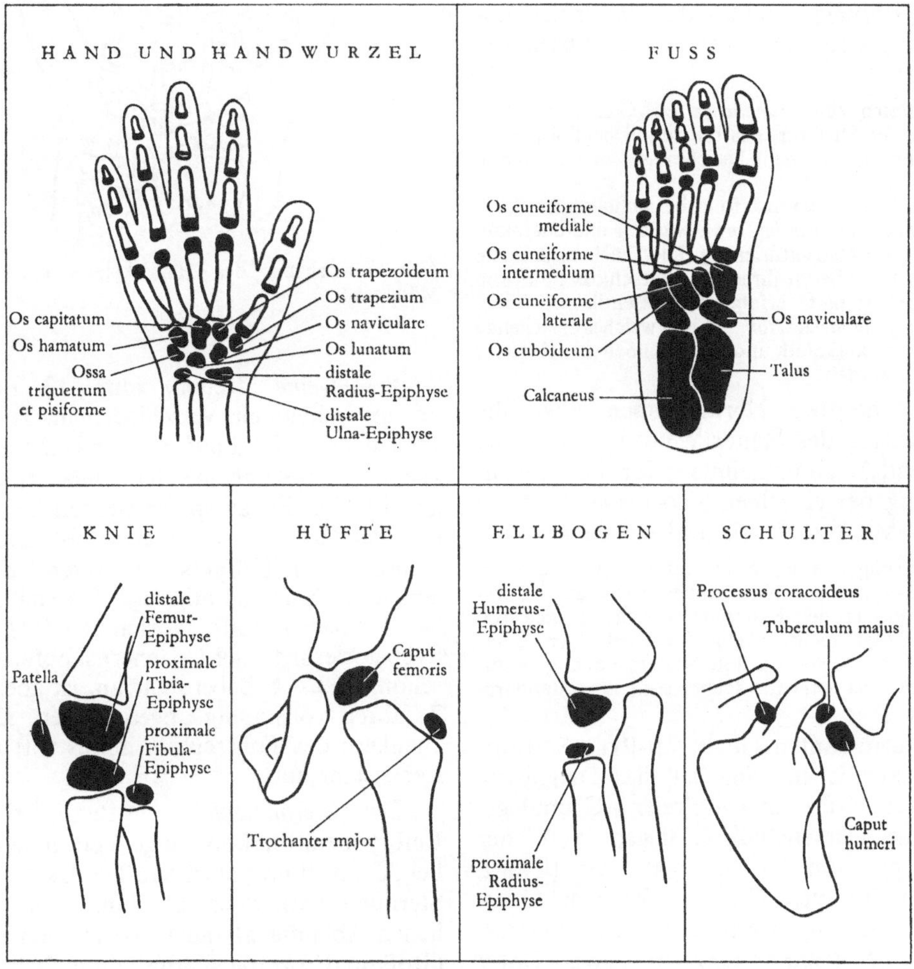

Abb. 16. Beurteilung des Skeletalters nach der Halbseitenmethode. (SONTAG u.a.)

Für die vorzugsweise Verwendung des Handskeletes (Abb. 17) zur Beurteilung der Skeletreife sprechen folgende Gründe:

1. Neben den kurzen Röhrenknochen und deren Epiphysenkernen liegen im Handwurzelbereich elf im Laufe der ersten zehn Lebensjahre auftretende Knochenkerne beisammen; sie vermitteln durch ihr gegenseitiges Differenzierungs-, Größen- und Formverhältnis eine reich gestufte diagnostische Unterlage, wie sie sonst nirgends am Skelet zu finden ist.

2. Wie an keinem anderen Skeletabschnitt ist es durch filmnahe und filmparallele Lagerung der Hand möglich, größen- und formgetreue und strukturscharfe Radiogramme zu erhalten.

Selbständige Knochenkerne (Carpalia, Tarsalia), Epiphysenkerne und Epiphysenfugen bieten neben ihrer gemeinsamen groben Parallelität zur Entwicklung eine Reihe unterschiedlicher Beziehungen zu einzelnen Faktoren derselben (z. B. Längenwachstum, geistige Entwicklung). Dadurch werden die diagnostischen Möglichkeiten bereichert.

In der Formentwicklung der einzelnen Knochenkerne lassen sich folgende 3 Abschnitte abgrenzen:

1. Auftreten eines *rundlichen Ossifikationszentrums* von homogener Struktur, das die rundliche Form etwa ein Jahr lang bis zu einem Durchmesser von ca. 5 mm beibehält.

2. Anschließend daran erfolgt bei anhaltendem *Größenwachstum* die *spezifische Formgestaltung* und charakteristische Spongiosastrukturierung. Die Flächensilhouette erreicht um die Pubertät ihre grob abgeschlossene Form.

3. Nach der Pubertät erfolgt ohne wesentliche Größenzunahme ein „*Raumwachstum*", durch welches bestehende Zwischenräume ausgefüllt und so die Knochen ineinander verschachtelt werden.

Die wichtigsten Normangaben über die Differenzierung des Handskeletes sind aus den Abb. 15 und 27 zu entnehmen; für die Größenentwicklung der einzelnen Knochenkerne liegen in SCHMID-MOLL ausführliche Tabellen vor.

Die Messungen beziehen sich auf den jeweils größten Höhendurchmesser der Knochenkerne (h = größte craniocaudale oder an den Extremitäten axiale Dimension) und den größten rechtwinkelig dazu stehenden Querdurchmesser (b = Breite = größte bilaterale oder quer zur Extremitätenachse stehende Dimension); s = Standardabweichung.

Handskeletatlanten (GREULICH-PYLE; SCHMID-MOLL) ermöglichen eine subtile Diagnostik auf biostatistisch einwandfreier Grundlage. Umfassende Detailstudien liegen von der Arbeitsgruppe um ST. M. GARN vor (GARN, GUZMAN u. WAGNER; GARN u. WAGNER; GARN u. BABY; GARN, GOODSPEED u. HERTZOG; GARN, HERTZOG u. ROHMANN; GARN u. LEWIS; GARN u. MCCREERY) sowie von DREIZEN, SNODGRASSE u. a.; BUGYI.

Ergänzend zu Abb. 15 sind noch einige Angaben über diagnostisch weniger wichtige Knochenkerne und Apophysen notwendig.

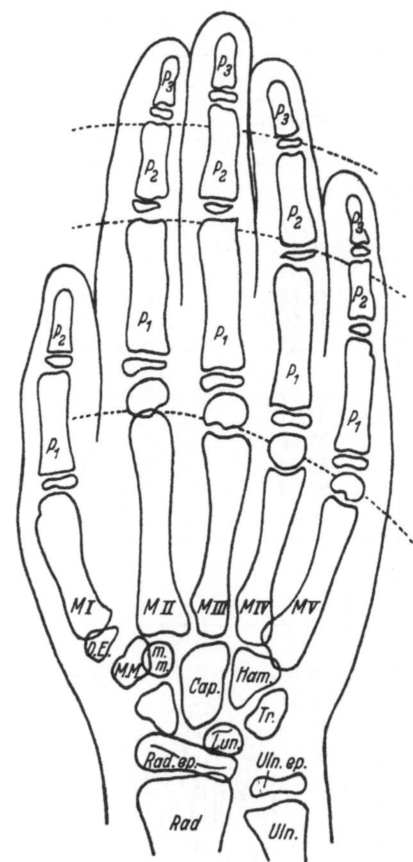

Abb. 17. Schema des Handskeletes eines 9jährigen Mädchens

Sesambeine treten vom 13. Lebensjahr ab in individuell verschiedenem Tempo und verschiedener Zahl auf. An der Hand erscheinen zuerst die Sesambeine der Metacarpal-Phalangealgelenke. Etwas später werden die — außer der Patella — konstantesten Sesambeine des menschlichen Körpers am Interphalangealgelenk des Daumens angelegt. Sie sind radial in 94%, ulnar in 100% vorhanden (DEGEN). Die Synostosierung der Humeruskopfkerne läuft schon im 3.—4. Lebensjahr an, ist aber erst mit 7 Jahren vollständig abgeschlossen. Der Knochenkern des Tuberculum minus tritt im 4.—5. Lebensjahr auf.

Die *Sternumanlage* entsteht bei 15 mm-Embryonen, die knorpelige Verschmelzung tritt bei 30 mm-Embryonen ein. Die Ossifikation des Sternums variiert sowohl hinsichtlich des zeitlichen Ablaufes als auch hinsichtlich der Zahl, Größe und Form der Kerne beträchtlich (Abb. 18). Zwischen 3. und 6. Fetalmonat entsteht meist ein Ossifikationszentrum im Manubrium sterni, vom 7. Fetalmonat ab bilden sich mehrere Knochenkerne im Corpus sterni; der letzte davon entsteht erst im 4.—12. Lebensjahr. Der

Processus ensiformis soll vom 3. bis 6. Lebensjahr in Form eines Knochenkernes auftreten, doch wurde er im eigenen Material schon bei Neugeborenen gesehen. Eigene Untersuchungen an 55 Brustbeinskeleten ergaben eine starke Variabilität. Die Zahl der paarigen oder unpaarigen Sternumkerne lag zwischen 3 und 9, wobei noch 1–3 Nebenkerne hinzukommen können.

Große Bedeutung wurde von jeher den *Geschlechtsunterschieden* zuerkannt. Die Knochenkerne treten bei Mädchen durchschnittlich früher auf und sind unter Gleichaltrigen bei Mädchen etwas größer. Für das weibliche Geschlecht wird oft ein Ossifikationsvorsprung bis zu 2 Jahren und mehr angenommen. Unsere eigenen, sehr ausgedehnten Studien haben aber zu einer gewissen Revision dieser oft zitierten und wenig geprüften Ansicht geführt. In der Differenzierung besteht zwar ein faßbarer, beim Lunatum und dem Auftreten der Sesambeine bis zu 1 Jahr betragender Vorsprung des weiblichen Geschlechts. In der Größenentwicklung der Kerne bleiben dagegen die Unterschiede zu gering, um biostatistisch relevant zu sein.

Diese Geschlechtsunterschiede bedingen aber zum wesentlichen die sog. *physiologische Variationsbreite* der Ossifikation. Die geringsten Geschlechtsdifferenzen bestehen im Auftreten der Carpalia und Tarsalia, bei den Epiphysenkernen können Differenzen bis zu einigen Monaten gefunden werden.

Geographische Unterschiede im Ossifikationsablauf gibt es wahrscheinlich; sie dürften sich im allgemeinen nach dem Stande der Zivilisation richten und zwischen den europäischen und amerikanischen Ländern nicht erheblich sein.

MACKAYS Studien bei ostafrikanischen Kindern des Wadigostammes lassen jedoch erkennen, daß hier die Ossifikation 1–2 Jahre hinter unseren Standardwerten liegt; sie entspricht damit einem Stande, wie er in Europa vor Einsetzen der Acceleration vorlag.

Seitendifferenzen der Knochenkernentwicklung kommen physiologischerweise selten vor. Wir haben die Symmetrie an 509 Schulteraufnahmen gemessen, davon war die Differenzierung in 504 Fällen seitengleich fortgeschritten. Messungen am Femurkopfkern ergaben in 476 von 477 Fällen Seitengleichheit, d.h. die Differenz überschritt bei technisch einwandfreien Aufnahmen nicht 1–2 mm. Asymmetrien fanden sich in unserem Material nur in 0.6 % der normalen Fälle.

Störungen der Knochenentwicklung

Bei den Störungen der Knochenkernentwicklung lassen sich größere Gruppen abgrenzen.

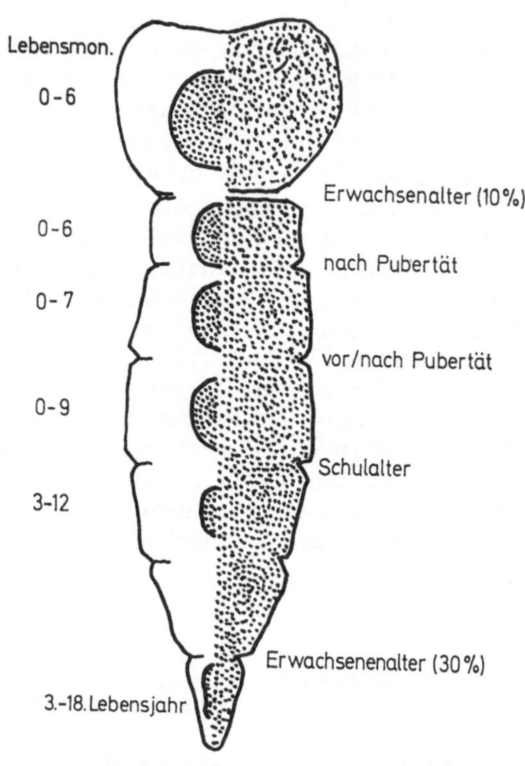

Abb. 18. Auftreten und Verschmelzen der Sternumknochenkerne zeigen eine hohe Variabilität

Die *anlagebedingten-keimplasmatischen Störungen* sind zu vielfältig, als daß sie in ein übersichtliches Schema zu bringen wären. Differenzierungsbeschleunigungen leichten Grades kommen wesentlich seltener vor als leichte Differenzierungsverzögerungen. Daneben findet man Formanomalien (z.B. Ossa bipartita), Strukturanomalien, räumliche Fehlordnungen [z.B. radioulnäre Synostosen (Abb. 268), Madelungsche Deformität] und numerische Aberrationen [Dysostosis multiplex und Morquio (Abb. 20)]. Angeborene, im Verlaufe der embryonalen Entwicklung „zufällig" entstehende Fehlbildungen [z.B. amniogene Enddefekte (Abb. 19)] haben keinen Einfluß auf den Ossifikationsablauf. Es sind lediglich die lokal beteiligten Skeletabschnitte betroffen.

Stärkere Abweichungen von der Norm entstehen bei *endokrinen Erkrankungen*. Tiefgreifende Einflüsse üben Schilddrüse und Hypophyse aus, bei denen vorwiegend Insuffizienzerscheinungen im Kindesalter bekannt sind. Die extremste Verzögerung kennen wir beim funktionellen Schilddrüsenausfall, der Athyreose (Abb. 111), wo jede Anlage von postfetal auftretenden

Knochenkernen fehlen kann. Verzögerungen um mehrere Jahre kommen bei Unterfunktion der Schilddrüse (Hypothyreose) und Hypophyse (hypophysärer Zwergwuchs, Diabetes insipidus) vor. Extreme Beschleunigung der Knochenkernentwicklung findet man bei Überfunktion der Nebennieren und Geschlechtsdrüsen. Bei Pubertas praecox (Abb. 114) kann die Ossifikationsbeschleunigung 10–15 Jahre betragen.

Exogene und *alimentäre Noxen* beeinflussen den Ossifikationsablauf nur oberflächlich. Geringe Retardierung im Auftreten und in der Größenentwicklung der Knochenkerne finden wir bei Dystrophie, Cöliakie, Avitaminosen, Hypercorticismus. Die Rachitis kann im floriden Stadium mit einer geringen Verzögerung einhergehen, im Heilungsstadium kann es dagegen ebenso zu überschießender Knochenkernanlage kommen. Chronisch entzündliche Erkrankungen wie Arthritis und Knochentuberkulose führen gewöhnlich infolge des chronischen Reizes zu beschleunigtem Ossifikationsablauf, akute Entzündungen haben keinen Einfluß.

Ein eigenartiges Gepräge haben die Ossifikationsanomalien bei *dyscerebralen Entwicklungsstörungen* (Abb. 312—319). Die Differenzierung ist irregulär in bezug auf die Reihenfolge des Erscheinens der Knochenkerne. Während das Triquetrum meist vorzeitig angelegt wird, erscheinen der Radiusepiphysenkern und das Lunatum oft wesentlich verspätet. Debilität und Idiotie zeigen *häufiger beschleunigten*, seltener normalen oder gar verzögerten Ossifikationsablauf. Seitenunterschiede beruhen entweder auf cerebralen Defekten oder sind Ausdruck einer Hemihypo- oder Hemihyperplasie. Polstermetaphysen (s. S. 210) und Brachytelephalangie I sowie Brachymesophalangie V (s. S. 200) sind fakultative Begleitsymptome dyscerebraler Entwicklungsstörungen. Eine Übersicht über die gewöhnlich mit Störungen einhergehenden Fehlbildungen und Krankheiten bringt die Tabelle 3.

Tabelle 3. Übersicht über die wichtigsten mit Ossifikationsstörungen einhergehenden Abartungen und Erkrankungen. (f)=fakultativ, die Störung findet sich also nicht regelmäßig

Verzögerung bei	Beschleunigung bei	Asymmetrie, Lageanomalien bei	Struktur-Formanomalien bei
Aminosäurediabetes	Adrenogenitales Syndrom	Akrocephalo-syndaktylie	Addison, Morbus
Athyreose	Arachnodaktylie	Angeborene Defekte des Zentralnervensystems	Akrocephalosyndaktylie
Chondrodystrophie	Arthritis rheumatica		A-Phosphatasämie
Corticosteroidtherapie	Dyscerebrale Wuchsstörungen (f)		Arachnodaktylie
Cystindiathese	Calcinosis (f)	Choreo-Athetose	
Diabetes insipidus	Exsudative Diathese (f)	Dysostosis cleidocranialis	Arthritis rheumatica
Diabetes mellitus (f)	Gigantismus, Adiposo-Gigant.	Dysostosis Morquio	Athyreose
Dysostosis cleidocranialis	Hyperthyreose	Dysostosis multiplex	Calcinosis
Dysostosis Morquio	hypothalamische Störungen	Hemihyperplasie	Chondrodystrophie
Dysostosis multiplex	Myositis ossificans	Hemihypoplasie	Chondroektod. Dysplasie
Dystrophie	Nebennierenadenom	Hemiplegia spast. infant.	Cystinose
Glykogenspeicherkrankheit	Progerie	Klippel-Trenauney-Syndrom	Diabetes mellitus (f)
Gonadendysgenesie	Pubertas praecox	Korrelierte Abartungen	Dysostosis enchondralis
Hypothyreose	Rachitis, heilende (f)	Mongolismus	Dysostosis Morquio
Infantile Cerebralparese (f)	Riesenwuchs, hypophysärer	Varicosis monomelica	Dysostosis multiplex
Infantilismus	Riesenwuchs, genitaler	Spaltbildungen	Hyperparathyreoidismus
Osteogenesis imperfecta (f)	Therapie mit anabolen Hormonen	Synostosen	Hypothyreose
Mucoviscidose	Zwischenhirnstörungen		Metatropischer Zwergwuchs
Leukose (f)			Madelungsche Deformität
Niemann-Pick			Mélorhéostose
Rachitis, floride (f)			Möller-Barlow
Verdauungsinsuffizienz			Mucoviscidose
Zwergwuchs, hypophysärer			Osteogenesis imperfecta
Zwergwuchs, kardialer			Ostitis multiplex cyst.
Zwergwuchs, renaler			Osteopoikilie
Zwergwuchs, nephrot.-glykos.			Progerie
Megacolon congen.			„Rachitis", hyperphosphatämische
			Spina ventosa
			Synostosen, z.B. radio-ulnäre
			Tuberkulose

Röntgendiagnostische Systematik

Das Skelet ist das einzige „innere" Organsystem, welches dem Untersucher vollständig sichtbar gemacht werden kann. Da es ein wesentlicher Bestandteil der Stützgewebe ist, gewinnt es Bedeutung für die anderweitig klinisch schlecht beurteilbaren geformten und ungeformten Stützgewebe. Die Entwicklung der anthropometrischen Maße hängt integrierend vom Skeletwachstum ab, so daß dieses zum wertvollsten Indicator für Wachstum und Entwicklung wird.

Untersuchungsgang

Die Skeletbeurteilung hat nach einem zweckmäßigerweise streng einzuhaltenden Untersuchungsgang zu umfassen:
1. Vollständigkeit,
2. Proportionen und Form,
3. Struktur und Mineralgehalt,
4. Skeletalter (Ossifikationsstand),
   a) Differenzierung,
   b) Größenentwicklung,
   c) Epiphysenfugen.

Alle diagnostischen Kriterien sind im Radiogramm beurteilbar, die Aufschlüsse vielfach wesentlicher und umfassender als bei der pathoanatomischen Untersuchung. Aus der Möglichkeit, das Skelet als Organsystem im Zusammenhang analysieren zu können, resultiert nicht selten sogar eine diagnostische Überlegenheit der radiologischen Darstellung über histologische Detailuntersuchungen.

Voraussetzung für die Skeletbeurteilung im Wachstumsalter ist die Kenntnis der biologischen Ossifikationsabläufe. Für die konkreten Fragestellungen sind Normtabellen (Abb. 15) unerläßlich, sie stehen allerdings nicht für alle Skeletabschnitte zur Verfügung, wenn man strenge biostatische Maßstäbe anlegt.

Diagnostische Kriterien

Numerische Vollständigkeit

Das Skelet während des Wachstumsalters ist „physiologisch" unvollständig, da erst mit Abschluß des Wachstums zahlenmäßig ein definitiver Zustand erreicht wird. Während des Wachstumsalters ist die Zahl der Knochenelemente höher, durch Epi- und Apophysenkerne vermehrt. Während des fetalen Wachstums setzt sich das menschliche Skelet aus über 800

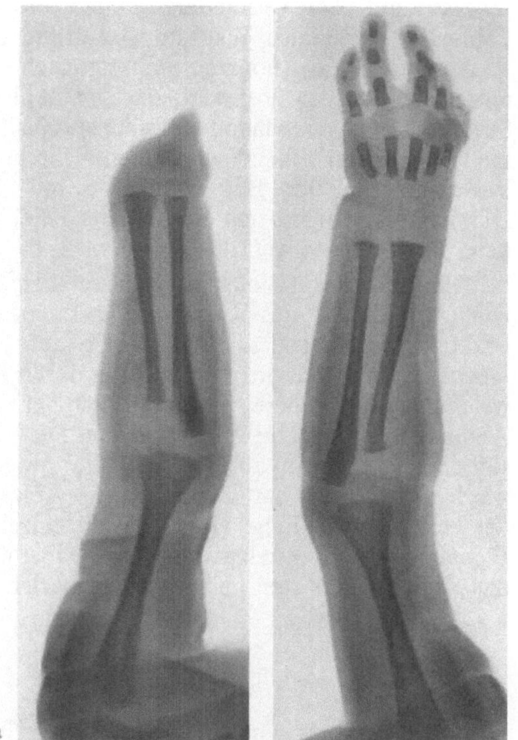

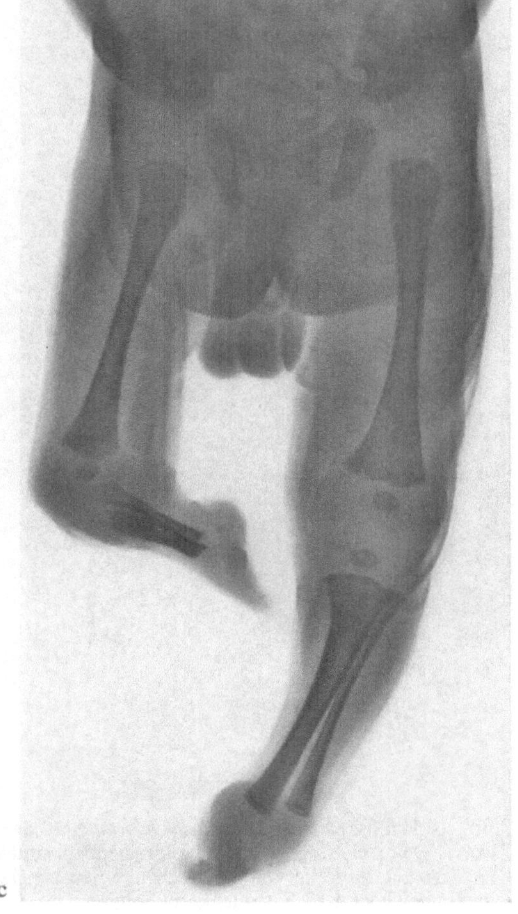

Abb. 19a—c. *Systematisierte „Enddefekte"* (fetale Amputationen), die an den 4 Extremitäten graduell verschieden ausgeprägt sind. Die Systematisierung spricht dafür, daß es sich um eine Differenzierungsstörung der Ektodermfalte handelt, nicht dagegen um „amniogene" Abschnürungen. 5 Wochen alter Junge

Einzelelementen zusammen. Bereits im 8. Fetalmonat hat sich diese Zahl durch Verschmelzungsprozesse auf 270 vermindert. Durch die im Laufe des postfetalen Wachstums auftretenden sekundären Ossifikationszentren setzt sich unmittelbar vor der Pubertät das menschliche Skelet aus etwa 350 (davon etwas über 200 allein an Händen und Füßen) zusammen. Durch die Verschmelzung der Epiphysenkerne mit den Diaphysen verringert sich die Zahl der Knochen beim Erwachsenen auf 206.

Die Prüfung auf Vollständigkeit setzt eigentlich Aufnahmen des Gesamtskeletes voraus. Praktisch wird sich die Diagnostik auf jene Körperpartien konzentrieren, welche durch Abweichungen der äußeren Form den Verdacht auf Anomalien der Stützgewebe erwecken. Die Vollständigkeit kann in absolutem Sinne gewertet werden − z. B. hinsichtlich des Fehlens (Aplasie), der Unterentwicklung (Hypoplasie) einzelner Elemente − oder in relativem Sinne. Dabei wird das Knochenalter zum Lebensalter in Beziehung

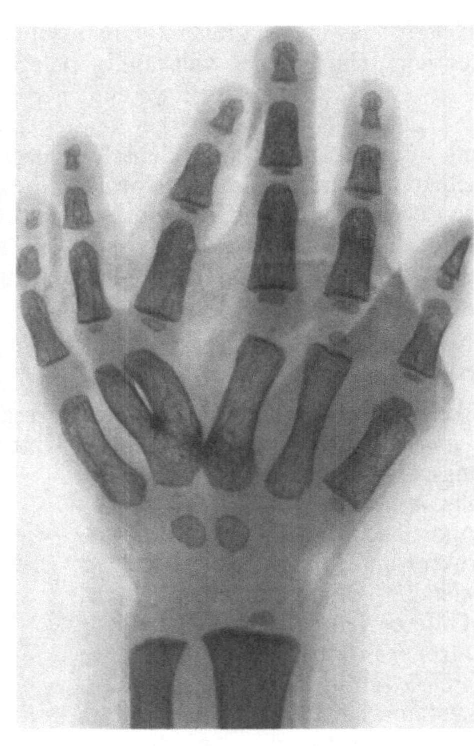

Abb. 21. Hexadaktylie durch Verdoppelung des 4 Strahles an der li. Hand eines $2^{8}/_{12}$jährigen Jungen

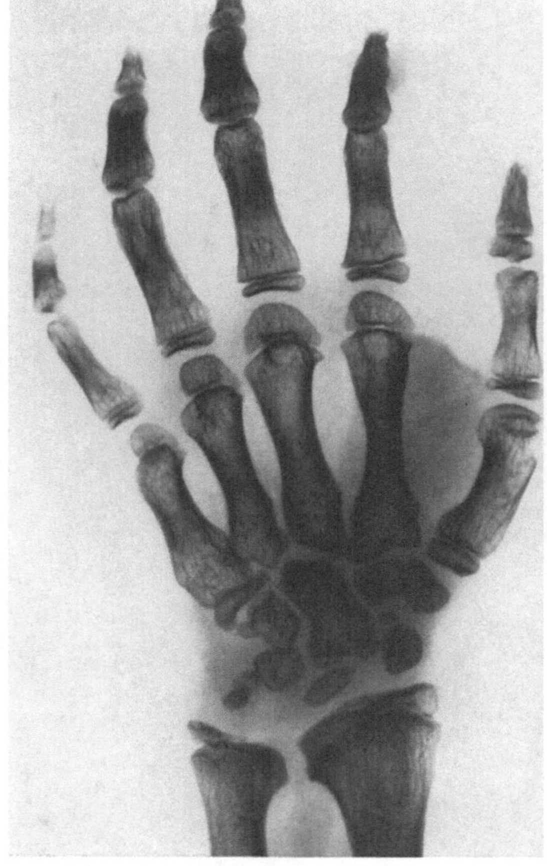

Abb. 20. Handskelet bei *Dysostosis Morquio*, 12jähriger Zwerg. Deformierungen der Epiphysenenden und der Metacarpalia. Anstelle von 8 Knochenkernen im Handwurzelbereich sind 17 Knochenkerne angelegt

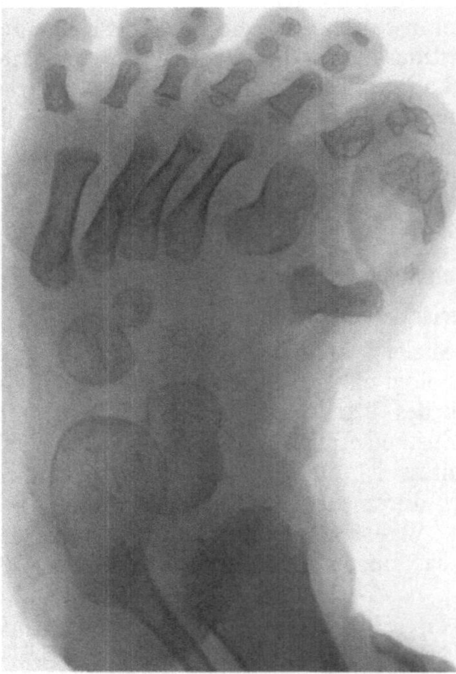

Abb. 22. Heptadaktylie am li. Fuß des gleichen Kindes durch Verdoppelung der Randstrahlen I und V in verschiedener Gradausprägung

gesetzt (s. Ossifikation). Im gleichen Sinne sind überzählige Knochenelemente (F. Schmid, 1949) und beschleunigte Entwicklungen zu trennen.

Form und Proportionen

Die einzelnen Skeletabschnitte stehen in einem Form-, Längen- und Dickenverhältnis zueinander. Anlagebedingte, exogene und endokrine Einflüsse können diese physiologischen Relationen stören. Bei den Formvariationen ist der optische Eindruck für die Deskription maßgebend, Verschiebungen im Längen- und Dickenverhältnis sind metrisch faßbar. Dabei ist es zweckmäßig — wenn auch kaum gebräuchlich —, vergleichbare Daten, z.B. zwei Längenmaße wie Körperlänge und Röhrenknochenlänge, in Beziehung zu setzen. Dabei ergeben sich, wie Messungen an 3290 Radiogrammen von Röhrenknochen (F. Schmid und A. Künle) gezeigt haben, wesentlich geringere Schwankungsbreiten als bei den Beziehungen zu Altersklassen. In den Größenklassen liegt die Variationsbreite um $\pm 6-8\%$ des Mittelwertes, in den Altersklassen um $\pm 10-15\%$ des jeweiligen Mittelwertes. Den Tabellen 39—60 und den Abb. 210, 221 liegen die Mittelwerte zugrunde, die gemessenen Grenzwerte sind aus dem Original ersichtlich. Die von Maresh und Washburn stammende Tabelle der Röhrenknochenmaße von Radius, Ulna und Humerus mit Perzentilangaben beziehen sich auf das Lebensalter und sind an amerikanischen Kindern gewonnen. Über die Höhen- und Breitenmaße der selbständigen Knochenkerne liegen Angaben von Munk und F. Schmid, (Schmid und Weber, Schmid und Moll) vor. Die speziellen Probleme der Schädelproportionen sind an anderer Stelle (s. S. 246) abgehandelt. Bei biostatistisch unzureichend ausgewerteten Daten ist für den praktischen Gebrauch bei den Größenklassen die 2σ-Grenze mit $\pm 10\%$ des Mittelwertes, bei den Altersklassen mit $\pm 15\%$ des Mittelwertes anzusetzen.

Struktur und Mineralgehalt

Während mit der Form und den Proportionen der grobe Bau erfaßt wird, dient die Strukturbeurteilung dem Feinbau. Die Struktur beinhaltet die Architektonik der Spongiosa, der Metaphysen, Epiphysen und der Corticalis. Der Mineralgehalt ist Ausdruck der Intensität von Kalksalzablagerungen in den Strukturelementen. Beide Prozesse sind wechselseitig eng verbunden. Als

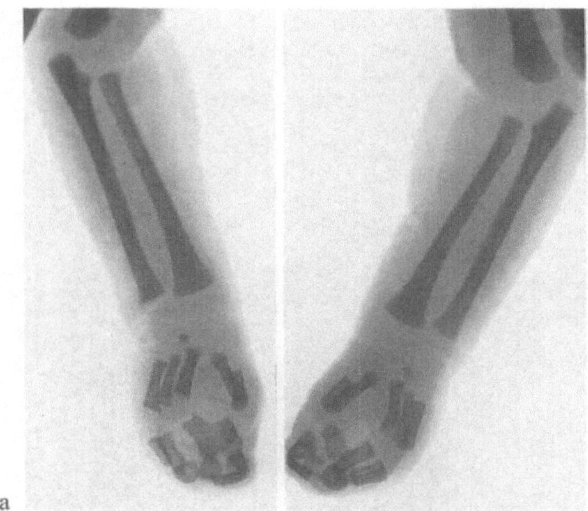
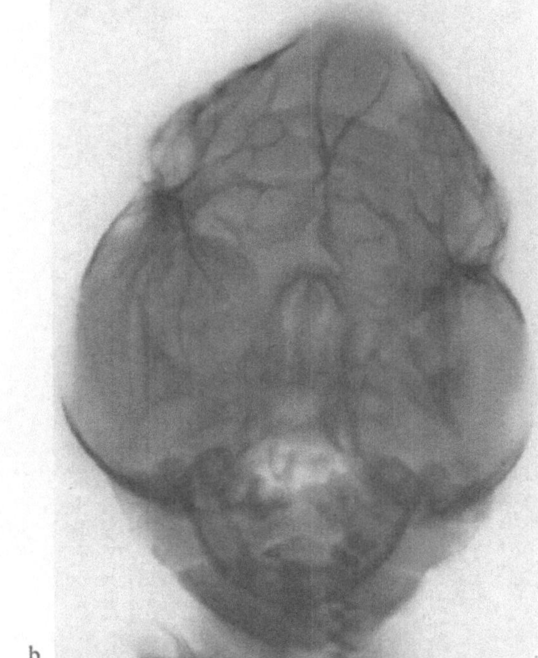
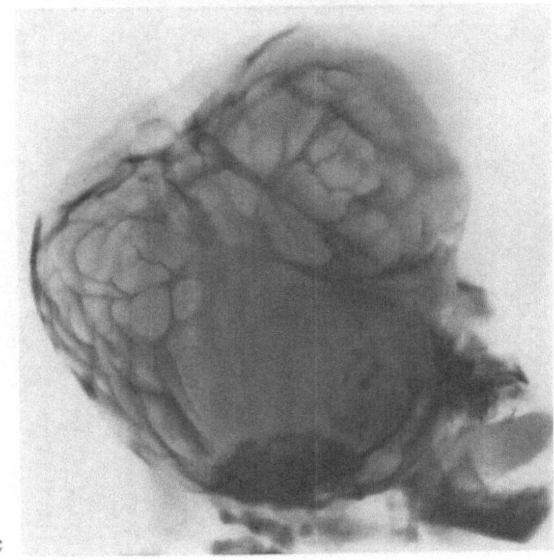

Abb. 23a—c. Acrocephalo-Syndaktylie. Differenzierungsanomalien im Hand-, Fuß- und Schädelbereich. Löffelhand mit Synostosen. Kleeblatt-Schädel mit Nahtsynostosen, Wabenstruktur. $^2/_{12}$jähriger Junge

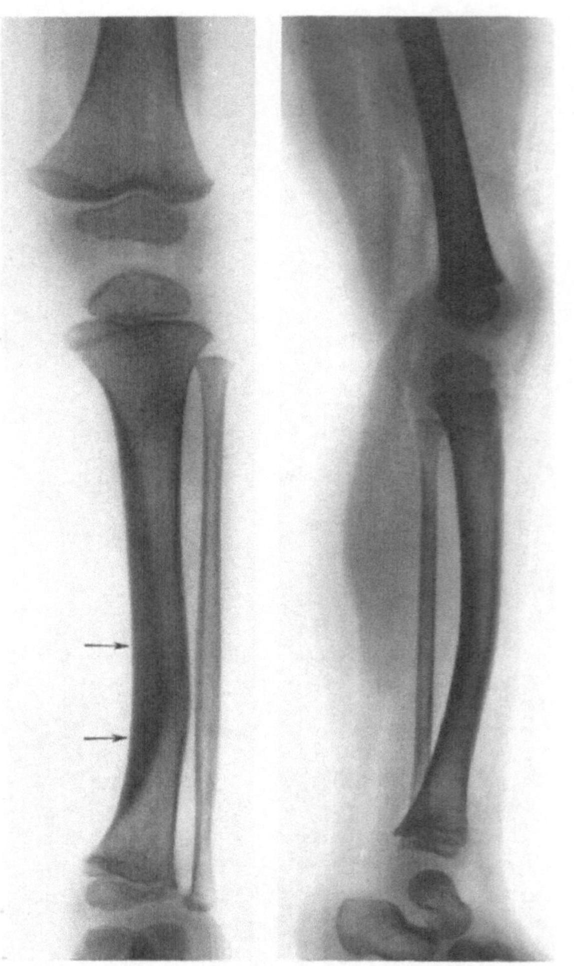

Abb. 24a u. b. *Skoliosklerose* der linken *Tibia* (kyphoskoliotische Tibia) bei einem 3jährigen Mädchen, seit der
Geburt bestehend. a ap-Aufnahme, b seitliche Aufnahme.
Lateral- und Ventralverbiegung der Tibia; daraus resultierende Verkürzung. Sklerose und Verkrümmung sind
in der distalen Hälfte am ausgeprägtesten

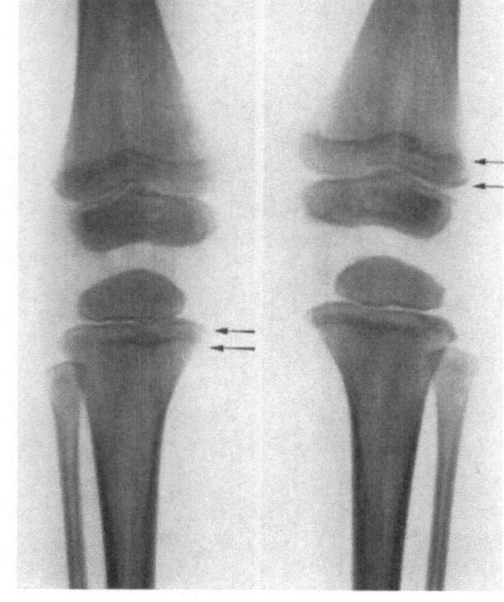

Abb. 25. *Osteomalacie der Wirbelsäule* bei $15^{10}/_{12}$ jährigem
Mädchen mit *Cushing-Syndrom.* Unproportionierter
Minderwuchs von 27 cm, welcher hauptsächlich auf die
Verkürzung des Rumpfes zurückzuführen ist. Hoch-
gradige Abflachung der Wirbelkörper bei bikonkaver
Eindellung der Deckplatten und Verbreiterung der
Zwischenwirbelräume. Die Wirbelkörper sind fast kon-
trastlos, lediglich die unscharf konturierten Verkalkungs-
zonen deuten die Wirbelgrenzen an

Abb. 26. Hypermineralisationslinien und Aufhellungsbänder spiegeln an den Metaphysen Remission und
Rezidiv einer Leukose wider. $2^{1}/_{2}$ jähriges Mädchen

Osteoporose (BARTELHEIMER u. SCHMIDT-ROHDE) wird eine Strukturauflockerung in Verbindung mit Kontrastverminderung (Mineralsalzverarmung) bezeichnet. Eine *Osteosklerose* beruht auf einer Strukturverdichtung und geht mit erhöhtem Kontrast infolge Konzentration von Kalksalzen einher. An den metaphysären Verkalkungszonen wird eine Strukturverdichtung besser als *Hypermineralisation* bezeichnet. Geht präformierte Knochensubstanz verloren, liegt eine *Osteolyse* vor.

Diese Struktur- und Mineralgehalt betreffenden Begriffe werden den graduellen Nuancen der Prozesse nicht gerecht. Wie kaum bei einem anderen Kriterium der Skeletbeurteilung sind die Maßstäbe subjektiv und damit im Aussagewert von der Erfahrung abhängig. Technische Faktoren (Weichteilschicht, Exposition, Fokusabstand, Bewegungsunschärfe) komplizieren die auf Vergleichen basierende Bewertung. Feinfokusvergrößerungsaufnahmen ergeben hinsichtlich der Struktur zusätzliche Aufschlüsse (Abb. 204). Objektive Meßmethoden hat W. SCHUSTER vorgeschlagen.

Skeletalter

Wegen des integrierenden Zusammenhanges zwischen Ossifikation und Gesamtentwicklung eines Organismus hat die Bestimmung des Skeletalters (= Knochenalters) im Wachstumsalter große praktische Bedeutung gewonnen. Die Knochenentwicklung beginnt im 2. Embryonalmonat mit der Ossifikation der Clavicula. Die progressive Phase schließt mit der Obliteration der Epiphysenfugen bei Mädchen im Durchschnitt im 17., bei Jungen im 20. Lebensjahr ab. Umbau und regressive Vorgänge dauern bis ins späte Alter an.

Die Gesetzmäßigkeit der Ossifikationsabläufe spielt sich in engen Variationsgrenzen ab; diese sind so gut bekannt, daß die Bestimmung des Knochenalters zum objektivsten Kriterium der Gesamtentwicklung wurde. Dabei finden hauptsächlich 2 Methodengruppen Anwendung

    a) die Halbseitendiagnostik,
    b) die Handskeletdiagnostik.

Bei der *Halbseitendiagnostik* (SONTAG u. a., 1939) wird die linke Körperhälfte einschließlich der Scapula radiographiert. Alle vorhandenen Ossifikationszentren werden summiert und mit den Normwerten (Tabelle 2) verglichen. Erfaßt werden damit alle Zentren der Extremitäten und der Scapula. Die Methodik hat alle Vorteile einer umfassenden Skeletstudie, aber den Nachteil der Aufwendigkeit hinsichtlich Zeit und Kosten, der hohen Strahlenbelastung und einer

relativ großen Variationsbreite. Die Halbseitendiagnostik ist vorwiegend im angelsächsischen Raum gebräuchlich.

Die **Handskeletdiagnostik** (s. S. 203) basiert auf den genau bekannten physiologischen Entwicklungsabläufen am Handskelet, welches sich aus 52 Einzelelementen zusammensetzt und damit als repräsentativ angesehen werden kann. Im Hand- und Fußskeletareal liegt die stärkste Konzentration an Einzelknochen vor. Zur Bestimmung des Knochenalters reichen Handskeletaufnahmen aus. Dem Nachteil der kleineren Skeletregion stehen die Vorteile der Strahlenschonung, der leichten technischen Durchführbarkeit und des geringen Zeit- und Kostenaufwandes gegenüber.

Zur diagnostischen Auswertung stehen monographische Abhandlungen (F. SCHMID, 1949; GREULICH-PYLE; BAYLEY u. PINNEAU; SCHMID u. WEBER, 1955; SCHMID u. MOLL, 1960) mit Norm- und Variationstabellen zur Verfügung. Die Abb. 15, 16, 27, 28 halten lediglich die wesentlichsten Daten fest.

Man unterscheidet *primäre*, embryonal entstehende, und *sekundäre*, vorwiegend postnatal entstehende *Ossifikationszentren*. Eine Übersicht über die primären Ossifikationszentren enthält die Abb. 13. Für teratogenetische Studien sind diese Daten unerläßlich, sie erlauben oft eine Abgrenzung des teratogenen Zeitpunktes und Einblicke in das teratogene Prinzip.

An den sekundären Ossifikationszentren sind in den verschiedenen Wachstumsphasen 3 Kriterien zu berücksichtigen. Das Auftreten neuer Knochenkerne (innerhalb der vorhandenen Knorpelanlagen) fällt vorwiegend in die Fetalperiode und die ersten 12 Lebensjahre. Nur wenige, für die Ossifikationsbeurteilung unbedeutende Knochen wie die Sesambeine oder das Os pisiforme — treten nach dem 10. Lebensjahr auf. Dieser Prozeß wird als *Skeletdifferenzierung* bezeichnet.

Die Größenzunahme der einzelnen Knochen und Knochenkerne vermittelt bis zum 10. Lebensjahr ergänzende, vom 11.–15. Lebensjahr entscheidende Aufschlüsse über den Ossifikationsablauf. Jenseits des 15. Lebensjahres werden die Messungen der Knochenkerne wegen der bizarren Formen ungenau, verlieren auch an Wert, weil die selbständigen Knochenelemente ihre endgültige Größe annähernd erreicht haben.

Die Epiphysenfugen bilden die letzten Inseln von Wachstumsknorpel, sie stellen die letzten Wachstumsreserven dar. Ihrer Beurteilung (Abb. 15, 28) kommt in der Pubertätsphase des Wachstums Bedeutung zu. Da im Handskelet viele Epiphysenfugen auf relativ engem Raum

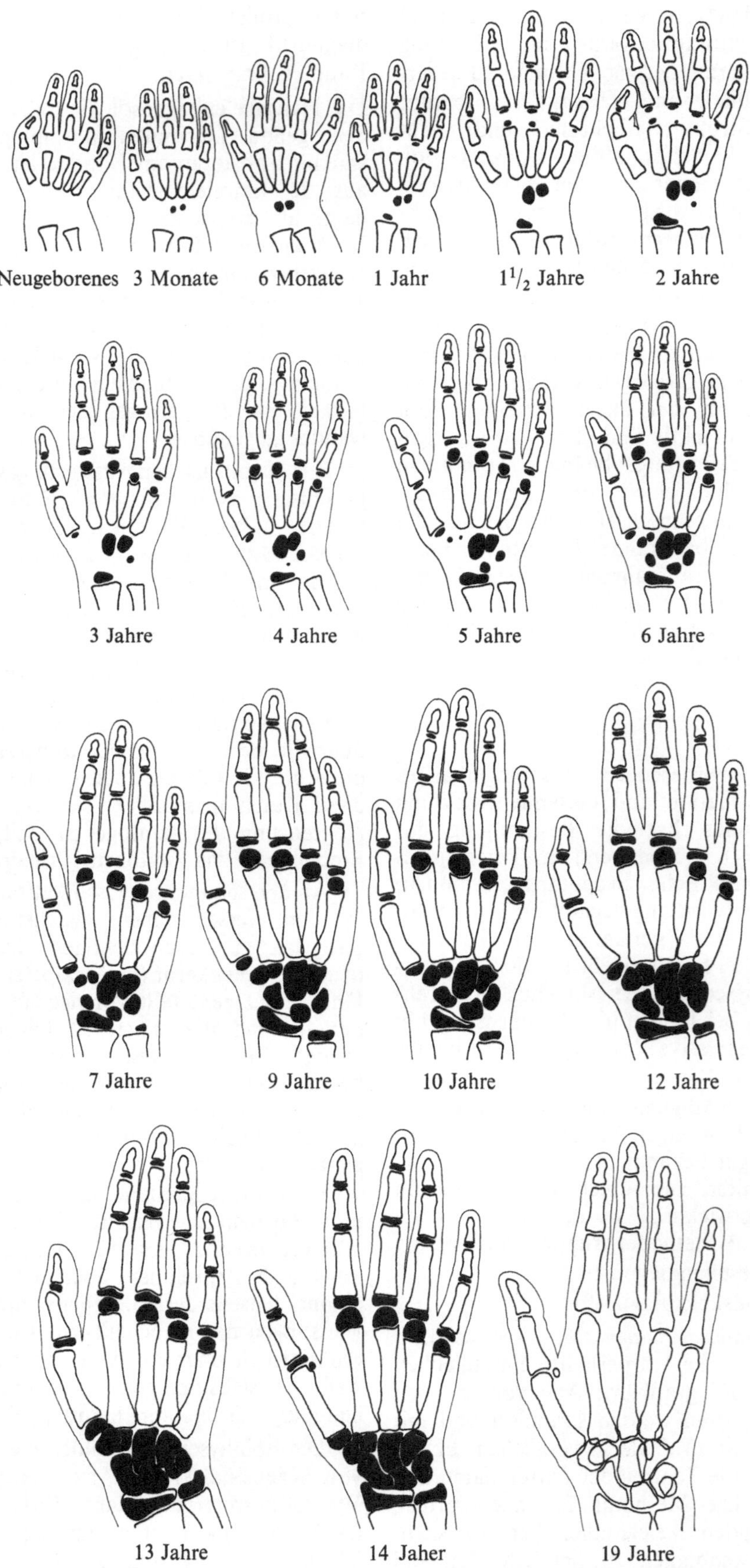

Abb. 27. Schema der Handskeletentwicklung (schwarz: Carpalia und Epiphysenkerne). (Aus Schmid u. Moll)

Tabelle 4. Entwicklungsprognose aus dem Skeletalter. (Nach BAYLEY und PINNEAU)

Mädchen				Jungen			
Skeletalter bezogen auf Lebensalter	Durch-schnitt	accele-riert	retar-diert	Skeletalter bezogen auf Lebensalter	Durch-schnitt	accele-riert	retar-diert
Geburt	30,9.			Geburt	28,6.		
1,0	44,7	48,0	42,2	1,0	42,2	44,5	40,4
2,0	52,8	54,7	50,0	2,0	49,5	51,3	47,0
3,0	57,0	60,0	55,0	3,0	53,8	55,6	51,6
4,0	61,8	64,9	59,8	4,0	58,0	60,0	58,0
5,0	66,2	69,3	63,9	5,0	61,8	64,0	59,7
6,0	79,3	73,4	67,8	6,0	65,2	67,8	63,8
7,0	74,0	76,0	71,3	7,0	69,0	70,5	66,8
8,0	77,5	79,5	74,5	8,0	72,0	73,5	69,8
9,0	80,7	83,5	77,7	9,0	75,0	76,5	73,2
10,0	84,4	87,9	81,0	10,0	78,0	79,7	76,4
11,0	88,4	92,9	84,9	11,0	81,8	83,4	79,5
12,0	92,9	96,6	88,2	12,0	84,2	87,2	82,2
13,0	96,5	98,2	91,1	13,0	87,3	91,3	84,6
14,0	98,3	99,1	95,2	14,0	91,5	95,8	87,6
15,0	99,1	99,5	97,2	15,0	96,1	98,3	91,6
16,0	99,6	99,9	98,9	16,0	98,3	99,4	95,7
16,5		100,0		17,0	99,3	99,9	98,2
17,0	100,0		99,6	17,5		100,0	
18,0			100,0	18,0	99,8		99,2
				18,5	100,0		
				19,0			99,8
				20,0			100,0
	Prozentsatz der erreichten Reifehöhe				Prozentsatz der erreichten Reifehöhe		

faßbar sind, reicht auch zur Beurteilung des Epiphysenschlusses eine Handskeletaufnahme in der Regel aus.

Aufschlüsse der Ossifikationsanalysen. Die Bestimmung des Knochenalters ist das objektivste Kriterium unter den Hilfsmitteln zur Feststellung des Entwicklungsstandes. Entwicklungsaberrationen auf genetischer, endokriner oder exogener Basis sind damit faßbar.

Die radiologische Beurteilung der Knochenkernentwicklung hat die Differenzierung, Harmonie, Symmetrie und Größenmaße der Knochenkerne zu berücksichtigen.

Differenzierungsstörungen treten in Form von Beschleunigungen und Verzögerungen gegenüber der Norm auf. Beschleunigungen findet man vorzugsweise bei cerebralen Störungen und den Pubertas praecox-Formen, Verzögerungen bei endokrinen Insuffizienzen der Hypophyse und Schilddrüse. Graduell geringer pflegen die Verzögerungen bei exogenen Noxen (Dystrophie, Vitamin-Mangel, chronische Krankheit) zu sein. Chronische Entzündungen (z.B. rheumatoide Arthritis) führen zu Differenzierungsbeschleunigungen und Formveränderungen.

Als **unharmonische Ossifikation** bezeichnet man Störungen in der Reihenfolge des Auftretens von Knochenkernen. Wenn die Verknöcherungstermine eng beieinander liegen (z.B. Multangula und Naviculare), haben die Disharmonien keine Bedeutung; auch das Triquetrum hat eine erhebliche Variationsbreite und tritt mitunter vor dem Radiusepiphysenkern auf. Gröbere Reihenfolgestörungen kommen bei cerebralen Dysplasien und Erkrankungen vor.

Der Ossifikationsvorgang ist *symmetrisch*; beim Auftreten der Knochenkerne kann ein Knochenkern bis zu 3 mm Durchmesser groß sein (z.B. proximaler Femurepiphysenkern) bevor der entsprechende Kern der anderen Seite sichtbar wird. Differenzen bis zu 2 – 3 mm Seitenunterschieden sind auch später zu registrieren, ohne daß man sie diagnostisch werten kann. Tiefer greifende Differenzierungs- und Größenunterschiede kommen bei Halbseiten-Dysplasien und cerebralen Halbseiten oder halbseitenbetonten Prozessen zur Beobachtung (F. SCHMID, 1957).

Die **Größenentwicklung** der Knochen und -kerne scheint ein einfacherer Prozeß zu sein als die Differenzierung; sie läuft manchmal normal weiter, auch wenn das Auftreten neuer Knochenkerne ausbleibt. Diese Dissoziation der Differenzierung und Größenentwicklung findet man bei endokrinen Insuffizienzen milderen Grades. Der Zeitpunkt der Insuffizienzmanifestation läßt sich daraus retrospektiv noch Jahre später festlegen.

Neben der Feststellung des Ossifikationsstandes zu einem gewissen Zeitpunkt hat die

Erhebung des Skeletalters auch prognostische Bedeutung, da jenseits des 4., sicherer jenseits des 6. Lebensjahres eine Entwicklungsprognose (BAYLEY und PINNEAU, Tabelle 4) hinsichtlich der endgültig zu erwartenden Körpergröße möglich ist.

Epiphysenschluß

Der Abschluß des somatischen Wachstums geht mit der Verknöcherung der Epiphysenfugen parallel. Da dabei der transparente knorpelige Epiphysenspalt im Röntgenbild verschwindet, spricht man auch von Epiphysenschluß (v. HAYEK). Aus den Abschnitten Diaphyse, Metaphyse, Physe und Epiphyse wird ein einheitlicher Röhrenknochen.

Der Epiphysenschluß geht mit dem Abschluß der Pubertät parallel. Da die Pubertät bei Mädchen früher einsetzt und früher beendet ist als bei Jungen, besteht auch beim Epiphysenschluß eine Geschlechtsdifferenz von durchschnittlich $1-2$ Jahren. Die ersten Verknöcherungen der Epiphysenfuge findet man bei Mädchen zwischen dem $13.-15.$, bei Jungen zwischen dem $14.-17.$ Lebensjahr. Mit dem vollständigen Epiphysenschluß ($=100\%$ eines normalen Kollektives) ist bei Mädchen spätestens im 19., bei Jungen im 20. Lebensjahr zu rechnen (s. a. Abb. 28, 29).

Die Abb. 28 und 29 sind bei 300 Jugendlichen aus den Jahren $1957-1961$ gewonnen.

Der Epiphysenschluß ist bei endokrinen Störungen betroffen. Vorzeitigen Epiphysenschluß finden wir bei Pubertas praecox und langfristigen Gaben anaboler Hormone, verzögerten Epiphysenschluß bei endokrinen Insuffizienzen (Hypothyreose, hypophysärer Minderwuchs) und exogen bedingten Entwicklungsverzögerungen.

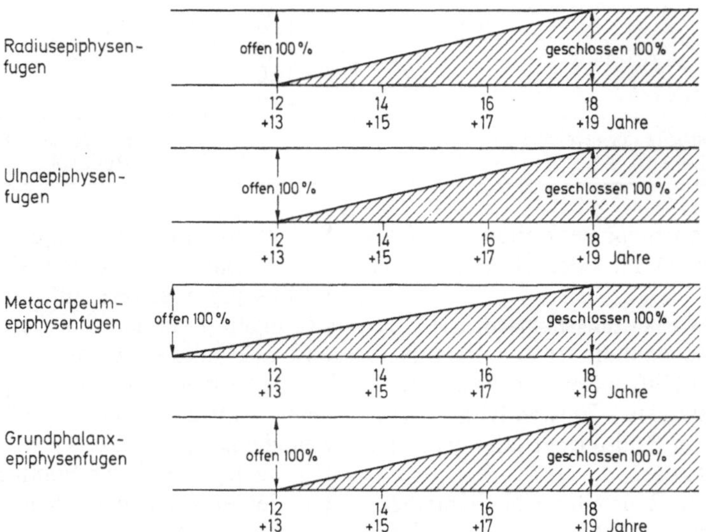

Abb. 28. Entwicklung der Epiphysenfugen bei weiblichen Jugendlichen

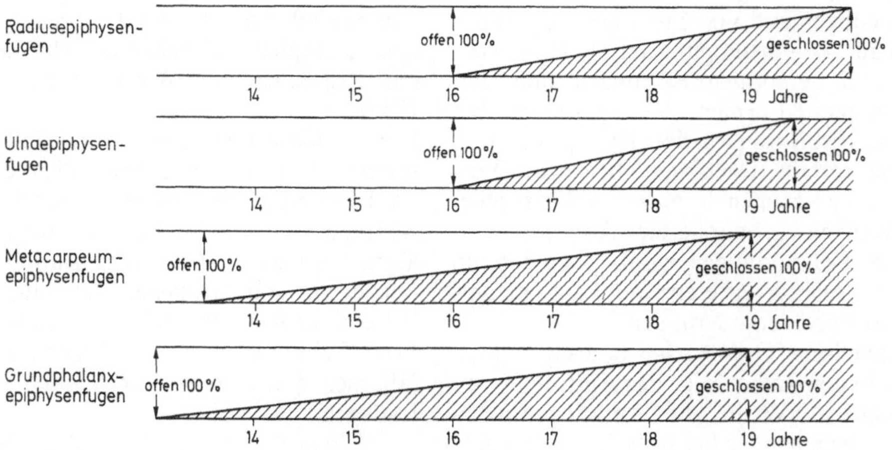

Abb. 29. Entwicklung der Epiphysenfuge bei männlichen Jugendlichen

Technische Mittel

Grundlage der radiologischen Skeletdiagnostik ist die Übersichtaufnahme des zu prüfenden Skeletabschnittes. Sofern metrische Probleme vorliegen, muß die Aufnahme mindestens in einem Fokusabstand von 1 m angefertigt sein, empfehlenswert ist ein Fokusabstand von 1,5 m. Für Lokalisationsfragen kann man sich der Aufnahmen in der zweiten Ebene oder der Schichtaufnahmen bedienen. Der Simultanschichtung ist dabei der Vorzug zu geben. Strukturanalysen erfordern zur Verbesserung der Detailerkennbarkeit einen gewissen Vergrößerungseffekt. Feinfokusröhren (mit kleinem Brennfleck) und Verminderung des Fokus-Filmabstandes ermöglichen dies, wobei der Vergrößerungseffekt um so stärker ist, je weiter der Film vom Objekt entfernt wird. Die Leistungsstärke der Röhre, Unschärfe und Strahlenbelastung stecken die Grenzen dieses Verfahrens ab. Der Angiographie des Skelets wird man sich nur in Ausnahmefällen bedienen, ebenso der Szintigraphie.

Anatomie

Im Wachstumsstadium wird der Knochen unterteilt in eine Diaphyse, Metaphyse und Epiphyse, der RUBIN logischerweise als vierten Abschnitt noch eine „Physe" zuordnet (Abb. 12).

Die **Diaphyse** (= Knochenschaft) ist bei den Röhrenknochen ein röhrenförmiges Gebilde von nicht gleichmäßigem Kaliber und unregelmäßiger Wandstärke. Sie setzt sich zusammmen aus der Corticalis (= Compacta = Röhrenwand) und der Spongiosa. Die Corticalis ist außen mit dem Periost straff verbunden. Die Spongiosa setzt sich aus Knochenbälkchen, Knochenmark und Blutgefäßen zusammen. Architektur, Dicke und Dichte der ossären Strukturen unterliegen funktionell-mechanischen Gesetzen.

Als **Metaphyse** wird der Skeletabschnitt zwischen Diaphyse und Physe bezeichnet; sie stellt die in Ossifikationsprozessen begriffenen „Diaphysenenden" dar und umfaßt den Raum zwischen Ossifikationsbeginn und definitiver Knochenformation, stellt also die Längenwachstumszonen dar. Die Metaphyse setzt sich zusammen aus der präparatorischen Verkalkungszone und der primären, gefäßreichen Spongiosa, enthält Knorpelreste, reichlich Osteoblasten und Osteoclasten.

Die **Physe** ist radiologisch nicht sichtbar, da sie aus Knorpel besteht, der keinen Kontrast gibt; sie umfaßt den Raum zwischen Meta- und Epiphyse. Weitgehend identisch ist sie mit der als „Epiphysenfuge" oder „Epiphysenplatte" bezeichneten Aufhellungsfuge zwischen der präparatorischen Verkalkungszone und dem Epiphysenkern. Die Physe enthält die Zone des aktivierten und Säulenknorpels (Abb. 12).

Die **Epiphyse** stellt das knorpelige Ende der Röhrenknochen dar, welches im Laufe des Wachstums vom Zentrum aus (= Epiphysenkern) ossifiziert und am Ende des Wachstums durch Verbrauch der Physe mit der Metaphyse verschmilzt (Abb. 15, 28). Von diesem Zeitpunkt ab verliert die Unterteilung des Knochens in 4 Abschnitte ihre Berechtigung.

Die Epiphysen verknöchern bis auf einzelne Ausnahmen (= distaler Femurepiphysenkern, proximaler Tibiaepiphysenkern) extrauterin. Ihre Ossifikationsgesetzmäßigkeiten bilden eine wesentliche Stütze bei der objektiven Entwicklungsdiagnostik. Selbständige Knochenkerne (Carpalia, Tarsalia) verknöchern wie Epiphysen, verschmelzen aber nicht.

Gelenke

**Einteilung, Aufbau
und embryologische Entwicklung**

Gelenke sind Bindeglieder benachbarter Knochenenden. Man unterscheidet Knochenverbindungen ohne Gelenkspalt *(Synarthrosen)* und solche mit Gelenkspalt *(Diarthrosen = Spaltgelenke)*. Die Synarthrosen werden je nach der „Kittsubstanz" eingeteilt in *Syndesmosen* und *Synchondrosen*. Die Syndesmosen (z.B. Nähte des Schädeldaches) sind Verzahnungen der gegenüberliegenden Knochenränder durch Kollagenfasern; das Periost zieht ohne Unterbrechung über die Nahtstelle hinweg. Im Laufe des Wachstums wandelt sich das knochenverbindende Fasermaterial in Geflechtknochen (BARGMANN) um. Die Synchondrosen (z.B. an der Schädelbasis, Symphyse, Zwischenwirbelgelenke) werden von plastischem Faserknorpel ausgefüllt.

Die Diarthrosen (Spaltgelenke) setzen sich zusammen: Aus den Knochenenden mit den Gelenkflächen, der Gelenkkapsel und dem Gelenkspalt. Beim Kind geht der Epiphysenknorpel kontinuierlich in den Gelenkknorpel über, am ausdifferenzierten Gelenk sind im Gelenkknorpel 4 Schichten zu erkennen: 1. Die oberflächliche Tangentialschicht, 2. eine Übergangszone, 3. eine Radiärzone und 4. eine Verkalkungszone. Die *Gelenkkapsel* besteht aus 2 Bindegewebsschichten, einer äußeren derben *Faserschicht (Stratum fibrosum)* und der inneren *Synovialmembran (Stratum synoviale)*; letztere besteht aus lockerem Bindegewebe, bildet Zotten und Falten. Die Synovialmembran bildet die *Gelenkschmiere* (Synovia) und kleidet die Gelenkhöhle mit Ausnahme der Gelenkknorpelfläche aus.

Die embryonale Entwicklung der Gelenke beginnt im 4. Fetalmonat mit der Bildung von Lücken im mesenchymalen Zwischengewebe der Knochen. Die Form der Gelenke ist schon präformiert, bevor Bewegungen beim Fetus einsetzen, also anlagemäßig festgelegt und nicht durch die Bewegungen modelliert. Auch die äußeren und inneren Bänder entstehen aus mesenchymalem Gewebe. Diese mesenchymale Provenienz der Gelenke – zum Teil handelt es sich, wie bei der Synovialmembran, um Bindegewebe, welches dem embryonalen Mesenchym sehr nahe steht – erklärt den Charakter der pathologischen Reaktionsformen.

Die Radiographie der Gelenke bringt weit weniger Aufschlüsse, als man klinisch erwarten würde. Im Röntgenbild eines Gelenkes können wir drei verschiedene Schattenintensitäten unterscheiden: Die kalkdichten Schatten der Skeletanteile, die undifferenzierbare Gruppe der Weichteile, welche alle gleiche Dichte (= Wasser) haben, und die Fettgewebslagen. Da krankhafte Gelenkprozesse vorwiegend von den Weichteilschichten ausgehen, kann das Röntgenbild nur bei einem Bruchteil von Gelenkerkrankungen die Diagnostik wesentlich unterstützen. Im frühen Kindesalter kann nicht einmal der Gelenkspalt röntgenologisch abgegrenzt werden, da nur die verkalkten Teile des Epiphysenknorpels (= die

Knochenkerne) sich abzeichnen. Kontrastdarstellungen des Gelenkes durch Luftfüllung oder Kontrastmittelinjektion können im Einzelfall erwogen werden. Zu den in der Pädiatrie gebräuchlichen diagnostischen Methoden gehört die *Arthrographie* nur in Ausnahmefällen. Gut durchgezeichnete, auf Weichteildarstellung berechnete Aufnahmen bringen mitunter Aufschlüsse, die auf den – gewöhnlich angefertigten – härteren Skeletaufnahmen dem Nachweis entgehen.

Wegen der Abhängigkeit der radiologischen Gelenkdiagnostik von den umgebenden Skeletveränderungen wurden die Gelenkaffektionen in die entsprechenden Skeletkapitel integriert. Erwähnenswerte *Gelenkfehlbildungen* bringen die Abb. 23, 38, 44, 45, 49–71 zur Darstellung; *aseptische Nekrosen* mit Gelenkbeteiligung enthalten die Abb. 91, 95–100, 104, *Entzündungen* die Abb. 30, 151 (Tuberkulose), 153, 156, 157 (Soor-Mykose), 145, 149 (primär chronische Arthritis), 158–160 (Lues). *Traumatische Skeletläsionen,* welche die Gelenke mitbetreffen, geben die Abb. 166–168, 171, 172, 180, *Epiphysenlösungen* die Abb. 98, 182, 183 wieder.

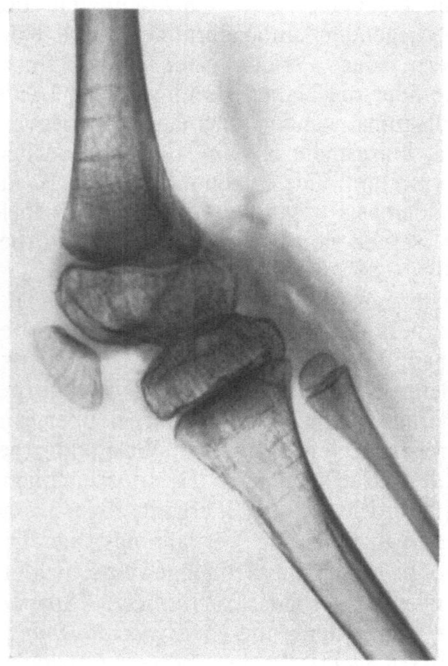
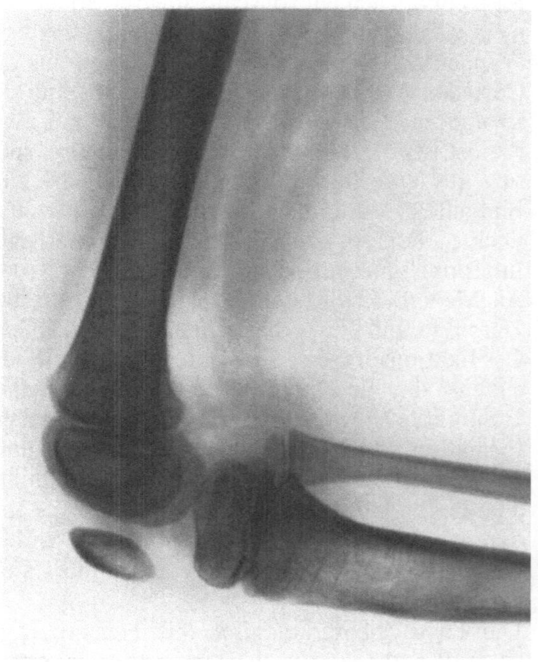

a   b

Abb. 30a u. b. Inaktivitätsosteoporose bei *Synovitis tuberculosa* des linken Kniegelenkes. 6jähriger Junge. Strukturauflockerung, durch Kalkarmut bedingte „Durchsichtigkeit", deutliches Hervortreten der Wachstumslinien. Rechtes Kniegelenk zum Vergleich

Pathologische Grundprozesse

Aus quantitativen Verschiebungen der am Skelet-aufbau beteiligten Strukturelemente — Knorpel, Knochenbälkchen, Fasern, Gefäße — ergeben sich die pathologischen Grundprozesse. Die Mineralisation kann dabei vermindert oder verstärkt sein. Eine verminderte Mineralisation finden wir bei Osteoporose, Osteomalacie und Osteofibrose, eine Mengenverschiebung zugunsten der anorganischen Substanzen bei Osteosklerose (Osteopetrose).

Osteoporose. Osteoporose (= Knochenatrophie =Osteopenie) ist eine ossäre Demineralisation, die auf einen Mangel an Knochenmatrix zurückgeführt wird. Die Hartsubstanz — (Ca— H—Na)$_{10}$ (PO$_4$—CO$_3$)$_6$ (OH—F)$_2$ —, apatitisches Calciumphosphat mit Gitterunregelmäßigkeiten und amorph absorbiertes HCO$_3$, Mg, K, Citrat, Na, Ca — ist von normalerweise 60—66% auf 50—20% (DULCE) herabgesetzt.

Röntgensymptomatologisch ist die Osteoporose durch eine erhöhte Transparenz gekennzeichnet, die bei jugendlichen Knochen bei etwa 20%, bei Knochen Erwachsener nach etwa 30% Mineralverlust objektivierbar wird (Abb. 30—32). Die Corticalis ist verschmälert, die Trabekel-zeichnung der Spongiosa dünn und weitmaschiger (W. SCHUSTER).

Nach der Entstehung muß man eine primäre von einer sekundären Osteoporose unterscheiden. Bei der primären ist die Mineralablagerung bei der Ossifikation mangelhaft (z.B. bei Rachitis, Proteinmangel, Immobilisation), die sekundäre Osteoporose setzt ein vorher normal mineralisiertes Skelet voraus und beruht auf einer Gleichgewichtsstörung zwischen Knochenbildung und -abbau (z.B. Corticoid-, Cöliakie-osteoporose); dabei kann die Störung im Kollagengerüst oder in einer negativen Calciumbilanz liegen.

Bevorzugte Lokalisationsbezirke sind die Metaphysen der Röhrenknochen, Wirbelkörper und selbständige Knochenkerne (JESSERER; SCHMIDT-ROHDE).

Osteomalacie entsteht durch einen Mineralisationsmangel bei regulärem Kollagen-Proteingerüst; daraus resultiert unverkalkte Knochenmatrix, sog. *Osteoid*. Dabei wird die Stützfunktion des Skeletes herabgesetzt, es kommt zu statischen Deformierungen (Rachitis: Verkrümmung der Röhrenknochen, Beckendeformierung, „Becherung" der Metaphysen). Extremerweise geht die Stützfunktion verloren (Abb. 25), es kommt zu Spontanfrakturen 2. Ordnung, Looserschen Umbauzonen, die in symmetrischer An-

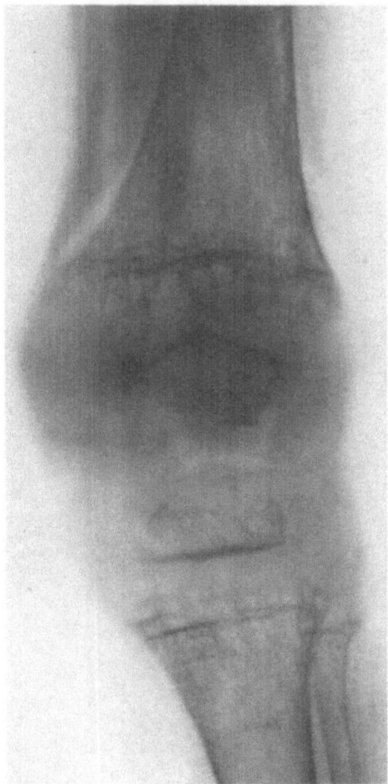

Abb. 31. Schwere Mineralisations-störung bei *Cystinose*: Hochgradige Osteoporose, aufgelöste, teils mehrschichtige Verkalkungszone, schemenhafte Knochenkerne in weitem Abstand von den Verkalkungszonen

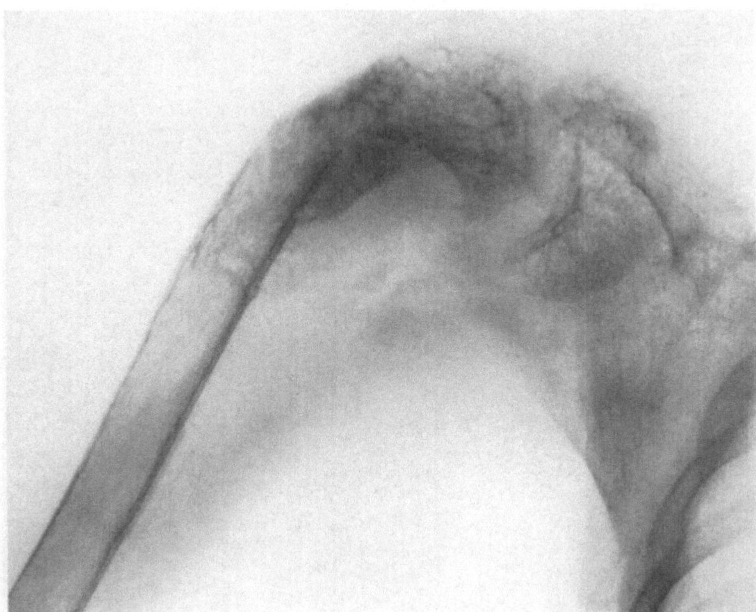

Abb. 32. Schwere Osteoporose mit Rachitis bei Cöliakie. Umbauzone proximal mit hirtenstabförmiger Verkrümmung des Humerus

ordnung als „Milkmann-Syndrom" bezeichnet werden (HAAS).

Die Knochenstruktur ist bei erhöhter Transparenz unscharf bis verwaschen bis fehlend.

Osteofibrose beruht auf einer altersentsprechenden bis gesteigerten Bildung von Kollagenfasern, die nicht (=Faserknochen) oder unzureichend mineralisieren (=fibröses Osteoid). Der Prozeß pflegt mit einer Störung im Osteoblasten-: Osteoclasten-Wechselspiel vergesellschaftet zu sein (Abb. 34).

Osteolyse bedeutet Auflösung vorher normaler Knochenstrukturen mit Untergang der Strukturelemente durch Zerstörung (Entzündung, ossäre Tumoren) oder Druckatrophie (gutartige Tumoren, Speicherkrankheiten, Gefäßerweiterungen). An den betroffenen Stellen geht dabei die Knochenstruktur – lokal – verloren (Abb. 33).

Osteosklerose (= Knochenverhärtung) beinhaltet eine Vermehrung der mineralischen Hartsubstanz gegenüber der organischen Matrix (HANSEN). Das Extrem dieser Entwicklung stellt die Osteopetrose (=Knochenversteinerung) dar. Die daraus resultierende Strukturverdichtung geht mit einer verminderten Transparenz (=erhöhten Strahlenabsorption) einher (Abb. 24). Proportionen und äußere Form des Knochens

sind weitgehend erhalten, die Elastizität herabgesetzt.

Hyperostose geht ähnlich wie die Osteosklerose mit erhöhter Dichte einher, die aber auf eine Volumenzunahme einzelner Skeletabschnitte zurückzuführen ist und damit zu mehr oder minder groben Formveränderungen führt. Die Hyperostose kann vom Markraum (Abb. 392) ausgehen (Spongiosa-, Diploe-, Gefäßhyperplasie), von der endostalen (Abb. 195) oder periostalen Ossifikationsfläche (Abb. 191, 204).

Dysostose ist ein schlecht umschriebener Begriff, der für eine größere Zahl (ca. 25) heterogener Skeletstörungen verwendet wird. Ein Teil dieser Störungen fällt in das Mesenchymstadium der Skeletbildung [Dysostosen im Kiemenbogenbereich (Abb. 7)], ein anderer spielt sich in den Knorpelzonen [enchondrale Dysostosen (Abb. 56—71)] ab. Begrifflich müßten die Dysostosen auf die osteoblastenabhängige Ossifikation beschränkt bleiben, also einen Dachbegriff für die oben genannten pathologischen Grundprozesse des Skeletes darstellen.

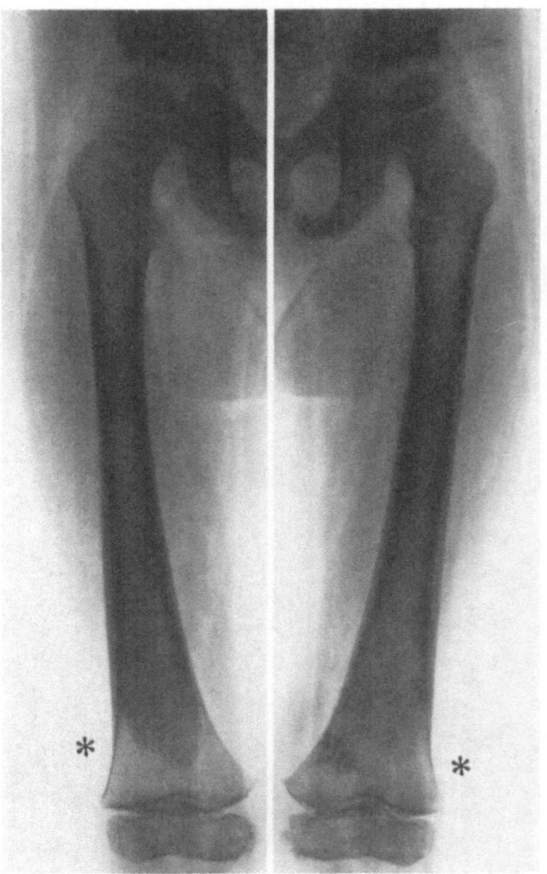

Abb. 33. Atypische Form einer Osteomyelitis bei einem 2¹/₄jährigen Mädchen. Die metaphysennahen Partien der rechten Ulna sind aufgetrieben und von cystoiden *Osteolysebezirken* ausgefüllt. Deutliche Periostabhebung.

Abb. 34. Osteomyelofibrose. Verdichtung der Markräume bei Aussparung der Metaphysen (M. HERTL)

Alters- und Geschlechtsdisposition der Stützgewebserkrankungen

Die nachfolgende graphische Synopse beschränkt sich auf die umschriebenen Erkrankungen der geformten Stützgewebe — Knorpel, Knochen, Muskel, Gelenke. Auch hierbei konnten nur die wichtigsten Krankheitsbilder berücksichtigt werden.

Die dispositionellen Daten sind in den entsprechenden Kapiteln textlich festgehalten, so daß sich diese Übersicht auf eine knappe optische Reproduktion beschränken kann.

Nicht leicht fällt eine solche Abstraktion der dispositionellen Fakten bei einer Reihe von erblichen Krankheiten, bei welchen die Gesetzmäßigkeiten der Krankheit selbst in den Erbfaktoren verankert, bei der Geburt also latent (Tabelle 5) vorhanden sind, die Symptome, welche die Krankheit klinisch faßbar machen, aber erst später manifest werden (Manifestationsalter).

Krankheiten entstehen auf dem Boden des jeweiligen physiologischen Entwicklungs- und Reifezustandes. Aus diesem Grunde variieren die Voraussetzungen für Krankheiten während der Wachstumsperiode des Menschen laufend. Erst nach Beendigung des somatischen Wachstums liegen relativ konstante morphologische Verhältnisse vor.

Für Störungen ist das Stützgewebe um so anfälliger, je höher die Stoffwechselaktivität ist; diese ist während des Wachstums besonders hoch und vom Wachstumstempo abhängig. In den ersten 3 Lebensjahren manifestieren sich deshalb wesentlich mehr Erkrankungen der Stützgewebe als im späteren Kindesalter oder beim Erwachsenen. Eine Wiederzunahme der Stützgewebserkrankungen fällt in die regressive Phase nach dem 50. Lebensjahr; hier nehmen die sog. degenerativen Störungen (Osteoporose, Frakturneigung, Arthrosen) zu. In der Lebensmitte — zwischen Abschluß des Reifungsprozesses (Ende der progressiven Entwicklung) und der regressiven Phase — halten sich z.B. die Knochenformation und -resorption etwa die Waage. Die Skeletalterationen sind in dieser Lebensperiode seltener.

Ungeachtet der Ätiologie und Pathogenese können wir zwei Gruppen von Stützgewebsstörungen unterscheiden, eine Gruppe mit verschiedenem Manifestationsalter und eine Gruppe mit umschriebenem Manifestationsalter.

Zu den Stützgewebserkrankungen, die je nach Penetranz der Symptome in verschiedenen Lebensabschnitten, selbst pränatal, entdeckt werden können, gehören die meisten erblichen Stützgewebserkrankungen, deren wichtigste die Tabelle 5 enthält. Dabei muß berücksichtigt werden, daß der Zeitpunkt der Diagnosestellung abhängig ist von einer Reihe von Faktoren, wie Schweregrad der Symptome, Aufmerksamkeit der Umgebung, Kenntnissen und diagnostischen Mitteln der konsultierten Ärzte.

Eine synoptische Übersicht über die wichtigsten Stützgewebserkrankungen vermittelt — alphabetisch geordnet — die Abb. 35. Soweit markante Geschlechtsdispositionen gesichert sind, wurden sie mit aufgeführt.

Tabelle 5. Anlagebedingte Stützgewebserkrankungen mit verschiedenem „Manifestationsalter" (Zeitpunkt der Diagnose). (d) dominant, (r) recessiv erblich

Achondrogenesis	Kaschin-Becksche
Amelie	Krankheit
Aplasie von Skeletteilen	Klippel-Feil-Syndrom
Arthrogryposis con-	Kontrakturen, angebo-
genita (d)	rene
Brachydaktylie	Lipocalcinogranulo-
Brachyphalangie	matose
Chondrodystrophia calci-	Marfan-Syndrom
ficans	McArdle-Syndrom (r)
Chondrodystrophie	Mucopolysaccharidosen
Chondroektodermale	Typ Pfaundler-Hurler
Dysplasie	(r)
Chondrohypoplasie	Typ Hunter (r)
Central core disease (d)	Typ Sanfilippo (r)
Dysostosis craniofacialis	Muskeldefekte, angebo-
Dysostosis cleido-	rene
cranialis (d)	Nagel-Patella-Syndrom
Dysostosis enchondr.	(d)
epiphysaria	Nemaline Myopathie
Dysostosis enchondr.	(d)
metaphysaria	Oligodaktylie
Dysostosis enchondr.	Osteoarthropathie hyper-
metaepiphysaria	trophicans
Dysostosis subchondro-	Osteogenesis imperfecta
subperiostalis	(d)
Dysostosis multiplex	Osteoperiostitis ossificans
Ehlers-Danlos-Syndrom	Osteopathie striata
(d)	Osteopsathyrose
Ektromelie (d)	Peromelie
Fenestrae cranii	Phokomelie
Fibrogenesis imperfecta	Pleonosteose Leri
Gelenkdysplasien	Polydaktylie
Hemichondrodystrophie	Sprengelsche Deformität
Hypophosphatasie	Syndaktylie
Kamptodaktylie	Zygodaktylie

Wegen der Unsicherheiten im Erbgang vieler seltener Skeletanomalien haben die Angaben über Erblichkeitsmerkmale oft nur bedingten Wert. Nicht unbeachtet sollte dabei bleiben, daß es formal gleiche Fehlbildungen auf erblicher und nichterblicher Basis gibt.

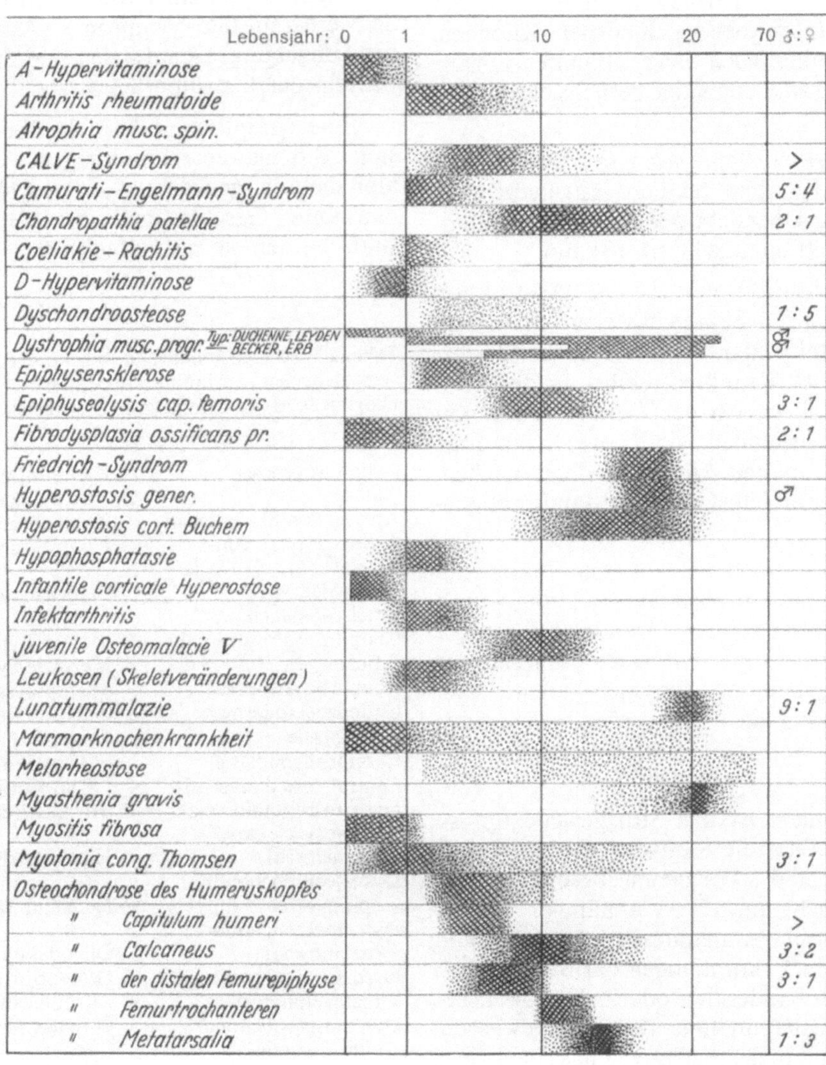

a

Abb. 35 a u. b. Altersdisposition der wichtigsten Skeleterkrankungen, soweit eine Altersbezogenheit besteht. Die Geschlechtsdisposition ist nur bei markanten Unterschieden angegeben. Die Intensität der Schraffierung symbolisiert die

Geht man bei der Betrachtung der Altersdisposition von Stützgewebserkrankungen vom Lebensalter aus, so ergeben sich für die einzelnen Altersstufen folgende Schwerpunkte an Stützgewebserkrankungen:

Neugeborenenperiode: Geburtstraumatische Frakturen, Metaphysenverletzungen, Cephalhämatom, Pachymeningosis, Osteochondritis, Periostits.

Säuglingsalter: Skorbut, Rachitis, D-Hypervitaminose, infantile corticale Hyperostose, Adynamia episodica, Myositis fibrosa, Marmorknochenkrankheit, Aminosäurestoffwechselstörungen.

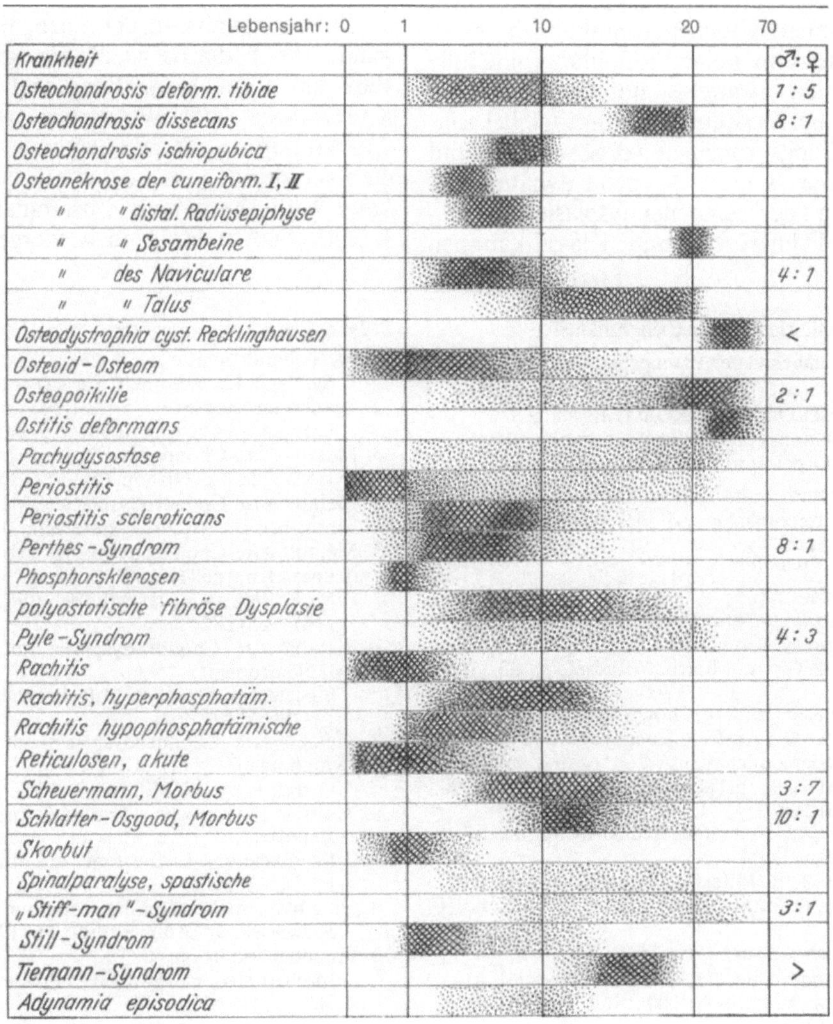

Krankheit	♂ : ♀
Osteochondrosis deform. tibiae	1 : 5
Osteochondrosis dissecans	8 : 1
Osteochondrosis ischiopubica	
Osteonekrose der cuneiform. I, II	
" " distal. Radiusepiphyse	
" " Sesambeine	
" des Naviculare	4 : 1
" " Talus	
Osteodystrophia cyst. Recklinghausen	<
Osteoid-Osteom	
Osteopoikilie	2 : 1
Ostitis deformans	
Pachydysostose	
Periostitis	
Periostitis scleroticans	
Perthes-Syndrom	8 : 1
Phosphorsklerosen	
polyostotische fibröse Dysplasie	
Pyle-Syndrom	4 : 3
Rachitis	
Rachitis, hyperphosphatäm.	
Rachitis hypophosphatämische	
Reticulosen, akute	
Scheuermann, Morbus	3 : 7
Schlatter-Osgood, Morbus	10 : 1
Skorbut	
Spinalparalyse, spastische	
„Stiff-man"-Syndrom	3 : 1
Still-Syndrom	
Tiemann-Syndrom	>
Adynamia episodica	

Lebensjahr: 0 1 10 20 70

b

Häufung in den Altersabschnitten. ♂ = nur männlich, > = männlich, < = weiblich überwiegend ohne genaue Zahlenangaben.

Kleinkindesalter: Retikulosen, Leukosen, Sympathogoniome, Speicherkrankheiten, Hypervitaminosen A und D, Hypophosphatasie, Camurati-Engelmann-Syndrom, Vitamin D-resistente, hypophosphatämische Rachitis, Infektarthritis, Still-Syndrom, Osteoid-Osteom.

Schulalter: Die meisten aseptischen Nekrosen, benigne und maligne Tumoren, hyperphosphatämische, renale „Rachitis", primär-chronische Arthritis.

Systematisierte und polytope Skeletprozesse

Nomenklatur angeborener und konstitutioneller Knochenerkrankungen

Alle bisherigen Einteilungsversuche im Bereich der angeborenen Knochenerkrankungen lassen Wünsche offen; in keiner Einteilung sind alle Skeletdysplasien zwanglos unterzubringen. RUBIN hat eine Zusammenstellung der bekanntesten Einteilungsprinzipien vorgenommen und diese Systeme seiner eigenen dynamischen Klassifikation der Knochendysplasien gegenübergestellt. Frühere bekannte Klassifikationen stammen von BRAILSFORD, FAIRBANK, JAFFE, JACKSON, SEAR, LAMY u. MAROTEAUX und HOBAEK.

Eine Kommission der Europäischen Gesellschaft für Pädiatrische Radiologie erarbeitete 1969 unter der Mitwirkung von MAROTEAUX, KAUFMANN, KOZLOWSKI, LANGER, LEFEBVRE, SAUVEGRAIN, SCOTT, SILVERMANN, SPRANGER, die nach dem Tagungsort sog. *„Pariser Nomenklatur"*, die nach einer Zusammenstellung von J. SPRANGER nachfolgend wiedergegeben wird:

Konstitutionelle Knochenkrankheiten unbekannter Pathogenese

I. OSTEOCHONDRODYSPLASIEN
(= Wachstums- und Entwicklungsanomalien von Knorpel- und/oder Knochengewebe)

1. Wachstums- und Entwicklungsstörungen von Röhrenknochen und/oder Wirbelsäule

A. Bei der Geburt manifest

1. Achondrogenesis
   FRACCARO, M.: Folia Hered. Path. 1 (1952) 190
2. Thanatophorer Zwergwuchs
   LANGER, L. O., u. Mitarb.: Radiology 92 (1969) 285
3. Achondroplasie (früher „Chondrodystrophie")
   LANGER, L. O.: Amer. J. Roentgenol. 100 (1967) 12
4. Metatropischer Zwergwuchs
   MAROTEAUX, P. u. Mitarb.: Arch. Kinderheilk. 173 (1966) 211
5. Chondrodysplasia punctata (früher „Chondrodystrophia calcificans")
   SPRANGER, J., u. Mitarb.: Humangenetik 11 (1971)
   LAMY, M., P. MAROTEAUX: Presse med. 52 (1960) 1977
6. Diastrophischer Zwergwuchs
7. Chondroektodermale Dysplasie (*Ellis-van-Creveld*)
   McKUSICK, V. A., u. Mitarb.: Bul. Hopkins Hosp. 115 (1964) 306
8. Asphyxierende Thoraxdysplasie (*Jeune*)
   LANGER, L. O.: Radiologie 91 (1968) 447
9. Dysplasia spondyloepiphysaria congenita
   SPRANGER, J., L. O. LANGER: Radiology 94 (1970) 313
10. Mesomeler Zwergwuchs, Typ *Nievergelt*
    SOLONEN, K. A., M. SULAMAA: Ann. Chir. Gyn. Fenn. 47 (1957) 142
11. Mesomeler Zwergwuchs, Typ *Langer*
    LANGER, L. O.: Radiology 89 (1967) 654
12. Dysplasia cleidocranialis (früher Dysostosis cleidocranialis)
    WILLICH, E., A. MOSTAFAWY: Fortschr. Röntgenstr. 113 (1970) 49

B. Im späteren Leben manifest

1. Hypochondroplasie
   BEALS, R. K.: J. Bone Jt. Surg. (Amer.) 51 (1969) 728
2. Dyschondrosteose
   LANGER, L. O.: Amer. J. Roentgenol. 45 (1965) 178
3. Metaphysäre Chondrodysplasie, Typ *Jansen*
   JANSEN, M.: Z. Orthop. 61 (1934) 255
4. Metaphysäre Chondrodysplasie, Typ *Schmid*
   SCHMID, F.: Mschr. Kinderheilk. 97 (1949) 393
5. Metaphysäre Chondrodysplasie, Typ *McKusick*
   (früher „Knorpel-Haar-Hypoplasie")
   McKUSICK, V. A., u. Mitarb.: Bull. Hopkins Hosp. 116 (1965) 285
6. Metaphysäre Chondrodysplasie mit Malabsorption und Neutropenie
   SHMERLING, D. H., u. Mitarb.: Helv. Paediat. Acta 24 (1969) 547
7. Metaphysäre Chondrodysplasie mit thymischer Lymphopenie
   GATTI, R. A., u. Mitarb.: J. Pediat. 75 (1969) 675
8. Multiple epiphysäre Dysplasie (mehrere Formen)
   FAIRBANK, T.: An Atlas of General Affections of the Skeleton. Livingstone, Edinburgh 1951, pp. 91—105
9. Hereditäre Arthro-Ophthalmopathie
   SPRANGER, J.: Ann. Radiol. 11 (1968) 359
10. Pseudoachondroplasie
    MAROTEAUX, P., M. LAMY: Presse méd. 67 (1959) 383
11. Dysplasie spondyloepiphysaria tarda
    LANGER, L. O.: Radiologie 82 (1964) 833
12. Spondylometaphysäre Dysplasie Typ *Kozlowski*
    KOZLOWSKI, K., u. Mitarb.: Presse méd. 75 (1967) 2769
13. Akrodysplasien
    Rhino-tricho-phalangeales Syndrom
    GIEDION, A.: Helv. Paediat. Acta 21 (1966) 475
    Acrodysplasia epiphysaria (*Thiemann*)
    THIEMANN, H.: Fortschr. Röntgenstr. 14 (1909.10) 79
    Acrodysplasia epi-metaphysaria (*Brailsford*)
    BRAILSFORD, J. F.: The Radiology of Bones and Joints. 4th ed., p. 28, fig. 20; Williams and Wilkins, Baltimore 1948.

2. Anarchische Entwicklung von Knorpel- und Fasergewebe

1. Dysplasia epiphysealis hemimelica
FAIRBANK, H. A. T.: J. Bone Jt. Surg. (Brit.) 38 (1956) 237
2. Multiple kartilaginäre Exostosen
MURKEN, J. D.: Z. menschl. Vererb.- u. Konstit.-Lehre 36 (1963) 469
3. Enchondromatose (*Ollier*)
JUNGE, H.: Z. Orthop. 78 (1949) 130
4. Enchondromatose mit Hämangiomatose (*Maffucci*)
BARADNY, S.: Zbl. Allg. Path. 101 (1960) 296
5. Fibröse Dysplasie (*Jaffé-Lichtenstein*)
HARRIS, W. H.: J. Bone Jt. Surg. (Amer.) 44 (1962) 207
6. Fibröse Dysplasie mit Pigmentanomalien und Pubertas praecox (*McCune-Albright*)
ALBRIGHT, F., u. Mitarb.: New Engl. J. Med. 216 (1937) 727
7. Cherubismus
HOPPE, W., u. Mitarb.: Arch. Kinderheilk. 173 (1966) 310
8. Multiple Fibromatose
CAFFEY, J.: Pediatric X-ray Diagnosis, 5th ed., p. 1024. Year Book Medical Publisher, Chicago 1967

3. Anomalien von Knochendichte, kortikaler Struktur und/oder metaphysären Modellierungsdefekten

1. Osteogenesis imperfecta congenita (*Vrolik, Porak-Durante*)
REMIGIO, P. A., H. T. GRINVALSKY: Amer. J. Dis. Child. 119 (1970) 524
2. Osteogenesis imperfecta tarda (*Lobstein*)
CANNIGIA, A., u. Mitarb.: Acta med. Scand. 162 Suppl. 340 (1958)
3. Juvenile idiopathische Osteoporose
DENT, C. E., M. FRIEDMAN: Quart. J. Med. 34 (1965) 177
4. Frühmanifeste Osteopetrose
DÜX, E., u. Mitarb.: Helv. Paediat. Acta 25 (1970) 273
5. Spätmanifeste Osteopetrose
JOHNSTON, C. C., u. Mitarb.: Medicine 47 (1968) 149
6. Pyknodysostose
MAROTEAUX, P., M. LAMY: Presse méd. 70 (1962) 999
7. Osteopoikilie
BERLIN, R., u. Mitarb.: Acta med. Scand 181 (1967) 305
8. Melorheostose
CAMPBELL, C. J., u. Mitarb.: J. Bone Jt. Surg. (Amer.) 50 (1968) 1281
9. Diaphysäre Dysplasie (*Camurati-Engelmann*)
GIRDANY, B. R.: Clin. Orthop. 14 (1956) 102
10. Kraniodiaphysäre Dysplasie
JOSEPH, R., u. Mitarb.: Ann. Radiol. (Paris) 1 (1958) 477
11. Endostale Hyperostose (*van Buchem*)
VAN BUCHEM, F. S. P.: Amer. J. Med. 33 (1962) Patienten 3—7
12. Tubuläre Stenose (*Caffey-Kenny*)
CAFFEY, J.: Amer. J. Roentgenol. 100 (1967) 1
13. Osteodysplasie (*Melnick-Needles*)
MELNICK, J. C., C. F. NEEDLES: Amer. J. Roentgenol. 97 (1966) 39
14. Pachydermoperiostose
RIMOIN, D. L.: New Engl. J. Med. 272 (1965) 923
15. Osteoektasie mit Hyperphosphatasie
BAKWIN, H., u. Mitarb.: Amer. J. Roentgenol. 91 (1964) 609

16. Metaphysäre Dysplasie (*Pyle*)
COHN, M.: Fortschr. Röntgenstr. 47 (1933) 293
17. Kraniometaphysäre Dysplasie
HOLT, J. F.: Ann. Radiol. (Paris) 9 (1966) 209
18. Frontometaphysäre Dysplasie
GORLIN, R. J., M. M. COHEN: Amer. J. Dis. Child. 118 (1969) 487
19. Okulo-ossäre Dysplasie (früher „Okulo-dento-digitales Syndrom")
RAJIK, D. S., L. L. DE VEBER: Ann. Radiol. (Paris) 9 (1966) 224
20. Dysosteosklerose
SPRANGER, J., u. Mitarb.: Fortschr. Röntgenstr. 109 (1968) 504

II. DYSOSTOSEN
(= Fehlbildungen einzelner Skeletteile), einzeln oder kombiniert)

1. Kraniofaziale Dysostosen

1. Kraniosynostosen (mehrere Formen)
SHILLITO, J., D. D. MATSON: Pediatrics 41 (1968) 829
2. Kraniofaziale Dysostose (*Crouzon*)
VULLIAMY, D. G., P. A.NORMANDALE: Arch. Dis. Child. 41 (1966) 375
3. Akrozephalosyndaktylie (*Apert* und andere Formen)
PFEIFFER, R. A.: Z. Kinderheilk. 90 (1964) 301
4. Akrozephalo-Polysyndaktylie (*Carpenter* und andere)
TEMTAMY, S. A.: J. Pediat. 69 (1966) 111
5. Mandibulofaziale Dysostose (*Treacher-Collins, Francheschetti*)
ROVIN, S., u. Mitarb.: J. Pediat. 65 (1964) 215
6. Mandibuläre Hypoplasie (einschließlich *Pierre-Robin*-Syndrom)
SMITH, J. L., F. R. STOWE: Pediatrics 27 (1961) 128
7. Okulo-mandibulo-faziales Syndrom (*Hallermann-Streiff, Francois*)
HALLERMANN, W.: Mbl. Augenheilk. 113 (1948) 315
8. Nävoides Basalzellkarzinom
RATER, C. J., u. Mitarb.: Amer. J. Roentgenol. 103 (1968) 589

2. Dysostosen mit vorwiegendem Befall des Achsenskelets

1. Vertebrale Segmentierungsstörungen (einschließlich *Klippel-Feil*-Syndrom)
GUNDERSON, C. H.: Medicine 46 (1967) 491
2. Zerviko-Okulo-Akustikus-Syndrom (*Wildervanck*)
KIRKHAM, T. H.: Arch. Dis. Child. 44 (1969) 504
3. Sprengelsche Deformität
SCHWARZWELLER, F.: Z. menschl. Vererb.- u. Konstit.-Lehre 20 (1937) 350
4. Spondylokostale Dysostose (mehrere Formen)
RIMOIN, D. L., u. Mitarb.: Amer. J. Med. 45 (1968) 948
5. Okulovertebrales Syndrom (*Weyers*)
WEYERS, H., C. J.THIER: J. Genet. Hum. 7 (1958) 143
6. Osteo-Onycho-Dysostose (früher *Nagel-Patella*-Syndrom)
LUCAS, G. L., J. M. OPITZ: J. Pediat. 68 (1966) 273

3. Dysostosen mit vorwiegendem Befall der Extremitäten

1. Amelie
2. Hemimelie (mehrere Formen)
3. Acheirie
4. Apodie
5. Adaktylie und Oligodaktylie
6. Phokomelie

GREBE, H.: Handbuch der Humangenetik. Band II. Thieme, Stuttgart 1964

7. Aglossie-Adaktylie-Syndrom
   LORINSKY, L. C.: Amer. J. Dis. Child. 119 (1970) 255
8. Angeborene Schaftverbiegung (mehrere Formen)
   BÜTTNER, A., K. S. EYSHOLDT: Ergebn. Chir. Orthop. 36 (1956) 165
9. Familiäre radio-ulnäre Synostose
   DAVENPORT, C. B., u. Mitarb.: Arch. Surg. 8 (1924) 705
10. Brachydaktylie (zahlreiche Formen)
    BELL, J.: In: Treasury of Human Inheritance. Cambridge University Press, London 5 (1951) 1
11. Symphalangismus (mehrere Formen)
    STEINBERG, A. G., E. L. REYNOLDS: J. Heredity 39 (1948) 23
12. Polydaktylie (mehrere Formen)
13. Syndaktylie (mehrere Formen)
14. Polysyndaktylie (mehrere Formen)
15. Kamptodaktylie
16. Klinodaktylie

> GREBE, H.: Handbuch der Humangenetik, Band II. Thieme, Stuttgart 1964

17. *Laurence-Moon-Biedl-Bardet*-Syndrom
    KLEIN, D., AMMANN, F.: J. Neurol. Sci. 9 (1969) 479
18. Kniepterygium-Syndrom
    PFEIFFER, R. A.: Z. Kinderheilk. 108 (1970) 103
19. Pektoralisaplasie-Dysdaktylie-Syndrom (*Poland*)
    WALKER, J. C., u. Mitarb.: J. Pediat. Surg. 4 (1969) 569
20. *Rubinstein-Taybi*-Syndrom
    RUBINSTEIN, J. H., H. TAYBI: Amer. J. Dis. Child. 105 (1963) 588
21. Panzytopenie-Dysmelie-Syndrom (*Fanconi*)
    JUHL, J. H., u. Mitarb.: Radiology 89 (1967) 646
22. Thrombozytopenie-Radiusaplasie-Syndrom
    HALL, J. G., u. Mitarb.: Medicine 48 (1969) 411
23. Oro-digito-faziales Syndrom (mehrere Formen)
    RIMOIN, D. L., M. T. EDGERTON: J. Pediat. 71 (1967) 94
24. Kardiomeles Syndrom (*Holt-Oram* u. a.)
    POZNANSKI, A. K., u. Mitarb.: Radiology 94 (1970) 45

III. IDIOPATHISCHE OSTEOLYSEN

1. Akroosteolyse
   Phalangealer Typ (mehrere Formen)
   LAMY, M., P. MAROTEAUX: Arch. franç. Pédiat. 18 (1961) 693
   Karpo-tarsaler Typ (mit und ohne Nephropathie)
   TORG, J. S., H. H. STEEL: J. Bone Jt. Surg. (Amer.) 50 (1968) 1629
2. Multizentrische Osteolyse
   TORG, J. S., u. Mitarb.: J. Pediat. 75 (1969) 243

IV. PRIMÄRE WACHSTUMSSTÖRUNGEN

1. Primodialer Zwergwuchs (ohne zusätzliche Fehlbildungen)
   BLACK, J.: Arch. Dis. Child. 36 (1961) 633
2. *Cornelia-de-Lange*-Syndrom
   BERG, J. M., u. Mitarb.: The *De-Lange*-Syndrome. Pergamon, New York 1970
3. Vogelkopf-Zwergwuchs (*Virchow*, *Seckel*)
   MCKUSICK, V. A., u. Mitarb.: New Engl. J. Med. 277 (1967) 279
4. Leprechaunismus
   SUMMITT, R. L., B. E. FAVARA: J. Pediat. 74 (1969) 601
5. *Russel-Silver*-Syndrom
   MOSELEY, J. E. u. Mitarb.: Amer. J. Roentgenol. 97 (1966) 74

6. *Cockayne*-Syndrom
   MACDONALD, W. B., u. Mitarb.: Pediatrics. 25 (1960) 997
7. *Bloom*-Syndrom
   BLOOM, D.: J. Pediat. 68 (1966) 103
8. Progerie
   MACLEOD, W.: Progeria. Brit. J. Radiol. 39 (1966) 224
9. Geroderma osteodysplastica
   BROCHER, J. E. W., u. Mitarb.: Fortschr. Röntgenstr. 109 (1968) 185
10. Sphärophakie-Brachymorphie-Syndrom
    MCGAVIC, J. P.: Amer. J. Ophthal. 62 (1960) 820
11. *Marfan*-Syndrom
    MCKUSICK, V. A.: Heritable Disorders of Connective Tissue, 3rd ed., p. 38ff. Mosby, St. Louis 1966

Konstitutionelle Knochenkrankheiten mit bekannter Pathogenese

I. CHROMOSOMALE ABERRATIONEN

II. PRIMÄRE STOFFWECHSELSTÖRUNGEN

1. Kalzium-Phosphor-Stoffwechsel

1. Familiäre hypophosphatämische Rachitis
   WILLIAMS, T. F., u. Mitarb.: In: *Stanbury, J. B., J. B. Wyngaarden, D. S. Fredrickson*: The Metabolic Basis of Inherited Disease, 2nd Ed., p. 1179 McGraw-Hill, New York 1966
2. Pseudomangel-Rachitis (*Prader, Royer*)
   PRADER, A., u. Mitarb.: Helv. paediat. Acta 16 (1961) 452
3. Spätrachitis Typ *McCance*
   MCCANCE, R. A.: Quart. J. Med. 16 (1947) 33
4. Idiopathische Hyperkalziurie
   ROYER, P., u. Mitarb.: Problemes actuels de nephrologie infantile. Ed. méd. Flammerin, Paris, p. 180, 1963
5. Hypophosphatasie (mehrere Formen)
   BURMEISTER, W., P. MAYSER: Arch. Kinderheilk. 175 (1967) 242
6. Idiopathische Hyperkalzämie (*William*-Syndrom)
   JÖRGENSEN, G., A. J. BEUREN: Humangenetik 1 (1965) 497
7. Pseudohypoparathyreoidismus (normo- und hypokalzämische Form)
   SCHWARZ, G.: Pseudohypoparathyreoidismus und Pseudopseudo-Hypoparathyreoidismus. Springer, Göttingen, Heidelberg, New York 1964

2. Mucopolysaccharidosen

1. Mucopolysaccharidose I (*Pfaundler-Hurler*)
2. Mucopolysaccharidose II (*Hunter*)
3. Mucopolysaccharidose III (*Sanfilippo*)
4. Mucopolysaccharidose IV (*Morquio*)
5. Mucopolysaccharidose V (*Scheie*)
6. Mucopolysaccharidose VI (*Maroteaux-Lamy*)

> *McKusick, V. A.*: Heritable Disorders of Connective Tissue, 3rd Ed., p. 325ff. Mosby, St. Louis 1966

7. Chondroitin-IV-Sulfat Mucopolysaccharidose (*Philippart*)
8. Hyaluronsäure- Mucopolysaccharidose (*Suschke* u. *Kunze*, 1971)

3. Mucolipidosen und Lipidosen
1. Mucolipidose I (*Spranger-Wiedemann*)
2. Mucolipidose II (*Leroy-Opitz*)
3. Mucolipidose III (Pseudopolydystrophie)
4. Fucosidose
5. Mannosidose
6. Generalisierte Gm Gangliosidose (mehrere Formen)
7. Sulfatidose mit Mucopolysaccharidurie (Mucosulfatidose)
8. Cerebrosidosen (einschließlich Mb. *Gaucher*)
BRADY, R. O.: New Engl. J. Med. 275 (1966) 312

Spranger, J., H. R. Wiedemann: Humangenetik 9 (1970) 113

4. Andere primär extraossäre Stoffwechselstörungen

III. SEKUNDÄRE SKELETANOMALIEN BEI STÖRUNGEN ANDERER ORGANSYSTEME
1. Hormonale Störungen
2. Hämatologische Störungen
3. Neurologische Störungen
4. Renale Störungen
5. Gastrointestinale Störungen
6. Kardiopulmonale Störungen

Tabelle 6. Skelet-Syndrome (Einzelheiten s. alphabetisches Syndromenverzeichnis)

Abderhalden-Fanconi-Syndrom	Durand-Zunin-Syndrom	van der Hoeve-Syndrom
Abt-Letterer-Siwe-Syndrom	Dysmetabolisch-dysendokrines-Syndrom	Hoffa-Kastert-Syndrom
Adhäsions-Syndrom	Dysraphie-Syndrom	Haglund-Syndrom (I)
Ainhum-Syndrom	Dystrophie-Syndrom	Haglund-Syndrom (II)
Akroosteolyse-Syndrom	Dzierzynsky-Syndrom	Hallermann-Syndrom
Albers-Schönberg-Syndrom	Edward-Syndrom	Heberden-Syndrom
Albright-Syndrom	Ellis-van Creveld-Syndrom	Holtermüller-Wiedemann-Syndrom
Albright-Hadorn-Syndrom	Engel-v. Recklinghausen-Syndrom	Hutchinson-Gilfort-Syndrom
Albright-Buttler-Bloomberg-Syndrom	Faber-Syndrom	Hutchison-Syndrom
Alkaptonurie-Syndrom	Fairbank-Syndrom	Hyaluronsäure-Mucopolysaccharidose-Typ VIII-S.
Allemann-Syndrom	Fallot-Syndrom	Hypercalcämie-Syndrom
Apert-Syndrom	Fanconi-Syndrom	Hypervitaminose-A-Syndrom
Bakwin-Eiger-Syndrom	Fanconi-v. Albertini-Zellweger-Syndrom	Hypophysär-diencephales Syndrom
Bartenwerfer-Syndrom	Fanconi-Schlesinger-Syndrom	Immobilisations-Syndrom
Bauchdecken-Aplasie-Syndrom	Farber-Syndrom	Jaffé-Lichtenstein-Syndrom
v. Bechterew-v. Strümpell Marie-Syndrom	Felty-Syndrom	Jansen-Syndrom
Berardinelli-Syndrom	Folsäuremangel-Syndrom	Kahler-Syndrom
Bergstrand-Syndrom	Forestier-Syndrom	Kaschin-Beck-Syndrom
Blount-Syndrom	Franceschetti-Syndrom	Kienböck-Syndrom
van Bogaert-Hozay-Syndrom	Freeman-Sheldon-Syndrom	Klein-Waardenburg-Syndrom
Blegvad-Haxthausen-Syndrom	Freiberg-Köhler-Syndrom	Klippel-Feil-Syndrom
Bonnevie-Ullrich-Syndrom	Friedrich-Syndrom	Klippel-Feldstein-Syndrom
Brachydaktylie-Syndrom	Fröhlich-Syndrom	Köhler-Syndrom
Brugsch-Syndrom	Galaktosämie-Syndrom	König-Syndrom
van Buchem-Syndrom	Gardner-Syndrom	Koszewski-Syndrom
Büdinger-Ludloff-Läwen-Syndrom	Garrè-Syndrom	Kümmel-Verneuil-Syndrom
Burkit-Syndrom	Gaucher-Syndrom	Lamy-Maroteaux-Syndrom
Buschke-Ollendorf-Syndrom	v. Gierke-Syndrom	de Lange-Syndrom
Caffey-Silverman-Syndrom	Guerin-Stern-Syndrom	Larsen-Johansson-Syndrom
Calvé-Syndrom	Haferkamp-Syndrom	Laurence-Moon-Biedl-Bardet-Syndrom
Calvé-Legg-Perthes-Syndrom	Glykokoll-Syndrom	Leri-Syndrom (I)
Camurati-Engelmann-Syndrom	Godfried-Prick-Carol-Prakken-Syndrom	Leri-Syndrom (II)
Capedont-Syndrom	Goltz-Gorlin-Syndrom	Leri-Weil-Syndrom
Caplan-Syndrom	Gordan-Overstreet-Syndrom	Lightwood-Albright-Syndrom
Cherubismus	Gorham-Syndrom	Lobstein-Syndrom
Christ-Siemens-Tourraine-Syndrom	Gorlin-Goltz-Syndrom	Madelung-Deformität
Cockayne-Syndrom	Gottron-Syndrom	Marchesani-Syndrom
Coleman-Syndrom	Gram-Syndrom	Marfan-Syndrom
Conradi-Hünermann-Syndrom	Grauhan-Syndrom	Marie-Syndrom
Cooley-Syndrom	Gracilis-Syndrom	Marie-Bamberger-Syndrom
Costello-Dent-Syndrom	Gregg-Syndrom	Marie-Leri-Syndrom
Cowden-Syndrom	Grignolo-Syndrom	Martin-Albright-Syndrom
Crouzon-Syndrom	Gruber-Syndrom	Milkman-Syndrom
Curtius-Syndrom	Hanhart-Syndrom (I)	Minkowski-Chauffard-Gänslein-Syndrom
Cushing-Syndrom	Hanhart-Syndrom (II)	Morquio-Syndrom
Dento-faciales-Syndrom	Helmholz-Harrington-Syndrom	Mouchet-Syndrom
Deutschländer-Syndrom	Hand-Fuß-Syndrom	Müller-Weiss-Syndrom
Dietrich-Syndrom	Hand-Schüller-Christian-Syndrom	Münchmeyer-Syndrom
Dryfus-Syndrom	Herrick-Syndrom	Naffziger-Syndrom
Duplay-Syndrom		

Tabelle 6. (Fortsetzung)

van Neck-Syndrom	Pyle-Syndrom	Still-Syndrom
Niemann-Pick-Syndrom	Rathbon-Syndrom	Styloid-Syndrom
Nierhoff-Hübner-Syndrom	v. Recklinghausen-Syndrom	Sudeck-Syndrom
Nievergelt-Syndrom	Reese-Syndrom	Sympathicus-Syndrom
Oculo-Dento-Digitales-Syndrom	Reichel-Syndrom	Syndrom der cervicalen Migräne
Oculo-Vertebrales-Syndrom	Ribbing-Syndrom (I)	Thiemann-Syndrom
Olfacto-genitales-Syndrom	Ribbing-Syndrom(II)	Thrombopenie-Syndrom
Oligodaktylie-Syndrom	Riley-Schwachmann-Syndrom	de Toni-Debre-Fanconi-Syndrom
Ollier-Syndrom	Rotter-Erb-Syndrom	Touraine-Solente-Golé-Syndrom
Osgood-Schlatter-Syndrom	Roy-Syndrom	Troell-Junet-Syndrom
Osteo-cutaneo-hypophysäres-Syndrom	Rubinstein-Syndrom	Turner-Kieser-Syndrom
Osteomyelosklerose-Syndrom	Russel-Syndrom	Turpin-Syndrom
Ostrum-Furst-Syndrom	Rust-Syndrom	Uehlinger-Syndrom
Oto-Vertebrales-Syndrom	Sabin-Feldmann-Syndrom	Ullrich-Syndrom
Paget-Syndrom	Salvioli-Syndrom	Ullrich-Feichtinger-Syndrom
Paget-v. Schroetter-Syndrom	Scheuermann-Syndrom	Ullrich-Turner-Syndrom
Panner-Syndrom	Scheuthauer-Marie-Sainton-Syndrom	Vaughan-Syndrom
Pappilon-Leage-Psaume-Syndrom	Schipper-Syndrom	V. Volkmann-Syndrom
Parrot-Syndrom	Schulter-Hand-Syndrom	Vrolik-Syndrom
v. Pfaundler-Hurler-Syndrom	Silfverskiöld-Syndrom	Waardenburg-Syndrom
Poland-Syndrom	Silverman-Syndrom	Weismann-Netter-Syndrom
Potter-Syndrom	Spiva-Syndrom	Werner-Syndrom
Pulposus-Syndrom	Sjögren-Syndrom	Weyers-Syndrom
Putti-Syndrom	Sprengel-Syndrom	Wiedemann-Syndrom
Pyknodysostose-Syndrom	Stieda-Pelegrini-Syndrom	Wildervanck-Syndrom
		Zwergwuchs-Syndrom

Die Pariser Nomenklatur hat das Verdienst, alle Skeletdysplasien von Bedeutung zusammengefaßt und in ein System gebracht zu haben. Eine pathophysiologisch orientierte Einteilung, die einer rein anatomisch-topographischen gegenübergestellt werden könnte, ist bis heute nicht möglich, da die genetischen Grundlagen bei vielen Skeletdysplasien unzureichend geklärt sind.

Aus dem Eingangskapitel über die Entwicklung der Stützgewebe und die Entwicklungsphasen des Skeletes speziell wurde die eigene Einteilung der angeborenen Skeleterkrankungen entnommen. Danach werden die Skeletdysplasien eingeteilt in:

I. *Bauplanstörungen des Skeletes*
Zu den Bauplanstörungen des Skeletes gehören alle Skeletdysplasien, die in den ersten Schwangerschaftswochen bis zur Bildung des knorpeligen Skeletmodells, also bis etwa Ende der 7. Schwangerschaftswoche, entstehen. Das Hauptkontingent stellen dabei die ursegmentalen Störungen, die bis zum Ende des Somitenstadiums, also zu Beginn der 5. Lebenswoche, bereits präformiert sind.

II. *Modellierungsstörungen des Skeletes*
Zu den Modellierungsstörungen (Modellbildungsstörungen) gehören alle Skeletdysplasien, die zwischen der Vollendung des knorpelig präformierten Skeletes und dem Ende der Knorpelproliferation in der Pubertät auftreten können. Es handelt sich dabei im Gros um Umwandlungsstörungen des Knorpels oder der bindegewebigen Vorstufen im Knochen.

III. *Strukturstörungen*
Nach regulärer Beendigung des knorpeligen Modells und dessen progressiver Umwandlung in Knochen können sich Störungen des Knochens nur noch in Strukturanomalien äußern, die gelegentlich einen geringen Einfluß auch auf die Form nach sich ziehen. Derartige Störungen können frühestens in der Fetalperiode in Erscheinung treten, reichen aber zeitlich bis in die regressiven Skeletveränderungen des hohen Alters.

Bauplanaberrationen

Störungen im Mesenchymstadium

Die Bildung des Mesenchyms setzt an der Medialfläche der Ursegmente ein, wo ausschwärmende Zellen im lockeren Verband die Chorda dorsalis umschließen. Verfolgt man nun die Entwicklung des Mesenchyms in Richtung auf die Skeletbildung, ist die nächste Entwicklungsstufe durch die Bildung der segmentierten *Sklerotome*, der mesodermalen Vorstufe des Achsenskeletes (Abb. 3–7 und 36) charakterisiert. Bis in die fünfte Embryonalwoche bleibt die Skeletanlage mesenchymal. Vom Beginn des zweiten Embryonalmonats ab wird die Achsenskeletanlage in craniocaudaler Richtung vorknorpelig umgewandelt. In den Extremitätenanlagen (Blastemen) ist der erste Vorknorpel im 9 mm-Stadium (40.–41. Tag=Ende der 6. Embryonalwoche) nachweisbar.

Abweichungen im Segmentierungsprozeß auf der Strecke zwischen Mesenchym und Knorpel sind durch eine segmentale Orientierung der Einzelsymptome gekennzeichnet; diese manifestieren sich in erster Linie am Achsenskelet, beziehen aber nicht selten axial verlaufende Veränderungen des Extremitätenskeletes mit ein (Abb. 23).

Hierher gehören (Tab. 7):

Allen diesen Störungen im Mesenchymstadium der Stützgewebsanlage ist gemeinsam:

1. Das aus dem Mesenchym — meist über Vorknorpel — entstehende Modell der prospektiven Stützgewebsanlage enthält bereits Formfehler.
2. Die Aberrationen ereignen sich vor dem 16 mm-Stadium des Embryos, also vor dem 45. Tag der intrauterinen Entwicklung, in der Mehrzahl vermutlich in der 4.–5. Embryonalwoche.

Da das embryonale Mesenchym das Stammgewebe vieler spezialisierter Stützgewebsformen ist, kann sich eine Störung der Mesenchymentwicklung formal und funktionell an mehreren Derivaten auswirken, unter anderem auch die umgeformten Stützgewebe (Abb. 2) einschließen. Beispiele dafür (Abb. 2a–c) sind die Dysostosis multiplex vom Typ Pfaundler-Hurler, bei der sich das Spektrum der Einzelsymptome über alle mesenchymalen Gewebsderivate erstreckt, oder die Dystrophia mesodermalis congenita, Typ Marfan, welche ebenfalls polytope Mesenchymdefekte aufweist (Abb. 2b, 46, 47, 258, 288).

Rückschließend aus dem klinischen und radiologischen Bild sind also zu den Störungen im Mesenchymstadium zu rechnen:

1. Alle Formstörungen der Stützgewebe, die den ursegmentalen Ursprung erkennnen lassen.
2. Abartungen, deren Symptome sich nicht nur auf die Stützgewebe im engeren Sinne (Knorpel, Knochen, Bänder, Sehnen) beschränken, sondern andere Organe und Formationen mesenchymaler Herkunft formal oder funktionell mitbetreffen.

Tabelle 7. Syndrome, die im *Mesenchymstadium* des Skelets ihren Ursprung nehmen und zu *Bauplanstörungen* führen (Einzelheiten s. im alphabetischen Syndromenverzeichnis)

Adhäsions-Syndrom	Gruber-Syndrom	Pappilon-Leage-Psaume-Syndrom
Apert-Syndrom	van der Hoeve-Syndrom	Poland-Syndrom
Bauchdecken-Aplasie-Syndrom	Hallermann-Syndrom	Potter-Syndrom
Van Bogaert-Hozay-Syndrom	Holtermüller-Wiedemann-Syndrom	Putti-Syndrom
Bonnevie-Ullrich-Syndrom	Klein-Waardenburg-Syndrom	Pyknodysostose-Syndrom
Brachydaktylie-Syndrom	Klippel-Feil-Syndrom	Reese-Syndrom
Buschke-Ollendorf-Syndrom	Klippel-Feldstein-Syndrom	Rotter-Erb-Syndrom
Christ-Siemens-Touraine-Syndrom	de Lange-Syndrom	Rubinstein-Syndrom
Cockayne-Syndrom	Laurence-Moon-Biedl-Bardet-	Russel-Syndrom
Cowden-Syndrom	Syndrom	Scheuthauer-Marie-Sainton-Syndrom
Crouzon-Syndrom	Leri-Syndrom (I)	Silverman-Syndrom
Curtius-Syndrom	Lobstein-Syndrom	Sprengel-Syndrom
Dento-Faciales-Syndrom	Marchesani-Syndrom	Thrombopenie-Syndrom
Dryfus-Syndrom	Marfan-Syndrom	Turner-Kieser-Syndrom
Durand-Zunin-Syndrom	Marie-Leri-Syndrom	Turpin-Syndrom
Dysraphie-Syndrom	Minkowski-Chauffard-Gänslein-	Ullrich-Syndrom
Edward-Syndrom	Syndrom	Ullrich-Feichtinger-Syndrom
Fallot-Syndrom	Münchmeyer-Syndrom	Ullrich-Turner-Syndrom
Franceschetti-Syndrom	Naffziger-Syndrom	V. Volkmann-Syndrom
Freeman-Sheldon-Syndrom	Nievergelt-Syndrom	Vrolik-Syndrom
Guerin-Stern-Syndrom	Oculo-dento-digitales-Syndrom	Waardenburg-Syndrom
Godfried-Prick-Carol-Prakken-	Oculo-vertebrales-Syndrom	Weismann-Netter-Syndrom
Syndrom	Olfacto-genitales-Syndrom	Weyers-Syndrom
Goltz-Gorlin-Syndrom	Oligodactylie-Syndrom	Wildervanck-Syndrom
Gorlin-Goltz-Syndrom	Ostrum-Furst-Syndrom	
Grauhan-Syndrom	Oto-vertebrales-Syndrom	

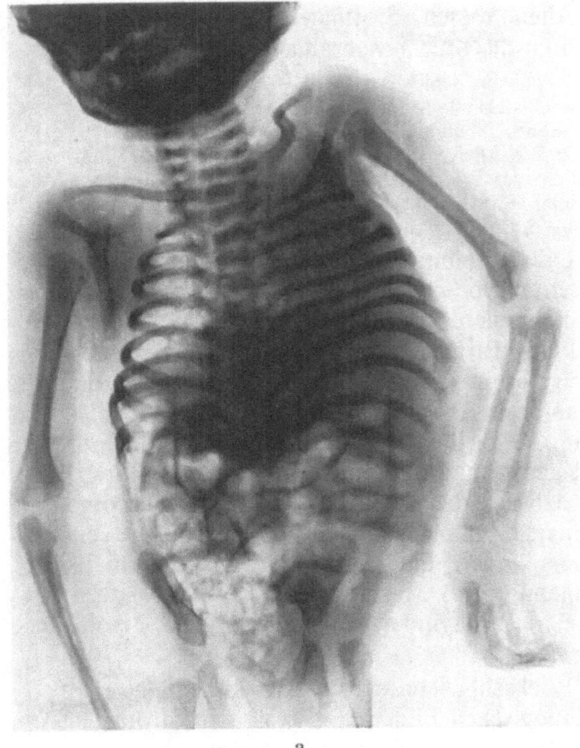

a

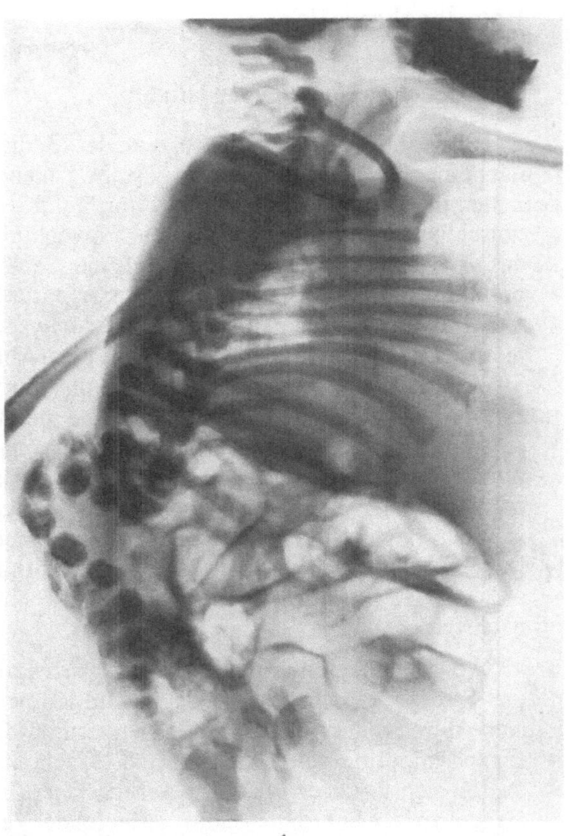

b

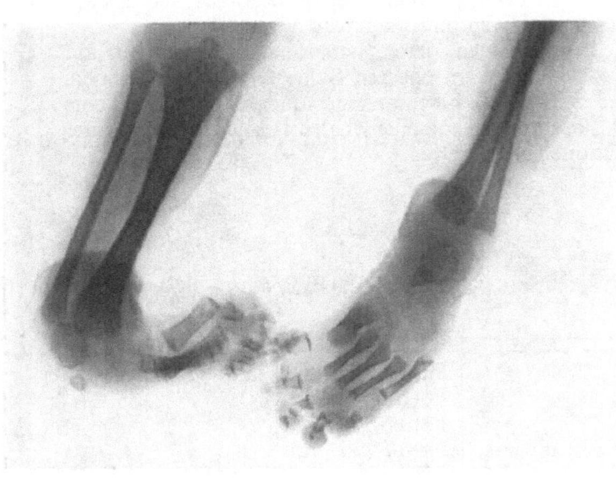

c

Abb. 36. Schwere *Bauplanstörung des Achsenskeletes* mit Rumpfverkürzung, Schulterblatthochstand links, haarnadelförmiger Kyphose der Lendenwirbelsäule, Achsenrotation des Beckens und Klumpfußbildung re.

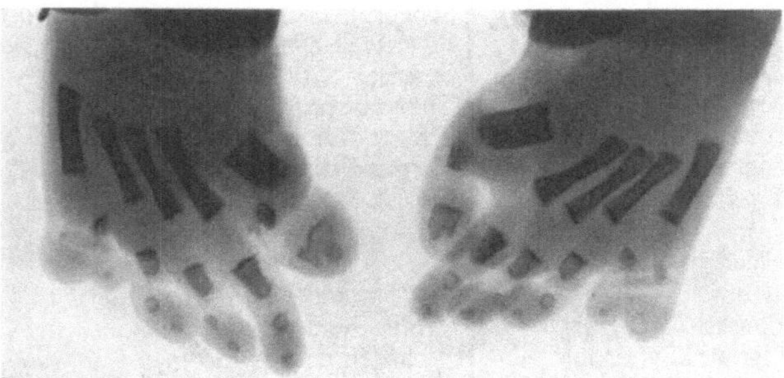

Abb. 37. *Verdoppelung* der beiden *Randstrahlen* I und V an beiden Füßen. Während an der Großzehe die Phalangen nur verdickt bzw. gespalten sind, ist die Kleinzehe doppelt angelegt. 3 Tage alter Säugling

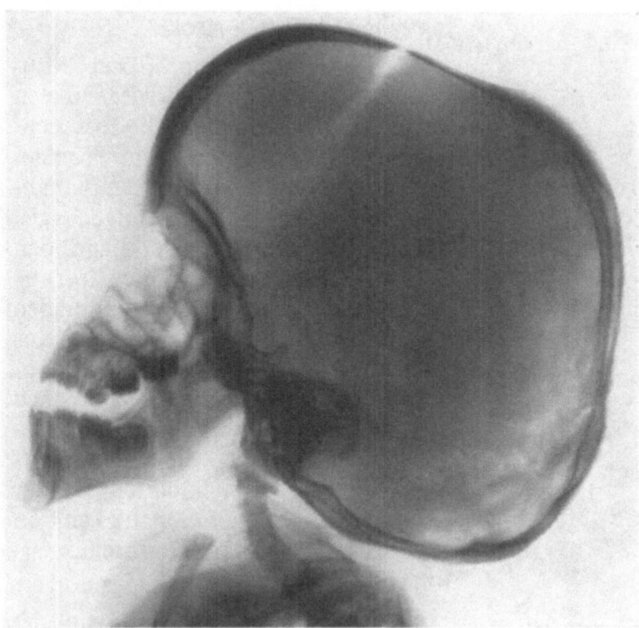

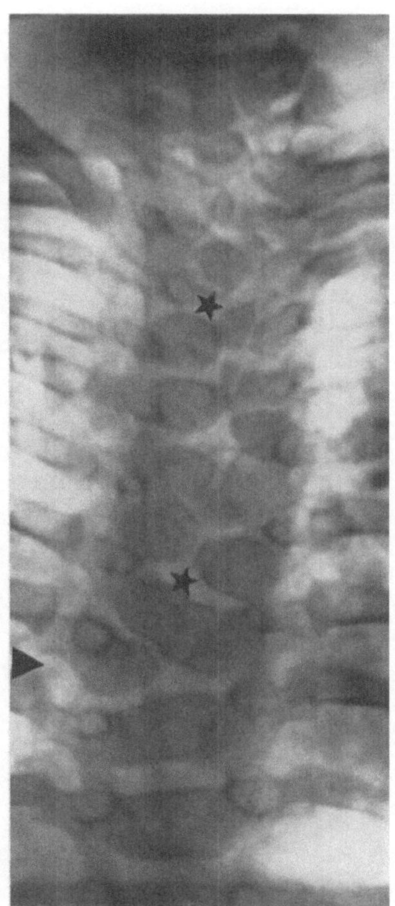

Abb. 38. *Klippel-Feil-Syndrom:* Synostose der Halswirbelsäule durch Blockwirbelbildung bei einem 1³/₄jährigen Jungen. „Fehlender" Hals, steilgestellte Schädelbasis (von STECHELE veröffentlichter Fall)

Abb. 39. Komplexe Segmentierungsanomalien der oberen Wirbelsäulenhälfte bei Down-Syndrom ($^{10}/_{12}$ Jahre). Wirbelkörperspalten, Halb- und Blockwirbelbildung (Stern, Keil)

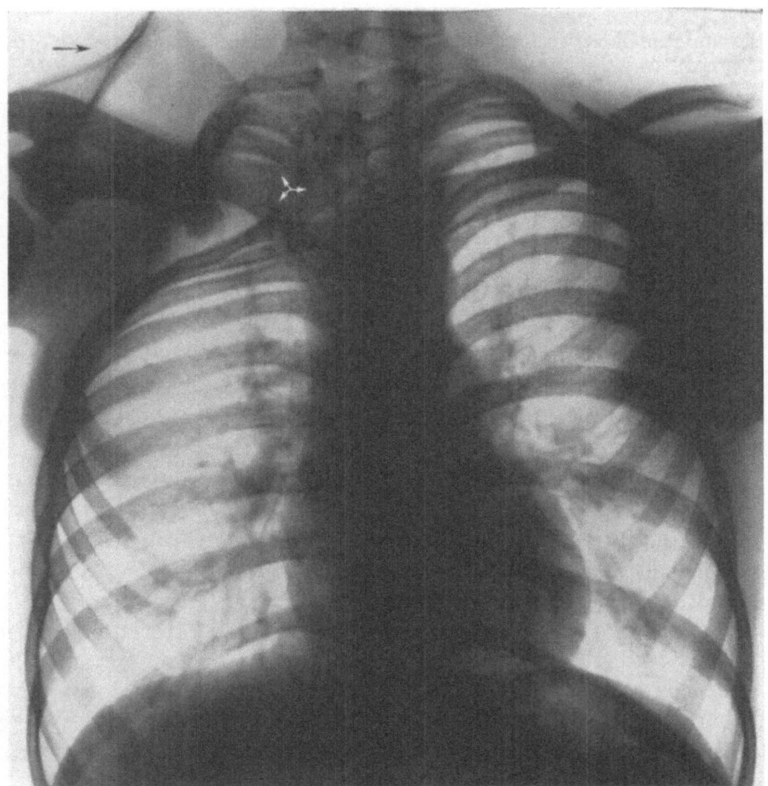

Abb. 40. *Sprengelsche Deformität.* Schulterblatthochstand (Pfeil) mit Deformierung der oberen Rippen, Rippensynostosen (1.—2. Rippe), Spalt- und Halbwirbelbildung (1. bis 4. Brustwirbel). Kleine Halsrippen beiderseits

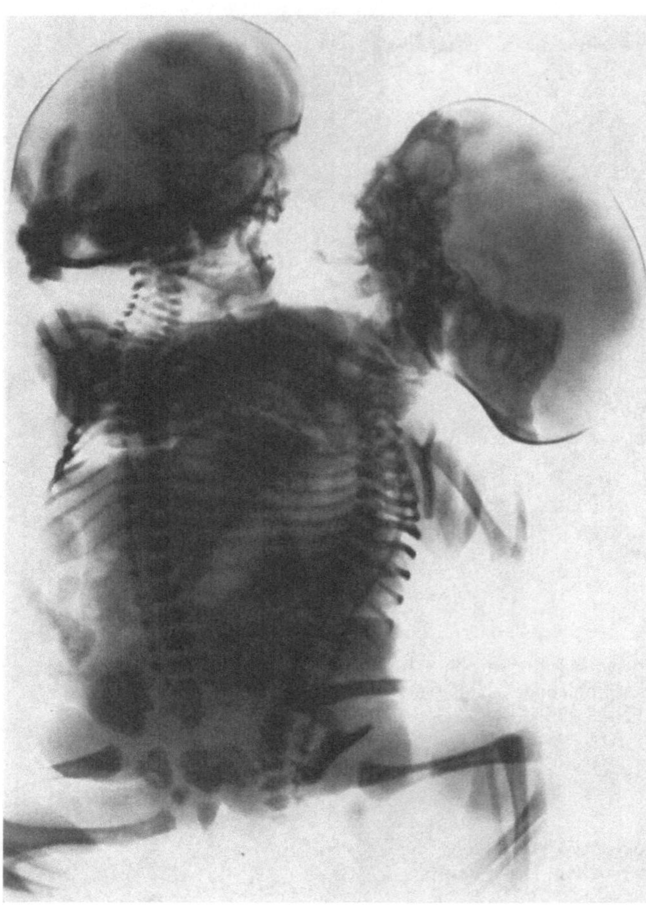

Abb. 41. *Siamesische Zwillinge* (Aschaffenburger Beobachtung 1971), die am Rumpf verwachsen sind, ein teilweise gemeinsames Herz (Vorhof), teilweise gemeinsame Baucheingeweide und Becken bei getrennten und gut geformten oberen Extremitäten und Köpfen haben

Monströse Mißbildungen
(Monstren – Chimären –
Zwillingsbildungen)

Von der mythischen Betrachtungsweise der Monstren im Altertum bis zur Kenntnis teratogenetischer Umwelteinflüsse der letzten Jahre spannt sich ein weiter Bogen zeitbedingter Betrachtungsweisen. Man ist geneigt, die in der asiatischen, altägyptischen und griechischen Mythologie erwähnten Chimären (Fabelwesen mit einem Ziegenleib, Löwenkopf und dem Hinterteil einer Schlange) und Monstren als Ausgeburt einer übersteigerten mythischen Vorstellungswelt zu betrachten und damit zu Gebilden menschlicher Phantasie zu stempeln. Eine nähere Beschäftigung mit dieser Frage zeigt jedoch (SCHATZ, 1901; HOLLÄNDER, 1921; RÖSSLE, 1942), wieviel Wirklichkeit und tatsächliche

Beobachtung hinter vielen dieser mythologischen Gestalten steckt.

Die Sammlung monströser Mißbildungen war früher vorwiegend den Pathologen vorbehalten; die Röntgendiagnostik vermag aber zum Problem der Entstehung und der Bauplanabirrungen dieser Fehlbildungen viel beizutragen. Sie ist in der Lage, den Zeitpunkt, an welchem die Störung einsetzte, anhand der Skeletanomalien zu bestimmen und darüber hinaus Aussagen über das vermutliche teratogenetische Prinzip zu machen. Je nach Kenntnis der embryologischen Gegebenheiten kann die Zeitpunktbestimmung einer Fehlbildung in der Ontogenese mit einer Genauigkeit von 1–3 Tagen Schwankungsbreite erfolgen.

Die Spielarten der Natur in der Entwicklung sind so weit gestreut, daß eine erschöpfende Behandlung der Möglichkeiten in diesem Rahmen nicht möglich ist. Nur beispielhaft wird auf einzelne dieser Monstren hingewiesen, so auf die *Sirenomelie* (Fischleib) (Abb. 43), die Zwillingsfehlbildungen in Form der *Siamesischen Zwillinge* (Abb. 41, 42) und als besonderen Typ die *Cranio-Rhachischisis centaurica* (Abb. 44a, b), die Eingang in die mythologisch bedeutsame Welt der Kentauren vermitteln. So groß das mythologische und kulturhistorische Interesse an Monstren ist, so gering ist die praktische Bedeutung, da meist erst nach jahrzehntelanger Tätigkeit eine oder die andere Form von Monstrenbildungen zur Beobachtung kommt. Für tiefergehendes Interesse muß deshalb auf die obengenannten Literaturquellen hingewiesen werden.

Nach RÖSSLE (1942) gilt es geradezu als Regel, daß, je seltener und damit je auffälliger und je grotesker eine Mißbildung war, diese um so eher zum Kristallisationspunkt abergläubischer und mythenhafter Vorstellungen wurde. Das am stärksten Abnorme ist auch dasjenige, das am stärksten die religiöse Gefühlsrichtung anregt. Zahlreiche Beispiele aus der Teratologie einerseits und der Mythologie andererseits (Kentauren, Doppelmißbildungen, sireniforme Mißbildungen, Zyclopen, Kopffüßler usw.) zeigen, wieviel Realität dieser mythologischen Phantasiewelt zugrunde liegt.

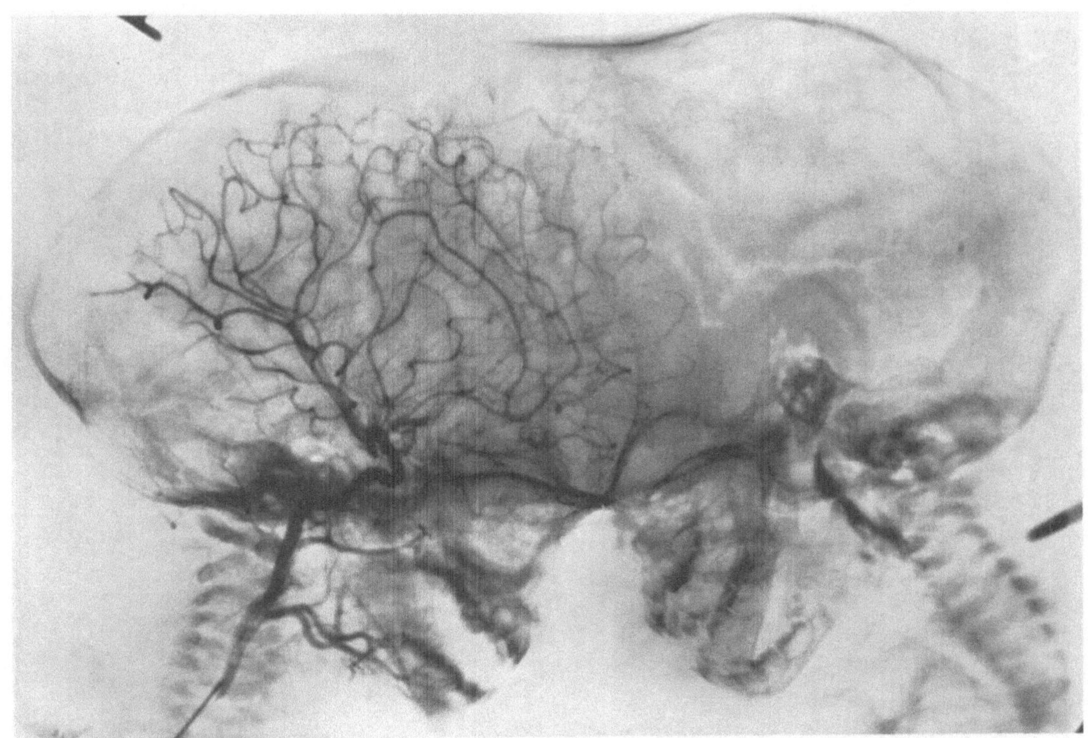

Abb. 42. *Siamesische Zwillinge* (Heidelberger Beobachtung) mit Verwachsungen der Köpfe — bei getrennten Gehirnkreisläufen, wie die Kontrastfüllung des einen Zwillings zeigt — und getrennten Rümpfen

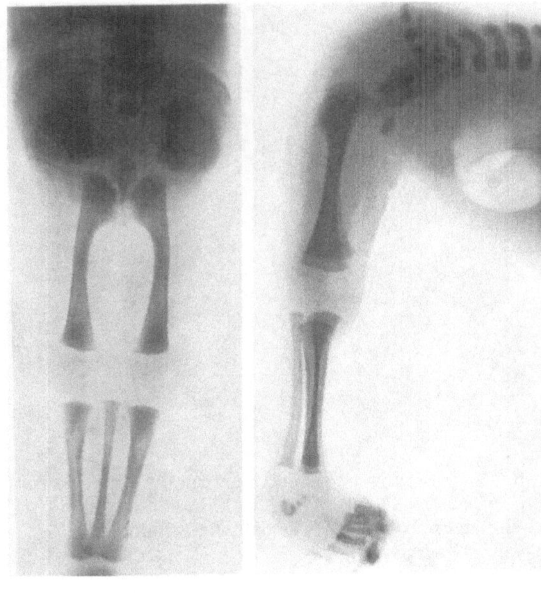

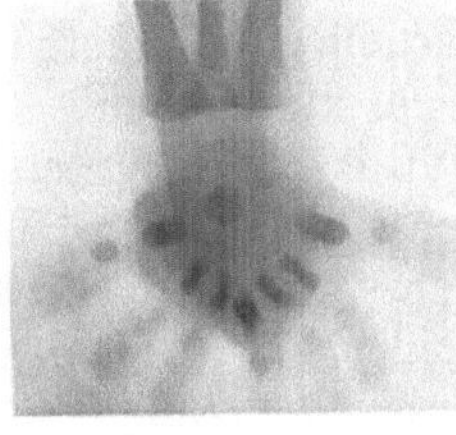

Abb. 43. *Sirenomelie* bei einem Neugeborenen; Weichteilverwachsung, eine Fibula, ein flossenartig verbreiteter Fuß

Cranio-Rachischisis centaurica (Iniencephalie)

Begriff. Iniencephalie (SAINT-HILAIRE, 1836) ist eine komplexe Fehlbildung, deren Kardinalsymptome Defekte des Os occiput im Bereich des Foramen magnum, Spaltbildungen und Retroflexion der Wirbelsäule sind. Wegen des kentaurenhaften äußeren Aspektes (Abb. 44) schlugen HIENZ, MUELLER u. SCHMID (1963) die Bezeichnung *Cranio-Rachischisis centaurica* vor.

Klinik. Es handelt sich um meist frühgeborene Monstren, die nicht lebensfähig sind. Von den bislang 55 bekannt gewordenen Fällen wurde der älteste 39 Std alt. Bei 35 Beobachtungen ist das Geschlecht angegeben, davon entfielen 32 auf das weibliche, 3 auf das männliche Geschlecht. Der Gesichtsausdruck ähnelt der Sphinx. Der Musc. ob. ext. entspringt vom Schlüsselbein, der Musc. glut. max. von der Hinterhauptschuppe.

Radiologie. Korrelierte Symptome sind: Schädeldachdefekte, Spaltbildungen der oberen Wirbelsäule; Encephalocele; Zwerchfellhernien; Rippenfusionen; Hydrocephalus; Fehlbildungen im Mundbereich und an den Nieren; Mesenterium commune; Analatresie. Die Verwandtschaft mit dem Klippel-Feil-Syndrom (s. S. 3, 4, Abb. 38) wird hervorgehoben.

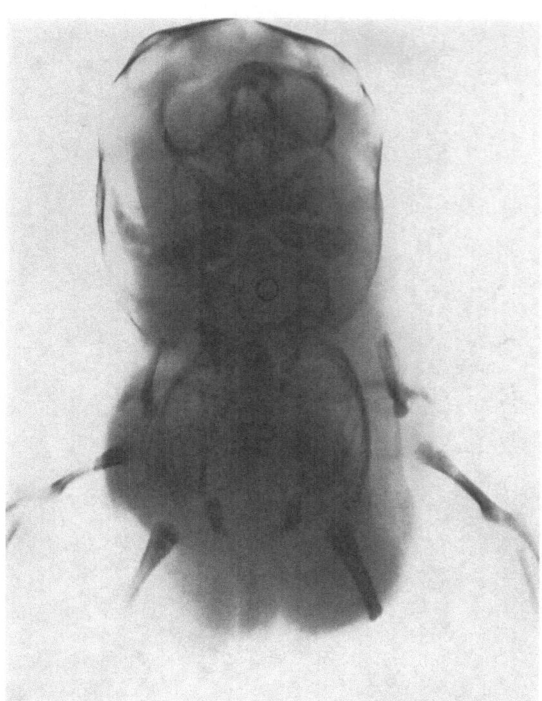

a

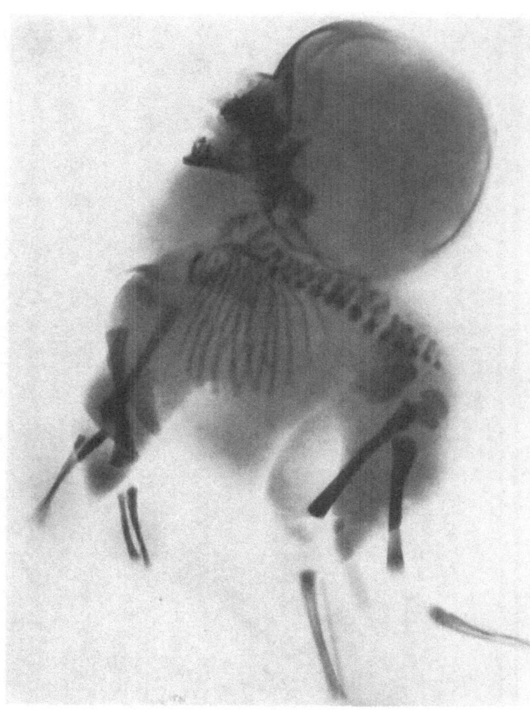

b

Abb. 44a u. b. *Craniorachischisis centaurica (iniencephalie)*; 4-Füßler-Konstellation, breite Spaltung der oberen Wirbelsäule (Kreis) (a) und Retroflexion des Kopfes (b)

Arthrogryposis multiplex congenita

Begriff. Angeborene Dysplasie zahlreicher Bindegewebederivate, deren führendes Symptom die Arthrogryposis (Krummgelenkigkeit) ist. Infolge der unterschiedlichen Gradausprägung sind folgende Synonyma gebräuchlich: *Guerin-Stern-Syndrom* (Abb. 45), *Arthromyodysplasia congenita, Amyoplasia cong., Myodystrophia foetalis deformans, Myodysplasia fibrosa multiplex, angeborene Gelenkstarre, multiple kongenitale Kontrakturen.*

Klinik. Charakteristisch ist die starre Fixierung der Gelenke durch myogene und neuromuskuläre Kontrakturen, wobei die Symptomatik an den großen Gelenken der Extremitäten am ausgeprägtesten ist. Die statische Entwicklung ist durch Flexionskontrakturen, Gelenkversteifungen bis zur Arthrostenosis und zunehmend fixierter Lordose behindert. Selbst die Sprachentwicklung ist durch Beteiligung der Kiefergelenke in Mitleidenschaft gezogen. Die Hände weichen ulnar ab. Neben den Muskeln sind Bindegewebe, Sehnen, Fascien und Unterhaut mitbetroffen.

Radiologie. Es liegen graduell verschieden schwere Fehlstellungen der Gelenke vor, die nicht selten durch Flügelfellbildungen schon äußerlich vorgezeichnet sind. Inaktivitätsosteoporosen der langen Röhrenknochen sind be-

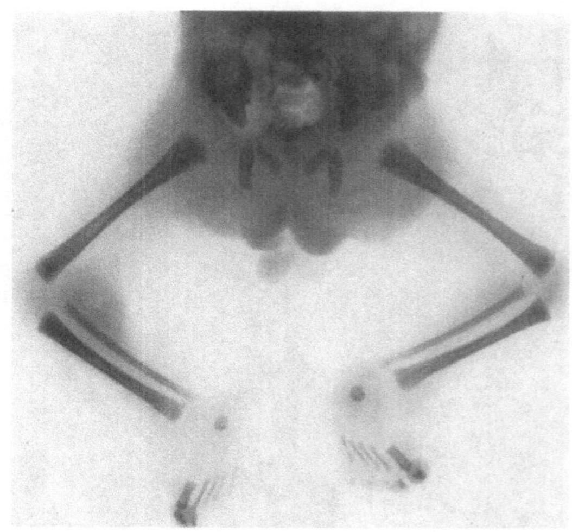

Abb. 45. *Arthromyodysplasia* cong. (sog. Arthrogryposis); Hypoplasie des Skelets, der Gelenkkapseln und der Muskel-Bindegewebsschicht. 1 Tag alt, Neugeborenes

sonders in den gelenknahen metaphysären Partien ausgeprägt. Luxationen finden sich vor allem im Ellbogen-, Hüft- und Kniegelenk. Die Hüftdysplasie unterscheidet sich formal von der angeborenen Hüftgelenksluxation. Kolbige Verdickung der Schenkelhälse, graziler Femur, Fehlen der Patella, Verzögerung der Knochenkernentwicklung, Pseudoepiphysen und mit dem

Alter zunehmend atypische Formen zahlreicher Knochen bilden eine reich differenzierte Symptomatik. Diese wird durch Abnormitäten der Weichteilkonturen ergänzt; letztere lenken schon vor den Knochenveränderungen die diagnostische Aufmerksamkeit auf das Leiden (Abb. 45) (JACOBSON, HERBERT u. POPPEL).

Verwandte Züge zeigen die von WILDERVANCK (1956) beschriebenen familiären „*pseudoarthrogrypotischen Syndrome*", welche auf Ankylosen und Gelenkaplasien basieren, sowie das nach WEYERS benannte „Oligo-Daktylie-Syndrom" (s. dort).

Osteoonychodysplasia heriditaria (Beckenhörner-Nagel-Patella-Syndrom)

Begriff. Die Osteoonychodysplasie ist ein dominant vererbtes Mißbildungs-Syndrom, das aus einer Kombination von ektodermalen und mesenchymalen Einzelfehlbildungen besteht. Relativ konstant finden sich Nageldystrophien, Patellahypoplasien oder Aplasien, Ellenbogendysplasien und die sogenannten Beckenhörner. Fakultativ können darüber hinaus noch Muskelanomalien, Nephropathien und Störungen an anderen Organen vorhanden sein.

Synonyma. *Osteo-Onycho-Dysplasie; Onycho-Osteo-Dysplasie; Arthro-Osteo-Onycho-Dysplasie; naile-patella-Syndrom; Turner-Kieser-Syndrom* (s. d.); *Onycho-Arthrose; Dysplasie osseuse end subunguale;*

Klinik. Aus der Vielfalt möglicher Symptome im Rahmen des Syndroms zeichnen sich die 4 Kardinalsymptome als relativ konstant ab: Nageldysplasien und -anomalien, Patellaanomalien, Ellenbogengelenksdysplasien, Beckenhörner (Abb. 244). Nephropathien und Hyposiderämie sowie eine vermehrte Ausscheidung von sauren Mucopolysacchariden werden nur in einzelnen Familien gefunden.

Radiologie. Das Aufdecken der Beckenhörner, eine nach lateral gerichtete stumpfe bis spitze Ausziehung der Beckenschaufeln sowie verschiedene Gelenkdysplasien sind radiologisch wichtige Anhaltspunkte für die Diagnose. Die Kniescheiben sind hypoplastisch und nach lateral disloziert, können auch ganz fehlen. Im Bereich des Ellbogengelenkes findet man vorwiegend Bewegungseinschränkungen im Sinne einer Beugekontraktur und einer Streckbehinderung.

Dystrophia mesodermalis cong.

Begriff. Angeborenes, autosomal-dominantes Erbleiden mit abnormer Form- und Funktionsausprägung mesenchymaler Gewebe.

Synonyma. *Marfan-Syndrom, Arachnodaktylie, Spinnenfingrigkeit, Hyperchondroplasie, Dolichostenomelie, Akrochondrohyperplasie.*

Klinik. MARFAN machte 1896 auf die Skeletanomalien, SALLE 1912 auf die kardiovasculären Veränderungen und BÖRGER 1912 auf die Augenalterationen aufmerksam. Bislang sind etwa 600 gesicherte Fälle publiziert (VERSÉ).

An hierher gehörenden Einzelsymptomen wurden bislang festgestellt (s. a. Syndr.): Überlänge, Langschmalgliedrigkeit, Kyphose, Kyphoskoliose, Trichter- oder Hühnerbrust, Dolichocephalie, vorspringende Nase, tiefliegende Orbitae, Prognathie, Zahnstellungsanomalien. Hypotone, grazile Muskulatur, spärliches Fettgewebe, funktionsverminderte Sehnen, Bänder, Fascien und Gelenkkapseln. Untergewicht, Belastungsdeformitäten der Wirbelsäule und Extremitäten, Subluxationen. Überstreckbarkeit der Gelenke, Kontrakturen, Spinnenfinger, Kampto- und Klinodaktylie, Haken- oder Klumpfuß. Linsenektopie, Myopie, Astigmatismus, Mikrophthalmus, Mikro- oder Makrocornea, blaue Skleren, Irisheterochronie. Mediaschwächen der Aorta, Vorhofseptumdefekte.

Radiologie. Dolichostenomele Röhrenknochen mit dünner Corticalis, auffallend lange Metacarpalia und Metatarsalia sind obligat. Die Verkalkung ist regulär, die Epiphysenkerne sind unauffällig, die Metaphysen oft polsterförmig gegen die Epiphysen vorgewölbt. Bei unauffälliger Schädelbasis kann die Schädelkalotte dünn sein, an der Wirbelsäule finden sich später fast regelmäßig Aufbaustörungen im Sinne der Scheuermannschen Krankheit. Weite Aortenschatten und Erweiterungen des rechten Herzbogens weisen auf die kardiovasculären Begleitsymptome hin. Die Muskelweichteilschatten und die Unterhautfettschicht sind hypoplastisch. Achsenabweichungen der Fingerstellung, Thoraxdeformitäten bei grazilen Rippen und Scapulae alatae, auffallend schmale Wirbelkörper sind weitere Hinweiszeichen (Abb. 46, 47, 258, 288).

Fibrogenesis imperfecta

Begriff. Angeborene, leptosome Konstitutionsanomalie, die weitgehende Überschneidungen mit der Dystrophia mesodermalis cong. (Marfan-Syndrom) zeigt.

Synonyma. *Konstitutionelle Bindegewebsschwäche, angeborene Asthenie, Asthenia universalis congenita Stiller.*

Klinik. Der von CARUS (1853) eingeführte Konstitutionsbegriff „asthenisch" wurde später durch die Konstitutionspathologie ausgebaut. Das Leiden wird geprägt durch eine Störung der

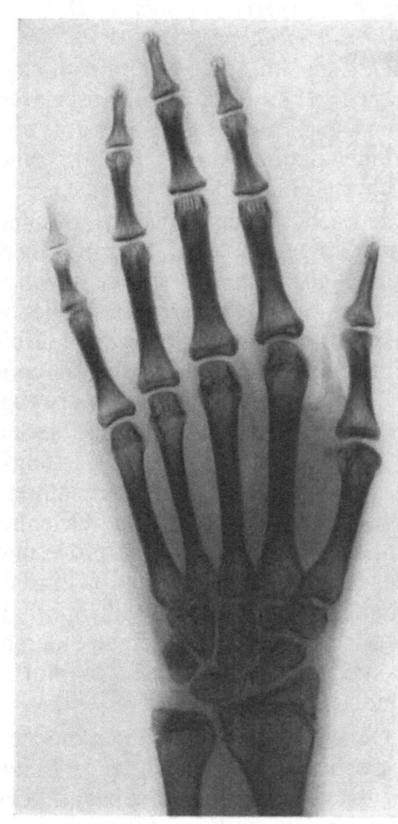

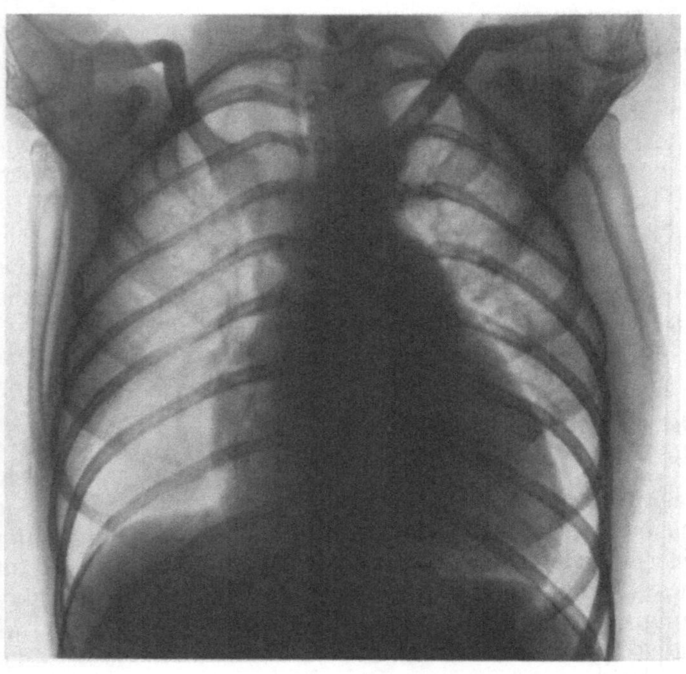

Abb. 46a u. b. *Marfan-Syndrom* bei 13³/₁₂ jährigem Mädchen. b Thorax:
Dünne Rippen, geschwungene lange Schlüsselbeine, lange Schulter-
blätter, schmale Wirbelsäule, congenitales Vitium. a Arachnodaktylie
(Spinnenfingerigkeit der Hände)

Bindegewebsfaserentwicklung. Daraus resultieren allgemeine Schlaffheit, Hernien, Belastungsdeformitäten, Kyphoskoliose, Bänderschlaffheit,
Hypoplasie der Muskulatur und des Fettgewebes.

Die radiologischen Symptome gleichen weitgehend den Veränderungen beim Marfan-
Syndrom (SCHIFF).

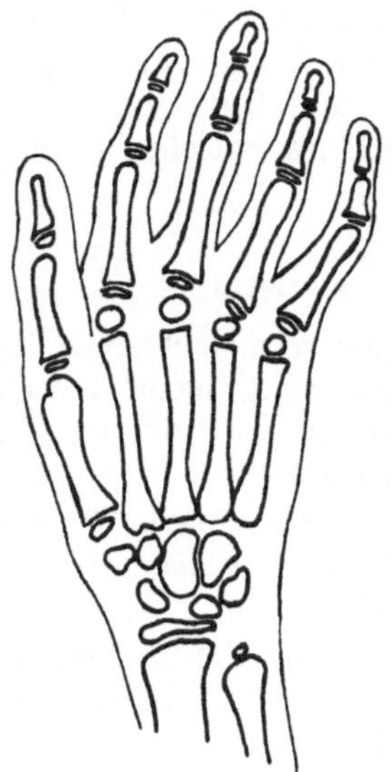

Abb. 47. Skizze einer *arachnodaktylen Hand*

Fibrodysplasia elastica generalisata

Begriff. Das auch als Ehlers-Danlos-Syndrom
(s. d.) bezeichnete Krankheitsbild ist gekennzeichnet durch eine angeborene Bindegewebe-
dysplasie, abnorme Überdehnbarkeit und leichte
Verletzlichkeit der Haut sowie fakultative
Symptome an Bändern, Skelet und Augen.

Klinik. SCHAPER hat 1952 93 Beobachtungen
zusammengestellt, die Gesamtzahl bisher publizierter Fälle dürfte einige hundert betragen.
Etwa die Hälfte der Beobachtungen fallen ins
Kindesalter. Die Erblichkeit ist durch Familien-
beobachtungen gesichert, das männliche Geschlecht ist stärker befallen als das weibliche.

Hyperelastizität und leichte Verletzlichkeit der
Haut mit Pigmentverschiebungen, pergament-
artigen Narben oder „Pseudotumoren" bilden
die Kardinalsymptome, zu denen sich gelegentlich Epicanthus, blaue Skleren, Linsenektopie,
Schlaffheit des Bandapparates und der Gelenke
gesellen.

Radiologie. Am Skelet werden neben arachnodaktylen Veränderungen verschiedengradige
Gelenkdeformitäten (Luxationen und Subluxa-
tionen) sowie Symptome des Haltungsverfalles
(Skoliose, Genu valgum) und häufig auch eine
allgemeine Osteoporose gefunden (EHLERS,
WIEDEMANN).

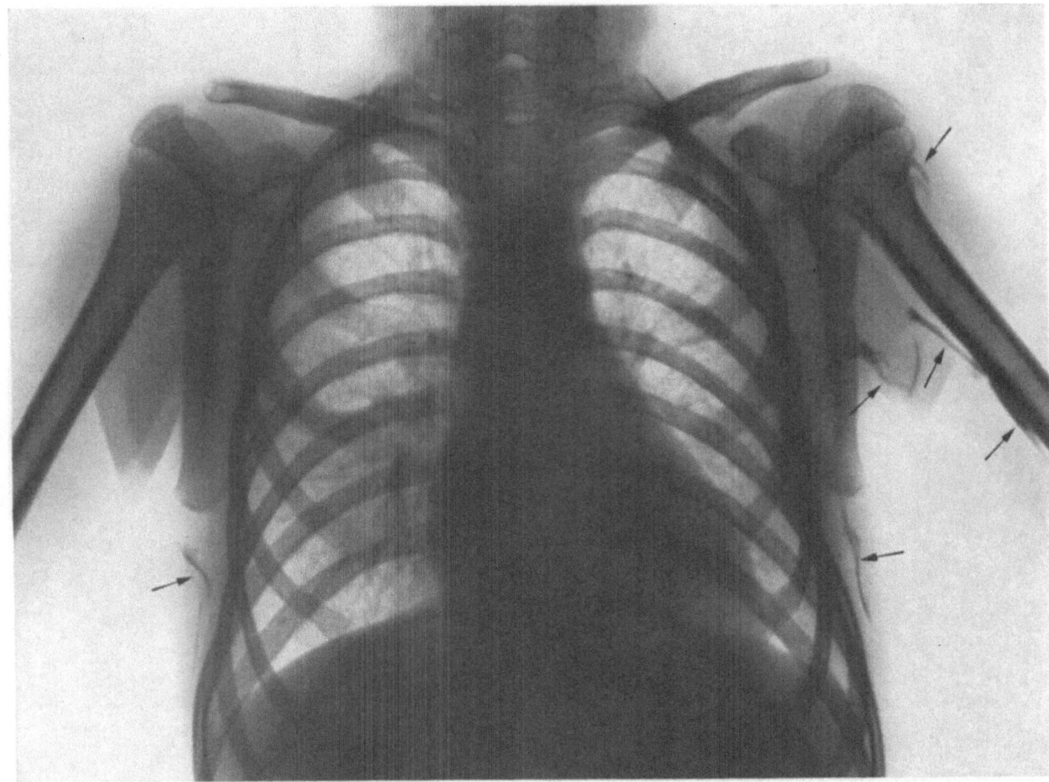

Abb. 48. *Myositis ossificans progressiva*. Multiple nadel- bis strohhalmbreite Verkalkungen der Sehnenansätze der Muskeln

Fibrodysplasia ossificans progressiva (Myositis ossificans)

Bindegewebsdysplasie mit fortschreitender Ossifikationstendenz, welche unter verschiedenen Namen beschrieben ist; s. Münchmeyer-Syndrom (Abb. 48).

Modellierungsanomalien

Störungen im Knorpelstadium

Im Zuge der enchondralen Ossifikation werden die mesenchymalen vorknorpeligen Anlagen zunächst in Knorpel umgewandelt. Die Umformung vollzieht sich im zweiten Embryonalmonat, zwischen dem 10 mm-und 26 mm-Stadium des Embryos in den *Chondrifikationszentren*. Der Beginn dürfte zwischen dem 40. bis 42. Tag liegen, am 60. Tag ist das Knorpelskelet bis in die Endphalangen der Zehen angelegt. Es wird sukzessive durch Knochen ersetzt (= Ersatzknochen), ein Prozeß, der in der 7. Embryonalwoche beginnt und am Ende des somatischen Wachstums zwischen dem 15. und 20. Lebensjahr zum Abschluß kommt.

Knorpel ist eine spezialisierte, dicht organisierte Form von Bindegewebe; er besteht aus Zellen (Chondrocyten), welche in eine Matrix eingebettet sind. Die Matrix setzt sich aus einem fibrillären Maschenwerk kollagener Fibrillen und einer amorphen Grundsubstanz zusammen; letztere ist reich an sulfathaltigen Mucopolysacchariden (Chondroitinsulfat). Die gelartige Grundsubstanz ist *polyanionisch*, hoch *polymerisiert*. Zellen und Grundsubstanz sind Träger der hohen *Stoffwechselaktivität* und der *Plastizität* des Knorpels, die Kollagenfibrillen bewerkstelligen die *Rigidität* und *Elastizität*. Knorpel ist gefäßlos, enthält aber gefäßähnliche Knorpelkanäle. Die Stoffwechselvorgänge laufen über die *Diffusion*, welche mit zunehmender Ausreifung (= Gelverdichtung) erschwert wird. Mit diesen Eigenschaften ist Knorpel ein Gewebe, das die Pluripotenz des Mesenchyms eingebüßt, aber noch eine *Vielfalt von Aufgaben* (hohe Stoffwechselaktivität, Teilungsaktivität, Plastizität, Elastizität, Stoffwechselaktivität) des Ausgangsgewebes beibehalten hat. Die Knorpelbildung läuft über Prächondroblasten, *Chondroblasten* mit hoher Syntheseleistung, welche in vacuolenreiche (Abb. 8) übergehen, und schließlich in Chondrocyten. Letztere können sich an den Wachstumszonen rasch teilen (Knorpelwucherungszonen). Unter zunehmender Dege-

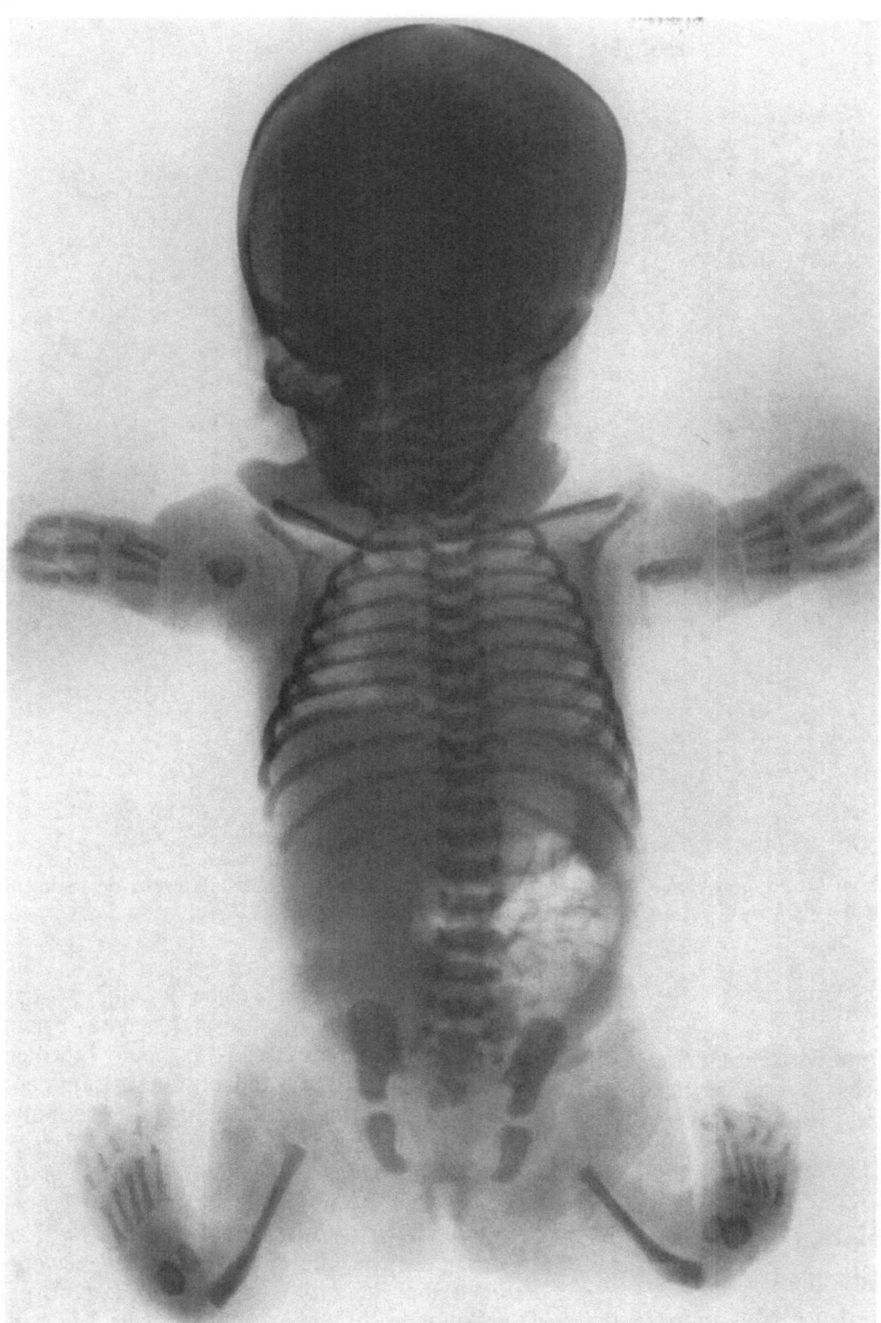

Abb. 49. *Thalidomid-Dysmelie*. Undifferenzierte verklumpte Armknochenanlage, re. dreitrahlige, li. vierstrahlige Hand. Fehlen der Os pubis, des Femurs und der Fibula bds., fünfsstrahliges Fußskelet

neration — vermutlich infolge diffusionsbedingter Ernährungsschwierigkeiten — werden Hydroxylapatitsalze abgelagert. An diesem Ende der Knorpelwucherung entsteht die präparatorische Verkalkungszone, die erste, ungeordnete Mineralisation.

Zu den Störungen der Chondrogenese gehören die meisten intrauterin (Tabelle 8) oder frühinfantil sich manifestierenden Knochenbildungsstörungen. Dabei drückt sich der Schweregrad der Grundstörung im Zeitpunkt der Manifestation und in der Schwere der Auswirkungen auf die Skeletform aus. Im Sinne dieser Wertung gehören hierher von der Achondrogenesis über die Achondroplasie (Abb. 10, 51 – 55, 247), die enchondralen Dysostosen (Abb. 57 – 71) bis zu den aseptischen Osteochondrosen alle Störungen, bei welcher die Fehlform des Skeletes auf einem Fehler des knorpligen Modelles beruht.

Tabelle 8. Syndrome, die auf Modellierungsstörungen des Knorpels beruhen (Einzelheiten s. im alphabetischen Syndromenverzeichnis)

Albright-Syndrom	Helmholz-Harrington-Syndrom	Morquio-Syndrom
Bartenwerfer-Syndrom	Haglund-Syndrom	Mouchet-Syndrom
Blount-Syndrom	Hyaluronsäure-Mucopolysacchari-	van Neck-Syndrom
Büdinger-Ludloff-Läwen-Syndrom	dose-Typ VIII-Syndrom	Ollier-Syndrom
Calvé-Syndrom	Jaffé-Lichtenstein-Syndrom	Osgood-Schlatter-Syndrom
Calvé-Legg-Perthes-Syndrom	Jansen-Syndrom	Panner-Syndrom
Conradi-Hünermann-Syndrom	Kienböck-Syndrom	Parrot-Syndrom
Dietrich-Syndrom	Köhler-Syndrom	Pfaundler-Hurler-Syndrom
Ellis-van Creveld-Syndrom	König-Syndrom	Ribbing-Syndrom
Freiberg-Köhler-Syndrom	Kümmel-Vernevil-Syndrom	Silfverskiöld-Syndrom
Friedrich-Syndrom	Lamy-Maroteaux-Syndrom	Styloid-Syndrom
Gracilis-Syndrom	Larsen-Johansson-Syndrom	Thiemann-Syndrom
Gregg-Syndrom	Leri-Weill-Syndrom	Wiedemann-Syndrom
Hanhart-Syndrom	Madelung-Syndrom	

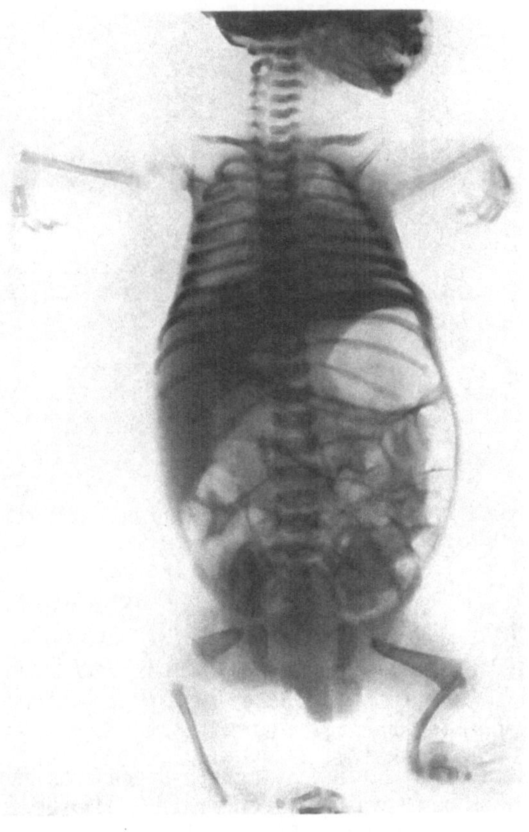

Abb. 50. *Thalidomid-Dysmelie*. Ausdifferenziertes Achsenskelet. Humerus- und Radiusaplasie (proximale) Femurhypoplasie, Tibiaaplasie

Dysmelie-Syndrom

Begriff. Komplexe Gliedmaßenfehlbildungen, die zwischen 1958–1962 gehäuft beobachtet wurden und mit der Einnahme von Contergan (Thalidomid) in Verbindung gebracht werden. Dementsprechend wird auch von *Thalidomid-Embryopathien* oder *Contergan-Schäden* gesprochen. Die erste Mitteilung stammte von WIEDEMANN (1962).

Klinik. Zwischen dem 29. und 42. Schwangerschaftstag den Embryo treffende Noxen führen zu graduell unterschiedlichen schweren Gliedmaßenfehlbildungen, welche mit inneren Fehlbildungen kombiniert sein können. Dazu gehören vor allem Nierenkelchanomalien, Duodenalfehlbildungen, Schädelfehlbildungen, Analfehlbildungen. Je nach dem Entwicklungsstand der Extremitätenknospen resultieren Anomalien, die von der Daumenhypoplasie bis zur Amelie reichen. Da die unteren Extremitäten sich zeitlich etwas später entwickeln als die oberen, pflegen hier die Schäden graduell geringer zu sein.

Radiologie. Röntgenologisch ergeben sich reich differenzierte, z.T. schwere Fehlbildungen des Extremitätenskeletes. Diese reichen von der Hypoplasie des ersten Strahles an Hand und Fuß bis zum völligen Fehlen der knöchernen Elemente. HENKEL u. WILLERT trafen dafür folgende Unterteilung:

1. *Distale Form der Ektromelie.* Daumen, Großzehe, Radius und Tibia sind hypoplastisch (Abb. 50).

2. *Axiale Form von Ektromelie.* Axial orientierte Hypoplasien, Verplumpungen und Aplasien von langen Röhrenknochen.

3. *Proximale Form von Ektromelie.* Hypoplasie oder Aplasie des Femur mit Coxa vara.

4. *Phokomelie.* Die langen Röhrenknochen sind nicht angelegt oder nur rudimentär, die Gliedmaßen ähneln dadurch Flossen (Abb. 49).

5. *Amelie.* Fehlen der Gliedmaßen.

Außerhalb der Häufungsperiode werden die Dysmelien schweren Grades selten gesehen, Hypoplasien und Aplasien des ersten Strahles kommen dagegen häufiger und oft in Kombination mit anderen Fehlbildungen zur Beobachtung.

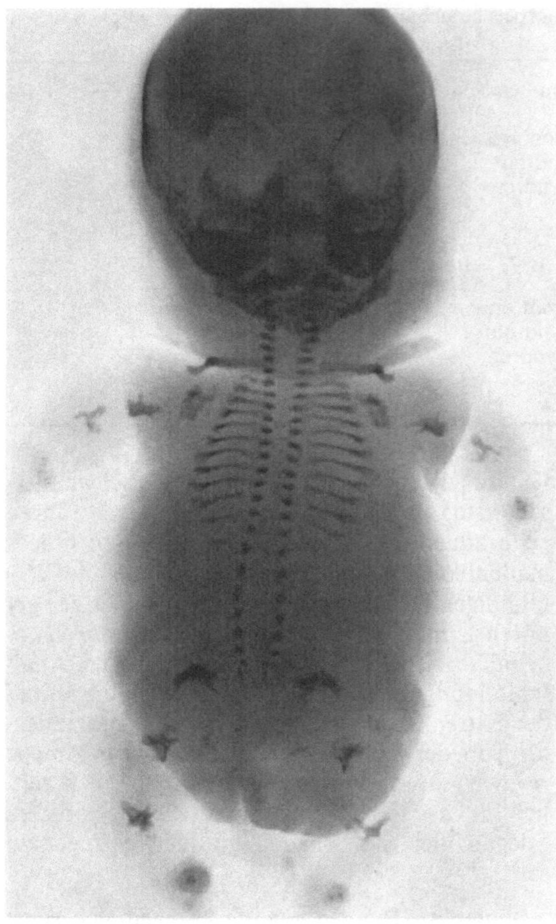

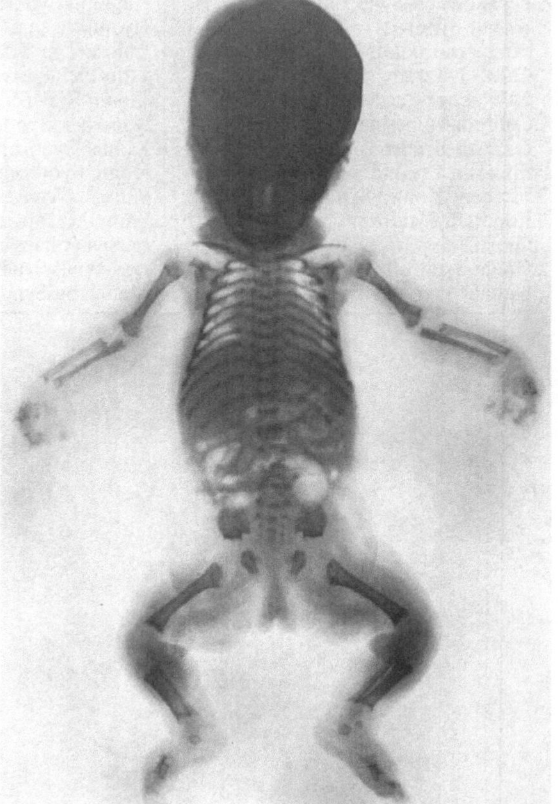

Abb. 51. *Achondrogenesis*. Totgeburt mit unausdifferenziertem Achsen- und Extremitätenskelet

Abb. 52. Proportionsgesetzmäßigkeiten bei *Achondroplasie*. $^3/_{12}$ jährig, ♂

Achondrogenesis

Begriff. Schwerste, auch als Anosteogenesis bezeichnete Skeletbildungsstörung, bei der bereits das knorpelige Modell dysplastisch ist, während der mesenchymale Skeletbauplan noch regelrecht abläuft (FRACCARO).

Klinik. Die tot geborenen Kinder fallen durch plumpe Körperformen mit extremer Mikromelie auf.

Radiologie. Während die desmalen Knochenanlagen, insbesondere der Schädel relativ gut ausgebildet sind, weisen die knorpeligen Anlagen tiefgreifende Störungen auf, so daß der Ossifikationsprozeß offensichtlich schon im Vorknorpelstadium zum Stillstand kommt. Sämtliche Knorpelknochen bleiben rudimentär, verkalken aber in dieser Form (Abb. 51).

Achondroplasie

Begriff. Die Achondroplasie ist eine genetisch verankerte, systematisierte, lokalisatorisch aber graduell verschieden ausgeprägte Störung der enchondralen Ossifikation. Die wichtigsten Synonyma sind: *Fetale Rachitis* (SÖMMERING, 1791); *Chondrodystrophia fötalis* (KAUFMANN, 1892); *Chondrodysplasie* (GRUBER); *Achondrodysplasie*; *Chondrogenesis imperfecta*; *Osteochondrodystrophia fetalis*.

Klinik. Die Häufigkeitsangaben liegen zwischen 1 bis 10 auf etwa 100000 Geburten (s. HANSEN u. WIEDEMANN). Ältere Eltern haben relativ häufiger achondroplastische Kinder, eine Geschlechtswendigkeit ist nicht bekannt. Es handelt sich um eine Erbkrankheit mit überwiegend einfach dominantem Erbgang, ausnahmsweise dürfte auch recessiver Erbgang vorkommen. Wahrscheinlich liegt eine Stoffwechselkrankheit durch einen hereditären Enzymdefekt, der noch nicht isoliert ist, vor. Manifestationsalter ist bereits der 2.–3. Embryonalmonat. Pathoanatomisch ist die Knorpelproliferation (mangelhafte Säulenknorpelbildung) gestört, die enchondrale Ossifikation ist verlangsamt und unregelmäßig, die Verkalkungszone wird irregulär, das Längenwachstum des Knochens bleibt zurück. Es resultiert ein Zwergwuchs, der durch typische Pro-

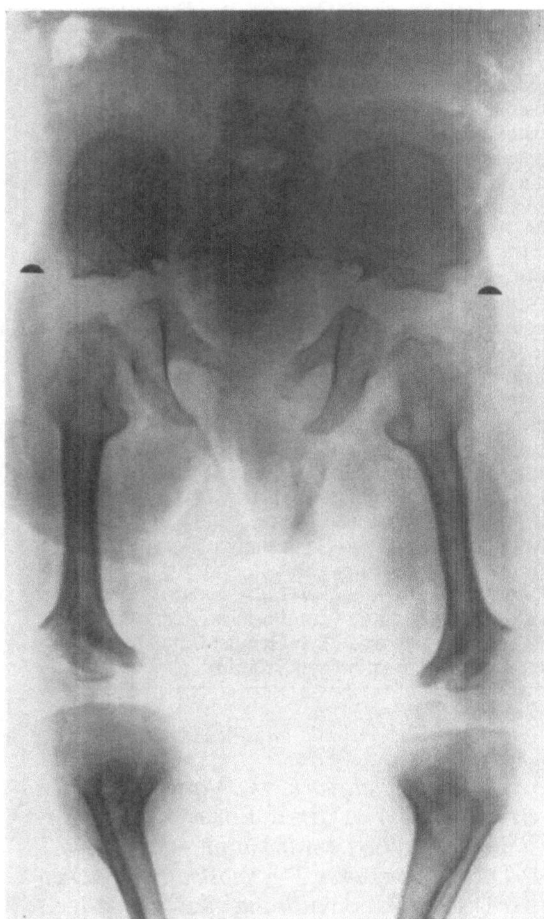

Abb. 53. Beckenskelet bei *Achondroplasie*. 1¹⁰/₁₂ jähriger Junge

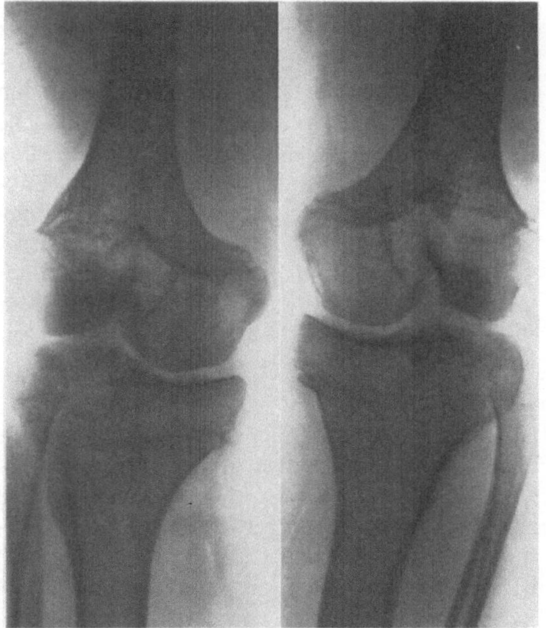

Abb. 54. Knieskelet bei *Achondroplasie* kurz vor Wachstumsabschluß. 17jähriger Junge. Pilzförmig aufgeworfene Meta-Epiphysenpartien

portionsstörungen (Mikromelie, großer Kopf mit eingezogener Nasenwurzel, Lordosehaltung) gekennzeichnet ist. Das Körperlängendefizit beträgt beim Säugling durchschnittlich -15%, beim Erwachsenen -25%.

Radiologie. Die Verkalkungszonen der enchondralen Ossifikation sind irregulär, wobei der Grad der Unregelmäßigkeiten von der statischen Belastung einerseits und vom Wachstumstempo andererseits abhängt (Abb. 10, 51 – 56, 247). Die graduellen Nuancen reichen von fast normalen Verhältnissen bis zum vollen Krankheitsbild.

Der Schädel ist groß, die Schädelbasis im Verhältnis dazu kurz, die Nasenwurzel eingezogen, die vordere Schädelgrube ist verlängert. Die Wirbelkörper sind niedrig, Zwischenwirbelräume entsprechend weit, Deckplatten unregelmäßig, ventral oft abgeschliffen. Skoliosen, Kyphosen und verstärkte Lendenlordosen finden sich häufig. Schulterblätter und Beckenschaufeln sind klein, niedrig. Das Becken ist nach vorne geneigt, die Hüftgelenkpfannen sind hypoplastisch; unterhalb der Spina iliaca ant. beobachtet man

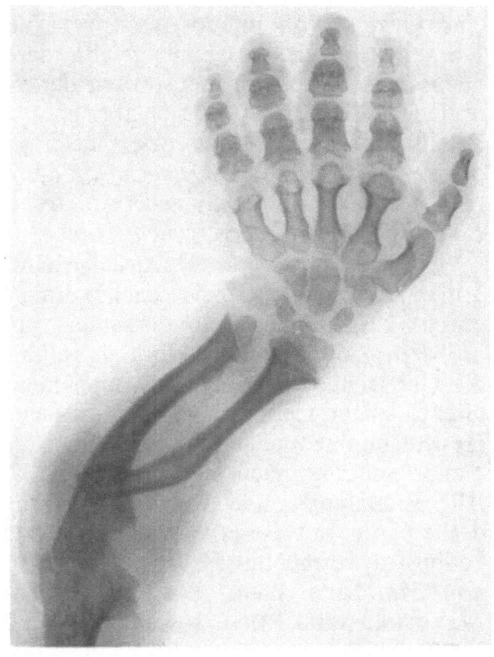

Abb. 55. Hand- und Unterarmskelet bei *Achondroplasie*; 7jähriges Mädchen

eine spitzwinkelige Einkerbung. Bei gut ausgeprägtem Femurkopf ist der Schenkelhals verkürzt und plump und wie die metaphysären Partien der übrigen großen Röhrenknochen pilzförmig aufgetrieben (Abb. 53, 54). Achsenverkrümmungen und unterschiedliche Dicke der

Corticalis (Abb. 10) gehen Hand in Hand, wobei die Innencorticalis der Femora und Tibiae oft mehrere mm Durchmesser erreichen. Brachycarpie, Brachyphalangie und Brachypodie runden das Bild des mikromelen Zwergwuchses ab. Die Knochenstruktur in den metaphysären Partien ist unregelmäßig, während der definitive Knochen eine – wohl der gestörten Funktion angepaßte – weitgehend normale Struktur aufweist. Als ein Leitsymptom gilt neben der charakteristischen Schädelkonfiguration die „Dreizackhand" (Abb. 55).

Chondrohypoplasie

Unter diesem und ähnlichen Begriffen (Abortive Form der Chondrodystrophie; *Hypochondroplasie*; *Chondrohypodysplasie*) wird eine mildere klinische Verlaufform der systematisierten Störung der enchondralen Ossifikation abgegrenzt. Da nur ein Bruchteil der Beobachtungen aus Achondroplasie-Sippen stammt, wird ein Krankheitsbild sui generis diskutiert (HANSEN u. WIEDEMANN).

Enchondrale Dysostosen

Definition. Als enchondrale Dysostosen wird eine Gruppe von phänotypisch verschiedenen Krankheitsbildern zusammengefaßt, deren gemeinsames Symptom eine Störung der enchondralen Ossifikation ist, die sich aber graduell und lokalisatorisch reich differenziert ausprägt. Synonyme Begriffe sind „*Osteochondrodystrophy*" (engl.), *chondrodystrophies genotypic* (franz.) und *Osteodistrofia dell' accrescimento* (ital.).

Die auf MURK JANSEN zurückgehende Begriffsbildung „Dysostosis enchondralis" hat durch kasuistische Besonderheiten zu einer größeren Zahl von Sonderformen geführt. Für die Unterteilung waren zunächst phänomenologische, später röntgenologische und genetische Gesichtspunkte maßgebend, zur Zeit erfolgt eine Neuorientierung nach biochemischen Kriterien. Alle Einteilungs- und Ordnungsversuche sind deshalb nur mit Reserve verwertbar und zeitbedingt zu betrachten. Ordnungsversuche liegen von MAU und WEIL, WIEDEMANN, LAMY u. MAROTEAUX und RUBIN sowie als sog. „Pariser Nomenklatur" (SPRANGER u. a., s. S. 32) vor. Die Tabelle 9 enthält eine Übersicht über die bekanntesten Formen von Dysostosen. Die einfachste und dadurch zwangloseste Einteilung geht auf LAMY u. MAROTEAUX zurück und sieht folgende Formenkreise vor:

1. Die *spondyloepiphysäre Dysplasie* vom Typ MORQUIO-BRAILSFORD (autosomal-recessiv).

2. Die *spondylo-epiphysäre Dysplasia tarda* (Vererbung geschlechtsgebunden).

Tabelle 9. Ontogenetische Ordnung der „Dysostosen"

In das Mesenchymstadium fallen dabei die
Dysostosis cleidocranialis
Dysostosis craniofacialis
Dysostosis mandibulofacialis
Dysostosis mandibularis
Dysostosis acrofacialis
Oculo-vertebrales-Syndrom (WEYERS)

Auf Fehlern im Ablauf der Chondrogenese beruhen
Dysostosis enchondralis epiphysaria
Dysostosis enchondralis (Typ Ribbing)
Dysostosis metaepiphysaria
Dysostosis metaepiphysaria (Typ Morquio)
Dysostosis metaepiphysaria (Typ Silverskiöld)
Dysostosis metaepiphysaria (Typ Leri-Weil)
Dysostosis metaepiphysaria (Typ Leri)
Dysostosis metaepiphysaria (Typ Ellis-v. Creveld)
Dysostosis metaepiphysaria (Typ Francois)
Dysostosis metaepiphysaria (Typ Dreyfus)
polyepiphysäre Dysplasie
polyepiphysäre Dysplasie (Typ Lamy u. Maroteaux)
Dysostosis metaphysaria
Dysostosis metaphysaria (Typ Murk-Jansen)
Dysostosis metaphysaria (Tap Bartenwerfer)
Dysostosis metaphysaria (Typ Hempel-Catel)
Dysostosis metaphysaria (Typ Schmid)

(s. Abb. 57–71, 237–250)

3. Die *polyepiphysäre Dysplasie*; von den verschiedenen Typen dieser Form ist der Morbus Ribbing (s. dort) am bekanntesten.

4. Die *metaphysären Dysostosen*, bei welchen sich die Ossifikationsstörung auf die Metaphysen beschränkt (Typ MURK-JANSEN und Typ SCHMID).

Hinzuzufügen wäre noch eine Gruppe von enchondralen Dysostosen, deren Symptomenmosaik sich nicht auf den Knorpelknochen beschränkt, sondern auch die desmale Ossifikationszonen mitbetrifft oder zusätzliche Stützgewebefunktionen erfaßt (z. B. Speicherungsvorgänge bei der Dysostosis multiplex) als

5. *Chondro-Desmo-Dysplasien*.

Spondyloepiphysäre Dysplasie

Die spondyloepiphysäre Dysplasie ist eine hereditäre Knochendysplasie, welche sich bereits bei der Geburt manifestiert. Minderwuchs, verzögerte Ossifikation der Wirbelkörper im Bereich des Beckens und der Extremitäten bilden die Grundzüge. Im Laufe der Kindheit verstärkt sich die Deformität der Wirbelkörper, es entstehen Bekkendysplasien, Zahnhypoplasien werden manifest, Femurkopf und -hals zunehmend deformiert, es entstehen Femora vara. Die langen Röhrenknochen sind verkürzt und zeigen verschiedengradige meta- und epiphysäre Destruktionen. Relativ mild sind die Knochen von Hand und Fuß betroffen. Myopie und Retinaveränderungen finden sich in einem hohen Prozentsatz. Die

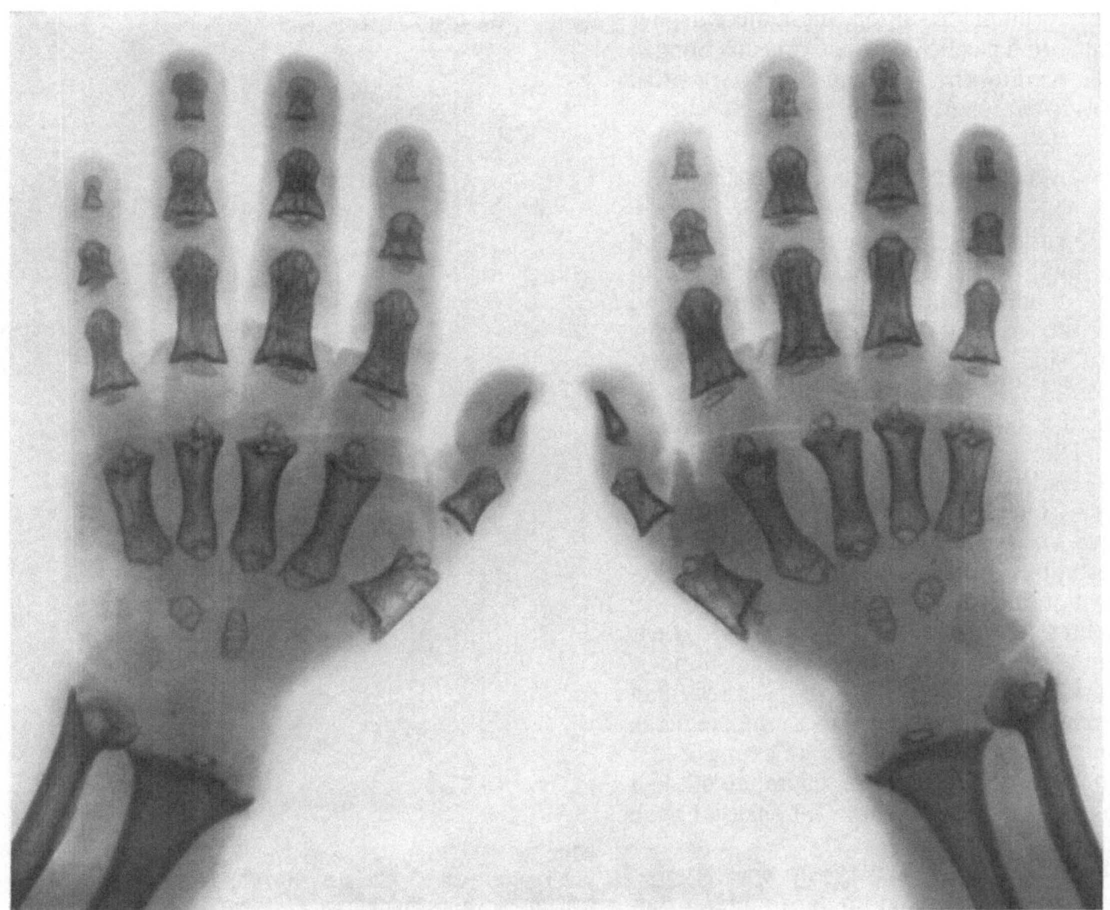

Abb. 56. *Chondrodysplasie* (= *Dysplasia enchondralis meta- et epiphysaria*) Brachycarpie, Brachyphalangie, Form- und Strukturanomalien der Carpalia, deformierte Verkalkunszonen

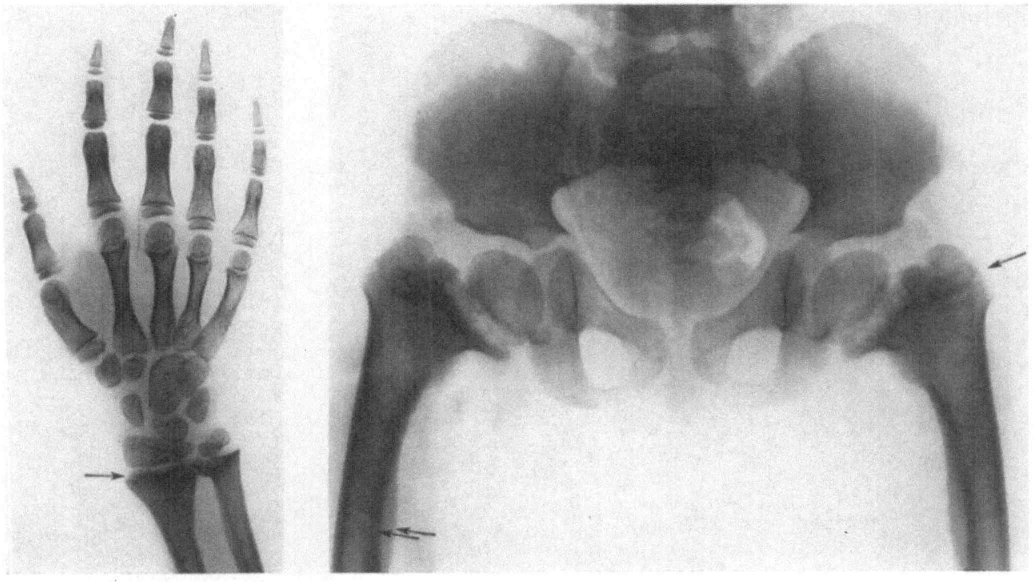

a   b

Abb. 57a u. b. a *Dysplasia enchondralis metaphysaria.* Verbreiterte, verdickte, unregelmäßige Verkalkungszonen. Altersgemäße Entwicklung der Epiphysenkerne. 9jähriger Junge. b *Coxa vara* bei Dysostosis enchondralis metaphysaria. Kurze Schenkelhälse mit einem Neigungswinkel von 150°

Unterscheidung von der Dysostosis Morquio ist
durch die Frühmanifestation, die Dominanz der
Vererbung und das Fehlen von Corneatrübungen
und der Keratosulfurie möglich (SPRANGER u.
LANGER); (Abb. 65-67).

Dysplasia spondylo-epiphysaria intermedia

Begriff. Die systemartige Störung der enchondralen Ossifikation manifestiert sich vorwiegend
an den Epiphysen und Wirbelkörpern. Die nosologische Einheit wurde von MORQUIO und
BRAILSFORD (1929) herausgestellt. Synonyme
Begriffe sind: *Dysostosis Morquio*; *Morquio-
Brailsford-Krankheit*; *Osteochondrodystrophia deformans* u.a. (s. Syndrome).

Klinik. Die meisten der bekannt gewordenen
Fälle — bis 1960 insgesamt 105 (LAMY u. MARO-
TEAUX) — sind Geschwisterfälle. Eine autosomal-
recessive Vererbung dürfte vorliegen. Bei Spät-
manifestationsformen wurden auch Speiche-
rungssymptome neben den Skeletalterationen
beobachtet (ALTHOFF u. WIEDEMANN). Leitsymptom ist ein unproportionierter Minderwuchs mit kurzem Rumpf, Kyphoskoliose und
relativ langen Extremitäten. Im Zusammenhang
mit einem kurzen Hals und Abknickung in der
Beckenebene ergibt sich ein charakteristischer
Phänotypus, der sich vom 2. Lebensjahr ab
zunehmend ausbildet.

Radiologie. Die Wirbelsäule zeigt eine Kyphoskoliose mit Scheitelpunkt an der Lumbodorsal-
grenze. Die Wirbelkörper sind abgeflacht, ven-

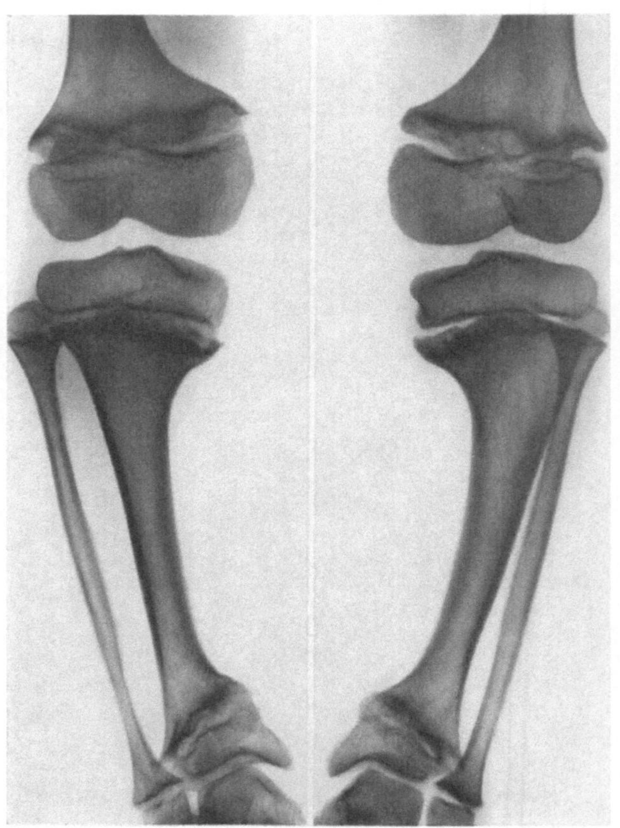

Abb. 58. *Dysplasia enchondralis metaphysaria* (1949
publizierter Fall im Alter von 10$^{1}/_{2}$ Jahren). Störung der
metaphysären enchondralen Ossifikation bei regulärer
epiphysärer Verknöcherung

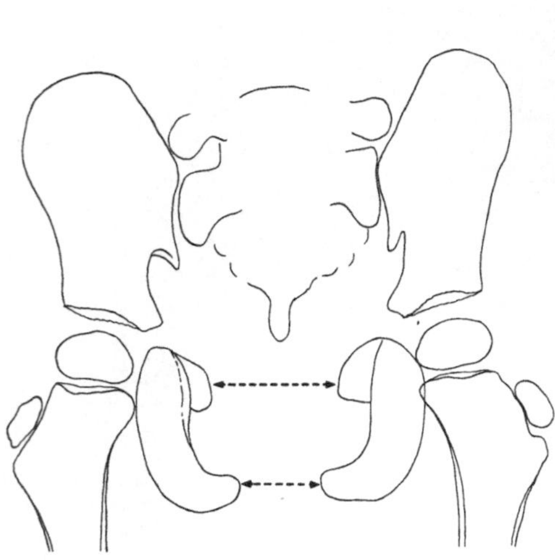

Abb. 59. Beckenskelet (Skizze) bei *Dysplasia
cleidocranialis*. Rudimentäre Anlagen der Scham-
und Sitzbeine verursachen eine breitklaffende
Lücke (◄·····►) im Beckenring. 7jähriger Junge

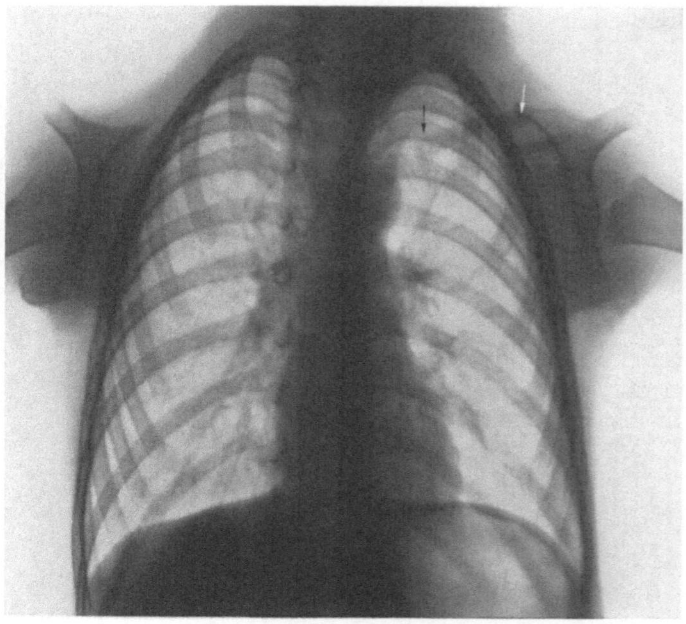

Abb. 60. *Dysplasia cleidocranialis* bei 4$^{1}/_{2}$jährigem Jungen. Rechtes Schlüsselbein fehlt, das linke ist in Form von 2 Knochen-
rudimenten (Pfeile) angelegt. Hängender Schultergürtel, schmaler
Thorax

tral meist keilförmig zugespitzt, die Deckplatten unregelmäßig (Abb. 231). Die Zwischenwirbelräume sind unregelmäßig erweitert. Bei relativ schmalen Diaphysen sind die Metaphysen verbreitert, unregelmäßig begrenzt. Uneinheitlich ist der Befall der Epiphysenkerne, wobei die proximalen Humerus- und Femurepiphysenkerne am konstantesten und stärksten betroffen sind (Abb. 239, 240). Hand- und Fußwurzelknochen weisen charakteristisch bizarre Randkonturen auf, die Zahl der Knochenelemente ist mitunter erheblich (bis 22 Handwurzelknochen!) vermehrt, ein Zustand, der phylogenetisch zuletzt bei den Reptilien beobachtet wird (Abb. 20). Das Corpus ossis ilei ist hypoplastisch. Die Patella entwickelt sich von verschiedenen Ossifikationszentren aus. Die Metacarpalia sind manchmal proximal zugespitzt.

Dyschondroosteose

Begriff. Die Dyschondroosteose ist eine mit Verkürzung der mittleren Extremitätenabschnitte und Madelungscher Deformität einhergehende Minderwuchsform auf erblich autosomal-dominanter Grundlage. Die Madelungsche Deformität (spontane Subluxation der Hand mit Bajonettabknickung) mit Minderwuchs stellt wahrscheinlich eine milde Ausprägung dieser Anomalie dar.

Klinik. Von dem 1929 (Léri u. Weil) umschriebenen Krankheitsbild waren bis 1966 42 Fälle bekannt (Spranger u. Wiedemann); 35 Fälle entfallen auf das weibliche, 7 auf das männliche Geschlecht. Das klinische Bild manifestiert sich erst im Kleinkindesalter durch Minderwuchs und die bajonettförmige Abknickung im Handgrundgelenk.

Radiologie. Die radiologischen Befunde beschränken sich, von den Auswirkungen des Minderwuchses abgesehen, auf das Hand-Unterarmskelet. Radius und Ulna weisen ein während des Wachstums zunehmendes Längendefizit auf, sind nicht selten verplumpt. Der Radius ist verkrümmt, die Verkalkungszone nach ulnar abgeschrägt, der entstehende Winkel wird vom Lunatum ausgefüllt („Subluxation des Lunatums"). Das Ulnaköpfchen ist dorsal luxiert. Verkürzungen der kurzen Röhrenknochen kommen in allen Gradausprägungen, von der isolierten Brachymetacarpie IV bis zur generalisierten Brachymetacarpie und Brachyphalangie vor. Tibia und Fibula sind verkürzt, sie können an den proximalen Metaphysen Exostosen aufweisen. Vereinzelt wurden beobachtet: Humerus varus; Coxa valga; Brachymetatarsie und Zapfenepiphysen.

Diastrophischer Zwergwuchs

Begriff. Autosomal-recessiv-erbliche, bei der Geburt manifeste Form des dysostotischen Zwergwuchses, welche neben schweren metaepiphysären Störungen des Knorpel-Knochenwachstums durch Klumpfüße, Ohrmuschelanomalien und Gaumenspalten gekennzeichnet ist.

Klinik. 1960 erstmals von Lamy u. Maroteaux als eigenständiges Krankheitsbild erkannt, lagen bis 1966 39 kasuistische Mitteilungen vor; davon entfielen 24 auf Mädchen, 15 auf Knaben. Schon die Neugeborenen weisen einen mikromelen Minderwuchs mit Klumpfüßen auf, Daumen und Großzehen sind abgespreizt. Der Daumen ist überstreckbar, die Beweglichkeit der übrigen Gelenke eingeschränkt. Fakultative Begleitsymptome sind: Gaumenspalte, Mikroretrognathie, Glossoptose, Hyperelastizität der Haut, Pterygienbildung, Ohrmuschelverformungen mit Entleerung aus cystischen Strukturen in der Neugeborenenperiode. Vom 1. Lebensjahr ab entwickelt sich eine Skoliose, die erreichbare Körpergröße liegt zwischen 110–120 cm.

Radiologie. Die langen Röhrenknochen sind verkürzt und verplumpt. Die Metaphysen sind aufgetrieben, später auch aufgehellt. Die Epiphysenkerne verknöchern verspätet, sind deformiert und oft zapfenförmig in die unregelmäßige Verkalkungszone eingestülpt. Spreizstellung der Strahlen I-III. Phalangen und Metacarpalia sind unterschiedlich lang, mit dem Wachstum zunehmend metaphysär aufgetrieben und aufgehellt, epiphysär deformiert („Halmasteine"), $C_2 - C_4$ der Halswirbelsäule können keilförmig deformiert sein, ein schwere Kyphoskoliose bildet sich während der Kindheit aus. Die platten Knochen sind kaum beteiligt, die Beckenschaufeln können niedrig sein. Kontrakturen und Luxationen sind Folgeerscheinungen der progredienten Skeletdeformitäten (Spranger u. Wiedemann).

Knorpel-Haar-Hypoplasie

Dem von McKusick (1965) beschriebenen Krankheitsbild liegt eine mangelhafte Knorpelzellproliferation im Sinne einer systematisierten enchondralen Dysplasie zugrunde, welche mit spärlichem Haarwuchs und cöliakieähnlicher Symptomatik kombiniert ist. Bei unvollständiger Penetranz wird die Krankheit autosomal-recessiv vererbt. Die Metaphysenveränderungen stehen der metaphysären enchondralen Dysostose nahe, sind jedoch leichteren Grades, der Schädel ist regelrecht konfiguriert, Becken- und Wirbelalterationen ähneln der Achondroplasie (Abb. 260).

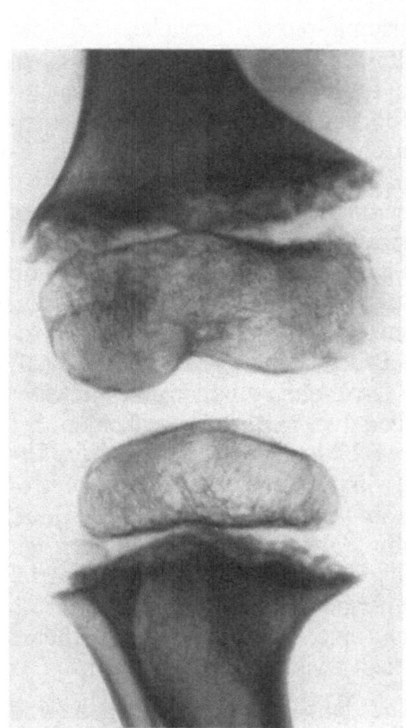

Abb. 61

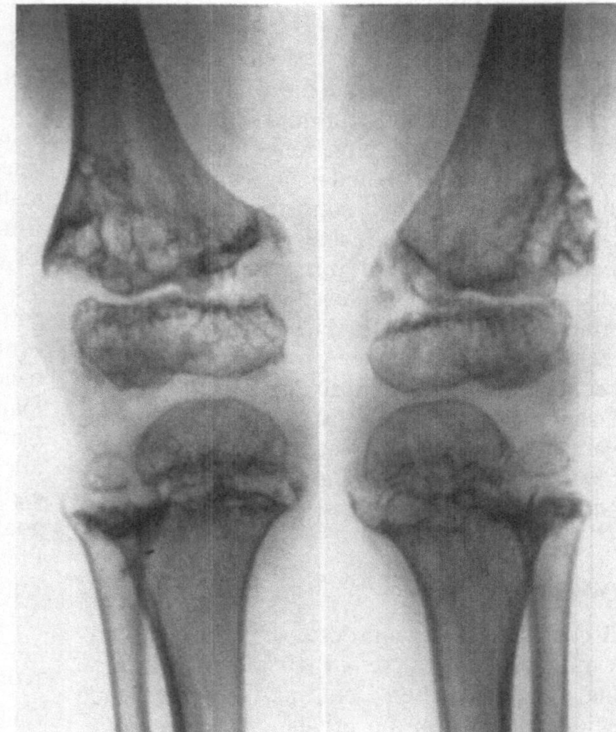

Abb. 62

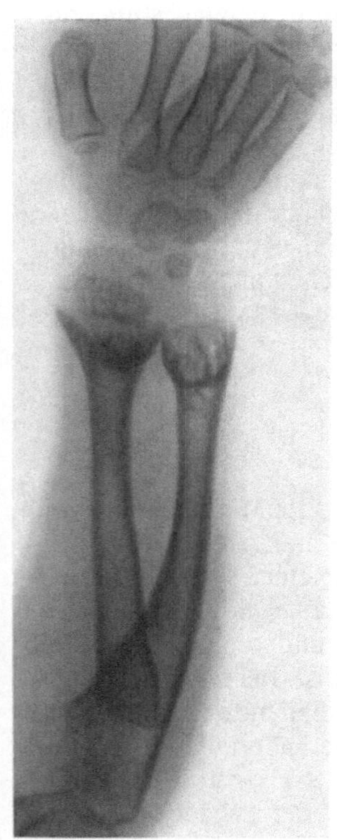

Abb. 63

Abb. 61. *Dysplasia enchondralis metaphysaria* (Typ Schmid)

Abb. 62 u. 63. *Dysplasia metaphysaria*, Typ Murk-Jansen. Tiefgreifende Knorpel-Knochen-Umwandlungsstörung an *einzelnen* Metaphysen und benachbarten Epiphysenzonen. $4^9/_{12}$ jähriger Junge. Abb. 62. Knieskelete, Abb. 63 Unterarm

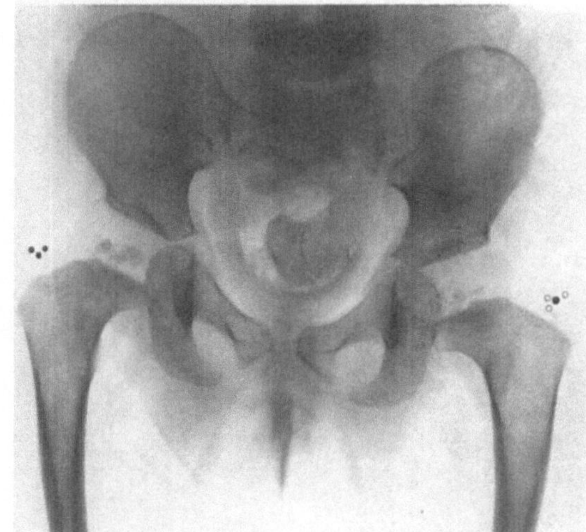

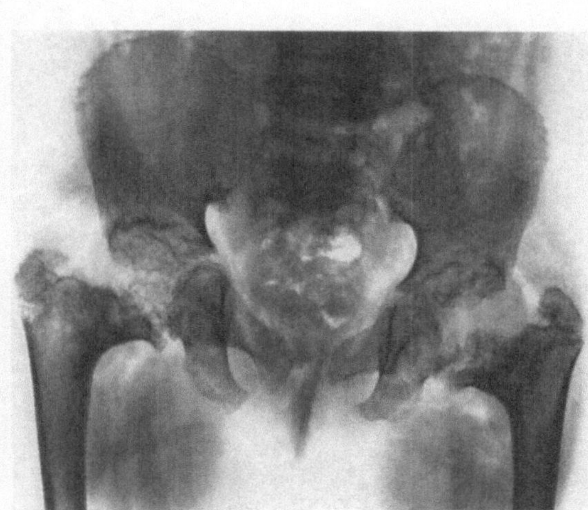

Abb. 64. *„Kretinhüfte"*; krümelig destruierte Femurkopf-
kernanlagen (o). 9jährig, ♀

Abb. 65

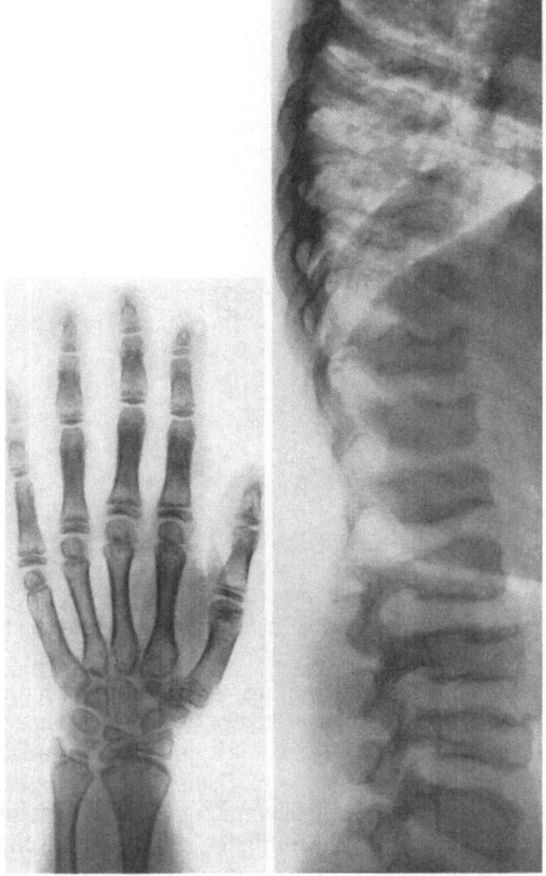

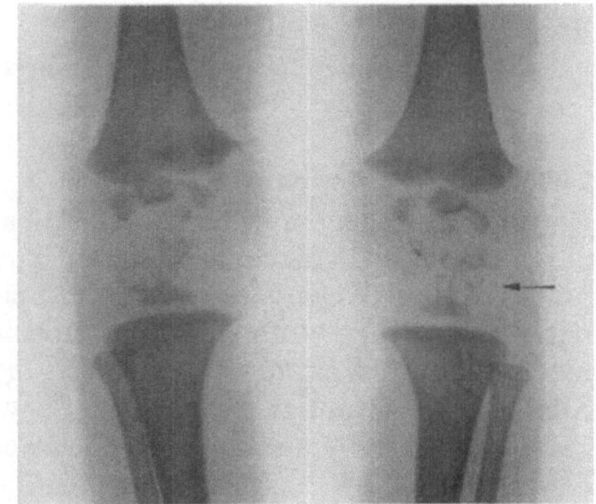

Abb. 66   Abb. 67

Abb. 65, 66, 67. *Spondyloepiphysäre Dysplasie* mit ausgedehnten metaphysären, epiphysären Veränderungen.
Hochgradige *Platyspondylie* (Abb. 67) mit Deformierung
der Deckplatten. *Akzesorischer Handwurzelkern* (Abb. 66),
Coxa vara, Destruktion des (metaphysären) Schenkelhalses und des (epiphysären) Femurkopfkernes (Abb. 65)

Abb. 68. *Chondrodysplasia calc. cong.* — unstrukturierte
Kalksalzablagerung im ruhenden Knorpel. $^{5}/_{12}$jähriger
Junge

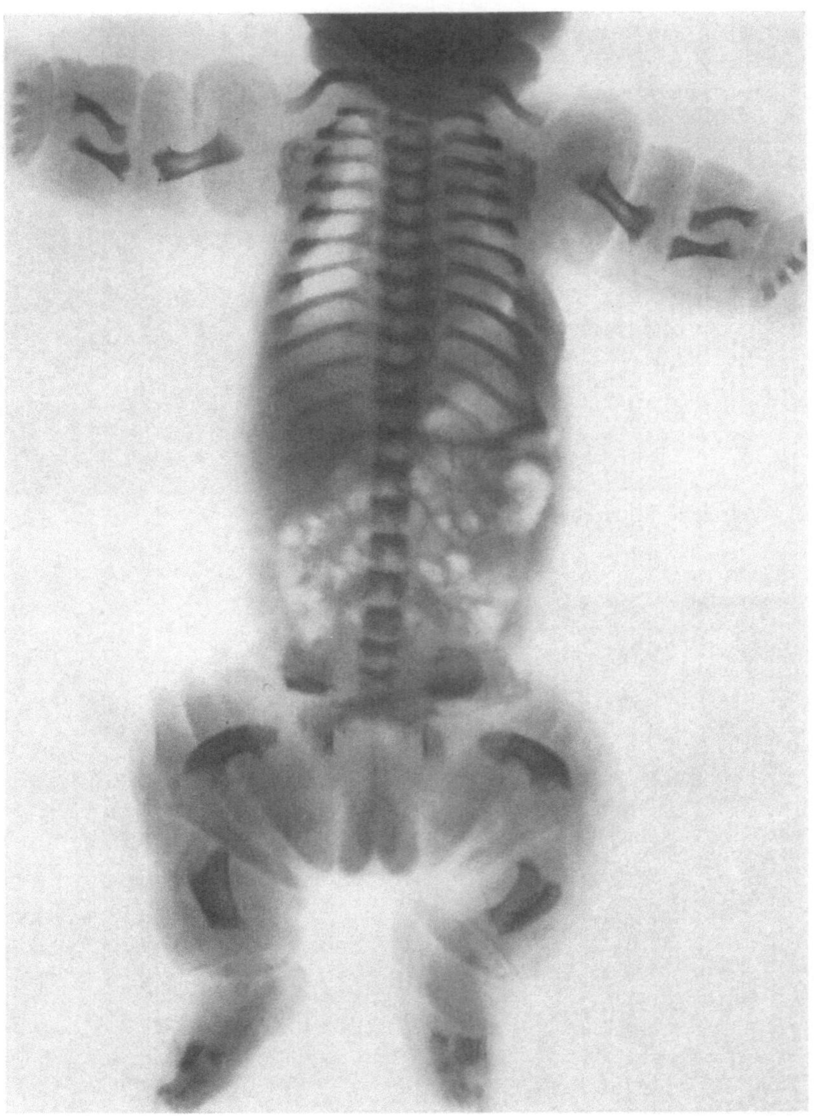

Abb. 69. *Thanatophorischer Zwergwuchs* (WEISSENBACHER) (s. Text)

Chondrodysplasia calcificans congenita

Begriff. Das seltene angeborene Skeletleiden ist durch abnorme Kalkeinlagerung in knorpelig präformierten Skeletteilen gekennzeichnet und mit verschiedenen weiteren Fehlbildungen kombiniert (s. auch Conradi-Hünermann-Syndrom).

Klinik. Die Häufigkeitsangaben schwanken zwischen 1:500000 und 5:10000. Das weibliche Geschlecht ist im Verhältnis 3:2 häufiger betroffen. Histologisch finden sich Zeichen einer Quellung und Schrumpfung mit konsekutiver Verkalkung von Knorpelzellen in den nekrobiotischen Herden. Die Fibrillen werden malacisch, sekundär kommt es zur Hypervascularisation. Die eigentliche Ursache ist ungeklärt, die Kombination mit Katarakten deutet auf eine primäre Stoffwechselstörung hin. Manifestationsalter sind die Fetal- und Säuglingszeit.

Radiologie. Leitsymptom ist die Durchsetzung von Knorpelanlagen der Epiphysen, Apophysen, Carpalia und Tarsalia mit kalkdichten, unregelmäßigen Fleckschatten (*„stippled epiphyses“*, LIGHTWOOD). Die größenmäßig kaum wahrnehmbaren, bis einige Millimeter großen amorphen Kalkherde werden — von Fall zu Fall in verschiedener Anordnung und Ausdehnung — in allen Knorpelanlagen, einschließlich Hyoid, Larynx, Trachea angetroffen, finden sich aber am massivsten in den Epiphysen der langen Röhrenknochen und im Hand- und Fußwurzelbereich (Abb. 68). Unproportionierte Verkürzungen der Röhrenknochen resultieren in

75% der Fälle. Die Kalkherde pflegen im Laufe der ersten 3 Lebensjahre allmählich an Zahl und Größe abzunehmen und schließlich zu verschwinden.

Kennzeichen der „rhizomelen Form" der Chondrodysplasia punctata sind die starke Verkürzung und metaphysäre Dysplasie der proximalen Röhrenknochen. Unter den 33 zwischen 1931 und 1971 publizierten, hierher gehörenden Fällen lassen sich folgende Röntgensymptome hervorheben: Die Rippenenden sind aufgetrieben, becherförmig gekehlt, unregelmäßig begrenzt. Die Wirbelkörper sind flach, die thorakalen und lumbalen Wirbelkörper durch eine vertikale Knorpelscheibe in einen ventralen und dorsalen Anteil geteilt. Trapezartige Beckenschaufeln und spritzerartige Verkalkungen finden sich an verschiedenen Stellen des Beckenskeletes. Humerus und Femur sind stärker verkürzt als die übrigen Röhrenknochen. Hand- und Fußwurzelkernanlagen sind von Kalkspritzern durchsetzt. Die Nasenwurzel ist eingezogen (SPRANGER, BIDDER u. VOELZ).

Thanatophorischer Zwergwuchs. Der thanatophorische Zwergwuchs (LANGER, SPRANGER, GREINACHER u. HERDMAN) ist ein kurzgliedriger, mit dem Leben nur kurzfristig vereinbarer Zwergwuchs. Die Veränderungen am Skelet sind radiologisch schon in utero faßbar. Hydramnion ist gewöhnlich vorhanden, die Mütter geben oft Bewegungsarmut des Kindes in utero an. Bei der Geburt fällt die Fehlproportionierung von Rumpf und Extremitäten auf: Die Extremitäten sind auffallend kurz, der Rumpf fast normal lang, der Kopf relativ groß (Abb. 69). Die Körperlänge liegt zwischen 36 und 47 cm. Der Thorax ist schmal, Respirationsstörungen lagen bei allen Lebendgeborenen vor. Die Fontanellen sind oft weit, die Stirnpartie ist ausladend. Die Augen können prominent sein. Zahlreiche Hautfalten werden gefunden. Die Säuglinge sind hypoton, die primitiven Reflexe fehlen. Der Tod tritt gewöhnlich Stunden oder Tage nach der Geburt ein, die längste bekannte Überlebenszeit betrug 25 Tage. Tachypnoe und Cyanose nehmen zu. Radiologisch finden sich generalisierte Knochenveränderungen. Die Wirbelkörper sind flach und unterschiedlich schmal. Dem ausladenden Gehirnschädel steht ein schmaler Gesichtsschädel gegenüber. Kurze Rippen formen einen in allen Dimensionen schmalen Thorax. Die langen Röhrenknochen sind kurz und relativ breit.

Dysostosis multiplex

Begriff. Die Dysostosis multiplex oder Pfaundler-Hurlersche Krankheit ist ein Sammelbegriff für eine Reihe von Krankheitseinheiten, in deren Mittelpunkt ein Speicherungsvorgang steht; in unterschiedlichem Ausmaß sind alle bindege-

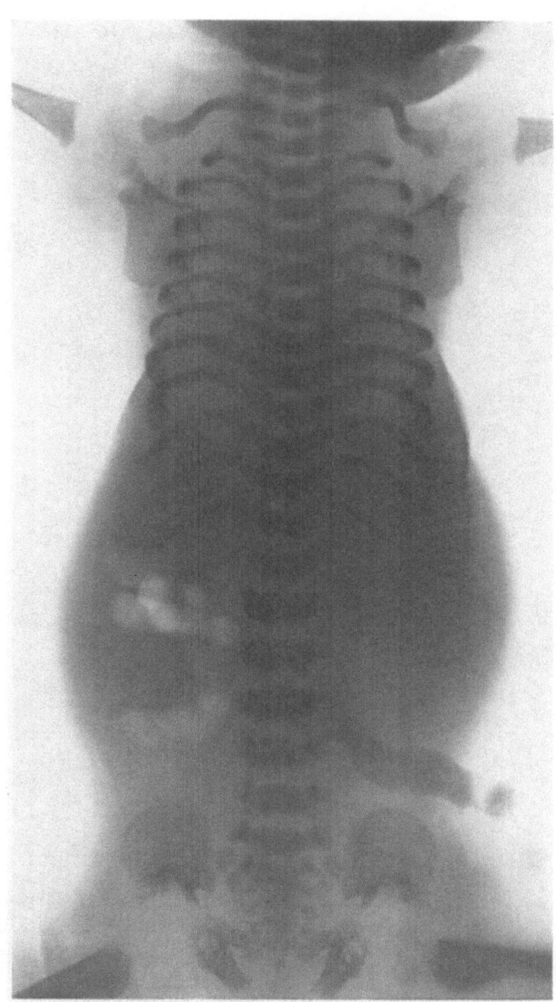

Abb. 70. *Asphyxierende Thoraxdystrophie* (WEISSENBACHER)

webigen Organe, einschließlich des Skeletes, und das Zentralnervensystem betroffen. Gemeinsame Ursache ist eine Störung im *Mucopolysaccharidstoffwechsel*. Die Krankheitsgruppe wird heute in 8 nosologische Typen unterteilt (s. S. 59, Tabelle 10). (SCHUSTER u. SPRANGER; LACKNER.)

Synonyma. *Chondroosteodystrophie; Hunter-Hurler-Syndrom; Gargoylismus; familiärer dysostotischer Zwergwuchs;*

Der von HÄSSLER stammende Ausdruck *„dysostotische Idiotie"* wird kaum mehr gebraucht.

Klinik. Das klinische Bild der Dysostosis multiplex wird geprägt durch einen unproportionierten Minder- bis Zwergwuchs bei relativ großem Kopf und einer Physiognomie, die an gotische Wasserspeier erinnert. Die Schultern sind hochgezogen und relativ breit, der Thorax stark gewölbt, eine fehlende Lendenlordose oder Kyphose im oberen Lendenbereich geben dem gesamten Stamm ein gedrungenes Bild. Die Extre-

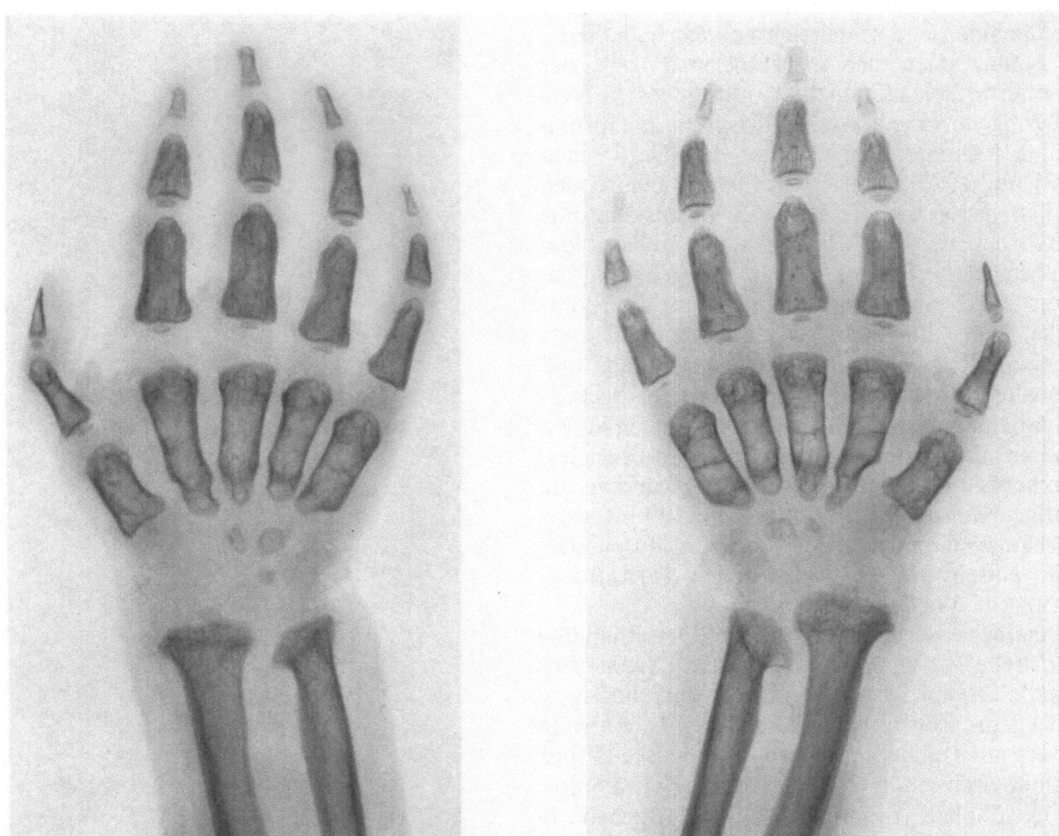

Abb. 71. *Dysostosis multiplex* (= *Dysplasia metaphysaria et epiphysaria*) im Rahmen einer *Mucopolysaccharidose* vom Typ *Pfaundler-Hurler*. Unregelmäßige, in der Entwicklung verzögerte Carpalia; tatzenförmige Finger mit „zuckerhutförmigen" Phalangen. Brachycarpie. 5jähr. Mädchen. *Kamptodaktylie.*

mitäten sind kurz und plump, die Finger bisweilen klobig (Abb. 71) und verkrümmt (Kamptodaktylie). Die Intelligenz ist unterschiedlich beeinträchtigt, da neben schweren Oligophrenien auch normale Intelligenz (bei Typ V Scheie) gefunden wird. Hornhauttrübung, Makroglossie, derbes strohiges Haar, Verdickung der Haut und Infektionsabwehrschwäche, Antriebsarmut, verzögerte Sauberkeitsentwicklung, ängstlicher bis leidender Gesichtsausdruck und Anhänglichkeit an bestimmte Personen sind weitere wichtige Hinweissymptome. Ein Nachweis vermehrter Ausscheidung vom Chondroitinsulfat B und/oder Heparitinsulfat (bzw. Keratosulfat beim Typ IV) ist für die typologische Zuordnung von Bedeutung. Histochemisch können bei Typ I und Typ II glykogen- und glykolipoidspeichernde Zellen im Zentralnervensystem, der Leber und anderen Organen gefunden werden.

Radiologie. Da das Manifestationsalter der verschiedenen Typen unterschiedlich ist, sind die Röntgenbefunde in den ersten Lebensmonaten wenig charakteristisch. Erst im 2. Lebenshalbjahr und im Kleinkindesalter prägen sich die radiologischen Veränderungen deutlicher aus.

Dazu gehören: makrocephaler, frontal ausladender, in der Sagittallinie kammartig vorgewölbter Schädel mit verdickter Kalotte, vorzeitig geschlossener Lambdanaht und vergrößerter Sella; Clavicula und Schulterblatt pflegen kurz und plump zu sein, die Rippen sind vertebral schmal und verbreitern sich nach ventral zunehmend, so daß sie Keulen- oder Ruderblattform annehmen. Die Wirbelkörper zeigen im Halswirbelbereich einigermaßen normale Formen, sind dagegen im Brustbereich abgeflacht und zeigen im oberen Lendenbereich keilförmige oder „angelhakenförmige" Deformierungen. Am stärksten betroffen pflegen der 2. und 3. Lendenwirbelkörper zu sein, in deren Höhe die Dorsalkyphose ihren Scheitelpunkt hat. Das Pfannendach im Hüftgelenk ist verformt, ebenso die Beckenschaufeln (Abb. 237), gewöhnlich findet sich eine Coxa valga-Stellung. Die Extremitätenknochen sind relativ kurz, im Diaphysenbereich kontrastreich und oft verformt. Die Metaphysen können pilzförmig aufgetrieben sein, die Verkalkungszone ist unregelmäßig und oft aufgelockert (Abb. 71). In unterschiedlichem Ausmaß finden sich Form- und Strukturveränderungen der Epiphy-

Tabelle 10. Die Mucopolysaccharidosen (Einteilung McKusick)

Typ	Bezeichnung	Erb-gang	Symptomatik	Mucopoly-saccharide im Harn
I	Dysostosis multiplex; v. Pfaundler-Hurlersche Krankheit	A R	hochgradiger Zwergwuchs; schwerer Skeletbefall; intellektueller Abbau, z.T. Idiotie; Hepatosplenomegalie; starke Hornhauttrübungen	Dermatansulfat und Heparansulfat
II	Huntersche Krankheit	X R	weniger ausgeprägte Skeletveränderungen und Demenz; keine Hornhauttrübungen; Hepatosplenomegalie	wie I, doch quantitativ geringer
III	Oligophrenia poly-dystrophica; Sanfilippo-Typ	A R	mäßige Knochenveränderungen; Hepato (nicht Spleno-)megalie; schwere Demenz; keine Hornhauttrübungen	Heparansulfat
IV	Morquio-Brailsford-Syndrom	A R	Dysproportionierter Zwergwuchs infolge Brachyrhachie (Platyspondylie); selten geringe Hepatosplenomegalie; feine Hornhaut-trübungen; normale geistige Entwicklung	Keratansulfat, Chondroitin-6-Sulfat
V	Ullrich-Scheiesche Krankheit	A R	mäßige Skeletveränderungen und Hepatosplenomegalie; dichte Hornhaut-trübungen; normale geistige Entwicklung	Dermatansulfat, Heparansulfat
VI	Maroteaux-Lamy-Syndrom	A R	hochgradiger Zwergwuchs mit chondrodystrophieartigen Proportionen und (u.U.) morquioartige WS-Veränderungen; Hepatosplenomegalie; Hornhauttrübungen; normale Intelligenz	Dermatansulfat
VII	Chondroitin-IV-Sulfat-Mucopolysaccharidose (Philippart)			
VIII	Hyaluronsäure-Mucopolysaccharidose (Suschke u. Kunze, 1971)			

senkerne und der Carpalia, wobei letztere und der Femurkopfkern am stärksten betroffen sind. Als charakteristisch wird die sogenannte Zuckerhut-form der Phalangen angegeben, wobei die Ver-änderungen allerdings an den Metacarpalia am deutlichsten sind. Damit wird eine Verjün-gung der Metacarpalia nach proximal und der Phalangen nach distal beschrieben. Weit wichti-ger als diese erst später deutlicher werdende Formveränderung ist jedoch die Strukturver-änderung, die sich in den Metaphysen, den Knochenkernen und den Phalangen darstellt. Hier findet man eine grobmaschige, aufgelocker-te, unregelmäßige Spongiosastruktur (Abb. 71, 237); s.a. Tabelle 10.

Strukturstörungen

Störungen der Knochenbildung

Knochen ist ein spezialisiertes, calcifiziertes Bindegewebsderivat, dessen Architektonik funk-tionell bestimmt wird; er baut sich aus Zellen (Osteocyten) und einem lacunären Maschenwerk (Canaliculi) auf. Die organische Grundsubstanz (30−40%) besteht überwiegend aus Kollagen (90−95%) und Sulfat-Mucopolysacchariden. Die Mineralsalze (60−70%) bilden ein homöo-statisches Reservoir für Calcium-, Phosphor-und Citrationen und werden bei der Ossifikation zu Hydroxylapatit formiert.

Der Ossifikationsprozeß (Osteogenese) ist eine aktive Zelleistung von dafür spezialisierten Bindegewebszellen, den *Osteoblasten*, welche pluripotenten Bindegewebszellen entstammen. Der Initialvorgang ist in einer Kristallkernbil-dung entlang der Kollagenfasern zu sehen. Dafür ist das Vorhandensein mehrerer biochemischer Substanzen, vor allem ATP, Mucopolysaccha-riden, Phosphor und Calcium Voraussetzung (Hall). Die von den Osteoblasten gebildeten Kollagenfasern stellen ein Aggregat von Unter-einheiten, dem Tropokollagen, dar. Jedes Tropo-kollagenmolekül besteht aus drei Peptidketten; die ascorbinsäureabhängige Hydroxylation des Prolins findet statt, wenn Prolin mit einem Nucleotid oder mit löslicher RNS in Verbindung kommt. Das Fibrillenwachstum beruht auf einem Prozeß der Kristallisation.

Vom Augenblick der Mineralsalzablagerung ab gleichen sich die Ossifikationsabläufe, gleich-gültig, ob sie bis dahin enchondral oder desmal abgelaufen sind. Chondroblasten und Osteo-blasten synthetisieren beide Kollagen und eine calcifikable Matrix. Gemeinsamkeiten und Un-

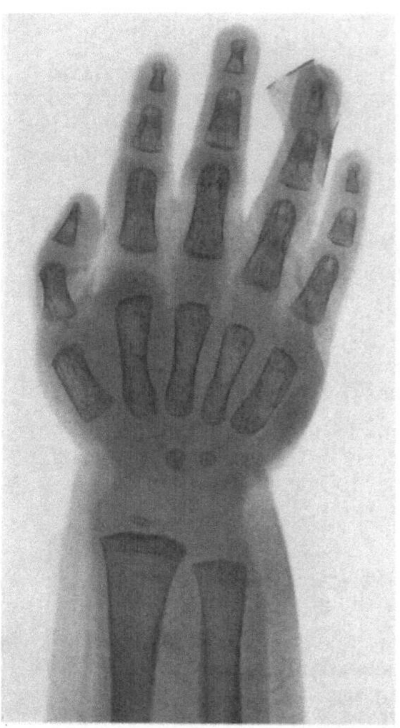

Abb. 72. Charakteristische *Osteoporose* bei nutritiven Allgemeinstörungen im Kleinkindesalter; dünne Corticalis, weitmaschige Spongiosa mit dünnen, unregelmäßigen Bälkchen, allgemeine Mineralarmut. Kleine Knochenkerne. 1¹/₂jähriger Junge mit intestinalem Infantilismus bei *Stärkeintoleranz* (Logetronic-Kopie)

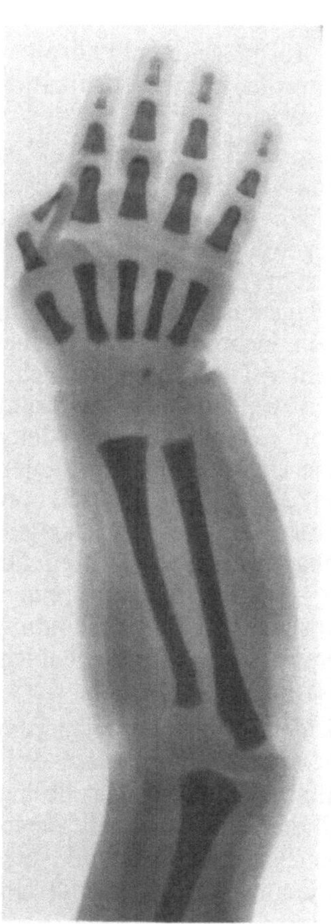

terschiede sind nicht voll aufgeklärt. Zur Bildung der definitiven Knochenstruktur sind Osteoblasten essentiell, Chondroblasten bewerkstelligen dagegen einen nicht essentiellen Schritt. Es spricht viel dafür, daß die Osteoblasten von den Capillaren der frisch einsprossenden Gefäße abstammen (TRUETA).

Die osteoblastengesteuerte Knochenbildung geht von drei verschiedenen Zonen aus, dem metaphysennahen Raum der *primären Spongiosa*, der Innenfläche der Corticalis *(endostal)* und der Außenfläche der Corticalis *(periostal)*. Störungen, die im Stadium der Osteogenese, d. h. der osteoblastenabhängigen Bildung des Knochens stattfinden, führen naturgemäß weniger tiefgreifend oder überhaupt nicht zu Formanomalien des Skeletes, sondern wirken sich vorwiegend in Strukturveränderungen aus, welche ihrerseits sekundär die Form beeinflussen können.

Die Fehlentwicklung kann sich auswirken in Richtung einer fehlerhaften endostalen, periostalen und desmalen Skeletstrukturdysplasie. Die umfassendste Fehlentwicklung der Osteogenese liegt bei der Osteogenesis imperfecta, Typ Vrolik (Abb. 80–83), vor. Bei regelrecht vorgebildetem Knorpel- und Bindegewebsmodell ist hierbei die Umwandlung in Knochen in der Osteoblastenphase gestört, funktionelle Minderwertigkeit und sekundäre Verformung (durch Frakturen und Infraktionen) sind die Folge.

Kommt es zu einem Mißverhältnis zwischen Mineralsalzablagerung und -resorption also im Osteoblasten/Osteoclastenwechselspiel, so entsteht als pathologische Variante eine *Osteoporose* oder eine *Osteopetrose* (Abb. 74). Bei der Osteoporose, die extremerweise in eine Osteomalacie übergehen kann, ist die Mineralsalzablagerung vermindert, bei der Osteopetrose oder -sklerose (Abb. 73, 74, 143) dagegen vermehrt. Bleibt die Hydroxylapatitkristallisation aus, bleiben die Bindegewebsfasern und Kollagenfibrillen unmineralisiert, entsteht eine *Fibrose*.

Marmorknochenkrankheit

Begriff: Die Marmorknochenkrankheit ist eine erbliche Ossifikationsstörung, die zu einer progredienten Sklerosierung der Röhrenknochen und platten Knochen führt und mit Minderwuchs, Anämie, erhöhter Frakturneigung und Hepatosplenomegalie vergesellschaftet ist.

Synonyma: *Osteosclerosis marmorea diffusa* (ALBERS-SCHÖNBERG, 1907); *Osteosclerosis fragilis generalisata; Marble bones; Osteopetrosis*;

Abb. 73. *Physiologische Sklerose* der Markräume beim Neugeborenen (2. Lebenstag). Die schmalen Markräume zeichnen sich am deutlichsten an den Metacarpalia ab. Prämature Knochenkernanlage des Hamatum

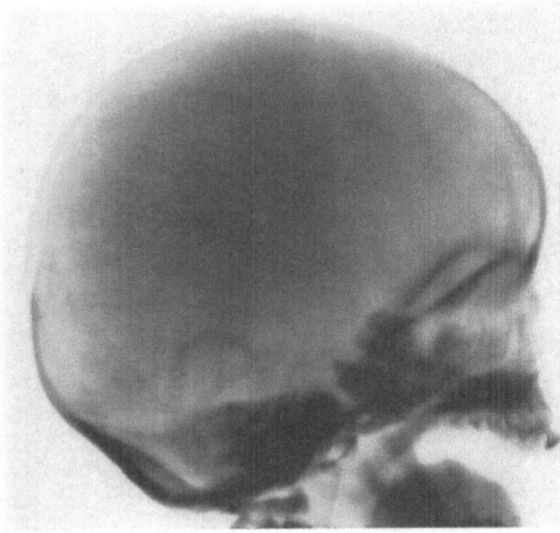

a

b

Abb. 74a u. b. *Marmorknochenkrankheit (Osteopetrose)*. Jenseits der Metaphysen Beginn der Sklerosierung, welche nur die enchondrale Ossifikation (a), nicht dagegen die desmale (b) des Schädeldaches betrifft. $^3/_{12}$ jähriger Junge

Albers-Schönbergsche Krankheit; Morbus Albers-Schönberg.

Klinik: Der Erbmodus der Marmorknochenkrankheit ist noch nicht genau bekannt, familiäre Häufung wird in etwa der Hälfte der Fälle nachgewiesen. Klinisch zeigt das Krankheitsbild vielfältige Varianten, die zu Unterteilungsversuchen geführt haben. Die Osteosklerose setzt in den meisten Fällen schon vor der Geburt ein, so daß die ersten klinischen Symptome bereits im 1. Lebensjahr sichtbar werden. Die Osteosklerose beginnt an den Metaphysen und führt dadurch zu einer Verminderung des Längenwachstums, während gleichzeitig der Kopfumfang relativ stark ansteigt und die Stirnpartien ausladend sind. Flache Nasenwurzel und Hypertelorismus entwickeln sich nur langsam. Die Anämie ist ein

	Allgemeine Osteodysplasie	Osteoporose	Osteopetrose, -sklerose	Osteofibrose
Camurati-Engelmann-Syndrom			■	
Craniometaph.-Dysplasie (Pyle)			■	
Hypercalcämie			■	
hyperphosphatämische Rachitis		▨	■	
Hyperphosphatasie	▨		■	
Hypophosphatasie		■	▨	
hypophosphatämische „Rachitis"		■	▨	
Osteogenis imperfecta	■	▨	▨	▨
Osteoid-Osteom			■	
Osteomalacie		■		
Osteoporose, idiopathische		■		
Osteopetrose (Marmorknochenkr.)			■	
Osteopsathyrose	▨			
Phosphorsklerose			■	
polyostotische fibbrös. Dysplasie			▨	■
Rachitis		■		
renale Rachitis		■		
Retikulosen, Osteomyelo-		■		■
Retikulosen, Speicher		■	▨	
Skoliosklerose der Tibia			■	
Skorbut		▨	▨	▨
Infantile corticale Hyperostose			■	

Abb. 75. Übersicht über die wichtigsten *osteoblastenabhängigen Aberrationen der Knochenbildung*

Tabelle 11. Syndrome, die mit Strukturveränderungen und Ossifikationsvarianten einhergehen (Einzelheiten s. im alphabetischen Syndromenverzeichnis)

Ainhum-Syndrom	Dystrophie-Syndrom	Marie-Bamberger-Syndrom
Akroosteolyse-Syndrom	Dzierzynsky-Syndrom	Müller-Weiss-Syndrom
Albright-Syndrom	Engel-v. Recklinghausen-Syndrom	Pyle-Syndrom
Bakwin-Eiger-Syndrom	Fairbank-Syndrom	Ribbing-Syndrom
Berardinelli-Syndrom	Fanconi-Schlesinger-Syndrom	Riley-Schwachmann-Syndrom
Bergstrand-Syndrom	Folsäuremangel-Syndrom	Roy-Syndrom
Blegvad-Haxthausen-Syndrom	Forestier-Syndrom	Salvioli-Syndrom
Brugsch-Syndrom	Gorham-Syndrom	Spiva-Syndrom
van Buchem-Syndrom	Gottron-Syndrom	Sudeck-Syndrom
Buschke-Ollendorf-Syndrom	Hand-Fuß-Syndrom	Touraine-Solente-Golé-Syndrom
Caffey-Silvermann-Syndrom	van der Hoeve-Syndrom	Troell-Junet-Syndrom
Camurati-Engelmann-Syndrom	Haglund-Syndrom	Uehlinger-Syndrom
Capdedont-Syndrom	Koszewski-Syndrom	Vaughan-Syndrom
Cockayne-Syndrom	Léri-Syndrom (I)	Werner-Syndrom
Cushing-Syndrom	Léri-Syndrom (II)	
Deutschländer-Syndrom	Lobstein-Syndrom	

obligates Symptom, Milz- und Lebervergrößerungen treten später hinzu. Die erhöht eingelagerten Kalksalze zeigen keine Differenz gegenüber den normalen Knochen, aber die Relation der anorganischen und organischen Knochenanteile ist zugunsten der anorganischen verschoben; dadurch verliert das Skelet an Elastizität und ist erhöht bruchanfällig. Die Bindung großer Calciummengen im Knochen kann auf der anderen Seite zu einer Hypocalcämie im Serum führen.

Radiologie: Die Röntgensymptomatik ist gekennzeichnet durch symmetrische, generalisierte Verdichtungen des Skeletes, die in der Regel von den metaphysären Partien ausgehen. Sie sind aber auch an der Schädelbasis und der Wirbelsäule sehr deutlich und führen im Laufe der Entwicklung zu einer Verformung der betroffenen Skeletabschnitte. Betroffen können fast alle desmalen und enchondralen Skeletabschnitte sein, relativ ausgespart bleiben Mandibula und Beckenschaufeln. An den Übergangszonen zwischen den eburnisierten Metaphysen und den Diaphysen findet man bisweilen einen schichtförmigen Aufbau, im Zentrum der Osteosklerose ist die Strukturverdichtung homogen kalkdicht.

Die sog. benignen Formen zeichnen sich durch ein späteres Manifestationsalter, eine geringere Progredienz und eine geringere klinische Symptomatik aus.

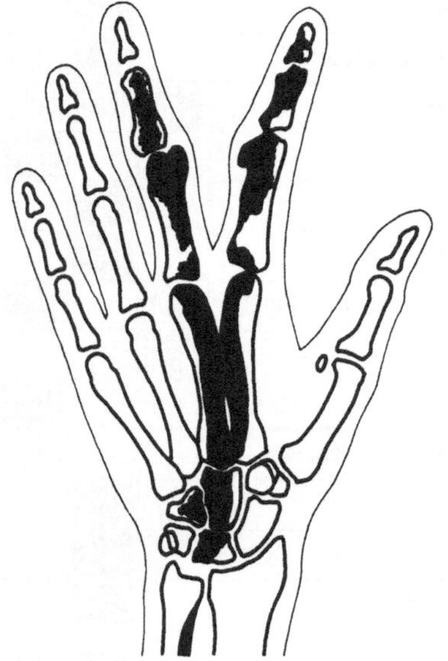

Abb. 76. *Melorheostose*; *S*kizzierung des achsialen Verlaufes der Sklerosierung

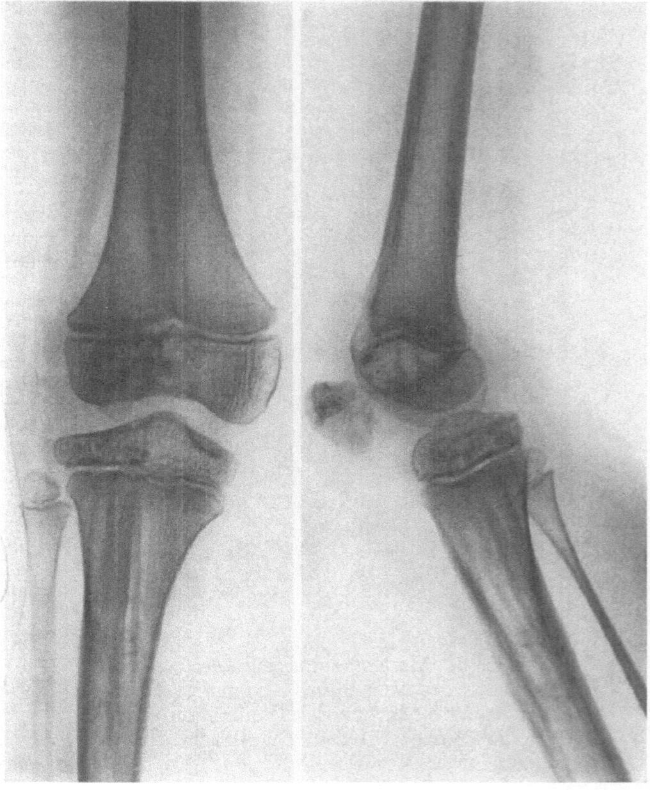

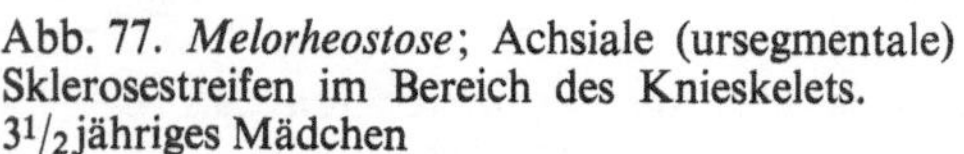

Abb. 77. *Melorheostose*; Achsiale (ursegmentale) Sklerosestreifen im Bereich des Knieskelets. 3¹/₂jähriges Mädchen

Melorheostose

Begriff. Die Melorheostose ist eine monomele, halbseitige oder auf einen Quadranten beschränkte, axial verlaufende bandförmige Osteosklerose.

Synonyma. *Osteosis eburnisans monomelica* (PUTTI); *Osteopathia hyperostotica congenita membri unius* (ZIMMER); *monomelic flowing hyperostosis* (KRAFT); *Rhizomonomelorheostose* (WIDMANN u. STECHER); *Leri-Joanny-Syndrom* (s.a. dort).

Klinik. Von den etwas über 100 bisher mitgeteilten Fällen entfällt 1/3 auf die ersten 20 Lebensjahre. Das früheste bekannte Manifestationsalter ist das 4. Lebensjahr. Krankheitssymptome gibt es kaum in den Frühstadien der Skeletveränderung, später können Längendifferenzen der

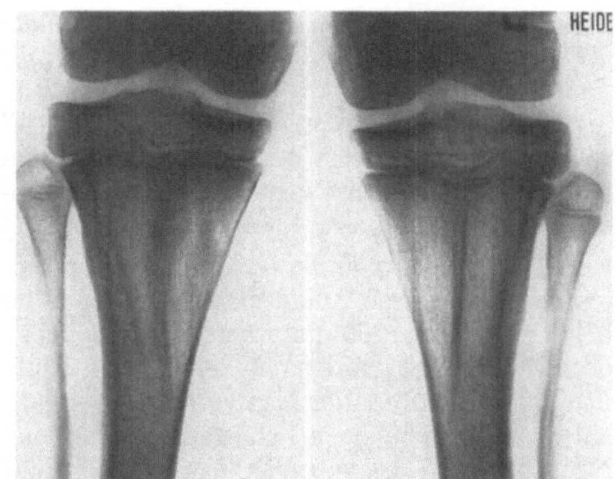

Abb. 78. *Osteopathia striata*. Unregelmäßige streifige, in der Achse verlaufende, aber funktionellen Richtungsänderungen unterliegende Sklerosebänder

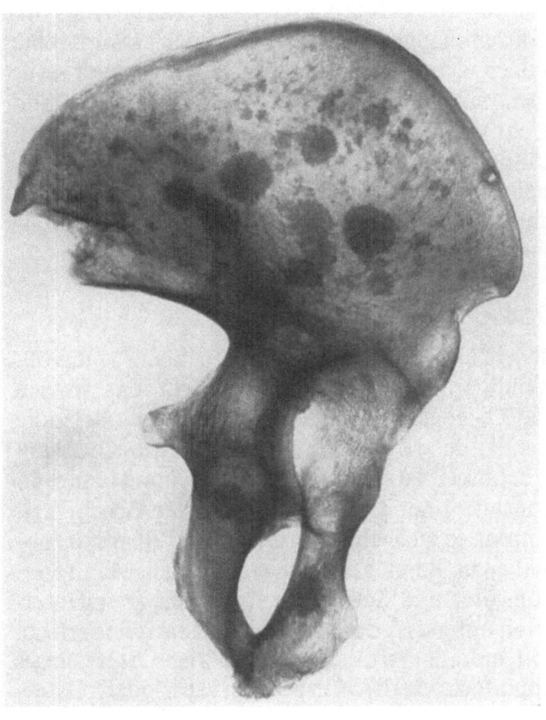

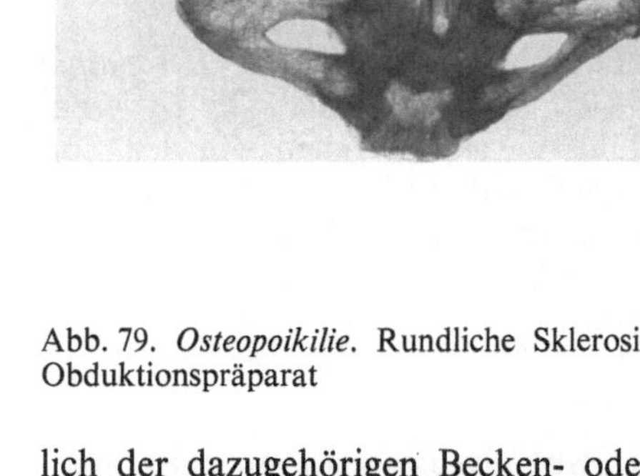

Abb. 79. *Osteopoikilie*. Rundliche Sklerosierungen. Obduktionspräparat

Extremitäten und Hautveränderungen (Sclerodermie) auf das Leiden aufmerksam machen.

Radiologie. Der Röntgenbefund ist charakteristisch und für sich beweisend. In axialer Richtung verlaufen sklerotische Bänder durch die Knochen einer Extremität, durchziehen die Diaphysen, Epiphysen und sind streng segmental begrenzt. Dadurch ist nicht die ganze Breite der Knochen betroffen, sondern nur einzelne Abschnitte. Die Segmente können entweder randständig liegen (Abb. 77) oder median (Abb. 76, 252). Die Anordnung spricht für eine bereits ursegmental festgelegte Ossifikationsanomalie. Bei den meisten Beobachtungen war eine Extremität einschließlich der dazugehörigen Becken- oder Schulterknochen betroffen, es sind aber auch mehrere Fälle bekanntgeworden (HANSEN), bei welchen sich die Osteosklerose nicht nur auf eine Extremität beschränkte. Beteiligung des Schädelskeletes, der Wirbelsäule und der Rippen sind selten, kommen aber vor.

Osteopoikilie

Begriff: Die Osteopoikilie ist eine angeborene polyostotische, punktförmig in rundlichen Arealen oder streifigen Verdichtungsherden auftretende symmetrische Ossifikationsanomalie.

Synonyma: *Osteopathia condensans disseminata* (WACHTEL); *spotted bones* (NEWCOMET); *multiple Enostosen* (V. BRÜCKE); *Osteosclerosis disseminata familiaris* (BUSCH). Der Krankheitsbegriff soll die fleckige Form der Osteosklerose zum Ausdruck bringen und geht auf ALBERS-SCHÖNBERG (1915) zurück.

Klinik: Die Osteopoikilie ist klinisch symptomlos und wird durch Zufall entdeckt. Die bisher bekannten etwa 250 publizierten Fälle geben deshalb über die Häufigkeit keinen Aufschluß. Das Manifestationsalter liegt vom 4. Lebensjahr aufwärts, Einzelfälle im Fetalstadium und beim Neugeborenen (HEILBRON; KEYSER) sind bekanntgeworden. Ein autosomal-dominanter Erbmodus wird angenommen, Häufungen in Familien wurden verschiedentlich publiziert. Die osteosklerotischen Herde sitzen in den subcorticalen Spongiosaabschnitten, von der Herdperipherie aus strahlen verdickte Spongiosabälkchen in die normale Spongiosastruktur ein.

Radiologie: Je nach Charakter der Osteosklerosebezirke wird eine *fleckige Form* (Abb. 79), eine seltenere *streifige Form* und eine *Mischform* aus fleckigen und streifigen Skleroseherden unterschieden. Die rundlichen, 2–8 mm durchmessenden Sklerosebezirke finden sich vorwiegend in den Beckenschaufeln (Abb. 251), in den langen und kurzen Röhrenknochen, in den Carpalia und Tarsalia und in der Scapula. Weniger betroffen werden, ähnlich wie bei der Melorheostose, Wirbelsäule und Rippen. Innerhalb der Röhrenknochen sind die meta- und epiphysären Knochenpartien stärker befallen.

Die streifige Form wird auch als *Osteopathia striata* (Abb. 78, 253) bezeichnet. Die 1–3 mm breiten Verdichtungslinien gehen von den Epiphysenlinien aus und verlieren sich im Bereich der Diaphysenmitte. In der Beckenschaufel ergeben sich dabei fächerförmige Anordnungen der Sklerose-Striae.

Pyknodysostose

Begriff: Die Pyknodysostose ist ein autosomalrecessives Erbleiden mit Osteosklerose, craniophalangealer Dysplasie und Minderwuchs. Die Erstbeschreibung geht auf MAROTEAUX u. LAMY (1962) zurück.

Klinik. Die Pathogenese des Leidens ist bislang nicht bekannt. Das Manifestationsalter ist verschieden. Dem äußeren Aspekt nach fallen die betroffenen Kinder durch einen disproportionierten Minderwuchs mit relativ großem Kopf, normaler Rumpflänge und kurzen Extremitäten auf. Stirn und Parietalhöcker sind ausladend, die große Fontanelle bleibt lange offen. Der Unterkieferwinkel ist flach, es besteht eine Hypognathie, die Dentition kann verzögert sein, Stellungsanomalie und Cariesanfälligkeit der Zähne begleiten die Kieferdysplasie. Finger- und Zehenendglieder sind graduell verschieden deformiert, die Nägel können dystrophisch sein. Die Aufmerksamkeit des Leidens wird durch die Frakturen erweckt, die vor allem an den Metatarsalia, Schlüsselbeinen und am Unterkiefer gefunden werden.

Radiologie: Im Gegensatz zur Marmorknochenkrankheit ist die generalisierte Osteosklerose bei der Pyknodysostose schwächer ausgeprägt, Schädelnähte und Fontanellen bleiben längere Zeit weit und sind mitunter selbst beim Erwachsenen noch offen. Der hypoplastische Unterkiefer verläuft fast gestreckt, auch die Schlüsselbeine können hypoplastisch sein. In den Deckplatten der Wirbelkörper findet man ebenso wie in den Metaphysen und Diaphysen der Röhrenknochen eine mäßige, noch transparente Sklerose, in welcher man die Knochenstruktur eben noch ahnen kann. Die Metaphysen sind leicht aufgetrieben. Die kurzen Handknochen können graduell unterschiedlich verkürzt sein, wobei am stärksten die Endphalangen betroffen sind (Brachytelephalangie). Der Ossifikationsabschluß ist normal.

Osteogenesis imperfecta

Begriff: Die wörtliche Übersetzung „unvollständige Knochenbildung" drückt das Wesen der Osteogenesis imperfecta nur unvollständig aus, da das Leitsymptom eine erhöhte Knochenbrüchigkeit ist. In Abhängigkeit vom Manifestationsalter, der Gradausprägung der Brüchigkeit kommt es zu Deformierungen und Strukturanomalien im Bereich des Skeletes. Je nach Manifestationsalter und Schweregrad werden zwei Unterarten unterschieden: Die Osteogenesis imperfecta congenita (Typ VROLIK) und die Osteogenesis imperfecta tarda (Typ LOBSTEIN oder Osteopsathyrosis). Die Trennung dieser beiden Typen ist willkürlich, da beide Formen in einer Sippe vorkommen können und der pathologische Grundprozeß identisch ist.

Dem Leiden liegt eine gestörte Osteoblastenfunktion zugrunde, in deren Gefolge die Bildung der organischen Knochenmatrix und der sekundären Spongiosa gestört sind. Ursächlich handelt es sich wahrscheinlich um einen Enzymdefekt, der die Ausreifung eines normalen Kollagens verhindert, so daß ein metachromatisches, basophiles Material entsteht, das eher den Kriterien eines Reticulums als den Kennzeichen des Kollagens gerecht wird (FOLLIS). In den Metaphysen wird der Knorpel zwar verkalkt, es entsteht aber kein echtes Knochengewebe, sondern

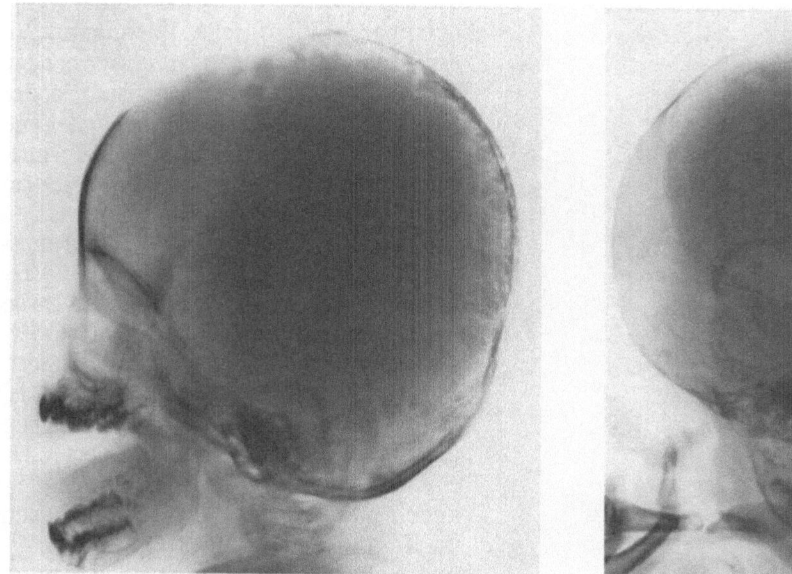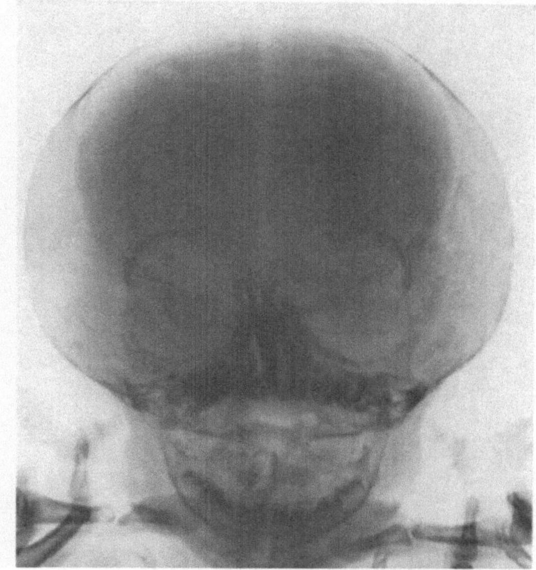

Abb. 80 u. 81. *Osteogenesis imperfecta.* Weder enchondral (Abb. 81), noch desmal (Abb. 80) kann regulär struktu-rierter Knochen gebildet werden; infolge der Strukturinsuffizienz kommt es zur Funktionsinsuffizienz und sekundären Formveränderungen

die Entwicklung bleibt im kalkarmen oder kalkfreien Vorstadium, dem Osteoid stehen; dementsprechend ist die Stützfunktion des Skeletes herabgesetzt.

Klinik: Leitsymptom der Osteogenesis imperfecta ist eine abnorme Knochenbrüchigkeit (Fragilitas ossium). In schweren Fällen können am Skelet der Neugeborenen dutzende bis über hundert Frakturen in verschiedenen Stadien nachweisbar sein. Infolge dieser Frakturen kommt es zu Deformierungen, Verkürzungen, Strukturverdichtungen und Pseudarthrosen-bildungen an verschiedenen Stellen. Klinisch resultiert ein mikromeler, unproportionierter Minderwuchs. Blaue Skleren und eine allgemeine Mesenchym- und Bindegewebsschwäche runden das Bild einer Mesenchymose im strengen Sinne des Begriffes ab. Infolge einer abnormen Bänder-schlaffheit kommt es zu Luxationen, Subluxa-tionen und abnormer Überstreckbarkeit der Gelenke sowie der Sehnen. Die Zähne sind oft bernsteinartig gelb-braun verfärbt oder auch bläulich-grau schimmernd und ausgesprochen cariesanfällig. Die Veränderungen beziehen sich im wesentlichen auf das Dentin, welches eine atypische Struktur zeigt; die Zahnveränderungen wurden deshalb auch als Dentinogenesis imperfecta bezeichnet. Die Haut bei Osteogenesis imperfecta ist dünn und durchscheinend und sie kann frühzeitig zur Atrophie neigen. Haut-wunden heilen oft mit hypertrophischer Narben-bildung ab. Ein weiteres Kardinalsymptom der Osteogenesis ist die Schwerhörigkeit, die im

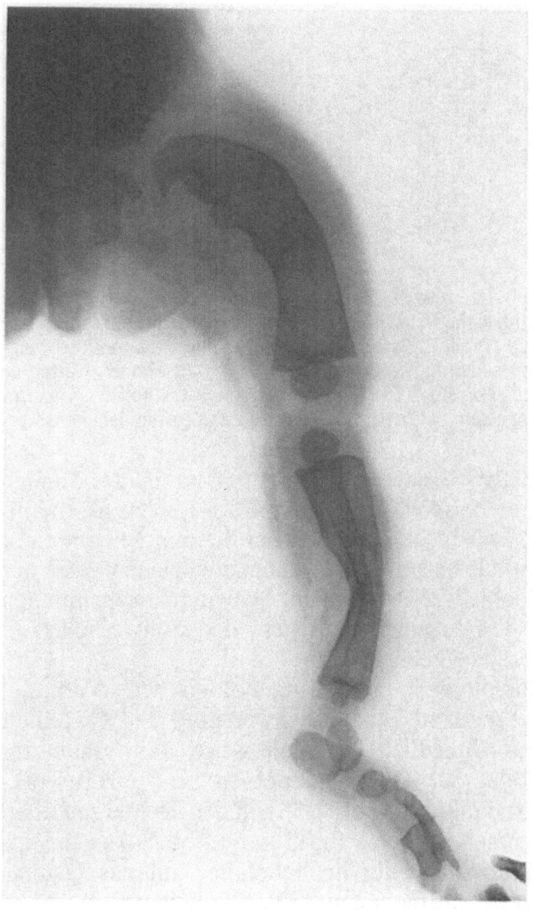

Abb. 81

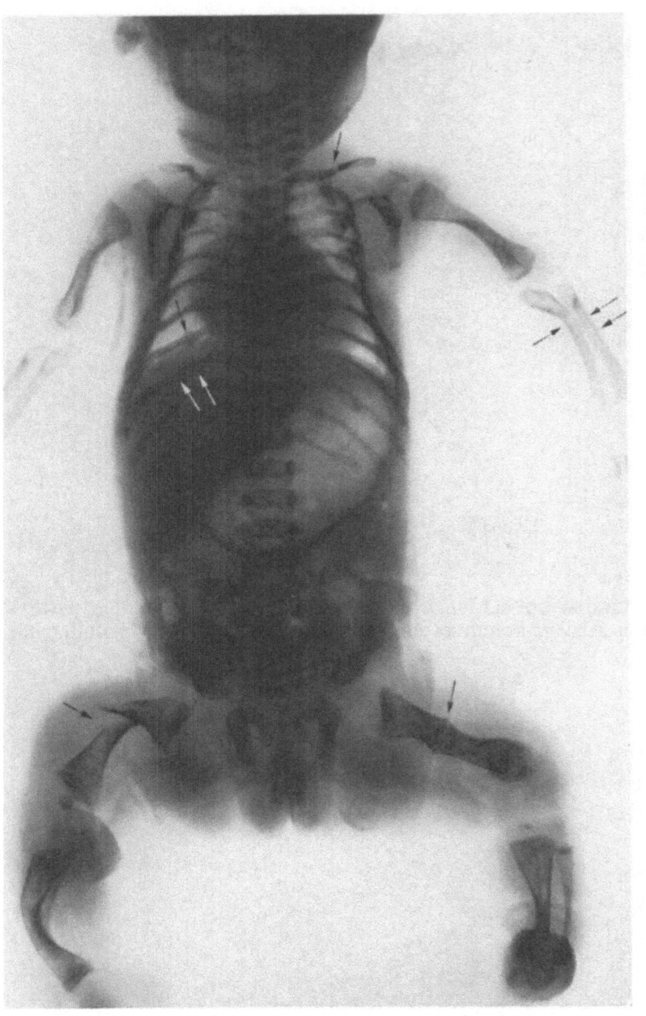

Abb. 82. *Osteogenesis imperfecta* bei einem 7 Tage alten Kind. Zahlreiche Frakturen an Rippen, Extremitätenknochen, Schlüsselbein (Pfeile). Deformierung der langen Röhrenknochen. Geheilte und heilende Frakturen (Rippen, linker Femur) weisen darauf hin, daß einzelne Frakturen schon intrauterin entstanden sind. Insgesamt wurden am Skelet 34 Frakturstellen gezählt

späten Kindesalter auftreten kann, gewöhnlich aber zwischen dem 15. und 25. Lebensjahr manifest wird. Die Taubheit beruht zum Teil auf einer Ankylosierung der Gehörknöchelchen oder auf Cochleaveränderungen. Schwindelerscheinungen und Ohrklingen pflegen der Schwerhörigkeit vorauszugehen.

Radiologie: Die röntgenologischen Veränderungen sind je nach Schweregrad der Krankheit unterschiedlich. Extremerweise kann man am Skelet der oft Totgeborenen bis zu 200 Frakturen zählen (Abb. 82, 83), in den leichteren Fällen machen 1 oder 2 Frakturen (Abb. 84) im Kleinkindesalter oder im Schulalter auf das Grundleiden aufmerksam. Die Knochenstruktur ist weitmaschig, weist dünne Trabekel auf, die unregelmäßig angeordnet sind, die Corticalis ist

dünn und oft nur als Bleistiftlinie wahrnehmbar. Sklerotische Verdichtungen der Trabekelstruktur oder umschriebene Verdickungen der Corticalis sind in der Regel Frakturfolge. Der Knochen kann erheblich deformiert sein. Die Deformierung findet sich fast regelmäßig in Form einer Auftreibung der Metaphysen und einer Verbreiterung der Verkalkungszone. Darüber hinaus findet man Verkrümmungen, die zur Mikromelie führen und bei statischer Belastung an den Oberschenkelknochen zur hirtenstabförmigen Verkrümmung der Femora (Abb. 81). Die Wirbelkörper können fischwirbelartig umgebildet, keilförmig deformiert oder einfach abgeflacht sein. Am Schädelknochen bildet das dünne Schädeldach im Zusammenhang mit reichlich Schalt- und Nahtknochen ein wertvolles diagnostisches Mittel zur Erkennung der Krankheit (s. auch Vrolik-Syndrom u. Lobstein-Syndrom).

Familiäre (cranio-)metaphysäre Dysplasie (Pyle-Syndrom)

Begriff: Die autosomal-dominant erbliche Systemerkrankung ist durch eine Verbreiterung der metaphysären Knochenpartien, eine Verdickung der Gesichtsknochen, welche die charakteristische Physiognomie prägt, gekennzeichnet. Synonyma s. Syndromenverzeichnis.

Klinik: Der Erstbeschreibung von PYLE (1931) folgte die Mitteilung von BAKWIN u. KRIDA (1937) aus der gleichen Familie. Bisher sind rund 60 Fälle aus 40 Familien bekannt. Nicht erfaßt sind hierbei Fälle mit anderen Diagnosen, die teilweise hier eingeordnet werden müssen, wie atypische Marmorknochenkrankheit, progressive diaphysäre Dysplasie, Ostitis deformans, Knochendystrophie u.a. Der Kopf ist durch die breite Nasenwurzel, Hypertelorismus, ausladende Tubera, starke Auftreibung der Kieferknochen, Mundatmung durch Einengung der Nasengänge geprägt. Kurzsichtigkeit, Opticusatrophie, Amaurose, Nystagmus, Schwerhörigkeit, behinderter Tränenfluß, Facialisparesen, Gleichgewichtsstörungen sind Folgen der Hyperostose. X-Beine und nach vorne konvexe Schienbeine sind weitere Kennzeichen.

Radiologie. Femur, Tibia und Schädelknochen sind am häufigsten und stärksten betroffen, weitere Röhren- und platte Knochen mitbeteiligt.

Am Schädelskelet ist die Kalotte, vor allem frontal und occipital, verdickt, Durchmesser bis

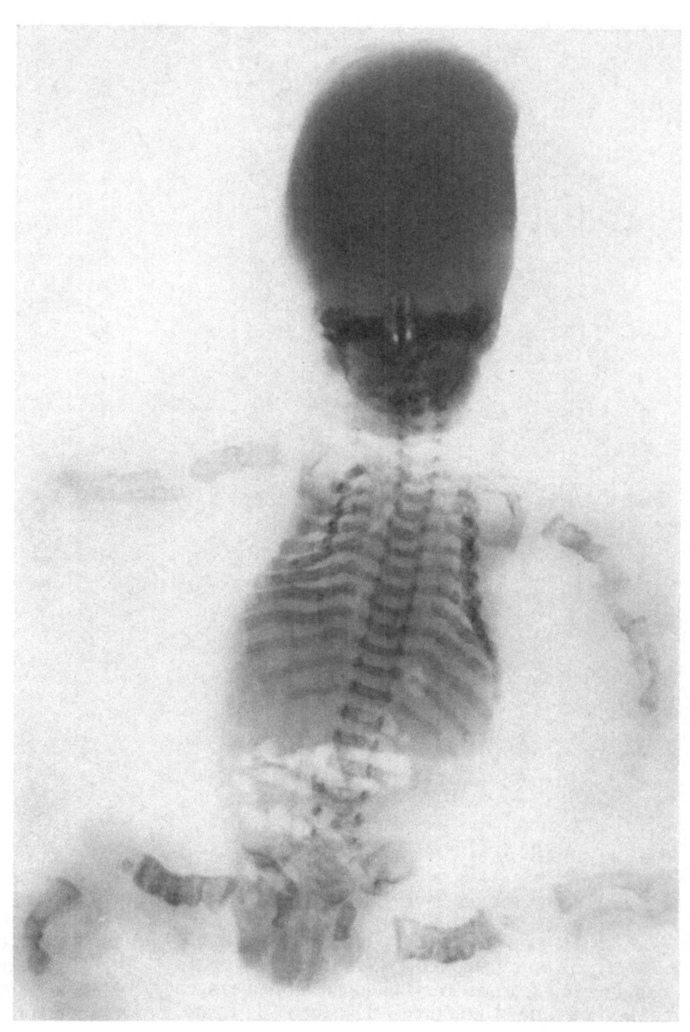

Abb. 83. *Osteogenesis imperfecta*, Typ Vrolik. Zahllose Frakturen des deformierten, funktionell minderwertigen Skeletes

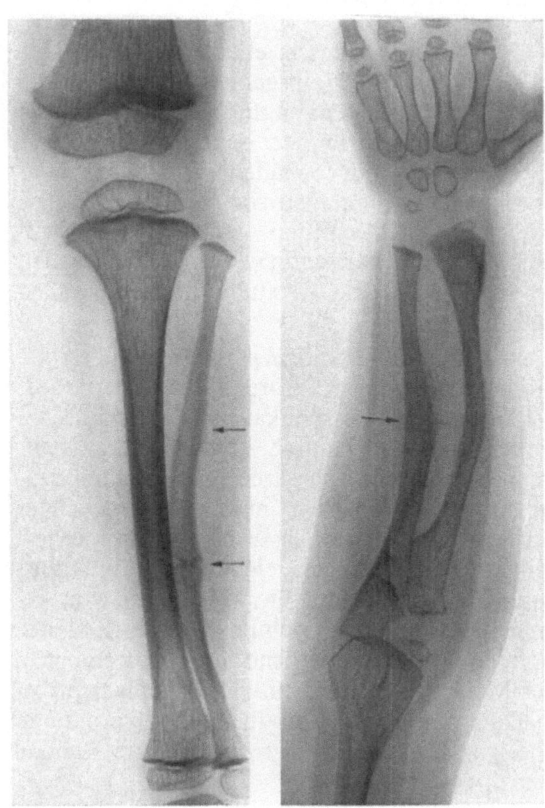

Abb. 84. *Osteopsathyrosis*. Dünne Corticalis, Verbiegungen der hypoplastischen Röhrenknochen, Frakturlinien (Pfeile)

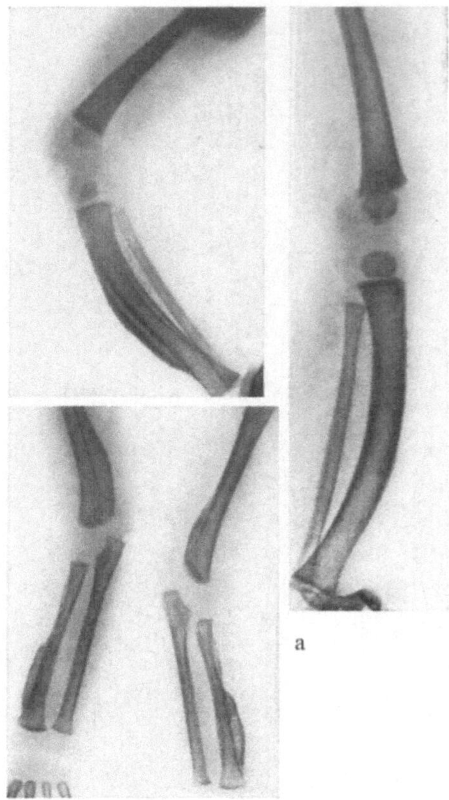

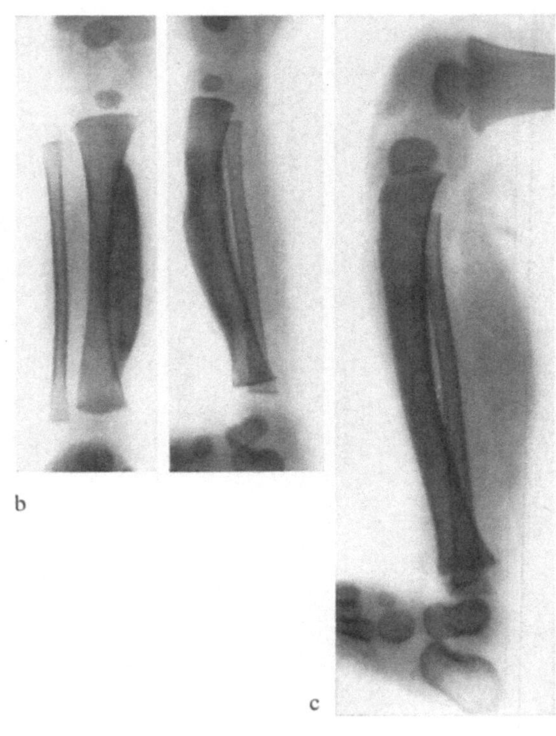

Abb. 85a. Erster in der Literatur vorliegender Fall von *corticaler Hyperostose* (sog. Caffey-Syndrom). 9 Wochen alter Säugling mit Corticalisverdickungen an den langen Röhrenknochen und Unterkiefer. Daneben die später resultierende Antekurvation der Tibia im späten Säuglingsalter (Heidelberger Kinderklinik, ROSKE, 1929)

Abb. 85b u. c. *Corticale Hyperostose* bei der 7 Wochen alten Tochter des ersten beschriebenen Patienten (ROSKE, Abb. 85a), veröffentlicht von FELLER und LAUER 1953. b Massive Corticalisverdickung der linken Tibiadiaphyse, im Alter von 7 Wochen, c nur noch geringe Corticalisverdickung und -verdichtung bei leichter Krümmung der Tibia im Alter von 9 Monaten

zu 5 cm wurden beschrieben (SOMMER). Der Schädel ist dadurch insgesamt vergrößert.Die Verdickung und Verdichtung der Schädelbasis führt zu Verkleinerung der Sellaprofilfläche und der Foramina der Schädelbasis. Unter- und Oberkiefer sind aufgetrieben und strukturell verdichtet, die Dentition verzögert und irregulär. Die pneumatisierten Räume sind partiell „spongiosiert". Die Orbitalrandungen können verdickt sein.

An den Röhrenknochen ist die mangelhafte Modellierung der Konturen, d.h. ein Verlust der normalerweise konkaven Außenkonturen hervorstechend. Dadurch kommt es zur Auftreibung der metaphysären und metaphysennahen Knochenpartien mit Verdünnung der Corticalis. Der Knochen ist hier bei dünner, oft verwaschener Spongiosazeichnung erhöht transparent. S-förmige Achsenverbiegungen von Femur und Tibia bilden sich im Laufe derZeit aus. An den Metacarpalia sind die Auftreibungen der Metaphysen distal, an den Phalangen proximal. Rippen und Schlüsselbeine sind verplumpt. Die Beckenschaufel ist hoch und schmal

(Abb. 249). Die Knochenkernentwicklung ist in der Regel normal.

Infantile corticale Hyperostose

Begriff: Die infantile corticale Hyperostose ist eine polyostotische, passagere, periostale Hyperostose, welche im Säuglingsalter auftritt und mit Weichteilschwellungen, Fieber und allgemeinen Auswirkungen verbunden ist.

Synonyma: *Roske-de Toni-Caffey-Syndrom; Periostitis hyperplastica; Polyosteopathia deformans connatalis regressiva; Hyperostosis corticalis infantilis; Maladie de Roske-de Toni-Caffey; Caffey-Smyth-Syndrom.*

Die Erstbeschreibung geht auf ROSKE (1930) zurück, der die Eigenständigkeit dieses Krankheitsbildes durch histologische Untersuchungen von SCHMINCKE untermauerte. Später hatten DE TONI (1943) und CAFFEY (1945) das Krankheitsbild neu beschrieben.

Klinik: Die infantile corticale Hyperostose ist ein familiär- und altersgebundenes Leiden. Über die Häufigkeit liegen exakte Angaben nicht vor, bisher wurden etwa 200 Fälle in der Literatur publiziert. Während CAYLER u. PETERSON in Californien in einem Kinderhospital innerhalb von 6 $^1/_2$ Jahren 17 Fälle (3:1000) registrierten, fanden SHERMAN u. HELLYER bei der Durchsicht von Röntgenbildern aus 20 Jahren in Chicago keinen Fall. Obwohl die ersten Fälle in Europa entdeckt wurden, stammen die meisten Fälle der letzten beiden Jahrzehnte aus den USA. Die inzwischen mehrfach bestätigte familiäre Häufung wurde auch aus dem 1. Fall von ROSKE deutlich. Erkrankungszeitpunkt und Erkrankungsform von Vater und Kind ähneln sich weitgehend, wie die Abb. 85a, b, c zeigen.

Pathogenetisch kommt es zu einer sulzigödematösen Schwellung und Zellinfiltrierung des osteoidbildenden Periostes; die entzündliche Reaktion greift auf die Weichteile über, wodurch vermutlich die Schmerzsensationen entstehen. Das Periost wird durch diesen Prozeß zerstört und nach der akuten Phase des Krankheitsbildes langsam regeneriert. Dabei verkalken die subperiostal liegenden Osteoidmassen und es kommt zu einer erheblichen Verdickung der periostalen Knochenschichten mit transitorischer Erweitetung der Markhöhle. Im Laufe von Wochen bis Monaten verschmälert sich der so verdickte Diaphysenabschnitt und der Knochen gewinnt seine ursprüngliche Form wieder.

Die Krankheit tritt in den letzten Fetalmonaten bis zum 5. Lebensmonat auf, wobei der 2. Lebensmonat eine Häufung erkennen läßt. Klinische Zeichen sind Fieber, allgemeine Übererregbarkeit, Blässe. Dazu tritt als Lokalhinweis eine Weichteilschwellung über den betroffenen Diaphysenabschnitten, welche Berührungsempfindlichkeit, Bewegungseinschränkung und Schonhaltung nach sich zieht. Im Gegensatz zu anderen Entzündungen fehlt eine Rötung und die Mitreaktion regionaler Lymphknoten. Die Weichteilveränderungen bilden sich nach 1—2 Wochen zurück, zu diesem Zeitpunkt werden die röntgenologischen Veränderungen sichtbar.

Radiologie: Die corticale Hyperostose betrifft 2—6 Knochen, solitäre Manifestationen betreffen in erster Linie die Mandibula. Mit Ausnahme der Phalangen, der Wirbelkörper, des Os pubis und Os ischii können alle Knochen befallen werden, bevorzugt sind jedoch neben der Mandibula folgende Röhrenknochen: Tibia, Clavicula, Femur, Unterarmknochen, Humerus, Rippen.

Am Unterkiefer, den Rippen und der Clavicula zeichnet sich die corticale Hyperostose als umschriebene Verdickung und Verplumpung des Knochens ab. Im Bereich der langen Röhrenknochen dagegen wird die Diaphyse von breiten Periostabhebungen umgeben, mitunter erstrecken sich diese Periostabhebungen auch in den metaphysären Bereich bis zur Epiphysenfuge. Die

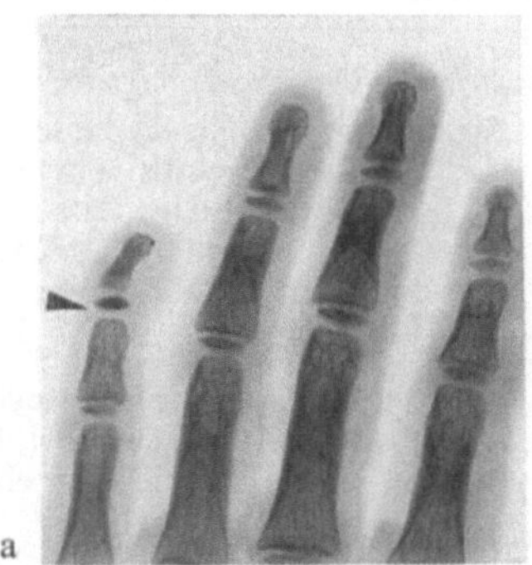

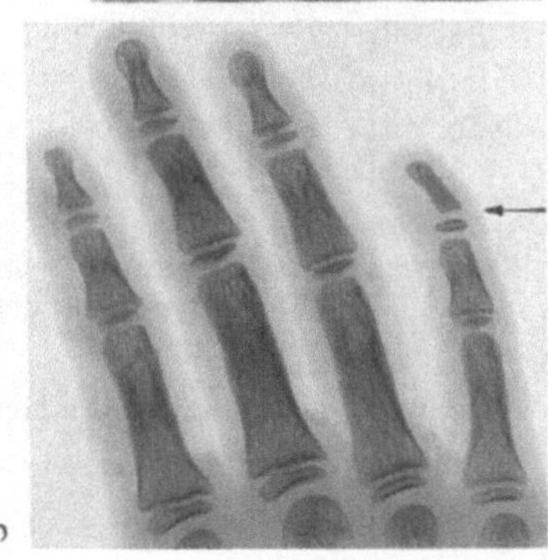

Abb. 86a u. b. *Juvenile Osteomalacie* der Kleinfingerendphalange. Frühstadium 9$^7/_{12}$jährig, ♂; Epiphysensklerose (Keil)

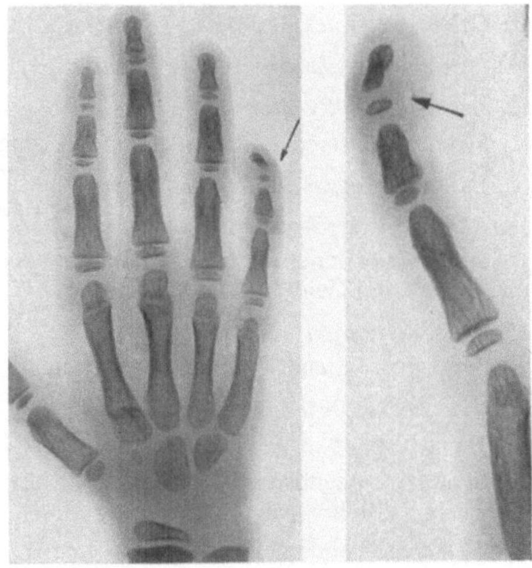

Abb. 87. Spätstadium der *juvenilen Osteomalacie*. 7jährig, ♂

Periostabhebungen sind unterschiedlich dicht, in der Regel ist die peripherste Zone am kalkreichsten. Die Diaphysenstruktur innerhalb dieser Periostverdickungen ist verwaschen, teilweise auch unregelmäßig. Die Markräume sind unterschiedlich erweitert. Die Rekonstruktion des Diaphysenmodells geht in Wochen bis Monaten vor sich, wobei zunächst die Breite der Periostabhebung abnimmt, die Corticalis noch verdickt ist und die resultierenden Knochenverbiegungen sich im Laufe der folgenden Monate ausgleichen.

Tabelle 12. Die aseptischen Osteochondronekrosen

1. *Scheuermannsche Krankheit*
   Synonyma: juvenile Kyphose, Adoleszentenkyphose, Epiphysitis vertebralis, Osteochondrosis vertebralis, Osteochondropathia deformans juvenilis, Knorpelknötchen-Krankheit.
	23. *Calvé-Legg-Perthes-Syndrom*
	    Synonyma: Osteochondropathia deformans coxae juvenilis, Perthessche Krankheit, juvenile Hüftkopfnekrose, Malum coxae juvenilis, Coxa plana.

2. *Calvé-Syndrom*
   Synonyma: Vertebra plana osteonecrotica, Platyspondylie, Flachwirbel, Plattwirbel, aseptische Nekrose der Wirbelkörper.
	24. *Epiphyseolysis capitis femoris*
	    Synonyma: Juvenile Epiphysenlösung des Hüftkopfes, Coxa vara idiopathica, Coxa vara adolescentium.

3. *Kummel-Verneuil-Syndrom*
   Synonym: Spondylosis traumatica.
	25. *Van-Neck-Syndrom*
	    Synonym: Osteochondrosis ischiopubica.

4. *Friedrich-Syndrom*
   Synonym: Aseptische Nekrose des sternalen Clavicularendes.
	26. *Pierson-Syndrom*
	    Synonym: Osteochondrosis Symphysis pubis

5. *Tietze-Syndrom* Synonyma: Costalchondritis, Dauerbruch der oberen Rippen, Dystrophie der Rippenknorpel.	27. *Osteonekrose der Tuberositas ossis ischii*

6. *Hass-Syndrom*
   Synonym: Osteochondrose des Humeruskopfes.
	28. *Osteochondrosis dissecans*
	    Synonyma: Morbus König, Osteochondritis dissecans, Osteochondrolysis dissecans.

7. *Osteonekrose des Humerushalses* Synonym: Humerus varus.	29. *Osteonekrose der distalen Femurepiphyse*

8. *Panner-Syndrom*
   Synonym: Osteochondrose des Capitulum humeri.
	30. *Blount-Syndrom*
	    Synonym: Osteochondrosis deformans tibiae. Tibia vara.

9. *Froelich-Syndrom*
   Synonym: Osteochondrose des Condylus humeri.
	31. *Sinding-Larsen-Sven-Johannson-Syndrom*
	    Synonyma: Chondropathia patellae, Chondromalacia patellae, Osteopathia juvenilis patellae.

10. *Osteonekrose des Olecranon (O'Connor)*	32. *Schlattersche-Krankheit* Synonyma: Osgood-Schlatter-Syndrom, Osteochondrose der Tuberositas tibiae.
11. *Osteonekrose der proximalen Radiusepiphyse*	33. *Haglund-Sever-Syndrom* . Synonyma: Osteochondrose der Calcaneus-Apophyse, Apophysitis calcanei, Calcaneopathia post. adolescentium.
12. *Burns-Müller-Syndrom* Synonym: Osteochondrose der distalen Ulnaepiphyse.	
13. *Osteonekrose der distalen Radiusepiphyse*	34. *Dias-Syndrom* Synonym: Osteonekrose des Talus.

14. *Kienböcksche Krankheit*
    Synonyma: Lunatummalacie, Lunatumnekrose, Kienböcksche Malacie.
	35. *Köhlersche Krankheit*
	    Synonyma: Köhler I, Scaphoditis, Osteonekrose des Os naviculare pedis.

15. *Preiser-Syndrom*
    Synonym: Osteonekrose des Os naviculare.
	36. *Silverskiöld-Syndrom*
	    Synonym: Osteonekrose des Os cuboides.

16. *Osteochondrose des Os pisiforme*	37. *Küntscher-Syndrom* Synonym: Osteonekrose des Os cuneiforme I und II.

17. *Dietrich-Syndrom*
    Synonym: Aseptische Nekrose der Metacarpalköpfchen.
	38. *Freiberg-Köhler-Syndrom*
	    Synonyma: Osteochondrose der Metatarsalia II, III, IV, Köhler II, Osteochondroarthropathie.

18. *Tiemann-Syndrom*
    Synonyma: Juvenile Epiphysenstörung der Phalangealgelenke.
	39. *Iselin-Syndrom*
	    Synonym: Osteochondrose der Tuberositas des Os metatarsale V.

19. *Juvenile Osteomalacie der Kleinfingerendphalange*	40. *Wiedhoff-Greifenstein-Syndrom* Synonym: Osteonekrose der Sesambeine.
20. *Osteonekrose des Beckenschaufelkammes*	
21. *Osteonekrose der Spina iliaca ant. sup.*	
22. *Osteochondrose der Femurtrochanteren*	

Die Differentialdiagnose hat vor allem die subperiostalen Blutungen bei Skorbut zu berücksichtigen, periostitische Reaktionen nach Traumen (vor allem an der Clavicula und Mandibula) sowie den *Cherubismus* und die *Hyperphosphatasie*.

Aseptische Osteochondronekrosen

Definition, Synonyma: Aseptische Osteochondronekrosen sind umschriebene, aseptisch ablaufende Nekrobiosen, die an prädisponierten Stellen des Skeletes auftreten. Synonyme Begriffe sind: *Aseptische Knochennekrosen; juvenile Osteo-*

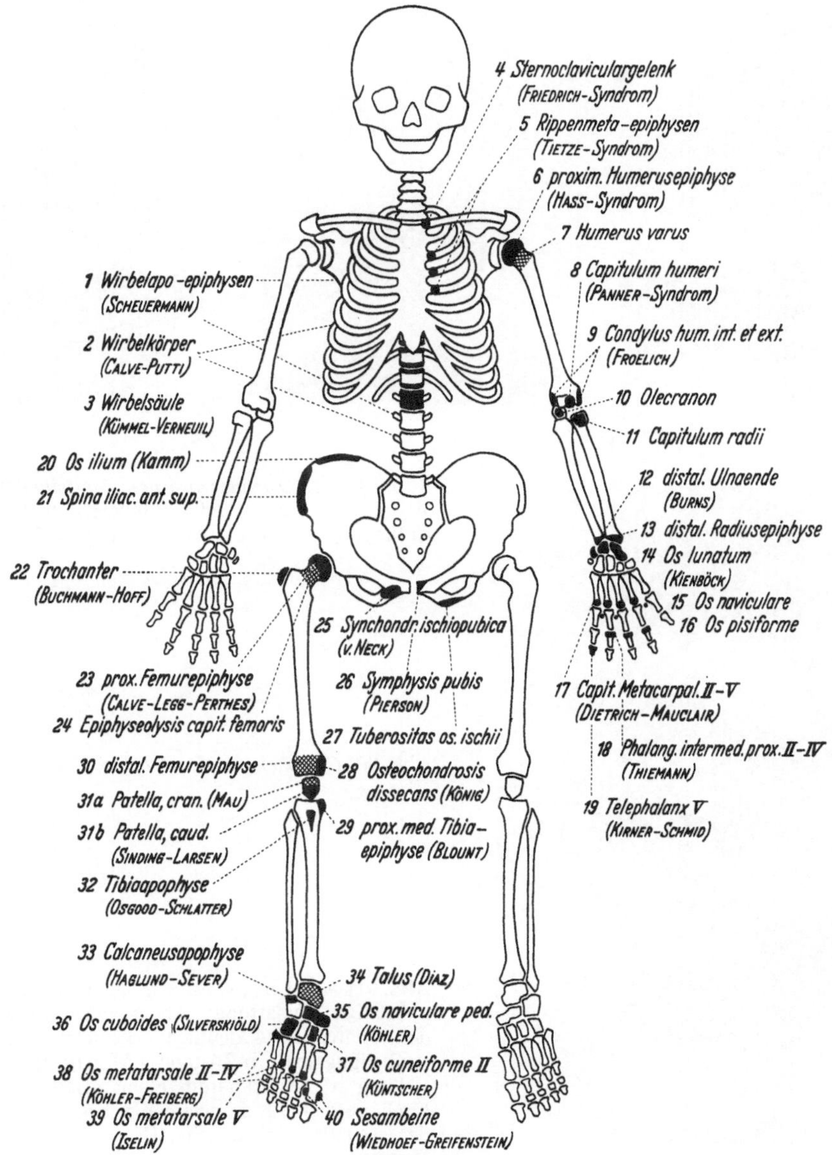

Abb. 88. Formen und Lokalisationen *aseptischer Osteochondrosen* (vgl. Tabelle 12)

chondrose; *Chondroosteonekrose; örtliche Malacie; juvenile Osteochondropathie; aseptische Epi- und Apophyseonekrose.*

Klinik: Prädisponiert sind Ossifikationsperioden mit erhöhter Vulnerabilität der Epi- und Apophysen während des Wachstumsalters und erhöhte mechanische Belastungsstellen nach Wachstumsabschluß. Die Pathogenese ist nicht einwandfrei geklärt, vermutlich führen verschiedene Ursachen zur gleichen Auswirkung am Knochen, der Nekrose. Gesicherte Ursachen sind traumatische Schäden, Hitze- und Kälteschäden, elektrische Schäden, Röntgenstrahlen, Ultraschall. Im Mittelpunkt aller Noxen stehen wahrscheinlich Gefäßschäden mit Durchblutungsstörungen und nachfolgendem Gewebeuntergang.

Langfristige uncharakteristische Hinweissymptome sind Schmerzen, leichte Ermüdbarkeit, Schonhaltung, rheumatische Beschwerden, ödematöse Schwellung, Druckempfindlichkeit, Bewegungseinschränkung am Ort der Nekrose.

Radiologie: Die Diagnose ist auf die Röntgenaufnahme angewiesen. Trotz der Unterschiede bei den Einzelformen lassen sich gemeinsame Grundzüge erkennen. Über eine Quellung des Knorpels an den Knochengrenzen kommt es zu einer fleckigen Strukturauflockerung mit nachfolgendem Zerfall des Knochenkerns unter Abflachung oder Zusammensinterung.

Eine Übersicht über die bisher bekannten wichtigsten Formen gibt die Tabelle 12 (Abb. 88). Die meist nach Eigennamen der Erstbeschreiber

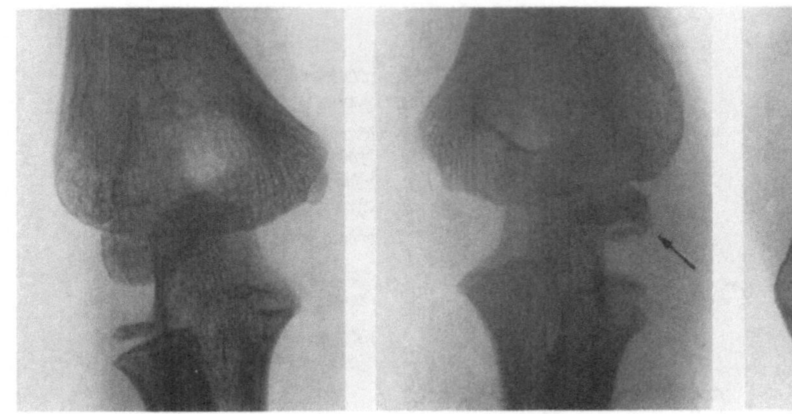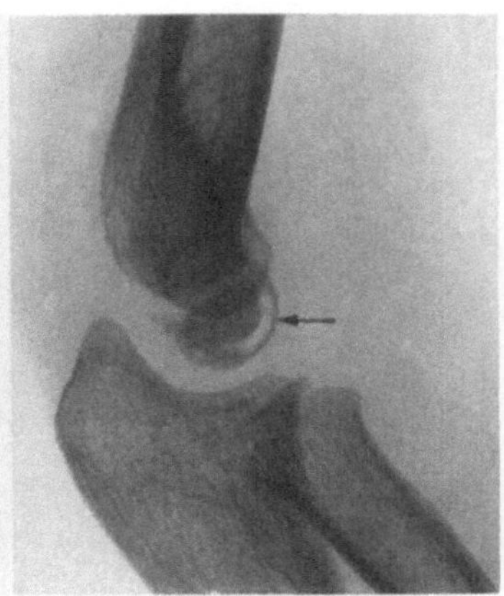

Abb. 89a   b   c

Abb. 89a—c. *Osteonekrose des Capitulum humeri* (Panner).
5¹/₂jährig. ♀. a gesunder Ellbogen; b u. c subchondrale
Aufhellung und Strukturverdichtungen (Pfeile)

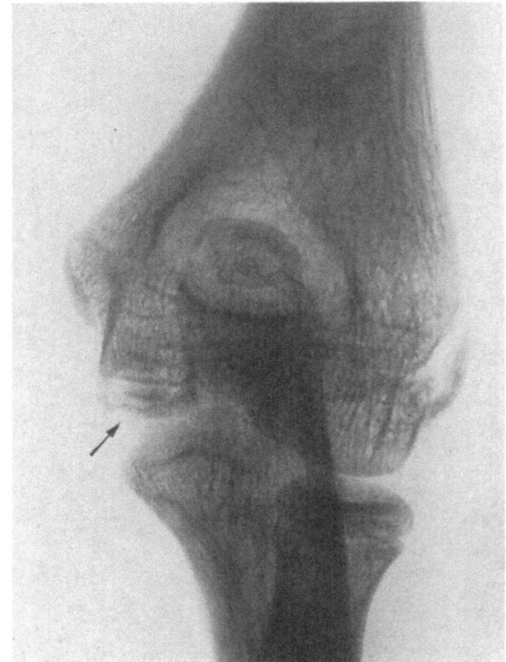

Abb. 90. *Osteonekrose der Trochlea.* 12¹/₂jährig, ♀

Abb. 91a—c. *Lunatumnekrose* bei 19jährigem Jugendlichen.
a Mäßige Abplattung; subcorticaler Aufhellungssaum, an
der ulnaren Seite deutlich erkennbar; schmaler zentraler
Aufhellungsspalt. b Zustand 4 Monate später. Trotz Ruhigstellung ist das Lunatum mehr zusammengesintert, strukturell verdichtet, unregelmäßig begrenzt. c Vergleichsbild
der gesunden linken Seite. (Nach KARCHER-OBERDALHOFF-
VIETEN)

Abb. 90

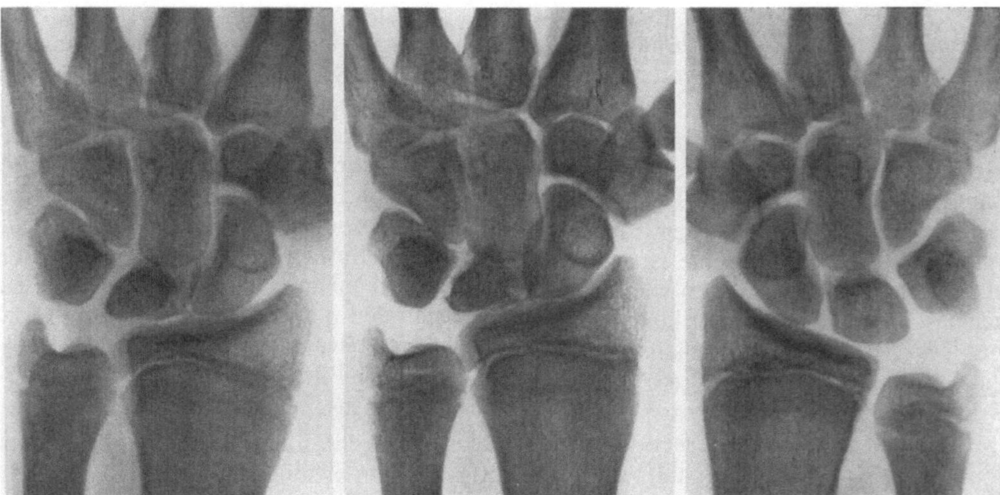

Abb. 91a   b   c

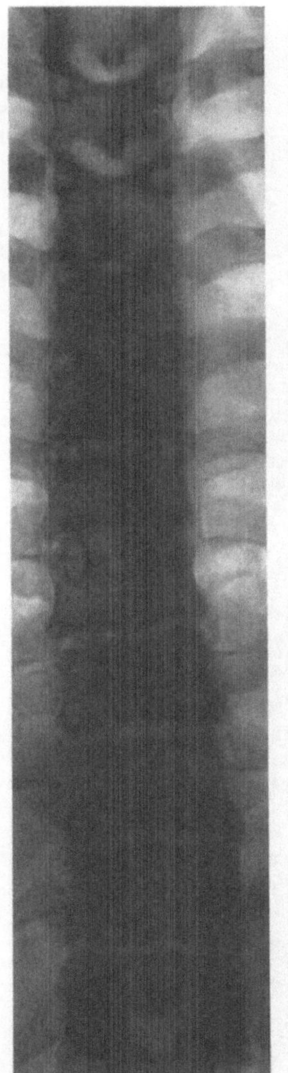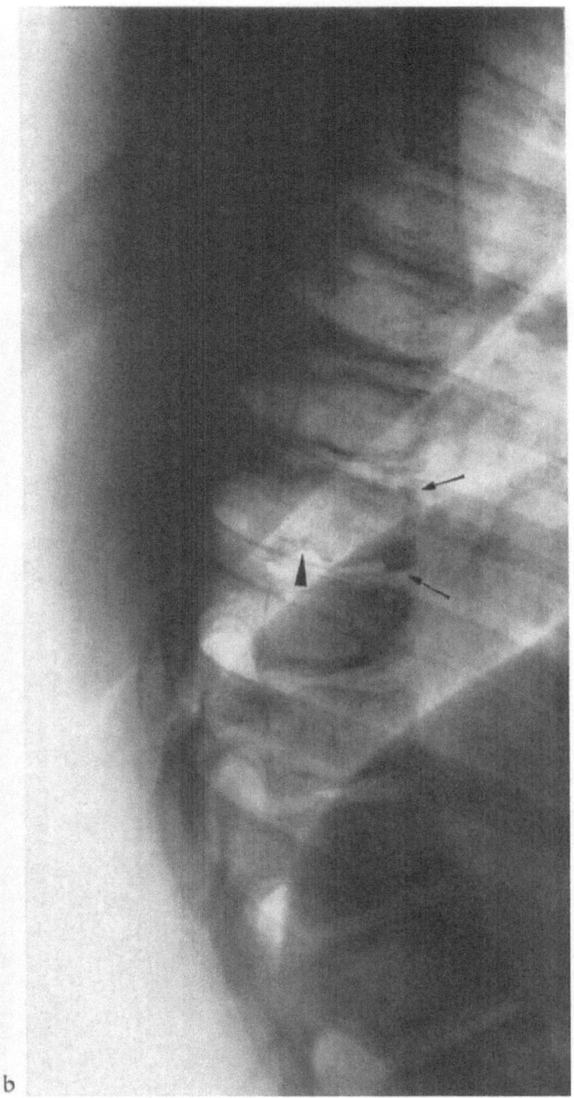

Abb. 92a u. b. *Scheuermann-sche Krankheit* bei 13jährigem Mädchen. Adoleszenten-kyphose sehr ausgeprägt, Deckplattenunregelmäßigkeiten. Keilförmige Wirbelkörper-deformierung. a Seitliche, b sagittale Aufnahme, aus welcher besonders die Verschmälerung der Zwischenwirbelräume hervorgeht; Schmorlsche Knötchen (Keil)

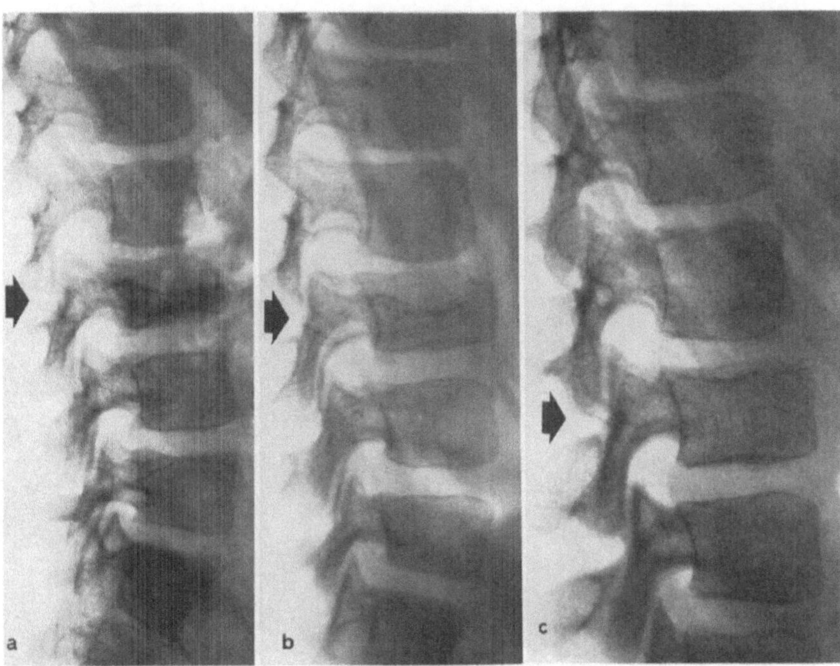

Abb. 93a—c. *Aseptische Nekrose* vom *Typ Calve*. Verlaufserie: a 4⁹/₁₂Jahre: Zusammensinterung des 3. Lendenwirbelkörpers. b 5 Jahre: Restrukturierung des Wirbelkörpers bei noch bestehender *Platyspondylie*. c Im Alter von 10¹/₂ Jahren hat sich der Wirbelkör-per fast vollständig wie-der rekonstruiert

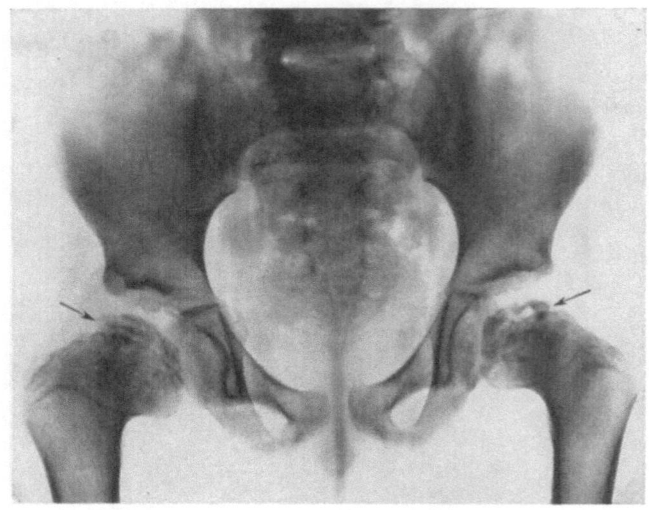

Abb. 94. Osteonekrose der Femurkopfkerne (Calve-Legg-Perthes). Krümelige Auflockerung, Abflachung. 5jähriger Junge

Abb. 95. *Perthessche Krankheit*, Frühstadium. Sklerotische Verdichtung und Abflachung des re. Femurkopfkernes, Erweiterung des Gelenkspaltes. 5jähriger Junge

Abb. 96. Strukturauflösung des linken Femurkopfes, Gelenkspaltverbreiterung, Metaphysenstrukturveränderungen. Fortgeschrittenes Stadium. 6jähriger Junge

Abb. 94

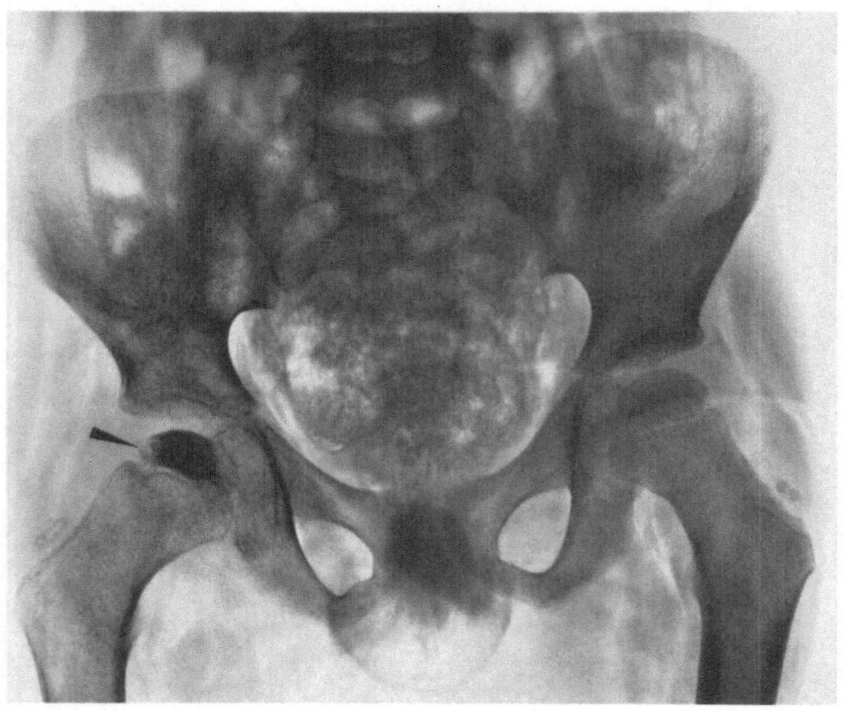

Abb. 95

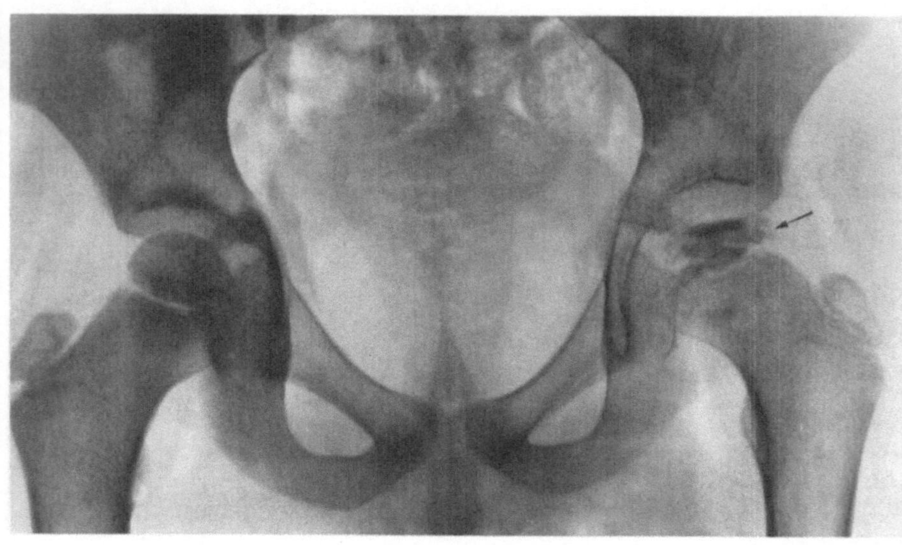

Abb. 96

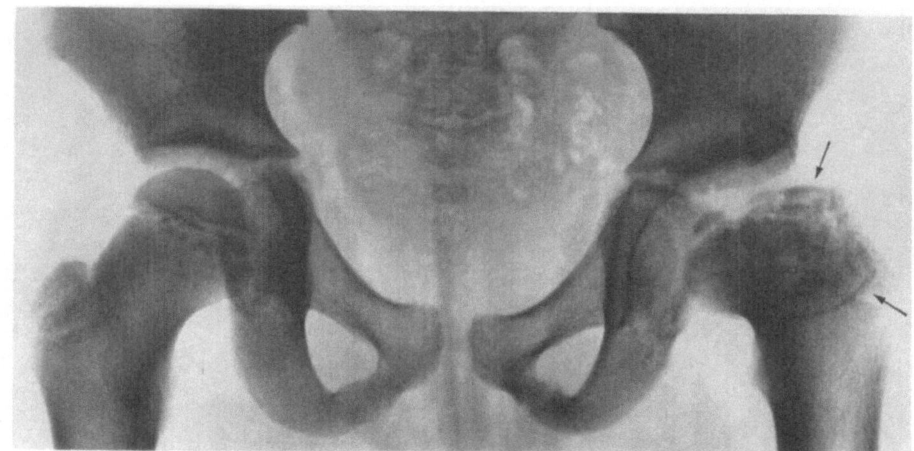

Abb. 97. „Quallenförmige" Destruktion des linken Femurkopfes bei schwerem Spätstadium von *Perthesscher Krankheit*. 9jähriger Junge

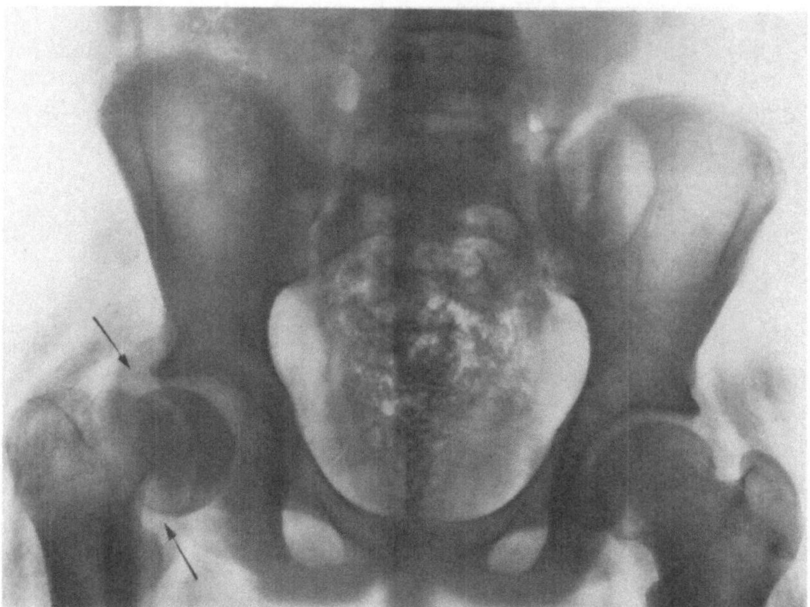

Abb. 98. *Epiphyseolysis capitis femoris*

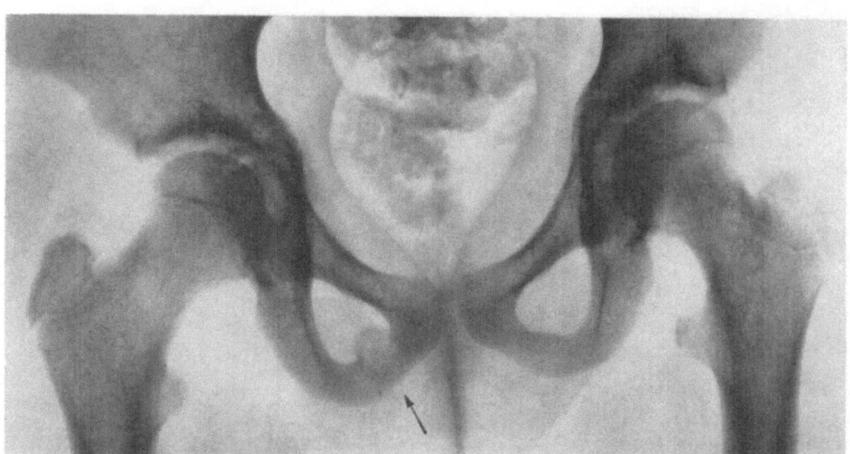

Abb. 99. *Osteochondrosis ischiopubica rechts*. 11jährig. ♀

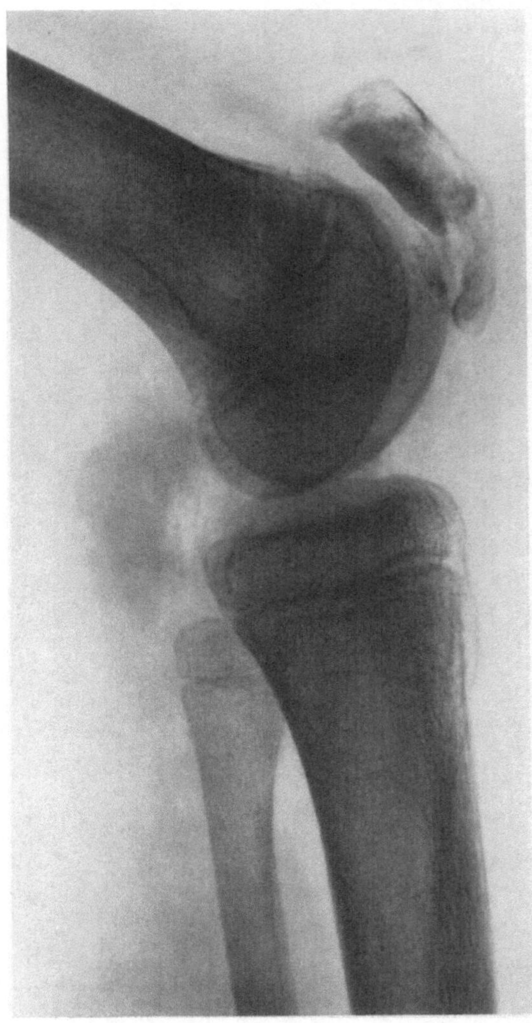

Abb. 100. *Osteochondropathia juvenilis patellae* bei einem
12jährigen Mädchen. 4 Monate nach Beginn der klinischen
Zeichen erkennt man tropfsteinförmige osteoide Massen
unterhalb der ursprünglich von Osteolyseherden durch-
setzten, jetzt teilweise osteosklerotischen Patella

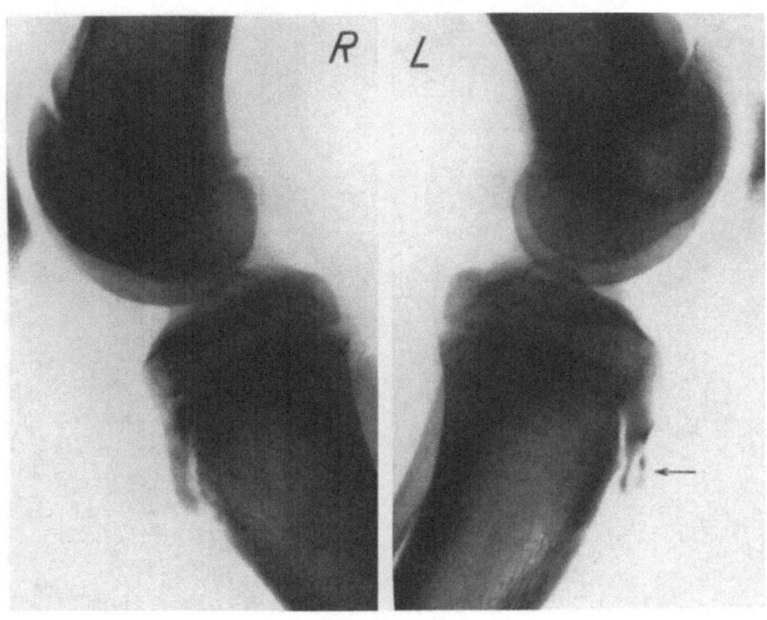

Abb. 101. *Schlatter-Osgoodsche
Krankheit*. Auflockerung des unteren Anteils der Tibiaapophyse.
11jähriger Junge

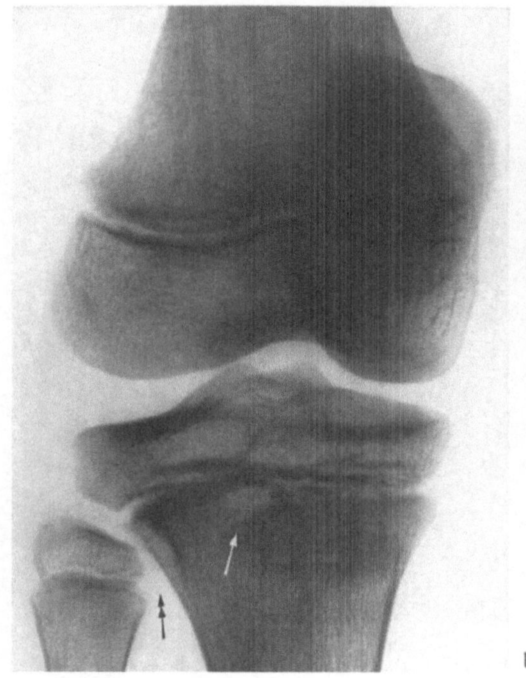
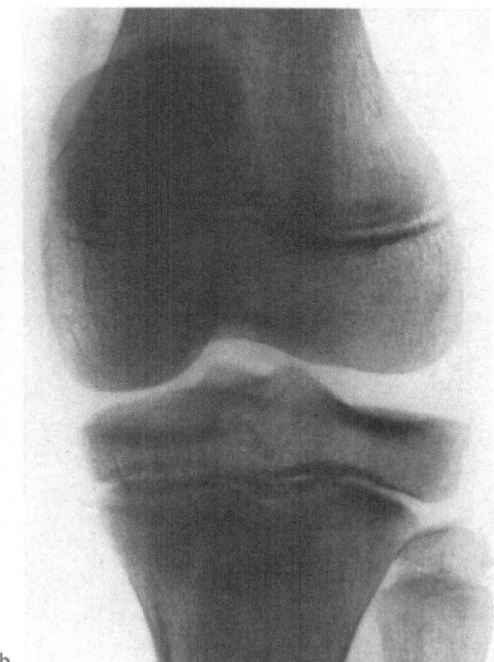

Abb. 102a

b

Abb. 102a u. b. *Osteochondrosis* im lateralen Bereich der *proximalen Tibiametaphyse* (Pfeile). Corticalisumbau (Pfeil). a Erkrankte Seite (re.); b gesunde Seite (li.)

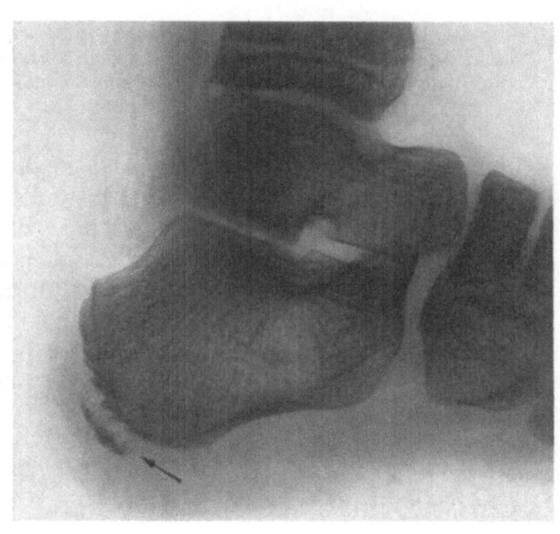

Abb. 103. „*Apophysitis*" *calcanei rechts*. Breite Knorpelfuge, fragmentierter Apophysenkern. 10jährig, ♀

Abb. 104a u. b. „*Köhlersche*" *Krankheit* des Os naviculare pedis. Abflachung, Strukturunregelmäßigkeiten. 8jährig, ♂

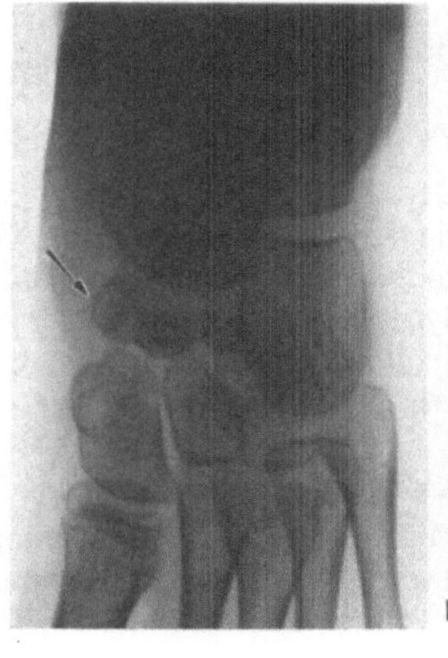
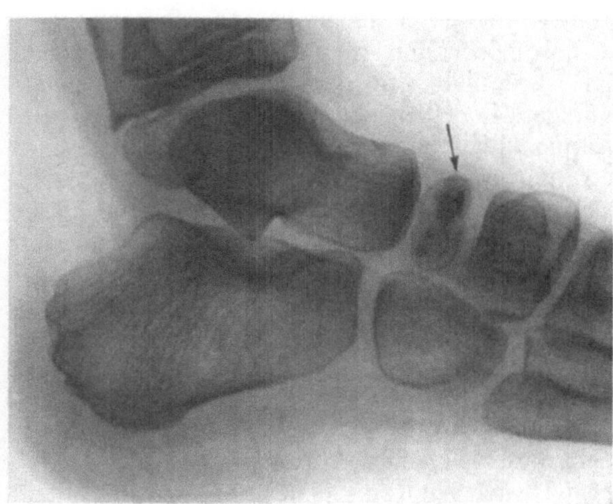

Abb. 104a

b

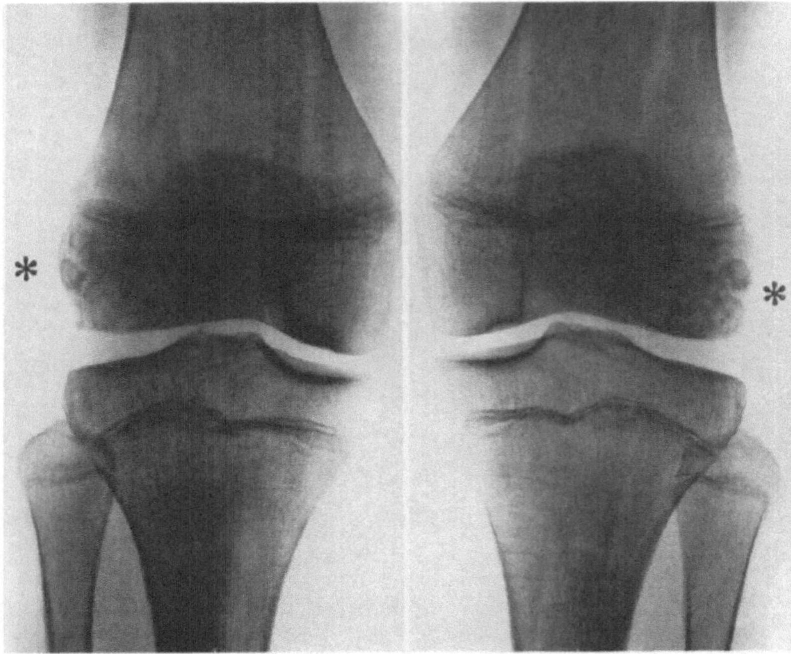

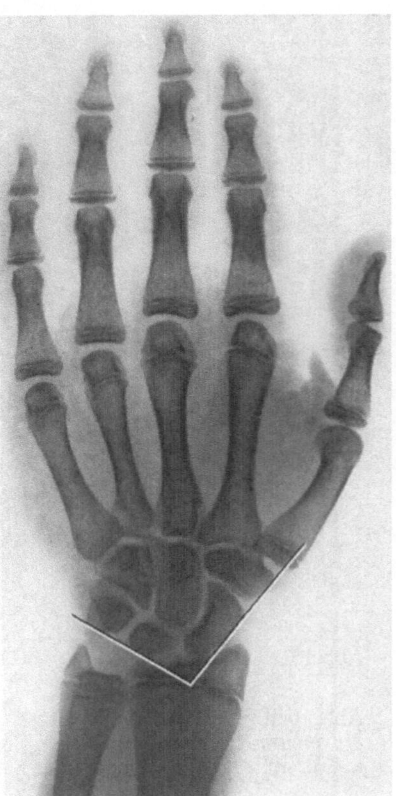

Abb. 105 a u. b. *Ullrich-Turner-Syndrom.* 6¹/₂ jähriges Mädchen. a Eigenartig punktförmige Strukturverdichtungen in den lateralen Anteilen der Femurepiphysen distal. b Kleiner, unter 110° liegender Carpalwinkel

bezeichneten Krankheitsbilder sind in craniocaudaler Richtung behandelt. Klinisch und radiologisch wesentliche Grundzüge der Einzelformen — soweit sie mehr als kasuistischen Wert haben — ergeben sich aus der Syndromenzusammenstellung (s. dort). Eine detaillierte Wiedergabe mit den wichtigsten Literaturhinweisen enthält die Handbuchdarstellung (F. SCHMID, 1967).

Chromosomale Aberrationen

Beginnend etwa mit dem Jahr 1960 ist ein Teil von Krankheitseinheiten in enge Beziehungen zu chromosomalen Anomalien gebracht worden. Es ist deshalb erforderlich, nachfolgend eine kurzgeraffte Übersicht über die klinischen und röntgenologischen Aspekte chromosomaler Aberrationen zu geben. Verständlicherweise wirken sich die autosomalen Anomalien stärker auf den Phaenotypus und das Stützgewebe aus als Anomalien der Geschlechtschromosomen (HIENZ).

Anomalien der Geschlechtschromosomen
Monosomie X (45, X)

Bild des weiblichen, chromatin-negativen Ullrich-Turner-Syndroms (s. d.).

Triple-X-Syndrom (47, XXX), Superfemale-Syndrom

Unterentwicklung der sekundären Geschlechtsmerkmale, Häufung von Oligophrenie und Krampfleiden, gelegentlich Dysplasia mandibulo-facialis.

XXY-Typ der Polysomie (47, XXY), Klinefelter-Syndrom (s.d.)

Synonyma: Seminiferous tubule dysgenesis; Primary microorchidism; Sclerosing tubular failure; Puberal seminiferous tubule failure.

Röntgenologisch ist neben den metrischen Verschiebungen durch den Hochwuchs die Osteoporose hervorzuheben.

XXXXY-Typ (49, XXXXY), Fraccaro

Der Polysomie-Typ ist gekennzeichnet durch eine Symptomentrias aus Oligophrenie, Hypogonadismus und Skeletdysplasien, radioulnäre Synostosen, Mikrocephalie, Hypertelorismus, Spaltbildungen, cranio-faciale Dysmorphie, Progenie, Klinodaktylie.

XYY-Typ (47, XYY)

Marfanähnliches Erscheinungsbild mit Hornhauttrübung, Nageldystrophie, Mikrognathie, Hypogonadismus.

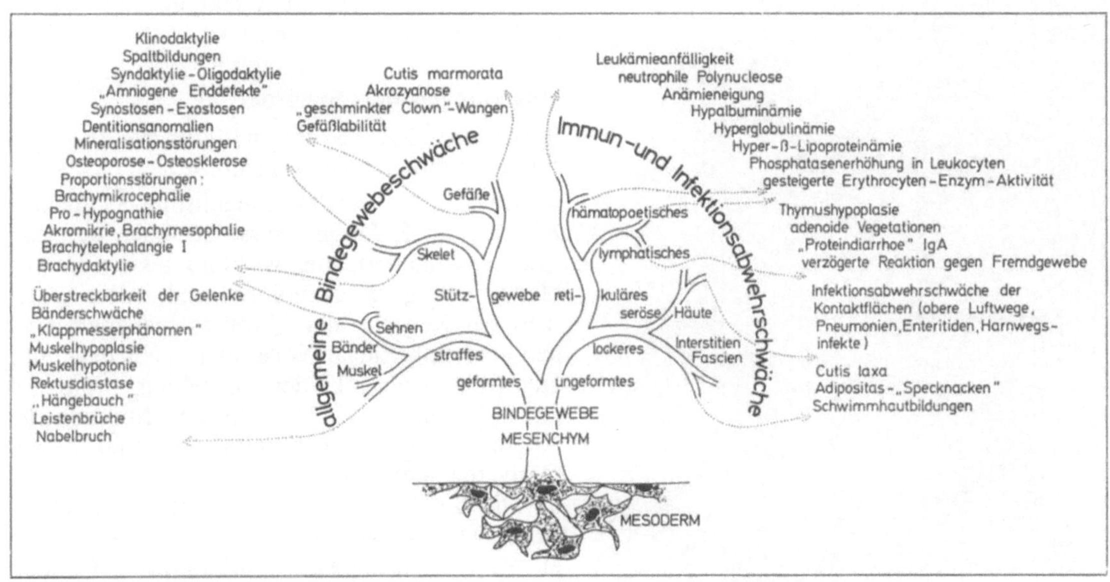

Abb. 106. Somatische und funktionelle Symptome an den *Mesenchymderivaten beim Mongolismus*

XO- Mosaike mit chromatinnegativer Gonadendysgenesie

(Ullrich-Turner-Syndrom s. d.)

XO-Mosaike mit „echtem" Hermaphroditismus und Pseudohermaphroditismus (s. d.)

Trisomie-Kombinationen

Die klinisch bedeutsamen Kombinationen von und mit Trisomien kommen in Form der Trisomie XXY + Trisomie 21 (Klinefelter-Mongolismus-Typ), XO + Trisomie 21, XO und Trisomie D_1, XO + XXX-Kombination zur Beobachtung.

Autosomale Chromosomenaberrationen

Trisomie D_1 (47,13+)

Das phänotypisch durch Fehlbildungen des Mittelgesichtes gekennzeichnete Syndrom (PATAU u. a., 1960) weist folgende Symptome auf: Mangelhafte desmale Ossifikation, (klaffende Fontanellen, Metopismus, Schaltknochen), Trigono- oder Mikrocephalie, Gaumen-, Lippen-, Kieferspalten verschiedener Gradausprägung, hypoplastisches Nasenskelet (Hypo-, Arhinie); Gehörgangs-, Choanalatresie, Mikrognathie, Mikrophthalmie; Arhinencephalie, Agenesie des Corpus callosum, Kleinhirnhypoplasie.

Fehlbildungen des Herzens (Truncus art. communis; Transpositionen und Drehungsanomalien der großen Gefäße; Fallotsche Tetrade; Scheidewanddefekte). Verdoppelung der lateralen Randstrahlen.

Fakultativ werden beobachtet: Blockwirbel, Spina bifida der Halswirbelsäule, polycystische Niere, Situs inversus. Überschneidungen mit dem Dyscranio-Pygo-Dysphalangie-Syndrom und dem Ullrich-Feichtiger-Syndrom (s. d.) bestehen.

Trisomie E_1 (47,18+)

Im Phänotyp ist die Trisomie 18 (EDWARDS u. a., 1960) gekennzeichnet durch Mikrostoma, Mikrognathie, flache Ohrmuscheln und kamptodaktyle Fingerhaltung. Mädchen sind 3mal häufiger betroffen als Knaben, häufig handelt es sich um untergewichtige Frühgeborene.

Weitere Symptome sind: Arthromyodysplasieartige Extremitätenfehlbildungen, Hammerzehenbildung, überragende Ferse, Muskelhypoplasien — vor allem des I. Strahles (Daumen) —, dolichocephaler Schädel, kleiner Mund, Oberlidptosis, Hypertelorismus, Abflachung der Nase.

Flacher, schildförmiger Thorax; unvollständige Sternumanlage; Rippenanomalien, vor allem dünne und unregelmäßig gestaltete Rippen und auch Schlüsselbeine.

Herz-, Gefäßfehlbildungen (Ventrikelseptumdefekte, Klappenanomalien, Stenosen der Aorta und Art. pulmonalis).

Nierenfehlbildungen (Hufeisenniere, Nierencysten, Doppellungen).

Fakultativ finden sich Mikrotie, Gehörgangsatresie, Wirbelsäulenanomalien, Meckelsches Divertikel, Lippen-, Kiefer-, Gaumenspalte.

Bei der Trisomie 17/18 fallen vor allem die ulnare Deviation der Finger oder des Handge-

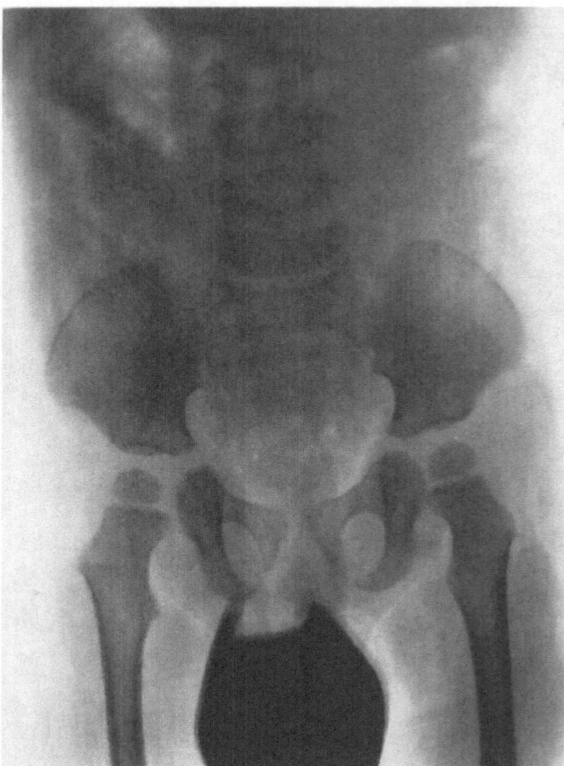

Abb. 107. *Mongolismus-Becken.* Flacher Pfannendachwinkel, ausladende Beckenschaufeln. Coxa valga

lenkes mit V-förmiger Lücke zwischen dem 2. und 3. Finger, ferner ein kurzer Daumen und z.T. Weichteileinschnürungen der Phalangen auf (ASTLEY). Die Füße werden in Dorsalflexion oder Adduktion gehalten. Der 1. Strahl ist kleiner als der 2. Die äußeren Zehenphalangen zeigen eine Deviation nach lateral. Meistens besteht auch hier eine V-förmige Lücke zwischen den 1. und 2. Zehen. Die terminalen Phalangen sind klein und fast dreieckförmig, die Mittelphalangen lateral oft nicht ossifiziert.

Syndrom des Cri du Chat

(Katzenschrei-Krankheit; Defizienz am kurzen Arm eines Chromosoms der Gruppe B, Nr. 5).

Das Leiden, dessen Namen von der hohen, wimmernden Stimme hergeleitet wurde, ist durch Mikrocephalie, Mikrognathie, Hypertelorismus mit Epicanthus phänotypisch gekennzeichnet.

Defizienz an den kurzen Armen eines Chromosoms Nr. 4

Das Syndrom beinhaltet fakultativ folgende Symptome: Mikrocephalie, schnabelförmige Nase, Hypertelorismus, Lippen-, Kiefer-, Gaumenspalte, Colobome; Balkenagenesie, Cisterna interventricularis; Hypospadie. Hypogenesie des

Radialstrahles und Monodaktylie des Ulnastrahles wurden beobachtet.

Das Mongolismus-Syndrom

Synonyma: Down-Syndrom; Trisomie 21, Trisomie G; mongoloide Akromikrie.

Da die Ursachen des Mongolismus-Syndroms zu 98% auf Zufallsereignisse zwischen der Befruchtung und Fruchtentwicklung bis zur Keimblätterbildung zurückzuführen sind, ist bis heute trotz der Kenntnis der Chromosomenaberrationen eine einheitliche Noxe noch nicht bekannt. Der frühe Zeitpunkt der Entstehung bringt es mit sich, daß sich somatische und funktionelle Anomalien an allen Keimblättern und deren Derivaten manifestieren.

Die Zahl der Einzelsymptome, die beim Mongolismus-Syndrom gesetzmäßig — wenn auch nicht regelmäßig — vorkommen, ist kaum übersehbar. In der nachfolgenden Übersicht wird der Versuch gemacht, die wichtigsten Symptome zusammenzustellen. Es ergibt sich daraus, daß es beim Mongolismus-Syndrom

kein obligates Symptom, dafür aber über 200 fakultative Symptome mit unterschiedlich hoher Penetranz gibt, und

durch die Vielzahl der Symptome trotz der scheinbaren Uniformität des Krankheitsbildes das individuelle Symptomenmosaik so differenziert ist, daß innerhalb einer überschaubaren Fallzahl kein Fall einem anderen gleicht.

Allein an den mesenchymalen Organen ergeben sich rund 50 Stigmen und Symptome, die in über 5% der Beobachtungen beschrieben sind (Abb. 106). Die seltenen Aberrationen sind darin nicht enthalten.

Klinik (Synopsis)

Habitus und physiognomonische Veränderungen

Minderwuchs „nanisme mongolien"	Knopfnase
plumper Typ	schräge Lidachsenstellung
graziler Typ	(von temporal oben nach
Akromikrie	nasal unten)
Brachymelie	große Zunge
Brachycarpie (Abb. 313, 316)	offenstehender Mund,
Brachymikrocephalie	„Karpfenmaul"
Specknacken	Dauerrötung der Wangen und
hohes, flaches, breites Gesicht	des Kinns
	Ohrmißbildungen
Hypoplasie des Oberkiefers	atypische Fältelung des Lippenrotes „Cheilitis scrotalis"
Hypertelorismus	
eingesunkene Nasenwurzel	

Psychische und intellektuelle Veränderungen

Die intellektuelle und psychische Entwicklung bleibt ebenso wie die statisch-motorische mit zunehmendem Alter hinter der Altersnorm zurück. Unbehandelt werden Intelligenzquotienten zwischen 30 und 50 erreicht. Intellektuelle Entwicklung und soziales Verhalten hängen im wesentlichen vom Typ ab.

Die beiden **Grundtypen** sind etwa folgendermaßen zu charakterisieren:

der **hypodyname Typ** ist	der **hyperdyname Typ** ist
antriebslos, träge, gleichmütig, stimmungsausgeglichen, gutmütig, leicht lenkbar und beeinflußbar. Er zeigt Liebe zu Musik und rhythmischen Bewegungen sowie Neigung zu Geselligkeit je nach Intelligenzstand. IQ bis 60 sind möglich	umtriebig, wechselhaft, stimmungslabil, affektinkontinent, konzentrationslos. Die Neigung zur Rhythmik überwiegt die Neigung zur Musik. Spontan sind IQ über 50 nur selten zu erwarten

Endokrine Veränderungen

Hypothalamus-Hypophysen-System:	
Minderwuchs	Obstipationsneigung
Akromikrie	heisere Stimmme
Rastlosigkeit, Umtriebigkeit	struppiges, trockenes Haar
	Ossifikationsverzögerung
	Dentitionsverzögerung

Schilddrüse:	
Hypothyreosezeichen:	Hyperthyreosen
teigige Haut	gesteigerte J131-Speicherung
große plumpe Zunge	Nichtansprechen des Serum-Jodes auf TSH

Gonaden

endokrin:	**nicht endokrin:**
Hypogenitalismus	Phimosen
Hypoplasia penis et/sive scrotalis	Kryptorchismus
Labienhypoplasie	Hypospadien
Ausbleiben der Geschlechtsreife	

Organveränderungen

Haut:	
ichthyosiforme Hautbeschaffenheit	Alopecia-areata-artige Haarlichtungen
Lanugobehaarung, lange persistierend	Cutis marmorata
follikulär acneiforme Dermatosen	Akrocyanose
struppiges Haar	vasomotorische Dauerrötung des Gesichtes, „geschminkter Clown"
tiefer Haaransatz	Cutis laxa
	Schwimmhautbildung

Hautleistenbefunde:	
Vierfingerfurche (70%)	Hypothenarmuster häufig
Fehlen der distalen horizontalen Fingerfurche des V. Fingers (20%)	Thenarmuster selten
Fingermuster: kleine Schleifen Lu häufig auf 10 Fingern, radiale Schleife auf 4 oder 5	Muster ID III Hand (54—84%)
niedrige Leistenzahl	Hauptlinien horizontal
axiale Triradien t''	tiefe Furche zwischen I. und II. Zehe „Sandalenfurche' Halux Ai (47%) Ir (32%)
	sekundäre Furchung Fi vorherrschend

Augen:	
„mongoloide Lidachsenstellung"	Nystagmus
medialer Epicanthus	Hypermetropie
tiefliegende Bulbi, „Maskengesicht"	Keratokonus (bis 6%)
Exophthalmus	Linsentrübungen (Cat. stellata et caerulea 6—8%)
Conjunctivitis, Blepharitis, Ektropion	Brushfieldsche Irisflecken
Strabismus	Farbenblindheit

Ohren:	
Asymmetrie der Ohrmuscheln	mangelnde Muschelmodellierung
weiche lappige Ohren	adhärente Ohrläppchen
Darwinscher Höcker	Einknickung des Muschelrandes

Blut:	
Leukämieanfälligkeit	Hyper-β-Lipoproteinämie
Anämieneignung	saure Phosphatase i. S. erniedrigt
neutrophile Polynukleose	Leucin-Amino-Peptidase i. S. erhöht
Hypalbuminämie	
Hyper-γ-Globulinämie	

Biochemische Veränderungen

Phosphatasen im Leukocyten erhöht	Galaktokinase
gesteigerte Enzymaktivität im Erythrocyten	Glutaminsäure-Transaminase
Phosphat-Hexokinase	Oxalessigsäure-Transaminase
Galaktose-Hexokinase	Störung des Tryptophanstoffwechsels
Galaktose-I-Phosphat-Uridyltransferase	

Cytogenetische Veränderungen

Trisomie 21		a. 13/15/21 D/G	1,5%
überzähliges Chromosom 21	94 %	b. 21/21	
Mosaik-Trisomie	2,4%	22/21 G/G	1,8%
Chromosomentranslokationen mit Beteiligung von		c. 2/21 A/G	
		d. 4—5/21 B/G	
		e. 6—12/21	
		f. 20/21 F/G	

Immun- und Infektionsabwehrschwäche

Thymushypoplasie	Phosphatasenerhöhung in Leukocyten
adenoide Vegetationen	gesteigerte Erythrocyten-Enzym-Aktivität
Tonsillenhyperplasie	Infektionsabwehrschwäche der Kontaktflächen
„Proteindiarrhoe" IgA	Infekte der oberen Luftwege
verzögerte Reaktion gegen Fremdgewebe	Pneumonien
Leukämieanfälligkeit	Enteritiden
neutrophile Polynukleose	Infekte der ableitenden Harnwege
Anämieneigung	Conjunctivitiden
Hypalbuminämie	Dermatosen
Hyperglobulinämie	
Hyper-β-Lipoproteinämie	

Radiologie (Synopsis der Symptome; s. a. Abb. 106, 107, 313, 262, 302, 316, 317, 381—384.

Skelet (Abb. 106):

Proportionsstörungen:	mongoloides Becken (80%):
Brachy-Mikrocephalie	breite ausladende Beckenschaufeln (wie „Elefantenohren")
Prognathie	verkürzter cranio-caudaler und verbreiterter lateraler Durchmesser des Os ileum (Abb. 107, 262)
Hypognathie	tiefer Sitz der Spina ilica ventralis
hoher Gaumen	abgeflachtes bis horizontales Pfannendach
Dentitionsanomalien	Erniedrigung des Pfannendach- und des Os ilium-Winkels
Oligodontie	Coxa valga der Femora
Stiftform der Zähne	Hüftgelenksluxation
staketenartige Anordnung	
Mehrzinkigkeit der Incisiri	
Pneumatisation der Kiefer- und Keilbeinhöhlen verzögert oder mangelhaft	
fehlende Ausbildung der Stirnhöhlen	
Trichterbrust	

Akromikrie
Mikrodaktylie
Brachymesophalangie des V.
  Fingers
Klinodaktylie
Abduktion der Großzehe
Syndaktylien
Oligodaktylien
Synostosen
Exostosen

Mineralisationsstörungen:
  Osteoporose-Osteosklerose
Ossifikationsanomalien:
  Verzögerungen
  Reihenfolgestörungen
  Beschleunigungen
2 longitudinale Ossifikations-
  zentren des Manubrium
  sterni
2 Ossifikationszentren des
  Calcaneus

Schädel: Brachy-Mikrocephalie (s. Abb. 383, 384).

Herz:

angeborene Angiokardio-
  pathien:
  Scheidewanddefekte auf
    Vorhof- und Ventrikel-
    ebene
  Canalis atrio-ventricularis
    communis

Pulmonalstenose-Syndrome
Neigung zu Bradykardie
  (beim hypodyn. Typ)

Magen—Darm:

angeborene Stenosen und
  Atresien
Neigung zu Enteritiden

Resorptionsstörungen
  (Vit. A, Fett)

Endokrines System und Skeletentwicklung

Zwischen den Drüsen innerer Sekretion und dem Skelet bestehen enge Zusammenhänge, die sich vor allem in der Reifungsphase des Skeletes, aber auch in der Involutionsphase nach der biologischen Reifeperiode auswirken. Die bereits bei der Handskeletossifikation (s. S. 21) aufgezeigten Einflüsse des Endocriniums gelten für das gesamte Skelet (MELLMANN u.a.).

Unter- oder Überfunktionen endokriner Drüsen haben im Prinzip folgende Auswirkungsmöglichkeiten auf das wachsende Skelet:

1. *Störungen der Knochenkernentwicklung* (Verzögerung, Beschleunigung, Reihenfolgestörungen);

2. *Auswirkungen auf die Knochendimensionen* (Brachy-, Dolichomelie, Platyspondylie);

3. *Proportionsverschiebungen*;

4. *Strukturveränderungen* (Verdichtung, Osteoporose, cystoide Auflockerung).

Die Einflußmöglichkeiten der einzelnen Drüsen werden nachfolgend skizziert; es bleibt jedoch bei der Wertung des Röntgenbefundes zu berücksichtigen, daß bei Störungen innerhalb des physiologischen Regelkreises der endokrinen Drüsen die Störung selten auf eine Drüse beschränkt ist. Die Wechselbeziehungen schließen auch Gegenregulationen einzelner endokriner Drüsen auf Über- oder Unterfunktion anderer ein.

Infolge der vielen Wechselbeziehungen zwischen den Drüsen innerer Sekretion ist es nicht möglich, die stark differenzierten Auswirkungen endokriner Störungen auf das Skelet umfassend zu behandeln. Die Darstellung muß sich deshalb auf die „reinen" Grundstörungen beschränken. Als Einteilungsprinzip wird dabei die in Abb. 108 skizzierte cranio-caudale Grundorientierung der endokrinen Drüsen benutzt. Wegen der Wichtigkeit der klinischen Leitsymptome sind in der Synopsis die wesentlichsten Kriterien der klinischen Diagnostik skizziert.

Zwischenhirn-Hypothalamus-Dysregulationen

Das Zwischenhirn stellt ein Verbindungsglied zwischen dem Zentralnervensystem und dem endokrinen System dar; es reguliert eine Reihe vitaler Lebensfunktionen, wie Körpertemperatur, Blutdruck, Schlaf-Wach-Rhythmik, Wasser- und Elektrolythaushalt. Der Hypothalamus als Bindeglied des Zwischenhirns mit der Hypophyse ist die zentrale Schaltstelle für die Abstimmung körpereigener Regulationsmechanismen und der Verarbeitung von Umwelteinflüssen. Je tiefer in Richtung Hypothalamus oder Hypophysenstil eine Störung liegt, um so nachhaltiger sind deshalb die Auswirkungen auf Körperwachstum, Körperproportionen und Ossifikationsvorgänge.

Folgende Krankheitsbilder gehören hierher:
Dyscerebraler Minderwuchs mit und ohne Fettsucht;
hypothalamischer Minderwuchs;
Dystrophia-adiposo-genitalis (Fröhlich-Syndrom);
Laurence-Moon-Biedl-Bardet-Syndrom;
Cushing-Syndrom;
cerebrale Frühreife;
Weil-Albright-Syndrom;
cerebraler Riesenwuchs.

Klinik. Die klinischen Leitsymptome von Zwischenhirn- und Hypothalamus-Störungen sind mannigfaltig und bilden jeweils ein individuelles Mosaik. Im einzelnen werden folgende Symptome beobachtet:
Minderwuchs,
Fettsucht; mit Neigung zur Stammfettsucht;
Brachycarpie und Brachytarsie mit Akromikrie;
sexuelle Störungen in Form einer Pubertas praecox oder eines Hypogenitalismus;
Diabetes insipidus;
Elektrolytstoffwechselstörungen;
psychische Veränderungen (Euphorie, Eretismus, Aggressivität, Unruhezustände);
Somnolenz;
Magersucht;
Thermodysregulation;
cerebrale Anfälle aus dem Bereich des Petit-mal;

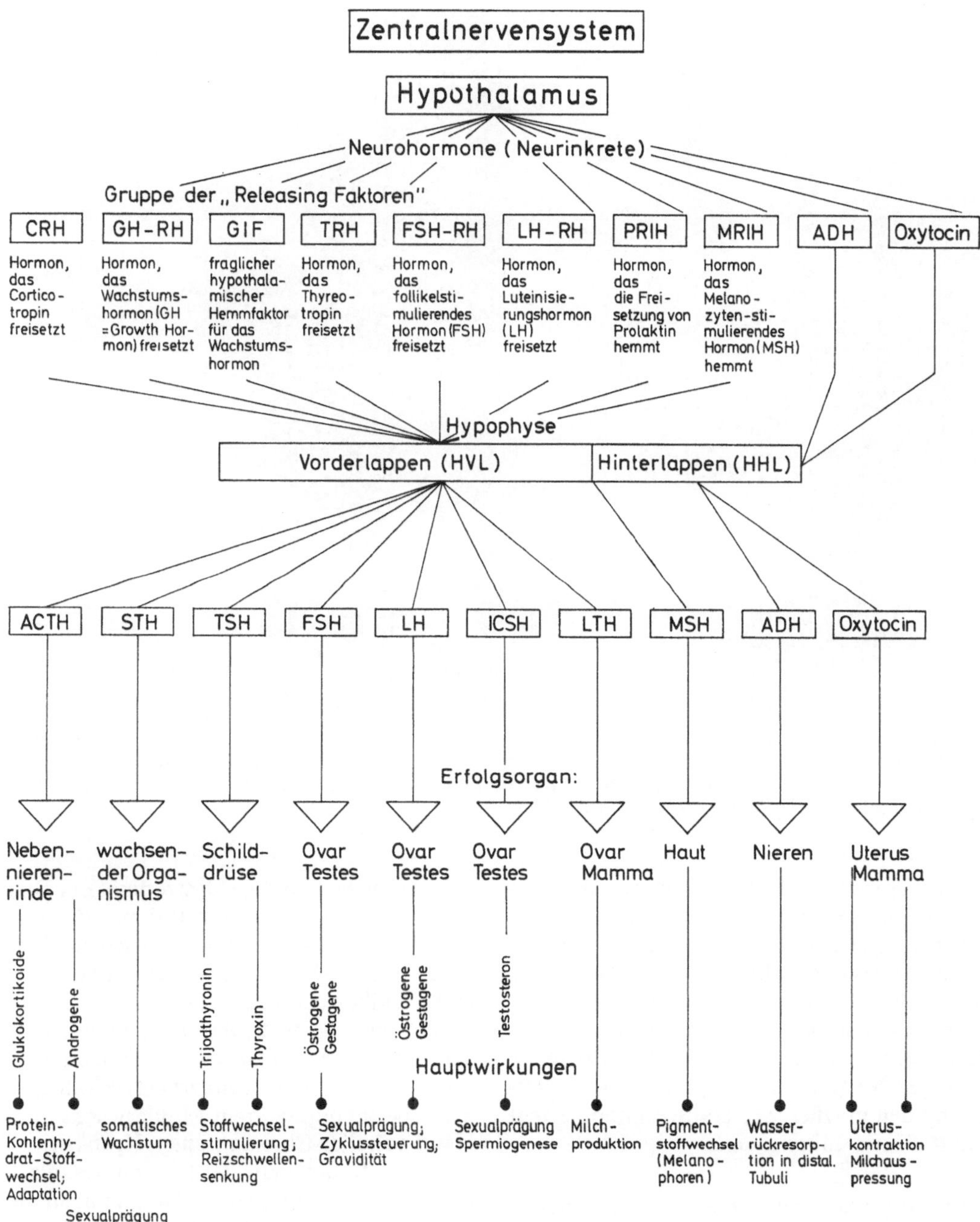

Abb. 108. Synopsis der Neurokrinie und des endokrinen Systems der glandotropen Drüsen: Schaltstationen, Substrate, Zielorgane und Hauptwirkungen

Inkontinenz;
Heißhunger oder Anorexie;
Dyshidrosis;
Hypertrichose.
Die **Röntgensymptomatik** ist inhomogen; relativ konstante Begleitsymptome von Zwischenhirnstörungen sind *Ossifikationsanomalien* in Form von beschleunigten Knochenkernentwicklungen, Reihenfolgestörungen im Auftreten der Knochenkerne und Asymmetrien. Bemerkenswert ist dabei die wesentliche Rolle, die das Os lunatum bei Zwischenhirnerkrankungen spielt, da es gerade bei Kleinkindern manchmal schon im 2. Lebensjahr auftritt, andererseits bei ähnlichen Störungen selbst im Schulalter noch nicht vorhanden ist und bei der Knochenkernentwicklung ausgespart wird. Viele Zwischenhirnstörungen sind mit grazilen Knochen vergesellschaftet, die eine gewisse Osteopenie zeigen; auch die Neigung zu Polstermetaphysen ist ausgeprägt. Ein relativ konstantes Zeichen von Zwischenhirnstörungen ist die Brachycarpie und die Brachy-

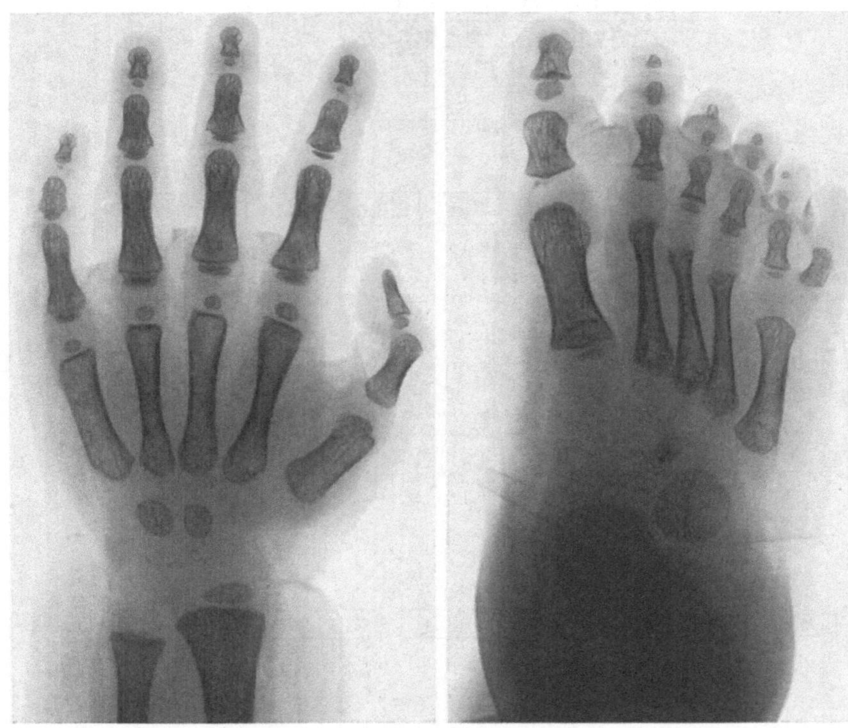

Abb. 109a u. b. *Laurence-Biedl-Moon-Bardet-Syndrom*. $3^6/_{12}$jähriges Mädchen. Plumpe, pastöse, kurze Hand. Verdickung der Metacarpalia an den Randstrahlen als Ausdruck einer *abortiven Polydaktylie*, welche am Fuß (b) manifest ist. Flaschenform der Finger, Polstermetaphyse des Radius, hinter welcher das Ulnaende 5 mm zurücksteht. Differenzierung der Carpalia um $1^1/_2$ Jahre verzögert. Großes Hamatum

tarsie, wobei sich die Röhrenknochen nach den Acren zu verschmälern und verkleinern, so daß eine Akromikrie der Endphalangen an Händen und Füßen eines der wichtigsten Symptome wird.

Am Schädelskelet wird nicht selten eine diskrete bis deutliche Mikrocephalie, Platycephalie oder Stenocephalie gefunden. Zwischen der häufigen Neigung zu Übergewicht oder Fettsucht und den grazilen Skeletabschnitten besteht eine auffallende Inkongruenz.

Diabetes insipidus centralis-neurohormonalis

Beim Diabetes insipidus centralis ist die Produktion bzw. Abgabe des antidiuretischen Hormons herabgesetzt oder aufgehoben. Es handelt sich um ein chronisches Leiden, dessen Sitz im neurosekretorischen hypothalamo-hypophysären Grenzgebiet zu suchen ist. In den meisten Fällen ist eine Ätiologie nicht zu sichern, sie werden als idiopathische Fälle abgegrenzt vom symptomatischen Diabetes insipidus, Situationen infolge von Infektionskrankheiten, Tumoren und Stoffwechselkrankheiten. Im Kindesalter kommt wohl postencephalitischen Zuständen eine erhebliche Bedeutung zu.

Klinik. Leitsymptom ist der unstillbare Durst und die Polyurie, fast regelmäßig findet sich ein Minderwuchs und eine Dystrophie. Ein Diabetes insipidus gehört auch zum Rahmen der Symptomentrias bei der Hand-Schüllerschen-Christianschen Krankheit (zusätzlich Exophthalmus und Landkartenschädel) (ALTHOFF).

Radiologie. Beim Diabetes insipidus centralis liegt eine Osteoporose vor, die Skeletreifung ist verzögert, die Knochenkernentwicklung ähnelt jener bei hypophysärem Minderwuchs. Bei der Hand-Schüller-Christianschen Krankheit (Abb. 117, 387) findet man darüber hinaus die rundlichen scharf begrenzten Aufhellungen im Bereich des Schädeldaches oder auch an anderen Knochen sowie Veränderungen des Hypophysenbodens und der Hypophysengröße. Die Dentition ist verzögert, im frühen Kindesalter bis ins Schulalter zeigt der Schädel frühkindliche Proportionen mit relativ großem Gehirn und kleinem Gesichtsschädel.

Hypophysen-Dysregulationen

Infolge der vielfachen Wechselbeziehungen der Hypophyse zu den übergeordneten Releasing-Faktoren einerseits und über die von ihr gebildeten glandotropen Hormone andererseits handelt es sich bei Dysregulationen der Hypophyse meist um pluriglanduläre Prozesse; monoglandu-

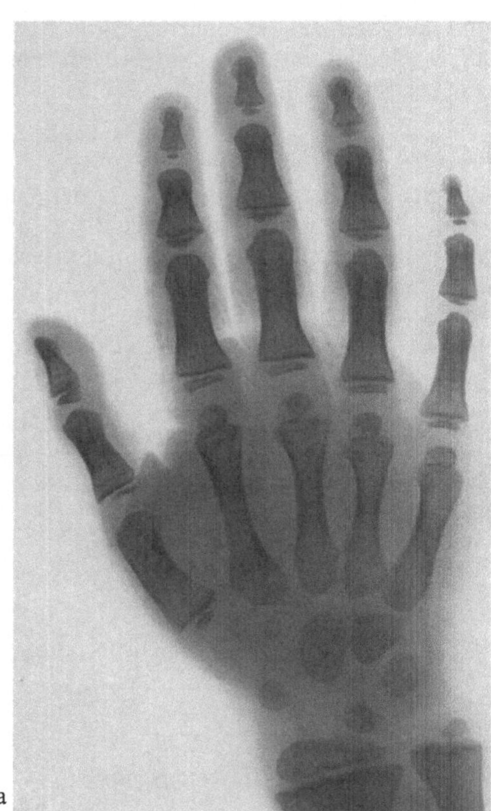
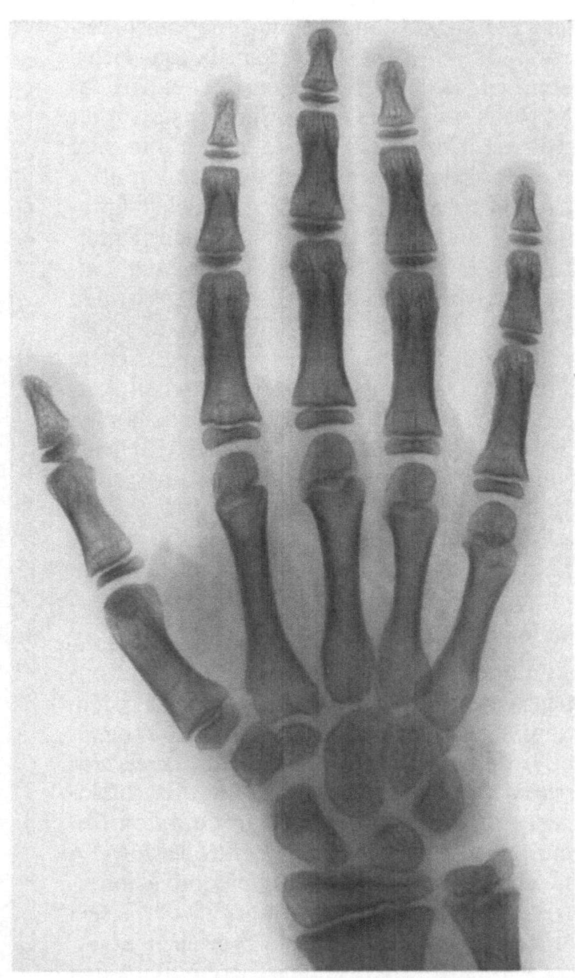

a

b

Abb. 110a u. b. *Hypophysärer Zwergwuchs*. Im Alter von 13 Jahren (♂) bei Behandlungsbeginn (a) kurze Hände (143 mm bei 116,5 cm Körpergröße). Die Handwurzelkernentwicklung entspricht einem 6jähr. Kind, ist also um 7 Jahre verzögert; mit $15^{10}/_{12}$ Jahren, also nach knapp 3jähriger Substitutionstherapie und 4 Hypophysenimplantationen beträgt die Handlänge (b) 175 mm (+ 32 mm) die Körpergröße 137,5 (+ 21 cm). Diese Nachreifung kommt auch im Carpalogramm zum Ausdruck, die Handwurzelkernentwicklung entspricht jetzt einem 13jährigen Kind (Verzögerung 3 Jahre). Erreichte Endgröße 161 cm

läre sind dagegen relativ selten. Zu letzteren sind zu rechnen der *hypogonadotrope Hypogonadismus* (= *hypogonadotroper Eunuchoidismus*), der isolierte *ACTH-Mangel* und der *isolierte Wachstumshormonmangel*.

Bei den eigentlichen Hypophysenstörungen handelt es sich um plurihormonale Insuffizienz-Erscheinungen. Das wichtigste hierher gehörige Krankheitsbild ist der *hypophysäre Minder- oder Zwergwuchs*. Diese, wie die anderen Formen von *Hypophysen-Insuffizienz* oder der *Hypopituitarismus* zeigen klinische und radiologische Auswirkungen, die weniger von der Form des Krankheitsbildes als dem Ausmaß der Insuffizienz abhängen (MARTIN u. WILKINS).

Klinik. Da das Körperwachstum und die Entwicklung in den ersten 2 Lebensjahren vorwiegend genetisch determiniert ist, vom 3. bis zum 9.–10. Lebensjahr vorwiegend hypophysär gesteuert wird und anschließend in die gonadale Wachstumsphase übergeht, wirken sich Hypophysen-Unterfunktionen in der Regel zwischen dem 3. und 9. Lebensjahr aus. Die anthropometrisch normalgeborenen und im Säuglingsalter wenig auffälligen Kinder bleiben im Kleinkindes- und Schulalter im Wachstum zurück und behalten die frühkindlichen Körperproportionen einschließlich des Gesichtsausdruckes. Nicht selten ist durch die Hypophysenstörungen auch das gonadale System mitbetroffen, so daß der gonadale Wachstumsschub verspätet oder nicht eintritt.

Radiologie. Wichtigstes Hinweissymptom einer Hypophysenunterfunktion ist eine Ossifikationsverzögerung, die im 2.–4. Lebensjahr auftritt, so daß zu diesem Zeitpunkt die Knochenkernentwicklung zum Stillstand kommt oder stark verzögert verläuft. Zum Unterschied von vielen anderen endokrinen Störungen ist dabei das Skelet grazil, zeigt eine dünne Spongiosastruktur und dünne Corticalis. Hände und Füße sind kurz, Endphalangen an Händen und Füßen klein und laufen oft spitz zu. Die Schädelproportionen, die durch schädelmetrische Untersuchungen exakt geklärt werden sollten, entsprechen frühkindlichen Entwicklungsstufen durch einen relativ großen Gehirnschädel und kleinem Gesichtsschädel mit hypoplastischem Unterkiefer. Die Dentition ist im gleichen Ausmaß verzögert wie die Ossifikation. Unbehandelt bleiben die Epiphysenfugen über das 20. Lebensjahr hinaus offen, so daß ein langsames, aber kontinuierliches Weiterwachstum erfolgt. Da dieses aber nur 1–2 cm jährlich beträgt, pflegt die Endgröße zwischen 100 und 140 cm zu liegen.

„Überfunktionszustände"

Überfunktionszustände der Hypophyse sind mit entgegengesetzten Wuchsstörungen verbunden. Es kommt zu *hypophysärem Riesenwuchs (Gigantismus)*, der oft auch in Form des „*cerebralen Riesenwuchses*" in Erscheinung tritt. Als Analogon zur Akromikrie bei der Unterfunktion findet man eine *Akromegalie*. Die Vergrößerung von Hand und Fuß wird zwar im späteren Kindesalter schon sichtbar, erreicht aber in der Regel erst im Erwachsenenalter jene typischen exzessiven Ausmaße. Bei langen Röhrenknochen stimmt in der Regel das Knochenalter mit dem chronologischen Alter überein, selten findet sich eine mäßige Beschleunigung.

Vom hypophysären Riesenwuchs und von der Dystrophia adiposogenitalis zu unterscheiden ist der sog. *Adiposogigantismus (Präpubertätsfettsucht)*. Dabei handelt es sich auf dem Boden einer familiären Disposition um eine Mastfettsucht durch erhöhte Calorienzufuhr. Der Körperbau ist proportioniert, die Ossifikation kann um 2–5 Jahre beschleunigt sein, entspricht aber der jeweiligen Körpergröße, wenn auch nicht dem Alter. Es liegt weder eine Akromegalie noch eine Acromikrie vor, der Hypogenitalismus wird vorgetäuscht durch das, die äußeren Geschlechtsorgane überlappende, Fettpolster.

Epiphysis cerebri

Die Funktionen der Epiphyse (Zirbeldrüse, Corpus pineale) beim Menschen sind nicht exakt umschrieben, sehr wahrscheinlich sind Auswirkungen auf die Entwicklung der Geschlechtsmerkmale und auf den Pigmentstoff-

wechsel. Anatomisch handelt es sich um ein dorsales Anhangsorgan des Zwischenhirns.

Klinisch werden Pubertas praecox-Erscheinungen mit und ohne Beschleunigung der Ossifikation, gelegentlich mit vorzeitigem Epiphysenfugenschluß erwähnt, auf der anderen Seite aber auch Hemmungen der sexuellen Entwicklung bis zum ausgeprägten Hypogenitalismus. Die vorzeitige Geschlechtsentwicklung wird vorwiegend bei Knaben beobachtet.

Schilddrüsen-Funktionsstörungen

Ausfälle der Schilddrüsenfunktion werden als *Athyreose*, Insuffizienzen der Schilddrüse als *Hypothyreose* bezeichnet. Die Unterfunktionszustände der Schilddrüse sind ätiologisch und pathogenetisch nicht einheitlich, eine Übersicht über die verschiedenen Formen ergibt die nachfolgende Tabelle.

Tabelle 13. Formen der Schilddrüsenunterfunktion

---

1. Endemischer Kretinismus
2. Athyreose
3. Hypothyreose
   a) bei anatomischer Anomalie
   b) bei Hypoplasie der Schilddrüse
   c) bei Schilddrüsendystopie
4. Anomalien der Schilddrüsenhormonsynthese
5. Erworbene Hypothyreosen
   a) unbekannter Ätiologien
   b) Thyreoiditisfolge
   c) medikamentös bedingt
6. Sekundäre Hypothyreose (Thyreotropinmangel)
   a) bei Mikrencephalie
   b) bei Hypothalamus-Zwischenhirnstörungen
   c) bei hypophysärem Minderwuchs mit TSH-Mangel

Klinik. Hinweiszeichen auf eine Schilddrüsenunterfunktion sind unmittelbar nach der Geburt: Die allgemeine Trägheit und Schläfrigkeit, eine verlängerte Gelbsucht, ein überhöhtes Geburtsgewicht, Obstipationsneigung, heisere Stimme, dicke Haut und ein phänotypisch charakteristischer Gesichtsausdruck. Im weiteren Verlauf entsteht ein disproportionierter Minderwuchs mit plumpen Körperformen, faltiger, verdickter Haut, relativ kurzem Hals. Die Dentition ist verzögert, das Kopfhaar trocken, struppig und glanzlos.

Radiologie. Die röntgenologischen Veränderungen hängen ab von der Schwere der Schilddrüsenunterfunktion und vom Zeitpunkt ihres Eintritts.

Bei der *Athyreose* wie beim *endemischen Kretinismus* liegt ein Ausfall an Schilddrüsenhormonen vor. Dieser Ausfall macht sich schon in der späten Fetalperiode bemerkbar, so daß die

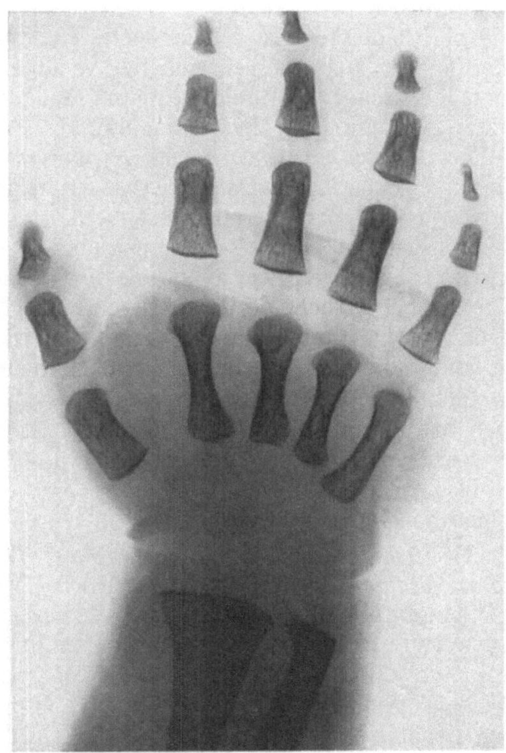

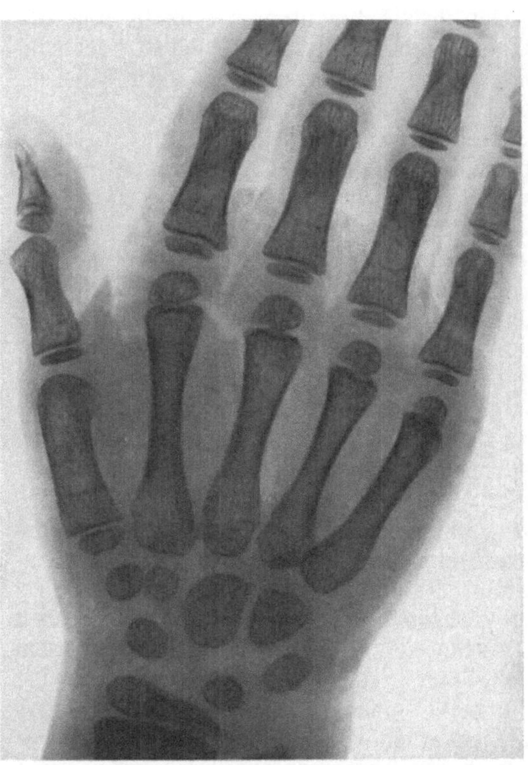

a

b

Abb. 111a u. b. *Athyreose*. a Mit 4 Jahren kein Knochenkern, plumpe kurze Knochen. b Mit 6 Jahren, nach 2jähriger Behandlung mit Schilddrüsenpräparaten. Differenzierung an der oberen Grenze der Norm, graziles Skelet (vgl.Abb. 111c)

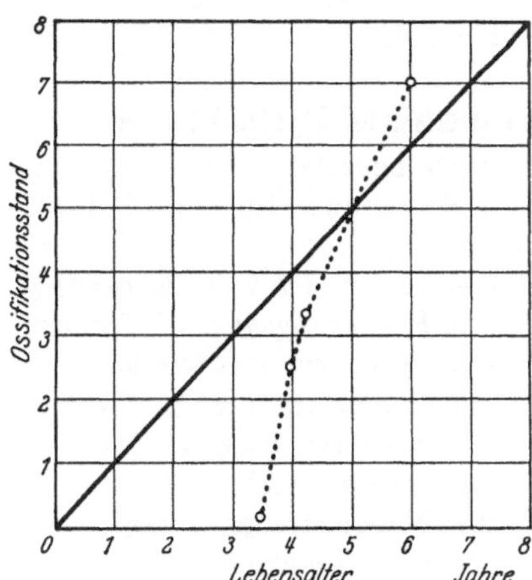

Abb. 111c. *Graphische Darstellung* der Skeletreife bei Athyreose (Abb. 111a u. b) während 2jähriger Behandlung mit Schilddrüsenpräparaten. Die Diagonale bedeutet Übereinstimmung von Lebensalter und Ossifikationsstand

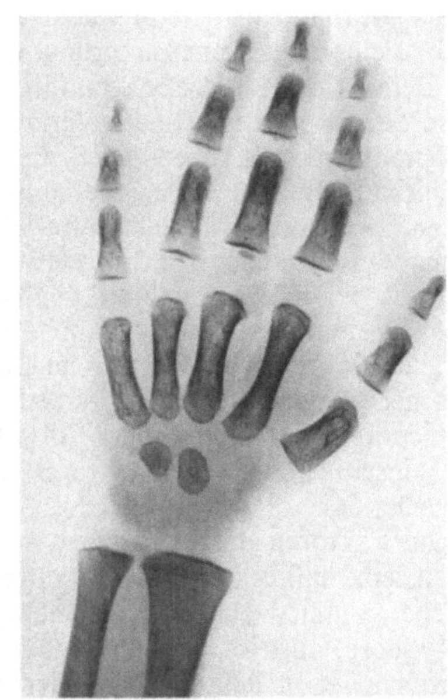

Abb. 112. *Hypothyreose*, bei 5$^1/_2$jährigem Jungen, dessen Ossifikationsstand einem knapp 1jährigen entspricht

Ossifikation bei der Geburt bereits rückständig ist. Der distale Femurepiphysenkern und der proximale Tibiaepiphysenkern fehlen oder sind zu klein. Die Metaphysen der langen Röhrenknochen wirken etwas aufgetrieben, die Knochenstruktur ist dicht. Je länger die Athyreose unbehandelt besteht, um so ausgeprägter wird die Disproportionierung des gesamten Skeletes und die Strukturverdichtung. Analog zur Ossifikation ist die Dentition verzögert.

Bei der *Hypothyreose* tritt im Laufe des Säuglings- bis Schulalters die Schilddrüsen-Insuffizienz in ein klinisch und radiologisch objektivierbares Stadium. Auch dabei kann die Röntgendiagnostik nicht nur zur Diagnosefindung beitragen, sondern bei Benützung vorhandener metrischer Unterlagen auch den Zeitpunkt des Eintrittes der Schilddrüsen-Insuffizienz bestimmen. Bei der Hypothyreose sind die frühauftretenden Knochenkerne (Hamatum, Capitatum, Radiusepiphysenkern) in der Regel noch vorhanden und wachsen auch längere Zeit regelrecht weiter, d. h., ihre Größe entspricht dem realen Alter, neue Knochenkerne treten aber nicht mehr hinzu. Neben den selbständigen Knochenkernen wirkt sich die Hypothyreose vor allem an den Epiphysen aus und führt zu einer eigenartigen Epiphysenstrukturierung und -konturierung. Die Umwandlung der Knorpelzellen in den Verkalkungszonen geht zwar voran, doch bleibt die Kalkeinlagerung und die Verknöcherung aus. Die Verkalkungszonen werden dadurch unregelmäßig; es entstehen oft multizentrische Knochenherde und multizentrische Knochenkerne. Bei vorhandenem statischem Druck kommt es zu einer Zusammensinterung, die vor allem im Bereich der Kniegelenke und der Femurkopfkerne zu perthesartigen Veränderungen der Epiphysenkerne führt. Auch die metaphysäre Verkalkungszone ist unregelmäßig und nicht selten verdichtet, wie überhaupt bei der Hypothyreose die Knochenstruktur relativ dicht, die Corticalis verdickt ist. Eine Abgrenzung gegenüber der Perthesschen Krankheit ist dadurch möglich, daß die hypothyreotische „Kretinhüfte" immer doppelseitig und graduell etwa gleich ausgeprägt ist, während die Perthes-Hüfte entweder einseitig oder asymmetrisch ausgeprägt ist (Abb. 64).

Statische Faktoren dürften auch dafür verantwortlich sein, daß es zu Deformierungen der Wirbelkörper kommt, wobei eine lumbale Kyphose (Sitz-Kyphose) auftritt, die ein röntgenologisches Äquivalent in keilförmigen oder angelhakenförmigen Deformierungen der Lendenwirbelkörper hat. Am häufigsten betroffen ist der 2. Lendenwirbelkörper, die ventrale Abflachung der Wirbelkörper erstreckt sich aber auch bis zum 12. Brustwirbel und bis zum 3. Lendenwirbel.

Am Schädelskelet ist die verzögerte Pneumatisierung der Nebenhöhlen und der verzögerte Fontanellenschluß bei relativ weiten Schädelnähten hervorzuheben (BELLINI u. NEVES).

Die *sekundären Formen von Hypothyreose* pflegen eine geringere Osteosklerose zu zeigen und etwas proportioniertere Skeletverhältnisse. Ein wichtiges Merkmal — wenn vorhanden —, welches für die cerebrale, hypothalamische oder hypophysäre Ursache der Hypothyreose spricht, ist das Vorhandensein einer Akromikrie. Auch die frühkindlichen Gesichtsproportionen bilden ein wesentliches Unterscheidungsmerkmal gegenüber den verplumpten Gesichtsschädelformen bei primären Hypo- und Athyreosen.

Hyperthyreosen

Als *Hyperthyreosen (Hyperthyreoidismus; Thyreotoxikose; Morbus Basedow; Basedowid)* werden Schilddrüsenüberfunktionszustände bezeichnet, welche zur Strumabildung, zum Exophthalmus, zur Tachykardie, zur Hypotonie der Muskeln, gesteigerter Erregbarkeit und Glanzaugen führen können.

Bei der Hyperthyreose sind Skeletentwicklung und Zahnentwicklung beschleunigt, die Körpergröße der Kinder eilt dem realen Alter voraus. Röntgenologische Symptome sind aber nur zu erwarten, wenn der Überfunktionszustand mehrere Monate bestanden hat. Der Epiphysenschluß ist verfrüht, so daß die endgültige Größe unbehandelter Hyperthyreosen im unteren Normbereich oder darunter zu liegen pflegt.

Bei der „*euthyreoden Struma*" fehlen Auswirkungen auf das Skelet; sind solche nachweisbar, muß eine Funktionsstörung der Schilddrüse unterstellt werden.

Nebenschilddrüsen-Dysfunktionen

Von den Nebenschilddrüsen-Unterfunktionen haben im Kindesalter folgende 3 Formen Bedeutung:

1. *Hypercalcämische Neugeborenen-Tetanie,*
2. *Idiopathischer Hypoparathyreoidismus,*
3. *Pseudohypoparathyreoidismus.*

Überfunktionen kommen in Form des *primären Hyperparathyreoidismus* und des *sekundären Hyperparathyreoidismus* vor. Die hypocalcämische Neugeborenen-Tetanie zeigt keine radiologisch bemerkenswerten Aspekte.

Idiopathischer Hypoparathyreoidismus

Als idiopathischer Hypoparathyreoidismus wird eine chronische oder primäre Nebenschilddrüsen-

Insuffizienz bezeichnet, deren klinische Leitsymptome eine Tetanie, Hypocalcämie, Hyperphosphatämie, Hypercalciurie und Hypophosphaturie sind. Das Leiden wird von cerebralen Krampfanfällen, Intelligenzdefekten, psychischen Ausfällen und verzögertem Extremitätenwachstum sowie Zahnschmelzdefekten begleitet.

Radiologie. Charakteristisch für den Hypoparathyreoidismus ist ein Zurückbleiben des Knochenlängenwachstums im Rahmen eines allgemeinen Minderwuchses. Es kommt dabei zum Wachstumsrückstand vor allem an den kurzen Röhrenknochen von Hand und Fuß (Brachydaktylie, Brachykarpie). Im Rahmen dieser Wuchsstörung der peripheren Körperabschnitte treten Dystrophien der Finger- und Zehennägel auf, Schmelzdefekte an den Zähnen sowie Haarausfall und Katarakt an den Augen. Infolge eines Hirnödems kann es zu Nahterweiterungen und Nahtsprengungen am Schädeldach kommen. Häufig finden sich Verkalkungen im Bereich der Stammganglien; ektopische Weichteilverkalkungen werden im Laufe des Lebens immer deutlicher.

Am Skelet besteht eine chronische Störung des Mineralstoffwechsels. Die infolge der Hyperphosphatämie zu erwartende Osteosklerose wird nur in Form von *bandförmigen metaphysären Verdichtungen* gefunden. Daneben findet man aber eine ausgeprägte Rarefizierung der Spongiosa in den kurzen Röhrenknochen der Hand, wobei sich ein cystoides Bild ergibt. Recht charakteristisch ist die Verdünnung der Corticalis an den Phalangen, wobei die Corticaliskontur stellenweise außen wie angenagt wirkt. Auf der anderen Seite kommen auch periostale Begleitschatten zur Beobachtung.

Der *Pseudohypoparathyreoidismus* unterscheidet sich vom echten dadurch, daß eine Parathormon-Injektion nicht zur Phosphaturie führt (negativer Ellsworth-Howard-Test). Röntgenologisch ist erwähnenswert, daß man zusätzlich zu den oben beschriebenen Veränderungen als charakteristisches Symptom eine Verkürzung von Metacarpalia und Metatarsalia, speziell des 4. und 5. Strahles, seltener der Phalangen findet. Darüber hinaus sind ektopische Kalkablagerungen im subcutanen Gewebe und im Gehirn zu finden. Die Skeletveränderungen wurden mitunter als dyschondroplastisch bezeichnet (CUSMANO u. a., SWOBODA).

Primärer Hyperparathyreoidismus

Als primär wird eine Überfunktion der Nebenschilddrüsen bezeichnet, wenn eine Überproduktion von Parathormonen vorliegt, die durch Hyperplasie (Adenome) oder Tumoren bedingt sein kann.

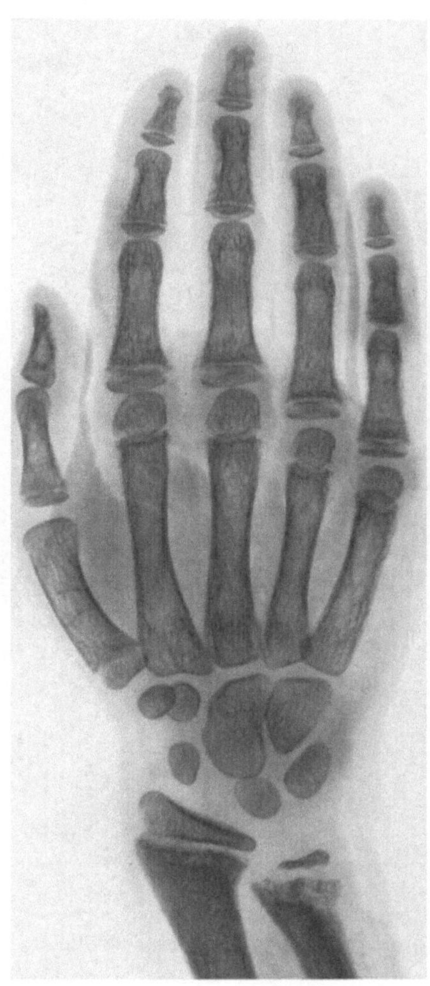

Abb. 113. *Sekundärer Hyperparathyreoidismus* bei *hyperphosphatämischer renaler Rachitis*. Auflockerung der Corticalis und Spongiosa. $9^{1}/_{2}$ jähriger Junge

Klinik. Symptomatologisch steht die Osteoklasie neben der Neigung zur Nephrocalcinose im Vordergrund. Biochemisch findet man eine Hypophosphatämie, eine Hypercalcämie, eine Hypocalciurie und eine Hyperphosphaturie. Appetitlosigkeit, Erbrechen, Obstipation, Durst und Gewichtsabnahme sind Begleitsymptome.

Radiologie. Röntgensymptomatologisch ist die Osteoklasie am besten gekennzeichnet durch Usuren an der Corticalis, die sich vor allem an den äußeren Begrenzungen abzeichnen. Diese Osteopenie trifft man beim Kind häufiger an als das klassische Bild der *Ostitis fibrosa cystica*, das vorwiegend bei Frauen am Ende der Reifeperiode beobachtet wird. Die osteopenischen Veränderungen sind vor allem an den kurzen Röhrenknochen der Hände und Füße, der Zahnalveolen und nur bei schwerer Ausprägung auch an den langen Röhrenknochen sichtbar (Abb. 113).

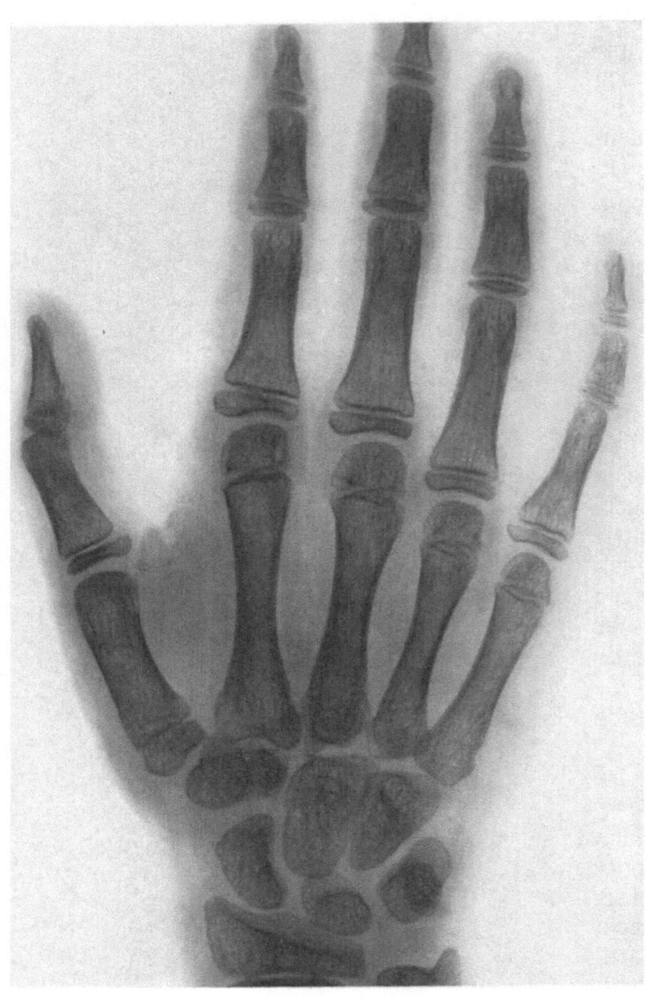

Abb. 114. *Pubertas praecox*, $3^1/_2$jähriger Knabe. Differenzierung entspricht einem 13—14jährigen Kinde. Brachymesophalangie V

Während es beim Erwachsenen an Wirbelkörpern und Schädeldach zu ähnlichen Veränderungen kommt, werden diese beim Kind nur selten gefunden, Verdickungen des Schädeldaches können jedoch beobachtet werden.

Sekundärer Hyperparathyreoidismus

Von einem sekundären Hyperparathyreoidismus spricht man, wenn die Nebenschilddrüsenüberfunktion reaktiv auf eine Erkrankung außerhalb der Nebenschilddrüse entsteht. Häufigste Ursache sind Nierenerkrankungen.

Die röntgenologischen Veränderungen gleichen denen des primären Hyperparathyreoidismus. Vielleicht etwas häufiger findet man an den Metaphysen rachitisähnliche Auflockerungen der präparatorischen Verkalkungszonen und einen Wechsel von osteosklerotischen Verdichtungszonen und Aufhellungszonen (Abb. 113, 122, 127). Die engmaschige Spongiosa geht ohne scharfe Abgrenzung in die Corticalis über. Daraus ergibt sich eine relativ dichte Skeletstruktur.

Nebennieren-Dysfunktionen

An Nebennieren-Insuffizienzen sind im Kindesalter von Bedeutung:

1. *Kongenitale Nebennierenhypoplasie;*
2. *Nebennierenrinden-Insuffizienz* bei kongenitaler *Lipoidhyperplasie;*
3. *Kongenitaler Hypoaldosteronismus;*
4. *Morbus Addison;*
5. *Nebennierenblutungen bei Neugeborenen;*
6. *Symptomentrias: Nebenniereninsuffizienz, Hypoparathyreoidismus, Moniliasis;*
7. *Syndrom aus Nebennieren und Schilddrüseninsuffizienz;*
8. *Medikamentös induzierte Nebennierenrinden-Insuffizienz.*

Klinik. Die klinische Symptomatologie der obengenannten Nebennieren-Insuffizienzen ist nicht einheitlich. Hinweissymptome sind Trinkschwäche, Appetitlosigkeit, Gewichtsstillstand, Gewichtsabnahme. Biochemisch finden sich Elektrolytstörungen in Form einer Hyponatriämie, Hypochlorämie, Verminderung der Plasmaproteine und Hyperkaliämie. Die Ausscheidung von Corticoiden und Ketosteroiden im Harn ist vermindert. Der weitere Verlauf kann durch zunehmende Exsiccose, Kreislaufschwäche und Marasmus gekennzeichnet sein. Haut- und Schleimhautpigmentierungen, allgemeine körperliche Schwäche, Hypotonie, Leibschmerzen, Salzhunger, rezidivierende Diarrhoen und Obstipationen sowie Vitiligo und Adynamien sind Hinweise auf schwere chronische Nebennieren-Insuffizienzen wie z. B. beim Morbus Addison, der im Kindesalter nur selten mehr zur Beobachtung kommt.

Nebennierenüberfunktionen

An Überfunktionszuständen der Nebennierenrinde sind im Kindesalter von Bedeutung:
1. *Adrenogenitales Syndrom* (AGS);
2. *Cushing-Syndrom;*
3. *Aldosteronismus;*
4. *Hirsutismus.*

Klinisches Leitsymptom des adrenogenitalen Syndroms beim Säugling ist das unstillbare Erbrechen und der Salzverlust (Salzverlust-Syndrom). Beim Cushing-Syndrom stehen folgende klinische Zeichen im Vordergrund: Adipositas, Hypertension, Hirsutismus, Virilisierung der Genitalien, Minderwuchs, Striae rubrae, Osteoporose, latenter oder manifester Diabetes.

Die Fettsucht ist durch das Mondgesicht und den Büffelnacken charakterisiert. Der katabole Effekt der verstärkten Glucocorticoidsekretion ist verantwortlich für den Minderwuchs, die Striae, die Muskelhypotonie und vor allem die Skeletveränderungen.

Radiologie. Im Vordergrund steht eine mittelschwere bis schwere Osteoporose des gesamten Skeletes; diese Osteoporose pflegt an den Wirbelkörpern (Abb. 25) am stärksten ausgeprägt zu sein, so daß sich eine Platyspondylie ergibt mit oft fischwirbelartiger Veränderung der Wirbelkörper. Auch im Bereich des Schädelskeletes, der Rippen, der Beckenknochen pflegt die Osteoporose ausgeprägt zu sein, stärker jedenfalls als an den Röhrenknochen. Infolge der Minderwertigkeit der statischen Skeletfunktion wurden verschiedentlich Spontanfrakturen beschrieben. Graduell verschiedene Ossifikationsverzögerungen herrschen vor, die Skeletreifungsverhältnisse sind jedoch nicht einheitlich. Eine auffallend weitmaschige Struktur der dünnen Spongiosabälkchen im Bereich der selbständigen Knochenkerne verdient hervorgehoben zu werden.

Nebennierenmarkstörungen

Im Gegensatz zu den erheblichen röntgenologischen Auswirkungen bei Fehlfunktionen der

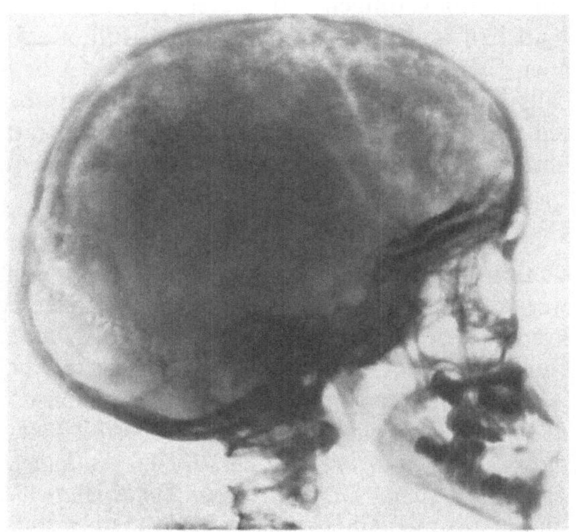

a

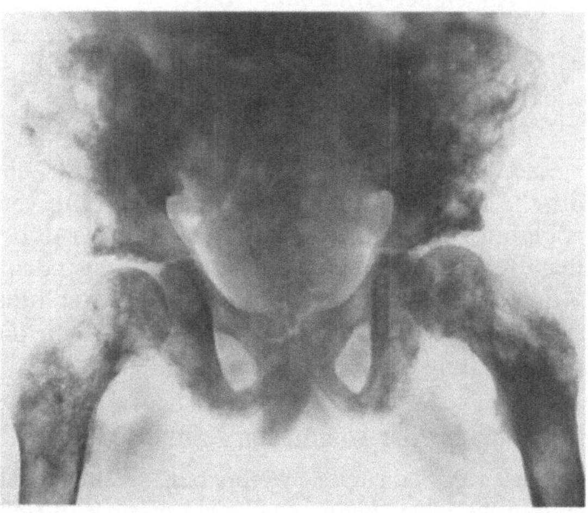

b

Abb. 115. *Sympathicoblastom.* Ausgedehnte, wurmstichartige Strukturauflockerung des Schädeldaches (a). und Beckens (b). Destruktions des Dorsum sellae. $8^4/_{12}$jährig, ♂

Nebennierenrinde hat das Nebennierenmark kaum Auswirkungen auf das Skelet. Von den Störungen sind bedeutsam:
1. *der Hypoadrenalismus;*
2. *die familiäre Dysautonomie;*
3. *der Hyperadrenalismus* (Riley-Day-Syndrom)

In gewissem Sinne ist 4. wahrscheinlich auch die *Akrodynie* (Feersche Neurose) hierher zu rechnen.

Stärkere Auswirkungen auf das Skelet bringen die Tumoren des Nebennierenmarkes mit sich, die in Form der *Neuroblastome,* der *Ganglioneurome* und der *Phäochromocytome* in Erscheinung treten können. Je unreifer die Geschwülste sind, um so stärker sind die Skeletveränderungen. Frühestes Symptom ist eine netzartige Auflockerung der Schädeldachstruktur über den Orbitae. Später kommt es zu ausgedehnten Auflockerungen im Bereich der platten Knochen und der Metaphysen der Röhrenknochen, in späteren Stadien wird auch die Corticalis an diesem Auflockerungsprozeß mitbeteiligt, so daß das gesamte Skelet mottenfraßähnlich zerstört wirken kann (Abb. 115, 203, 204).

Dysfunktionen der männlichen Keimdrüsen

Unterfunktionen der männlichen Keimdrüsen werden als *Hypogonadismus* bezeichnet. Dieser kommt vor im Rahmen der *Pubertas tarda*, einer konstitutionellen Reifungsverzögerung, bei *Anorchie* und *Hodendysgenesie*, im Rahmen des *idiopathischen Eunuchoidismus mit Anosmie (Dysplasia olfacto-genitalis; De Morsier-Kullmann-Syndrom)*, dem *idiopathischen Eunuchoidismus* ohne Anosmie (FSH- plus ICSH-Mangel) sowie beim *Klinefelter-Syndrom* (s. dort).

Kennzeichen der Hypogonadismusformen sind klinisch Hochwuchs mit verzögerter Entwicklung der äußeren Geschlechtsmerkmale.

Röntgenologisch ist bedeutsam, daß der gonadale Wachstumsschub ausbleibt und dadurch im späten Schulalter eine Reifungsverzögerung des Skeletes eintritt. Diese wird bei der Pubertas tarda später ausgeglichen. Beim Klinefelter-Syndrom ist sowohl die Entwicklung der äußeren Geschlechtsmerkmale als auch die Skeletreifung in der Regel unauffällig.

Dysfunktion der weiblichen Keimdrüsen

Unterfunktionen der weiblichen Keimdrüsen finden sich bei der *Gonadendysgenesie (Ullrich-Turner-Syndrom)*, bei der *Ovarialhypoplasie* und beim *polycystischen Ovar (Stein-Leventhal-Syndrom)*; (siehe auch Syndromen-Verzeichnis).

Röntgenologisch zeigt die Gonadendysgenesie einen recht charakteristischen Befund durch eine eigentümliche generalisierte Osteoporose mit allgemeiner Wachstumshemmung und Minderwuchs. Die Knochenstrukturveränderungen in Form einer retikulären Auflockerung sind vor allem im Handgelenkbereich typisch ausgeprägt.

Pluriglanduläre Störungen

Die *echte Pubertas praecox* ist gekennzeichnet durch eine vorzeitige Aktivierung der Gonadotropinproduktion. Sie führt zu einer allgemeinen Entwicklungsbeschleunigung, wobei vor allem die Geschlechtsmerkmale vorzeitig ausgeprägt werden. Beim Jungen äußert sich dies in einer vorzeitigen Entwicklung der Testes, des Penis, der Schambehaarung und der Muskelentwicklung, beim Mädchen durch das frühzeitige Auftreten der Brustdrüsenentwicklung, welchem die Menarche 1 – 3 Jahre später folgt. Da die hypophysäre und gonadale Wachstumsphase praktisch parallel ablaufen, ist das Endresultat des körperlichen Wachstums ein Minderwuchs.

Wie bei keiner anderen Krankheit kommt es zu Ossifikationsbeschleunigungen um 2 – 10 Jahre, so daß nicht selten schon bei 2 – 5jährigen Kindern sämtliche Knochenkerne angelegt sind. Der Epiphysenschluß tritt verfrüht ein.

Eine *Pseudopubertas praecox* liegt bei einer generellen Aktivierung der Gonadenfunktion vor. Diese Aktivierung geht meist von Hyperplasien und Tumoren der Gonaden oder Nebennieren aus (Nebennieren-Hyperplasie). Die beschleunigte Skeletentwicklung ist auch hier Folge der verstärkten Androgen-Oestrogenausschüttung.

Progerie

Die Progerie wird gewöhnlich als pluriglanduläre Störung bezeichnet. Es handelt sich um ein Krankheitsbild des Kindesalters, welches durch allgemeinen Minderwuchs, verzögerte Entwicklung, Appetitlosigkeit, Greisengesicht, fehlendes Unterhautfettgewebe, Hyperplasie der Gefäße am Schädeldach, spärlichen Haarwuchs und frühzeitiger Gefäßverkalkung gekennzeichnet ist.

Begleitende Skeletauswirkungen sind: graziles, osteopenisches Skelet und verzögerte Knochenkernentwicklung; letztere ist wohl im Rahmen der allgemeinen Entwicklungsverzögerung zu verstehen.

Das *Prader-Willi-Syndrom* ist gekennzeichnet durch Minderwuchs mit ungewöhnlich kleinen Händen und Füßen, Myatonie, Diabetes, Imbezillität, Hypogonadismus und Hypogenitalismus sowie Stammfettsucht.

Stoffwechselauswirkungen auf das wachsende Skelet

Vergegenwärtigt man sich den komplexen Vorgang der Skeletreifung, die über das Bindegewebe, den Vorknorpel, Knorpel zum Knochen führend auf zahlreiche essentielle Substrate (s. Tabelle 14) und Enzyme angewiesen ist, so überrascht die Vielfalt der möglichen Störungen nicht. Es ist bis heute nicht möglich, eine lückenlose Übersicht über die stoffwechselbedingten Skeletalterationen zu vermitteln, da deren Zahl größer ist, als sie in der nachfolgenden Zusammenstellung zum Ausdruck kommt. Wahrscheinlich gehört ein Großteil der als hereditär deklarierten Achondroplasien, Dysostosen, Speicherretikulosen, Lipoidosen und Mucopolysaccharidosen hierher, auch wenn die ursächlichen Enzym- oder Substrat-Defekte noch nicht erkannt sind. Man darf bei den meisten Störungen, die sich erst postnatal auswirken, also unter dem „Stoffwechselschutz" der Mutter nicht entstehen, auf einen angeborenen Stoffwechseldefekt schließen; dies selbst dann, wenn zunächst die Beweisführung nicht möglich ist. Dieser Gegebenheit muß dadurch Rechnung getragen werden, daß ein Teil dieser Störungen in den Rubriken „Störungen der Chondrogenese" und „Störungen der Osteogenese" zu finden ist. Soweit Störungen einzelner Enzyme, Aminosäuren, Stoffwechselcyclen, Einzelsubstrate und Vitamine bekannt und gesichert sind, werden sie untenstehend behandelt.

Auswirkungen von Stoffwechselstörungen

Vergegenwärtigt man sich den langen Weg, den die Knochensubstanz vom embryonalen Mesenchym über Bindegewebe oder Knorpel bis zum definitiven Knochen absolviert, so ergibt sich zwangsläufig das Verständnis für die mannigfachen Einwirkungsmöglichkeiten von Stoffwechselstörungen auf die Knochenbildung. Lediglich die wichtigsten Elemente dieses Wachstums- und Reifungsprozesses sollen hier zusammengefaßt werden (Tabelle 14).

Tabelle 14. Essentielle Faktoren der Osteogenese

Gewebe, Zellen, Zellderivate	Organische Substanzen	Anorganische Substamzen
Mesenchym	Aminosäuren (Prolin)	Calcium
embryonales Bindegewebe	Nucleotide	Phosphor
Vorknorpel	lösliche RNS	Natrium Natriumcitrat
Knorpel	ATP	Kalium
Gefäße	Mucopolysaccharide	Magnesium
Chondroblasten	Vitamin D	Eisen
Chondrocyten	Vitamin C Vitamin A	Fluor
Osteoblasten Osteocyten Osteoclasten	Kohlensäure	Schwefel
Tropokollagen Kollagenfibrillen	Phosphatase	

In den vorausgegangenen Kapiteln wurden die cellulärbedingten Störungen der Mesenchym-, Knorpel- und Knochendifferenzierung mit Ausnahme der gefäßbedingten Auswirkungen behandelt (Abb. 46–84, Tabellen 8–10). Da das Capillarnetz der Wachstumszonen als Stoffleitungssystem eng mit der Substrat- und Enzymzufuhr verknüpft ist, werden die gefäßbedingten

Alterationen am wachsenden Skelet hier mitbehandelt.

Die **stoffwechselbedingten Störungen der Osteosynthese** lassen sich wie folgt gruppieren:

1. Ossifikationsstörungen durch Insuffizienz oder Blockierung der Versorgungsleitungen,

2. Osteosynthesestörungen durch allgemeinen Substratmangel,

3. Osteosynthesestörungen durch Enzymmangel,

4. Osteosynthesestörungen durch Vitaminmangel,

5. Osteophathien durch Balance-Verschiebungen in Säure-Basen- und Elektrolythaushalt,

6. abnorme Ablagerungen und Speicherungen.

Ossifikationsstörungen durch Insuffizienz oder Blockierung der Versorgungsleitungen

finden sich bei Blutungen und Gefäßrupturen an den Meta- und Epiphysen (geburtstraumatische Metaphysenblutungen, Skorbut, Hämophilie, metaphysären Frakturen, Epiphysenlösungen), aber auch bei Hämangiomen und malignen Neoplasmen (Leukose, Retikulose, Sarkomatose, Sympathoblastome) der Metaphysen. Zahlenmäßig bedeutsamer sind entzündliche Gefäßhyperplasien (Osteochondritis, Osteomyelitis, Septikämie, Ostitis luica, Spina ventosa, Ostitis multiplex cystoides, rheumatoide Arthritis). Durch den Entzündungsprozeß oder die neoplastische Umwandlung werden die Capillaren, von denen wahrscheinlich die Osteoblasten aussprossen, so „umfunktioniert", daß eine reguläre Knochenbildung nicht mehr möglich ist. In den metaphysären Partien unterhalb der Verkalkungszonen entstehen „Aufhellungsbänder", also Scheiben verminderter Knochenbildung. Die präparatorische Verkalkungszone schwebt dadurch oft über der Diaphyse und kann extremerweise brechen; daraus resultiert eine „Trümmerfeldzone" (Abb. 126, 136, 159, 162, 199–202). Bei chronischem Verlauf entsteht oft ein schichtförmiger Aufbau in Form aufeinanderfolgender Aufhellungs- und Sklerosebänder.

Osteosynthesestörungen durch allgemeinen Substratmangel entstehen durch mangelhafte Versorgung des Organismus mit organischem und anorganischem Baumaterial. Dystrophien, Proteinmangelzustände und Verdauungsinsuffizienzen (Mucoviscidose, Cöliakie, intestinale Allergie, Megacolon, chronische Enteritis, chronische Colitis) stellen das Hauptkontingent dieser Gruppe. Der Mangel an Baustoffen führt zu einer Skelethypoplasie, zu allgemeiner Mineral-, d.h. Kontrastverarmung, zu Osteoporose, dünner Corticalis und weitmaschiger Spongiosastruktur.

Osteosynthesestörungen durch Enzymmangel

sind nur teilweise gesichert; hierher gehören die Osteopathien bei Hypo- und A-Phosphatämie (Abb. 118, 121), Cystinose, Homocystinurie, Phenylketonurie. Wahrscheinlich sind hierzu aber auch die meisten Abweichungen der Knorpelproliferation zu rechnen, da sie hinsichtlich Vererbung und Manifestationsalter ähnlichen Gesetzen wie die gesicherten Enzymopathien unterliegen.

Achondroplasien, Dysostosen und Mucopolysaccharidosen in ihrer reichen Differenziertheit gehören vermutlich in diese Gruppe, die auch radiologisch recht vielgestaltig ist.

Osteosynthesestörungen durch Vitaminmangel

können durch Mangel an Vitamin D, C und A sowie das Fehlen mehrerer Vitamine entstehen.

Vitamin-D-Mangel führt zur Vitamin-D-Mangel-Rachitis, eine Störung, die sich am Skelet durch Verbreiterung und Unschärfe, oft auch „Becherung" der Verkalkungszone, in schwereren Fällen auch allgemeiner Kalkarmut mit Osteoporose oder Osteomalacie auswirkt.

Der **Vitamin-C-Mangel** (Skorbut, Möller-Barlowsche Krankheit) greift bei der ascorbinsäureabhängigen Hydroxylierung des Prolins, also schon in den Vorstufen des Kollagens, an. Breite, unregelmäßig verlaufende, seitlich oft schnabelförmige überstehende Verkalkungszonen, metaphysäre Aufhellungsbänder und eine kontrastarme, relativ homogene Diaphysenstruktur sind die radiologischen Leitzeichen (Abb. 134, 136); die Veränderungen im Handskeletbereich sind meist diskreter als im Knie- und und Sprunggelenkbereich.

Der **Vitamin-A-Mangel** äußert sich in einer Kontrastarmut und Unschärfe der Verkalkungszonen.

Vitamin A- und -D-Überdosierungen haben eine Hypermineralisation der Verkalkungszonen zur Folge. Die recht schwierige radiologische Diagnostik einer Poly-Hypovitaminose enthält verschiedene strukturelle Abweichungen der oben geschilderten Symptomatik.

Poly-Hypovitaminosen sind wesentlich häufiger, als sie diagnostiziert werden.

**Osteopathien durch Balance-Verschiebungen
im Säure-Basen- und Elektrolyt-Haushalt**

müssen unter folgenden Aspekten gesehen werden: Der Knochen ist ein homöostatisches Reservoir für Calcium und Phosphor. Die Nieren sind wichtige Kompensationsorgane für Säure-Basen- und Elektrolyt-Verschiebungen, so daß sich chronische Nierenerkrankungen auf das Skelet auswirken können und hier bereits

Veränderungen bewirken, bevor die Niereninsuffizienz manifest ist. Die sog. „renale Rachitis" läßt sich in mindestens 2 eng umschriebene nosologische Einheiten aufgliedern.

Der genuinen (erblichen) hypophosphatämischen Rachitis liegt vermutlich ein Enzymdefekt zugrunde, durch den erhöht Phosphate ausgeschieden werden und damit für den Knocheneinbau fehlen.

Die hyperphosphatämische renale Rachitis ist ein Symptom der Niereninsuffizienz mit Phosphatrückstau im Blut und oft auch sekundärem Hyperparathyreoidismus.

Bei der renalen Acidose (LIGHTWOOD) werden Hypermineralisationen gefunden. Tubuläre Resorptionsstörungen gehen fast regelmäßig mit Verarmung des Skeletes an anorganischen Substanzen einher.

Die „Rachitis hepatica" dagegen dürfte primär auf einem Mangel an organischen Aufbaustoffen beruhen, zu dem sich sekundär das Defizit an anorganischen Materialien gesellt (Abb. 131).

Tabelle 15. Syndrome, die auf Stoffwechselstörungen des Skeletes beruhen (Einzelheiten s. im alphabetischen Syndromenverzeichnis)

Albright-Buttler-Bloomberg-Syndrom
Abderhalden-Fanconi-Syndrom
Albright-Hadorn-Syndrom
Alkaptonurie-Syndrom
Cooley-Syndrom
Costello-Dent-Syndrom
Cushing-Syndrom
Dysmetabolisch-dysendokrines-Syndrom.
Engel-v. Recklinghausen-Syndrom
Faber-Syndrom
Fanconi-v. Albertini-Zellweger-Syndrom
Farber-Syndrom
Fröhlich-Syndrom
Galaktosämie-Syndrom
Gaucher-Syndrom
v. Gierke-Syndrom
Haferkamp-Syndrom
Glykokoll-Syndrom
Gordan-Overstreet-Syndrom
Hanhart-Syndrom
Hand-Schüller-Christian-Syndrom
Herrick-Syndrom
Hutchinson-Gilfort-Syndrom
Hypercalcämie-Syndrom
Hypervitaminose-A-Syndrom
Hypophysär-diencephales-Syndrom
Immobilisations-Syndrom
Kahler-Syndrom
Kaschin-Beck-Syndrom
Lightwood-Albright-Syndrom
Marie-Bamberger-Syndrom
Martin-Albright-Syndrom
Milkman-Syndrom
Niemann-Pick-Syndrom
Nierhoff-Hübner-Syndrom
Osteo-cutaneo-hypophysäres Syndrom
Rathbun-Syndrom
v. Recklinghausen-Syndrom
de Toni-Debre-Fanconi-Syndrom

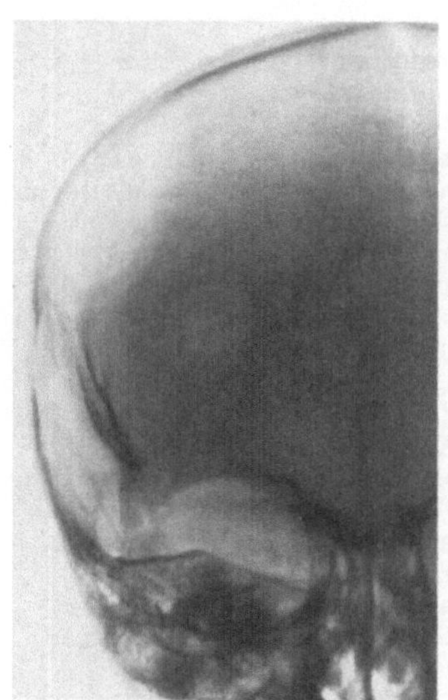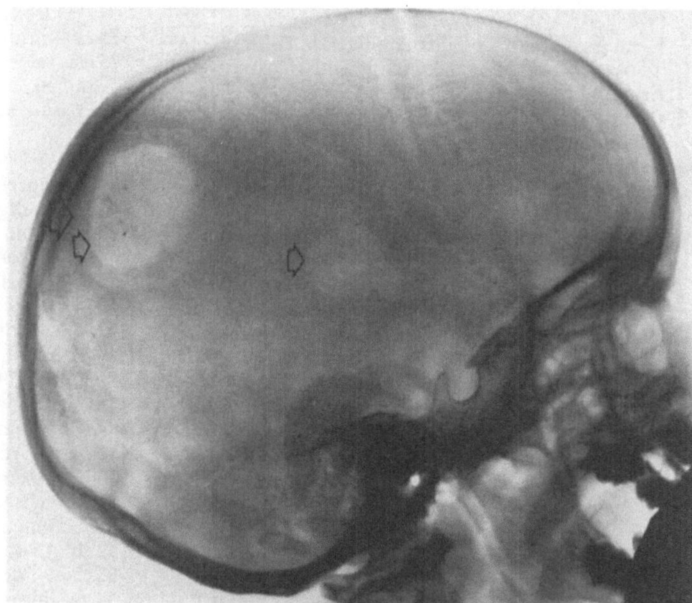

Abb. 116. *Eosinophiles Granulom*. $3^7/_{12}$jährig, ♀. Die kokardenförmigen Osteolyseherde des Schädeldaches sind Ausdruck der ungleichen Zerstörung der Tabula externa und interna

Abnorme Ablagerungen und Speicherungen

können sowohl bei physiologischen als auch pathologischen Stoffen beobachtet werden. Erhöhte Calciumzufuhr und erhöhter Calciumspiegel (Hypercalcämie, Nephrocalcinose) führen ebenso wie unphysiologische Phosphorapplikationen zur Hypermineralisation der Verkalkungszonen (Phosphorsklerosen). Schwermetallzufuhren – Gold, Blei, Wismut, Thorium, Strontium – verursachen dichte bis metalldichte, relativ homogene Ablagerungen in den jeweiligen Verkalkungszonen und bleiben mitunter zeitlebens im Knochen nachweisbar.

Angeborene Stoffwechselstörungen

Die meisten angeborenen Stoffwechselstörungen zeigen keine charakteristischen radiologischen Auswirkungen auf das Skelet. Hauptleitsymptome sind Osteopenie und Osteoporose, gelegentlich findet man rachitisähnliche Metaphysenveränderungen und nur selten radiologisch pathognomonische Skeletalterationen. Diese Skeletveränderungen gehen in erster Linie auf den Verlust an Aminosäuren, auf die Blockade durch Enzymsysteme und Störungen im Calcium- und Phosphorstoffwechsel zurück. Da die meisten Publikationen biochemich oder klinisch orientiert sind, werden den Skeletauswirkungen darin auch nur selten systematische Behandlungen gewidmet.

Die Einteilungsprinzipien sind unterschiedlich; wie sie auch gestaltet werden, gibt es Über-

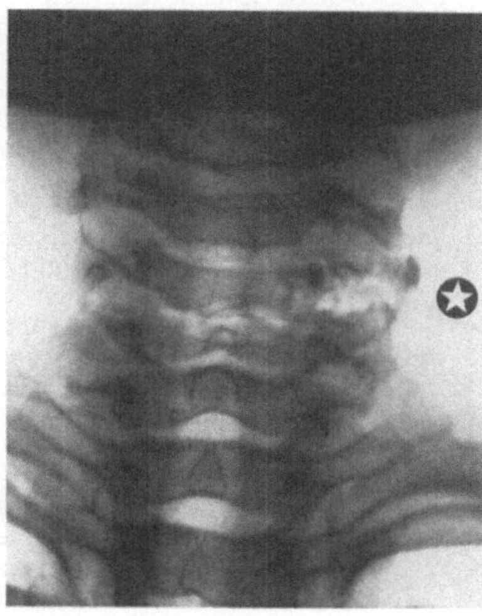

Abb. 117. *Hand-Schüller-Christian-Krankheit* der Halswirbelsäule mit umschriebener Strukturauflockerung im Bereich des 5. und 6. Halswirbelkörpers links (*)

schneidungen zwischen Enzymopathien, Störungen des Aminosäurestoffwechsels, des Harnstoffcyclus, des Purin-, Pyrimidin-Stoffwechsels, des Hyperbilirubin-Stoffwechsels, Protein-Stoffwechsels, des Kohlenhydratstoffwechsels und Lipoidstoffwechsels. Eine Übersicht über die heute wichtigsten, bekannten Enzymopathien enthält die Tabelle 16. Im nachfolgenden Text können nur die wesentlichsten der für die Pädiatrie bedeutsamen Stoffwechselstörungen hinsichtlich ihrer klinischen Symptomatik und der Skeletauswirkungen skizziert werden.

Tabelle 16. Bei verschiedenen erblichen Stoffwechselanomalien defekte Enzyme. (Nach HARRIS, H.)

Störungen des Kohlenhydratstoffwechsels

1. Hexokinase (kongenitale hämolytische Erkrankung)
2. Triosephosphatisomerase (kongenitale hämolytische Erkrankung)
2. Phosphohexoseisomerase (kongenitale hämolytische Erkrankung)
4. Pyruvatkinase (kongenitale hämolytische Erkrankung
5. 2–3-Diphosphoglyceratmutase (kongenitale hämolytische Erkrankung)
6. Phosphoglyceratkinase (kongenitale hämolytische Erkrankung)
7. Glucose-6-Phosphat-Dehydrogenase (Fabismus, Überempfindlichkeit gegenüber Primaquine; kongenitale hämolytische Anämie)
8. Glucose-6-Phosphatase (Glykogenspeicherkrankheit, Typ I)
9. Amylo-(1,4)-Glucosidase (Glykogenspeicherkrankheit, Typ II)
10. Amylo-(1,6)-Glucosidase (Glykogenspeicherkrankheit, Yyp III)
11. Amylo-(1,4→1,6))-Transglucosidase (Glykogenspeicherkrankheit, Typ IV)
12. Muskelphosphorylase (Glykogenspeicherkrankheit, Typ V)
13. Leberphosphorylase (Glykogenspeicherkrankheit, Typ VI)
14. Phosphorylasekinase (Glykogenspeicherkrankheit)
15. Glykogensynthetase (Glykogenspeicherkrankheit)
16. Phosphofructokinase (Glykogenspeicherkrankheit)
17. Galaktokinase (juvenile Katarakt)
18. Galaktose-1-Phosphaturidyltransferase (Galaktosämie)
19. Fructokinase (gutartige Fructosurie)
20. Leberaldolase (Fructose-Intoleranz)
21. L-Xylulosereductase (kongenitale Pentosurie)

Störungen des Aminosäurenstoffwechselss

22. Phenylalaninhydroxylase (Phenylketonurie)
23. p-Hydroxyphenylbrenztraubensäure-Oxydase (Tyrosinämie)
24. Homogentisinsäure-Oxydase (Alkaptonurie)
25. Cystathioninsynthetase (Homocystinurie)
26. Cystathioninase (Cystathioninurie)
27. Histidase (Histidinämie)
28. Tyrosinase (Albinismus)
29. Arginase (Argininämie)
30. Argininosuccinase (Argininosuccino-Acidurie)
31. Argininosuccinosynthetase (Citrullinämie)
32. Ornithintranscarbamylase (Hyperammonämie)
33. Carbamylphosphatsynthetase (Hyperammonämie)
34. Verzweigtketten-Ketosäuredecarboxylase (Ahornsirupkrankheit)
35. Jodtyrosin-Dejodinase (Kretinismus mit Kropfbildung)
36. Prolinoxidase (Hyperprolinämie)

37. Hydroxyprolinoxidase (Hydroxyprolinämie)
38. Valintransaminase (Hypervalinämie)
39. Isovaleryl-Co.A-Dehydrogenase (Isovaleriansäureämie)
40. Lysinketoglutaratreductase (Hyperlysinämie)

Mucopolysaccharidosen und Sphingolipoidosen

41. Glucocerebrosidase (Gauchersche Krankheit)
42. Arylsulfatase A (metachromatische Leukodystrophie)
43. Ceramid-Trihexosidase (Fabrysche Krankheit)
44. Sphingomyelinase (Niemann-Picksche Krankheit)
45. β-Galaktosidase (generalisierte Gangliosidose)
46. α-Fucosidase (Fucosidose)
47. β-Acetylhexosaminidase (Tay-Sachssche Krankheit)

Verschiedenartige Störungen

48. Xanthinoxidase (Xanthinurie)
49. Orotidin-Pyrophosphorylase und Orotidindecarboxylase (Orotacidurie)
50. Hypoxanthin-Guanin-Phosphoribosyltransferase (Lesch-Nyhansche Krankheit; Gicht)
51. Serumcholinesterase (Suxamethonin-Apoenz.)
52. Methämoglobinreductase (Methämoglobinämie)
53. Katalase (Akatalasie)
54. Alkalische Phosphatase (Hypophosphatasie)
55. Sulfitoxydase (neurologischer Schaden und Linsenluxation)
56. Pankreaslipase (Sheldonsche Krankheit)
57. Isomaltase und Sucrase (Unverträglichkeit von Sucrose und Isomaltose)
58. Lactase (Lactose-Intoleranz)
59. Phytansäure-α-Oxydase (Refsumsche Krankheit)
60. NADH-Oxydase (chronische Granulomatose)
61. Trypsinogen (Versagen der Proteinverdauung)
62. Enterokinase (Versagen der Proteinverdauung)
63. Glutathionperoxydase (kongenitale hämolytische Erkrankung)
64. Glutathionreductase (kongenitale hämolytische Erkrankung)
65. Adenosintriphosphatase (kongenitale hämolytische Erkrankung)
66. Lipase, lysosomal (Wolmansche Krankheit)
67. Lecithin: Cholesterol-Acyltransferase (familiärer Serumcholesterolester-Defekt)
68. Oxo-Glutarat: Glyoxalat-Carboligase (primäre Hyperoxalurie)
69. D-Glycerodehydrogenase (primäre Hyperoxalurie)
70. Methylmalonyl-Co.A-Carbonylmutase (Methylmalonatämie)
71. Propionyl-Co.A-Carboxylase (Hyperglycinämie)
72. Uroporphyrinogen-III-Co-Synthetase (kongenitale erythropoetische Porphyrie)
73. Carnosinase (Carnosinurie)
74. Saure Phosphatase, lysosomal (schwere Entwicklungsstörung)

Ahornsirupkrankheit (Decarboxylierungsstörung verzweigter Aminosäuren)

Leitsymptome. Erbrechen, Dystrophie, progressiver Cerebralschaden, Hypertonie, cerebrale Anfälle, Hypoglykämie, Bronchopneumonie; Hyperaminoacidurie, Osteopenie. Bei Säuglingen, die die ersten Lebenswochen überleben, entwickelt sich eine Gedeihstörung. In deren Rahmen ist das Skelet schlecht mineralisiert und weist mitunter rachitisähnliche Metaphysenveränderungen auf.

Akatalasie (Katalasemangelkrankheit)

Leitsymptome. Nekrosen der Zahnalveolen, Lockerung und Zahnausfall; Ulcera, Gangrän. Putride Nasenhöhlentumoren; Sinusitis; Kiefersequestrierungen.

Alkaptonurie (Homogentisin-Oxydase-Mangel)

Leitsymptome. Rotfärbung des Urins, Braun-Schwarzfärbung der Windeln. Pigmentierung bradytropher Gewebe: Knorpel, Sehnen, Cornea, Fingernägel, Nasen-, Ohrenspitzen. Rückenschmerzen. Im 4. Lebensjahrzehnt degeneratives Gelenkleiden *(Osteoarthrosis deformans alcaptonurica)*. Vorher zeichnet sich eine Verschmälerung aller Zwischenwirbelscheiben mit Kalkeinlagerung ab. Die Wirbelkörper zeigen mitunter eine Fusion, es entwickelt sich eine Kyphoskoliose. Ektopische Verkalkungen treten in Venen, Schleimbeuteln und Ohrknorpel auf.

Albinismus (Tyrosinase-Mangel)

Leitsymptome. Pigmentmangel ektodermaler Gewebe; Sehstörungen; Skotome; Photophobie.

Waardenburg-Syndrom: Weiße Haarsträhne, Blepharophimose, angeborene Taubheit, breite Ossa nasalia.

Mende-Syndrom: Partieller Albinismus, persistierende Lanugobehaarung, mongoloider Gesichtsschnitt, Minderwuchs, Taubheit.

Incontinentia pigmenti (Bloch-Sulzberger-Syndrom): Spritzerartige Pigmentanhäufungen mit Atrophie, Oligophrenie, Mikrocephalie und evtl. Ataxie.

Cystinose (Cystinspeicherkrankheit)

Leitsymptome. Speicherung von Cystin in Knochenmark, Leber, Milz, Lymphknoten. Photophobie. Rachitisähnliche Skeletveränderungen mit ausgefransten Metaphysen, durchsichtigen Diaphysen (Abb. 119) und dünner Corticalis.

Diese Veränderungen sind auf die Cystinspeicherung im Knochenmark zurückzuführen. Es kommt zu Röhrenknochen- und Schädeldeformierungen, ein rachitischer Rosenkranz kann auftreten, ebenso Spontanfrakturen, ein Minderwuchs resultiert regelmäßig. Der Gluco-Amino-Phosphatdiabetes (s. De Toni-Fanconi-Debré-Syndrom, s.d.) steht dem Krankheitsbild der Cystinose nahe und wird durch eine Aminoacidurie, Phosphaturie und Glucosurie komplettiert (Abb. 118).

Cystathionurie

Der Defekt an der Cystathioninase führt zu Oligophrenie, Schwerhörigkeit, erhöhter Cystathioninausscheidung im Urin. Akromegalie und Kiemengangsreste werden vereinzelt beschrieben.

Homocystinurie (Cystathioninsynthetasestörung)

Das mit Aminoacidurie bei positiver Harn-Cystinprobe (= Homocystin) einhergehende Leiden hat differierende Auswirkungen auf das Skelet. Grazile marfanähnliche Proportionsverschiebungen mit zarter Trabekelstruktur stehen Mitteilungen über kurze Phalangen in einigen Beobachtungen gegenüber. Genua valga. Puppengesicht; blondes, dünnes, brüchiges Haar.

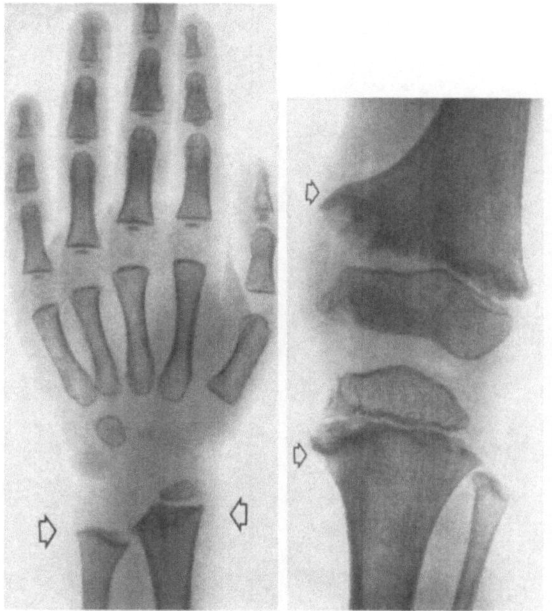

Abb. 118a u. b. *Phosphatdiabetes* bei $3^3/_{12}$jährigem Jungen. a Handskelet: Zeltförmige, unscharf begrenzte Unterarmmetaphysen. Auffallende Diskrepanz zwischen dem kleinen Capitatum und altersentsprechend Hamatum. Auffallend flache, kleine Epiphysenkerne. b Ausgefranste unregelmäßig begrenzte, verbreiterte metaphysäre Verkalkungszonen am Knieskelet

Hartnup-Syndrom

Das nach der erstbeobachteten Sippe benannte Krankheitsbild beruht auf einer Zellpermeabilitätsstörung für verschiedene Aminosäuren. Leitsymptome sind pellagraähnliche Photodermatosen, Aminoacidurie, Indicanurie, reversible, cerebellare Ataxien. Gelegentlich werden Intentionstremor, Nystagmus, Ptose, Muskelhypotonie, Halluzinationszustände und Oligophrenie beobachtet. Radiologisch resultiert eine Osteoporose des Skeletes.

Hypophosphatasie

Der Hypophosphatasie liegt eine Aktivitätsverminderung der alkalischen Phosphatase in Geweben und Serum zugrunde. Die Grundstörung führt zu Mineralisationsänderungen des Skeletes und Phosphoräthanolausscheidungen im Urin. Die Erstbeschreibung geht auf HÜHNE u. SCHÖNFELD (1928) zurück, die Aufklärung als Enzymdefekt auf RATHBUN. Speziell die Röntgendiagnostik haben CURRARINO u. SWOBODA behandelt.

Je nach Manifestationsalter und Schweregrad werden 3 Formen unterschieden,

a) die frühinfantile Form (Manifestationsalter: Fetus bis 6. Lebensmonat),

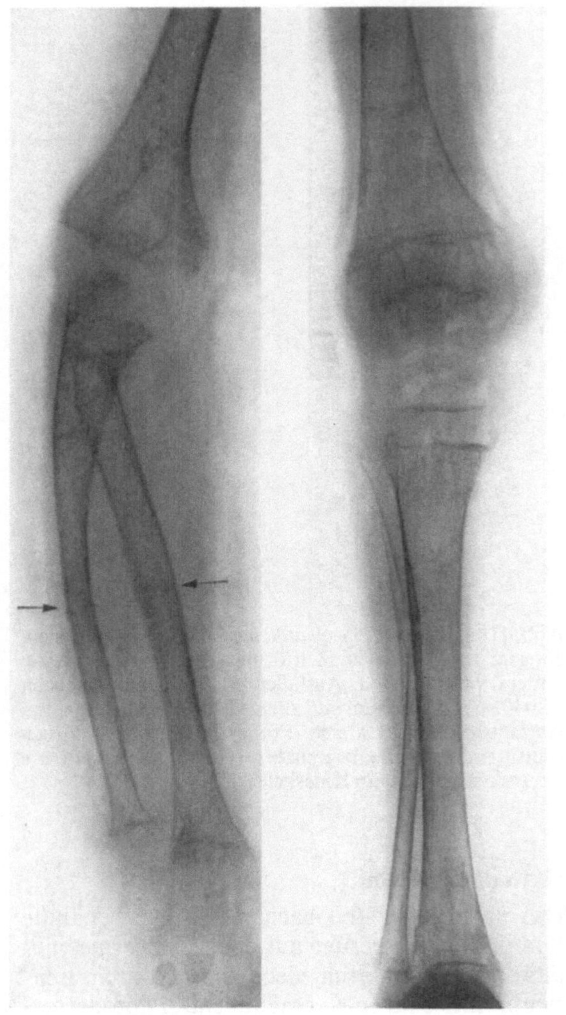

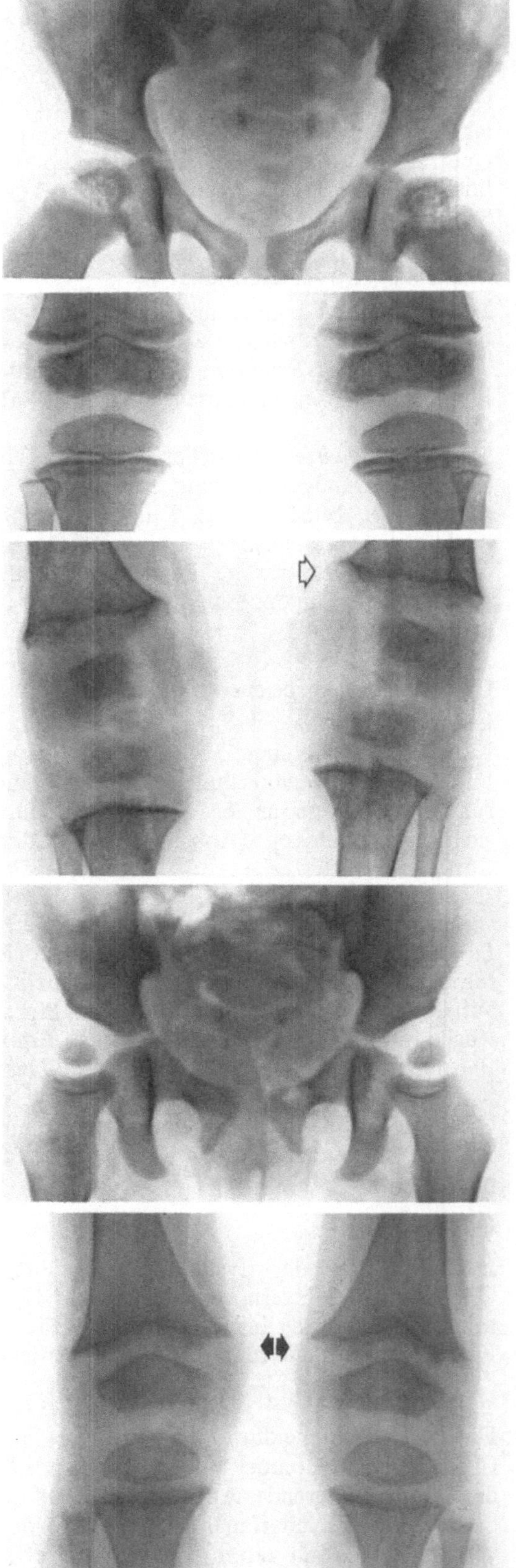

Abb. 119a. *Debré-de-Toni-Fanconi-Syndrom* mit *Cystinose* bei 4^1/$_2$jährigem Mädchen. Kalkverarmung als Folge der Osteomalacie und Osteoporose. Extrem dünne Corticalis, weite Markräume, schemenhafte Epiphysenkerne. Umbauzone an der rechten Fibula. Aufgelöste Verklakungszonen

Abb. 119b. Cystinose, 4^3/$_{12}$:jähriges Mädchen. Konkave Eindellung der proximalen Femurmetaphyse, blasige Auflockerung des Femurkopfkernes zentral

Abb. 119c. Cystinose; glatte Verkalkungszonen, submetaphysäre Aufhellungszonen bei kompensierter Stoffwechsellage

Abb. 119d. Cystinose des 14monatigen Bruders; verwachsene Verkalkungszonen, extrem kontrastarmes Skelet mit dünner Corticalis und weiten Markräumen

Abb. 119e. Proximales Tubulus-Syndrom mit Aminoacidurie, Hypokaliämie. „Vogelnestartige" Konkavität der proximalen Femurmetaphyse. 2jähriges Mädchen

Abb. 119f. Proximales Tubulus-Syndrom. Aus einer distinkten, aber unregelmäßigen Verkalkungszone ragen strich- und säulenförmige Osteoidformationen in den Knorpelraum vor

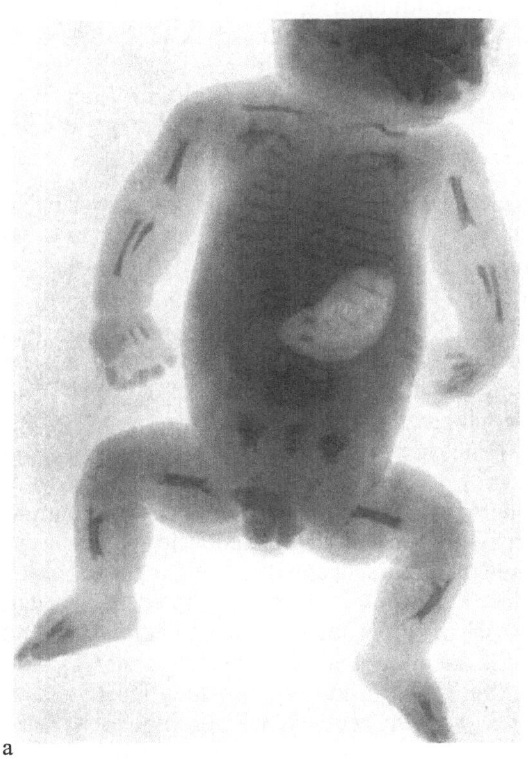

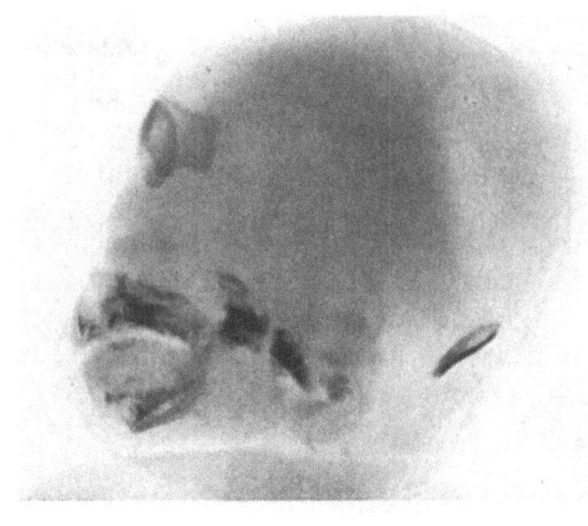

b

Abb. 120a u. b. *Pränatale Form der Hypophosphatasie* (nach Zwad). a Schwere Ossifikationsstörung des gesamten Skeletsystems. Keine sicheren Frakturen, Corticalis etwas unregelmäßig, Metaphysen aufgefasert. Claviculae relativ gut ausgebildet. b Von der Schädelkalotte nur Knocheninseln in Stirnbeinen und Hinterhauptsschuppe. Basis mangelhaft verknöchert. Mandibula gut ausgebildet

a

b) die infantil-juvenile Form (Kleinkindes- u. Schulalter),

c) die adulte Form (Typus persistens), deren Entdeckung in die Zeit nach der Pubertät fällt.

Radiologisch sind Skeletveränderungen um so ausgedehnter — und typischer —, je früher sich das Leiden manifestiert; die Skeletalterationen sind durchaus nicht „rachitisähnlich", wie meist beschrieben wird. Im Vordergrund stehen umschriebene metaphysäre Calcifizierungsaussparungen (Abb. 121), die osteolyseartige Defekte vortäuschen; im Kontrast dazu steht das relativ dichte, engmaschige, kontrastreiche Strukturgefüge der metaphysennahen Diaphysenpartien, die stellenweise osteopetrotische Ausmaße annehmen können (Abb. 121).

Pränatale Manifestation kann zu Totgeburten mit verkürzten Röhrenknochen führen. Im frühen Säuglingsalter fällt ein weiches Schädeldach mit einzelnen „Knocheninseln" auf. Verbiegungen, Verkürzungen und Frakturen mit abundanter Callusbildung werden beobachtet. Früher Zahnverfall und Knochenverbiegungen beherrschen das Bild der juvenilen Form. Bei der adulten Form stehen Knochenverbiegungen, Strukturunregelmäßigkeiten und mangelhafte Callusverkalkung im Vordergrund.

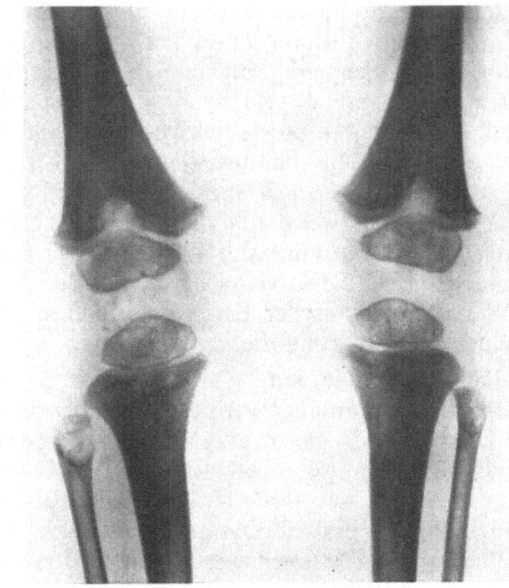

Abb. 121. *Hypophosphatasie* bei $1^{3}/_{12}$jährigem Jungen. Primäre Markräume (in der bei Geburt vorhandenen Länge) gut ausgebildet. Periphere Diaphysenpartien strukturell verdichtet, kontrastreich. Metaphysen hier im Bereich des Kniegelenks teilweise verdichtet, unregelmäßig strukturiert (Tibia), teilweise doppelkonturiert (Femur), teilweise von osteolytischen Aufhellungen durchsetzt (Fibula, Femur in der Metaphysenmitte). Kalkgehalt im ganzen erhöht

Seit der klassischen Beschreibung durch RATHBURN (1948) wurden rund 120 Fälle publiziert, darunter 17 pränatale Formen (WENDLER u. MUTZ; ZWAD). Obligate Symptome der schweren, prognostisch infausten pränatalen Form (Hypophosphatasia congenita) sind: Typische, schwere Ossifikationsstörungen des gesamten Skeletes mit Deformierungen, Pseudomikromelie und Frakturen; histologisch und radiologisch findet sich eine ausgeprägte Mineralisationsstörung des gesamten Skeletes; die alkalische Serumphosphatase ist vermindert; pathologische Phosphatäthanolaminurie (Abb. 120).

Chronische idiopathische Hyperphosphatasie

Begriff. Dem seltenen Krankheitsbild liegt eine Erhöhung der alkalischen und sauren Phosphataseaktivität im Serum sowie eine Knochenverdickung, die sich vorwiegend am Schädeldach auswirkt, zugrunde.

Synonyma: *Hyperostosis corticalis deformans juvenilis* (SWOBODA, 1958); *familiäre Osteoektasie mit Makrocranium; Osteochalasia desmalis familiaris.*

Klinik. Bei dem vermutlich autosomal-recessiv vererbbaren Leiden besteht der verdickte Knochen aus primitiven Trabekeln mit reich vascularisiertem Bindegewebe, welches zwischen die atypische Compacta und Spongiosa eingelagert ist. Varusförmige Oberschenkelverkrümmungen und eine auffallende Zunahme des Schädelumfanges werden schon im frühen Kindesalter beobachtet. Schmerzhaftigkeit der betroffenen Knochen und Muskelhypotonie sowie Verzögerung der motorischen Entwicklung sind Begleitsymptome. Bei der *Hyperostosis corticalis generalisata (v. Buchem-Syndrom)* könnte es sich möglicherweise um die Erwachsenenform der Hyperphosphatasie handeln. Wichtigste biochemische Hinweiszeichen sind die hohen Werte an alkalischer Serumphosphatase sowie eine Hydroxyprolinurie.

Radiologie. Die langen Röhrenknochen sind in ihrer Gesamtlänge verdickt; die Corticalis ist hypertrophisch, gleichzeitig aber inhomogen und wirkt stellenweise aufgeblättert. Die Spongiosastruktur ist aufgelockert, teilweise aufgelöst; metaphysäre und epiphysäre Ossifikationszonen pflegen nicht nennenswert verändert zu sein. Das Schädeldach ist erheblich verdickt, wobei die Tabula interna verdichtet, die Spongiosa erweitert, die Tabula externa dünn ist.

Oxalose (primäre Hyperoxalurie)

Die Glyoxalat-Carboligase-Störung führt zu einer Ablagerung von Calciummalat-Monohydrat (Whewellit) in Knorpel, Knochenmark, Milz, einer Urolithiasis und Hyperoxalurie. Die Steinbildungen verursachen vor allem Nierenschädigungen. Entwicklungsrückstände und Dystrophie entwickeln sich regelmäßig, erhöhte Knochenbrüchigkeit und Strukturauflockerungen, die einer „Osteodystrophia fibrosa" ähneln, wurden gelegentlich beschrieben.

Phenylketonurie (Oligophenia phenylpyruvica; Föllingsche Krankheit; Phenylbrenztraubensäure-Schwachsinn)

Eine Blockade der Phenylalaninhydroxylase führt zur Störung der Phenylalaninumwandlung in Tyrosin. Bereits FÖLLING (1934) konnte das im Urin ausgeschiedene Stoffwechselprodukt als Phenylbrenztraubensäure identifizieren.

Frühsymptome im Säuglingsalter sind Brechneigung, Reizbarkeit, Dermatosen, Krampfanfälle. Später prägt sich der Phänotypus charakteristischer aus: Hellpigmentierte Typen herrschen vor, Mikrocephalie, Neigung zu „pithecoider" Haltung (Kopf nach vorn gebeugt, Körper in den großen Gelenken eingeknickt und Schneidersitz). Amimie. Hypertelorismus, Epicanthus, Weitstand der Schneidezähne, Syndaktylien wurden beobachtet, zeigen jedoch keine gesetzmäßige Korrelation zur Phenylketonurie.

Bei phenylalaninarmer Ernährung kommt es infolge des Proteinsynthesemangels zu osteodystrophischen Veränderungen (DITTRICH). Metaphysär findet man längsgerichtete, streifige Strukturauflockerungen, die Verkalkungszone ist bürstenförmig ausgefranst und an einzelnen Stellen unterbrochen; die Diaphysen zeigen eine verwaschene, unterschiedlich dichte Trabekelstruktur.

Histidinämie (Histidase-Mangel)

Das der Phenylketonurie ähnliche Krankheitsbild (einschließlich positiver Eisenchloridprobe) führt zu keiner so tiefgreifenden Intelligenzverminderung, aber deutlicher Wachstumsretardierung; unzureichende Nahrungsaufnahme und häufiges Erbrechen dürften dazu beitragen.

Wilsonsche Krankheit. (Hepatolentikuläre Degeneration; hepatocerebrale Degeneration; Pseudosklerose Westphal-Strümpell).

Die Krankheit beruht auf einer angeborenen Unfähigkeit, normale Mengen von funktionstüchtigem Cäruleoplasmin zu bilden. Der Kupfergehalt in Gehirn, Rückenmark, Cornea, Leber und Nieren ist erhöht.

Die Skeletalterationen in Form von Osteoporose, rachitisähnlichen Metaphysenveränderungen, Neigung zu Spontanfrakturen sind wohl Folgen des Aminosäureverlustes und der renalen Phosphat- und Glucoseausscheidungsstörungen (s. auch S. 107, Abb. 131).

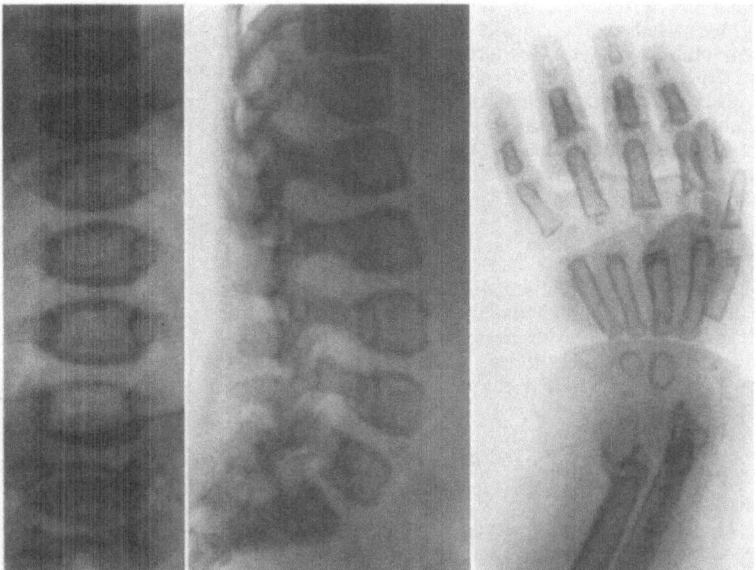

Abb. 122. Handskelet bei *renaler Osteodystrophie* mit hochgradiger Destruktion der Metaphysen und allgemeiner Osteoporose. $2^1/_{12}$jähriges Mädchen. Die Wirbelsäule zeigt eine Sitzkyphose und eine streifige Auflockerung der Wirbelkörper mit Abflachung bei glatten Verkalkungszonen

Störungen im Harnstoffcyclus

Zu den Störungen im Harnstoffwechsel gehören: Arginin-Bernsteinsäure-Schwachsinn (Argininosuccinurie), Leitsymptome: Schwachsinn, trauriger Gesichtsausdruck, trockene, brüchige Haare, cerebrale Ausfälle, gelegentlich Krampfanfälle.

Citrullinurie

Der Störung liegt eine Umwandlungstörung von Citrullin- und Asparaginsäure in Arginin-Bernsteinsäure zugrunde.

Hyperammonämie

Störung der Umwandlung von Ornihtin zu Citrullin. Hohe Blutammoniakspiegel, Gedeihstörungen und Brechattacken kennzeichnen die Klinik.

Sämtliche Störungen des Harnstoffcyclus gehen mit einer geistigen, teilweise auch körperlichen Retardierung einher. Pathognomonische Röntgenveränderungen sind bisher nicht bekannt geworden.

Anomalien des Purin- und Pyrimidinstoffwechsels

Zu den wichtigsten Störungen des Purin- und Pyrimidinstoffwechsels gehören die Xanthinurie, die Gicht, die Orotacidurie.

Xanthinurie

Durch Fehlen der Xanthinoxydase werden große Xanthinmengen im Urin ausgeschieden.

Gicht

Die durch einen erhöhten Blutharnsäurespiegel ausgelöste Gicht kommt vorwiegend bei Männern in höheren Altersstufen vor. Durch Verwendung von Arzneimitteln mit höherem Harnsäureanfall werden aber mitunter Gichterscheinungen auch bei Kindern beobachtet. Sie sind zu erwarten bei hochdosierter langfristiger cytostatischer und antikonvulsiver Therapie. Während die Gicht beim Erwachsenen sich vorwiegend durch die Veränderung an den Gelenken in Form von rezidivierenden Arthritiden mit später Destruktion der Gelenke und Ankylosierung manifestiert, stehen beim Kind Weichteilschwellungen (Abb. 123) im Vordergrund. Die Gelenkflächen wirken

dabei etwas abgeschliffen, die Struktur der benachbarten Metaphysen ist leicht unscharf.

Nach langfristiger Behandlung mit Cytostatica und Antikonvulsiva wird mitunter auch eine verstärkte Ausscheidung von *Betaaminoisobuttersäure* gefunden. Voraussetzung ist ein starker Zellkernzerfall. Das Symptom wird auch bei konsumierenden Krankheiten (Mykosen, Lebererkrankungen, Schwermetallvergiftungen) beobachtet.

Orotacidurie

Das sehr seltene Leiden geht mit schwerer Anämie, psychischer Entwicklungsverzögerung und Wachstumsverzögerung einher.

Porphyrien

Bei den Porphyrien sind zwei Formen, die Porphyria erythropoietica und die hepatischen Porphyrien von Bedeutung. Die erythropoietische Porphyrie ist durch die Symptome Photodermatose, „Roter Urin", hämolyti-

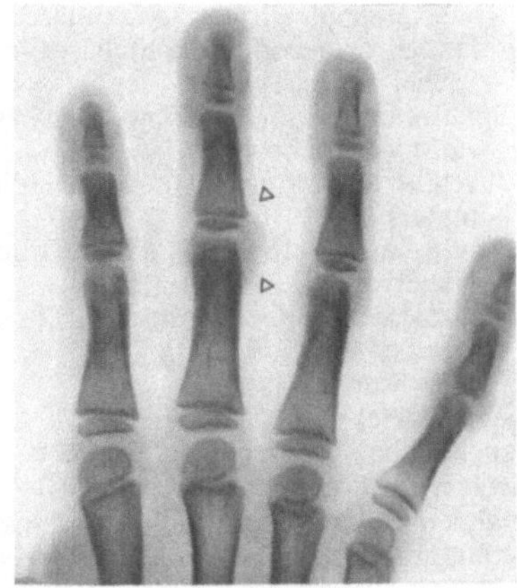

Abb. 123. *Gicht* mit Weichteiltophie an den Fingergelenken, Strukturauflockerung und „abgeschliffenen" Gelenkflächen. $6^1/_2$jähriges Mädchen bei hochdosierter antikonvulsiver Behandlung und erhöhtem Harnsäurespiegel

sche Anämie, Splenomegalie, Hypertrichose und Erythrodontie gekennzeichnet. Bei der hepatischen Form der Porphyrie stehen abdominelle Koliken, Paralysen, Paresen und Psychosen, Hochdruck, Obstipationsneigung und Leberdysfunktion im Vordergrund.

Das Skelet kann in Spätstadien mitbetroffen werden durch die Knochenmarkshyperplasie, die sich im Laufe der Krankheit entwickelt. Es kommt dabei zu Auftreibungen der Markräume und einer porösen Auflockerung des Schädeldaches.

Hyperbilirubinämien

Hereditäre nichthämolytische Hyperbilirubinämien haben keinen direkten Einfluß aud die Skeletentwicklung, indirekt können aber die begleitenden Stoffwechselauswirkungen Skeletalterationen hervorrufen, die für das Grundleiden jedoch nicht charakteristisch sind. Zu den Hyperbilirubinämien gehören:

    Crigler-Najjar-Syndrom,
    Gilbert-Meulengracht-Syndrom,
    Dubin-Johnson-Syndrom,
    Rotor-Syndrom.

    Hyperbilirubinämien wirken sich in erster Linie auf das Zentralnervensystem (Stammhirnschädigung) und auf die Leberfunktion aus (STAVE).

Proteinstoffwechsel

Proteinstoffwechselstörungen spielen praktisch nur in Form der Hypoproteinämien eine Rolle, da Hyperproteinämien nur passagere Phänomene sind. Ein niedriges Bluteiweiß kann resultieren aus einem geringen Angebot aus der Nahrung, einer ungenügenden Resorption aus dem Darm oder einem Mangel an Mineralien und Spurenelementen, die für die Eiweißsynthese notwendig sind.

Ein erhöhter Eiweißabbau kann unter folgenden Bedingungen zu Hypoproteinämie führen: bei konsumierenden Krankheiten, bei Verlust durch die Haut (Dermatosen, Verbrennungen), bei nephrotischen Syndromen.

Im Kindesalter bei weitem die wichtigsten Eiweißmangelzustände stellen die Eiweißmangeldystrophien

durch Fehl- und Minderernährung vor. Sie sind unter den Begriffen *Mehlnährschaden* und *Kwashiorkor* bekannt.

Röntgenologisch kommt es zu einer ausgedehnten Osteoporose des Skeletes, einer Verzögerung der Knochenkernentwicklung um 2—3 Jahre, und im Säuglingsnnd Kleinkindesalter darüber hinaus zu Zeichen der Hypovitaminose.

Ähnlich sind die Röntgenauswirkungen auf das Skelet bei chronischen Erkrankungen des Darmes mit verminderter Eiweißresorption. Dazu gehören die *Mucoviscidose*, die *intestinale Allergie*, die *Cöliakie* und in gewissem Umfang auch das *Megacolon congenitum*. Auch das *enterale Protein-Verlust-Syndrom* (essentielle Hypoproteinämie) gehört in diese Gruppe.

Lipoidstoffwechselstörungen

Über die Formen von Lipoidstoffwechselstörungen (Lipidstoffwechselstörungen) gibt Tabelle 17 Aufschluß.

Die im frühen Kindesalter sich manifestierenden Lipoidstoffwechselstörungen wirken sich auf die Ossifikation aus und führen hier zu einer Verzögerung. Auch Knochenstrukturanomalien sind besonders beim Morbus Gaucher bekannt geworden. Die tiefgreifendsten Röntgenveränderungen finden sich an den Femur-Epiphysenkernen, wo es zu perthesähnlichen Knochenzusammensinterungen kommen kann. Die Knochenstruktur wirkt bei manchen Lipodosen eigenartig engmaschig und dadurch dicht.

„Atypische Rachitis"-Formen

Unter den Begriffen *„Atypische Rachitis"*, *Vitamin D-resistente Rachitis* oder *Rachitis tarda* finden sich eine Reihe umschriebener stoffwechselbedingter Krankheitsbilder. Zu diesen gehören:

Tabelle 17. Einteilung der Lipoidosen

Lipoidspeichererkrankungen (Lipoidosen im engeren Sinne)

Gangliosidosen
  Kongenitale amaurotische familiäre Idiotie
  Infantile amaurotische familiäre Idiotie (Typ Tay-Sachs)
  Spät-infantile amaurotische familiäre Idiotie (Typ Jansky-Bielschowsky)
  Juvenile amaurotische familiäre Idiotie (Typ Spielmeyer-Vogt)
  Adulte amaurotische familiäre Idiotie (Typ Kufs-Hallervorden)
  Neuroviscerale Gangliosidose („Pseudo-Hurler Disease")
  Gargoylismus
Niemann-Picksche-Krankheit
Gauchersche Krankheit
Metachromatische Leukodystrophie
Angiokeratoma corporis diffusum universale (Fabry)
Heredopathia atactica polyneuritiformis (Refsum)
Wolman's Disease

Primäre Hypolipoproteinämien

A-β-Lipoproteinämie (Bassen-Kornzweig-Syndrom)
An-a-Lipoproteinämie (Tangier Disease)

Primäre Hyperlipoproteinämien (essentielle Hyperlipoidämien)

Fett-induzierbare Hypertriglyceridämie (exogene Hyperlipämie)
Kohlenhydrat-induzierbare Hypertriglyceridämie (endogene Hyperlipämie)
„Calorisch"-(fett- und kohlenhydrat-)induzierbare Hypertriglyceridämie
Hypercholesterinämie
Hypercholesterinämie mit Hypertriglyceridämie

Sekundäre Hyperlidoproteinämien (symptomatische Hyperlipidämien)
  bei

Glykogenosen	Zieve-Syndrom
Diabetes mellitus	Biliärer Lebecirrhose
Pankreatitis	Atherosklerose der Gefäße
Hypothyreose	Alkoholismus
Nephrose	Schwangerschaft

Die *hypophosphatämische Vitamin D-resistente
  Rachitis;*
die *hyperphosphatämische Rachitis;*
Rachitis anticonvulsiva;
Rachitis hepatica;
Cöliakie-Rachitis;
Aphosphatasie;
Hypophosphatasie;
Cystinose;
Phosphatdiabetes.

Diesen Formen von sogenannter „atypischer
Rachitis" liegt als gemeinsamer Grundzug eine
Auflockerung und Unschärfe der präparatorischen Verkalkungszonen an den Röhrenknochen
zugrunde. Dieses gemeinsame Zeichen hat wohl
zur Begriffsbildung der „atypischen Rachitis"
geführt. Alle übrigen Skeletveränderungen, ja
meist schon die Form der Metaphysenauflocke-
rung haben keine gemeinsamen Züge mit der

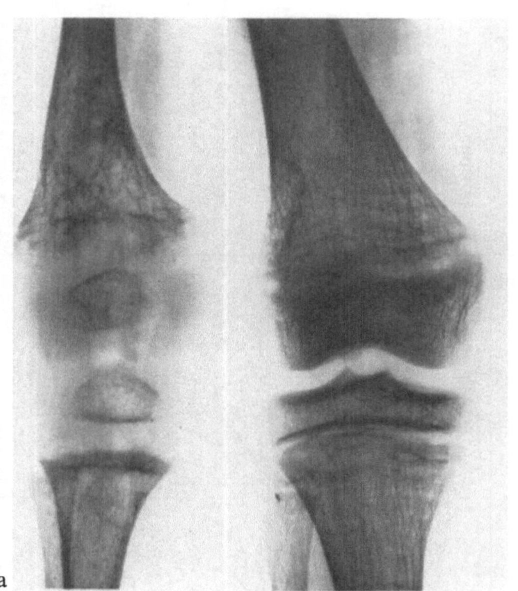

a

Abb. 124. *Vitamin D-resistente Rachitis.* a 4jähr.,
b 10$^5/_{12}$jähriges Mädchen. Verbreiterung Auflockerung
und verwaschene Strukturierung der Verkalkungszonen.
Parallel angeordnete Osteoporose- und Osteosklerose-
zonen in den metaphysennahen Schaftabschnitten. Grobe
Strukturunregelmäßigkeiten der Spongiosa. Epiphysenkerne unauffällig

Vitamin D-Mangel-Rachitis, so daß allein aus
dem Röntgenbild heraus eine Verwechslung mit
der Vitamin D-Mangel-Rachitis kaum möglich ist.

Hypophosphatämische Rachitis

Begriff. Die hypophosphatämische Vitamin D-
resistente Rachitis stellt eine familiär gehäuft
auftretende Stoffwechselanomalie der Knochenbildung dar. Der Erbgang ist meist X-chromoso-
mal-dominant, es werden aber auch andere Erb-
folgen beschrieben (SWOBODA).

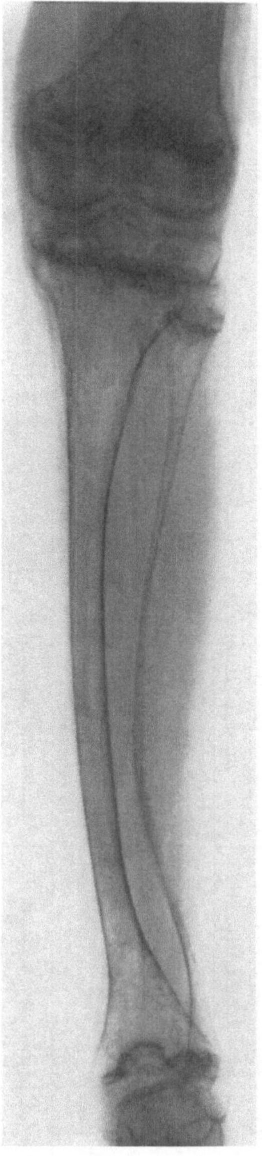

b

Abb. 125. Skeletveränderungen bei Fanconi-Syndrom.
Hypoplasie, Kalkarmut und Verbiegungen der Tibia und
Fibula

Synonyma. *Familiäre hypophosphatämische
Rachitis; genuine Vitamin D-resistente Rachitis;
renaler Phosphatdiabetes.*

Klinik. Während die Hypophosphatämie schon
im 1. Lebensjahr nachweisbar ist, treten die
rachitisähnlichen Skeletveränderungen meist im
2. oder 3. Lebensjahr auf; die Aufmerksamkeit
wird durch die Verkrümmung der Beine auf das
Krankheitsbild gelenkt. Im Laufe des Wachstums wird die varusförmige Verkrümmung der
unteren Extremitäten deutlicher, kombiniert
damit ist eine Verzögerung des Körperlängenwachstums. Es resultiert ein unproportionierter
Zwergwuchs. Biochemisch liegt eine hochgradige

Tabelle 18. Differentialdiagnose atypischer Rachitisformen

	Vitamin D-Mangel-Rachitis	Genuine Vitamin D-resistente Rachitis	Hyperphosphatämische renale Rachitis	Debré-de-Toni-Fanconi-Syndrom mit Cystinose	Hypophosphatasie	Lightwood-Albright-Syndrom	
Wesen und Sitz der Störung	Organismischer Vitamin-D-Mangel	Angeborene, dominant vererbliche, tubuläre Insuffizienz der Phosphatrückresorption	Glomeruläre Insuffizienz ausreichend Phosphate auszuscheiden	Angeborene, erbliche Funktionsanomalie der proximalen Tubuli	Angeborene Stoffwechselstörung	Diamoxartige reversible distale tubuläre Bicarbonat-Rückresorptionsstörung	Vitamin D-intoxikationsartige Störung (Überempfindlichkeit gegen Vitamin D)
Klinische Leitsymptome	Craniotabes, Rosenkranz, Blässe, Schwitzen, statische Entwicklungsverzögerung, Infektanfälligkeit, Skeletdeformierungen	Unproportionierter Minderwuchs, Deformierung und Mikromelie der unteren Extremitäten, Rosenkranz, Caput quadratum	Chronische Nephritis oder Pyelonephritis, proportionierter Minderwuchs, Blässe	Minderwuchs, meist unproportionierter. Deformierung der belasteten Röhrenknochen, statische Entwicklungsverzögerung	Gebißverfall	Anorexie, Durst, Obstipation, Erbrechen, Nephrocalcinose, Debilität	
Altersdisposition	Säuglingsalter, selten 2. und 3. Lebensjahr	Vom 2.—3. Lebensjahr ab manifest	Vom Schulalter ab	Kleinkindesalter	Frühes Kleinkindesalter	Säugling, Klein- und Schulkind	
Biochemie des Blutes	Ca normal (—) P — Phosphatase + +	Ca normal P — — Phosphatase normal (+) Rest-N normal	Ca — (normal) P + + Phosphatase normal (+) Rest-N +	Ca normal P — — Phosphatase normal (—) Rest-N normal (+)	Phosphatase — Ca +	Ca normal Cl + Acidose	Ca + P normal Phosphatase normal Cl normal Rest-N +
Urin	Ca normal P +	Ca — P +	Ca normal P — Konzentrationsfähigkeit —	Ca normal P + Glucose + Aminosäuren + pH +	Ca +	Ca normal bis + pH +	Ca normal bis +
Röntgenbild	Kalkarmut des Skelets, verbreiterte kontrastarme präparatorische Verkalkungszonen, evtl. Becherform, Rückständigkeit der Knochenkernentwicklung	Verbreiterte, unscharfe und gebecherte präparatorische Verkalkungszonen. Osteoporotische und quere osteosklerotische Zonen in den Diaphysen, grobe Diaphysenverkrümmungen, normale Knochenkernentwicklung	Verbreiterte, verwaschene, kalkdichte, plan verlaufende präparatorische Verkalkungszonen. Weitmaschige, cystoide Spongiosastruktur der Phalangen. Hoher Kalkgehalt der langen Diaphysen, normale Epiphysenkerne	Stark verwaschene und ausgefranste, kalkleere präparatorische Verkalkungszonen. Bei Cystinose: Hochgradige Osteoporose mit weiten diaphysären Markräumen und dünner Corticalis, evtl. Loosersche Umbauzonen. Deformierungen der langen Röhrenknochen, kontrastarme Epiphysenkerne	Teils osteolytische, teils hyperplastische Veränderungen der präparatorischen Verkalkungszonen, dichte Spongiosastruktur der Diaphysen, gut ausgebildete Markräume	Normal, evtl. leichte Nephrocalcinose	Osteosklerotische Querlinien im Bereich der präparatorischen Verkalkungszonen, evtl. leichte Nephrocalcinose
Therapie	1—2mal 15 mg Vitamin D	1—5 mg Vitamin D täglich, evtl. über Jahre	Keine spezifische Therapie Grundleiden	1—2 Vitamin D-Stöße pro Monat, alkalisierende Therapie Elektrolytersatz	Keine spezifische Therapie	Alkali (Na-Citrat 4—8 g pro die), NaCl-arme Diät	Ca-arme Diät, kein Vitamin D, Cortison

Hypophosphatämie (zwischen 2−3 mg-%), eine Erhöhung der alkalischen Serumphosphatase vor, die Calciumausscheidung im Urin ist vermindert, die Phosphatausscheidung relativ hoch.

Radiologie: Radiologisch zeigt die hypophosphatämische Rachitis ein charakteristisches Bild. Die Röhrenknochen an den unteren Extremitäten sind varusförmig verkrümmt, wobei vor allem die Oberschenkelknochen betroffen sind. Es kommt zu einer Deformierung des Femurhalses bei gut erhalt enerHüftgelenkspfanne und wenig deformierten proximalen Femurepiphysenkernen. Die Verkalkungszonen der langen Röhrenknochen sind unscharf begrenzt und ausgefranst. In den benachbarten Metaphysenpartien erkennt man eine Auflockerung der Knochenstruktur, welche von Transversalbändern durchzogen wird (Abb. 124). Auch die übrige Spongiosastruktur ist aufgelockert, die Dicke der Corticalis hängt in erster Linie von den statischen Gegebenheiten ab. Dementsprechend sind die inneren Corticaliskonturen an Femur und Tibia in der Regel wesentlich dicker als die äußeren Konturen. Das Schädelskelet ist in den ersten Lebensjahren wenig auffällig, später kommt es zu einer relativen Vergrößerung, wobei das Schädeldach verdickt wird. Diese Verdickung könnte unter Umständen eine Folge der oft praktizierten hohen Vitamin D_3-Dauerbehandlung sein. Im Rahmen dieser Behandlung kann man vorübergehend bei einer Mineralisierung der Metaphysen eine Homogenisierung der Struktur erreichen. Epiphysensklerosen werden dabei beobachtet. Als Komplikation kommt relativ häufig eine Epiphyseolysis capitis femoris vor.

Hyperphosphatämische Rachitis

Begriff: Bei der hyperphosphatämischen Rachitis liegt eine Erhöhung der Phosphate im Blut bei verminderter Phosphatausscheidung im Urin vor. Die Krankheit entsteht meist im Endstadium von degenerativen Nierenerkrankungen infolge der damit verbundenen Nierenfunktionseinbuße und wird deshalb mitunter auch als *renale Rachitis (Osteodystrophie)* bezeichnet.

Klinik. Als gemeinsames klinisches Charakteristicum kann das fortgeschrittene Stadium einer Nierenerkrankung angesehen werden, wobei es zu einer weitgehenden Einbuße der Nierenleistung und Erhöhung der Phosphate im Blut und anderen Stoffwechselsymptomen der Nierendekompensation kommt.

Radiologie. Röntgenologisch ist die hyperphosphatämische Rachitis gekennzeichnet durch eine relativ dichte, teilweise osteopetrotisch wirkende Struktur in den Dia- und Metaphysen. Die Verkalkungszone selbst ist ausgefranst und unscharf

begrenzt und steht dadurch im Kontrast zum übrigen Skelet. Bei längerem Bestehen der Niereninsuffizienz kann sich eine Schichtbildung an den Metaphysen abzeichnen (Abb. 127), die sich aus Aufhellungsbändern und sklerotischen, transversal laufenden Verdichtungsbändern zusammensetzt.

Infolge der Rückwirkungen dieser Stoffwechselsituation auf die Nebenschilddrüsen werden in Spätstadien oft Zeichen des sekundären Hyperparathyreoidismus (s. d.) beobachtet; diese ist am Skelet durch eine wabige oder cystoide Auflockerung der Markräume gekennzeichnet, die am ersten und deutlichsten in den kurzen Röhrenknochen von Hand und Fuß nachweisbar wird (Abb. 113). Auch die Corticalis ist in diesen Fällen außen unscharf begrenzt und wirkt oft ausgefranst.

Rachitis anticonvulsiva

Begriff. Unter Rachitis anticonvulsiva versteht man eine rachitisähnliche, systemartige Osteodystrophie, die im Laufe einer mehrjährigen, hochdosierten, anticonvulsiven Behandlung auftreten kann. Das Krankheitsbild wurde 1967 erstmals von F. SCHMID nach mehrjährigen Beobachtungen einiger Fälle beschrieben. Es ist in der Zwischenzeit unter den Begriffen *Rachitis antiepileptica*, *Rachitis epileptica* oder *Osteodystrophia anticonvulsiva* verschiedentlich publiziert worden (LÄSSKER u. a., DENT u. a.).

Klinik. Die langzeitig unter Anticonvulsivabehandlung stehenden Kleinkinder, Schulkinder und Jugendlichen fallen durch eine Hypodynamie, einen oft watschelnden Gang und eine Skoliose auf. Als ursächliche Faktoren können hochdosierte Gaben von Mylepsin und/oder Hydantoinen angesehen werden, vermutlich sind aber auch andere Anticonvulsiva wegen ihres Einflusses auf den Nucleinsäure-Proteinstoffwechsel in der Lage, von einer gewissen Dosishöhe ab die Osteosynthese zu blockieren. Die Eigenart dieser Rachitisform besteht darin, daß sie in Altersstufen auftritt, in denen eine Vitamin D-Mangelrachitis am Skelet nicht mehr beobachtet wird, da die Wachstumsrate des Skeletes zu gering ist.

Radiologie. Die Osteodystrophie durch Anticonvulsiva äußert sich in 2 Formen. Einmal kommt es zu einer Osteoporose der metaphysären Partien an den Röhrenknochen, wobei die Osteoporosezonen von transversalen Verdichtungslinien durchzogen werden. Aus der Ausdehnung dieser Aufhellungszonen kann ein Rückschluß auf die Dauer der anticonvulsiven Behandlung gezogen werden. Darüber hinaus treten an den Verkalkungszonen Auflockerung

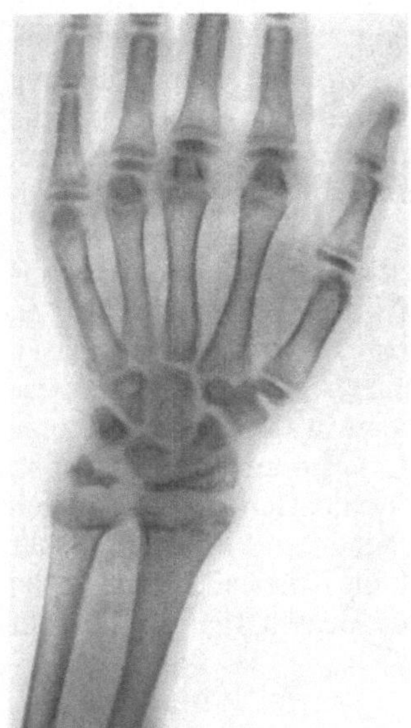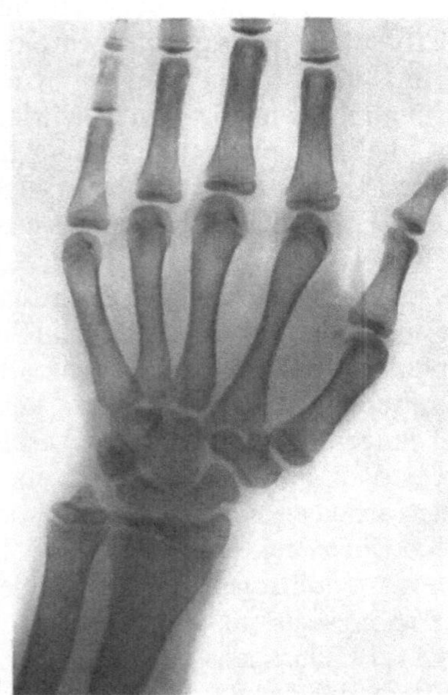

a   b

Abb. 126a u. b. Skeletveränderungen bei Fanconi-Syndrom. a Rachitisähnliche
Mineralisationsstörung der präparierten Verkalkungszonen. b Ausreichend Mineralisierung nach langfristiger Therapie (18 Monate nach a)

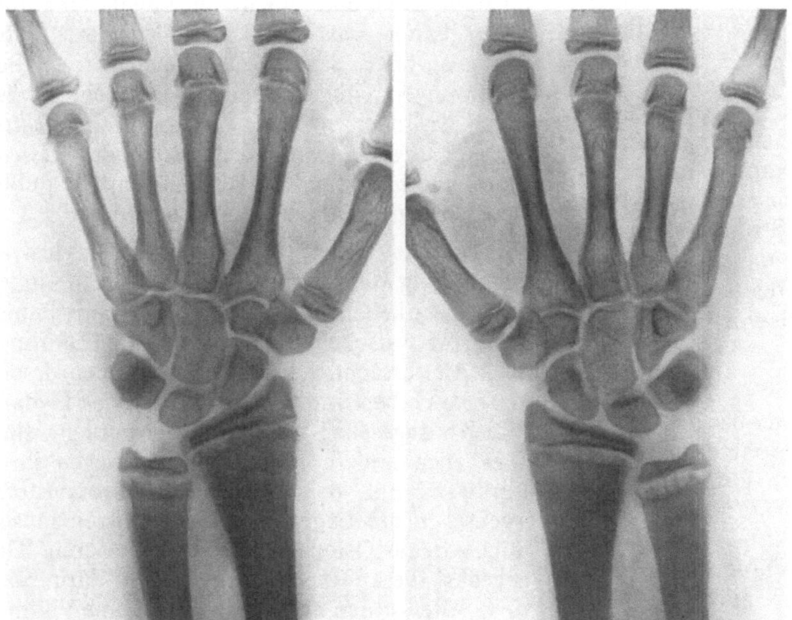

Abb. 127. *Hyperphosphatämische renale Rachitis.* $13^5/_{12}$jähriges Mädchen. Regelmäßige, in den Diaphysen eher verdichtete Spongiosastruktur. Aufgelockerte,
unscharf gezeichnete, verbreiterte Verkalkungszonen. In den metaphysennahen
Diaphysenpartien schichtförmig angeordnete Aufhellungs- und Verdichtungszonen
mit lokalen Corticalisläsionen

der Begrenzung, konkave Verläufe und ausgeprägte Becherungen mit Verbreiterung nach
lateral vor, in einem Ausmaß, wie sie früher nur
bei Vitamin D-Mangelrachitis im 2. oder 3.
Lebensjahr beobachtet wurden. Der Osteomalacie dieser Regionen entsprechend resultieren
Verkrümmungen der metaphysären Knochenpartien und Fehlstellungen der Wirbelsäule. Bei
Vitamin D-Gaben läuft die Heilung ab wie bei
einer Vitamin D-Mangelrachitis. Es kommt zu
einer Kalkeinlagerung in den betroffenen Partien
mit Homogenisierung der Struktur und später
auch zu einem glatten regulären Abschluß der
Verkalkungszonen (Abb. 128, 129, 130).

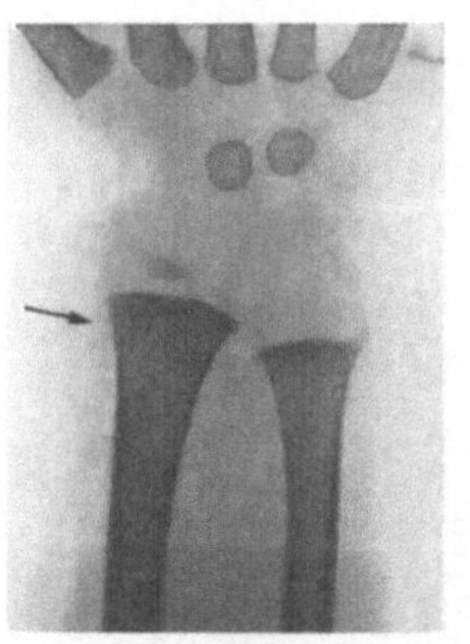

Abb. 128a. Altersentsprechende Ossifikation mit glatten Verkalkungszonen mit $1^3/_{12}$ Jahren   a

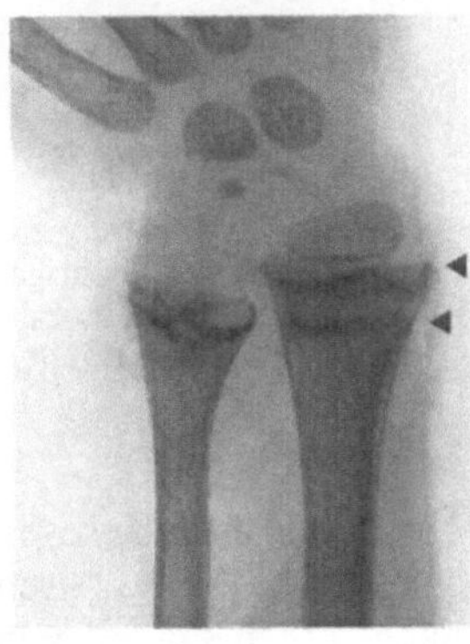

Abb. 128b. Schwere Rachitis nach $2^1/_2$jähriger antiepileptischer Behandlung im Alter von $3^4/_{12}$ Jahren   b

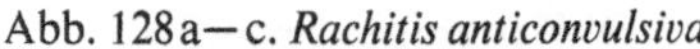

Abb. 128c. Heilende Rachitis nach Vitamin D-Behandlung mit $3^6/_{12}$ Jahren   c

Abb. 128a—c. *Rachitis anticonvulsiva*

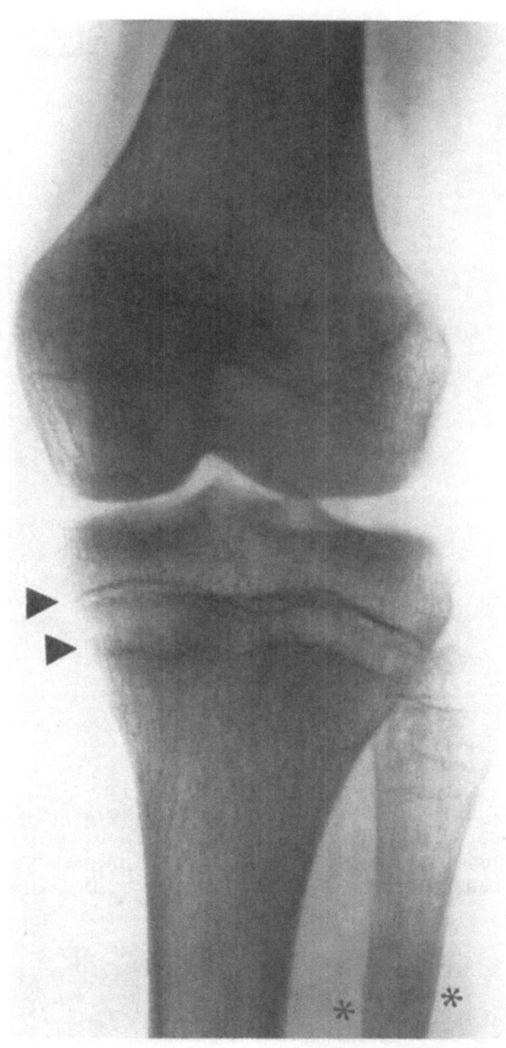

Abb. 129. *Rachitis anticonvulsiva*. Systemartige Mineralisationsstörung der Metaphysen mit ausgefransten kalkarmen Verkalkungszonen bei $14^5/_{12}$jährigem Mädchen. Spontanfraktur 2. Ordnung an der Fibula proximal (*)

Cöliakie-Rachitis

Als Cöliakie-Rachitis bezeichnet man eine Skeletveränderung, die aus einer hochgradigen Osteoporose des gesamten Skeletes und rachitisähnlichen Metaphysenveränderungen besteht. Infolge der Verdauungsinsuffizienz ist die Osteosynthese generell gestört, die Markräume werden weit, locker strukturiert, die Corticalis wird dünn. Als Folge dieser Vorgänge kommt es zu Knochenverbiegungen und häufig auch zu Spontanfrakturen 2. Ordnung (Abb. 32).

Rachitis hepatica

Die Rachitis hepatica ist eine rachitisähnliche Skeletveränderung, die im Rahmen von Leberdekompensationen beobachtet wird. Häufigste Ursache im Kindesalter ist eine Lebercirrhose. Die rachitisähnlichen Metaphysenveränderungen mit Auflockerung der Verkalkungszone gehen der Stoffwechselsituation der Leber parallell, d. h., sie entstehen mit einer Leberinsuffizienz und können mit Wiederherstellung der Leberfunktion ausheilen (Abb. 131).

Die Calcium-Phosphorstoffwechselstörungen sind an anderer Stelle behandelt. Hierher gehören die *Aphosphatasie* (s. S. 97), der *Phosphatdiabetes* (s. S. 103), die *Hypercalcämie* (s. S. 104), die *renale Acidose*, das *Lightwood-Syndrom* (s. S. 104), die *Hyperphosphatämie*, die *Hypophosphatämie*.

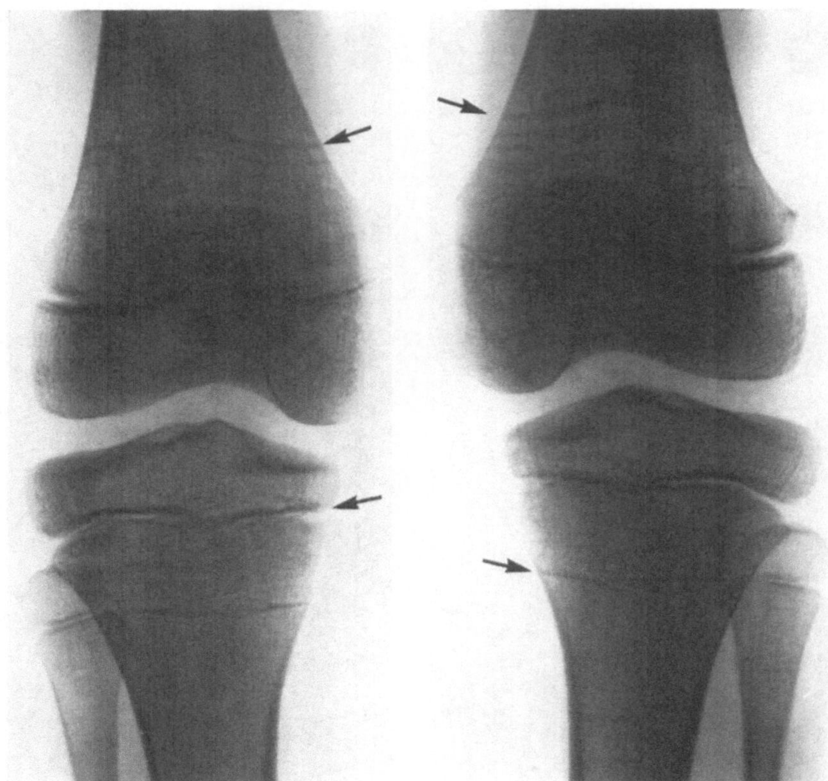

Abb. 130. *Rachitis anticonvulsiva.* Systemartige Ossifikationsstörung der Metaphysen mit weitmaschiger Spongiosazeichnung, betonten Quer- und Längslinien. Der 9jährige Junge wird seit 3 Jahren mit einem Antiepileptikum behandelt. Der Zeitpunkt des Behandlungsbeginnes mit Anticonvulsiva läßt sich an Skelet deutlich abgrenzen (Pfeile)

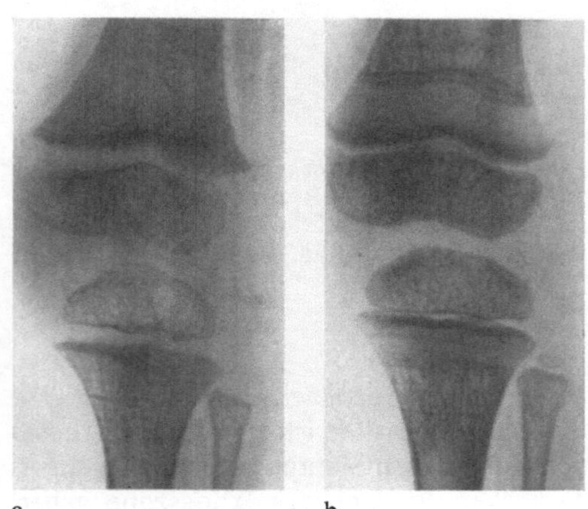

a   b

Abb. 131 a u. b. *Rachitis hepatica*

Calcinosis universalis

Bei der Calcinosis universalis handelt es sich wohl um die schwerste Form der *Chondrodysplasia punctata*, wobei es zu fleckigen bis streifigen, irregulären Kalkablagerungen im Knorpel und in den umgebenden Weichteilstrukturen kommt (Abb. 489).

Phosphorsklerose

Die Phosphorsklerose ist eine systematisierte sklerotische Verdichtung der Metaphysen, die nach hohen Gaben von Phosphorlebertran und Phosphor-Vitamin D-Kombinationspräparaten beobachtet wurde. Das Bild dürfte sich weitgehend mit der Vitamin D-Intoxikation und der Hypercalcämie überschneiden. Bei der *chronischen Form der Hypercalcämie* (FANCONI-SCHLESINGER) steht vor allem die starke Osteosklerose der Schädelbasis im Vordergrund, aber auch Wirbelkörper, Rippen und Beckenknochen wirken relativ homogen verdichtet. Die Kinder fallen durch ihren koboldähnlichen Gesichtsausdruck, eine Oligophrenie und Klappenstenosen der großen Schlagadern auf.

Beim *Milchtrinker-Syndrom (milk-drink-Syndrom)* findet man radiologisch Kalkablagerungen in Nieren, Lungen, subcutan und in Gelenknähe. Die Knochenstruktur pflegt normal zu sein.

Schwermetallauswirkungen

Schwermetalle, die als exogene Gifte oder therapeutisch über längere Zeit zugeführt werden,

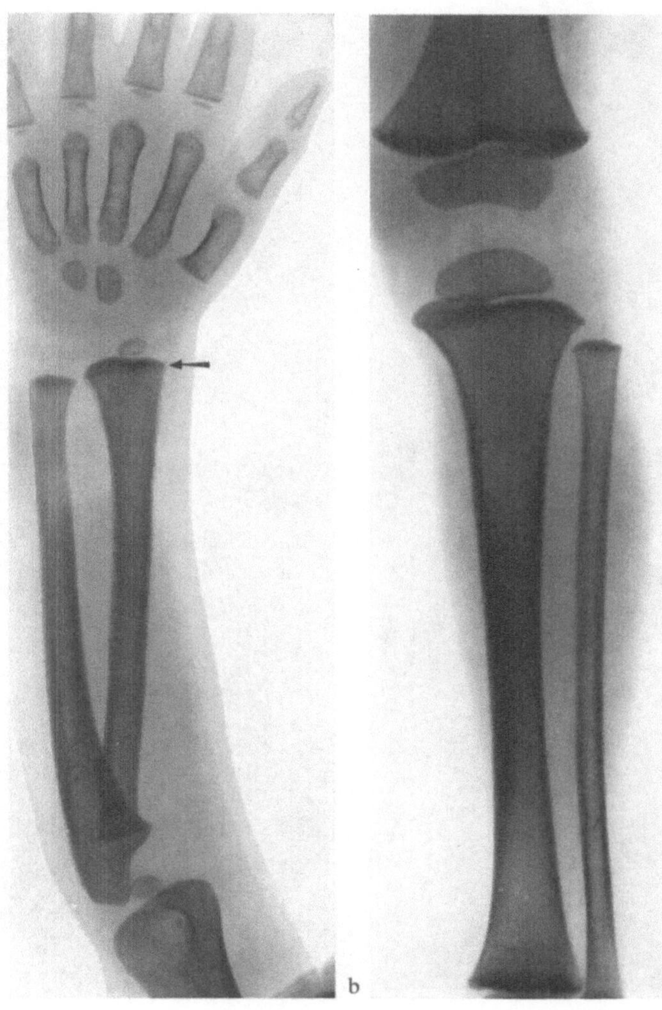

Abb. 132a u. b. Chronische *Bleivergiftung.* Dichte sklerotische Zonen an den metaphysären Wachstumslinien

lagern sich im Skelet ab und führen an den Metaphysen zu sklerotischen Verdichtungen (Abb. 132, 133). Derartige Skeletveränderungen wurden bisher bei *Blei* (Einatmung, Genuß von Bleifarben; diagnostische Hilfen: basophile Tüpfelung der Erythrocyten, blauschwärzliche Ablagerung am Zahnhals) beobachtet. Ähnliche Veränderungen kommen bei *Wismut, Strontium, Thorium X, Silber, Gold, Arsen, Quecksilber, Fluor, Thallium* sowie *Phosphor* vor. Fluor wird im Knochen als schwerlösliches CaF_2 gespeichert. Fluorüberdosierungen kommen im Rahmen der Cariesprophylaxe und in der chemischen Industrie vor. Für die Diagnostik ist es wichtig, daß Fluor die Placenta basiert und mit der Muttermilch dem Kind zugeführt werden kann. Klinisches Leitsymptom ist die Sprengelung *(Dentalfluorose)* der Zähne.

Strontium führt zu einer Sklerose der Spongiosa und Compacta des Knochens. Es wird im Skelet zu 99 % gespeichert und nur unvollständig wieder freigegeben.

Arsen- und *Wismutauswirkungen* auf das Skelet wurden vor allem im Rahmen der antiluischen Behandlung früherer Jahre gesehen. Nach OEHME handelt es sich beim Wismut mehr um einen Reiz der enchondralen Knochenbildung, da das Wismut selbst im Skelet nicht nachgewiesen werden kann. In den Weichteilen bleibt es dagegen mitunter jahrelang sichtbar (Abb. 487).

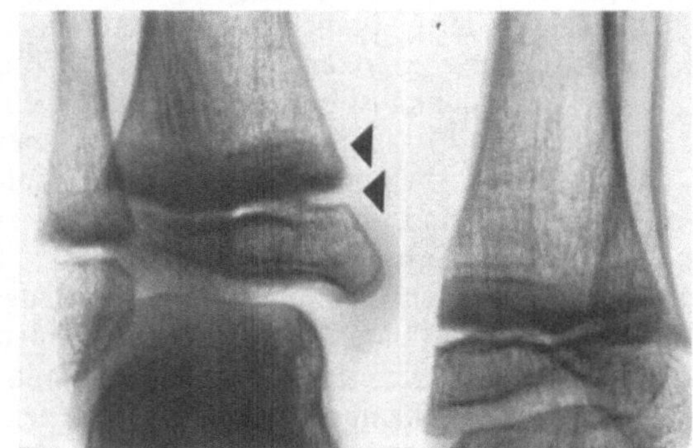

Abb. 133. *Wismutsklerose* der Metaphysen durch Bismogenolbehandlung. Fast homogene Verdichtung der Metaphyse. $10^8/_{12}$jährig, ♂

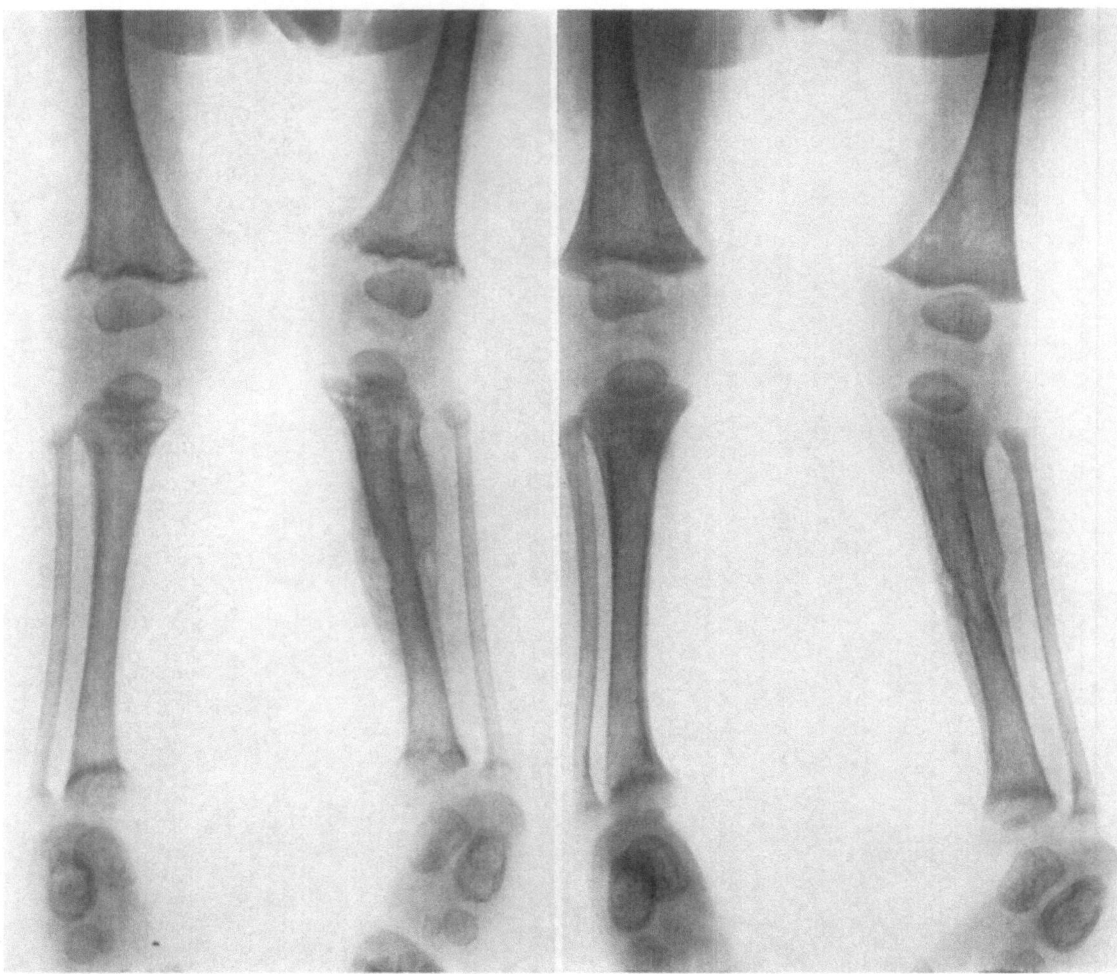

a   b

Abb. 134a u. b. *Polyhypo-Vitaminose* (*C, D*). a Trümmerfeldzonen an den Kniemetaphysen. „Becherform" der distalen
Tibiametaphysen. Periostabhebungen und Corticalisdefekte an der linken Tibia. $^8/_{12}$jährig, ♂. b 1 Monat später

Vitaminstoffwechsel-Störungen

Vitamine sind lebensnotwendige organische
Wirkstoffe, die im Zellstoffwechsel als Kataly-
satoren und Fermentbausteine wirksam werden.
Die Bezeichnung mit Buchstaben ist historisch
bedingt, neben dieser Bezeichnung ist in den
letzten Jahren der Gebrauch der internationalen
Kurzbezeichnung getreten. Eine biochemisch
orientierte Einteilung ist bis heute nicht möglich,
da die genauen Wirkungsmechanismen einzelner
Vitamine oder Provitamine noch nicht einwandfrei aufgeklärt sind. Eine orientierende Übersicht enthält die Tabelle 19.

In der Skeletentwicklung interessieren die
Vitaminmangelzustände, in den letzten beiden
Jahrzehnten sind aber auch zunehmend Vitamin-
überdosierungserscheinungen bekannt geworden.
Reine Hypo- oder Avitaminosen lassen sich
tierexperimentell erzeugen, beim Menschen
liegen meist komplexe Störungen vor.

Tabelle 19. Bezeichnungen der Vitamine

Fettlösliche Vitamine:

Axerophtol	= Vitamin A
Ergocalciferol	= Vitamin D_2
Cholecalciferol	= Vitamin D_3
Tocopherole	= Vitamin E
Naphthochinone	= Vitamin K

Wasserlösliche Vitamine:

B-Vitamine:

Thiamin	= Vitamin B_1
Riboflavin	= Vitamin B_2
Nicotinamid	
Pyridoxin	= Vitamin B_6
Pantothensäure	
Biotin	
Myo-Inosit	
Cholin	
Folsäure	
Cobalamine	= Vitamin B_{12}
Ascorbinsäure	= Vitamin C

Hypo-, Hypervitaminose A

Bei Vitamin A-Mangelzuständen sind folgende Stoffwechselfunktionen gestört: Verzögerter Neuaufbau von Mucopolysacchariden, Nucleinsäuren; Proteinsynthesestörungen; Verschiebungen der Aminosäureverteilung im Blut; Störungen im Stoffwechsel der Nebennierenrindensteroide; Verminderung der Cholesterinsynthese.

Vitamin A ist ein Haut- und Schleimhautschutzvitamin, bei Mangelzuständen kommt es zu atrophischen Vorgängen an Epithelien und Basalzellschichten. Zwischen Vitamin A in der Netzhaut und im Blut besteht ein Gleichgewichtszustand, sinkt der Vitamin A-Spiegel, kommt es zu einer Störung des Dämmerungssehens. Röntgenologisch interessieren vor allem die Zusammenhänge zwischen Vitamin A und Funktion der Knorpelzellen. Bei Vitamin A-Mangelzuständen kommt es zum Stillstand des enchondralen Knochenwachstums, weil die Kernteilung der Knorpelzellen in den Epiphysen ausbleibt. Daraus resultiert ein vermindertes Längenwachstum des Skeletes im Rahmen eines allgemeinen Wachstumsstillstandes und Gewichtsverlustes bei jungen Kindern. Röntgenologisch finden sich darüber hinaus allgemeine Zeichen der Osteoporose (Abb. 135).

Klinisch wichtige Leitsymptome sind Hemeralopie, Wachstumsstillstand und Gewichtsverlust, Schleimhautveränderungen vor allem auch an der Vaginalschleimhaut, allgemeine Resistenzverminderung, in schweren Fällen *Xerophthalmie (Ceratomalacie)*. Bei Säuglingen führt ein Vitamin A-Defizit zu Liquordrucksteigerungen mit Vorwölbung der Fontanelle.

Bei Hypervitaminosen A kommt es zu einer Beschleunigung der enchondralen Ossifikation und einem verfrühten Epiphysenschluß (Wolbach). Gleichzeitig können die präparatorischen Verkalkungszonen verdickt und mineralreich sein, während durch verstärkte Osteoblastentätigkeit eine Rarefizierung der diaphysären und metaphysären Skeletstrukturen eintritt. Die Auswirkungen des Vitamin A auf Knorpel und Knochen gehen wahrscheinlich über die Störungen des Mucopolysaccharid-Stoffwechsels.

Die Entstehung einer chronischen Hypervitaminose A erfordert Mindestdosen von etwa 75000 iE Vitamin A über etwa 3 Monate. Danach können neben Allgemeinerscheinungen (Appetitlosigkeit, Reizbarkeit, Gewichtsstillstand, Hautveränderungen) Skeleterscheinungen auftreten. Es handelt sich dabei um schmerzhafte Schwellungen der langen Röhrenknochen, die zu Berührungsempfindlichkeit und statischen Ausfällen führen. Diese Schwellungen sind auf corticale Hyperostosen an den Diaphysen der

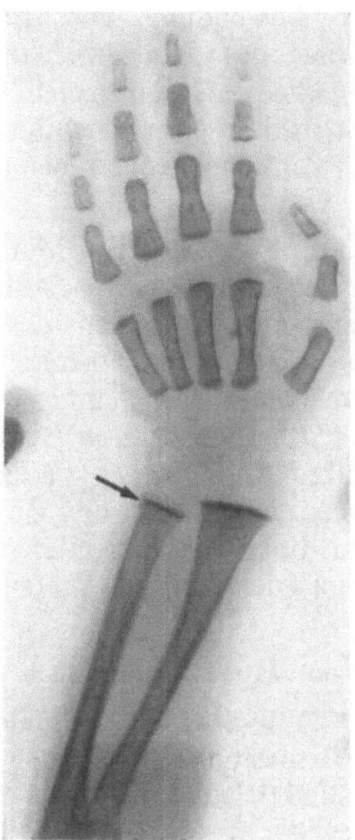

Abb. 135. Handskelet bei *Ceratomalacie*. Mäßige Osteoporose, verbreiterte, verdichtete, unscharf begrenzte Verkalkungszone. Periostabhebung an der Ulna. 4 Monate alter Säugling

langen Röhrenknochen, vor allem Femur, Tibia, Fibula, Ulna, Clavicula und Metatarsalia zurückzuführen. Schädelkalotte, Rippen und Radius sind seltener befallen, Humerus und Mandibula bleiben immer ausgespart.

Hypo-, Hypervitamino B

Wie aus der Tabelle 19 ersichtlich, bilden die B-Vitamine eine Gruppe; sie stehen physiologisch in enger Wechselbeziehung miteinander. Die einzelnen Vitamine wirken nur, wenn die anderen Vitamine der Gruppe vorhanden sind. Im Organismus werden sie an Phosphorsäure gebunden, in der Zelle an Eiweiß, um am Aufbau von Enzymen teilzunehmen.

Unmittelbare Auswirkungen der *Vitamine* B_1, B_2, B_6, der Panthotensäure und der Nicotinsäure auf das Skelet sind nicht bekannt. Im Rahmen der allgemeinen Auswirkungen auf den frühkindlichen Organismus in Form von Eiweißmangelzuständen, Anämie, Appetitlosigkeit können aber auch Ossifikationsverzögerungen und Osteoporosen beobachtet werden. Dies ist vor allem bei der Kombination von Nicotinsäuremangel, Hypoproteinämie und Parasitenbefall im Rahmen des *Kwashiorkor* der Fall.

Die Verwendung von *Folsäure-Antagonisten* (z. B. Aminopterin) hat Knochenveränderungen bei Leukosen hervorgerufen, die über die Grundstörung hinausgehen. Es werden bei langfristiger Anwendung von Folsäure-Antagonisten, infolge des damit erzielten Folsäure-Mangels, Knochenveränderungen in Form von Osteolysen, Osteosklerosen und subperiostalen Neubildungen von Knochengeweben gesehen (WEBER u.a.).

Mangelzustände an *Vitamin B_{12}* können durch exogenen B_{12}-Mangel bei Vegetariern, Fehlen des Intrinsic-Faktors im Magen und Resorptionsstörungen des Darmes sowie bei Darmparasitosen auftreten und durch die allgemeinen Auswirkungen auf den Organismus zu Osteoporose und verzögerter Ossifikation führen. In schweren Fällen können trophische Ulcera an Fingern und Zehen, mit entsprechenden dystrophischen oder osteolytischen Prozessen an den Acren auftreten.

Hypo-, Hypervitaminose C

Die biologische Funktion des Ascorbinsäure-, Dehydroascorbinsäuresystems wird in seiner Aktivität als Wasserstoffdonator und -acceptor gesehen. Die Hauptwirkung für den Säugling und das junge Kind dürfte jedoch im Einfluß auf den Nucleinsäure-, Eiweiß- und Aminosäure-Stoffwechsel bestehen. Für das Skelet sind speziell die Einflüsse auf den Prolinstoffwechsel von Bedeutung, da die Hydroxylation des Prolins ascorbinsäureabhängig ist und bei Mangelzuständen die Bildung des Tropokollagens und Kollagens gestört ist. Darin dürfte die Ursache für die Auswirkungen von Vitamin C-Mangelzuständen auf das Bindegewebe, den Knorpel, Knochen und die Zahnbildung sowie die Wundheilung liegen.

Infantiler Skorbut (Möller-Barlowsche Krankheit)

Das Bild des Skorbutes ist seit dem 16. Jahrhundert als Mangelkrankheit bekannt, die durch Citrusfrüchte, Scharbockskraut und Kresse behandelt wurde. Pathogenetisch besteht eine erhöhte Gefäßfragilität und eine Störung des Kollagenaufbaues. Dadurch ist das rasch wachsende Skelet des Säuglings- und frühen Kindesalters anfälliger gegen Vitamin C-Mangelzustände als das langsamer wachsende Skelet des späteren Kindesalters. Pathoanatomisch findet man subperiostale Blutungen und Auftreibungen der Knorpel-Knochengrenzen. Die primäre Ossifikation ist gestört; es findet sich eine breite Zone verkalkter Knorpelgrundsubstanz im Bereich der präparatorischen Verkalkungszone; die mechanische Beanspruchbarkeit der Metaphysen ist herabgesetzt, es kommt zu Zusammensinterungen mit Blutungen (Trümmerfeldzone). Das Knochenmark weist eine fibröse Umwandlung auf. Innerhalb der subperiostalen und metaphysären Blutungen kommt es durch intensive Osteoblastentätigkeit zu starken Kalkeinlagerungen und erheblichen corticalen Hyperostosen (Abb. 134, 136).

Klinik. Der Skorbut wird gewöhnlich im 2. Lebenshalbjahr und im 2.–3. Lebensjahr beobachtet. Nach einem monatelangem Vorstadium mit Blässe, Appetitmangel, Stimmungsdepression, schlechtem Gedeihen und Infektanfälligkeit werden die Symptome erst charakteristischer. Es entstehen Mikrohämaturien, Hautblutungen, Zahnfleischblutungen, Skeletveränderungen, Berührungsempfindlichkeit, Bewegungsarmut und Schonhaltung.

Radiologie. Frühzeichen des Skorbutes sind eine allgemeine Kalkverarmung der Röhrenknochen mit einer verwaschenen Zeichnung der Spongiosa. Die präparatorischen Verkalkungszonen überragen die Metaphyse schnabelförmig oder dornförmig. Im fortgeschrittenen Stadium wird die präparatorische Verkalkungszone unregelmäßig (Trümmerfeldzone), und unterhalb der Verkalkungszone werden Auflockerungen der metaphysären Struktur sichtbar. Diese Auflockerungen können so stark werden, daß die Verkalkungszone fast zusammenhanglos zu liegen scheint und oft auch zusammensintert und zerbricht. Erst die jetzt resultierenden Impressionsfrakturen im Bereich der Metaphyse und Verkalkungszone machen das Bild der Trümmerfeldzone vollständig.

In unterschiedlichem Ausmaß treten um die metaphysären Destruktionen und entlang der Diaphysen subperiostale Hämatome auf, die sehr schmerzhaft sind. Sie verkalken recht rasch, bleiben aber oft monatelang als corticale Hyperostosen von oft monströsen Ausmaßen bestehen (Abb.136). Im Laufe der metaphysären Zusammensinterungen kommen Lösungen von Epiphysenkernen vor, vor allem am Femur distal. Die skorbutische Stufenbrust am Thoraxskelet unterscheidet sich von der Rachitis durch die intensive Verkalkungszone am Ende des knöchernen Rippenskeletes (BRAILSFORD).

Die Differentialdiagnose macht vor allem gegenüber den Poly-Hypovitaminosen, der Rachitis, der Osteochondritis luica und den traumatischen Verletzungen des Säuglingsalters (Battered-Child-Syndrom) manchmal Schwierigkeiten.

Röntgenologische Auswirkungen einer Hypervitaminose C sind nicht bekannt.

Hypo-, Hypervitaminosen D

Vitamin D ist ein Vitamin, das nicht mit der Nahrung aufgenommen wird, sondern aus 7-Dehydrocholesterin in der Haut durch Ein-

Abb. 136a u. b. *Subperiostales Hämatom* am rechten Femur bei *Skorbut.* 1jähriger Junge. Klinisch Schwellung des rechten Oberschenkels und schwere Anämie. a Aufnahmebefund mit eben beginnender Periostverkalkung, b 2 Wochen später: Unter Behandlung von der Peripherie nach dem Zentrum hin fortschreitende massive Verkalkung

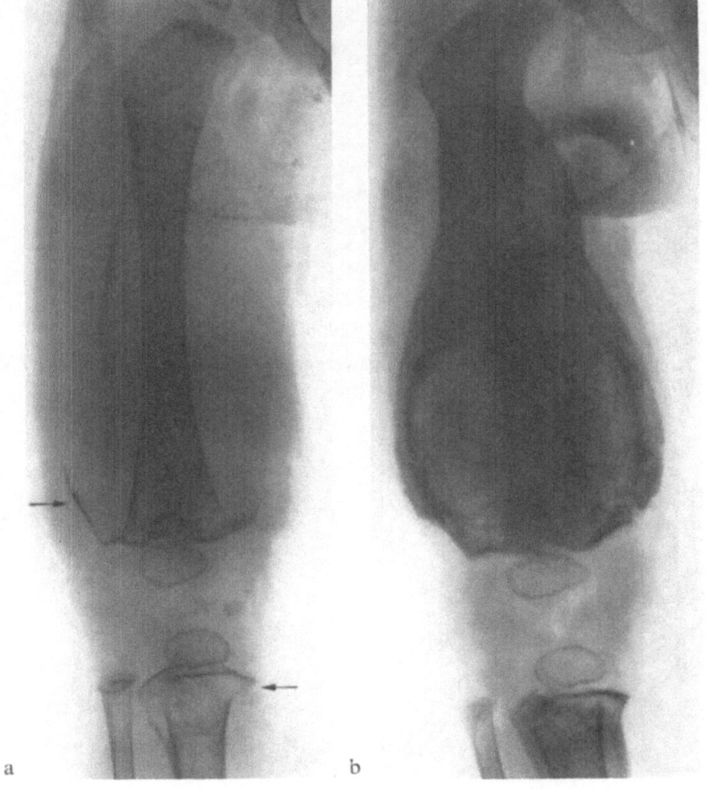

wirkung ultravioletter Strahlen der Wellenlänge von 320–230nm entsteht. Es wird in den Mucosazellen des Darmes, den proximalen Nierentubulien, den Kupfferschen Sternzellen der Leber, in der Haut, in der Muskulatur und im Knochen gespeichert. Hauptwirkungen sind die Resorption von Calcium und Phosphor über den Darm sowie die Überführung von Mineralien vom Knochen in das Serum und umgekehrt; dadurch fördert es sekundär die Verkalkung der Knochengrundsubstanz, die renale Calciumausscheidung, die renale Phosphatausscheidung und die Regulierung der alkalischen Phosphatase.

Vitamin D-Mangel-Rachitis

Begriff. Rachitis ist eine durch fehlende oder unzureichende Vitamin D-Zufuhr oder Vitamin D-Wirkung bedingte Allgemeinerkrankung des rasch wachsenden Organismus, die neben anderen Auswirkungen zu einer mangelhaften Mineralisation des Skeletes führt.

Synonyma. *Rachitis; englische Krankheit.*

Klinik. Frühestes Leitsymptom einer Rachitis ist die sogenannte Craniotabes, eine Knochenweichheit im Bereich der Lambdanaht und der hinteren Scheitelbeinabschnitte. Erst nach einigen Monaten werden im Röntgenbild die

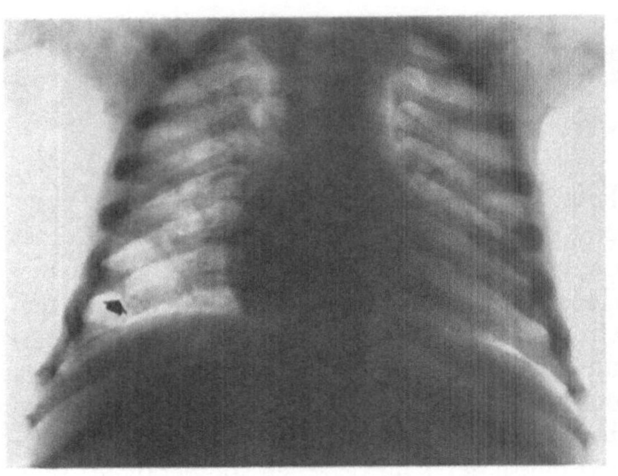

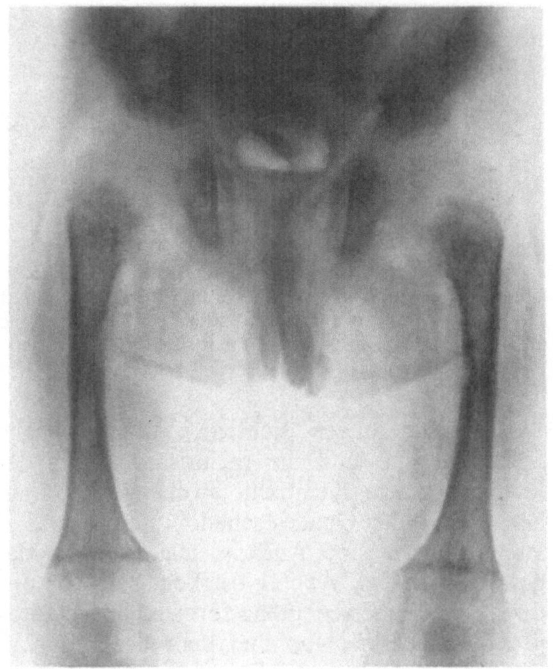

Abb. 137a u. b. Schwere Vitamin D-Mangel-Rachitis bei 16monatigem Jungen. a Glocken-Thorax mit „Rosenkranz"-Becherung der Rippenenden; b Beckendeformierung, extreme Kalkarmut und rachitische Metaphysenveränderungen

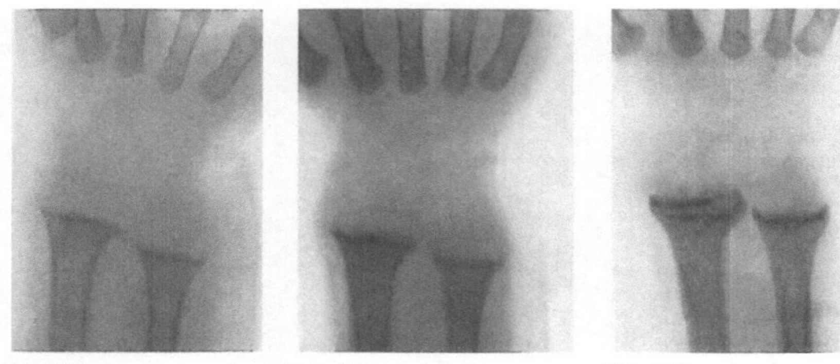

Abb. 138   Abb. 139   Abb. 140

Abb. 138—140. Verschiedene Schweregrade und Heilungsstadium (Abb. 140) der *Vitamin D-Mangel-Rachitis*

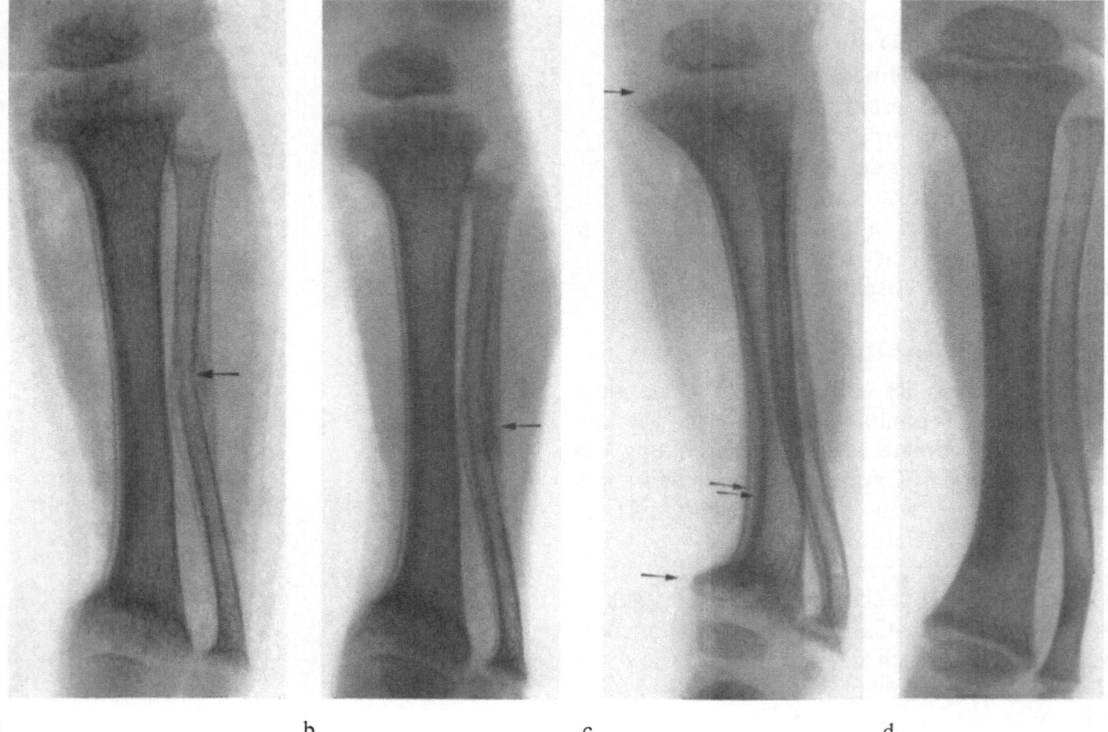

a   b   c   d

Abb. 141a—d. *Schwere Rachitis* bei 2jährigem Kind a Vor der Behandlung: Kalkarmut, Periostbegleitsäume, verbreiterte, verwaschen strukturierte und begrenzte Verkalkungszonen, Umbauzone in der Diaphysenmitte der Fibula. b Nach 1 Monat, c nach 5 Monaten. d 18 Monate nach der Behandlung. Typische rachitische Verkrümmung der Beine im unteren Tibia- und Fibuladrittel

Skeletveränderungen sichtbar, ausgesprochene Spätsymptome sind die rachitische Thoraxdeformierung, die rachitische Beckenverformung, der rachitische Quadratschädel. Klinische Begleitsymptome sind Anämie, allgemeine Bindegewebsschwäche, Appetitlosigkeit. Eine besondere klinische Erscheinungsform ist die rachitogene Tetanie (Spasmophilie), bei welcher muskuläre und neurologische Symptome im Vordergrund stehen, und die vor allem im beginnenden Heilungsstadium der Rachitis beobachtet wird.

Pathogenetisch stehen Störungen des Calcium- und Phosphorstoffwechsels im Mittelpunkt, über die genauen Abläufe bestehen nur Hypothesen (HÖVELS u. REIS). Histologisch ist die von den Osteoblasten gebildete Grundsubstanz (Osteoid) unverkalkt. Durch den unvollständigen Abbau der Knorpelzellen wird die Knorpelwucherungszone (Abb. 139, 140) verbreitert. Bereits die Cytomorphose der Knorpelzellen soll verändert sein, wodurch die Verkalkungsfähigkeit der Knorpelgrundsubstanz erlöschen soll (WILHELM). Com-

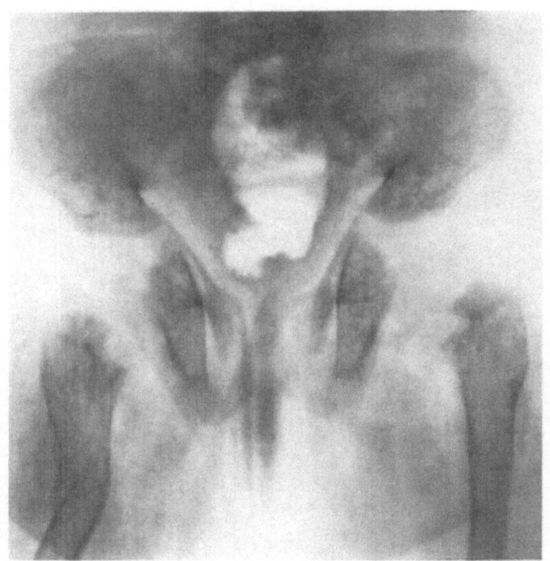

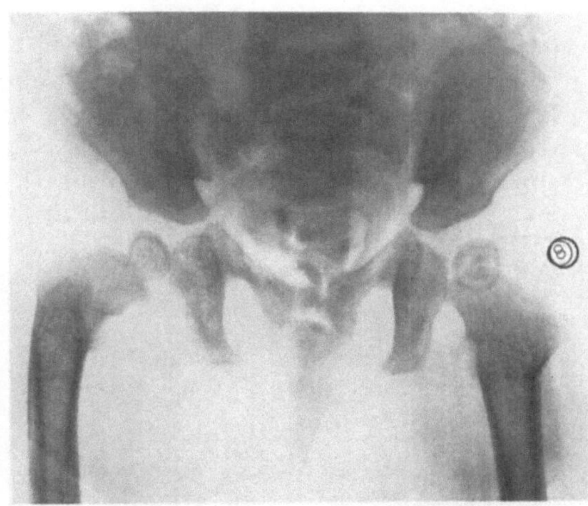

Abb. 142a. Rachitisches „*Kartenherz-Becken*". *Osteo-malacie.* 1¹/₂ jährig, ♀

Abb. 142b. „*Kokard-Epiphysen*" bei heilender *Poly-hypovitaminose* (C, D). 1 ⁷/₁₂ jährig, ♀. *Coxa vara re*

pacta- und Kollagenformation sind elektronen-optisch fehlerhaft angeordnet.

Radiologie. In Frühstadien der Rachitis, vor allem in den ersten 3 Lebensmonaten, erkennt man eine Vitamin D-Mangelrachitis an einer diskreten Verarmung des Knochens an Kontrast und einer gewissen Unschärfe der noch linear verlaufenden Verkalkungszonen. Je länger die rachitische Grundstörung andauert, um so stärker werden die Veränderungen am Skelet. Unter zunehmender Osteoporose verbreitern sich die präparatorischen Verkalkungszonen, sie werden zunehmend unschärfer, wirken teilweise ausgefranst und an den Seiten ausgezogen. Dadurch kommt es zu einem konkaven Verlauf der präparatorischen Verkalkungszonen und der oft genannten Becherform. Die Spongiosastruktur im Bereich der Metaphysen und Diaphysen wird unscharf, gelegentlich erkennt man auch 1 – 2 mm breite Abhebungen des Periostes. An dieser Verkalkungszone spielen sich ähnliche Grundvorgänge ab wie im Bereich der Metaphysen. Die Entkalkung des Knochens kann soweit gehen, daß die Voraussetzung für das Auftreten von Spontanfrakturen bei nur geringen statischen Belastungen gegeben sind. Nicht selten werden dabei sogar symmetrische Spontanfrakturen nach Art der Looserschen Umbauzonen (Milkmann-Syndrom) (Abb. 141) beobachtet (KIRCHHOFF). Die zum Zeitpunkt der Rachitis zu erwartenden Knochenkerne treten entweder nicht auf oder zeigen eine verminderte Dichte, sind nicht selten auch nur schemenhaft angedeutet (Abb. 138 – 140).

Heilungsstadien der Rachitis deuten sich durch einen verstärkten Kontrast der Verkalkungszonen an. Im Laufe der Heilungsvorgänge kommt es dabei zu einer breitflächigen Einlagerung von Mineralsalzen im ursprünglich osteoiden Gewebe. Diese Zone wirkt intensiv verdichtet und relativ homogen. Bei ausgedehnten rachitischen Veränderungen findet man nicht selten eine doppelte Verkalkungszone (Abb. 140, 142b), die sich an der Stelle befindet, an der die Verkalkung z. Zt. ist, und an der sie dem Alter entsprechend sein sollte. Während des Heilungsprozesses im Laufe von Wochen fließen diese beiden Verkalkungszonen durch erhöhte Mineraleinlagerung zusammen und gehen nach Monaten in eine reguläre, linear verlaufende Verkalkungszone über, wenn die Therapie ausreichend war.

Bei länger bestehender Rachitis, vor allem bei Formen, die in das 2. und 3. Lebensjahr hineinreichen, kommt es neben diesen Grundvorgängen an den Diaphysen und am Periost zu *Knochendeformierungen*. Diese finden sich in Form von skoliotischen Verkrümmungen an Tibia und Fibula und einer varusförmigen Verformung der Oberschenkelknochen, zu Umbauvorgängen im Bereich der Hüftgelenke und der Femurhälse (Coxa vara), zur Bildung eines plattrachitischen Beckens, zu Kyphosen und Skoliosen infolge von Wirbelkörperveränderungen (SEYSS), zu rachitischen Thoraxverformungen („Glockenthorax", rachitischer Rosenkranz). Der rachitische Rosenkranz ist als knopfförmige Auftreibung an den knöchernen Rippenenden zu erkennen und zeigt ähnliche Veränderungen

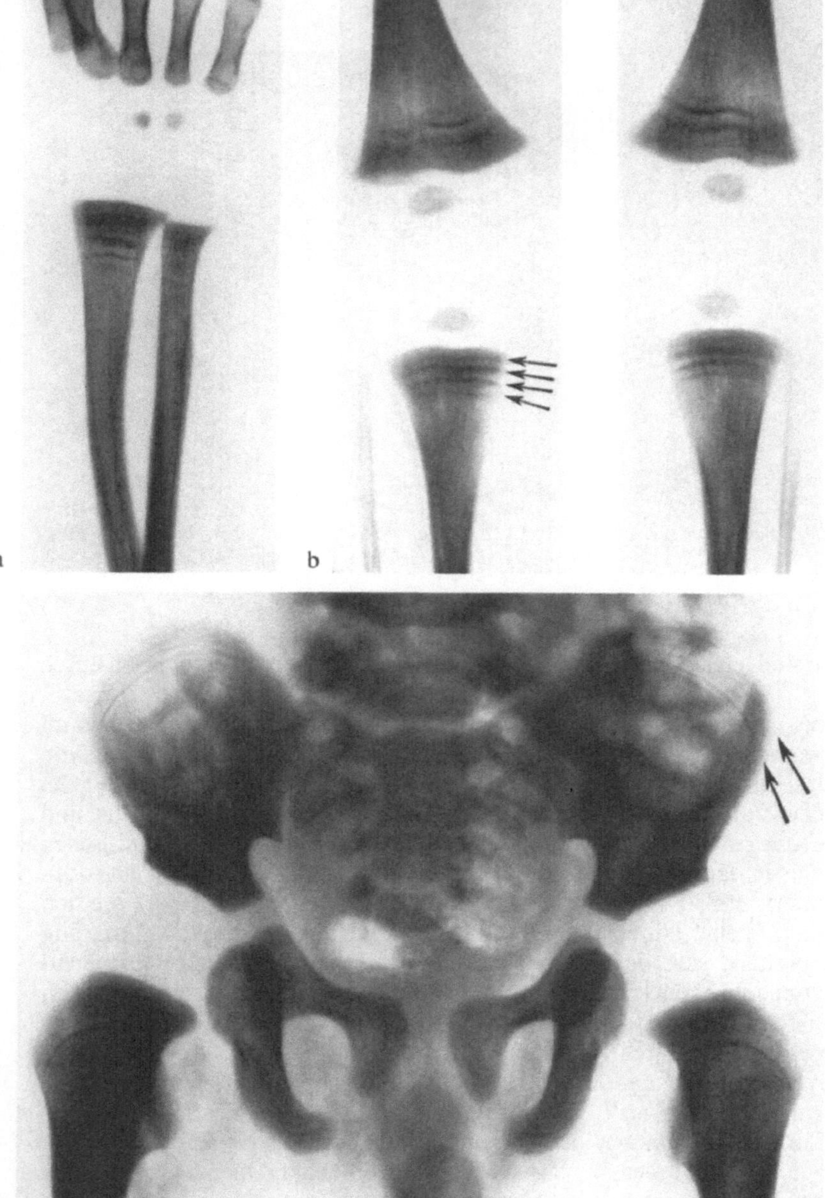

Abb. 143a—c. *Osteosklerose* bei *„idiopathischer Hypercalcämie"* (LIGHTWOOD) mit Aminoacidurie. An allen Wachstumszonen erkennnt man bei dem 3 Monate alten Säugling parallele Verdichtungszonen (Pfeile). a Handwurzel, b beide Knie, c Beckenskelet. Metaphysäre Osteosklerose

wie die Metaphysen der Röhrenknochen. Am Schädelskelet fällt eine hyperostotische Verdikkung der Stirnbeinhöcker und Scheitelbeinhöcker auf, wobei es zum Aspekt eines Makrocephalus mit quadratischer Verformung des Gehirnschädels kommt.

Hypervitaminose D

Die Hypervitaminose D entsteht durch Überdosierung oder Überempfindlichkeit auf Vitamin D.

Synonyma. *Vitamin D-Intoxikation; idiopathische Hypercalcämie* (LIGHTWOOD). Im Zusammenhang damit steht die sogenannte *renale Acidose (Lightwood-Syndrom)*.

Klinik. Die klinische Symptomatik hängt ab von der Höhe und Dauer der Überdosierung. Die charakteristischen klinischen Zeichen treten im 4.–5. Lebensmonat auf und erreichen am Ende des Säuglingsalters oder im 2. Lebensjahr den Höhepunkt. Zu den Symptomen der Vitamin D-Überdosierungen gehören: Obstipation, allgemeine Übererregbarkeit, ungeklärtes Fieber, systolisches Geräusch über dem Herzen, Anorexie bei bestehender Durstneigung, Hypostenurie, zunehmender Entwicklungsrückstand, Hypertonie, Hypercholesterinämie, Hypercalcämie. Die beiden letztgenannten Symptome sowie die typische koboldartige Veränderung des Gesichtsausdruckes werden in der Regel erst bei 10–15 Monate alten Kindern beobachtet. Muskelhypotonie, Apathie und Intelligenzbeeinträchtigungen können vorkommen. Pathogenetisch scheint die Erhöhung des Serum-Calciumspiegels im Mittelpunkt zu stehen, die typischen klinischen Zeichen wurden aber auch beobachtet ohne nennenswerte Hypercalcämie. Pathoanatomisch finden sich Degenerationsherde im Bereich der Nieren, Gefäßschäden einschließlich Endokardveränderungen, Abflachung der Gehirngyri und Osteosklerose des Skeletes (SWOBODA).

Röntgenologisch ist die Vitamin D-Überdosierung gekennzeichnet durch eine erhöhte Mineralsalzablagerung im Skelet, die sowohl die Corticalis als auch die metaphysären Partien betrifft; auch die Epiphysenkerne und selbständigen Knochenkerne sind verstärkt mit Mineralsalzen angereichert, die betroffenen Skeletabschnitte wirken dadurch eigentümlich homogenisiert verdichtet. Ein besonderer Prädilektionsort für diese hypercalcämischen Osteosklerosen (SHIERS u.a.) ist die Schädelbasis. Die koboldartige Gesichtsveränderung dürfte darauf zurückzuführen sein (SINGLETON).

Atypische Rachitisformen

Unter den Begriffen *Vitamin D-resistente Rachitis*, *Spätrachitis*, *Rachitis tarda* und *atypische Rachitisformen* wird eine Gruppe von Stoffwechselstörungen gebräuchlicherweise zusammengefaßt, deren gemeinsames Leitsymptom rachitisähnliche Skeletveränderungen sind. Mehr aus historischen Gründen wird deshalb auf eine tabellarische Übersicht über die atypischen Rachitisformen verwiesen (Tabelle 18), die sachliche Abhandlung dieser Krankheitsbilder erfolgt in den entsprechenden Abschnitten der stoffwechselbedingten Skeletveränderungen.

Hypo-, Hypervitaminose K

Ein relativer Vitamin K-Mangel liegt in der Neugeborenenperiode vor allem in den ersten 3 Lebenstagen vor. Es kommt dadurch zu einer verstärkten Blutungsneigung, die sich klinisch als Melaena oder Hautblutung äußern kann. Daneben fördert der Vitamin K-Mangel traumatisch entstandene Blutungen, wie das Cephalhämatom und die geburtstraumatischen Metaphysenblutungen. Im Anschluß an diese Blutungen kommt es zu ausgedehnten Kalkeinlagerungen in den betroffenen Blutungsbezirken.

Hypervitaminosen K wirken sich in erster Linie auf das Blutbild in Form von Innenkörperhämolysen-Anämien, Leberschädigungen und Hyperbilirubinämie aus. Skeletveränderungen sind bisher nicht bekannt geworden.

Entzündliche Skeleterkrankungen

Entzündliche Skeletläsionen als „Osteomyelitis" zu bezeichenen ist gebräuchlich, aber nicht korrekt. Gerade das Röntgenbild des wachsenden Skeletes läßt eine genaue Differenzierung der Knochenentzündungen zu, deren Einzelformen man folgendermaßen abgrenzen sollte:

Ostitis (Osteitis) ist eine entzündliche Knochenerkrankung, die alle Abschnitte des Knochens betreffen kann und nicht auf bestimmte Formationen desselben beschränkt ist.

Osteomyelitis ist eine Entzündung, die vom Knochenmark ausgeht, darauf beschränkt bleiben, aber auch die Corticalis und das Periost im Entzündungsprozeßbereich einbeziehen kann. Knochenläsionen an Stellen, an denen es kein Knochenmark gibt, sollten nicht als Osteomyelitis bezeichnet werden.

Osteochondritis ist eine Knochenentzündung am wachsenden Skelet, die sich an den – markfreien – Abschnitten der Metaphysen, Verkalkungszonen und Epiphysenfugen abspielt.

Chondritis ist eine Entzündung der Knorpelüberzüge an den Verkalkungszonen der Metaphysen, Epiphysen und der selbständigen Knochenkerne.

Periostitis ist eine Entzündung der periostalen Skeletabschnitte entlang der Diaphysen.

Kombinationsformen dieser Entzündungsprozesse sind häufiger als isolierter Befall der genannten Abschnitte; das Kombinationsmosaik kann gerade an Hand des Röntgenbildes genau deklariert werden (z.B. Osteochondritis + Periostitis luica).

Röntgensymptomatologie der Knochenentzündungen

Die *Ostitis* (Osteitis) als umfassendste Form einer entzündlichen Skeleterkrankung ist durch die Leitsymptome Osteoporose, Osteolyse, Unschärfe der Knochenstruktur gekennzeichnet; fakultativ können Corticalisläsionen und Periostabhebungen oder Periostverdickungen vorliegen.

Die *Osteomyelitis* pflegt bei oft stürmischen septicämischen klinischen Zeichen radiologisch in den ersten 2–3 Wochen stumm, symptomarm oder nur aus den umgebenden Weichteilreaktionen ablesbar zu sein. Strukturunschärfe, Kalk-Strukturverlust, Osteolyse, wurmstichartige oder mottenfraßähnliche Strukturaussparungen, Periostbegleitabhebungen bis zu schweren Knochendestruktionen mit Unterbrechungen der Corticalis prägen den weiteren Verlauf (Abb. 147, 151, 333).

Die *Osteochondritis* führt zu Strukturauflockerungen der Metaphysen einschließlich der Verkalkungszonen, die unregelmäßig und un-

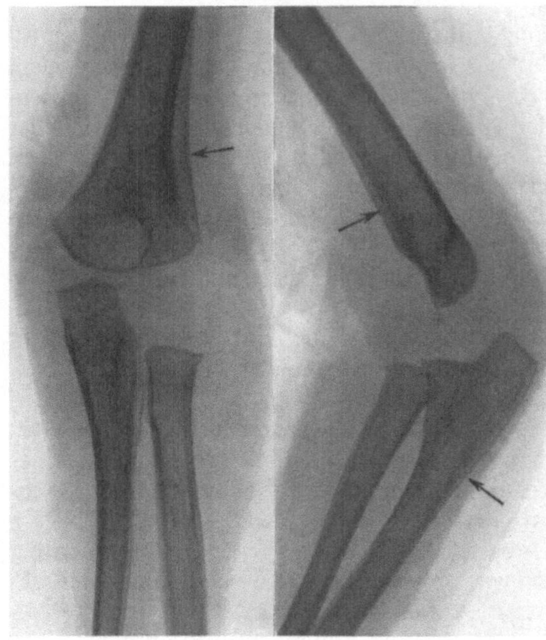

a   b

Abb. 144a u. b. *Periostitis* am Humerus (Pfeil), geringe Periostabhebung an der Ulna. 12 Monate alter Säugling

scharf begrenzt werden (Abb. 156, 159); auch hier bilden Osteoporose und Strukturunschärfe Frühsymptome.

Die *Chondritis* ist radiologisch nur indirekt — an der Unschärfe und Strukturunregelmäßigkeit der benachbarten verkalkten Knochenstrukturen — zu erkennen; da darüber hinaus aus dem Röntgenbild die entzündliche Natur kaum ablesbar ist, wird der Begriff häufig mit *Chondropathie* oder (Osteo)*chondrose* umschrieben.

Die *Periostitis* führt durch subperiostale Exsudate zu Periostabhebungen, die mehrschichtig werden und im chronischen Stadium durch Mineralsalzeinlagerungen zu Periostverdickungen führen können; diese sind zunächst schichtförmig, können später aber als fast homogene Corticalisverdickungen imponieren.

Die Periostitis ist gerade beim Säugling und jungen Kind ein häufiges ätiologisch und pathogenetisch uneinheitliches Symptom. Über die vielen ursächlichen Möglichkeiten gibt die Tabelle 20 nach OEHME Auschluß.

Arthritis, Arthrose

Unter *Arthritis* versteht man eine entzündliche Gelenkerkrankung, deren primärer Sitz die Synovialmembran ist. Bei der *Arthrose* liegt der Ort der Primärerkrankung im Bereich des Knorpels, welcher den Gelenkspalt begrenzt.
Klinik. Klinische Leitsymptome der Arthritis und Arthrose sind Schwellung, Schmerzhaftig-

Tabelle 20. Differentialdiagnose der „Periostitis im Kindesalter. (Nach OEHME, 1961)

1. Lues connata
2. Vitaminstoffwechselstörungen
   a) als Folge eines Vitaminmangels (Vitamin C und D)
   b) als Folge einer Vitaminvergiftung (Vitamin A und D)
3. Toxische Osteopathien
   a) exogene Toxikosen (Fluor, Strontium, Phosphor)
   b) endogene Toxikosen: Osteopathia hypertrophicans toxica
4. Osteomyelitis
   a) nach bakterieller Absiedlung (Staphylo-, Streptokokken, Typhus- und Paratyphusbakterien, Tuberkelbakterien)
   b) nach viraler Absiedlung (Pocken-Virus)
   c) nach mykotischer Absiedlung (Aktinomykose)
5. Nach Trauma, einschließlich Geburtstrauma (Beckenendlage!)
6 Endogene Knochenerkrankungen
   a) erbliche Osteosklerosen (Marmorknochenkrankheit, Camurati-Engelmannsche Krankheit, Melorheostose Léri)
   b) Chondrodystrophia fetalis
   c) Osteogenesis imperfecta congenita
7. Knochengeschwülste
   a) primär bösartige Knochengeschwülste
   b) metastatische Knochengeschwülste (Sympathogoniom!)
8. Reticulosen
   a) Reticuloendotheliose (Abt-LETTERER-SIWE)
   b) eosinophiles Granulom
   c) Reticulosarkomatose
9. Blutkrankheiten
   a) Leukämien
   b) Lymphogranulomatose
10. Calciumstoffwechselstörungen
    a) idiopathische Hypercalcämie
    b) Ostitis fibrosa generalisata (RECKLINGHAUSEN)
11. Hauterkrankungen und trophische Störungen
    a) Ichthyosis congenita
    b) Urticaria pigmentosa
    c) Ulcera cruris
    d) Durchblutungsstörungen
12. Erkrankungen unbekannter Ursache
    a) Wachstumsstörungen, besonders bei Frühgeborenen
    b) infantile corticale Hyperostose (CAFFEY)
    c) Ostitis deformans (PAGET)
    d) Osteoid-Osteom
    Cave: Projektionsfehler und Bewegungsunruhe bei Röntgenaufnahme!

keit und Bewegungseinschränkung der betroffenen Gelenke. Bei der Arthritis kann als weiteres Symptom die Rötung hinzukommen. Man unterscheidet eine primär chronische von einer akuten Arthritis; die Arthrosen sind mehr als degenerative, chronische Erkrankungen zu werten.

Radiologie. Bei der Röntgendarstellung der Gelenke muß man sich der Gegebenheit bewußt sein, daß sich die anatomischen Substrate, an welchen die Erkrankung sich abspielt, im Röntgenbild nicht darstellen. Weder Knorpel noch Synovialmembran sind sichtbar, so daß sich die radiologische Symptomatik an den Veränderun-

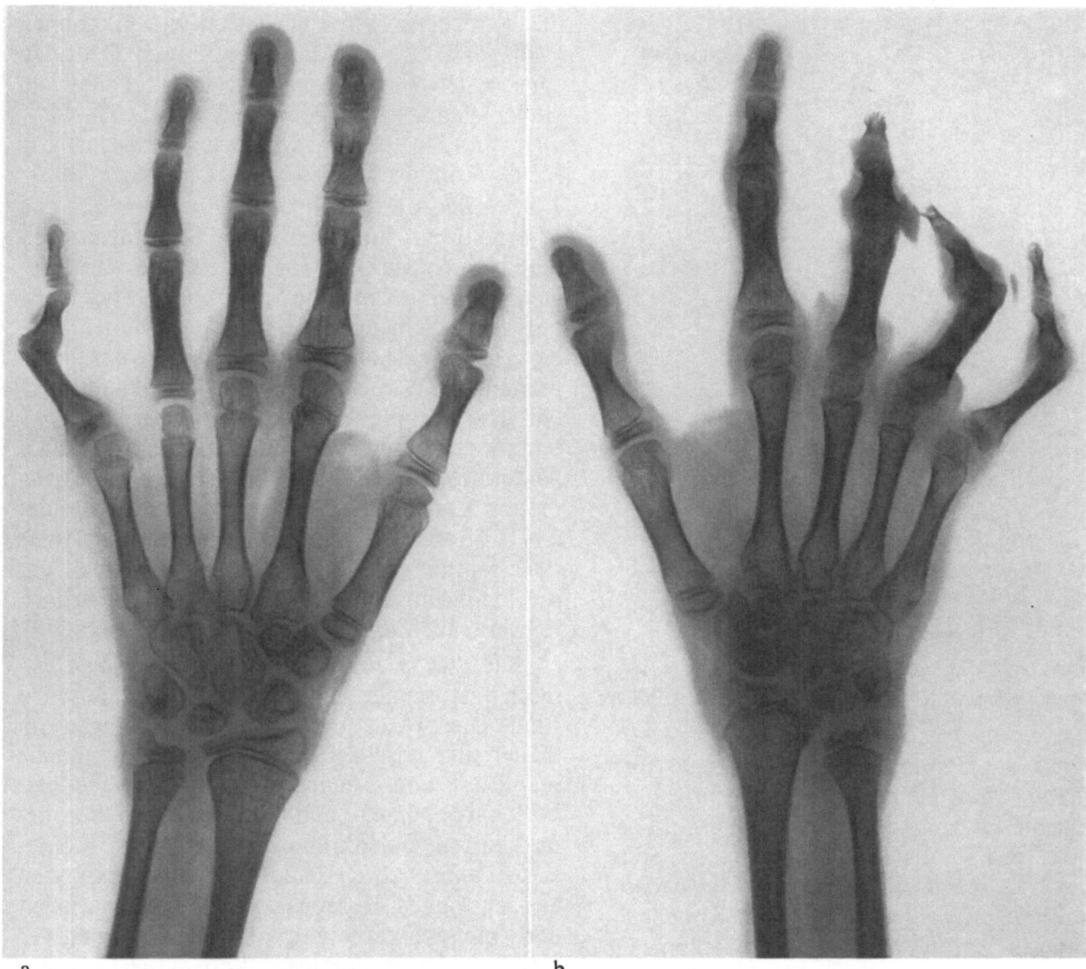

a   b

Abb. 145a u. b. *Primär-chronische Arthritis* im Rahmen eines *Still-Syndroms*. 9jährig, ♀. *Osteoporose*, Ossifikationsbeschleunigung, *Kontrakturen, Weichteilatrophie*

gen und Lagebeziehungen der benachbarten
Knochen orientiert.

Bei der Arthritis stehen als Röntgensymptome die Entkalkungsvorgänge in der Nachbarschaft der Gelenke und eine gewisse Unschärfe
der knöchernen Gelenkkonturen im Vordergrund (Abb. 145, 149).

Die Arthrose ist durch folgende Symptome
charakterisiert
1. *Osteophytenbildung,*
2. *Gelenkspaltenverschmälerung,*
3. *subchondrale Sklerosierung,*
4. *sog. Geröllcystenbildung.*

Einer Verschmälerung des Gelenkspaltes
muß eine Höhenabnahme des Knorpels vorausgegangen sein. Da dieser Vorgang Monate bis
Jahre in Anspruch nimmt, ist die Gelenkspaltverschmälerung ein Spätzeichen. Das verläßlichste Frühsymptom ist die Osteophytenbildung.
Osteophytenbildung und subchondrale Sklero-

Tabelle 21. Syndrome, die auf entzündlicher oder aller-
gischer Basis entstehen und Strukturauswirkungen auf
das Skelet haben (Einzelheiten s. im alphabetischen Syndromenverzeichnis)

v. Bechterew-v. Strümpell-Marie-Syndrom
Caplan-Syndrom
Duplay-Syndrom
Felty-Syndrom
Garré-Syndrom
Gram-Syndrom
Grignolo-Syndrom
Hoffa-Kastert-Syndrom
Heberden-Syndrom
Sjögren-Syndrom
Still-Syndrom
Syndrom der cervicalen Migräne

sierung sind Ausdruck reaktiver Prozesse, während Gelenkspaltverschmälerung und Geröllcystenbildung regressive Auswirkungen zur Darstellung bringen.

Die Knochenentzündungen werden üblicher-
weise in spezifische und unspezifische unterteilt;

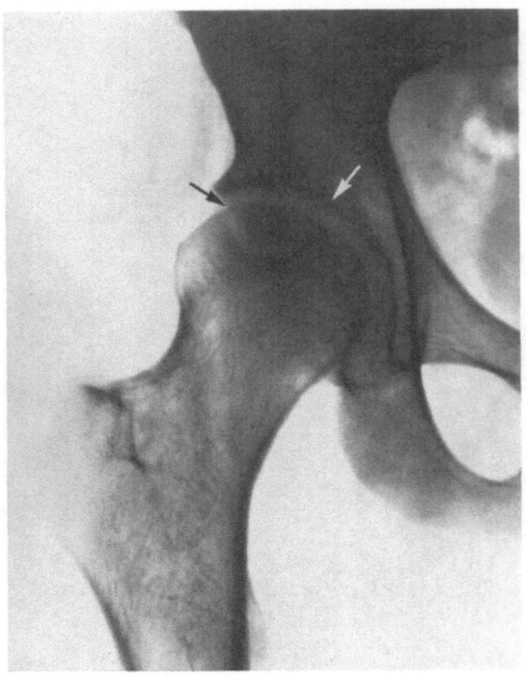

Abb. 146. *Osteochondrosis dissecans* mit Absperrung eines ovalen Fragmentes (Pfeile) aus dem Femurkopfkern

diese aus der Pathologischen Anatomie übernommene Unterteilung ist wenig sinnvoll, da sie einzelne Erreger (Bakterien) als unspezifisch, andere (z. B. Mycobacterium tuberculosis, Spirochaeten) als spezifisch deklariert. Die nachfolgende Einteilung der entzündlichen Knochenerkrankungen erfolgt nach ätiologischen Gesichtspunkten, obwohl die Ätiologie nicht immer klärbar ist. Immerhin gibt das Röntgenbild am wachsenden Skelet wertvolle Hinweise für die Ätiologie und Pathogenese.

Bakterielle Knochenentzündungen

Die *akute hämatogene Ostitis* stellt ein Skeletsymptom im Rahmen einer Septicämie oder einer Sepsis dar. Die recht akuten klinischen Symptome in Form von Fieber, Knochen- und Gelenkschmerzen, Weichteilschwellungen, functio laesa und stark beschleunigter Blutkörperchensenkungsgeschwindigkeit gehen den röntgenologischen Erscheinungen um 2—3 Wochen voraus. Lediglich die umgebende Weichteilschwellung und Konturunschärfe des Muskelschattens gegenüber der Unterhautzellschicht kann als Frühhinweis auf eine beginnende Ostitis acuta gewertet werden. Nach 2—3 Wochen stellen sich dann Strukturunschärfen, Osteoporose, Auflockerungen und Durchbrechung der Corticalis sowie Periostbegleitabhebungen ein. In schweren Fällen, die allerdings durch antibiotische Behandlung recht selten geworden

sind, kann es zu ausgedehnten Knochendestruktionen kommen, die Formveränderungen des Knochenschaftes nach sich ziehen können (Abb. 147). Etwa 90% aller akuten Ostitiden spielen sich an den langen Röhrenknochen ab, wobei Femur und Tibia mit rund 70—80% aller Fälle beteiligt sind. Besonders schwierig für die Röntgendiagnose sind akute *Ostitiden der Wirbelsäule* und der *platten Knochen*. Bei den Wirbelkörperostitiden weisen Strukturunregelmäßigkeiten auf die Möglichkeit eines entzündlichen Prozesses hin, die Sicherung ist aber meist nur durch Schichtaufnahmen zu gewinnen. Dabei zeigen sich Aufhellungen unterhalb der Deckplatten der Wirbelkörper mit Unregelmäßigkeiten der Deckplatten, Veränderungen des Zwischenwirbelraumes und im Spätstadium auch Änderungen der Wirbelkörperform. An den platten Knochen führen Osteomyelitiden von der 2.—3. Krankheitswoche ab zu wurmstichartigen oder mottenfraßähnlichen, manchmal auch unregelmäßigen Aufhellungen, die teilweise scharf, teilweise auch unscharf begrenzt sind (Abb. 333).

Die *Ostitis des Säuglingsalters* verläuft klinisch fast immer unter einem septicämischen Bild. Die später sichtbaren Aufhellungen im Skelet sind unscharf, meist in Metaphysennähe lokalisiert und können mit stärkeren Periostbegleitabhebungen und Erweiterungen der benachbarten Gelenkräume einhergehen. Konsekutiv kann es zu Destruktionen der Metaphysen an den langen Röhrenknochen, zu Luxationen der Epiphysenkerne und völliger Zerstörung der Epiphysenkerne kommen. Von diesen Vorgängen ist der proximale Femur und der Kniegelenkbereich am stärksten gefährdet. Zu den schwierigsten röntgenologischen Problemen gehört die Diagnostik der *Kieferostitis im Säuglingsalter*. Hier pflegen die klinischen Erscheinungen mit Fieber, Schmerzhaftigkeit, Rötung, phlegmonöser Schwellung der Augenlider und der Wangenpartie den röntgenologischen Erscheinungen am Knochen vorauszugehen. Unter der antibiotischen Behandlung heilt diese Ostitis oft so ab, daß röntgenologisch ein Nachweis auch im Verlauf nicht gelingt. Etwas günstiger sind die Verhältnisse bei der sogenannten „*Zahnkeimosteomyelitis*", bei welcher eine Erweiterung der Zahnanlage des betroffenen Zahnes und die umschriebene Schwellung — meist am Unterkiefer — wertvolle Hinweise bilden (BELLINI; HECKER u. BERG; HOUŠTEK u.a.; HOWARD; NELIGAN u. WARRICK; WILLICH).

Septicämische Ostitis junger Säuglinge

Begriff. Die septicämische Ostitis ist eine altersbedingt — auf die ersten Lebenswochen be-

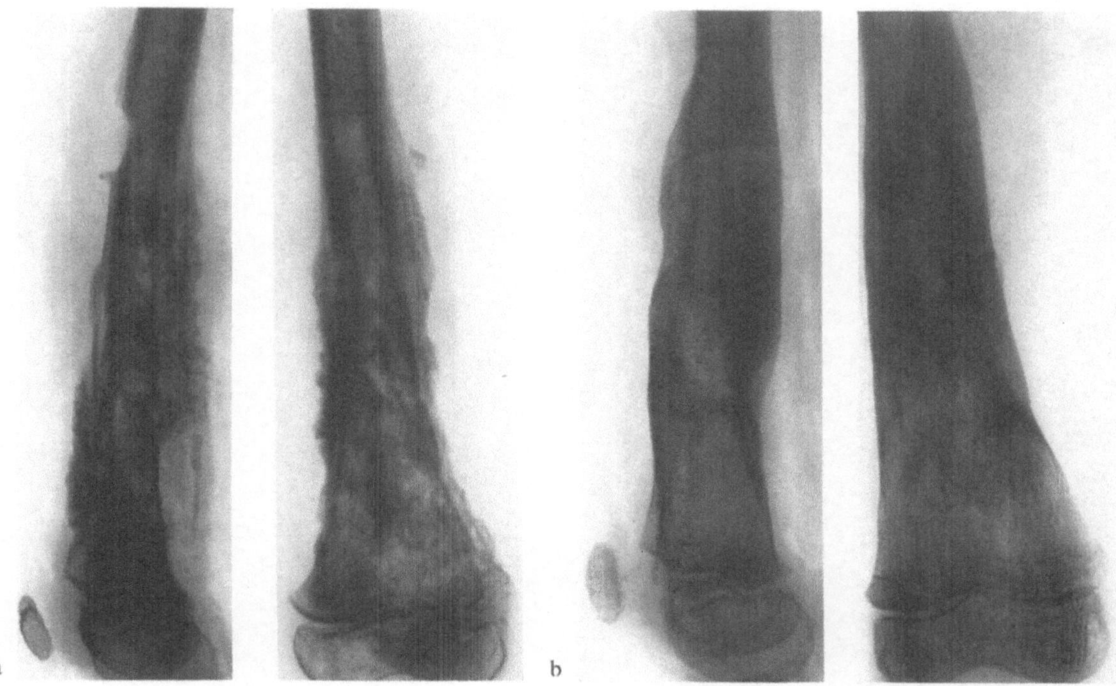

Abb. 147a u. b. *Akute Osteomyelitis* bei einem 7jährigen Jungen. a Diffuse Osteolyse mit Sequesterbildung. b Massive Osteosklerose und Deformierung der Femurkonturen 1 Jahr nach Krankheitsbeginn

schränkte — multifokale Skeletaffektion, die über Strukturauflockerung der Metaphysen zu Destruktionen der Epiphysen führen kann. Der Markraum bleibt unbeteiligt (BELLINI; POTTER).

Klinik. Die Allgemeinsymptome sind gering und uncharakteristisch: fehlende Gewichtszunahme, Neigung zu Diarrhoen und intermittierendem Fieber. Örtlich kann eine Funktionseinschränkung der Gelenke mit und ohne Weichteilbeteiligung hinweisend sein. Septische Allgemeinsymptome kommen vor. Ausgangsherde sind vor allem Nabelinfektionen und Thrombophlebitiden (nach venae sectio!).

Radiologie. Hinweisend sind metaphysäre Aufhellungsbänder unterhalb der präparatorischen Verkalkungszonen und 1–2 mm breite umschriebene Periostabhebungen. Weitgehend beweisend werden die Strukturauflockerungen, wenn es zur Verdünnung der Verkalkungszone und stellenweiser Unterbrechung kommt. Die Erscheinungen ähneln der Ostitis luica, sind aber graduell milder ausgeprägt. Stellenweise können die metaphysären Aufhellungsbänder von kleineren Osteolyseherden durchsetzt sein. Ausgedehntere metaphysäre Osteolysen führen zur Destruktion der Verkalkungszonen, epiphysären Destruktionen und verkalkenden Periostabhebungen. Die Alteration oder gar Zerstörung von Epiphysenkernanlagen bestimmt lo-

kal die an sich gute Prognose in ungünstiger Richtung. Differentialdiagnostisch ist die Abgrenzung von geburtstraumatischen Metaphysenverletzungen oft schwierig (s. Abb. 180, 181).

Subakute und chronische Ostitis

Gegenüber der akuten Ostitis haben in den letzten beiden Jahrzehnten die subakuten und chronischen Verlaufsformen an Bedeutung zugenommen. Verantwortlich dürfte dafür die gezielt oder ungezielt eingesetzte antibiotische Therapie sein. Neben diesen sekundär-chronischen Formen gibt es auch eine primär-chronische Verlaufsform bei guter immunologischer Abwehrlage des betreffenden Patienten. Unter den chronischen Verlaufsformen unterscheiden wir die *Ostitis albuminosa*, den *Knochenabsceß (Brodie-Absceß)* und die *sklerosierende Ostitis*. Bei der Ostitis albuminosa enthält der Entzündungsherd keinen Eiter, sondern ein schleimiges, eiweißreiches Exsudat. Der Brodie-Abszeß liegt metaphysär in Gelenknähe und führt zu nächtlichen klopfenden Schmerzen, Gelenkbeschwerden und mitunter auch zu Gelenkergüssen.

Die subakuten und chronischen Ostitiden gehen im Röntgenbild mit rundlichen oder unregelmäßigen, teilweise scharf und teilweise unscharf begrenzten Aufhellungen einher, die stets lokalisiert sind. Bei der sklerosierenden Ostitis

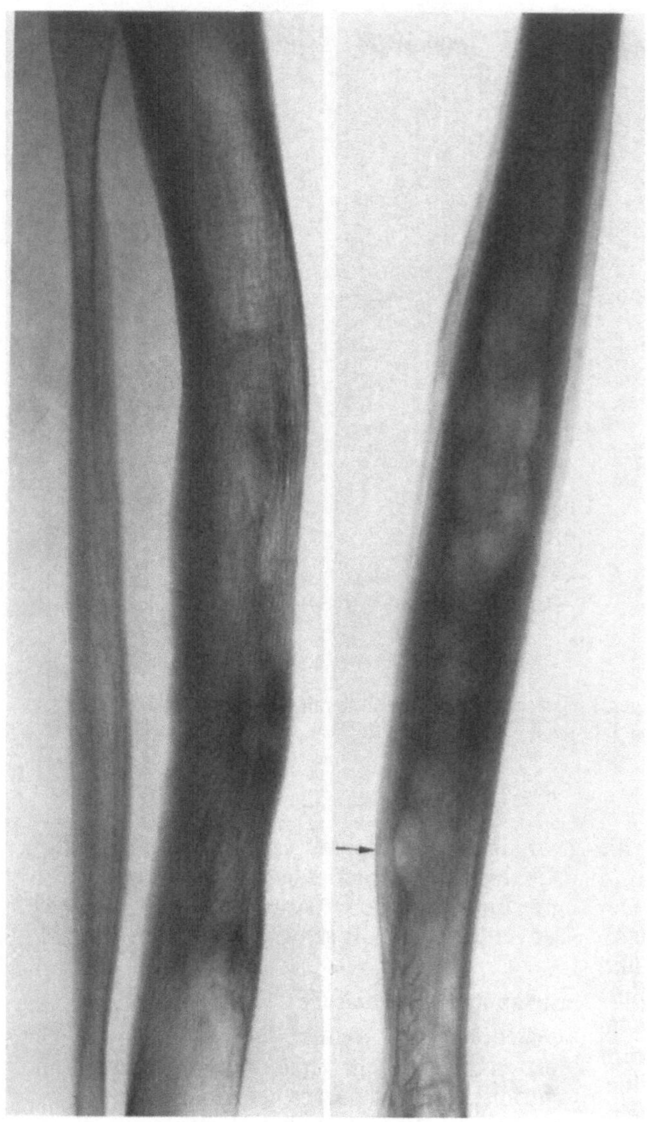

a   b

(GARRÈ) kommt über die Aufhellungsherde hinaus eine stärkere Periostreaktion zustande, die
im weiteren Verlauf zu einer Verdickung der
Corticalis in der Umgebung des ostitischen
Herdes führen (Abb. 148).

Erreger der akuten und chronischen Ostitis
sind in erster Linie Staphylokokken, daneben
muß auch an Streptokokken, Pyoceaneus und
Coli gedacht werden.

Skeletveränderungen beim „Rheumatischen Formenkreis"

Die *Polyarthritis acuta* im Rahmen des rheumatischen Fiebers ist ein Krankheitsbild, das klinisch
und serologisch diagnostiziert werden muß, die
Röntgendiagnostik kann dazu nur wenig beitragen. Erweiterungen der betroffenen Gelenk-
regionen und leichte Strukturunschärfen der umgebenden Weichteile und der Gelenkflächen
kommen zur Beobachtung.

Demgegenüber sind die radiologischen Auswirkungen der chronischen Rheumatismusfor-
men wesentlich tiefgreifender. Die *primär chronische Arthritis (rheumatoide Arthritis)* ist bereits klinisch durch eine Schwellung und Bewegungseinschränkung von mehreren Gelenken
gekennzeichnet. Im Frühstadium ist röntgenologisch der Gelenkspalt erweitert, die umgebenden
Weichteilkonturen verdickt und unscharf, die
Gelenkflächen zeigen Unregelmäßigkeiten. Je
länger das Krankheitsbild besteht, um so stärker
werden die Entkalkungsvorgänge im Bereich der
gelenknahen Knochen. Trabekelverdünnungen
und cystoide Auflockerungen können auftreten.
Nach monate- bis jahrelangem Verlauf sind

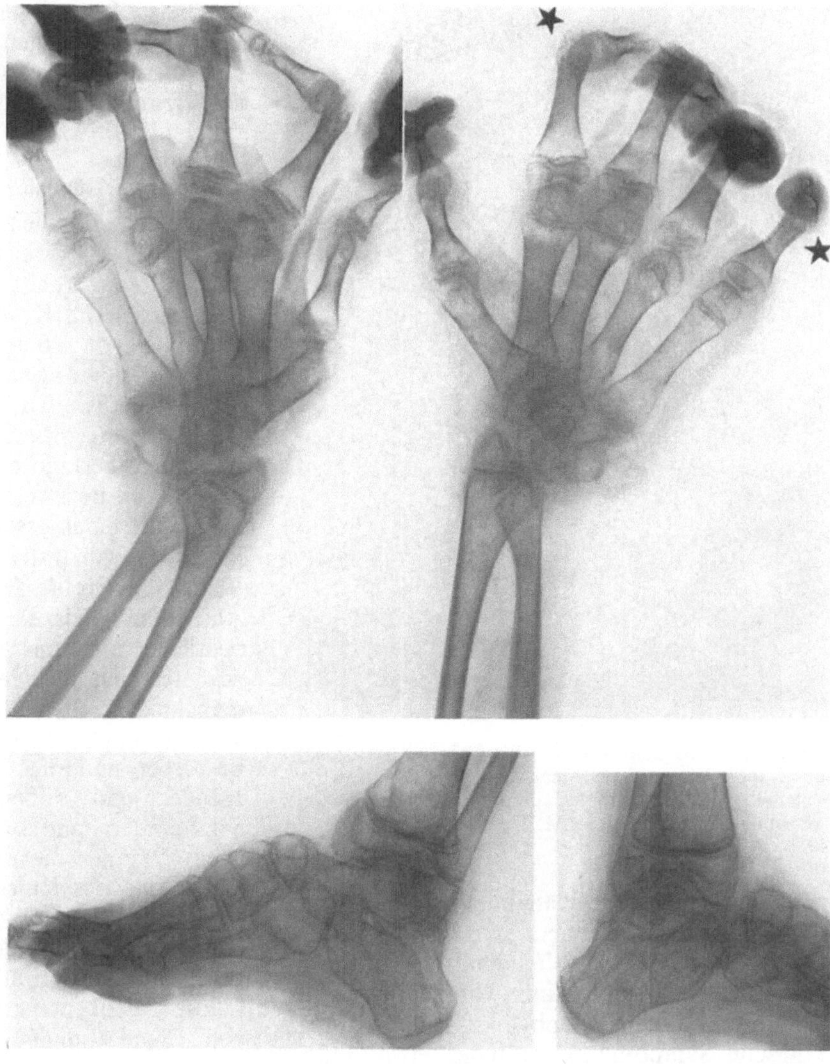

Abb. 149. *Rheumatoide Arthritis („primär-chronische Arthritis")*; Osteoporose, unregelmäßige, ⎮unscharfe Gelenkflächen und verwaschene Knochenkerne, dünne („Bleistiftstrich-) Corticalis, Kontrakturen der Fingergelenke. 10jährig, ♀

weite Teile des Skeletes osteoporotisch und zeigen eine dünne Corticalis und eine weitmaschige unregelmäßige Spongiosastruktur (Abb. 145, 149, 150).

Ähnliche, wenn auch nicht so tiefgreifende Skeletveränderungen können bei einer Reihe von Krankheitseinheiten auftreten, die früher als Rheumatosen dem rheumatischen Formenkreis zugeordnet wurden, heute aber allgemein als *Autoimmunisationskrankheiten* eingestuft werden. Skeletveränderungen, vor allem in Form einer Osteoporose, sowie eine Verdünnung der Corticalis, der Trabekelstruktur und evtl. Unregelmäßigkeit der Gelenkflächen findet man bei folgenden Autoimmunisationskrankheiten: *Still-Syndrom; Felty-Syndrom; Lupus erythematodes visceralis; Libman-Sacks-Syndrom; Skle-* *rodermie;* bei der *Dermatomyositis* können über die Skeletveränderungen hinaus feine bis ausgedehnte ektopische Verkalkungen in den Sehnenansätzen und Weichteilen gefunden werden (Abb. 484).

Salmonellen-Ostitis

Die Ostitis bei Salmonellosen ist regional verschieden häufig und wird im Durchschnitt mit 0,5 – 1 % aller Ostitiden angegeben (MURPHY; SAPHRA u. WINTER). Von den Erregern setzt Salmonella cholera-suis die foudroyantesten und häufigsten Knochenmetastasen, während die geringste Neigung zu Skeletkomplikationen Salmonella typhi-murium aufweist. Prädisponierende Faktoren sind Hämoglobinanomalien, ins-

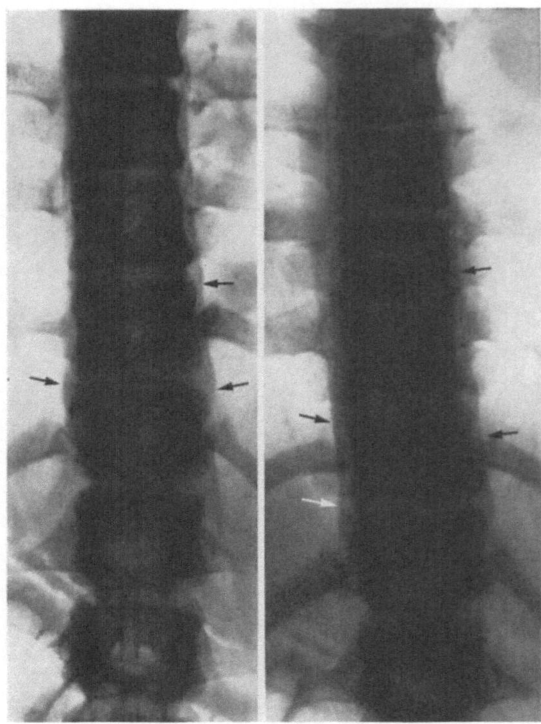

Abb. 150. *Spondylarthrosis ankylopoetica.* Unschärfe der Randkonturen, Verschmälerung der Zwischenwirbelscheiben, Verkalkung der Längsbänder (beginnender „Bambusstab"). 12jähriges Mädchen

besondere die Sichelzellanämie; letztere ist auch dadurch gekennzeichnet, daß in der Regel mehrere Knochen betroffen sind. Das Röntgenbild unterscheidet sich kaum von den ostitischen Veränderungen bei Staphylokokken-Ostitis, die klinische Symptomatik ist indes etwas milder und neigt zu subakutem oder chronischem Verlauf. Hervorzuheben ist vielleicht die stärkere Neigung der Salmonellen-Ostitis, die Wirbelkörper und Rippen zu befallen.

Ostitis bei Brucellosen

Knochenveränderungen können bei Infektionen mit Brucella abortus, Brucella suis und Brucella melitensis beobachtet werden. In der Entwicklung sind zwei Stadien zu unterscheiden. Im ersten Stadium kommt es zu einer Nekrobiose des Skeletes, wobei röntgenologisch die Struktur unscharf wird und sich osteolytische Aufhellungen zeigen. Im zweiten Stadium entsteht in diesem Bezirk ein Granulationsgewebe, das von einer Randsklerose des Skeletes umgeben wird. Hinsichtlich der Lokalisation sind Wirbelkörper, vor allem die Lendenwirbelkörper, Os sacrum und Ileosacralgelenk disponiert. Die Häufigkeitsangaben schwanken erheblich zwischen 2 und 70% (DIEMER; LOWBEER). Die Knochenbe-

teiligung wird vor allem bei den chronisch verlaufenden Brucellosen beobachtet. Die Wirbelkörperveränderungen und die begleitenden Verschmälerungen der Zwischenwirbelräume ähneln sehr den Erscheinungsformen bei der Spondylitis tuberculosa.

Knochentuberkulose

Neben gemeinsamen Grundzügen mit der bakteriellen Ostitis weist die Knochentuberkulose einige Besonderheiten auf. Da die Tuberkulose eine chronische Krankheit ist, dauert die Entwicklung von röntgenologisch nachweisbaren Skeletveränderungen in der Regel 3–5 Monate, also wesentlich länger als bei der bakteriellen Ostitis. Das vorherrschende Leitsymptom der Knochentuberkulose ist die Entkalkung der betroffenen Bezirke, wobei es gleichgültig ist, ob es sich um einen exsudativ-nekrobiotischen oder um einen proliferativen Knochenprozeß handelt. Wenn die Proliferation zunimmt, werden die Aufhellungsbezirke im betroffenen Knochen deutlicher und umschriebener. In diesen Fällen zeichnen sich auch reaktive Randsklerosen und manchmal begleitende periostale Auflagerungen ab. Bei Säuglingen und Kleinkindern sind Wirbelkörper und die kurzen Röhrenknochen an Händen und Füßen häufiger betroffen, bei Schulkindern und Jugendlichen findet man vor allem Veränderungen im Bereich des Hüftgelenkes und des Kniegelenkes, wobei überhaupt die Tendenz der Knochentuberkulose zur Mitbeteiligung der benachbarten Gelenke hervorgehoben werden muß. Dadurch können tuberkulöse Gelenkentzündungen mit Ansammlungen von Exsudat und Erweiterungen der Gelenkspalten entstehen, aber auch Übergreifen der Tuberkulose auf die umgebenden Weichteile mit umschriebenen Nekrobiosen derselben. Nach dem exsudativen Stadium dieser Nekrobiosen entwickeln sich ektopische Verkalkungen in Form der sogenannten Senkungsabscesse. Obwohl im Prinzip alle Knochen von der Tuberkulose befallen werden können, sind folgende Lokalisationsformen als für die Tuberkulose besonders charakteristisch hervorzuheben:

Spina ventosa. Die Spina ventosa ist eine Tuberkuloseform des Säuglings- und frühen Kindesalters. Voraussetzung ist eine exsudative Diathese (Skrophulose). Unter erheblicher Anschwellung einzelner Finger oder Zehen bilden sich winddornartige Auftreibungen einzelner Phalangen oder Metacarpalia aus. Neben cystoiden Strukturauflockerungen findet man umschriebene Randsklerosen, cystoide Osteolyseherde und erhebliche Verbreiterungen des Periostes, wodurch die Knochenbreite erheblich zunehmen kann.

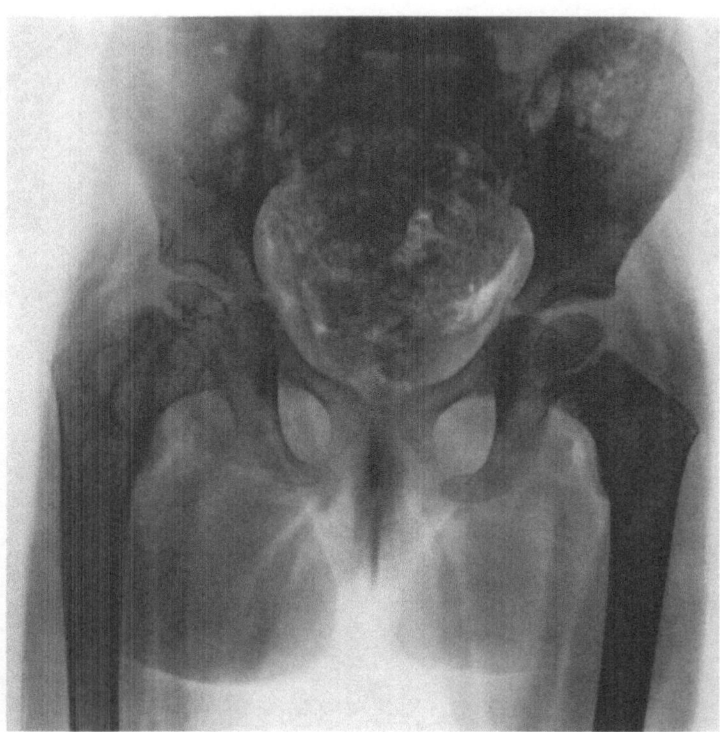

Abb. 151. *Coxitis tuberculosa* bei einem 2¹/₄jährigen Mädchen. Auftreibung und Kalkarmut des rechten Schenkelhalses, wabige Strukturauflockerung. Deformierung des Femurkopfes von der Epiphysenlinie her

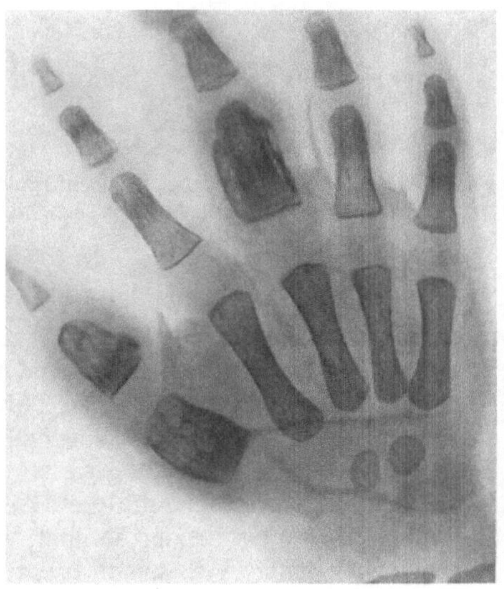

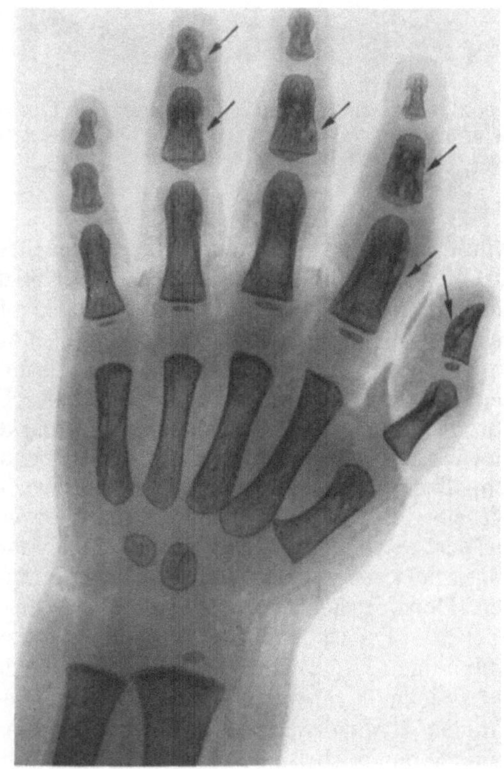

Abb. 152. *Spina ventosa* bei einem 17 Monate alten Kind. Flaschenform des 1. und 3. Fingers, winddornförmige Auftreibung der Grundphalangen I und III und des Metakarpale I

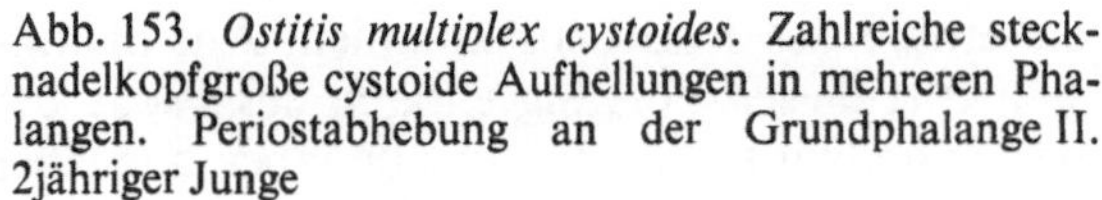

Abb. 153. *Ostitis multiplex cystoides.* Zahlreiche stecknadelkopfgroße cystoide Aufhellungen in mehreren Phalangen. Periostabhebung an der Grundphalange II. 2jähriger Junge

Spondylitis tuberculosa. Die Wirbelkörpertuberkulose bevorzugt die untere Brust- und die Lendenwirbelsäule. Der Herd sitzt im Wirbelkörper nahe der Knorpelplatte, greift von hier aus bald auf die benachbarte Zwischenwirbelscheibe über und führt zu einer Zerstörung des Nucleus pulposus. Die Verschmälerung der Zwischenwirbelscheibe ist deshalb ein Früh-

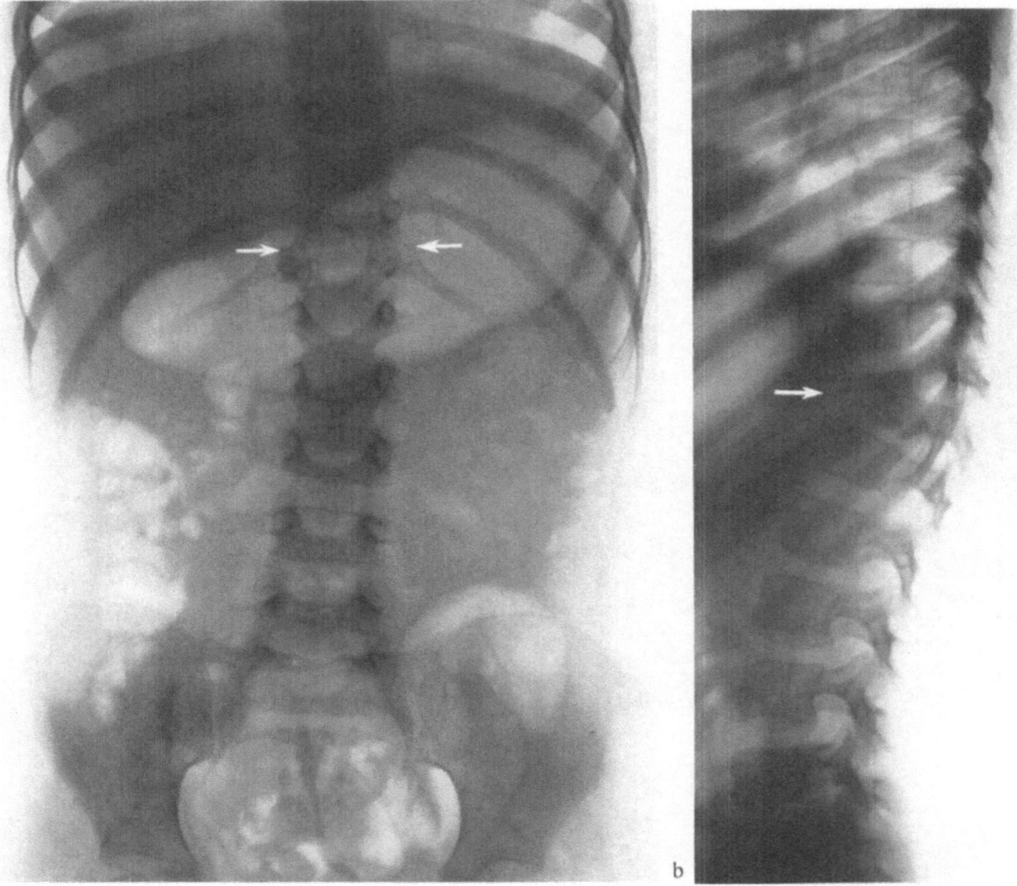

Abb. 154a u. b. *Spondylitis tuberculosa* des 12. Brustwirbels (Pfeile). Der Wirbelkörper ist keilförmig deformiert, osteolytisch aufgelockert. Die obere Deckplatte ist intakt, die untere eingebrochen. Leichter Gibbus. 4jähriger Junge

symptom, an das sich in der Folgezeit der Strukturumbau und die Formveränderung der beiden benachbarten Wirbelkörper anzuschließen pflegen (Abb. 154). Entkalkungsvorgänge führen zu einer Rarifizierung der Spongiosastruktur in den vorderen Wirbelkörperabschnitten. Dadurch vermindert sich die statische Belastbarkeit, die Wirbelkörper werden ventral flacher und schließlich bei zunehmender Belastung zu Keilwirbeln umgeformt. Die Wirbelsäule wird an der betroffenen Stelle in spitzer Kyphose abgeknickt, es entsteht durch die vorspringenden Dornfortsätze der sogenannte „Pottsche Buckel". Es ist wichtig, daß bei Verdacht Aufnahmen in 2 Ebenen gemacht werden, die zweckmäßigerweise noch durch Schichtaufnahmen ergänzt werden. Auf reinen a.p. Aufnahmen der Wirbelsäule kann leicht eine Tuberkulose übersehen werden, da sich hier nur eine gewisse Verschmälerung der Wirbelkörper und des Zwischenwirbelraumes abzuzeichnen pflegt. Schwerer als die Diagnose der Wirbelkörper-

tuberkulose ist die der seltenen Erkrankung der Wirbelbögen, der Wirbelgelenke, der Quer- und Dornfortsätze, besonders aber die Tuberkulose des Atlanto-Occipitalgelenkes (sogenanntes malum occipitale).

Im Heilungsstadium geht die Osteoporose allmählich in eine Osteosklerose über, wobei der Wirbelkörper einen Teil seiner ursprünglichen Höhe wiedergewinnen kann, ohne jedoch seine normale Form wieder zu erreichen.

Senkungsabscesse. An allen nekrobiotischen Knochentuberkulosen kann es durch Entleerung von käsigem und kreidigem Material zu einer Ansammlung dieser nekrobiotischen Massen außerhalb des Knochens kommen. Am häufigsten tritt dieser Vorgang entlang des Psoas bei der Spondylitis tuberculosa auf, aber auch bei allen gelenknahen Tuberkulosen, der Wirbeltuberkulose und der Tuberkulose platter Knochen können Senkungsabscesse entstehen. Sie sind röntgenologisch meist dann erst erkennbar, wenn sich Kalkeinlagerungen im nekrobiotischem Material abzeichnen; vorher deuten lediglich Verbreiterung der Weichteilkonturen und Unschärfen der Weichteilstrukturen auf die Möglichkeit von Senkungsabscessen hin.

Wie oben bereits erwähnt, neigt die Skelettuberkulose zu einem Befall benachbarter Gelenke. Auch bei diesem Vorgang ist die Entkalkung in Gelenknähe, die Unschärfe der Gelenkkonturen und die Erweiterung des Gelenkspaltes ein unspezifisches Hinweissymptom. Im Laufe der Zeit wird allerdings vermutlich durch Inaktivitätsatrophie die Entkalkung so deutlich und so ausgedehnt, wie man es bei bakteriellen Ostitiden selten findet. Besondere Lokalisationsformen der Gelenktuberkulose sind die *Coxitis tuberculosa* (Abb. 151) und die *Gonitis tuberculosa*. Diese Knochen- und Gelenktuberkulosen sind einseitig, gehen mit einer deutlichen bis extremen Entkalkung der Epiphysenkerne und der metaphysären Knochenpartien einher, im weiteren Verlauf kann es durch die statische Belastung zu einer Formveränderung der Epiphysenkerne und Destruktion der Metaphysen mit Unregelmäßigkeit der Epiphysenfuge kommen.

Die **Tuberkulose der platten Knochen** kann sich an den *Rippen*, an der *Scapula* und am *Schädelknochen* manifestieren. Sie ist gekennzeichnet durch das Auftreten größerer, oft rundlicher Aufhellungsherde mit relativ scharfer Begrenzung und zunächst fehlender Randsklerose. Infolge des exsudativ-nekrobiotischen Prozesses kommt es darüber zu umschriebenen Weichteilschwellungen und oft Senkungsabscessen (Abb. 332). Da sich das Nekrobiosematerial aus den platten Knochen gut entleeren kann, ist die Prognose dieser Tuberkuloseform besser als jene der Gelenktuberkulose oder Spondylitis tuberculosa.

Ostitis multiplex cystoides

Begriff. Die Ostitis multiplex cystoides ist ein Symptom im Rahmen der *Boeck-Besnier-Schaumannschen Krankheit* oder *Sarkoidose*. Nach dem Erstbeschreiber JÜNGLING wird sie auch als *Jünglingsche Krankheit* bezeichnet. Das Skelet ist bei dieser Systemerkrankung des lympho-retikulären Systems etwa in 20% beteiligt. Pathogenetisch steht das Leiden der Tuberkulose nahe, ohne daß in den meisten Fällen der Nachweis von Tuberkelbakterien gelingt. In Einzelfällen findet man aber neben den Knochengranulomen auch Nekrobioseherde, aus welchen Tuberkelbakterien zu züchten sind und ein spezifisch tuberkulöser Gewebsaufbau zu erkennen ist. Wie die Knochentuberkulose selbst hat auch die Ostitis multiplex cystoides im Laufe der letzten Jahre an Häufigkeit erheblich abgenommen.

Radiologie. Radiologisch findet man vorwiegend in den kurzen Röhrenknochen der Hände und Füße, weniger häufig auch in anderen Knochen rundliche, scharf begrenzte Aufhellungen (Abb. 153), die von schmalen Sklerosesäumen umgeben sein können und zu leichten Periostauflagerungen führen. Der Lokalisationsform nach entspricht die Ostitis cystoides einem proliferativen Äquivalent der exsudativen Spina ventosa. Wie letztere findet man die Skeletbeteiligung im Rahmen der Sarkoidose vorwiegend bei Säuglingen und Kleinkindern.

Knochenmykosen

Begriff, Synonyma. Parallel zur Zunahme der Pilzinfektionen im Kindesalter haben sich in den letzten Jahren auch die Mitteilungen über Ostitiden durch Pilze gehäuft. Diese Gegebenheit mag zum Teil auf die bessere Diagnostik, wahrscheinlich aber auf die verbreitete Anwendung von Antibiotica und Corticosteroiden zurückzuführen sein. Von den Strahlenpilzen spielt die *Aktinomykose* die bedeutsamste Rolle, aber auch *Nocardiosen* und *Streptomykosen* kommen zur Beobachtung. Hauptlokalisation der Strahlenpilzostitiden sind nach BEITZKE die Wirbelkörper, gefolgt von Unterkiefer, Rippen und Extremitätenknochen. Röntgenologisch ist auch hier die Entkalkung das Leitsymptom, es können aber zusätzlich durch unregelmäßige Auflockerungen in den metaphysennahen Spongiosabereichen sogenannte „Mosaikstrukturen" entstehen, die an eine Osteodystrophia fibrosa erinnern. Im Unterkieferbereich kommt es zu reaktiven Knochenneubildungen von pseudotumorösem Ausmaß, die oft an Sarkome oder Adamantinome denken lassen.

Die *Cryptokokkose* (Torulose) der Knochen tritt in Form von multiplen Herden osteolytischen Charakters vorwiegend an vorspringenden Knochen auf. Histologisch ähnelt der Prozeß durch Riesenzellen und Epitheloidzellen mit reichlich Granulationsgewebe einer produktiven Tuberkulose. Bei Kindern wird die Skeletbeteiligung im Rahmen von schweren Allgemeininfektionen beobachtet, nach NEUHEUSER u. TUCKER wird schon eine intrauterine Infektion für möglich gehalten. Von den bisher bekannten Fällen wird in etwa 10% der Infektionen eine Skeletbeteiligung angenommen.

Candidamykosen des Knochens wurden bislang als Rarität angesehen. Im Rahmen der zunehmenden Soordurchseuchung unserer Bevölkerung wurden aber in den letzten Jahren *Soorostitiden* (Abb. 156) beobachtet. Dabei kommt es ähnlich wie bei anderen Mykosen zu umschriebenen rundlichen Aufhellungen in den Metaphysen der langen Röhrenknochen mit umgebender Entkalkung und oft Gelenkentzündungen (AMANN).

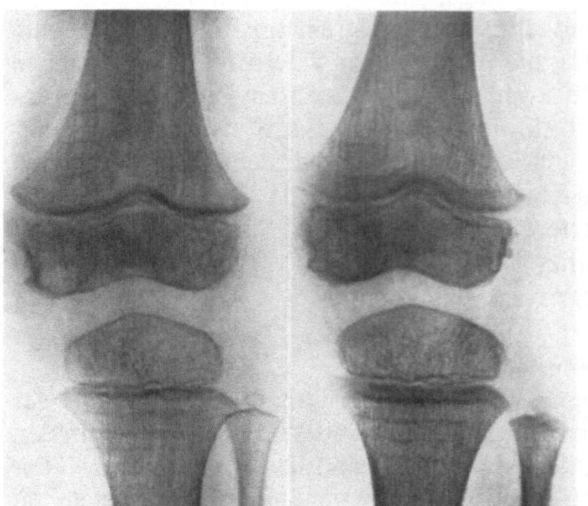

Abb. 155a u. b. *Traumatische Knochencyste* bei $4^1/_2$ jährigen Jungen. a Florides Stadium, b Ausheilungsstadium nach 2 Monaten

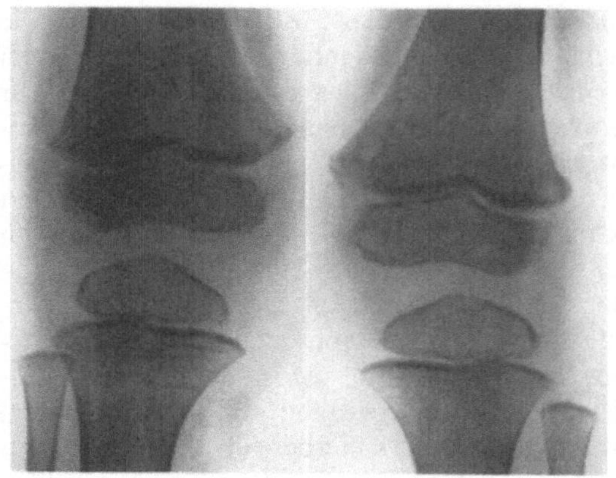

Abb. 156. *Soor-Osteochondritis.* Strukturauflockerung in den Meta- und Epiphysen der Kniegelenke. Zahlreiche rundliche Osteolyseareale. (W. SCHUSTER, München)

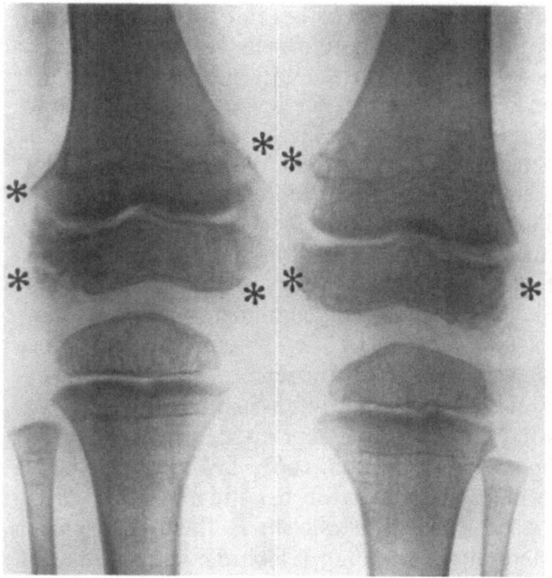

Abb. 157. *Spondylo-epiphysäre Dysplasie* Knieskelet zu Abb. 66—68

Bei der *Histoplasmose* und der *Blastomykose* wurden selbst in Gegenden mit hoher Durchseuchung der Bevölkerung Knochenveränderungen nicht registriert. Die *Sporotrichose* führt dagegen in rund 10% der Fälle zu einer Knochenbeteiligung, wobei die Tibia am häufigsten betroffen ist. Granulationsgewebe verursacht eine umschriebene Knochendestruktion, die von regenerativen Vorgängen am Rande des Granulationsgewebes begleitet werden. Dadurch ähnelt das Bild einer heilenden Knochentuberkulose. Dagegen steht bei der disseminierten Form der *Coccidioidomykose* das Skelet neben der Haut, den Lungen und den Meningen an erster Stelle der Organmanifestationen. Es finden sich multiple rundliche Knochenherde, wobei die Spongiosabezirke der langen Röhrenknochen prädisponiert sind; an den kurzen Röhrenknochen von Hand und Fuß kommen Spina-ventosa-ähnliche Bilder zur Beobachtung. Auch die traumatisch exponierten Skeletabschnitte (Humeruskondylen, Olecranon, Malleoli) werden bevorzugt. An den Röhrenknochen zeigt sich ein Nebeneinander von Osteolyseherden und Regenerationsprozessen der Umgebung, an den platten Knochen finden sich rundliche Aufhellungen wie bei der Knochentuberkulose; wie hier kommt es auch bei der Coccidioidomykose zu Senkungsabscessen und zu Gelenkbeteiligungen in Form einer destruierenden Osteoarthritis.

Ausnahmsweise kann eine generalisierte chronische *Aspergillose* zu multiplen Aufhellungsherden im Skelet führen (TOBLER u. MINDER).

Bei *Katzenkratzkrankheit* wurden osteolytische Läsionen beobachtet (ADAMS u. HINDMAN).

Luische Skeletveränderungen

Die Auswirkungen einer luischen Infektion auf das Skelet hängt vorwiegend vom Alter des Kindes zum Zeitpunkt der Infektion ab. In den meisten Fällen haben wir es bei Kindern mit einer angeborenen Lues zu tun. Hier sind pathologisch-anatomisch die Veränderungen bereits im 5. und 6. Fetalmonat nachweisbar, so daß die Kinder mit Skeletveränderungen geboren werden (RUMPHORST). Die luischen Skeletmanifestationen sind deshalb eine der verläßlichsten Hinweissymptome auf eine syphilitische Infektion. Im Säuglingsalter kommen folgende Formen zur Beobachtung:

1. *Osteochondritis luica.*
2. *Ostitis luica.*
3. *Periostitis luica.*
4. Als Sonderformen können die *Phalangitis luica* und die *Osteochondritis luica abundans* herausgehoben werden.

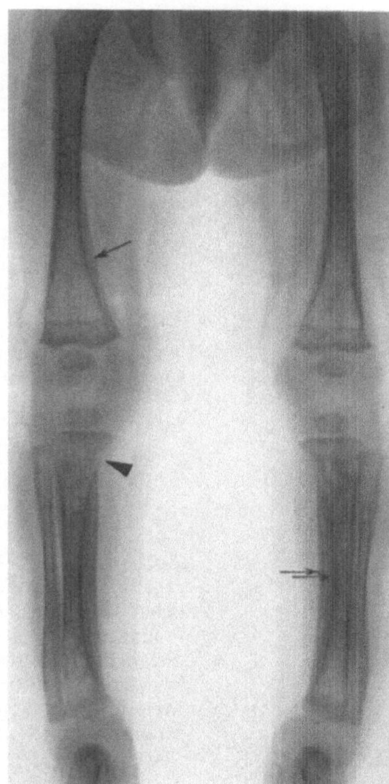

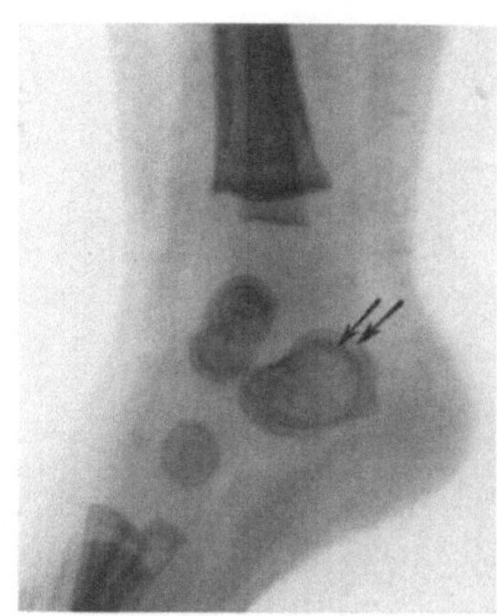

Abb. 160. *Kokardenform der Osteochondritis luica* an Calcaneus und Talus. 11 Wochen alter Säugling

Abb. 158. *Osteochondritis*, *Periostitis* (Pfeile) und *Ostitis luica* (Keil)

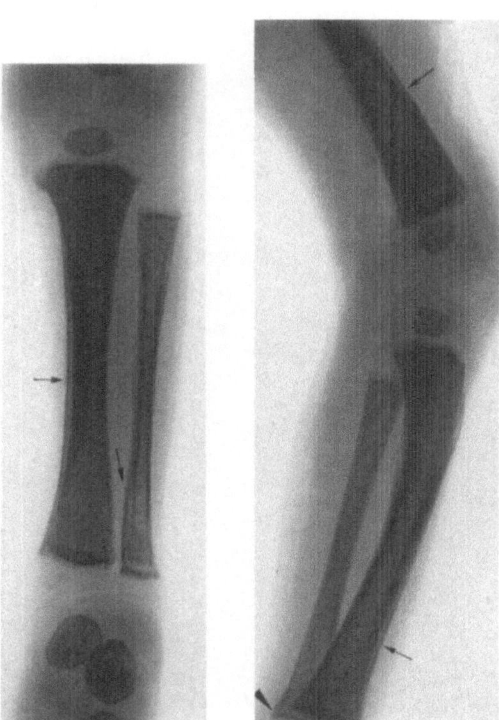

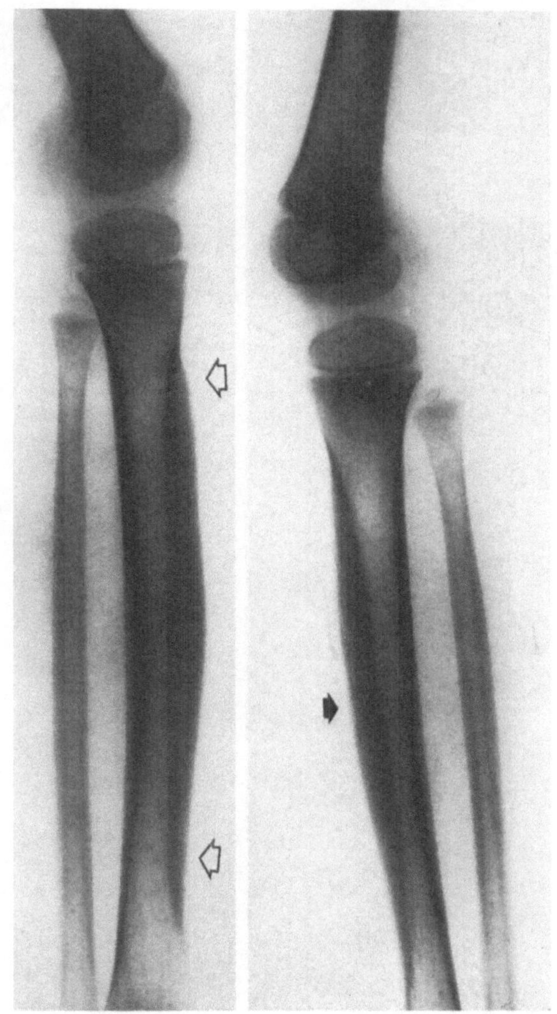

Abb. 159. *Periostitis* und *leichte Osteochondritis luica*. 1—2 mm breite Periostabhebungen an den langen Röhrenknochen des Beines. 4 Monate alter Säugling

Abb. 161. Hypertrophische *Periostitis* an den Vorderseiten der Tibia bei *Lues tarda*. 8jähriges Mädchen (H. MOLL)

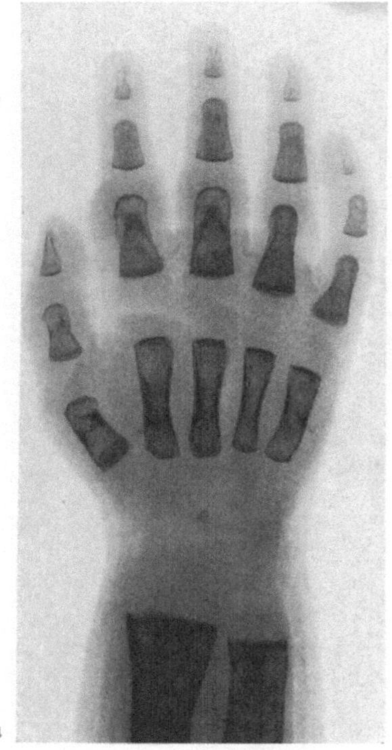

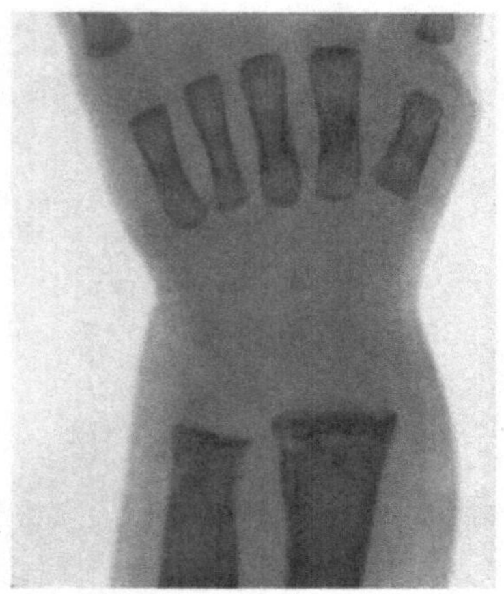

Abb. 162a u. b. *Phalangitis* und *Ostitis luica*. 10 Wochen alter weiblicher Säugling. Auftreibung der Phalangen, vor allem II_1 und III_1 distal. Breite kontrastreiche Verkalkungszonen bei Aufhellungen in den Metaphysen. Verdichtete Markräume an Radius und Ulna (Ostitis)

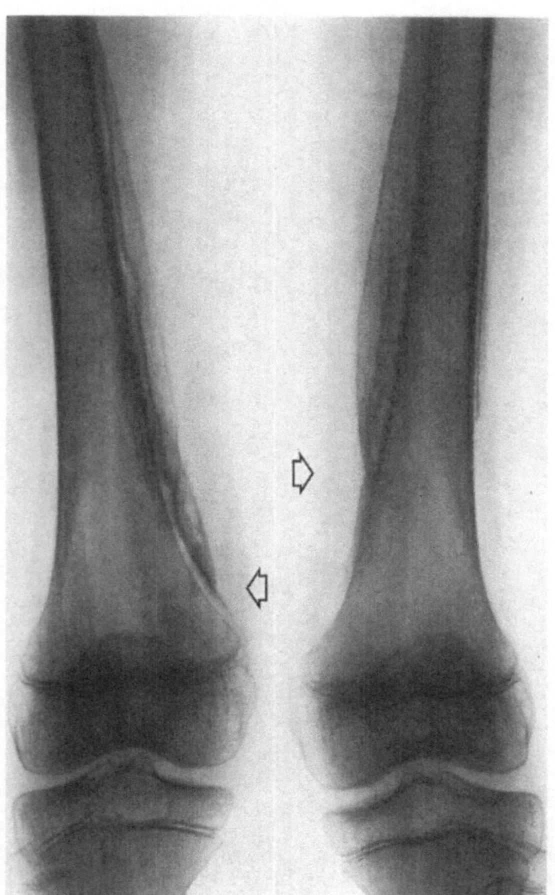

Abb. 163. *Traumatische Periostitis* durch Dauerkrampf bei Entmarkungs-Encephalitis (Urinflasche mit Dauerkatheter zwischen den Beinen); 6 Monate nach Entstehen noch breite verkalkte Periostauflagerungen. $13^1/_2$ jähriger Junge

5. Spätstadien der angeborenen Lues manifestieren sich als *callöse, reparative Periostitis* oder als *Knochengummen*.

Pathoanatomisch entsteht durch die luische Infektion in den Metaphysen der Röhrenknochen ein Granulationsgewebe, das die Ausbildung einer normalen Knochenstruktur verhindert. Es finden sich deshalb unterhalb der präparatorischen Verkalkungszonen Aufhellungsbänder (Abb. 159, 162), die, wie bei der Phalangitis luica, sehr distinkt und umschrieben sein, aber auch eine größere Ausdehnung annehmen können. Dies ist bei frühuterinen Infektionen der Fall. Die ersten Veränderungen dieser Art pflegt man an der proximalen Tibiametaphyse, an der proximalen Humerusmetaphyse und der distalen Tibiametaphyse zu erkennen. Die durch das Granulationsgewebe verursachte Destruktion des Knochens kann so ausgedehnt werden, daß die Verkalkungszonen zusammensintern. Es handelt sich dabei um Spontanfrakturen 2. Ordnung, die zum klinischen Bild der *Parrotschen Pseudoparalyse* führen. Blutungen in diesem Gebiet und reparative Vorgänge verursachen mitunter blumenkohlartige Wucherungen an den Metaphysen mit erheblicher Destruktion der Verkalkungszonen *(Osteochondritis luica abundans)*. Die Periostverdickungen sind meist distinkt und mm-breit, in anderen Fällen aber fast so ausgedehnt wie die Diaphysenbreite. Die stärkeren Periostitiden findet man vorwiegend an der Tibia (Abb. 158) und am Humerus. An den selbständigen Knochenkernen ergibt sich durch die Osteochondritis luica oft eine kokardförmige Schichtung (Abb. 160).

Spätmanifestationen der Lues connata sind produktive Vorgänge, die sich vor allem am Periost abspielen. Es kommt dabei zu Periostverdickungen (Abb. 161). Werden diese von endostalen Auflagerungen begleitet, kann sich das Bild einer umschriebenen Osteosklerose ergeben. *Syphilitische Gummen*, die im Kindesalter nur selten beobachtet werden, führen zu umschriebenen Aufhellungen mit Umgebungssklerose.

Von einer luischen Ostitis sollte man sprechen, wenn neben den Metaphysen die Diaphysen und das Periost mitbeteiligt sind. Die Osteochondritis beschränkt sich dagegen auf die metaphysären Knochenpartien.

Pocken-Ostitis

Etwa $^2/_3$ aller im Rahmen von Pockenerkrankungen beobachteten Knochenentzündungen betreffen Kleinkinder der ersten 4 Lebensjahre. Man muß bei Kindern mit etwa 5% Ostitiden im Rahmen von Pockenerkrankungen rechnen. Es handelt sich um granulomatöse Veränderungen, die an allen Teilen des Skeletes auftreten können, dabei die Meta- und Epiphysenregionen bevorzugen. Als typische Lokalisation gilt die *symmetrische Osteoarthritis der Ellbogenregion*. Gegenüber der *Ostitis variolosa* kann es zu einer *bakteriellen Ostitis als Spätkomplikation* der Pocken kommen, die der allgemeinen Resistenzverminderung zur Last gelegt werden müssen. Auch nach Vaccination sind einzelne Fälle von *Vaccinationsostitis* bekanntgeworden (ELLIOT, COCKSHOTT u. McGREGOR; BERTCHER).

Physikalische Skeletläsionen
Frakturen im Kindesalter

Wegen der zunehmenden Häufigkeit und der zum Erwachsenenalter unterschiedlichen Form, Ausprägung und Behandlung kindlicher Frakturen beanspruchen diese die besondere Aufmerksamkeit des pädiatrischen Radiologen.

Bei grundsätzlich gleichen Entstehungsmechanismen wie Zug und Druck, Torsion, Biegung und Abscherung erhält die Fraktur im Kindesalter durch die *altersspezifische Unfallart, Geburtstrauma, Pflege- und Spielunfall, Sport- und Verkehrsunfall*, sowie durch den unterschiedlichen physikalisch-chemischen und anatomischen Aufbau des kindlichen Knochens nach Art und Lokalisation ihre Eigentümlichkeit.

Der *wachsende Knochen* ist gekennzeichnet durch seinen Reichtum an unverkalktem osteoidem Gewebe, seine metaphysären knorpeligen Abschnitte und seinen derben Periostschlauch. Dies verleiht ihm seine erhöhte Elastizität und Biegsamkeit, schützt ihn oftmals vor vollständiger Zerreißung und verhindert typischerweise eine größere Dislokation der Knochenfragmente. Durch seinen verhältnismäßig niedrigen Anteil an verkalkter Substanz können jedoch schon relativ geringe Kräfte eine vollständige Kontinuitätsdurchtrennung bewirken.

Das *klinische Bild* der kindlichen Frakturen wird bestimmt durch die Symptome abnorme Beweglichkeit, traumatische Deformität, Funktionsstörung, Krepitation, Druck- und Stoßschmerz, Weichteilschwellung und Hämatom. Von relativer Häufigkeit sind jedoch lediglich Funktionsstörung, Schmerz und Weichteilschwellung. In vielen Fällen wird man eindeutige klinische Zeichen vermissen, für einige besondere Bruchformen ist eine fehlende klinische Symptomatologie typisch.

Im Mittelpunkt der Diagnostik, insbesondere auch der klinischen Verdachtsfälle, steht daher die Röntgenuntersuchung. Allein ihre sachgerechte Durchführung erbringt die diagnostische

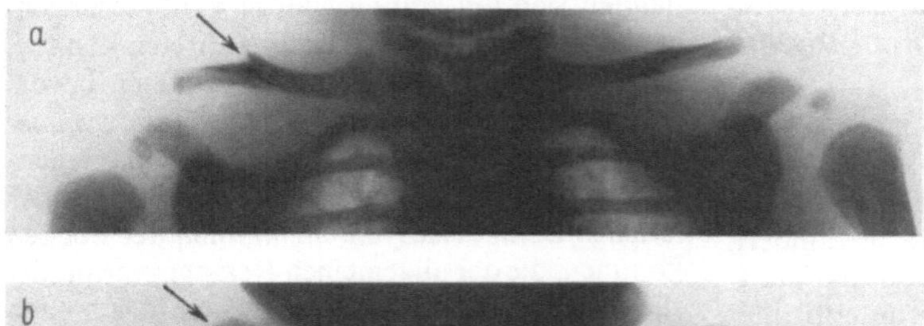

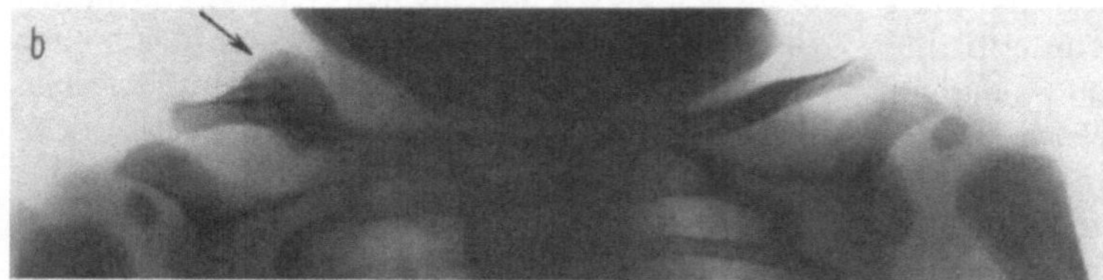

Abb. 164a u. b. *Geburtstraumatische Schlüsselbeinfraktur rechts.* a Bei einem 5 Tage alten Neugeborenen (Pfeil), b knollige Calluswucherung am 25. Lebenstag

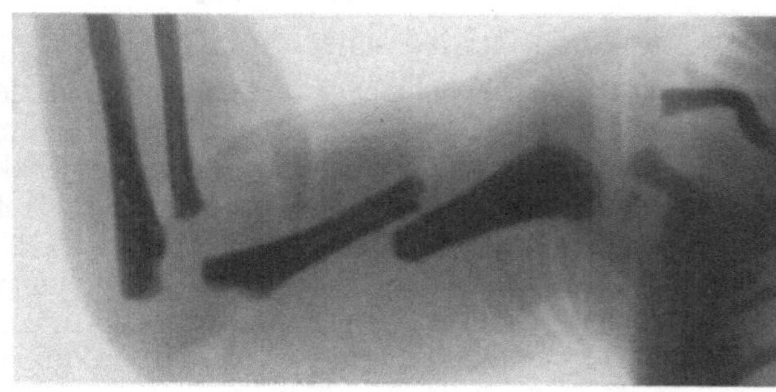

a

Abb. 165a u. b. *Geburtstraumatische Humerusfraktur.* a Querbruch bei einem 4 Tage alten Säugling; erhebliche Verschiebung der Bruchfragmente. b Im Alter von 6 Wochen sind die Fragmente weitgehend abgebaut und ein neuer, achsengerechter Knochenschaft hat sich ausgebildet

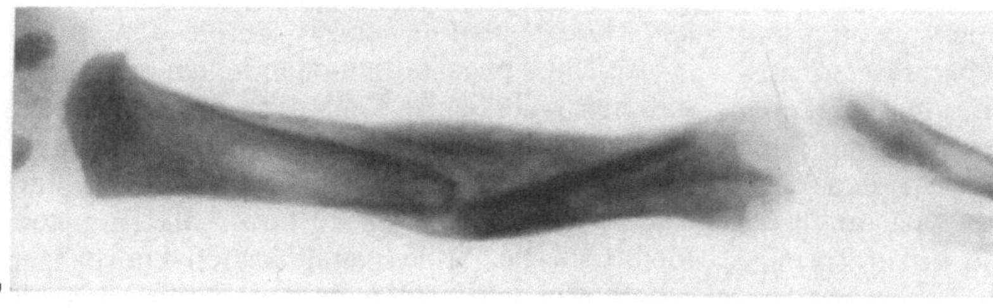

b

Sicherheit und ermöglicht die Klärung aller anatomischen Einzelheiten. Dabei sind technisch einwandfreie, vergleichbare und überlagerungsfreie Aufnahmen in 2 oder mehreren Ebenen vor und unmittelbar nach Korrektur der Fraktur sowie als Kontrolle der Stellung der Bruchstücke und der Callusbildung in regelmäßigen Zeitabständen (8–14 Tage) ratsam bis erforderlich. Besonderheiten der Verletzung oder Störungen des Heilungsprozesses bedürfen einer zusätzlichen röntgenologischen Überwachung. Ein negatives Ergebnis der Röntgenuntersuchung macht auch bei nur diskreten klinischen Hinweisen vor allem bei Neugeborenen und Säuglingen eine weitere Kontrolle notwendig. Manche Verletzungen sind hier erst nach Tagen an der Callusbildung mit Sicherheit zu diagnostizieren, Epiphysenlösungen bedürfen besonderer Untersuchungsverfahren. Zur Vermeidung von Irrtümern und Fehlbeurteilungen ist die Kenntnis der Entwicklung des kindlichen Knochensystems

von großer Bedeutung, in Zweifelsfällen sollte zum Vergleich eine Röntgenaufnahme der gesunden Seite angefertigt werden.

Nach BETTEX ist bei der Behandlung kindlicher Frakturen in erster Linie ein konservatives Vorgehen angezeigt. Durch einfache Maßnahmen wie manuelle Reposition, Gipsverbände und Extensionen sind gute Ergebnisse zu erzielen, operative Verfahren bringen auch heute noch eine Reihe von Nachteilen, wie mögliche Wundinfektionen, postoperative Osteomyelitis und verzögerte Callusbildung mit sich, die den Vorzug einer exakten Fragmentstellung in der Regel nicht aufwiegen. Für ein gezieltes operatives Vorgehen im Ausnahmefall ist die kurzdauernde Osteosynthese für das weitere Knochenwachstum die schonendste Methode.

Der *Heilungsprozeß* kindlicher Frakturen verläuft rascher als beim Erwachsenen. In aller Regel ist die Fraktur in 3–4 Wochen konsolidiert. Die Callusbildung wird dabei wesent-

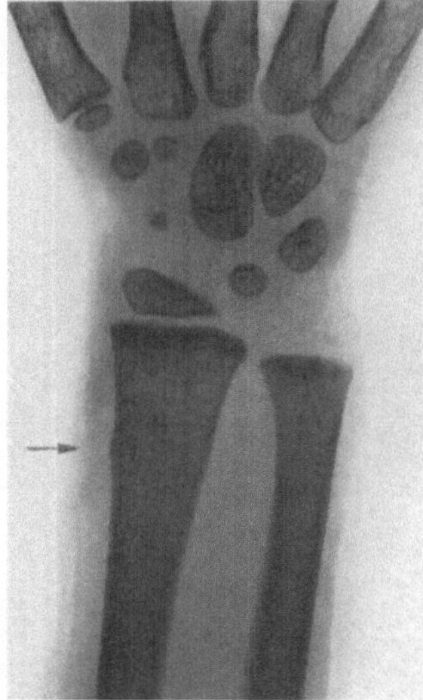
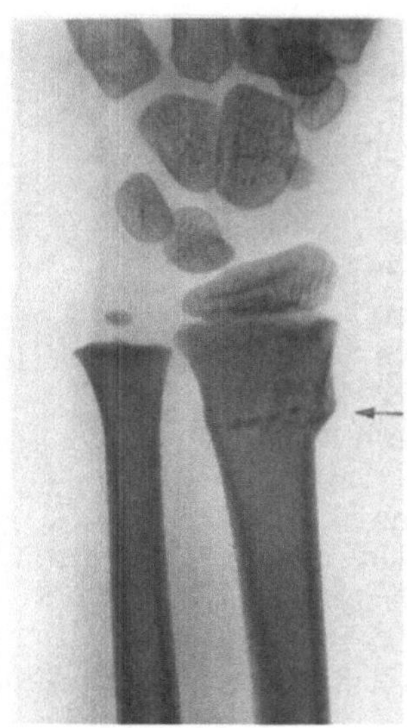
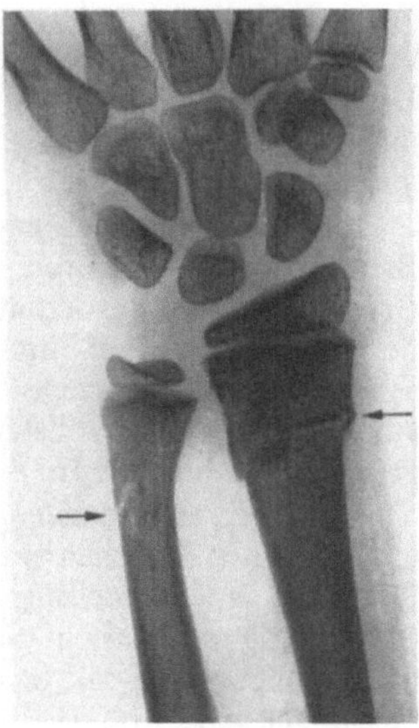

Abb. 166—168. Graduell verschiedene *typische Unterarmfrakturen* des Wachstumsalters

Abb. 166. Wulstförmige Aufwerfung im distalen Radiusdrittel als Ausdruck einer Grünholzfraktur. $3^1/_2$jähriger Junge

Abb. 167. Bei erhaltener Kontinuität ist neben der Wulstung die Strukturunterbrechung erkennbar. 8jähriger Junge

Abb. 168. Die Kontinuität ist an Radius und Ulna durch Ineinanderstauchen der Fragmente verlorengegangen. Deutliche Bruchlinie. 9jähriges Mädchen

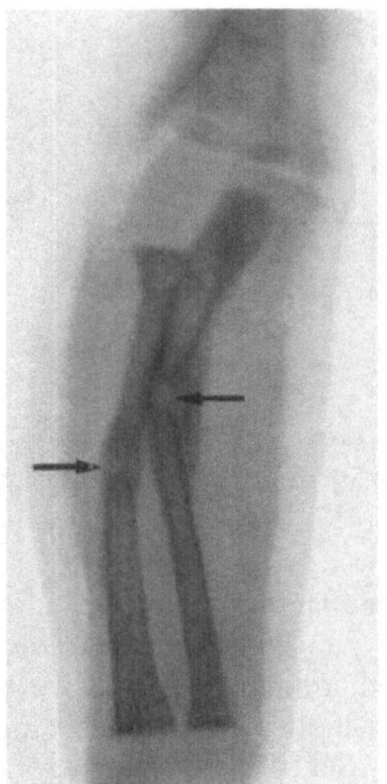
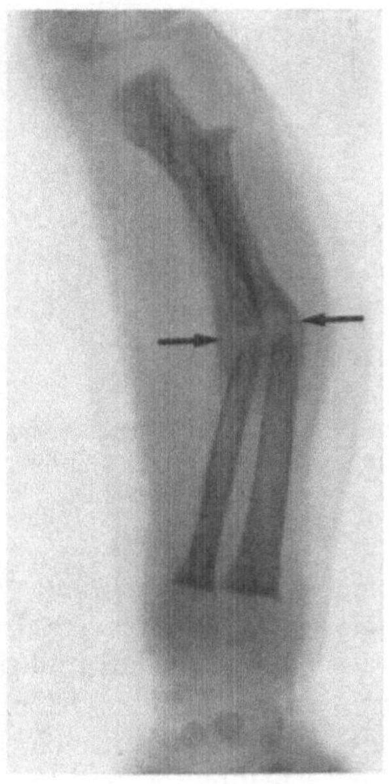

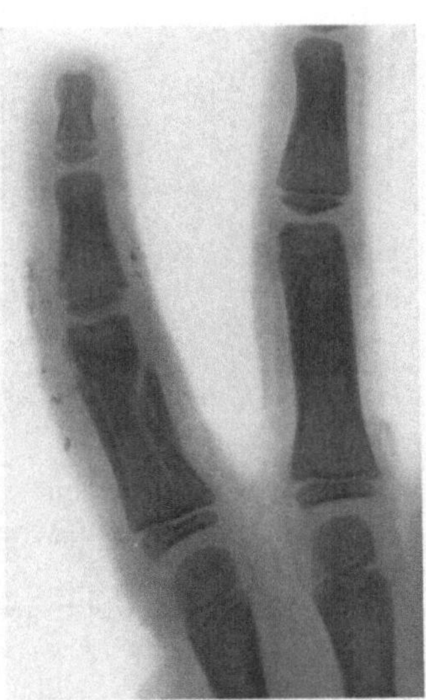

Abb. 169. *Symmetrische* (Loosersche) *Umbauzonen* (= Milkman-Syndrom) an den Unterarmknochen beiderseits bei Rachitis. 1jähriger Junge

Abb. 170. *Zertrümmerungsfraktur* der Grundphalange des rechten Zeigefingers

lich vom Alter des Patienten und durch die Bruchform bestimmt. Sie ist um so ausgeprägter, je jünger der Patient und je ausgedehnter die in Kontakt stehende Oberfläche der Knochenfragmente ist. Defektheilungen mit Pseudarthrose-bildung werden bei sachgerechter konservativer Behandlung praktisch nicht beobachtet. Der wichtigste Unterschied zur Frakturheilung des Erwachsenen liegt jedoch in der Fähigkeit zur spontanen Spätkorrektur durch ein gerichtetes

Wachstum der Epiphysenfugen. Dort werden mit Ausnahme der Rotationsfehlstellungen alle Dislokationen durch asymmetrische, der jeweiligen Fehlstellung zugeordnete Proliferationen ausgeglichen.

Eine für den wachsenden Knochen typische Bruchform ist die durch Biegung entstehende *Grünholzfraktur*. Bevorzugt lokalisiert am Vorderarm, weist sie auf ihrer konvexen Seite eine Splitterung des Knochens, auf der Konkavseite eine Biegung ohne vollständigen Kontinuitätsverlust auf (Abb. 166, 167).

Als Folge einer axialen Druckeinwirkung ist am kindlichen Knochen mit seiner relativ dünnen Corticalis eine *Stauchungs- oder Kompressionsfraktur* charakteristisch. Sie ist beim Säugling vornehmlich diaphysär, beim älteren Kind metaphysär gelegen (Abb. 168).

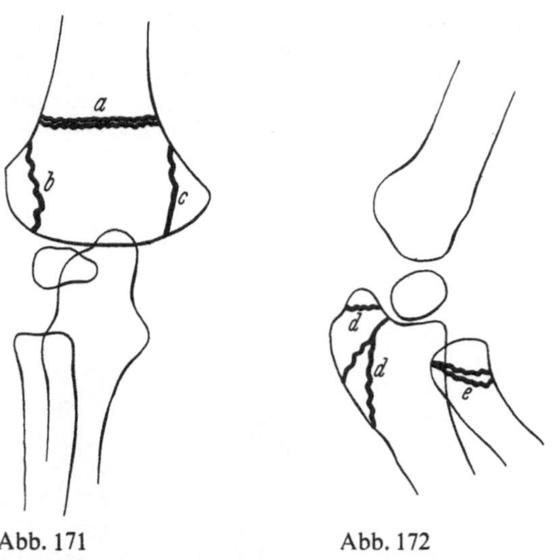

Abb. 171   Abb. 172

Abb. 171 u. 172. *Typische Frakturen* im *Ellbogenbereich*.
a Suprakondylärer Querbruch; *b, c* Kondylenschräg-
oder Abrißfrakturen (Abb. 171); *d* Olecranonfrakturen;
e Fraktur des Capitulum radii (Abb. 172)

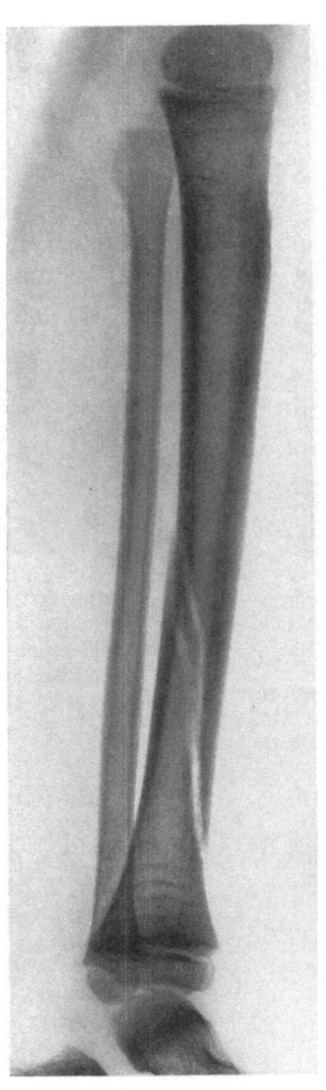

Abb. 173. *Abscherungsfraktur* (Schräg-Spiralfraktur) der linken Tibia. 4jähriger Junge. Vier *Wachstumslinien* am distalen Tibiaende

Beiden Bruchformen eignet oftmals eine nur geringfügige klinische Symptomatologie (Abb. 167, 168).

Eine besondere Form der kindlichen Fraktur ist die *schleichende Fraktur,* der *Ermüdungs-oder Dauerbruch.* Er bildet sich durch wiederholte, oft nur physiologische Beanspruchungen an disponierten Stellen stärkster mechanischer Beanspruchung, wie im oberen Drittel der Tibia und der unteren Hälfte der Fibula, an Unterarmknochen und Rippen (Abb. 169, 174, 175).

Röntgenologisch läßt sich die Fraktur häufig nur durch feinste Kompressionszeichen, eine unscharf begrenzte Verdichtungslinie mit unterbrochener Spongiosazeichnung, einen subperiostalen Callussaum, oftmals auch durch Callusbildung innerhalb der Corticalis erkennen.

Eine gewisse Sonderstellung kommt den *Umbauzonen* (LOOSER) zu. Es sind *Dauerfrakturen*, die im funktionell minderwertigen Skelet bei Rachitis, Osteoporose oder Osteogenesis imperfecta auftreten. Der Begriff der Umbauzone beinhaltet die abnorme Heilung mit verstärkter Osteoidbildung (Aufhellungsstreifen im Röntgenbild) und mangelhafter periostaler Reaktion. Sie unterscheidet sich von den gewöhnlichen Dauerbrüchen durch ihr multiples und oft symmetrisches Auftreten (*Milkmann-Syndrom*) (Abb. 82, 83, 169, 175).

Nach dem optischen Bild ist eine Reihe von Ausdrücken entstanden, die die *Bruchformen* bezeichnen: *Querbrüche, Längsbrüche, Schrägbrüche, Spiralbrüche, T-, V-, Y-Brüche, Dreieckbrüche, Stückbrüche, Zertrümmerungsbrüche.*

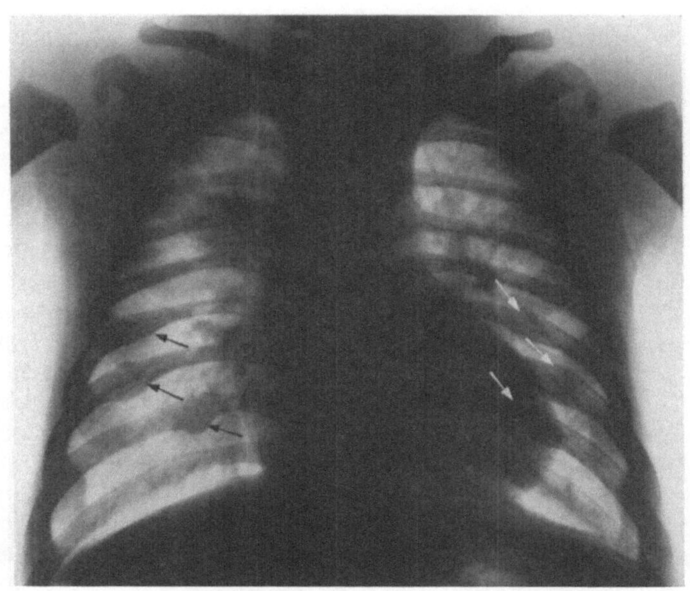

Abb. 174. *Symmetrische Spontanfrakturen* (Pfeile) der 6.—8. Rippe bei interstitieller Pneumonie und Rachitis. Heilungsphase. 11 Wochen alter Säugling

Eine Festlegung von *Bruchtypen* im Röntgenbild sollte nur dann vorgenommen werden, wenn entweder die Bruchform eindeutig charakterisiert oder der Mechanismus des verantwortlichen Traumas bekannt ist. Die Bruchform allein ist in der Regel nicht verläßlich genug, um einen Schluß auf den Entstehungsmechanismus zuzulassen.

Abrißfrakturen betreffen in erster Linie Knochenvorsprünge wie Trochanter, Tubercula, Condylen, Apophysen (Abb. 171, 172),

Biegungs- oder *Knickfrakturen* können die Form von Quer- oder Schrägfrakturen haben, als typisch dafür werden jedoch die Dreieckbrüche, mit Heraussprengung eines dreieckförmigen Knochenstückes angesehen. Stauchungs- oder Kompressionsbrüche bieten das Bild von Grünholz-, Y-, V- und T-Frakturen.

Durch zwei im Winkel zueinander wirkende Kräfte entstehen die *Abscherungsfrakturen*. Sie stellen gewöhnlich eine Kombination von Quer- und Schrägbruch (*Flötenschnabelbruch*) dar.

Beim Zusammenwirken von Druck und Rotation entstehen die *Torsionsfrakturen*, die im Röntgenbild als *Spiralbrüche* erscheinen (Abb. 173).

Altersgesetzmäßigkeiten

Die *häufigsten Frakturen* im Kindesalter betreffen Schlüsselbein, distales Humerusende, Unterarmknochen, Femur, Tibia und Scheitelbein. Ausgesprochen selten sind dagegen Frakturen der Wirbelsäule, des übrigen Rumpfskelets, der Hand- und Fußwurzelknochen.

Im *Säuglingsalter* entfallen Momentan- oder Spontanfrakturen mit Ausnahme der Schädelfrakturen ausschließlich auf die Neugeborenenperiode. Die schleichenden Frakturen hingegen erreichen im 2. Lebenshalbjahr und im 2. Lebensjahr ein absolutes Häufigkeitsmaximum. Die geburtstraumatischen Frakturen betreffen in erster Linie das Schlüsselbein (Abb. 164). Nicht in jedem Fall sind sie die Folge manueller Geburtshilfe, oftmals werden sie bei komplikationslosen Spontangeburten angetroffen. Dem Geburtsgewicht und der Kindeslage kommt dabei vor dem Stellenwert in der Geburtenreihe eine statistische Bedeutung zu. Klinische Zeichen der Clavicularfraktur sind die eingeschränkte aktive, die abnorme passive Beweglichkeit, und gelegentlich die Crepitation. Mitunter wird sie erst in der 2. und 3. Woche erkannt, wenn sich an der Frakturstelle, die zumeist im mittleren oder äußeren Drittel gelegen ist, ein Calluswulst gebildet hat. Auch ohne Behandlung zeigt sie in aller Regel eine ausgezeichnete Heilungstendenz, eine „Defektheilung" mit Pseudarthrosebildung spricht gegen eine traumatische Genese und für eine kongenitale Mißbildung.

Bei unvorsichtiger Extraktion können auch Femur- und Humerusfrakturen mit zumeist erheblicher Dislokation der Fragmente entstehen. Bei sachgerechter konservativer Behandlung zeigen auch sie eine rasche Konsolidierung mit abundanter Calluswucherung, die zumeist ein Mehrfaches der Diaphysenbreite erreicht (Abb. 165).

Die absolut häufigste Fraktur des Säuglings- und frühen Kindesalters ist die *Schädelfraktur*, die wir mit 90% als Schädeldachfraktur und nur mit 10%, in der Regel erst jenseits des Säuglingsalters, als Schädelbasisfraktur antreffen. Form

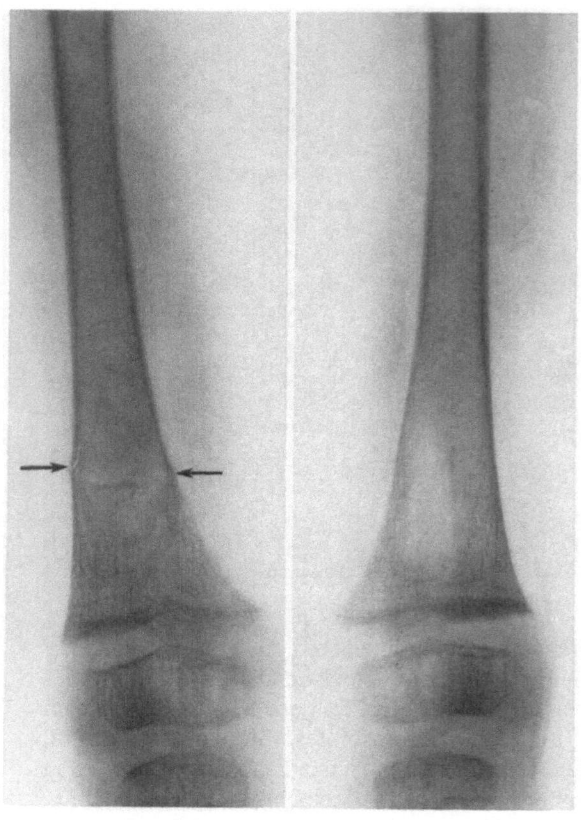

a   b

Abb. 175a u. b. *Spontanfraktur* im distalen Drittel des rechten Femur (Pfeile) bei hochgradiger *Osteoporose* im Rahmen einer *Cöliakie*. Unscharfe, breite Verkalkungszonen

und Ausdehnung der Fraktur sind dabei abhängig von der Intensität des Traumas, der Größe der von der Gewalteinwirkung betroffenen Schädelfläche, der Knochenstruktur und der Festigkeit des Schädelgefüges.

Das röntgenologische Bild reicht von der einfachen *Nahtsprengung* mit im Einzelfall komplizierender Niveauverschiebung benachbarter Schädelknochen (*Kapseldislokation*) über die lineare Biegungsfraktur bis hin zur multilinearen *Berstungsfraktur* (Abb. 176, 177, 178).

Impressionsfrakturen (Abb. 176) des kindlichen Schädeis sind durch Verschiebung umschriebener Knochenteile aus dem Niveau der Schädelkapsel ins Schädelinnere charakterisiert und werden klinisch und röntgenologisch nach 3 Typen unterschieden.

Die sog. *Celluloidballfraktur* als reine Impression wird von BROCA als typische Fraktur des jungen Säuglings beschrieben. In Kombination mit einer *linearen Biegungsfraktur* findet sich die Impressionsfraktur „en bois vert", bei der die frakturierten Knochenteile noch untereinander und mit der Schädelkapsel in Verbindung stehen. Dies gilt nicht mehr für die zumeist im Bereich des os frontale und os occipitale gelegenen *Stanzfrakturen*, die nicht selten mit einem offenen Schädel-Hirn-Trauma kombiniert sind.

Die seltenen Schädelbasisfrakturen im späteren Kindesalter, zumeist in der mittleren Schädelgrube gelegen, sind röntgenologisch nur sehr schwer faßbar.

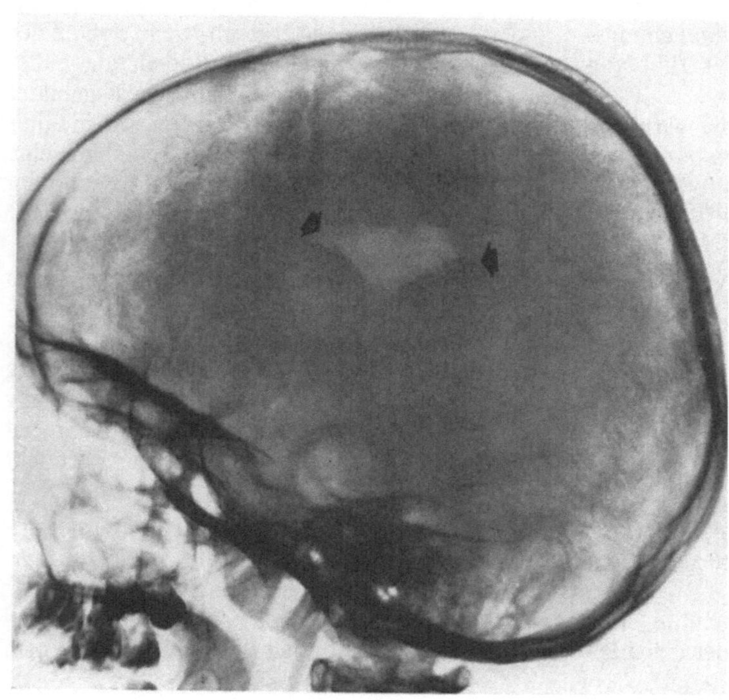

Abb. 176. *Impressionsfraktur*, Scheitelbein links (Verkehrsunfall)

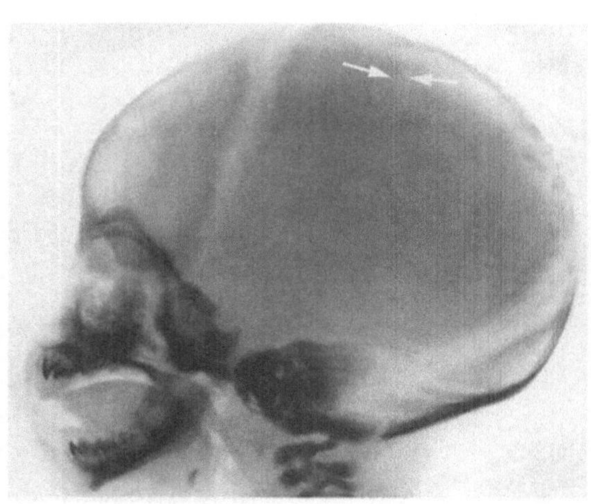

a

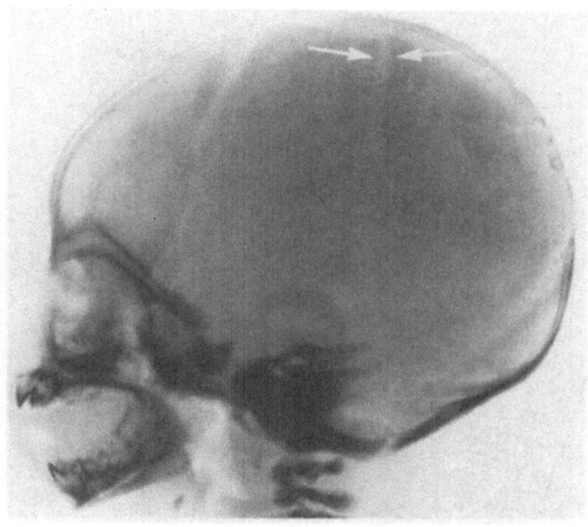

b

Abb. 177a u. b. *Geburtstraumatische Schädelfraktur* nach Saugglocken- und Zangenentbindung. Kreisförmig verlaufende Frakturlinie mit zahlreichen Infraktionen des Schädeldaches. Durch subdurale Blutungen ist nach 2 Wochen eine erhebliche Bruchspalterweiterung eingetreten (b)

Bei röntgenologischen Kontrollen lassen sich Frakturlinien des Schädeldaches noch nach Monaten oder einem Jahr erkennen. In seltenen Fällen kommt es durch Interposition von Duragewebe oder unter der Einwirkung der Hirnpulsationen zur sog. *wachsenden Schädelfraktur* (Abb. 177).

Ohne das große Kapitel in diesem Rahmen erschöpfend behandeln zu können, seien abschließend einige typische Frakturen des Wachstumsalters herausgegriffen.

An den oberen Extremitäten weist das Kindesalter in der Ellbogenregion weit mehr Frakturen auf als das Erwachsenenalter. Eine der typischen Arten ist der *supracondyläre Querbruch*, daneben kommen aber auch *laterale* und *mediale Schrägbrüche* und *Olecranonabtrennungen* vor (Abb. 171, 172). Der verletzte Arm wird bei diesen Bruchformen, im Ellbogen stumpfwinkelig gebeugt, von der gesunden Hand gehalten. Schwellung und Hämatom haben ein beträchtliches Ausmaß. Am Unterarm herrschen die *Stauchungsverletzungen* (Abb. 166–168) durch Fallen vor. Im Gegensatz zum Erwachsenen führen sie seltener zur typischen Radiusfraktur als zu Grünholzfrakturen, deren Hauptlokalisationsort das distale Radiusdrittel ist.

Die langen Röhrenknochen unterliegen vor allem Scher-Schraubverletzungen beim Fallen und Springen. Spiral- und Schrägbrüche herrschen am Femur, insbesondere aber an der Tibia vor.

Rippenfrakturen werden beim rachitischen Säugling als Spontanfrakturen beobachtet, wenn sich zur Osteoporose des Skelets eine Lungenerkrankung mit stärkerer Beanspruchung der Rippen durch Husten (Pertussis, Pneumonie) gesellt.

Traumatische Skeletveränderungen des Säuglings und Kleinkindes (Battered child syndrome)

In zunehmendem Maße müssen heute bei der differentialdiagnostischen Beurteilung traumatischer Skeletläsionen Knochenveränderungen als Folge fortgesetzter Mißhandlungen in Erwägung gezogen werden.

Bei nicht seltenem Fehlen äußerer Mißhandlungsspuren und dem verständlichen Leugnen von Eltern und Pflegepersonen kommt dem typischen Alter der Patienten unter 3 Jahren, dem zumeist beeinträchtigten Allgemein- und Pflegezustand der Kinder, der charakteristischen Anordnung mehrerer Knochenverletzungen oder dem Nebeneinander von frischen und älteren Frakturen sowie dem typischen Merkmal der Mißhandlung, der Wiederholung, große diagnostische Bedeutung zu.

Die Lebensgefährlichkeit aller Mißhandlungsfolgen wird dabei vom Grad der Schädelhirnbeteiligung bestimmt (TRUBE-BECKER). Die besonderen anatomischen Verhältnisse des knöchernen Schädels der Säuglinge und Kleinkinder erklären dabei hinreichend das gehäufte Vorkommen subduraler Blutungen ohne erkennbare Schädelfraktur (BLOUNT). Es ist das Verdienst KAUFMANNS (1959), das von INGRAHAM (1939), CAFFEY (1946) und SILVERMAN (1953) beschriebene, eigenständige Krankheitsbild „subdurales Haematom mit multiplen Spontanfrakturen" ätiologisch und pathogenetisch dem Mißhandlungs-Syndrom zugeordnet zu haben.

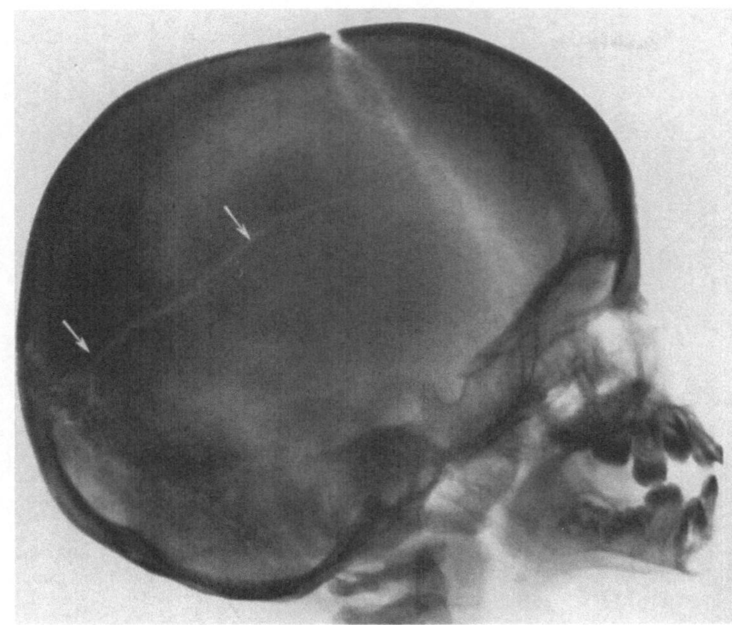

Abb. 178. Typische *Scheitelbeinfraktur* beim Säugling und Kleinkind: Quer über die Konvexität des Os parietale verläuft eine Fissur, welche von der Lambdanaht ausgeht und schmäler werdend bis oder nahe bis zur Coronarnaht reicht. 15 Monate altes Kind

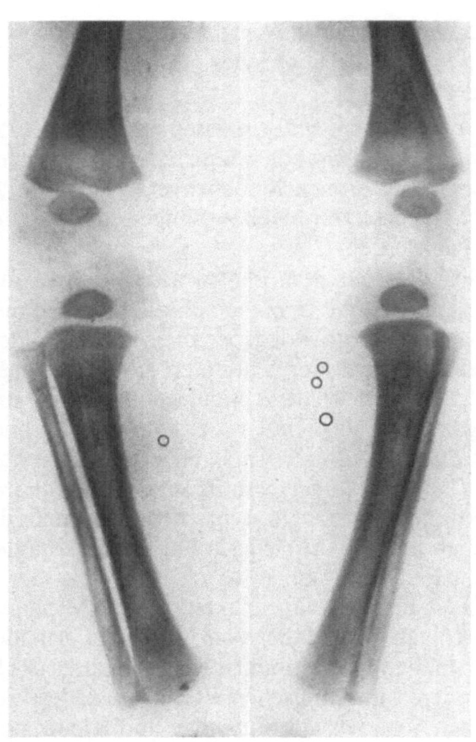

Abb. 179. Ossäre Defekte mit Randsklerosen nach *Tibiapunktionen*. 4 Wochen alt, ♀

Im Rahmen sozialmedizinischer oder forensischer Auseinandersetzungen werden die radiologischen Skeletveränderungen nach Lokalisation, Art und Ausprägung die Diagnose sichern müssen. Insbesondere im Bereich der Rippen und der langen Röhrenknochen der Extremitäten finden sich Periostablösungen, unregelmäßig konturierte Periostappositionen als Folge subperiostaler Hämatome, Abrißfrakturen im Metaphysenbereich, Epiphysenlösungen mit unterschiedlicher Dislokation, Infraktionen und echte Frakturen im Diaphysenbereich sowie Demineralisation im Verlauf von Knochenfissuren als Ausdruck der zeitlich unterschiedlichen Gewalteinwirkung in differenten Stadien nebeneinander. Abheilungsfolgen sind corticale Hyperostosen und breitbasige, quadratische Verformungen der Metaphysen durch eingeheilte Abrißfragmente (MANZKE u. ROHWEDDER). Die unveränderte Gesamtstruktur und der in aller Regel normale Kalkgehalt der Knochen bieten die Möglichkeit einer differentialdiagnostischen Abgrenzung gegenüber Systemerkrankungen (Marmorknochenkrankheit), Stoffwechselstörungen (Rachitis und Skorbut) und Infektionen (Lues connata) dieser Altersgruppe. Als wichtiges Unterscheidungsmerkmal zur Osteomyelitis kann der Nachweis metaphysärer Veränderungen unmittelbar nach dem Trauma gelten. Die hierfür typischen Kantenabbrüche und -einbrüche (corner signs) lassen sich sofort, jedoch nur für kurze Zeit vor der Callusbildung erkennen (MACKLER u. BROOKS).

Diese Tatsache sowie die bei einer Mißhandlung in der Regel multiplen Skeletläsionen rechtfertigen einen sofortigen und kompletten Röntgenstatus des Skelets zur Sicherung der Diagnose und des Ausmaßes der Schädigung.

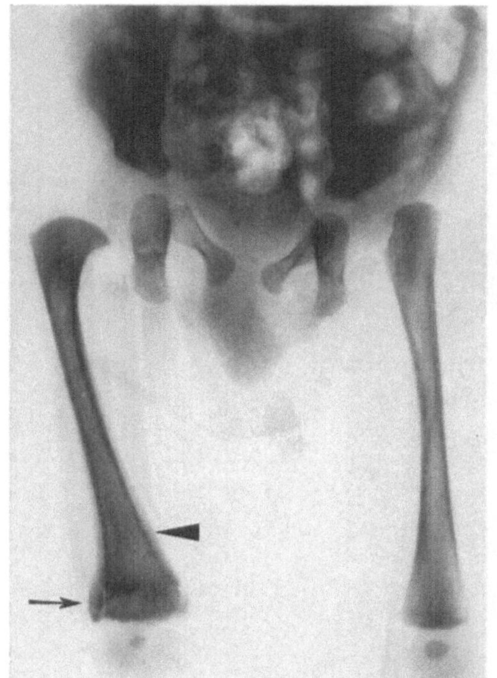

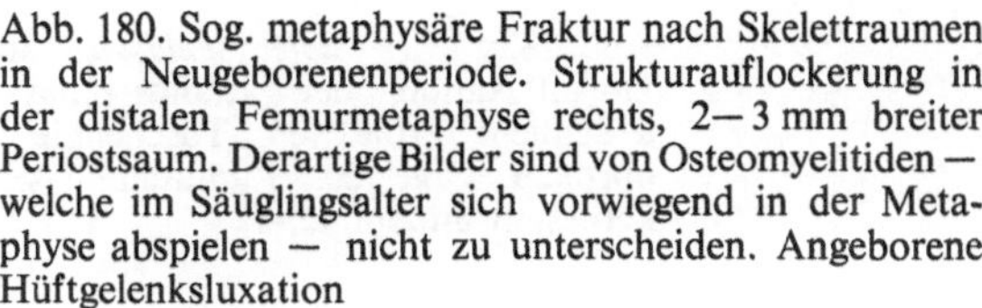

Abb. 180. Sog. metaphysäre Fraktur nach Skelettraumen in der Neugeborenenperiode. Strukturauflockerung in der distalen Femurmetaphyse rechts, 2—3 mm breiter Periostsaum. Derartige Bilder sind von Osteomyelitiden — welche im Säuglingsalter sich vorwiegend in der Metaphyse abspielen — nicht zu unterscheiden. Angeborene Hüftgelenksluxation

Metaphysenverletzungen, geburtstraumatische

Begriff. Durch Zug oder Druck beim Geburtsvorgang entstehende Läsionen einzelner Röhrenknochenmetaphysen können durch massive Hämatome Metaphysendestruktionen zur Folge haben.

Klinik. Betroffen werden in erster Linie Neugeborene mit hohem Geburtsgewicht und nach Entbindungen mit Manualhilfe aus Beckenendlage; nur ausnahmsweise kommen Metaphysenläsionen nach „regelrechten" Spontangeburten zur Beobachtung. Das Periost Neugeborener ist eine dünne, gefäßreiche, bindegewebige Hülle, die durch kurze, zarte Fasern locker mit der darunterliegenden Corticalis verbunden ist. Durch schräg ansetzende Kräfte wird das Periost abgestreift. Die physiologische Blutungsbereitschaft der ersten Lebenstage begünstigt das Entstehen massiver, subperiostaler Hämatome, die ähnlich wie die Cephalhämatome unter starker Kalkeinlagerung verknöchern. Klinische Leitsymptome sind schmerzhafte Gelenkschwellungen und „Pseudolähmungen".

Radiologie. Röntgenaufnahmen in den ersten Lebenstagen lassen Knochenveränderungen vermissen, Gelenk- und Weichteilkonturen können verbreitet sein. Am Ende der 2. oder in der 3. Le-

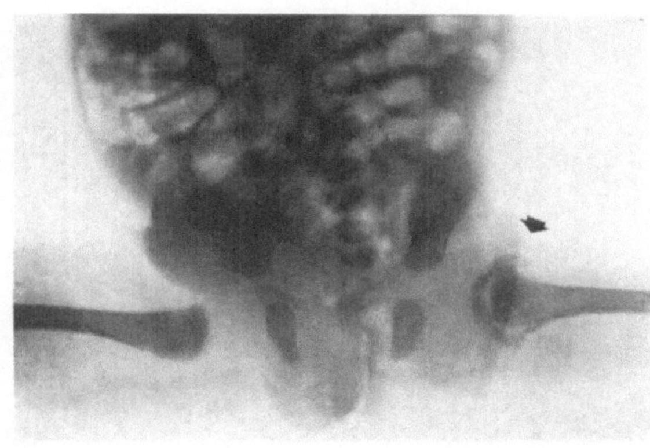

a

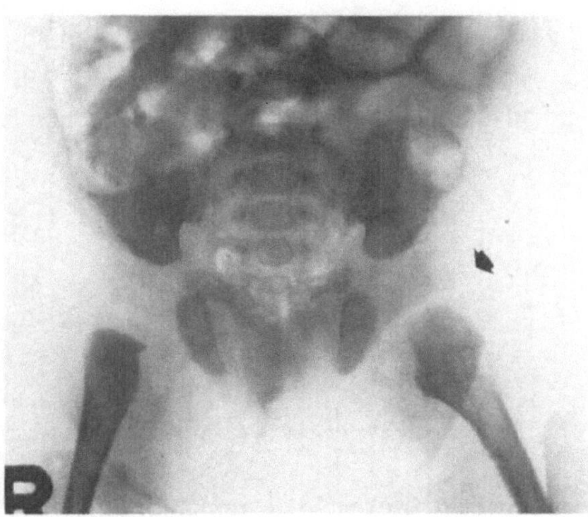

b

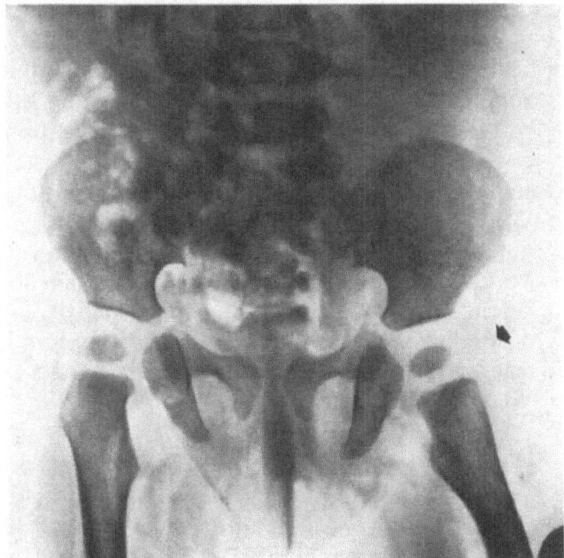

c

Abb. 181a—c. Geburtstraumatische *Metaphysenverletzung* der linken proximalen Femurmeta-Epiphyse. a Im Alter von 3 Wochen typische pilzförmige Callusbildung. Laterocraniale Dislokation des Femurschaftes. b 7 Wochen nach dem Trauma sind die subperiostalen Verkalkungen in den Femurhals eingebaut. c Normale röntgenologische und klinische Verhältnisse nach einem Jahr (H. MOLL)

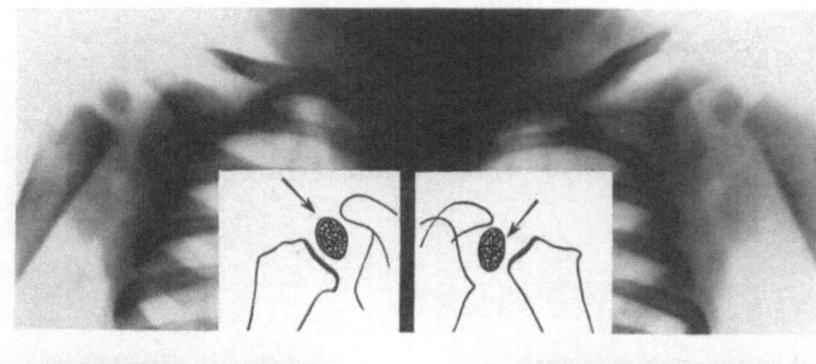

Abb. 182. *Echte Epiphysenlösung* im linken Schultergelenk. Der bei dem 9 Monate alten Kind angelegte mediale Humeruskopfkern (der laterale tritt erst später auf) ist nach medial und caudal disloziert

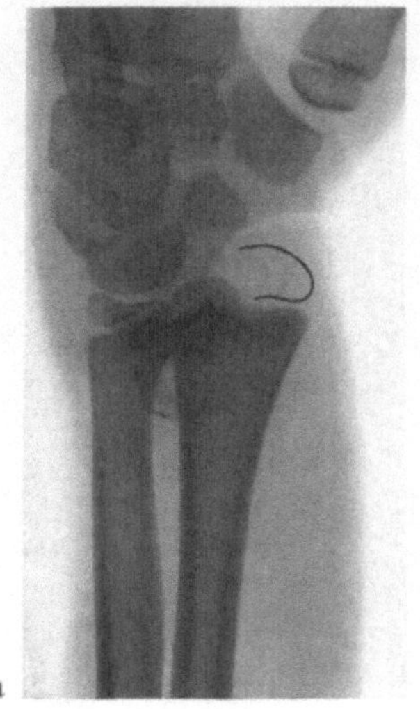

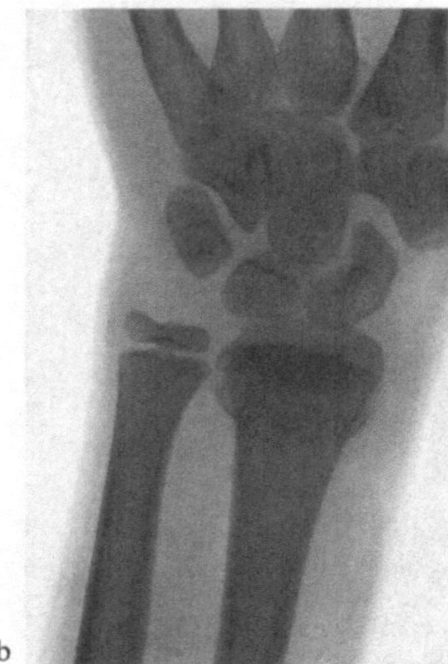

Abb. 183a u. b. *Epiphysenlösung* und Dorsalluxation der Radiusepiphyse. a Seitliche Projektion. Tuschelinie = normale Lage des Radiusepiphysenkernes, b ap-Aufnahme

benswoche decken Skeletaufnahmen (Abb. 180, 181) Periostabhebungen über den Metaphysen von verschiedener Ausdehnung auf, die sehr rasch — oft lamellenförmig — verkalken. Die Metaphysenstruktur ist, ähnlich wie bei einer Trümmerfeldzone, unregelmäßig, weist Aufhellungs- und sklerotische Verdichtungsherde auf. Die Restrukturierung zu normalem Kochengewebe erstreckt sich in Abhängigkeit vom Initialbefund über Wochen bis Monate. Die Gelenkfunktion wird nur dann in Mitleidenschaft gezogen, wenn die Verkalkungszone und der Epiphysenkern gröber geschädigt wurden. Das Wachstumsdefizit wird ausgeglichen, letztes nachweisbares Symptom ist eine Verdickung der Metaphysenpartie (ASTLEY; WESTON; GEIGER u. SCHMID).

Die Epiphysenlösungen

Traumatische Epiphysenlösungen sind für das Säuglings- und Kindesalter charakteristische, nur dem wachsenden Skelet eigene Frakturformen. Wegen der unterschiedlichen Ossifikationsstadien ist ihre radiologische Diagnose selbst für den Erfahrenen nicht einfach.

Mit Ausnahme der distalen Femur- und proximalen Tibiaepiphysen des reifen Neugeborenen sind bei der Geburt alle Epiphysen lediglich knorpelig angelegt, ihre Verknöcherung

vollzieht sich in zeitlicher und topographischer Abfolge nach einem vorbestimmten Muster (Abb. 28, 29).

Erst mit Abschluß des Wachstums schließt sich jene anfällige, lockere Ossifikationszone zwischen Knorpel und Knochen, die zwischen Metaphyse und verknöcherter Epiphyse gelegene sog. Epiphysenfuge. Der mikroskopische Aufbau dieser Epiphysenfuge mit einem epiphysennahen Stratum germinativum und einer der Metaphyse anliegenden Verkalkungs- und Ossifikationszone begründet die unterschiedliche Prognose und Therapie der verschiedenen Frakturformen.

Im wesentlichen werden nachstehende Formen gefunden:

1. *einfache Lockerung der Epiphysenfuge ohne wesentliche Dislokation,*

2. *Epiphysenlösung mit grober Dislokation,*

3. *teilweise Lösung mit einem der Epiphysenfuge* anhaftenden, der Seite der Gewalteinwirkung stets gegenüberliegenden, dreieckförmigen metaphysären Knochenfragment,

4. *teilweise Lösung mit Fraktur der Epiphysenfuge* unter Durchkreuzung des Stratum germinativum,

5. *sagittale Fraktur* mit Durchkreuzung des Stratum germinativum von der Metaphyse bis zur Epiphyse und

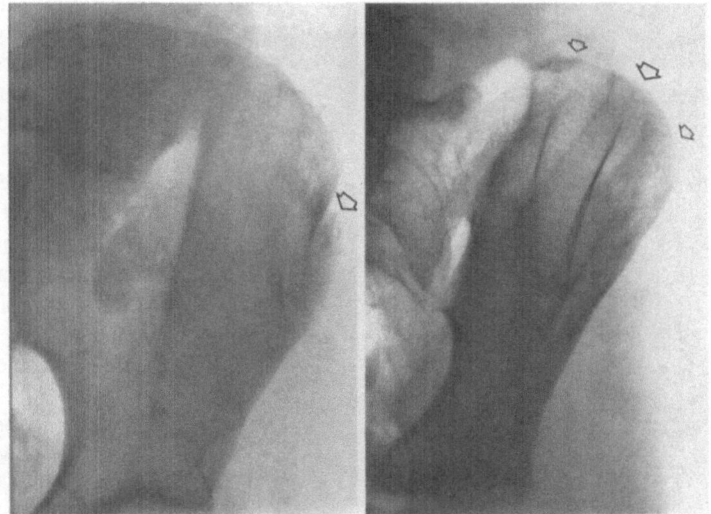

Abb. 184. *Kompressionsfraktur* der linken Beckenschaufel durch Verkehrsunfall. Eindellung des lateralen Beckenschaufelrandes mit streifiger Spongiosakompression. $8^2/_{12}$ jährig, ♀

6. *axiale Einstauchung* ohne grobe Dislokation, aber Schädigung des Stratum germinativum (KUNER, WELLER und THOMA).

Während die meisten durch Abscherung, Biegung oder Zug hervorgerufenen Epiphysenlösungen in der metaphysennahen Verkalkungszone verlaufen und unter Schonung der Wachstumszellen eine primäre, komplikationslose Heilung erlauben, entstehen bei Längskompression oft erhebliche Quetschverletzungen des Stratum germinativum mit der Gefahr eines späteren verzögerten oder asymmetrischen Wachstums. Überdies unterscheiden sie sich von den extraartikulären Epiphysenlösungen klinisch und röntgenologisch zumeist durch eine komplizierende intraartikuläre Epiphysenfraktur (BETTEX).

Epiphysenlösungen sind mit einem charakteristischen Verteilungsmuster zumeist das Resultat geburtstraumatischer Verletzungen, seltener die Folgen typischer Unfälle.

Unter den *geburtstraumatischen Schädigungen* muß die Epiphysenlösung des Humeruskopfes (Abb. 182) nach Armlösung bei Beckenendlage an erster Stelle genannt werden. Erbsche Lähmung, eine wesentlich seltenere Schulterluxation und die Parrotsche Pseudoparalyse bei luetischer Osteochondritis bedürfen hier der differentialdiagnostischen Abklärung. Seltener ist die geburtstraumatische Epiphysenlösung am distalen Humerusende, die bei einer Dislokation ad peripheriam eine typische Stellungsanomalie aufweist. Bei einer a.-p.-Aufnahme des Oberarmes weist der Unterarm in seitlicher Richtung, auf der seitlichen Aufnahme steht er in der a.-p.-Richtung (GROB). Die sehr seltene Epiphysiolyse des proximalen Femurkopfes (Abb. 98) bedarf in aller Regel eines Arthrogrammes zur differential-diagnostischen Abklärung gegenüber der Hüftluxation.

Traumatische Epiphysenlösungen des Humeruskopfes und des distalen Vorderarmendes, zumeist an Radius und Ulna gleichzeitig, sind im *späteren Kindesalter* typische Verletzungsfolgen bei Sturz auf Ellbogen und Schulter bzw. auf die ausgestreckte Hand (Abb. 183), eine Epiphysiolyse am distalen Unterschenkel finden wir als charakteristische Skiverletzung.

Im Vordergrund der therapeutischen Bemühungen steht die konservative Behandlung durch eine schonende, jedoch möglichst ideale Reposition, insbesondere bei älteren Kindern am Ende der Skeletreifung. Eine regelmäßige Überwachung des Heilungsprozesses sowie radiologische Spätkontrollen sind unerläßlich.

Strahlenschädigungen des Stützgewebes

Die Strahlenempfindlichkeit eines Organismus hängt ab

a) vom Alter des Individuums,

b) von der Strahlendosis,

c) von der Ausdehnung des Bestrahlungsfeldes.

Innerhalb dieser generellen Gegebenheiten gibt es Unterschiede, die abhängig sind vom Funktionszustand der Zellpopulationen im Strahlenbereich. Proliferierende Zellsysteme mit einer ständigen Zunahme der Zellzahl — wie dies im Wachstumsalter der Fall ist — sind strahlenempfindlicher als Zellsysteme, bei denen Zellerneuerung und Zelluntergang im Gleichgewicht stehen. Je höher die Strahlendosis und je größer das Bestrahlungsfeld, um so universeller pflegen die Auswirkungen auf den Gesamtorganismus zu sein. Im Tierversuch lassen sich schon bei·

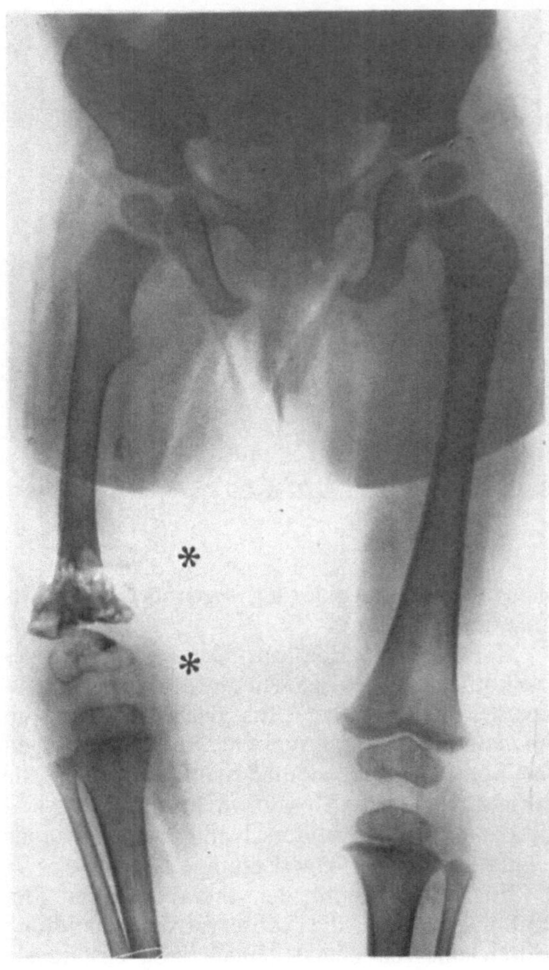

Abb. 185. Epi-Metaphysendestruktion, Stützgewebs-
atrophie mit Verkürzung (Skelet und Muskel) des rechten
Beines. Strahlenschädigung durch überhöhte therapeutische Dosen. $1^{5}/_{12}$ jährig, ♀

Strahlendosen unter 100 R Skeletmißbildungen
im Embryonalstadium erzeugen. Ähnliche Effekte erhält man durch radioaktive Isotope, welche
dem Muttertier verabreicht wurden, wenn sie
eine gewisse Affinität zum Skeletsystem haben
(z. B. Strontium 89). Das Auftreten spontaner
Mißbildungen beim Menschen durch andere
Noxen als Strahlen, erschwert die statistische
Bewertung von Strahleneffekten am Zustandekommen von Fehlbildungen, wie z. B. der Mikrocephalie und spinaler Dysraphien. MILLER fand
in der Nachkommenschaft von Müttern, welche
der Atombombenexplosion ausgesetzt waren,
eine hohe Indexrate von Mikrocephalie und
Oligophrenie sowie Wachstumsverzögerungen
und Skeletmißbildungen. Es ergab sich dabei eine gewisse Abhängigkeit vom Hypo-
zentrum der Atombombenexplosion. GREU-
LICH u. a. registrierten zwischen 1947 und 1949

eine signifikant geringere Körpergröße bei Knaben, welche der Atombombenexplosion in Hiroshima ausgesetzt waren, während die Differenz
bei Mädchen nicht so signifikant, aber vorhanden
war. Bei einer Nachuntersuchung 1950 waren
die Knaben in Hiroshima im Durchschnitt immer noch kleiner als eine Vergleichsserie in Kure.
In Nagasaki waren die betroffenen Jungen und
Mädchen durchschnittlich etwas kleiner als in der
Vergleichsstadt Sasebo, der Unterschied war aber
nicht statistisch signifikant. Die Knochenkernentwicklung der Knaben war in beiden betroffenen Städten deutlicher verzögert als die Knochenkernentwicklung der Mädchen. Der Ossifikationsstand beider Geschlechter lag in Hiroshima
und Nagasaki unter dem Durchschnitt der beiden
Vergleichsstädte. Da in diesen Zeitabschnitten
zugleich auch eine Unterernährung ins Gewicht
fiel, sind die Untersuchungen nicht unbedingt
verläßlich. Die Erfahrungen in Guam haben gezeigt, daß allein unzureichende Ernährung bei
Knaben eine stärkere Entwicklungsretardierung
verursacht als bei Mädchen. Bestrahlungen während der Schwangerschaft können nach der Geburt zu Wachstums- und Entwicklungsverzögerung führen (MURPHY u. GOLDSTEIN; FLASKAMP),
eine Beobachtung, die zum Ausdruck „Röntgen-
kinder" geführt hat und die wohl weitgehend mit
dem Kümmerwuchs der sog. „Runt-Disease"
identisch ist.

Kurzfristige, lokale Bestrahlungen mit
Dosen über 2000 R können nach Monaten bis
Jahren morphologische Veränderungen der
wachsenden Wirbelsäule (Keilwirbel, Platyspondylie) zur Folge haben (NEUHEUSER u. a.). Lokal-
bestrahlungen zwischen 1000 – 2000 R führen
bei Kindern zu passageren Wachstumsstillstän-
den des Knochenaufbaues, welche sich in intensiven Wachstumslinien röntgenologisch zeigen
können. Strahlendosen unter 1000 R können in
Stadien stärkeren Wachstums (beim Säugling
und Kleinkind) Schädigungen der knorpeligen
Proliferationszonen, vor allem im Bereich der
Epiphysenfuge zur Folge haben (FLASKAMP).
Über ein gehäuftes Auftreten von Osteochon-
dromen nach Strahlenexpositionen wird berich-
tet (NEUHAUSER).

Chondroblasten und Osteoblasten sind strahlenempfindlicher als Chondrocyten und Osteocyten. Pathologische Mitosen wurden bei Chondroblasten im Rahmen von Expositionsraten von
600 – 2000 R beobachtet. Besonders empfindlich
scheint auch das Kollagen zu sein, das sowohl im
vitalen als auch im lyophilisierten Zustand den
Verlust der Querstreifung und eine Fragmentie-
rung der intrafibrillären Strukturen erfahren
kann. Im Knorpel treten Nekrosen und cystoide
Degenerationsherde auf (LASSUE, ROOS u. COT-

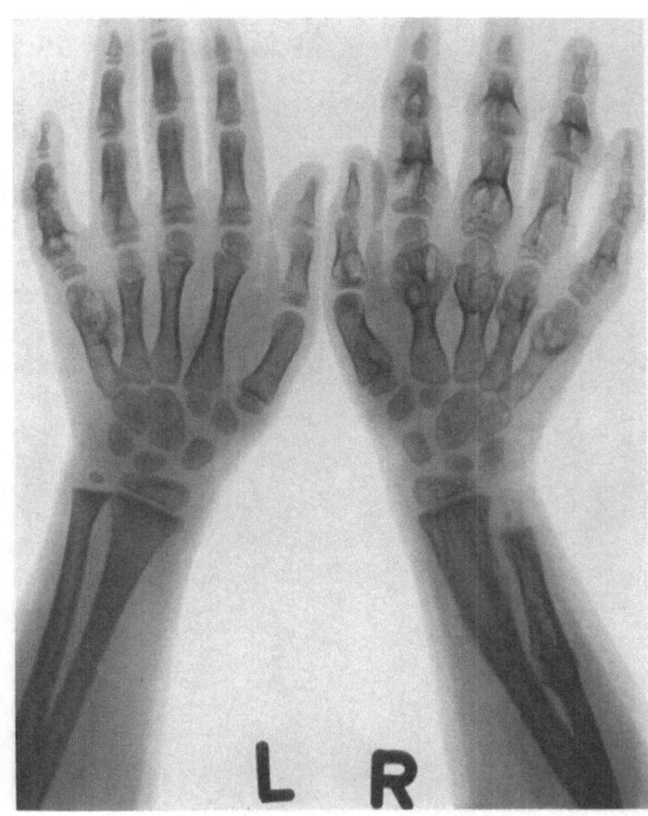

Abb. 186.
Chondromatose (Olliersche Krankheit)

TIER). Auf der Metaphysenseite der Epiphysenfuge tritt eine Chondroclasie auf, wobei Knorpel auch quer zu den Knorpelsäulen resorbiert wird. Daraus resultiert eine allmähliche Abtrennung der primären Spongiosa vom Epiphysenknorpel („severence"); die Restitution des Degenerationsherdes erfolgt durch osteoblastischen Anbau von den Markräumen aus im Verlaufe von Wochen bis Monaten.

Praktisch hat man mit radiologisch faßbaren Skeletveränderungen nach Strahleninsulten zu rechnen, bei ausgedehnten Bestrahlungen, welche durch Behandlung von Tumoren erforderlich wurden, bei überdosierten lokalen Bestrahlungen, bei parenteraler Aufnahme von radioaktiven Substanzen mit Affinität zum mesenchymalen System, insbesondere zum Knochenmark, bei fehldosierten lokalen oder Oberflächenbestrahlungen (Abb. 185) und bei Ganzkörperbestrahlungen (Atombombenexplosionen, Reaktorunglücken).

Die größte praktische Bedeutung spielen bislang therapeutisch angewandte Strahlenformen. Da die Aufdeckung der verursachten Schäden oft Jahre bis Jahrzehnte erfordert — wie dies bei Thorotrast und Petheostor der Fall war —, empfiehlt es sich, im Wachstumsalter mit der Verwendung von radioaktiven Substanzen äußerst zurückhaltend zu sein, auch wenn immer wieder

angegeben wird, daß die absolute Dosis „ungefährlich" sei. Bei der Bewertung des Effektes im wachsenden Organismus sollten weniger die absolute Dosis als vielmehr die Zeitdauer der Einwirkung und der Ort der Einwirkung bzw. die Empfindlichkeit der lokalen Zellformationen in den Mittelpunkt gestellt werden.

Neoplasmen des Skeletes

Die Neubildungen des Skeletes (Skelettumoren) kann man einteilen in *gutartige*, *potentiell maligne* und *bösartige* Knochengeschwülste (SCHUSTER; MURKEN; KOSENOW u. NIEDERLE; EBSTEIN).

Tabelle 22. Syndrome, die mit neoplastischen Veränderungen des Skeletes einhergehen (Einzelheiten s. im alphabetischen Syndromenverzeichnis)

Abt-Letterer-Siwe-Syndrom
Albright-Syndrom
Burkitt-Syndrom
Cherubismus-Syndrom
Gardner-Syndrom
Hutchison-Syndrom
Jaffe-Lichtenstein-Syndrom
Ollier-Syndrom
Osteomyelosklerose-Syndrom
Paget-Syndrom

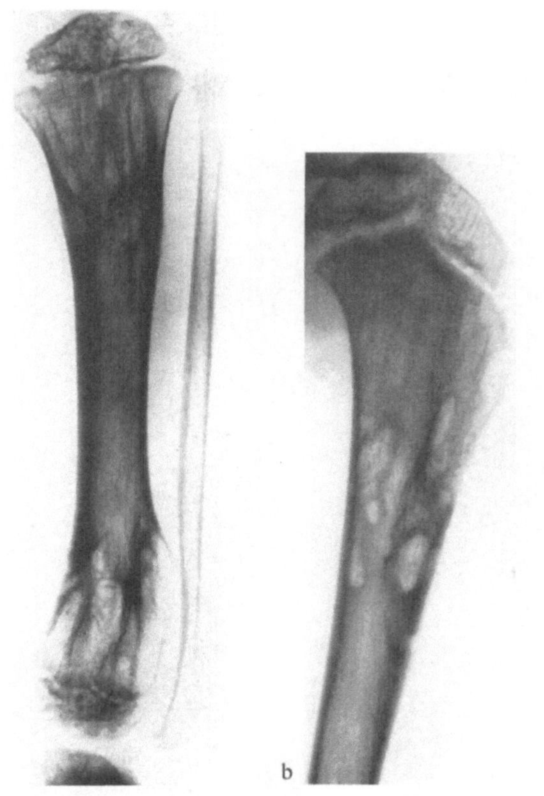

Abb. 187a u. b. *Olliersche Wachstumsstörung* (halbseitige Enchondromatose) bei einem 3jährigen Jungen. a Säulenförmige Strukturdefekte in den metaphysären Partien der Tibia. Diese persistierenden Knorpelsäulen haben die Ausbildung einer regulären Verkalkungszone verhindert und damit zum Wachstumsdefizit (35 mm gegenüber der rechten Tibia) geführt. Im linken Humerus (b) sind die Knorpelinseln von Knochengewebe umgeben. Hier hat sich die Verkalkungszone ausbilden können

Gutartige Knochentumoren

Solitäres Enchondrom

Begriff. Das solitäre Enchondrom ist ein gutartiger Knorpeltumor, der sich von der Markhöhle des Knochens aus entwickelt und in der Regel einen einzigen Knochen befällt. Synonyma: *Chondroma; benignes Chondrom.*

Klinik. Das solitäre Enchondrom zeigt keinerlei Geschlechtsdisposition und tritt vor dem 10. Lebensjahr sehr selten auf. Es entsteht vermutlich aus einem versprengten Korpelrest der Markhöhle, der vom Epiphysenknorpel abstammt. Makroskopisch besteht das Enchondrom aus konfluierenden, hyalinen Knorpelgeweben, die oft läppchenförmig angeordnet sind. Solitäre Enchondrome werden in der Regel als Zufallsbefunde entdeckt.

Radiologie. Das Enchondrom ist gekennzeichnet durch rundliche bis ovale, meist scharf begrenzte Aufhellungen innerhalb der Knochenstruktur.

Gelegentlich sieht man stippchenförmige Kalkeinlagerungen innerhalb der Knorpelsäulen. 80% der Enchondrome finden sich im Bereich des Handskeletes. Weitere Lokalisationsformen sind Femur, Humerus, Wirbelkörper, Fußknochen, Rippen und Schulterblatt. Eine besondere Stellung nehmen die Chondrome des Beckengürtels ein, die als potentiell maligne angesehen werden müssen (s. S. 153).

Enchondromatose (multiple)

Begriff. Multiple Enchondrome (Enchondromatose) stellen eine systematisierte, polyostotische oder halbseitig auftretende gutartige Wucherung von Knorpelgewebe innerhalb von Knochenstrukturen dar. Die metaphysären Partien sind bevorzugt, wobei die Knorpelwucherungen bis in die Epiphysenplatten hineinzureichen pflegen und Formveränderungen der Röhrenknochen nach sich ziehen.

Synonyma. *Knochenchondromatose, Dyschondroplasie, chondromatöse Dysplasie, Olliersche Wachstumsstörung* (bei Halbseitenbefall); *Olliersche Krankheit.*

Klinik. Disposition: Nach Cocchi liegen bisher etwa 200 Literaturmitteilungen über das Krankheitsbild vor. Im Kindesalter wird es bereits jenseits des ersten Lebensjahres beobachtet. Die Geschlechter sind etwa gleich häufig betroffen. Die Enchondromatose wird als dominantes Erbleiden mit geringer Dominanz aufgefaßt. Die chondromartigen Wucherungen entspringen in den Epiphysenfugen, wuchern in die Markräume, führen bei zunehmender Ausdehnung zu einer Auftreibung des Knochenschaftes.

Radiologie. In den Metaphysen einzelner Röhrenknochen finden sich unregelmäßige, scharfbegrenzte holzwurmartige Aussparungen der metaphysären Knochenstruktur, die teilweise auf die Epiphysen übergreifen. Durch diese Knorpelwucherungszonen, die von den Epiphysenfugen ihren Ausgang nehmen, ist die Epiphysenlinie (präparatorische Verkalkungszone) in der Regel unterbrochen und uneben. Als Folge der gestörten Umwandlung von Knorpel in Knochen kommt es zu einer Wachstumsverkürzung der betroffenen Röhrenknochen, wobei häufig gleichzeitig eine gewisse Auftreibung und Unregelmäßigkeit der Schaftform resultiert. Je ausgedehnter die Knorpelwucherungen sind, um so mehr ähnelt das Röntgenbild cystoiden oder wabigen Strukturen, um so ausgeprägter pflegt die Unregelmäßigkeit und Verdünnung der Corticalis zu sein. Die Enchondromatose ist ein gutartiges Leiden, bei welchem nicht selten im Laufe des Wachstums eine kontinuierliche Epiphysenfuge und Verkalkungszone entsteht·

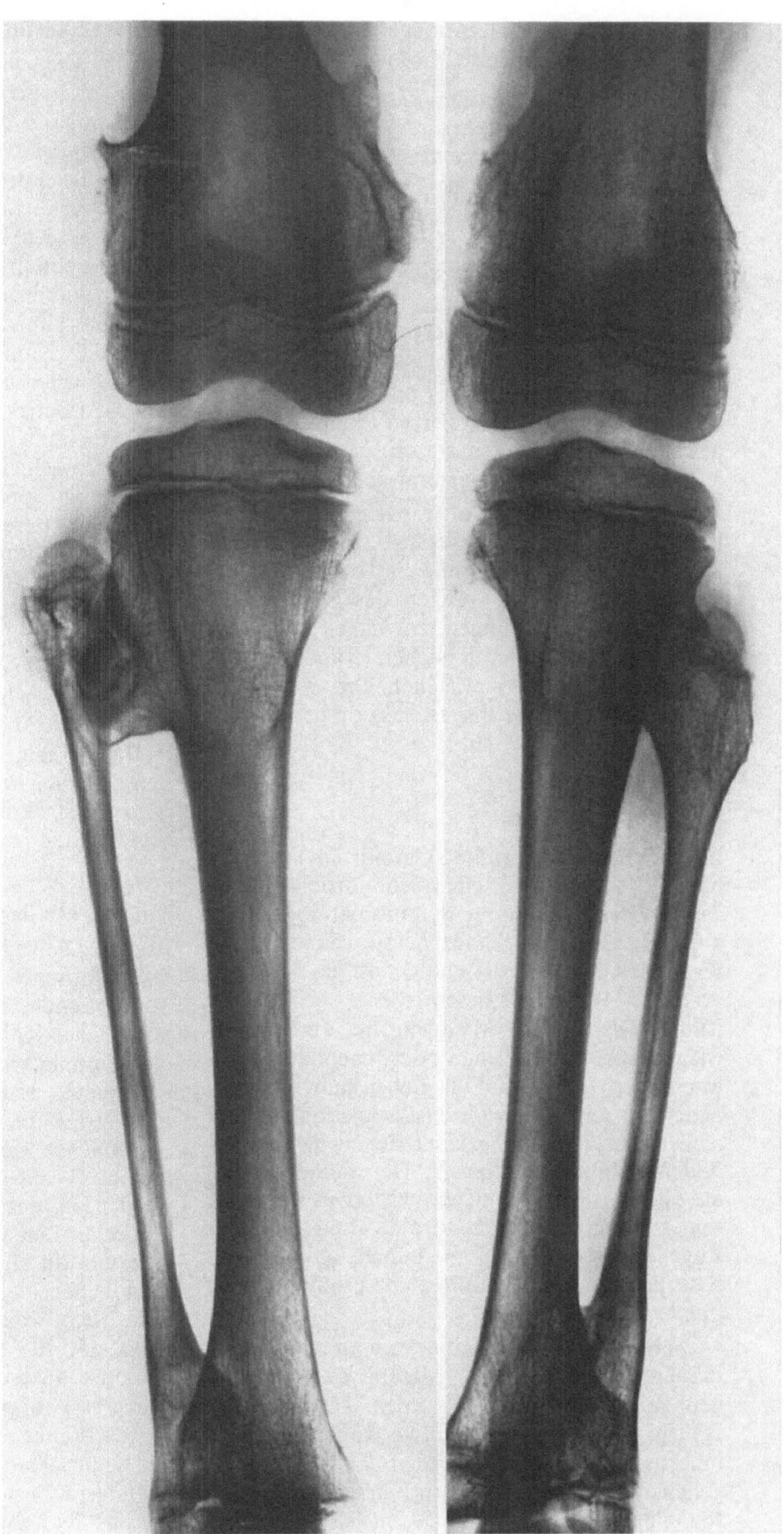

Abb. 188. Multiple, systematisierte *cartilaginäre Exostosen* $10^2/_{12}$jährig, ♂

und damit die enchondromatösen Wucherungen als Inseln innerhalb der Knochenstrukturen liegenbleiben und im Laufe der Jahre in Spongiosa umgebaut werden (Abb. 11, 186, 187).

Chondroblastom (benignes)

Begriff. Das Chondroblastom ist ein osteolytischer Tumor aus kubischen Zellen, die eine Grundsubstanz ausscheiden, welche zu Nekrose und Verkalkung neigt. Ähnlichkeit zu den Riesenzellgeschwülsten besteht.

Synonyma. *Chondromatöse Riesenzellgeschwulst, Codmann-Tumor, epiphysärer chondromatöser Riesenzelltumor; verkalkender Riesenzelltumor.*

Klinik. Disposition: Das Chondroblastom ist ein seltener Knochentumor, der in weniger als 1% der benignen Knochentumoren angetroffen wird. KUNKEL u.a. haben 56 Fälle zusammengestellt (1956). Das 2. Lebensjahrzehnt scheint dafür disponiert zu sein, Jungen erkranken häufiger als Mädchen.

Örtliche Schwellungen und Temperaturerhöhungen, leichte Schmerzen können einen gewissen Hinweis auf das wohl über Jahre sich erstreckende Chondroblastomwachstum ergeben.

Radiologie. Rundliche oder ovale Aufhellungsherde von einem Durchmesser zwischen 2 und 8 mm, welche in fleckige amorphe Kalkeinlagerungen eingelagert sind, prägen das Röntgenbild. Bei diesen Aufhellungen entwickelt sich eine Zone von verdichteten Knochen (Randsklerose). Liegen die Herde oberflächennahe, wird nicht selten eine periostale Begleitreaktion beobachtet.

Chondromyxofibrom

Begriff. Beim sogenannten Chondromyxofibrom handelt es sich um einen chondroblastischen Tumor, dessen klinische Symptomatologie einer aneurysmatischen Knochencyste ähnelt. Das Krankheitsbild wurde von JAFFÉ u. LICHTENSTEIN (1944) erstmals beschrieben.

Klinik. Disposition: Myxofibrome werden vorwiegend bei Jugendlichen oder jugendlichen Erwachsenen im 2. und 3. Lebensjahrzehnt beobachtet; eine Geschlechtsdisposition besteht nicht. Die Neubildung leitet sich vom knorpelbildenden Bindegewebe ab. Der Tumor nimmt als differenziertes Bindegewebsderivat im Laufe seines Wachstums chondroide und myxoide Züge an, wobei sein Aussehen an hyalinen Knorpel von dichter Konsistenz erinnert. Er ist immer gutartig.

Schwellungen und Schmerzen an den Hauptlokalisationspunkten − Metaphysen der langen Röhrenknochen − wurden bei über der Hälfte der Fälle beobachtet, wobei die anamnestischen Angaben oft über 2 Jahre zurückgehen. $^4/_5$ der Fälle betreffen Femur und Tibia.

Radiologie. Scharf begrenzte, meist exzentrisch gelegene, runde oder ovale Aufhellungen prägen das Röntgenbild. Druckatrophien und Vorwölbungen der Corticalis kommen bei randnahem Sitz vor, daraus kann das sogenannte „Seifenblasenbild" resultieren.

Solitäre Exostose

Begriff. Die solitäre Exostose ist ein einzeln auftretender hyperostotischer Knochenvorsprung.

Synonyma. *Osteochondrom; solitäres Osteochondrom; traumatische Exostose.*

Klinik. Disposition: Solitäre Exostosen werden im 2. oder 3. Lebensjahrzehnt meist als Zufallsbefund entdeckt. Klinische Beschwerden pflegen nicht zu bestehen. Geschlechtsunterschiede sind nicht bekannt, ebensowenig läßt sich wegen der geringen klinischen Beachtung eine Schätzung über die Häufigkeit abgeben. Selten ist ein Trauma anamnestisch als Ursache wahrscheinlich zu machen.

Die epiphysennahen Metaphysen der langen Röhrenknochen − vor allem Femur distal und Tibia proximal − sind Prädilektionsstellen; weitere Lokalisationen sind Humerus proximal, Radius, Tibia, Fibula distal, Scapula und Os ilium; eine Sonderform stellt die subunguale Exostose der Großzehe dar.

Radiologie. Die Exostosen sind osteomartige Vorwölbungen der Knochenkontur, teils zapfenförmig, teils schnabelförmig die Knochenkontur überragend. Werden sie orthoröntgenograd getroffen, so zeigen sich infolge der Summation mit den darunter liegenden Knochen unregelmäßige Knochenstrukturverdichtungen, die bei kleinerem Umfang leicht übersehen werden (Abb. 189).

Multiple cartilaginäre Exostosen

Begriff. Die cartilaginären Exostosen stellen ein polyostotisches, polytopes Skeletleiden dar, das durch knöcherne Vorwölbungen an den Epiphysen der Röhrenknochen gekennzeichnet ist; diese können symmetrisch angordnet sein.

Synonyma. *Multiple Osteochondromatose; multiple Osteomatose; chondrale Osteome; Exostosenkrankheit; exostotische Dysplasie.*

Klinik. Disposition: Cartilaginäre Exostosen werden in der Regel als Zufallsbefund ohne klinische Leitsymptome entdeckt. Es handelt sich um ein Erbleiden, dessen Penetranz beim männlichen Geschlecht mit 100% angenommen wird. Beim weiblichen Geschlecht soll die Penetranz mit 70−80% niedriger liegen. Der Erbgang ist autosomal dominant. Die Exostosen sind auf knorpelig präformierte Skeletabschnitte beschränkt. Im Laufe des Wachstums wird der Knorpel langsam durch Knochen ersetzt. Das Manifestationsalter liegt meist zwischen dem 2. und 6. Lebensjahr, aber auch schon beim Neugeborenen sind Exostosen beobachtet worden (BIRKNER, 1955). Nach Abschluß des allgemeinen Wachstums, also zwischen dem 16. und 18. Lebensjahr, ist auch das Größenwachstum der Exostosen beendet.

Radiologie. Die cartilaginären Exostosen treten in den metaphysären Partien auf und betreffen die Epiphysenfugen und die benachbarte Corticalis sowie die epiphysenwärts gelegene Spongiosa; sie überragen die Knochenkontur seitlich in Form von rundlichen, schnabelförmigen, zapfenförmigen, knollenförmigen oder blumenkohlartigen Vorwölbungen. Diese haben gegenüber der normalen Knochenstruktur unregelmäßigere und aufgelockerte Trabekelzeichnungen und in der Regel eine dünnere Corticalis. Werden Exostosen orthoröntgenograd getroffen, so machen sie sich als cystoide Strukturauflockerungen in den metaphysären Partien bemerkbar. Diese cystoiden Auflockerungen werden von unregelmäßigen sklerotischen Randkonturen und Zwischenstrukturen bereichert. Vorwölbungen der Weichteilkonturen, Schmerzhaftigkeit im Bereich der Gelenke oder der Sehnenansätze und lokale Entzündungszeichen an den Vorwölbungen können klinisch die Aufmerksamkeit auf multiple Exostosen lenken. Knorpelknochenwucherungen

sind prognostisch als gutartig anzusehen, auch wenn selten maligne Entartungen beobachtet wurden (Abb. 188, 190).

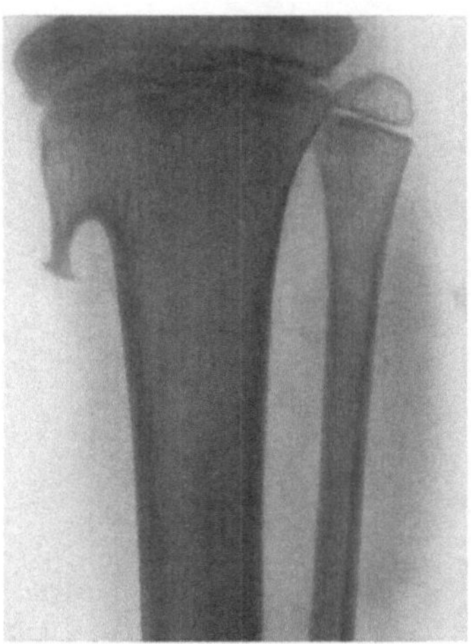

Abb. 189. *Solitäre Exostose* an der medialen Seite der proximalen Tibiametaphyse. 12jähriger Junge

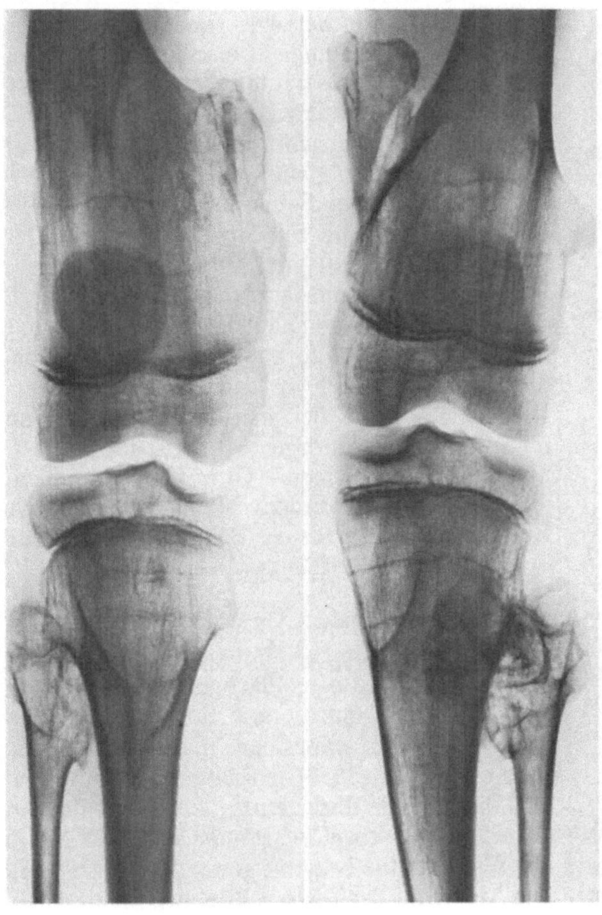

a

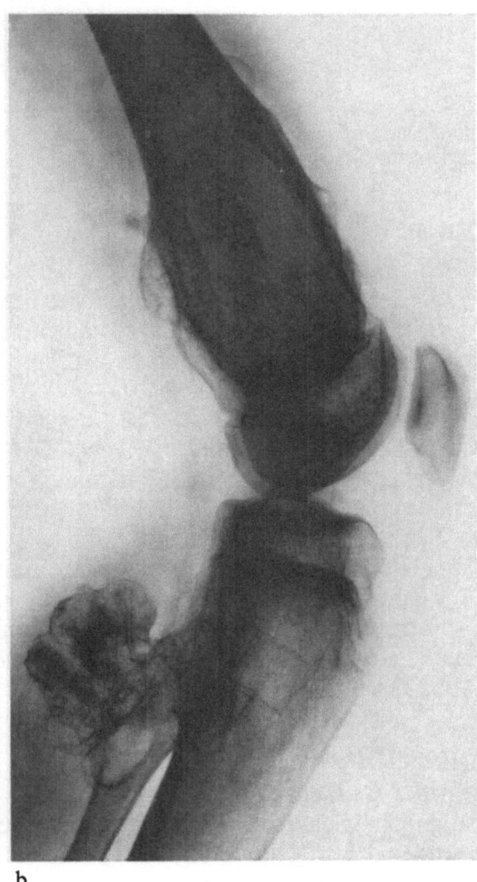

b

Abb. 190a u. b. *Cartilaginäre Exostosen* — fehlgerichtete Knorpelwucherungszonen führen zu unstrukturierter, atypischer Calcifikation. 13$^{1}/_{2}$jähriger Junge

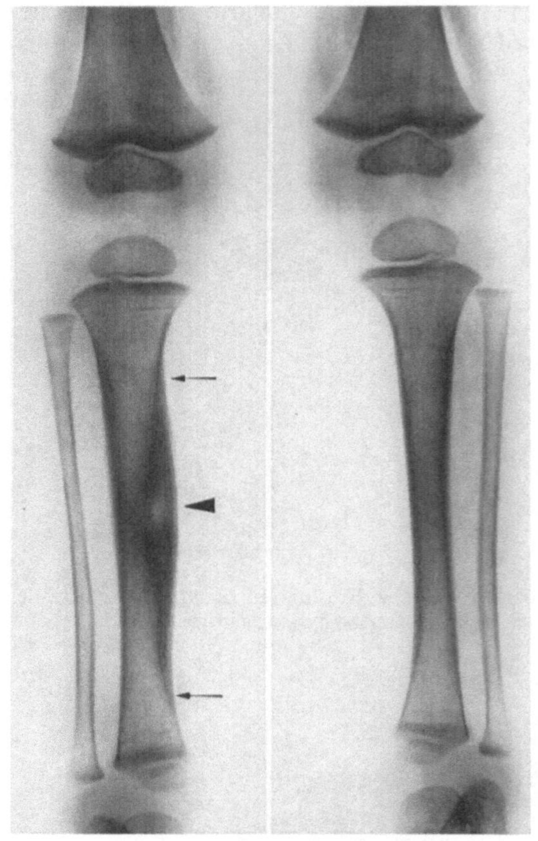

Abb. 191. *Osteoid-Osteom* — Beispiel einer gesteigerten endostalen und periostalen Knochenbildung, die zur umschriebenen Sklerose führt. $1^2/_{12}$jähriger Junge

Osteom

Begriff. Osteome sind gutartige Knochengeschwülste, die von den Osteoblasten des Periostes oder Endostes ausgehen und zur Verdickung und Strukturveränderung des Knochens führen.
Synonyma. *Osteoma; Osteoblastom.*
Klinik. Die gutartige Geschwulst besteht überwiegend aus reifem Knochengewebe. Das 10.—25. Lebensjahr soll für die Entstehung besonders disponiert sein. Osteome treten vorwiegend im Bereich des Schädelknochens, also an desmalen Formationen auf. Es wird eine schwammige (spongiöse) oder elfenbeinharte (eburnisierte) Form unterschieden. Der Ausgangspunkt ist nicht selten die Wand der Nasennebenhöhlen (Abb. 338, 392).

Osteoid-Osteom

Begriff. Osteoid-Osteome sind kleine, gutartige Knochengeschwülste, welche aus einem zentralen Kern (Nidus) und einer sklerotischen Umgebungszone bestehen.
Synonyma. *Corticalis-Osteoid (Bergstrand), Osteoid-Osteoma* (JAFFÉ), *Osteoid-Ostitis.*

Klinik. Disposition: Osteoid-Osteome treten im Verlaufe des Kindesalters, gehäuft im 2. und 3. Lebensjahrzehnt auf, können aber auch schon bei zwei- bis dreijährigen Kindern beobachtet werden (Abb. 191).

90% der Osteoid-Osteome entfallen auf die ersten 20 Lebensjahre. Das männliche Geschlecht wird 2- bis 4mal häufiger betroffen als das weibliche (DIETHELM u. WANKE, 1962). Die Neubildung geht vom osteoplastischen Bindegewebe aus und besteht aus Osteoid und verkalkten Knochen. Das Zentrum des Tumors ist rund bis oval (Nidus).

Leitsymptom des Osteoid-Osteoms ist ein ständiger, bohrender, vor allem nachts recht quälender Knochenschmerz. Die Anamnese geht oft über Jahre zurück, bis eine Schwellung Veranlassung zu einer Röntgenuntersuchung wird. Hauptlokalisationsstellen sind Tibia und Femur (50—60%) und die Wirbelsäule (10%).
Radiologie: Im Röntgenbild ähnelt das Osteoid-Osteom einer chronischen sklerosierenden Ostitis oder Osteomyelitis. An der Diaphyse der Röhrenknochen oder an den Wirbelkörpern befindet sich eine umschriebene sklerotische Verdichtungszone, in welcher eine rundliche bis ovale, unscharfe Aufhellung erkennbar wird. Der umgebende Sklerosesaum kann mitunter so dicht und ausgedehnt sein, daß die zentrale Aufhellung auf Übersichtsaufnahmen nicht zur Darstellung kommt. Hier helfen oft Schichtaufnahmen entscheidend weiter und geben Auskunft über die Größe und den Sitz des „Nidus". Der Herd pflegt cortical oder subcortical zu sitzen, kann aber auch vom Markraum ausgehen. Durch die Sklerose wird die Diaphyse (bevorzugt in der Schaftmitte) spindelförmig aufgetrieben, wobei die Auftreibung sich meist nach einer Seite erstreckt. Besonders bei Schichtaufnahmen kann man den lamellenartigen Aufbau der Periostabhebungen erkennen. Obwohl Spontanheilungen bekannt wurden, stellt die operative Entfernung des Nidus die Behandlungsmethode der Wahl dar (DUNITZ u. a., NEIMEIER).

Benignes Osteoblastom

Begriff. Das benigne Osteoblastom ist eine partiell verkalkte osteoidartige Geschwulst mit einem gut vascularisierten Stroma, die dem Osteoid-Osteom nahesteht. Die Bezeichnung geht auf JAFFÉ (1956) zurück; sie hat die seit 1930 bestehende Bezeichnung Corticalis-Osteoid (BERGSTRAND) abgelöst. Primär sind 42 Fälle in der Weltliteratur bekannt geworden (WELLMER). Die Mehrzahl der Fälle wurde zwischen dem 10. und 35. Lebensjahr beobachtet. Zum Unterschied vom Osteoid-Osteom fehlen die charakteristischen Knochen- und Nachtschmerzen, der

Sklerosesaum und die begrenzte Ausdehnung des Tumors. Auch hier ist eine Destruktionszone von Sklerosebezirken umgeben, andererseits kann die Corticalis so verdünnt werden, daß es zu Spontanfrakturen kommt.

Potentiell maligne Knochentumoren

Die Grenze zwischen „noch gutartig" und „schon bösartig" ist bei manchen Formen von Knochentumoren nicht scharf zu ziehen. Diese Tumoren werden als potentiell maligne oder auch semimaligne bezeichnet. Klinische Daten, Manifestationsalter und Wachstumstendenz sowie die Form der radiologischen Veränderungen können hier über die Benignität oder Malignität oft mehr aussagen als histologische Untersuchungen. Zu diesen Tumorformen gehören das *Osteoblastom* (Riesenzelltumor), die *Chondrome des Beckengürtels*, das *Synovialom* und in gewissem Sinne auch die *fibröse Dysplasie* nach JAFFÉ-LICHTENSTEIN.

Riesenzelltumor

Begriff. Osteoblastome werden nach den Ursprungszellen, den Osteoblasten bezeichnet. JAFFÉ hat 1959 den neutraleren Begriff „Riesenzelltumor" vorgeschlagen, weil damit auch die Knochendestruktion durch das Tumorwachstum selbst mit erfaßt ist.

Synonyma. *Brauner Tumor; Ostitis fibrosa localisata; solitäre Riesenzellgeschwulst; schaliges myelogenes Sarkom; Myeloidtumor.*

Der Riesenzelltumor wurde von COOPERS und TRAVERS 1918 erstmals beschrieben.

Klinik. Riesenzelltumoren sind im Kindesalter selten, disponiert scheint vor allem das 3. Lebensjahrzehnt zu sein bei einem Manifestationsalter zwischen dem 20. und 60. Lebensjahr.

Osteoblastome führen zu Anschwellungen und in der Hälfte der Fälle zu Knochenschmerzen. Auswirkungen auf den Organismus fehlen in der Regel, regionale Lymphknotenschwellungen sind ebenso selten wie Spontanfrakturen. Prädilektionsstellen sind die meta-epiphysären Partien der distalen Femur-, proximalen Tibia- und distalen Radiusregionen.

Radiologie. Das Röntgenbild wird geprägt durch eine Kombination von Osteolyse und Knochenauftreibungen. Innerhalb dieser Auftreibung finden sich cystoide Aufhellungen durch Destruktion der Spongiosa. Diese Destruktion wird verursacht durch Weichteilwucherungen, die durch Druckatrophie den Knochen zum Verschwinden bringen. Neben den Hauptlokalisationspunkten in den Meta-Epiphysenregionen gibt es auch sogenannte subcorticale braune Tumoren. Dabei kommt es zu kleineren rund-lichen oder cystoiden Aufhellungen unter der Corticalis. Das darüber liegende Periost ist meist verdickt und etwas vorgewölbt. Ausgesprochen cystoid wabige Strukturen findet man in platten Knochen und in den Wirbelkörpern. In etwa 10–20% der Fälle kommt es zu maligner Entartung, wobei diese dann den feingeweblichen Charakter eines Fibro-Sarkoms annehmen.

Nicht ossifizierendes Knochenfibrom

Begriff. Knochenfibrome sind bräunliche Geschwülste, die sich in den Metaphysen der langen Röhrenknochen entwickeln, singulär und multipel auftreten können. HELLNER unterscheidet zwischen einem knochenbildenden Markfibrom und einem echten Fibrom, das maligne zum Fibrosarkom entarten kann.

Synonyma. *Benigne Riesenzellgeschwulst; fibröser Corticalisdefekt; Fibroblastom; Knochenxanthom; metaphysärer fibröser Defekt.*

Klinik. Knochenfibrome findet man vorwiegend im Wachstumsalter zwischen dem 5. und 20. Lebensjahr, wobei beide Geschlechter gleich häufig betroffen werden. Hauptlokalisationspunkte sind die Metaphysen von Tibia und Femur seltener werden Fibula, Kiefer und die Phalangen betroffen. Es besteht eine Tendenz zur spontanen Rückbildung. In vielen Fällen verschwinden die Aufhellungen im Laufe von Monaten oder Jahren allein. Die Rückbildungstendenz ist an den Röhrenknochen besser als an den platten Knochen, wo es häufiger zu Rezidiven kommt.

Radiologie. Der Röntgenbefund ist für diese Tumorform charakteristisch und für die Diagnose oft allein maßgebend. Man sieht exzentrisch gelegene, ovale oder rundliche Defekte, mit einem dünnen osteosklerotischen Umgebungssaum, der sie von der Spongiosa der Markhöhle scharf abgrenzt. Die Defekte liegen in der Zugrichtung des Knochens, sind dadurch bedingt meist flach und überschreiten kaum eine Längendimension von 2–3 cm. Die betroffen Knochenpartien wirken leicht aufgetrieben und vorgewölbt, die darüber liegende Corticalis ist verdünnt. An den platten Knochen und Phalangen sind die Knochenfibrome meist ausgedehnter und multipler.

Fibröse Dysplasie

Begriff. Die fibröse Dysplasie ist eine gutartige Knochenerkrankung des Jugendalters, welche durch Knochenfibrose, Osteosklerose und osteoblastische Vorgänge gekennzeichnet ist. Sie tritt in einer *monostotischen* und einer *polyostotischen* Form auf.

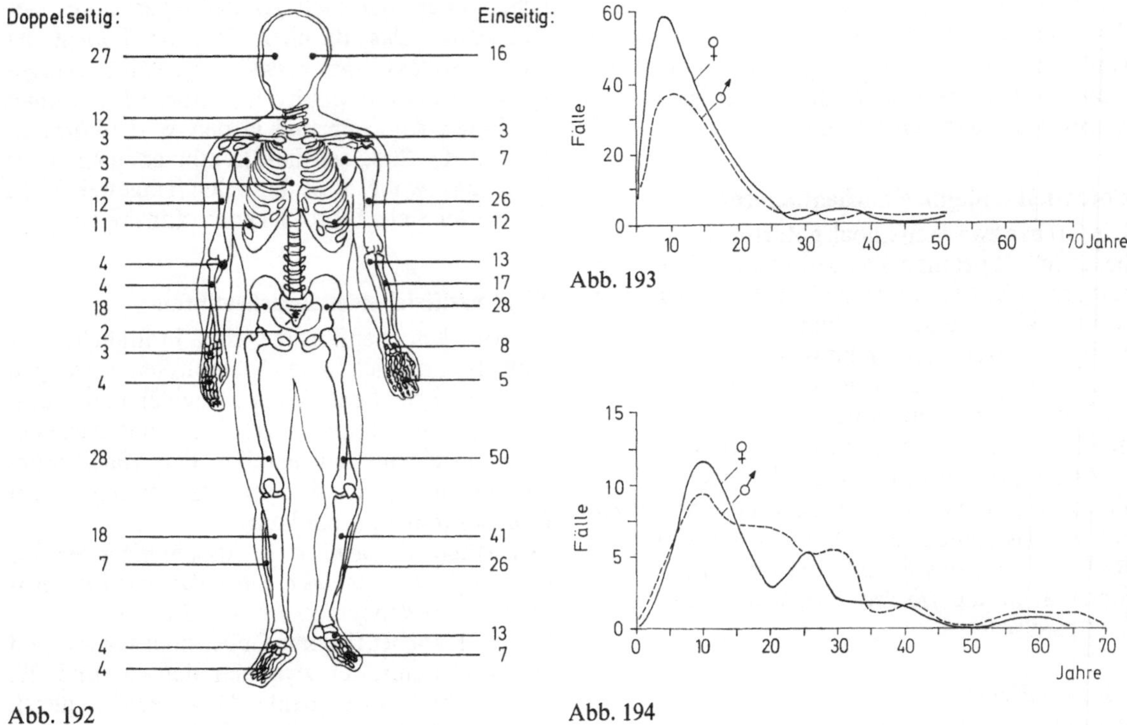

Abb. 192—195. *Fibröse Dysplasie*; Lokalisation (Abb. 192), Alters- und Geschlechtsverteilung der monoostotischen (Abb. 194) und polyostotischen Form (Abb. 193). *Polyostotische fibröse Dysplasie* (Abb. 195) der linken Körperhälfte, in den langen Röhrenknochen (a Femur, b Tibia und Fibula) am deutlichsten ausgeprägt. Bei geringer Auftreibung der Knochen wechseln blasig-cystoide Aufhellungen mit unregelmäßig angeordneten Verdichtungen des Markraumes. Corticalis stellenweise verdickt, stellenweise atrophisch. Die normale Spongiosastruktur ist nur in einzelnen metaphysennahen Knochenpartien erhaltengeblieben. Pigmentanomalien und um 5—6 Jahre beschleunigte Größenentwicklung der Handwurzelkerne runden im vorliegenden Fall das Bild eines Albright-Syndroms ab. Das Leiden fiel zufällig mit 9 Jahren auf, als sich der Junge durch Fall beim Eislaufen den linken Femur brach. Fraktur innerhalb von 2 Monaten geheilt. Frakturstelle durch Abknickung in der Schaftmitte noch sichtbar

Synonyma. *Polyostotische fibröse Dysplasie* JAFFE-LICHTENSTEIN; *Osteodystrophia fibrosa unilateralis; Osteofibrosis deformans juvenilis.*

Tritt die fibröse Dysplasie zusammen mit einer Ossifikationsbeschleunigung, Café au lait Flecken und Pubertas praecox auf, spricht man von einem Albright-Syndrom (s. d.).

Klinik. Die fibröse Dysplasie ist eine Erkrankung des Wachstumsalters, deren Progredienz mit der Pubertät meist zum Abschluß kommt. Klinische Symptome fehlen lange. Sehr häufig sind Infraktionen oder Spontanfrakturen der erste Anlaß zur Untersuchung der Kinder und Jugendlichen. Über die Lokalisationseigenheiten der monostotischen und polyostotischen Verlaufsform sowie über die Alters- und Geschlechtsdisposition geben die Abb. 192, 193, 194 Aufschluß.

Radiologie. Das Röntgenbild der fibrösen Dysplasie ist charakteristisch und in sich weitgehend beweisend, zumindestens verläßlicher als die histologische Diagnose, die je nach Entnahme des Gewebes verschieden ausfallen kann. Bei einer Tendenz zum halbseitigen Befall werden die langen Röhrenknochen an verschiedenen Stellen aufgetrieben und in ihrer Kontur unregelmäßig (Abb. 195). Innerhalb der Auftreibungen erkennt man längliche, cystoide Aufhellungen mit unregelmäßiger, aber in der Zugrichtung gelegener Trabekelbildung. Die über diesen Bezirken liegende Corticalis ist druckatrophisch verdünnt und kann an einzelnen Stellen Infraktionen in Form von kleinen Konturunterbrechungen aufweisen. Dichtere sklerotische Züge kann man vor allem im Heilungsstadium der fibrösen Dysplasie beobachten. Die oft als schwierig hingestellte Abgrenzung gegenüber dem Morbus Recklinghausen ist irrelevant, da diese Krankheit im höheren Alter vorwiegend bei Frauen auftritt und ganz andere röntgenologische Grundzüge als die fibröse Dysplasie aufweist. Beim Morbus Recklinghausen fehlen vor allem die sklerotischen Knochenveränderungen und die schweren Deformierungen der Knochenkonturen.

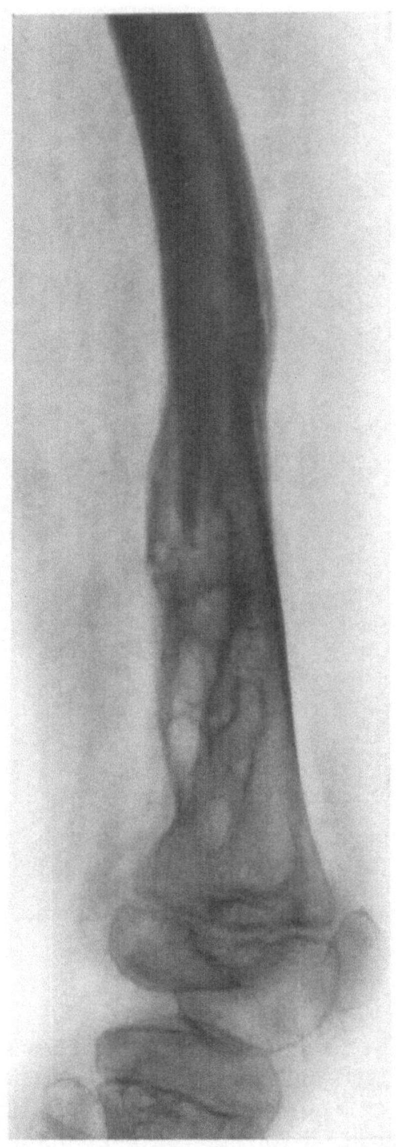
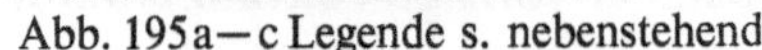

a

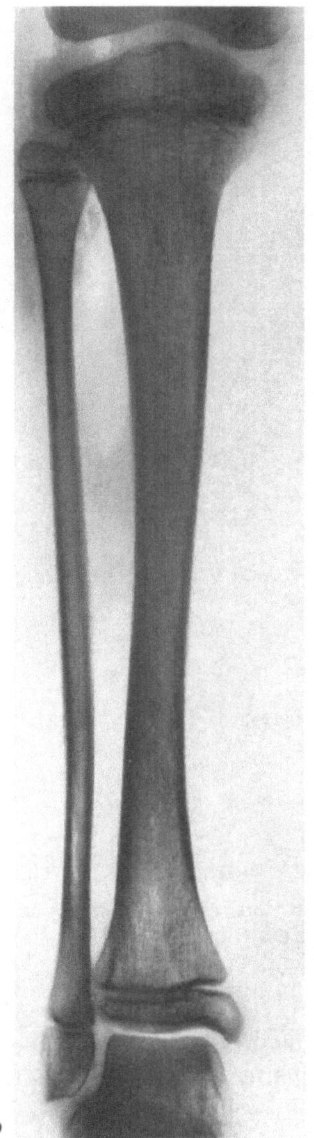

b

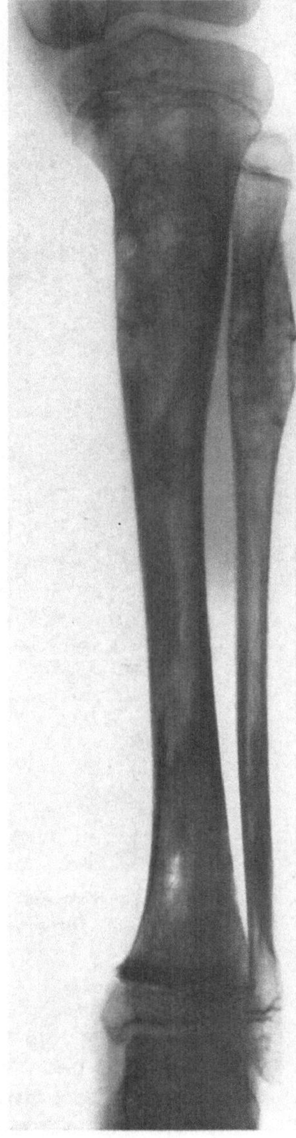

c

Abb. 195a—c Legende s. nebenstehend

Juvenile Knochencysten

Begriff. Juvenile Knochencysten sind gutartige Geschwülste aus lockerem, retikulärem oder fibrillärem Bindegewebe, wobei Kammern ausgebildet werden, die im Laufe der Zeit zu größeren Hohlräumen konfluieren können. Dieser Prozeß führt zu einer Auflösung der benachbarten Knochensubstanz durch Osteoclasie. Der Oberbegriff Osteoclastom wird deshalb mitunter als Dachbegriff für Knochencysten und Riesenzellgeschwülste gebraucht.

Klinik. Juvenile Knochencysten treten vorwiegend zwischen dem 6. und 10. Lebensjahr auf und werden hauptsächlich bei Kindern bis zum 15. Lebensjahr gefunden, nur $^1/_5$ der Fälle wird erst nach dieser Altersstufe entdeckt. Klinische Leitsymptome fehlen weitgehend, die Knochen-cysten werden als Zufallsbefund oder im Anschluß an Spontanfrakturen entdeckt. Mitunter sind Knochenauftreibungen auch äußerlich sichtbar. Die Cysten brauchen Monate bis Jahre, ehe sie klinisch überhaupt in Erscheinung treten. Anatomisch und klinisch bestehen enge Beziehungen zu den Riesenzellgeschwülsten. In der Mehrzahl der Fälle sind die Cysten von einem einschichtigen mesothelialen Gewebsverband ausgekleidet, glattwandig und enthalten eine klare, gelbe oder blutig tingierte Flüssigkeit. $^3/_4$ der Cysten sind am proximalen Femur und proximalen Humerus lokalisiert, andere Lokalisationsstellen sind die kurzen und langen Röhrenknochen sowie Calcaneus, Talus, Wirbelsäule und Becken.

Radiologie. Die Röntgensymptomatik der juvenilen Knochencysten wird beherrscht von einer

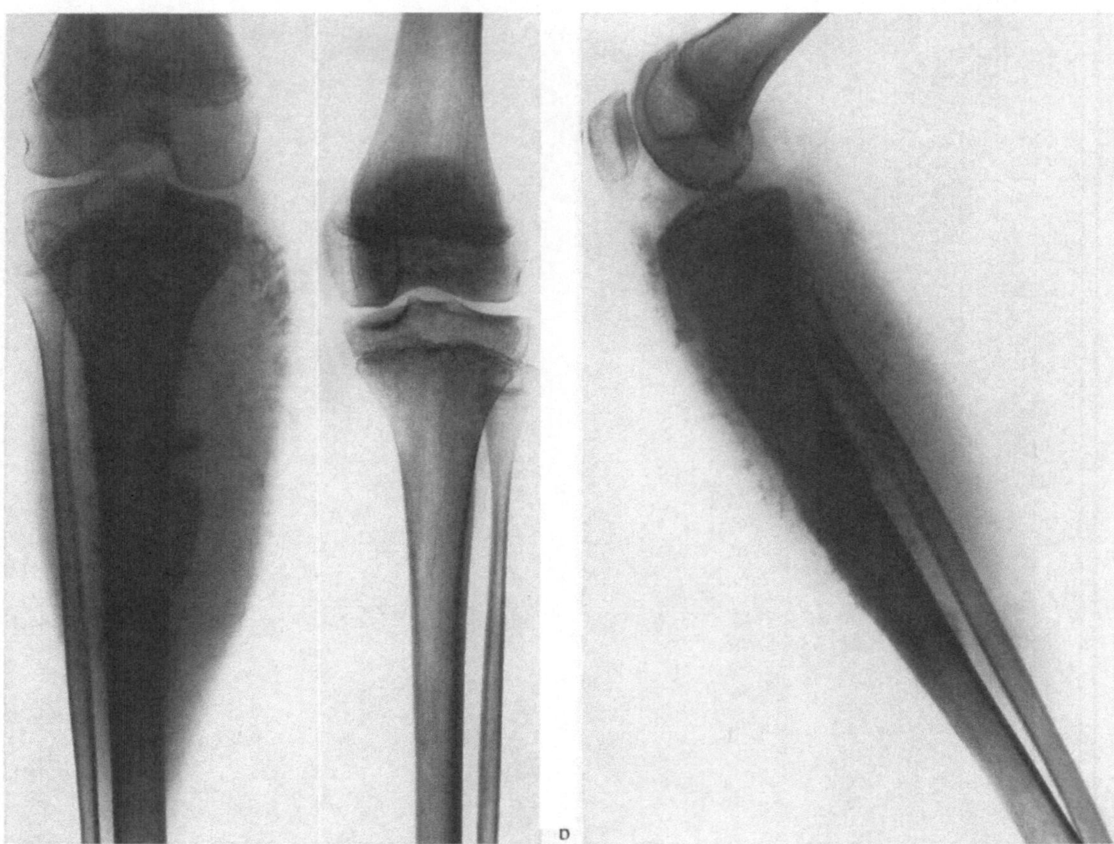

Abb. 196a u. b. *Sarkom* des rechten Unterschenkels (EWING) bei 12$^9/_{12}$jährigem Jungen. Auflockerung der Corticalis und ektopische Tumorverkalkung in der Tumormasse

Osteolysezone, die rundlich bis oval ist, meist einkammerig und von einer scharfen Grenze umschlossen. Die umgebende Corticalisschicht ist bleistift- bis eierschalendick und zeigt keine periostalen Appositionen. Die Scheidewände in den Cysten — sofern vorhanden — zeigen statische Anordnung nach dem Hauptzug- und Drucklinien des Knochens.

Aneurysmatische Knochencyste

Begriff. Die aneurysmatische Knochencyste entsteht auf dem Boden von Thrombosen oder abnormalen arteriovernösen Shunt's, wobei eine atypische Epitheloidzellwucherung zu einer Verlegung des Capillarsystems und dessen funktioneller Ausschaltung führt. Als Folge dieser Strombahnverlegung kommt es zu einer Druckerhöhung mit nachfolgender Druckatrophie und cystischer Umwandlung der benachbarten Knochen. Die cystoide Höhle enthält meist fibröses Bindegewebe und Gefäßerweiterungen und ist teilweise mit xanthochromer Flüssigkeit gefüllt.

Synonyma. *Subperiostales Hämatom; atypischer periostaler Riesenzelltumor.*

Klinik. Die Cyste tritt vorwiegend im 2. Lebensjahrzehnt auf, gelegentlich auch später. LICHTENSTEIN hat bis 1957 50 Fälle aus der Weltliteratur zusammengestellt. Bevorzugt betroffen werden flache Knochen, die durch ballonartige Auftreibungen und expansives Wachstum bis zu Apfel-, Faust- und Kindskopfgröße gehen können. Erst bei entsprechender Ausdehnung können Knochenschmerzen auftreten, wenn die cystoiden Gebilde in Gelenknähe sitzen oder Muskelansätze berühren sowie an statisch belasteten Knochen auftreten.

Radiologie. Die radiologischen Züge ähneln denen der Riesenzelltumoren. Es sind mehrkammerige cystoide Gebilde, die durch Trabekelstrukturen sowie osteosklerotische Reparationsvorgänge unterbrochen werden. Im Gegensatz zum Osteoblastom, welches sich im Innern des Knochens entwickelt, sitzt die aneurysmatische Knochencyste außen auf dem Knochen und treibt diesen auf; sie kommt an der Wirbelsäule häufig, dagegen im Innern der Röhrenknochen selten vor.

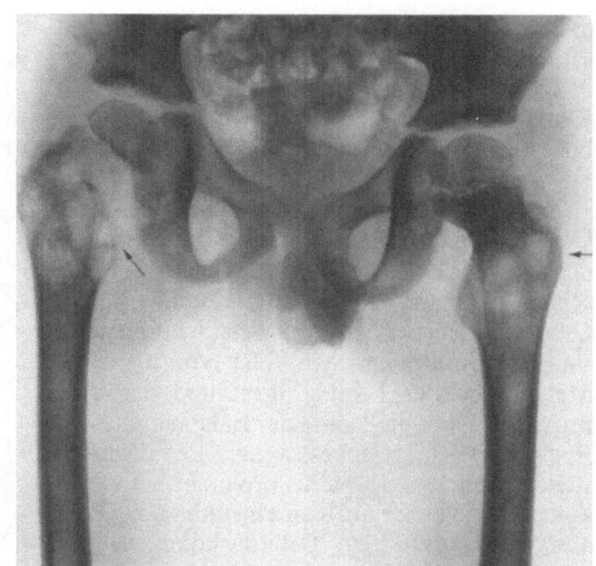

Abb. 197. *Sarkommetastasen* im Oberschenkelhals, ausgehend von einem Spindelzellensarkom des Gaumens. Größere unscharfe cystoide Aufhellungen im proximalen Femur, welche zur Druckatrophie der Spongiosa und rechts zum Zusammenbruch des Schenkelhalses geführt haben. $5^9/_{12}$jähriger Junge

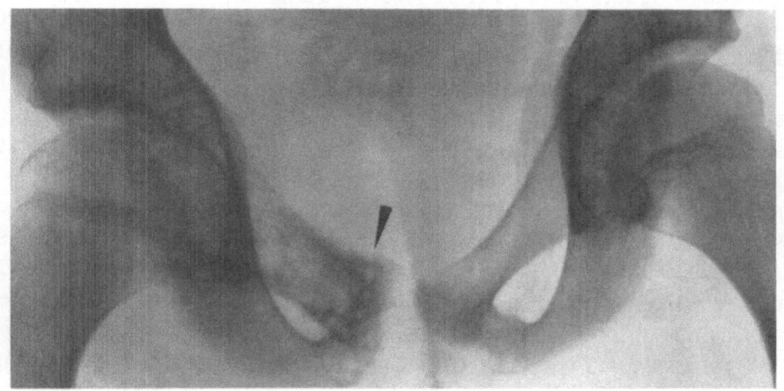

Abb. 198. *Sarkommetastasen* im rechten Schambein ausgehend von einemWeichteilsarkom. Auftreibung des Schambeinastes, Auflockerung der Spongiosa und Corticalis. $12^9/_{12}$jähriger Junge

Beckenchondrom

Begriff. Der Begriff des Beckenchondroms wird aus der Reihe der Enchondrome besonders herausgegriffen, weil dieser Lokalisationsform eine besondere potentielle Malignität zugeordnet werden muß. Es gilt die Regel, daß Chondrome um so bösartiger anzusehen sind, je näher sie am Stamm liegen. Neben den Beckenchondromen gilt diese Aussage in eingeschränktem Sinn auch für die *Chondrome des Sternums*, der *Scapula*, der *Rippen* und der *Wirbelsäule*.

Bösartige Knochentumoren

Die bösartigen Knochentumoren sind relativ selten und werden beim Kind mit 0,7% aller Tumoren angegeben. Besondere Bedeutung erhalten sie aber durch ihre ausgeprägte Malignität. Zu den primären bösartigen Knochengeschwülsten gehören: *Osteosarkom, Chondrosarkom,* *Ewing-Sarkom, Reticulumzellsarkom, Fibrosarkom, Synovialsarkom.*

Neben den primären Knochentumoren sind die Knochenmetastasen anderer Tumorarten zu erwähnen, insbesondere die Knochenmanifestationen der akuten, malignen *Reticulose*, der *Leukose*, der *Lymphogranulomatose*, des *Sympathicoblastoms*, der chronischen *Osteomyelitis*, der *Strahlenschädigung* und der *Paget-Krankheit*.

Als gemeinsame charakteristische Züge der bösartigen Knochentumoren gegenüber den gutartigen könnte das Fehlen reaktiver Vorgänge bei ersteren und die Neigung zum Überschreiten der Knochenkonturen und das Übergreifen auf die Nachbarorgane hervorgehoben werden.

Osteogenes Sarkom

Begriff. Das osteogene Sarkom besteht aus einem zellreichen Gewebe mit einem Netzwerk unterschiedlich differenzierter Knochensubstanz,

das sowohl Faserstrukturen als auch Minerali-
sationsvorgänge, Osteoidformationen und knorpelige Wucherungen erkennen läßt.

Klinik. Das osteogene Sarkom ist der häufigste
bösartige Knochentumor im Wachstumsalter,
etwa ein Sechstel aller Knochentumoren beim
Jugendlichen und Kind entfallen auf das Osteosarkom. Das Manifestationsalter liegt zwischen
dem 6. und 25. Lebensjahr, das männliche Geschlecht ist mit 6:4 im Verhältnis zum weiblichen
Geschlecht stärker betroffen. Prädilektionsstellen
sind die Röhrenknochen, hier vor allem die
Metaphysen des Femur distal und der Tibia
proximal. Über die Hälfte der Fälle betreffen die
Region des Kniegelenkes, weitere Lokalisationsstellen sind der Humerus proximal. Osteosarkome können aber auch an allen übrigen Skeletabschnitten auftreten. Osteosarkome wachsen
rasch und führen zu Schmerzen, Weichteilauf-
treibungen und Hypervascularisierung der umgebenden Haut, wobei oft venöse Stauungszei-
chen sichtbar werden.

Radiologie. Während in den Anfangsstadien die
Veränderungen uncharakteristisch sind, werden
sie im Verlaufe des Tumorwachstums diagnostisch zuverlässiger bis beweisend. Im Vordergrund steht der osteolytische Knochendefekt, der
an der Corticalis nicht halt macht und zu einer
stärkeren periostalen Reaktion führen kann.
Das Nebeneinander von Osteolysevorgängen
und reaktiven Veränderungen der Umgebung hat
zur Unterteilung in verschiedene Typen geführt:
*Sklerosierender Typ, cystischer Typ, periostaler
Typ.* Die wesentlichen Grundzüge sind jedoch
die Unterbrechung der Corticalis im Bereich des
Tumors mit unscharfer Begrenzung der Corticalisstruktur und manchmal auch bürstenartigen
Formationen, wobei die Knochenbälkchen senkrecht zur Hauptverlaufsrichtung der Corticalis-
formation zu stehen pflegen. Ebenso charakteristisch ist die Einbeziehung der umgebenden
Weichteile in den Tumorkomplex, wobei nicht
selten eine *ektopische Verkalkung* in Form von
Kalkschlieren oder Kalkschalen im Weichteil-
gewebe sichtbar werden (Abb. 196). Die Spongiosa ist mottenfraßähnlich zerstört, der Epiphysenknorpel wird selten überschritten, der
Gelenkspalt ist kaum jemals betroffen. Die
Neigung zur Metastasenbildung (Abb. 197, 198)
ist vor allem in der Leber und in der Lunge
groß. Sonderformen des Osteosarkoms sind die
sekundären Sarkome, die beim Erwachsenen bei
Paget-Krankheit und im Jugendalter als Folge
von Zufuhr radioaktiver Substanzen auftreten.
Solche Sarkome wurden durch *Leuchtziffer-
bemalung,* nach *Thorium-X-Platinsol-Eosin-Ge-
misch* und nach *Petheostor, Thoratrast* (SPIESS)
beobachtet.

Von den osteogenen Sarkomen werden die
parostalen Sarkome als Sonderform abgegrenzt.
Diese haben die Neigung, den Knochen zu um-
wachsen und einzumauern, treten aber praktisch
nur im Erwachsenenalter auf.

Ewingsarkom

Begriff. Ewingsarkome oder Ewingtumoren
gehen vom Knochenmark aus und sind histologisch Rundzellensarkome. Entgegen der ursprünglichen Ansicht von EWING (1921), der
diese Tumorform dem Gefäßendothel zuordnete,
kann als gesichert gelten, daß sie vom omni-
potenten Reticulum des Knochenmarks ausgeht und infolge ihrer Unreife eine besondere
Malignität zeigt.

Klinik. Die Ewingsarkome repräsentieren etwa
$^1/_{10}$ der primären bösartigen Knochengeschwülste. 90% der Ewingtumoren treten in den ersten
3 Lebensjahrzehnten auf, die Altersabschnitte
zwischen dem 10. und 20. Lebensjahr gelten als
besonders disponiert. Die Tumoren werden aber
auch häufig bei Kindern in den ersten 10 Lebensjahren angetroffen. Das männliche Geschlecht
ist fast doppelt so oft betroffen wie das weibliche.

Fast alle Skeletabschnitte können vom
Ewingsarkom befallen werden, besondere Prädilektionsstellen sind aber die langen Röhrenknochen. Wie bei vielen anderen Tumoren ist
auch hier die Region des Kniegelenkes mit etwa
der Hälfte der Fälle beteiligt.

Anschwellungen der betroffenen Regionen,
Funktionseinschränkungen, Fieber und Schmerzen sind Leitsymptome. Der Sarkomcharakter
wird insbesondere durch das rasche Wachstum
und die quälenden, vor allem nächtlichen
Knochenschmerzen charakterisiert. Ewingtumoren sitzen metaphysennahe und beteiligen im
weiteren Verlauf auch die Epiphysenfuge.

Radiologie. Im Bereich der Ewingtumoren finden
sich ausgeprägte Destruktionen des Knochens mit
Aufhellungen und Auflockerungen der Spongi-
osa und Unterbrechungen der darüberliegenden
Corticalis. Das Röntgenbild wird mehr vom
Stadium als von der Tumorform geprägt. Infolge
der Neigung zu periostalen Reaktionen und
Weichteilveränderungen können Bilder wie bei
einer chronischen Osteomyelitis entstehen. Das
Ewingsarkom unterscheidet sich aber von der
Osteomyelitis durch die lamellen- oder streifen-
förmige oft mottenfraßähnliche Auflockerung
der Corticalis (HELLNER; HELLNER u. POPPE).
Verkalkende Periostreaktionen in verschiedenen
Stadien können *zwiebelschalenartige* Bilder er-
zeugen, welche für die Ewingtumoren als charakteristisch bezeichnet werden. Spiculae- und
Büschelbildungen werden ebenso wie bei anderen

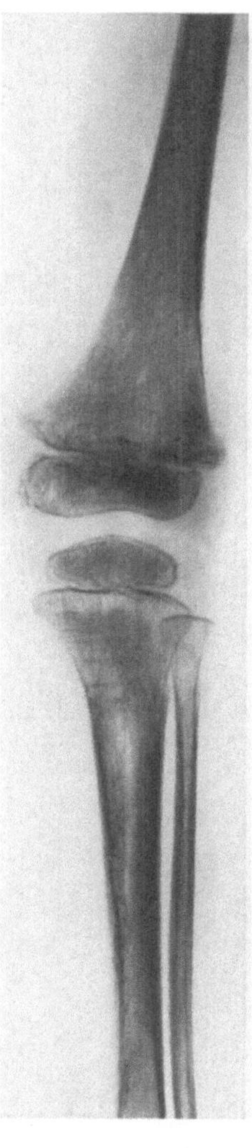

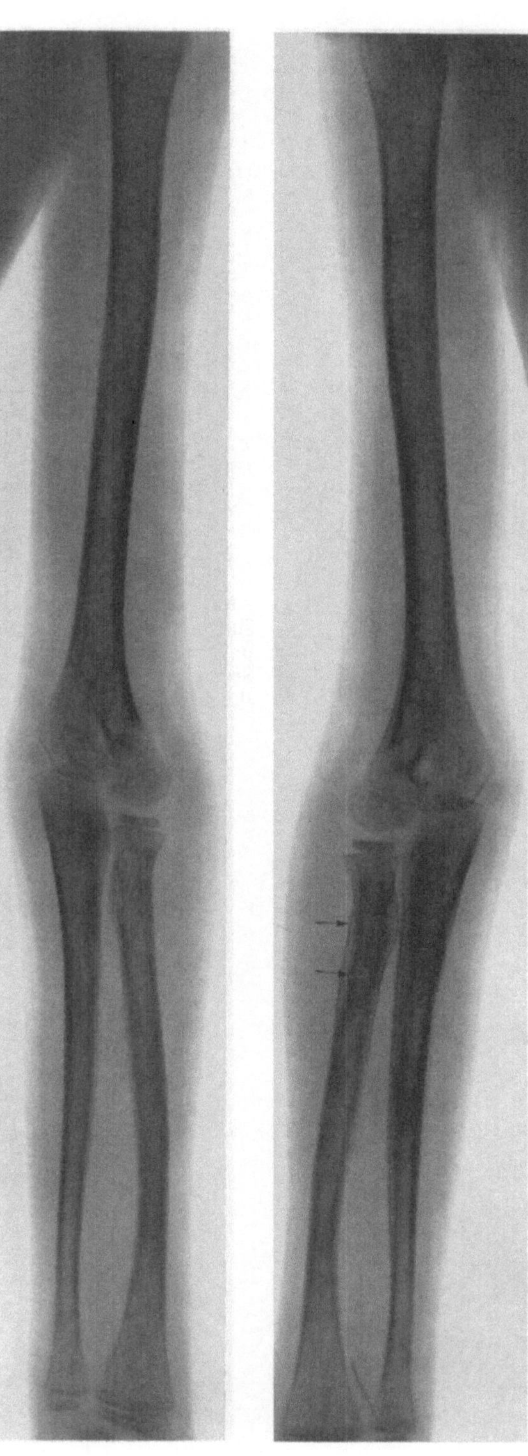

Abb. 199. *Akute Leukose.* $3^3/_{12}$jähriges Mädchen. Breite
metaphysäre Aufhellungsbänder (Tibia proximal), die
stellenweise zur Zusammensinterung der Metaphysen
(Femur distal) geführt haben. Die Corticalis ist stellenweise (Fibula lateral) aufgeblättert und erscheint an
anderen Stellen (Tibia und Femur medial) angenagt,
kontrastarm

Abb. 200 u. 201. *Akute Leukose* bei $8^9/_{12}$jährigem Jungen. Klinisch polyarthritisähnliche Beschwerden

Abb. 200. Armskelet: Corticalisaufblätterung mit Periost-
säumen. An Stelle der physiologischen Spongiosaarchitektur wechseln sich streifige Verdichtungen und Aufhellungen ab. Allgemeine Kalkarmut

Abb. 200

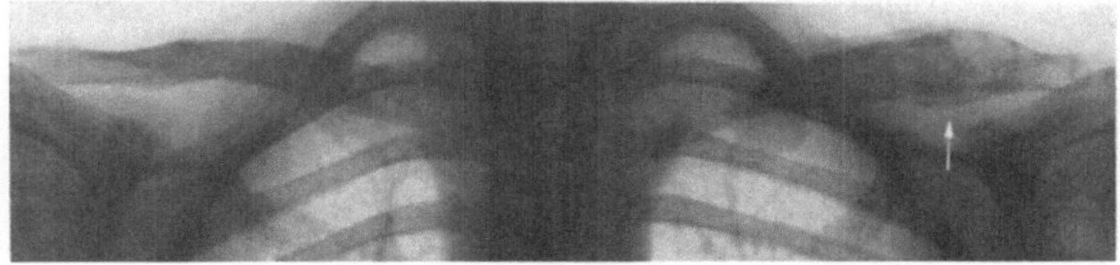

Abb. 201. Spindelförmige Auftreibung des linken Schlüsselbeines mit
cystoiden Aufhellungen

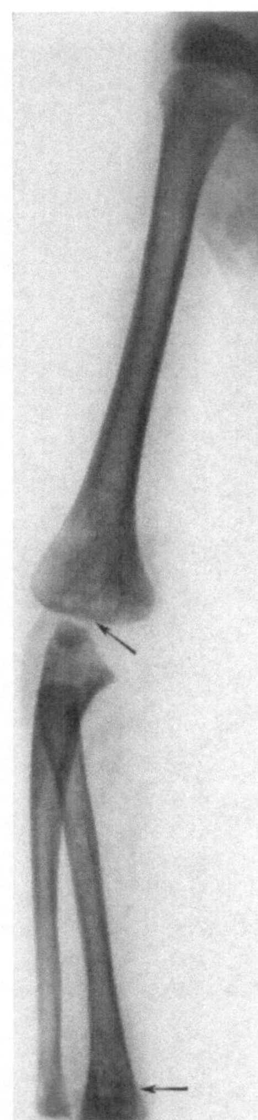

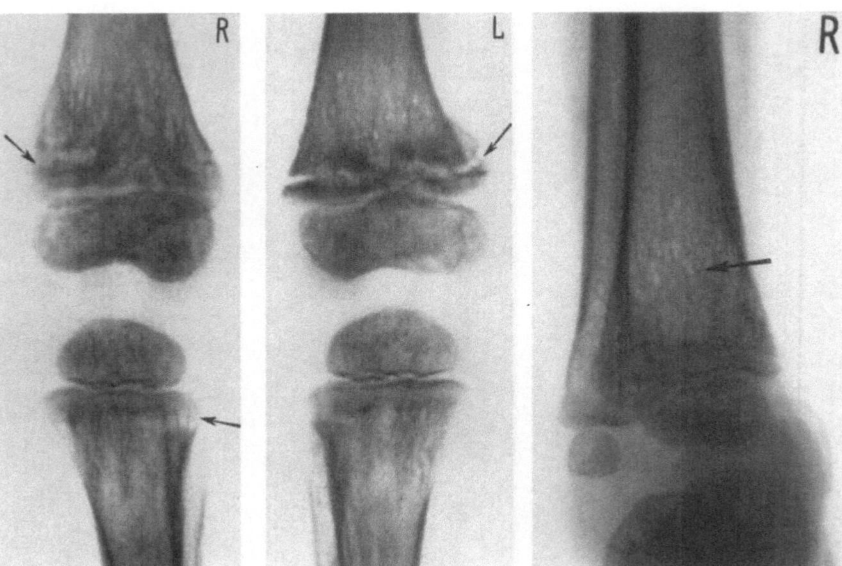

Abb. 202. *Akute Reticuloendotheliose* (ABT-LETTERER-SIWE) bei einem $2^3/_{12}$jährigen Jungen. Aufhellungsbänder in den Metaphysen, die am linken Femur distal zum Metaphysenzusammenbruch geführt haben (Pfeil). Im Bereich der primären — metaphysären — Spongiosa zahlreiche rundliche oder ovale Aussparungen, welche auf granulomatöse Wucherungen zurückzuführen sind

Abb. 203 u. 204. Osteolytische Auflockerung der Spongiosa („Mottenfraß") und Aufblätterung der Corticalis in einzelne Lamellen (Pfeile) bei *Sympathicogoniom-Metastasen*. Primärtumor im Brustbereich des Grenzstranges

Abb. 204. Feinfocusaufnahme zur besseren Darstellung der Struktureinzelheiten

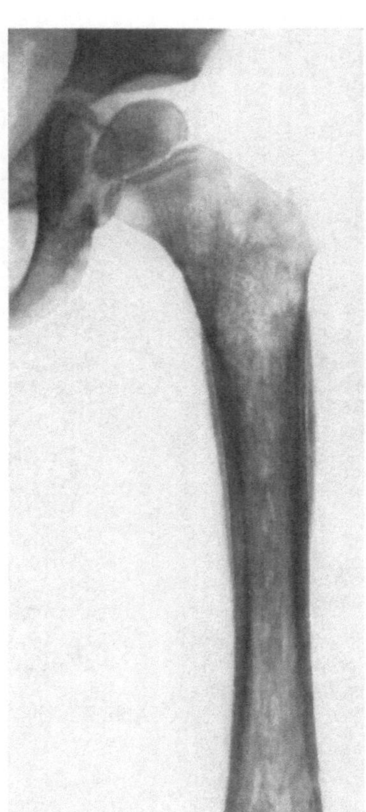

Abb. 203

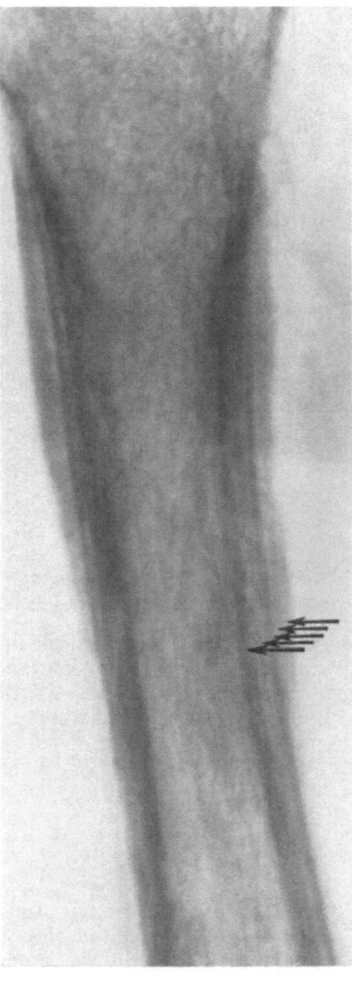

Abb. 204

osteogenen Sarkomen gefunden, selbst die sog. Zwiebelschalenform ist durchaus nicht pathognomonisch für den Ewingtumor.

Reticulumzellsarkom

Begriff. PARKER und JACKSON haben 1939 aus der Gruppe der Ewingtumoren das Reticulosarkom oder Reticulumsarkom als klinische Einheit herausgenommen. Der Tumor geht ebenso wie das Ewingsarkom von den undifferenzierten Reticulumzellen des Knochenmarkes aus, tritt aber im Gegensatz zum Ewingtumor vorwiegend im späteren Leben auf, entwickelt sich dementsprechend langsamer und metastasiert später. Die Prognose ist durch diese pathobiologischen Gesetzmäßigkeiten etwas günstiger als beim Ewingsarkom.

Chondrosarkom

Begriff. Das Chondrosarkom kann vom osteogenen Sarkom abgegrenzt werden, weil es prognostisch etwas gutartiger ist und sich häufig an gutartige Knorpelgeschwülste anschließt. Häufigster Ausgangspunkt sind dabei die Chondrome bei Ollierscher Krankheit.

Klinik. Chondrosarkome entwickeln sich auf dem Boden von gutartigen Vorschädigungen in Intervallen zwischen 2 und 24 Jahren (DAHLIN). Dementsprechend werden sie im Wachstumsalter selten gefunden, sondern vorwiegend beim Erwachsenen angetroffen. Man unterscheidet eine *zentrale* Form, bei welcher der Tumor im Inneren des Knochens sitzt, und eine *periphere* Form mit randständigem Sitz des Tumors. Es gilt die Regel, daß die Neigung zu maligner Entartung chondromartiger Geschwülste um so größer ist, je näher deren Lokalisation am Stamm liegt. Plötzliche Größenzunahme einer umschriebenen Knochenpartie erweckt klinisch den Verdacht auf eine Chondrosarkom-Entwicklung. Die Neigung zur Metastasenbildung ist geringer als beim Osteosarkom.

Radiologie. Radiologisch weist dieser Tumor kleinere herdförmige Verdichtungen auf, die durch amorphe Verkalkungen bedingt sind. Jede Durchbrechung oder Verdünnung der Corticalis erweckt den Verdacht auf eine potentielle Malignität.

Fibrosarkom

Begriff. Unter der Bezeichnung Fibrosarkom wird eine Reihe von Knochengeschwülsten subsummiert, die von bindegewebigen Zellen der Markhöhle ihren Ausgang nehmen.

Klinik. Fibrosarkome kommen im Kindesalter nur ausnahmsweise vor, sie finden sich vorwiegend im 2.–4. Lebensjahrzehnt. Auch hier ist die Kniegelenksregion mit etwa $^4/_5$ der Fälle betroffen, wobei Ausgangsorte distaler Femur und proximale Tibia sind.

Radiologie. Der radiologische Befund ist nicht charakteristisch, jedoch ist erwähnenswert, daß die destruktive Potenz des Tumorgewebes bei den Fibrosarkomen höher zu sein pflegt als bei den anderen osteogenen Sarkomen. Infolge dieser Wachstumsgesetzmäßigkeiten wird die Corticalis rasch usuriert und durchbrochen und die Geschwulstbildung geht auf die umgebenden Weichteile über.

Maligne Synovialome

Begriff. Synovialome sind Tumoren, die vom Synoviagewebe der Gelenke ihren Ausgangspunkt nehmen. Sie treten bevorzugt im 3.–4. Lebensjahrzehnt auf, können aber in allen Altersabschnitten, selbst beim Neugeborenen, vorkommen.

Klinik. Synovialome sind vorwiegend im Bereich des Kniegelenkes lokalisiert, wo etwa die Hälfte aller Fälle gefunden wird. Weniger häufig sind die Gelenke der Hüfte, des Fußes, des Ellbogens und der Hand betroffen. Die Entwicklung geht über viele Jahre, das Krankheitsbild wird deshalb häufig mit chronischer Osteomyelitis verwechselt.

Radiologie. Das Röntgenbild ist wenig charakteristisch und zeigt nur in Ausnahmefällen eine Knochenbeteiligung. Gelegentlich deuten unregelmäßige Verkalkungen im Weichteiltumorgewebe auf den malignen Charakter hin.

Sekundäre Neoplasmen des Skeletes

Im Rahmen von Systemerkrankungen der Bindegewebe kommt es mit relativ großer Häufigkeit zu Manifestationen im Bereich des Skeletes. Prädilektionsstellen sind dabei die Wachstumszonen des Knochens, die Veränderungen finden sich also im Bereich der Metaphysen und der periostalen Wachstumszonen. Diese Lokalisationsformen treffen vor allem für die *Reticulosen* und die *Leukosen* zu, während die *Speicherreticulosen* darüber hinaus auch noch Veränderungen der Epiphysenkerne nach sich ziehen. Reticulosen und Leukosen (Leukämien) sind dabei vom radiologischen Gesichtspunkt aus nicht einwandfrei zu differenzieren, als Anhaltspunkt ergibt sich lediglich eine stärkere (Abbildnng 202) fleckige Osteolyse bei den Reticulosen, während bei den Leukosen die bandförmigen metaphysären Aufhellungslinien (Abb. 205–207) vorherrschen. Im einzelnen ist das Röntgenbild dieser Systemerkrankungen gekennzeichnet durch folgende Grundzüge:

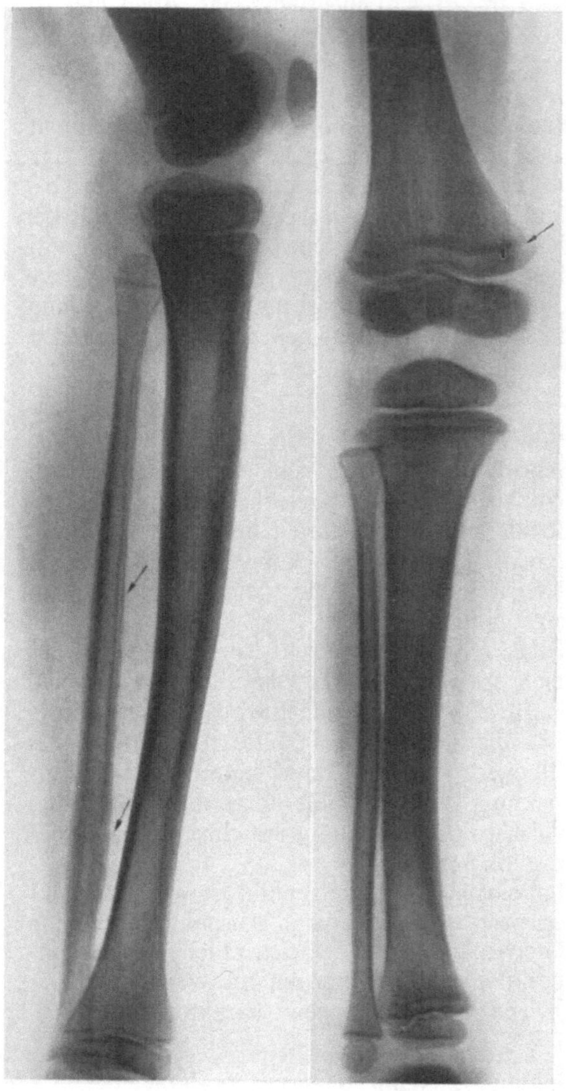

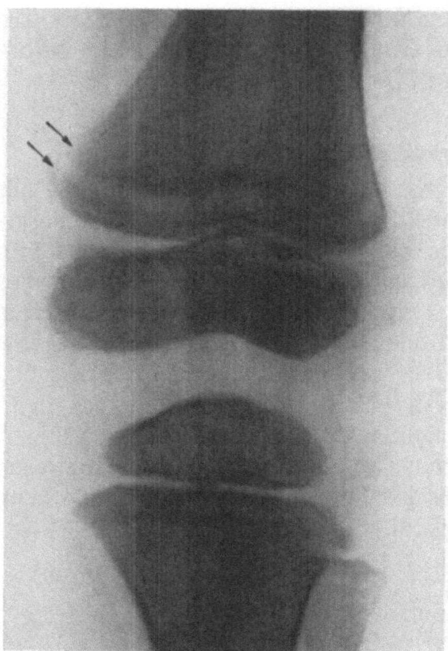

Abb. 207

Abb. 205   Abb. 206

Abb. 205. *Akute Leukose* bei 4⁵/₁₂jährigem Mädchen. Periostale und osteomyeloische Skeletmanifestation an der Fibula. Auftreibung in der distalen Hälfte. Schwund der Spongiosa, Aufblätterung und teilweise Zerstörung der Corticalis

Abb. 206 u. 207. Frühsymptome am Skelet bei *akuter Leukose*. Verdickte präparatorische Verkalkungszonen, am deutlichsten am linken Femur distal (Punkt). Metaphysäre Aufhellungsbänder (Pfeile) diaphysenwärts davon. Anschließend eine weitere Verkalkungszone

Die präparatorische Verkalkungszone ist scharf begrenzt manchmal eher akzentuiert, d. h. kontrastreicher. Unmittelbar unterhalb der Verkalkungszone in den Metaphysen finden sich Aufhellungen, die teils bandförmig die Metaphysenbreite durchlaufen und bei Rezidiven oft mehrschichtig sind, d. h. Verdichtungszonen und Osteolysebänder wechseln sich ab. Die Spongiosastruktur im Markraum ist unscharf, die Innenkontur der Corticalis pflegt unscharf bis verwaschen zu sein (Abb. 199). Die gleiche Unschärfe können wir an der Außenkontur der Corticalis beobachten (Abb. 200). Nicht selten ist das Periost streckenweise abgehoben (Abb. 200, 204). In schwereren Ausprägungsgraden kann das Metaphysengebiet der Röhrenknochen mottenfraßähnlich zerstört sein (Abb. 199, 202). Im Rahmen von Corticoidbehandlungen über Wochen bis Monate werden als zusätzliche Veränderungen ausgedehnte Osteoporosen des Skeletes und eine Zusammensinterung der Wirbelkörper gefunden. Von Bedeutung ist, daß die radiologischen Veränderungen am Skelet mitunter den klinischen Erscheinungen im peripheren Blutbild vorausgehen, d. h. an den Metaphysen Veränderungen bereits zu einem Zeitpunkt gefunden werden, an dem im peripheren Blut die Diagnose einer Leukose oder Reticulose noch nicht gestellt werden kann.

Bei den *Speicherreticulosen* finden sich über die metaphysären Veränderungen hinaus Zusammensinterungen und Strukturauflockerungen im Bereich der Epiphysenkerne, wobei Hüft- und Kniebereich am stärksten betroffen sind. Diese Veränderungen sind beim Morbus Gaucher am ausgeprägtesten.

Bei der *akuten Reticuloendotheliose* (Abt-Letterer-Siwesche Krankheit) sind bei kurzfristigem Verlauf die Knochenerkrankungen wenig imponierend, da sich die Symptomatik auf Exantheme, Petechien, Anämie, Hepatosplenomegalie und Lungenveränderungen beschränkt. Bei etwas protrahierterem Verlauf findet man dagegen neben metaphysären Aufhellungsbändern (Abb. 202) ausgestanzte osteolytische Defekte in den Metaphysen, die teilweise bis in den Markraum hineinreichen.

Topographisch-funktionelle Skeletabschnitte

Rumpfskelet

Das Rumpfskelet gehört zu den klinisch am schlechtesten zugänglichen und radiologisch schwieriger darstellbaren Skeletabschnitten. Diese Gegebenheit ist wohl auch Ursache für die relativ späte biometrische Aufschlüsselung dieses Skeletabschnittes. Das Rumpfskelet setzt sich zusammen aus *Wirbelsäule, Rippen, Brustbein, Schulter-* und *Beckengürtel.*

Entwicklung, biologische Daten und lokalisierte Erkrankungsprozesse dieser Skeletteile sind in den nachfolgenden Einzelabschnitten enthalten. Auf die Bedeutung der Achsenskeletsegmentierung im Mesenchymstadium der Skeletentwicklung wurde bereits in früheren Abschnitten (s. S . 3) hingewiesen. Hier wird aus Vereinfachungsgründen nur eine Übersicht über die Syndrome gegeben, an welchen das Achsenskelet primär beteiligt ist und welche einen Einfluß auf die Formbildung des Körpers haben (Tabelle 23).

Tabelle 23. Syndrome, an welchen das Achsenskelet primär mitbeteiligt ist (Einzelheiten s. in der alphabetischen Syndromenzusammenstellung)

Apert-Syndrom	Grauhan-Syndrom	Potter-Syndrom
Bauchdecken-Aplasie-Syndrom	Gruber-Syndrom	Putti-Syndrom
Bonnevie-Ullrich-Syndrom	Kartagener-Syndrom	Pyknodysostose-Syndrom
Brachydaktylie-Syndrom	Klein-Waardenburg-Syndrom	Reese-Syndrom
Crouzon-Syndrom	Klippel-Feil-Syndrom	Rotter-Erb-Syndrom
Curtius-Syndrom	Klippel-Feldstein-Syndrom	Rubinstein-Syndrom
Dento-faciales-Syndrom	de Lange-Syndrom	Russel-Syndrom
Dryfus-Syndrom	Marchesani-Syndrom	Scheuthauer-Marie-Sainton-
Durand-Zunin-Syndrom	Minkowski-Chauffard-Gänslein-	Syndrom
Dysraphie-Syndrom	Syndrom	Sprengel-Syndrom
Edward-Syndrom	Nievergelt-Syndrom	Turner-Kieser-Syndrom
Fallot-Syndrom	Oculo-dento-digitales-Syndrom	Ullrich-Syndrom
Franceschetti-Syndrom	Oculo-vertebrales-Syndrom	Ullrich-Feichtinger-Syndrom
Freeman-Sheldon-Syndrom	Olfacto-genitales-Syndrom	Ullrich-Turner-Syndrom
Guerin-Stern-Syndrom	Oligodactylie-Syndrom	Waardenburg-Syndrom
Godfried-Prick-Carol-Prakken-	Ostrum-Furst-Syndrom	Weismann-Netter-Syndrom
Syndrom	Oto-vertebrales-Syndrom	Wildervanck-Syndrom
Goltz-Gorlin-Syndrom	Pappilon-Leage-Psaume-Syndrom	

Die Wirbelsäule
Entwicklungsgeschichtliche Daten

Die Wirbelsäule durchläuft in ihrer Entwicklung ein mesodermales (membranöses), vorknorpeliges, knorpeliges und Verknöcherungsstadium. Die mesodermale Wirbelsäulenanlage entsteht aus dem Sklerotom, dessen Processus neurales um das Neuralrohr seitlich herumgreifen und zu den (paarigen) primären, mesodermalen Wirbelbögen verschmelzen. Der Processus chordalis umgreift die Chorda dorsalis und wird zum (unpaaren) Wirbelkörper. Von Beginn des 2. Fetalmonats ab bildet sich die Vorknorpelanlage in cranio-caudaler Richtung aus. Zu gleicher Zeit entstehen ventral paarige Knorpelkerne, aus denen sich die Rippen entwickeln. Bei 50 mm-Embryonen (9.— 10. Fetalwoche) vereinigen sich in der Brustwirbelsäule die knorpeligen Neuralfortsätze hinter dem Rückenmark. Die *Verknöcherung* der Wirbelsäule (Abb. 3, 4, 208, 209) beginnt Anfang des 3. Fetalmonats, sie ist enchondraler Natur. Der Atlas fängt bereits in der 8. Embryonalwoche an, einen Knochenkern zu bilden. Die Ossifikation der Wirbelkörper beginnt in der Lendenregion und schreitet cranialwärts rasch, caudalwärts langsam fort. Die Verknöcherung der Wirbelbögen setzt in der 8. Embryonalwoche beim ersten Wirbelbogen (Atlas) ein und schreitet cranio-caudal fort. Die Lendenwirbelbögen pflegen bei der Geburt noch nicht vollständig geschlossen zu sein. Zwischenwirbelräume und Wirbelkörper sind bei Neugeborenen im Röntgenbild fast gleich groß (Abb. 208).

Postnatal nehmen die Zwischenwirbelräume zunehmend an Höhe ab. Der Wirbelkörper wird von einer Knorpelschicht umgeben, dessen verdickter Rand als *Randleiste* bezeichnet wird. Die Abschlußplatten der Wirbelkörper sind radiär gekerbt. Die knorpelige Randleiste fängt im 6.— 8. Lebensjahr an zu verknöchern, ein Prozeß, der bis spätestens im 25. Lebensjahr abgeschlossen ist. Die Wirbelbögen weisen bei der

Geburt noch 3 Knorpelfugen auf, eine dorsale und zwei laterale gegen den Wirbelkörper. Die dorsale Fuge ist unten breiter als oben und schließt sich im Laufe der ersten beiden Lebensjahre. Die lateralen Wirbelbögen-Wirbelkörperfugen synostosieren zwischen 3. und 6. Lebensjahr (TÖNDURY).

Wachstums-Biometrik der Wirbelsäule

Über die wachsende Wirbelsäule liegen nur wenige klinisch verwertbare Normangaben vor. Einzelne Dimensionen wurden von DZIALLAS und LIPPERT, BAILEY, NAIK sowie von BRANDNER erstellt. Die nachfolgenden Abbildungen und Tabellen entstammen eigenen Untersuchungen (zusammen mit FREIWALD), die an 725 Wirbelsäulen des Wachstumsalters gewonnen wurden und auf insgesamt 42000 Einzelmessungen basieren.

Absolute Wirbelkörpermaße

Für die Messungen der Wirbelkörper eignen sich röntgenologisch lediglich die Brust- und Lendenwirbelkörper, da die Meßergebnisse im Bereich der Halswirbelsäule und des Kreuzbeins mit zu großen Ungenauigkeiten belastet sind. Als Dimensionen für metrische Beurteilungen kommt die Höhe, die Breite und die Tiefe der Wirbelkörper in Betracht. Wie aus den Abb. 210 bis 221 und den Tabellen 24—26 hervorgeht, zeigt die Wirbelkörperhöhe ein kontinuierliches Wachstum von der Neugeborenen-Periode bis zur Pubertät. Die Wachstumstendenz der Höhe nimmt in cranio-caudaler Richtung annähernd linear zu. Am Ende des Wachstums ist die Höhe des 1. Brustwirbelkörpers um etwa $^1/_3$ geringer als die Höhe der Lendenwirbelkörper 3—5.

Auch die Tiefe der Wirbelkörper (sagittale Wirbelkörperdimension) nimmt von der Geburt bis zur Pubertät fast linear zu (Abb. 211, Tabelle 25), wobei allerdings die absoluten Maße stärker ansteigen als bei der Höhendimension. Am Ende der Wachstumsphase liegt die Tiefendimension der letzten 3 Lendenwirbelkörper um etwa 40% über der Tiefe des ersten Brustwirbelkörpers.

Die Breite der Wirbelkörper (frontale Dimension) weicht von den linearen Verhältnissen der Höhe und der Tiefe deutlich ab. Interessant ist dabei die Mittelpunktstellung des 5. Brustwirbelkörpers, der die geringste Breitendimension überhaupt aufweist. Nach cranial und nach caudal finden sich fast spiegelbildliche Zunahmen der Wirbelkörperbreite, so daß die metrischen Verhältnisse bei D_7 und D_3, aber auch bei D_{10} und D_1 annähernd gleich sind. Am Ende des

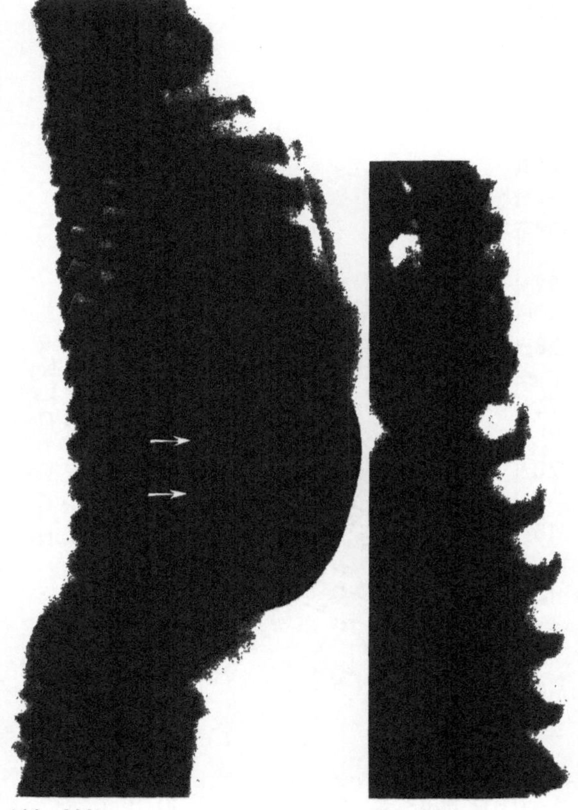

Abb. 208   Abb. 209

Abb. 208. *Ossifikationsstand der Wirbelsäule* bei einem 4 Wochen alten Säugling. Plattenförmige Verdichtungszonen in den oberen und unteren Wirbelkörperhälften. Zwischenwirbelräume im Brustbereich fast so breit wie die Wirbelkörperhöhe. — Polyrusstenose, 15 mm langer, strichförmiger Pyloruskanal, 8 min p. c.

Abb. 209. *Atypische Verkalkung* der Wirbelkörper, ausgehend von mehreren craniocaudal (statt transversal) verlaufenden Verdichtungszonen. 8 Wochen alter Säugling mit multiplen Abartungen

Wachstums betragen die Breitenwerte der unteren Lendenwirbelkörper — vor allem L_5 —, etwa das Doppelte der Breitenwerte des 5. Brustwirbelkörpers. Von besonderem Interesse ist, daß diese Proportionsverschiebungen der Breite im Säuglingsalter nicht vorhanden sind und erst mit Beginn der statischen Belastung sichtbar werden, vom 4. Lebensjahr ab sich deutlich abzeichnen.

Die Höhenwachstumskurve der Wirbelkörper (Abb. 210) verläuft wesentlich flacher als die Tiefenwachstumskurve (Abb. 211). Während diese beiden Wirbelkörperdimensionen noch eine gewisse Bündelung ihrer Kurven erkennen lassen, zeigt die Breitenentwicklung eine stärkere Streuung und vor allem ein rascheres Anwachsen der Breitendimension in den ersten 3—4 Lebensjahren.

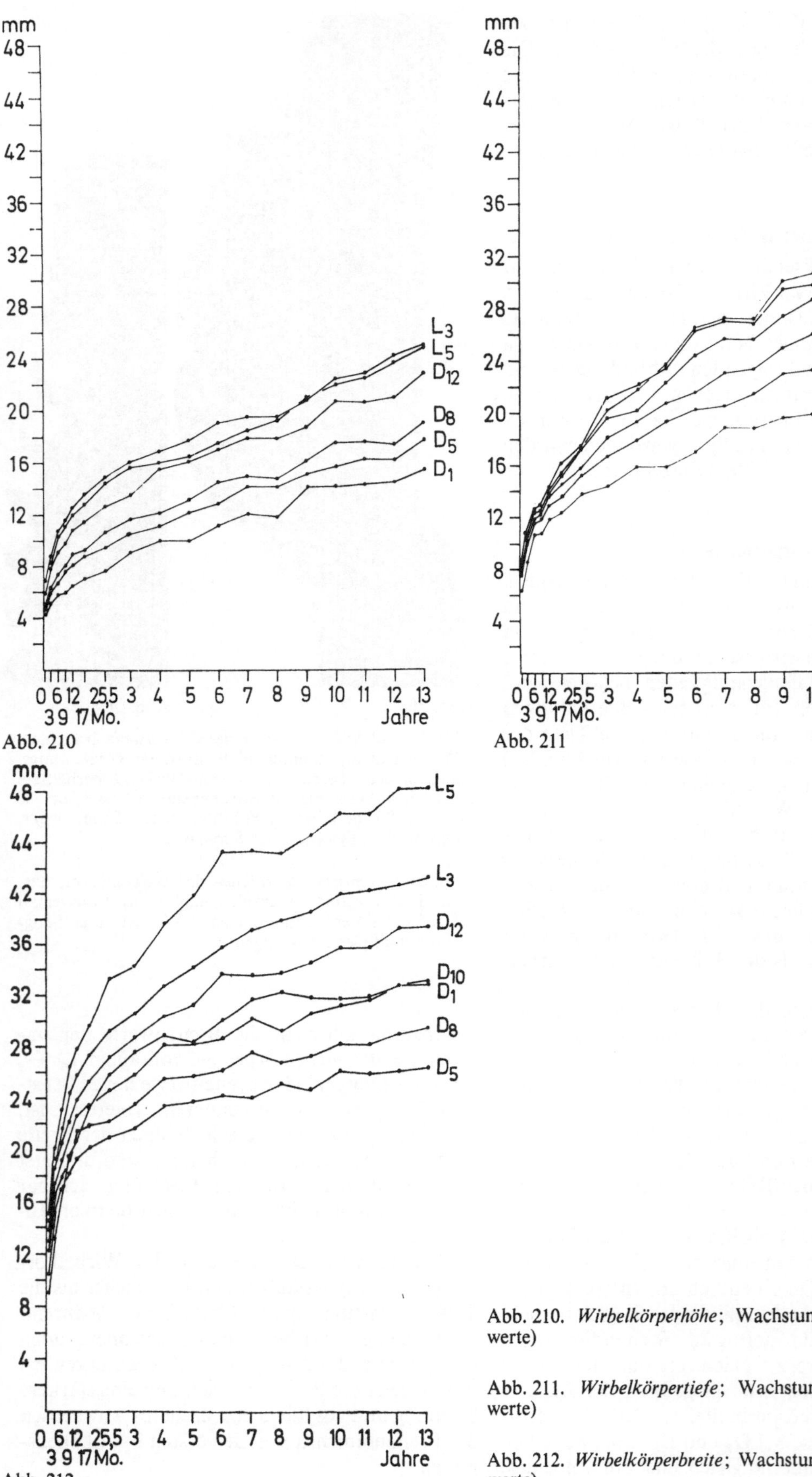

Abb. 210. *Wirbelkörperhöhe*; Wachstumskurve (Mittelwerte)

Abb. 211. *Wirbelkörpertiefe*; Wachstumskurve (Mittelwerte)

Abb. 212. *Wirbelkörperbreite*; Wachstumskurve (Mittelwerte)

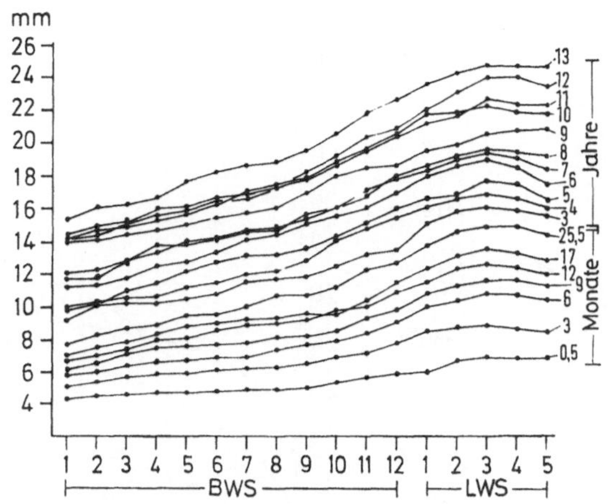

Abb. 213. Größenvergleich der Wirbelkörper nach Alterstufen; Wirbelkörperhöhe

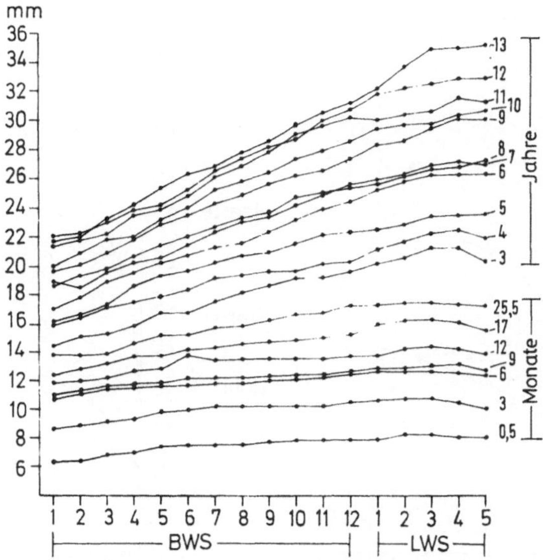

Abb. 214. Größenvergleich der Wirbelkörper nach Alterstufen; Wirbelkörpertiefe

An den Einzelbeispielen der Abb. 210—212, sind die unterschiedlichen Wachstumstendenzen der Wirbelkörper in bezug auf ihre 3 Dimensionen graphisch festgehalten.

Wirbelkörperindices

Um das Verhältnis der 3 Dimensionen einzelner Wirbelkörper auszudrücken, können Indices berechnet werden, wobei sich folgende 3 Möglichkeiten ergeben:

1. *Sagitto-transversaler Wirbelkörperindex*
   = mittlerer sagittaler Wirbelkörperdurchmesser (Tiefe) zu mittlerer transversaler Wirbelkörperdurchmesser (Breite),
2. *Vertiko-transversaler Wirbelkörperindex*
   = mittlerer vertikaler Wirbelkörperdurchmesser (Höhe) zu mittlerer transversaler Wirbelkörperdurchmesser (Breite),
3. *Vertiko-sagittaler Wirbelkörperindex*
   = mittlerer vertikaler Wirbelkörperdurchmesser (Höhe) zu mittlerer sagittaler Wirbelkörperdurchmesser (Tiefe).

Der sagitto-transversale Wirbelkörperindex (Abb. 220) verändert sich in den ersten 12 Lebensmonaten nur geringfügig, vom 6. Lebensmonat zeichnet sich eine Tendenz ab, die mit zunehmendem Alter deutlicher wird. Der Index steigt von der oberen zur mittleren Brustwirbelsäule an und fällt von dort wieder bis zu einem Minimum bei L_5 ab. Die Indexverschiebung ist zwischen D_5 und D_9 am deutlichsten. Die endgültigen Indexwerte sind um das 10. Lebensjahr erreicht. Die Brustwirbelkörper erfahren während dieser Proportionsverschiebungen eine Umwandlung ihrer ursprünglich querovalen in eine angedeutet kartenherzförmigen Form; Die Lendenwirbelkörper behalten ihre querovale Form bei.

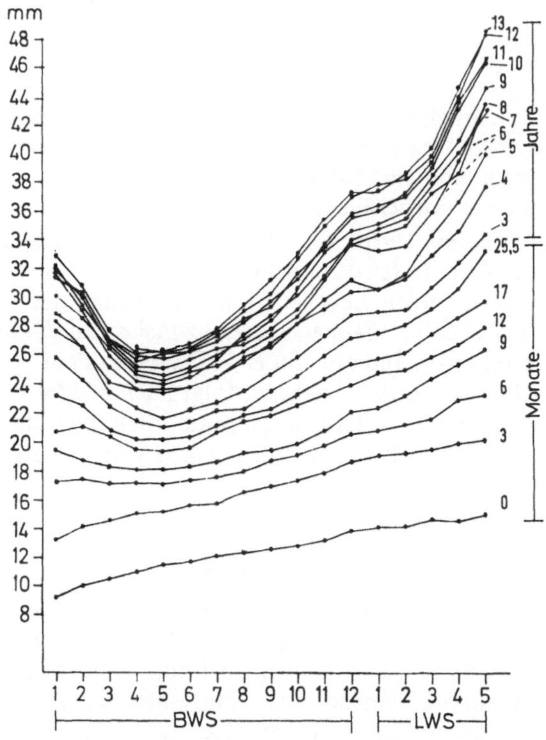

Abb. 215. Größenvergleich der Wirbelkörper nach Altersstufen; Wirbelkörperbreite

Die vertiko-transversalen Wirbelkörperindices zeigen eine ähnliche Tendenz während des Wachstums, der Indexanstieg ist allerdings geringer (Abb. 219). Das Höhen-Breiten-Verhältnis in den einzelnen Abschnitten weist damit geringere Unterschiede als das Tiefen-Breiten-Verhältnis

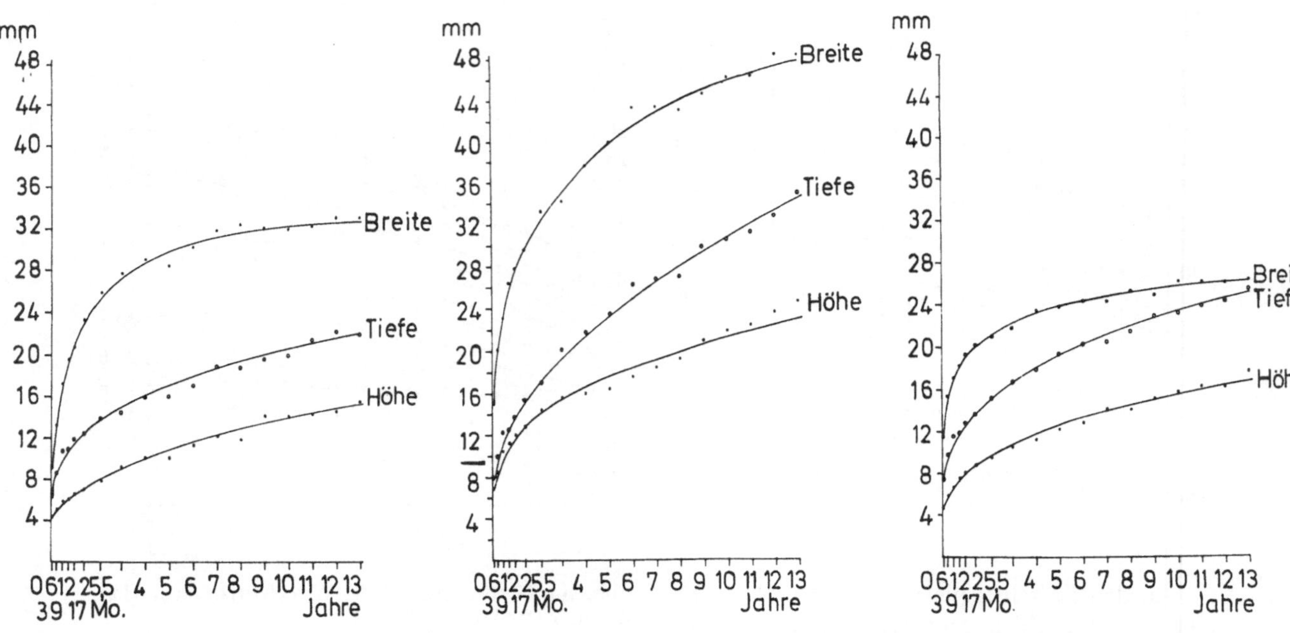

Abb. 216. Wachstumskurve des 1. Brustwirbelkörpers in den 3 Dimensionen

Abb. 217. Wachstumskurve des 5. Lendenwirbelkörpers in den 3 Dimensionen

Abb. 218. Wachstumskurve des 5. Brustwirbelkörpers in den 3 Dimensionen

auf. Auch bei diesem Index erfolgt ein fast linearer Anstieg von D_1 bis zur mittleren Brustwirbelsäule und ein Abfall von dort bis zum Ende der Lendenwirbelsäule.

Beim vertiko-sagittalen Wirbelkörperindex (Höhen-Tiefen-Proportion) zeigt sich in den ersten beiden Lebensjahren ein Anstieg der Indices von cranial nach caudal zunehmend. Dabei bleiben die Indices von $D_3 - D_9$ nahezu auf gleicher Höhe, der Anstieg erfolgt nach caudal von D_{10} ab. Vom 9. Lebensjahr an fallen die Indices von D_1 nach D_9 ab und steigen von D_{10} nach caudal an.

Gestaltwandel der Wirbelkörper

Neben den absoluten Maßen und den Indices kommt der Gestaltwandel der Wirbelkörper im Verhältnis zur Gesamtwirbelsäule deutlich zum Ausdruck. Bezieht man die einzelnen Dimensionen auf die Gesamtlänge der Wirbelsäule, und zwar die sogenannte Nettolänge (= Summe der Höhenwerte der gemessenen 17 Wirbelkörper ohne Berücksichtigung der Zwischenwirbelräume), so ergeben sich folgende Gesetzmäßigkeiten:

Die relativen Longitudinaldurchmesser der Wirbel liegen für alle Altersklassen dicht zusammen, Wachstum der Einzelwirbelkörper und Wachstum der Gesamtwirbelsäule in der Höhendimension korrespondieren also weitgehend.

Lediglich während der ersten Lebensjahre lassen die cranialen Brustwirbel eine leichte Zunahme, die Lendenwirbel eine leichte Abnahme ihres relativen Längenanteils erkennen (Abb. 219).

Auch bei der Tiefendimension verändert sich die mittlere Brustwirbelsäule am wenigsten, am deutlichsten die Lendenwirbelsäule. Die cranialen Brustwirbel bleiben gegenüber der Gesamtnettolänge der Wirbelsäule relativ zurück (Abb. 220).

Das Breitenwachstum der Wirbelkörper unterliegt auch in bezug auf die Nettolänge der Wirbelsäule den stärksten Veränderungen (Abb. 221). Die Wirbelsäule des Kleinkindes ist damit relativ breiter als die des Schulkindes oder Jugendlichen, d. h., daß die Wirbelkörper mit zunehmendem Alter relativ schmäler werden. Es findet also eine gewisse Verzögerung des Breitenwachstums im Verhältnis zum Höhenwachstum der Wirbelsäule statt.

Höhenwachstum der Zwischenwirbelräume

Nimmt man das arithmetische Mittel der Zwischenwirbelscheibenhöhe zur Grundlage, so ergeben sich folgende Gesetzmäßigkeiten während des Wachstums:

Die Zwischenwirbelkörper sind schon beim Neugeborenen nicht gleich hoch, sondern zeigen von cranial nach caudal eine zunehmende Höhendimension. Im Laufe des Wachstums nehmen

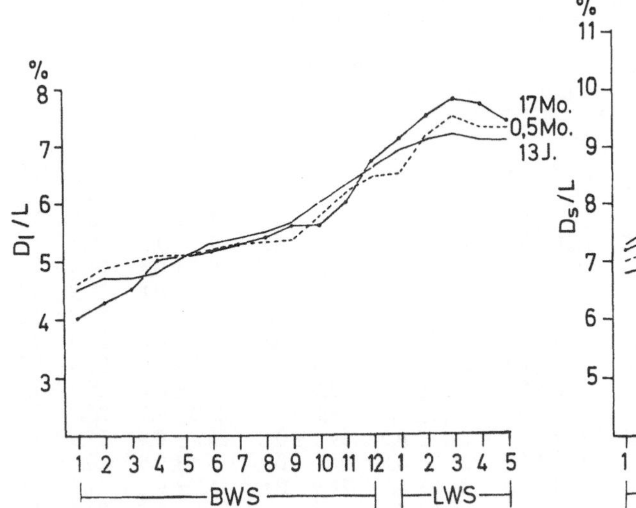

Abb. 219. Relative Längsdurchmesser der Wirbelkörper in Prozenten der Nettolänge der Wirbelsäule

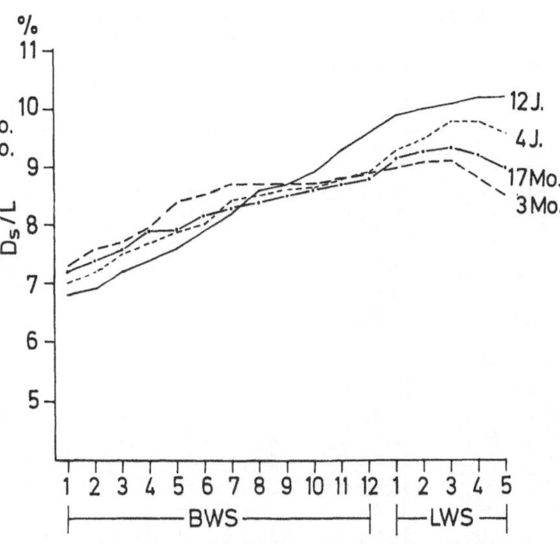

Abb. 220. Relative Sagittaldurchmesser der Wirbelkörper in Prozenten der Nettolänge der Wirbelsäule

die Zwischenwirbelräume absolut um so mehr zu, je weiter sie caudal liegen (Tabelle 29). Während sich die Höhe der cranialen Zwischenwirbelräume in der Brustwirbelsäule von der Neugeborenen-Periode bis zum 13. Lebensjahr etwa verdoppelt, verdreifachen die Zwischenwirbelräume der Lendenwirbelsäule ihre Dimension im gleichen Zeitraum.

Vergleicht man die Höhe der Zwischenwirbelräume mit der Höhe der Wirbelkörper, so ergibt sich eine langsame, aber stetige Abnahme der Zwischenwirbelräume zugunsten der Wirbelkörper. Zwischenwirbelraum geht also auf Kosten der Wirbelkörper im Laufe des Wachstums verloren.

Varianten und Fehlbildungen der Wirbelsäule
Spinale Dysraphie

Herkömmlich werden die Fehlbildungen der unteren Wirbelsäule in folgende Gruppen unterteilt. 1. *Verschmelzungsfehler in der Mittellinie* (*Spina bifida*). 2. *Fehler der Gewebsdifferenzierung*. 3. *Duplikationen* (*Diplomyelie*). 4. *Überschießendes Wachstum normaler Gewebe* (*Lipome*). 5. *Herniation von Gewebe eines Keimblattes durch Gewebe anderer Keimblätter* (intraspinale Cysten, Dermoidcysten). Unter die Sammelbezeichnung „Spinale Dysraphie" fallen Krankheitsbegriffe wie *Diplomyelie, Diastematomyelie* (mit oder ohne eine knöcherne oder bindegewebige Struktur zwischen den beiden Rückenmarkhälften); *Dermalsinus, Dermoidcyste* (die in irgendeiner Gewebeschicht zwischen Haut und Wirbelkörper gefunden werden), *neurenterische Cysten, fibröse Bänder* zwischen

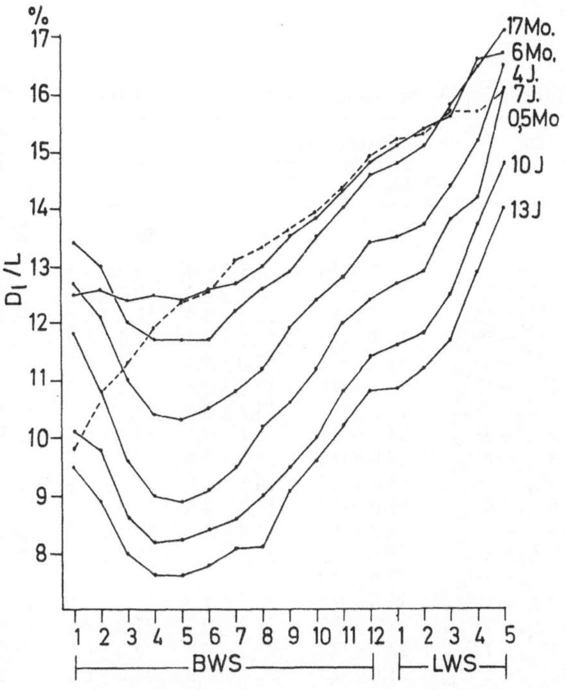

Abb. 221. Relative Breitendurchmesser der Wirbelkörper in Prozenten der Nettolänge der Wirbelkörper

Mark und Dura; *abnorme* oder überzählige *Nervenstränge*, abnorme Verwachsungen von Nervensträngen mit der Dura; lokalisierte *Angiome* der Medulla; *Lipome*. Mitunter sind mehrere dieser Anomalien miteinander vergesellschaftet. Die unteren Lumbal- und Sacralelemente des primitiven Rückenmarkes entwickeln sich aus distal des hinteren Neuroporus gelegenen Zellmassen. Normalerweise bilden sich diese Strukturen bis auf das Filum terminale

Tabelle 24. Wirbelkörperbreite (Entwicklung). Geometrischer Mittelwert (M) und Standardabweichung

Alter in Jahren	Wirbelkörper							
	D_1	D_2	D_3	D_4	D_5	D_6	D_7	D_8
	M	M	M	M	M	M	M	M
$0-^1/_{12}$	$9,1 \pm 0,6$	$10,0 \pm 0,6$	$10,5 \pm 0,5$	$11,0 \pm 0,6$	$11,5 \pm 0,6$	$11,7 \pm 0,5$	$12,1 \pm 0,5$	$12,3 \pm 0,6$
$^2/_{12}-^4/_{12}$	$13,2 \pm 0,8$	$14,1 \pm 0,7$	$14,5 \pm 0,5$	$15,1 \pm 0,5$	$15,2 \pm 0,4$	$15,6 \pm 0,5$	$15,8 \pm 0,5$	$16,6 \pm 0,5$
$^5/_{12}-^7/_{12}$	$17,2 \pm 1,44$	$17,4 \pm 1,1$	$17,1 \pm 0,8$	$17,2 \pm 0,6$	$17,1 \pm 0,6$	$17,4 \pm 0,6$	$17,6 \pm 0,6$	$18,0 \pm 0,7$
$^8/_{12}-^{10}/_{12}$	$19,5 \pm 0,8$	$18,7 \pm 0,7$	$18,3 \pm 0,6$	$18,1 \pm 0,6$	$18,2 \pm 0,5$	$18,4 \pm 0,5$	$18,6 \pm 0,5$	$19,3 \pm 0,5$
$^{10}/_{12}-1^1/_{12}$	$20,7 \pm 1,0$	$21,0 \pm 0,7$	$20,3 \pm 0,5$	$19,6 \pm 0,4$	$19,3 \pm 0,4$	$19,6 \pm 0,4$	$20,7 \pm 0,4$	$21,4 \pm 0,4$
$1^2/_{12}-1^8/_{12}$	$23,2 \pm 0,9$	$22,5 \pm 0,6$	$20,8 \pm 0,6$	$20,2 \pm 0,7$	$20,2 \pm 0,6$	$20,3 \pm 0,6$	$21,1 \pm 0,8$	$21,9 \pm 0,9$
$1^9/_{12}-2^5/_{12}$	$25,8 \pm 0,9$	$24,2 \pm 0,8$	$22,4 \pm 0,6$	$21,5 \pm 0,6$	$21,0 \pm 0,6$	$21,3 \pm 0,6$	$22,1 \pm 0,5$	$22,2 \pm 0,5$
$2^6/_{12}-3^5/_{12}$	$27,6 \pm 0,6$	$26,5 \pm 0,6$	$23,4 \pm 0,6$	$22,3 \pm 0,7$	$21,7 \pm 0,6$	$22,1 \pm 0,6$	$22,7 \pm 0,6$	$23,5 \pm 0,6$
$3^6/_{12}-4^5/_{12}$	$28,9 \pm 0,8$	$27,7 \pm 0,9$	$25,1 \pm 1,0$	$23,6 \pm 0,8$	$23,4 \pm 0,7$	$23,8 \pm 0,7$	$24,5 \pm 0,9$	$25,5 \pm 1,1$
$4^6/_{12}-5^5/_{12}$	$28,3 \pm 0,7$	$26,5 \pm 0,6$	$24,1 \pm 0,6$	$23,6 \pm 0,7$	$23,7 \pm 0,6$	$23,9 \pm 0,6$	$24,4 \pm 0,6$	$25,7 \pm 0,7$
$5^6/_{12}-6^5/_{12}$	$30,1 \pm 0,9$	$28,5 \pm 0,7$	$26,4 \pm 0,7$	$24,7 \pm 0,7$	$24,2 \pm 0,8$	$24,8 \pm 0,7$	$25,2 \pm 0,7$	$26,1 \pm 0,7$
$6^6/_{12}-7^5/_{12}$	$31,7 \pm 0,6$	$29,1 \pm 0,6$	$25,9 \pm 0,6$	$24,2 \pm 0,5$	$24,0 \pm 0,5$	$24,5 \pm 0,6$	$25,7 \pm 0,8$	$27,5 \pm 0,9$
$7^6/_{12}-8^5/_{12}$	$32,2 \pm 0,9$	$29,4 \pm 0,6$	$26,9 \pm 0,6$	$25,2 \pm 0,7$	$25,1 \pm 0,8$	$25,6 \pm 0,7$	$26,4 \pm 0,9$	$26,7 \pm 0,8$
$8^6/_{12}-9^5/_{12}$	$31,8 \pm 0,8$	$30,1 \pm 0,8$	$26,7 \pm 0,8$	$24,8 \pm 0,8$	$24,6 \pm 0,8$	$24,9 \pm 0,6$	$25,7 \pm 0,6$	$27,2 \pm 0,6$
$9^6/_{12}-10^5/_{12}$	$31,6 \pm 1,1$	$30,2 \pm 1,0$	$26,9 \pm 0,9$	$25,6 \pm 0,7$	$26,1 \pm 0,6$	$26,2 \pm 0,6$	$26,9 \pm 0,7$	$28,2 \pm 0,6$
$10^6/_{12}-11^5/_{12}$	$31,9 \pm 1,2$	$29,8 \pm 0,9$	$27,0 \pm 0,7$	$26,0 \pm 0,6$	$25,9 \pm 0,6$	$26,1 \pm 0,6$	$27,4 \pm 0,7$	$28,2 \pm 0,8$
$11^6/_{12}-12^5/_{12}$	$32,8 \pm 0,8$	$30,9 \pm 0,8$	$27,8 \pm 0,6$	$26,4 \pm 0,6$	$26,1 \pm 0,6$	$26,4 \pm 0,7$	$27,5 \pm 0,7$	$29,0 \pm 0,9$
$12^6/_{12}-13^5/_{12}$	$32,8 \pm 1,4$	$30,8 \pm 1,1$	$27,6 \pm 0,9$	$26,1 \pm 0,7$	$26,3 \pm 0,8$	$26,7 \pm 0,8$	$27,8 \pm 0,9$	$29,5 \pm 0,9$

Tabelle 25. Wirbelkörpertiefe. Entwicklung während des Wachstums. Geometrischer Mittelwert (M)

Alter in Jahren	Wirbelkörper							
	D_1	D_2	D_3	D_4	D_5	D_6	D_7	D_8
	M	M	M	M	M	M	M	M
$0-^1/_{12}$	$6,3 \pm 0,4$	$6,4 \pm 0,4$	$6,8 \pm 0,4$	$7,0 \pm 0,4$	$7,4 \pm 0,4$	$7,5 \pm 0,5$	$7,5 \pm 0,4$	$7,5 \pm 0,4$
$^2/_{12}-^4/_{12}$	$8,6 \pm 0,4$	$8,9 \pm 0,4$	$9,1 \pm 0,4$	$9,3 \pm 0,4$	$9,9 \pm 0,5$	$10,0 \pm 0,5$	$10,2 \pm 0,5$	$10,2 \pm 0,5$
$^5/_{12}-^7/_{12}$	$10,7 \pm 0,4$	$11,1 \pm 0,5$	$11,4 \pm 0,4$	$11,5 \pm 0,5$	$11,6 \pm 0,4$	$11,7 \pm 0,4$	$11,8 \pm 0,4$	$11,8 \pm 0,4$
$^8/_{12}-^{10}/_{12}$	$10,8 \pm 0,3$	$11,1 \pm 0,3$	$11,4 \pm 0,4$	$11,7 \pm 0,4$	$11,9 \pm 0,4$	$12,2 \pm 0,4$	$12,2 \pm 0,4$	$12,2 \pm 0,4$
$^{11}/_{12}-1^1/_{12}$	$11,9 \pm 0,5$	$12,0 \pm 0,3$	$12,2 \pm 0,3$	$12,7 \pm 0,4$	$12,9 \pm 0,3$	$13,8 \pm 0,3$	$13,4 \pm 0,3$	$13,5 \pm 0,3$
$1^2/_{12}-1^8/_{12}$	$12,4 \pm 0,6$	$12,8 \pm 0,6$	$13,2 \pm 0,7$	$13,7 \pm 0,6$	$13,7 \pm 0,7$	$14,1 \pm 0,6$	$14,3 \pm 0,7$	$14,6 \pm 0,7$
$1^9/_{12}-2^5/_{12}$	$13,8 \pm 0,4$	$13,7 \pm 0,5$	$13,9 \pm 0,4$	$14,6 \pm 0,4$	$15,2 \pm 0,6$	$15,2 \pm 0,6$	$15,7 \pm 0,5$	$15,8 \pm 0,6$
$2^6/_{12}-3^5/_{12}$	$14,4 \pm 0,5$	$15,1 \pm 0,5$	$15,3 \pm 0,7$	$15,8 \pm 0,7$	$16,7 \pm 0,9$	$16,7 \pm 0,7$	$17,6 \pm 0,6$	$18,1 \pm 0,5$
$3^6/_{12}-4^5/_{12}$	$15,9 \pm 0,4$	$16,4 \pm 0,5$	$17,1 \pm 0,6$	$17,5 \pm 0,7$	$17,9 \pm 0,6$	$18,3 \pm 0,6$	$19,1 \pm 0,5$	$19,3 \pm 0,5$
$4^6/_{12}-5^5/_{12}$	$15,8 \pm 0,4$	$16,5 \pm 0,6$	$17,1 \pm 0,8$	$18,6 \pm 0,7$	$19,3 \pm 0,7$	$19,6 \pm 0,7$	$20,2 \pm 0,7$	$20,7 \pm 0,7$
$5^6/_{12}-6^5/_{12}$	$17,0 \pm 0,4$	$17,9 \pm 0,6$	$18,9 \pm 0,4$	$19,5 \pm 0,4$	$20,2 \pm 0,4$	$20,7 \pm 0,5$	$21,2 \pm 0,6$	$21,5 \pm 0,5$
$6^6/_{12}-7^5/_{12}$	$18,9 \pm 0,6$	$18,4 \pm 0,4$	$19,5 \pm 0,5$	$20,2 \pm 0,5$	$20,4 \pm 0,5$	$21,4 \pm 0,6$	$22,3 \pm 0,7$	$23,0 \pm 0,6$
$7^6/_{12}-8^5/_{12}$	$18,6 \pm 0,6$	$19,3 \pm 0,6$	$19,7 \pm 0,6$	$20,7 \pm 0,7$	$21,4 \pm 0,7$	$22,0 \pm 0,7$	$22,6 \pm 0,7$	$23,2 \pm 0,8$
$8^6/_{12}-9^5/_{12}$	$19,5 \pm 0,4$	$20,1 \pm 0,4$	$20,9 \pm 0,4$	$22,0 \pm 0,4$	$22,9 \pm 0,6$	$23,5 \pm 0,6$	$24,3 \pm 0,6$	$24,9 \pm 0,6$
$9^6/_{12}-10^5/_{12}$	$19,8 \pm 0,8$	$20,9 \pm 1,0$	$21,8 \pm 1,0$	$21,8 \pm 0,9$	$23,1 \pm 0,8$	$24,0 \pm 0,7$	$25,2 \pm 0,8$	$25,9 \pm 0,8$
$10^6/_{12}-11^5/_{12}$	$21,3 \pm 0,7$	$21,7 \pm 0,7$	$22,2 \pm 0,7$	$23,5 \pm 0,8$	$23,9 \pm 0,8$	$24,8 \pm 0,8$	$26,1 \pm 0,8$	$26,9 \pm 0,8$
$11^6/_{12}-12^5/_{12}$	$22,0 \pm 0,8$	$22,2 \pm 0,7$	$23,0 \pm 0,7$	$23,9 \pm 0,7$	$24,3 \pm 0,6$	$25,3 \pm 0,6$	$26,5 \pm 0,6$	$27,4 \pm 0,6$
$12^6/_{12}-13^5/_{12}$	$21,6 \pm 0,7$	$22,0 \pm 0,6$	$23,2 \pm 0,6$	$24,2 \pm 0,6$	$25,4 \pm 0,7$	$26,3 \pm 0,7$	$26,7 \pm 0,9$	$27,8 \pm 0,9$

zurück. Fehlerhafte Rückbildungen führen zu abnormer, meist zu langer Conusbildung (TILL).

Rachischisis partialis et totalis

Weit häufiger als in den Wirbelkörpern finden sich Spaltbildungen an den Wirbelbögen. Wie oben schon betont, sind die röntgenologisch als schmale Aussparungen sichtbaren Knorpelfugen im Säuglingsalter physiologisch. An den Lendenwirbeln können diese Fugen bis zum 4. Lebensjahr offen sein. Beträgt der Spalt allerdings 3 mm und mehr, so ist er nicht mehr als physiologisch, sondern als pathologische Variante anzusehen.

Die leichteste Form einer Spaltbildung ist die *Spina bifida occulta*. Im strengen Sinne gehören dazu nur Wirbelbogendefekte, die äußerlich nicht sichtbar sind, bzw. nur durch eine lokalisierte Hypertrichose vermutet werden können. Myelodysplasien fehlen dabei in der Regel, doch pflegt die im Röntgenbild erkennbare Ausdehnung der Spaltbildung kein Maßstab für den anatomischen Zustand des Rückenmarkes und

in Millimetern

D_9	D_{10}	D_{11}	D_{12}	L_1	L_2	L_3	L_4	L_5
M	M	M	M	M	M	M	M	M
$12,6 \pm 0,6$	$12,9 \pm 0,6$	$13,2 \pm 0,7$	$13,8 \pm 0,7$	$14,1 \pm 0,6$	$14,2 \pm 0,5$	$14,5 \pm 0,6$	$14,5 \pm 0,6$	$15,0 \pm 0,7$
$17,0 \pm 0,6$	$17,4 \pm 0,6$	$17,9 \pm 0,7$	$18,6 \pm 0,8$	$19,1 \pm 0,7$	$19,2 \pm 0,7$	$19,4 \pm 0,7$	$19,9 \pm 0,8$	$20,1 \pm 0,9$
$18,7 \pm 0,7$	$19,1 \pm 0,7$	$19,7 \pm 0,7$	$20,5 \pm 0,8$	$20,8 \pm 0,7$	$21,2 \pm 0,7$	$21,5 \pm 0,8$	$22,9 \pm 1,1$	$23,1 \pm 1,2$
$19,5 \pm 0,5$	$19,9 \pm 0,5$	$20,8 \pm 0,6$	$22,1 \pm 0,6$	$22,4 \pm 0,6$	$23,1 \pm 0,6$	$24,3 \pm 0,6$	$25,2 \pm 0,6$	$26,4 \pm 0,8$
$21,8 \pm 0,6$	$22,5 \pm 0,7$	$23,2 \pm 0,7$	$23,9 \pm 0,7$	$24,7 \pm 0,7$	$24,9 \pm 0,6$	$25,8 \pm 0,6$	$26,5 \pm 0,5$	$27,8 \pm 0,7$
$22,3 \pm 0,8$	$23,3 \pm 0,9$	$24,3 \pm 0,8$	$25,3 \pm 0,9$	$25,7 \pm 0,9$	$26,1 \pm 1,0$	$27,3 \pm 1,0$	$28,5 \pm 0,9$	$29,6 \pm 1,0$
$23,5 \pm 0,7$	$24,5 \pm 0,7$	$25,9 \pm 1,0$	$27,1 \pm 1,2$	$27,4 \pm 1,0$	$28,0 \pm 1,0$	$29,1 \pm 1,0$	$30,5 \pm 1,3$	$33,2 \pm 1,5$
$24,6 \pm 0,8$	$25,8 \pm 0,7$	$27,3 \pm 0,7$	$28,7 \pm 0,7$	$28,7 \pm 0,6$	$29,0 \pm 0,6$	$30,6 \pm 0,6$	$32,3 \pm 0,6$	$34,2 \pm 0,7$
$26,8 \pm 0,8$	$28,1 \pm 0,7$	$29,1 \pm 0,7$	$30,5 \pm 0,7$	$30,6 \pm 0,7$	$31,2 \pm 0,7$	$32,8 \pm 1,0$	$34,5 \pm 0,9$	$37,6 \pm 1,1$
$26,5 \pm 0,8$	$28,1 \pm 0,9$	$29,8 \pm 0,9$	$31,2 \pm 1,3$	$30,5 \pm 1,2$	$31,4 \pm 1,2$	$34,1 \pm 1,3$	$36,5 \pm 1,3$	$39,8 \pm 0,9$
$27,4 \pm 0,7$	$28,6 \pm 0,6$	$31,2 \pm 0,7$	$33,6 \pm 0,7$	$33,1 \pm 0,6$	$33,4 \pm 0,6$	$35,8 \pm 0,7$	$39,3 \pm 0,8$	$43,3 \pm 0,8$
$28,6 \pm 0,9$	$30,2 \pm 0,9$	$32,2 \pm 1,0$	$33,4 \pm 1,0$	$34,2 \pm 1,0$	$34,8 \pm 1,0$	$37,1 \pm 1,0$	$38,4 \pm 1,0$	$43,3 \pm 1,0$
$27,7 \pm 0,9$	$29,1 \pm 0,8$	$31,4 \pm 0,8$	$33,6 \pm 0,9$	$34,5 \pm 1,0$	$35,3 \pm 1,0$	$37,8 \pm 1,0$	$39,9 \pm 1,0$	$42,9 \pm 1,3$
$28,4 \pm 0,7$	$30,6 \pm 0,7$	$33,1 \pm 0,7$	$34,5 \pm 0,9$	$34,9 \pm 1,0$	$35,8 \pm 1,0$	$38,5 \pm 1,0$	$40,7 \pm 1,0$	$44,5 \pm 0,9$
$29,7 \pm 0,6$	$31,2 \pm 0,6$	$33,7 \pm 0,6$	$35,7 \pm 0,7$	$36,3 \pm 0,8$	$36,8 \pm 0,8$	$38,9 \pm 0,9$	$42,9 \pm 1,2$	$46,1 \pm 1,0$
$29,3 \pm 0,9$	$31,6 \pm 1,0$	$33,6 \pm 1,0$	$35,7 \pm 1,0$	$35,9 \pm 1,0$	$36,9 \pm 0,8$	$39,2 \pm 0,8$	$42,5 \pm 1,2$	$46,2 \pm 1,2$
$30,2 \pm 0,9$	$32,8 \pm 0,9$	$34,8 \pm 0,8$	$37,2 \pm 0,9$	$37,7 \pm 0,9$	$38,2 \pm 1,0$	$39,6 \pm 1,0$	$43,3 \pm 1,0$	$48,1 \pm 1,0$
$31,2 \pm 1,0$	$33,0 \pm 1,0$	$35,3 \pm 1,0$	$37,2 \pm 0,9$	$37,2 \pm 1,0$	$38,5 \pm 1,0$	$40,2 \pm 1,0$	$44,5 \pm 1,2$	$48,1 \pm 1,4$

und Standardabweichung in Millimetern

D_9	D_{10}	D_{11}	D_{12}	L_1	L_2	L_3	L_4	L_5
M	M	M	M	M	M	M	M	M
$5,0 \pm 0,3$	$5,4 \pm 0,3$	$5,7 \pm 0,3$	$5,9 \pm 0,3$	$6,0 \pm 0,3$	$6,7 \pm 0,4$	$6,9 \pm 0,4$	$6,8 \pm 0,3$	$6,8 \pm 0,3$
$6,5 \pm 0,3$	$6,9 \pm 0,3$	$7,1 \pm 0,3$	$8,5 \pm 0,3$	$7,8 \pm 0,3$	$8,7 \pm 0,3$	$8,8 \pm 0,3$	$8,6 \pm 0,3$	$8,4 \pm 0,3$
$7,7 \pm 0,4$	$7,9 \pm 0,4$	$8,4 \pm 0,4$	$9,1 \pm 0,3$	$10,0 \pm 0,3$	$10,4 \pm 0,3$	$10,8 \pm 0,3$	$10,7 \pm 0,3$	$10,4 \pm 0,4$
$8,2 \pm 0,3$	$8,5 \pm 0,3$	$9,3 \pm 0,3$	$9,8 \pm 0,3$	$0,8 \pm 0,3$	$1,3 \pm 0,4$	$1,6 \pm 0,5$	$1,6 \pm 0,4$	$1,2 \pm 0,4$
$9,2 \pm 0,4$	$9,8 \pm 0,4$	$10,0 \pm 0,4$	$10,9 \pm 0,5$	$11,5 \pm 0,7$	$12,3 \pm 0,6$	$12,6 \pm 0,5$	$12,4 \pm 0,5$	$12,0 \pm 0,5$
$9,6 \pm 0,5$	$9,6 \pm 0,5$	$10,4 \pm 0,4$	$11,5 \pm 0,5$	$12,4 \pm 0,6$	$13,1 \pm 0,7$	$13,6 \pm 0,7$	$13,3 \pm 0,6$	$12,8 \pm 0,6$
$10,7 \pm 0,5$	$11,2 \pm 0,5$	$12,3 \pm 0,6$	$12,7 \pm 0,7$	$13,8 \pm 0,7$	$14,6 \pm 0,7$	$14,9 \pm 0,6$	$14,9 \pm 0,6$	$14,4 \pm 0,6$
$11,9 \pm 0,6$	$12,5 \pm 0,6$	$13,2 \pm 0,5$	$13,5 \pm 0,6$	$15,1 \pm 0,5$	$15,9 \pm 0,5$	$16,1 \pm 0,4$	$15,9 \pm 0,4$	$15,6 \pm 0,4$
$12,9 \pm 0,5$	$14,1 \pm 0,4$	$14,8 \pm 0,4$	$15,5 \pm 0,4$	$16,1 \pm 0,5$	$16,6 \pm 0,5$	$16,9 \pm 0,5$	$16,6 \pm 0,6$	$16,0 \pm 0,4$
$13,6 \pm 0,5$	$14,1 \pm 0,5$	$15,2 \pm 0,4$	$16,1 \pm 0,4$	$16,7 \pm 0,5$	$16,8 \pm 0,6$	$17,7 \pm 0,7$	$17,5 \pm 0,6$	$16,4 \pm 0,6$
$15,1 \pm 0,4$	$15,6 \pm 0,4$	$16,1 \pm 0,4$	$17,0 \pm 0,4$	$18,0 \pm 0,5$	$18,6 \pm 0,4$	$19,0 \pm 0,4$	$18,5 \pm 0,4$	$17,5 \pm 0,5$
$15,2 \pm 0,4$	$16,1 \pm 0,4$	$17,3 \pm 0,4$	$17,8 \pm 0,4$	$18,3 \pm 0,5$	$18,9 \pm 0,5$	$19,4 \pm 0,5$	$19,1 \pm 0,6$	$18,4 \pm 0,6$
$15,5 \pm 0,4$	$16,1 \pm 0,4$	$16,8 \pm 0,4$	$17,9 \pm 0,5$	$18,5 \pm 0,6$	$19,0 \pm 0,5$	$19,4 \pm 0,4$	$19,4 \pm 0,4$	$19,2 \pm 0,7$
$17,0 \pm 0,4$	$18,0 \pm 0,4$	$18,5 \pm 0,5$	$18,6 \pm 0,7$	$19,6 \pm 0,5$	$19,9 \pm 0,6$	$20,6 \pm 0,6$	$20,8 \pm 0,7$	$20,9 \pm 0,5$
$17,9 \pm 0,5$	$18,9 \pm 0,4$	$19,7 \pm 0,4$	$20,6 \pm 0,5$	$21,8 \pm 0,6$	$21,9 \pm 0,5$	$22,3 \pm 0,5$	$21,9 \pm 0,7$	$21,8 \pm 0,8$
$17,8 \pm 0,6$	$19,0 \pm 0,5$	$19,6 \pm 0,6$	$20,5 \pm 0,7$	$21,2 \pm 0,7$	$21,8 \pm 0,8$	$22,7 \pm 0,6$	$22,4 \pm 0,6$	$22,3 \pm 0,7$
$18,2 \pm 0,7$	$19,2 \pm 0,5$	$20,4 \pm 0,6$	$20,9 \pm 0,6$	$22,0 \pm 0,7$	$23,1 \pm 0,6$	$24,0 \pm 0,7$	$24,1 \pm 0,7$	$23,5 \pm 1,0$
$19,6 \pm 0,7$	$20,6 \pm 0,7$	$21,8 \pm 0,7$	$22,7 \pm 0,7$	$23,6 \pm 0,9$	$24,3 \pm 0,8$	$24,7 \pm 0,9$	$24,6 \pm 0,8$	$24,6 \pm 1,0$

seiner Häute zu sein. Die ersten beiden Sacralbögen und der 5. und 4. Lendenwirbelbogen sind die am häufigsten betroffenen Elemente. Die Tatsache, daß die Lokalisationsfrequenz von der Mitte der Wirbelsäule aus (wo am seltensten Spaltbildungen vorkommen) nach caudal und cranial zunimmt, weist auf den Charakter einer echten Hemmungsfehlbildung hin; die letzten und die ersten Ossifikationsvorgänge zeigen die höchste Fehlbildungsquote, die terminalen Verknöcherungsprozesse laufen am häufigsten unvollständig ab. Die Häufigkeit der Spina bifida in der Lumbosacralregion (Angaben bis zu 50 %) verbietet es, von einer Mißbildung zu sprechen. Eine solche Mißbildung liegt aber vor, wenn die Wirbelbogenspalten in der Halswirbelsäule oder gar in der Brustwirbelsäule auftreten. Irgendein konstanter Zusammenhang der Spina bifida occulta mit klinischen Erscheinungen wie Enuresis, Entwicklungshemmmungen hat sich nicht erweisen lassen. *Seitliche Wirbelbogenspalten* sind wesentlich seltener.

Tabelle 26. Wirbelkörperhöhe. Geometrischer Mittelwert (M)

Alter in Jahren	Wirbelkörper							
	D_1	D_2	D_3	D_4	D_5	D_6	D_7	D_8
	M	M	M	M	M	M	M	M
$0-{}^1/_{12}$	4,3 ± 0,2	4,5 ± 0,2	4,6 ± 0,2	4,7 ± 0,2	4,7 ± 0,2	4,8 ± 0,2	4,9 ± 0,3	4,9 ± 0,3
${}^2/_{12}-{}^4/_{12}$	5,1 ± 0,3	5,4 ± 0,3	5,7 ± 0,3	5,9 ± 0,3	5,9 ± 0,3	6,1 ± 0,3	6,2 ± 0,3	6,3 ± 0,3
${}^5/_{12}-{}^7/_{12}$	5,8 ± 0,3	6,0 ± 0,3	6,4 ± 0,4	6,6 ± 0,4	6,7 ± 0,4	6,9 ± 0,3	6,9 ± 0,3	7,4 ± 0,4
${}^8/_{12}-{}^{10}/_{12}$	6,0 ± 0,4	6,5 ± 0,3	7,1 ± 0,3	7,5 ± 0,2	7,6 ± 0,2	7,7 ± 0,3	7,8 ± 0,3	8,1 ± 0,3
${}^{11}/_{12}-1{}^1/_{12}$	6,5 ± 0,4	7,0 ± 0,4	7,3 ± 0,4	8,0 ± 0,3	8,1 ± 0,3	8,6 ± 0,4	8,9 ± 0,4	9,0 ± 0,4
$1{}^2/_{12}-1{}^8/_{12}$	7,0 ± 0,4	7,5 ± 0,4	7,8 ± 0,5	8,3 ± 0,4	8,8 ± 0,4	9,0 ± 0,4	9,2 ± 0,4	9,3 ± 0,5
$1{}^9/_{12}-2{}^5/_{12}$	7,7 ± 0,4	8,3 ± 0,5	8,7 ± 0,4	8,9 ± 0,5	9,5 ± 0,6	9,5 ± 0,6	10,1 ± 0,5	10,7 ± 0,5
$2{}^6/_{12}-3{}^5/_{12}$	9,2 ± 0,7	10,1 ± 0,6	10,2 ± 0,6	10,2 ± 0,5	10,5 ± 0,4	10,8 ± 0,4	11,5 ± 0,5	11,7 ± 0,5
$3{}^6/_{12}-4{}^5/_{12}$	10,0 ± 0,5	10,1 ± 0,4	10,4 ± 0,4	10,6 ± 0,3	11,2 ± 0,3	11,5 ± 0,3	12,0 ± 0,4	12,2 ± 0,4
$4{}^6/_{12}-5{}^5/_{12}$	10,4 ± 0,4	10,1 ± 0,3	11,0 ± 0,5	11,5 ± 50,	12,2 ± 0,5	12,8 ± 0,4	13,2 ± 0,4	13,2 ± 0,4
$5{}^6/_{12}-6{}^5/_{12}$	11,2 ± 0,7	11,4 ± 0,7	11,8 ± 0,5	12,6 ± 0,5	12,8 ± 0,4	13,4 ± 0,3	14,1 ± 0,5	14,5 ± 0,4
$6{}^6/_{12}-7{}^5/_{12}$	12,1 ± 0,5	12,3 ± 0,4	12,9 ± 0,4	13,4 ± 0,4	14,1 ± 0,4	14,3 ± 0,4	14,7 ± 0,4	14,9 ± 0,4
$7{}^6/_{12}-8{}^5/_{12}$	11,7 ± 0,3	11,9 ± 0,3	12,8 ± 0,5	13,8 ± 0,6	14,0 ± 0,5	14,3 ± 0,5	14,7 ± 0,4	14,7 ± 0,4
$8{}^6/_{12}-9{}^5/_{12}$	14,1 ± 0,4	14,2 ± 0,4	14,5 ± 0,3	14,7 ± 0,3	15,1 ± 0,4	15,5 ± 0,3	15,8 ± 0,3	16,1 ± 0,4
$9{}^6/_{12}-10{}^5/_{12}$	14,1 ± 0,5	14,7 ± 0,5	14,9 ± 0,5	15,3 ± 0,6	15,7 ± 0,5	16,3 ± 0,5	17,1 ± 0,6	17,5 ± 0,5
$10{}^6/_{12}-11{}^5/_{12}$	14,2 ± 0,6	14,8 ± 0,7	15,3 ± 0,6	16,1 ± 0,6	16,2 ± 0,6	16,6 ± 0,6	16,9 ± 0,5	17,5 ± 0,5
$11{}^6/_{12}-12{}^5/_{12}$	14,4 ± 0,5	14,5 ± 0,5	15,1 ± 0,5	15,6 ± 0,6	16,1 ± 0,5	16,4 ± 0,5	16,8 ± 0,5	17,3 ± 0,6
$12{}^6/_{12}-13{}^5/_{12}$	15,4 ± 0,6	16,1 ± 0,6	16,3 ± 0,6	16,7 ± 0,7	17,7 ± 0,7	18,3 ± 0,8	18,6 ± 0,6	18,9 ± 0,6

Tabelle 27. Wachstumskoeffizienten der Wirbelkörper vom 1. Lebensmonat bis zum 13. Lebensjahr

	Höhe	Tiefe	Breite
D_1	3,6	3,4	3,5
D_2	3,6	3,4	3,1
D_3	3,5	3,4	2,6
D_4	3,6	3,5	2,4
D_5	3,8	3,5	2,3
D_6	3,8	3,5	2,3
D_7	3,8	3,6	2,3
D_8	3,9	3,7	2,4
D_9	3,9	3,7	2,5
D_{10}	3,8	3,8	2,6
D_{11}	3,8	3,9	2,7
D_{12}	3,9	3,9	2,7
L_1	3,9	4,1	2,7
L_2	3,6	4,1	2,7
L_3	3,6	4,2	2,8
L_4	3,6	4,4	3,1
L_5	3,6	4,4	3,2

Tabelle 28. Wirbelkörper: Zwischenwirbelraum-Relationen (Höhendimension). Verhältnis der Höhendimension der 17 Wirbelkörper zu denen der 17 caudal davon gelegenen Zwischenwirbel

$0-{}^1/_{12}$	1:0,46	$4{}^6/_{12}-5{}^5/_{12}$	1:0,32
${}^2/_{12}-{}^4/_{12}$	1:0,38	$5{}^6/_{12}-6{}^5/_{12}$	1:0,31
${}^5/_{12}-{}^7/_{12}$	1:0,40	$6{}^6/_{12}-7{}^5/_{12}$	1:0,31
${}^8/_{12}-{}^{10}/_{12}$	1:0,36	$7{}^6/_{12}-8{}^5/_{12}$	1:0,32
${}^{11}/_{12}-1{}^1/_{12}$	1:0,35	$8{}^6/_{12}-9{}^5/_{12}$	1:0,30
$1{}^2/_{12}-1{}^8/_{12}$	1:0,33	$9{}^6/_{12}-10{}^5/_{12}$	1:0,30
$1{}^9/_{12}-2{}^5/_{12}$	1:0,34	$10{}^6/_{12}-11{}^5/_{12}$	1:0,31
$2{}^6/_{12}-3{}^5/_{12}$	1:0,31	$11{}^6/_{12}-12{}^5/_{12}$	1:0,30
$3{}^6/_{12}-4{}^5/_{12}$	1:0,33	$12{}^6/_{12}-13{}^5/_{12}$	1:0,29

Von einer *Rachischisis partialis* (Abb. 225) sprechen wir, wenn an umschriebenen Wirbelsäulenpartien — meist in der Lumbosacral- oder Cervicalregion — die Wirbelbögen breit klaffen. Kombiniert damit sind Myelodysplasien mehr oder minder erheblichen Grades. Wenn sich nur die Rückenmarkshäute durch Liquoransammlung im Subarachnoidealraum vorwölben, liegt eine *Meningocele* vor. Dabei ist das Rückenmark nicht beteiligt. Gewöhnlich handelt es sich aber um *Myelomeningocelen*, bei welchen sich Liquor zwischen ventraler Dura und Arachnoidea ansammelt. Das deformierte Rückenmark wird dorsal verdrängt und zwischen den klaffen-

den Wirbelbögen sichtbar. Führt die Liquoransammlung zu einer cystischen Erweiterung des Zentralkanals, entsteht eine *Myelocystocele*. Diese Mißbildungen gehen gewöhnlich mit Lähmungen einher, können aber im Bereich der Halswirbelsäule, besonders wenn es sich um Meningocelen handelt, symptomlos bleiben (Abb. 226). Bei der *Rachischisis totalis*, die meist in Korrelation zu anderen schwereren Mißbildungen auftritt, ist die ganze Wirbelsäule gespalten. Oft sind nur Rudimente der Wirbelbögen vorhanden. Das Rückenmark ist dabei schwer geschädigt. Die Rachischisis totalis ist nur für kurze Zeit mit dem Leben vereinbar.

Die als *Rachischisis anterior* bezeichneten *Sagittalspalten der Wirbelkörper* sind schwere Mißbildungen, die ihren Ursprung schon im membranösen Achsenskelet nehmen. Besonders in der Sacralgegend (Spina bifida anterior) können Teile des Rückenmarks eingeklemmt werden. Als *Diastematomyelie* bezeichnet man eine Ent-

und Standardabweichung in Millimetern

D_9	D_{10}	D_{11}	D_{12}	L_1	L_2	L_3	L_4	L_5
M	M	M	M	M	M	M	M	M
$7,7 \pm 0,4$	$7,8 \pm 0,4$	$7,8 \pm 0,4$	$7,9 \pm 0,3$	$7,9 \pm 0,3$	$8,2 \pm 0,4$	$8,2 \pm 0,4$	$8,0 \pm 0,3$	$8,0 \pm 0,3$
$10,2 \pm 0,4$	$10,2 \pm 0,5$	$10,2 \pm 0,5$	$10,5 \pm 0,4$	$10,6 \pm 0,4$	$10,7 \pm 0,5$	$10,7 \pm 0,4$	$10,4 \pm 0,5$	$10,0 \pm 0,5$
$12,0 \pm 0,4$	$12,1 \pm 0,5$	$12,2 \pm 0,5$	$12,4 \pm 0,5$	$12,6 \pm 0,5$	$12,6 \pm 0,5$	$12,6 \pm 0,5$	$12,5 \pm 0,5$	$12,3 \pm 0,4$
$12,3 \pm 0,4$	$12,3 \pm 0,4$	$12,3 \pm 0,4$	$12,5 \pm 0,4$	$12,6 \pm 0,5$	$12,8 \pm 0,5$	$13,0 \pm 0,5$	$13,1 \pm 0,4$	$12,6 \pm 0,4$
$13,5 \pm 0,3$	$13,4 \pm 0,5$	$13,5 \pm 0,5$	$13,7 \pm 0,5$	$13,7 \pm 0,5$	$14,2 \pm 0,4$	$14,4 \pm 0,4$	$14,1 \pm 0,4$	$13,8 \pm 0,4$
$14,7 \pm 0,7$	$14,8 \pm 0,7$	$15,0 \pm 0,6$	$15,2 \pm 0,6$	$15,9 \pm 0,8$	$16,1 \pm 0,7$	$16,2 \pm 0,7$	$16,0 \pm 0,6$	$15,4 \pm 0,5$
$16,2 \pm 0,5$	$16,6 \pm 0,4$	$16,7 \pm 0,5$	$17,2 \pm 0,5$	$17,2 \pm 0,4$	$17,4 \pm 0,4$	$17,4 \pm 0,3$	$17,3 \pm 0,4$	$17,2 \pm 0,5$
$18,6 \pm 0,4$	$19,1 \pm 0,4$	$19,2 \pm 0,5$	$19,6 \pm 0,5$	$20,1 \pm 0,6$	$20,5 \pm 0,6$	$21,2 \pm 0,7$	$21,1 \pm 0,6$	$20,2 \pm 0,6$
$19,5 \pm 0,5$	$19,5 \pm 0,5$	$20,1 \pm 0,5$	$20,2 \pm 0,5$	$21,1 \pm 0,5$	$21,6 \pm 0,6$	$22,2 \pm 0,7$	$22,4 \pm 0,7$	$21,8 \pm 0,8$
$20,9 \pm 0,8$	$21,5 \pm 0,9$	$22,1 \pm 0,9$	$22,3 \pm 0,9$	$22,5 \pm 1,0$	$22,8 \pm 0,9$	$23,4 \pm 1,1$	$23,4 \pm 1,0$	$23,5 \pm 0,7$
$22,3 \pm 0,5$	$23,1 \pm 0,5$	$23,9 \pm 0,5$	$24,4 \pm 0,5$	$25,2 \pm 0,5$	$25,8 \pm 0,5$	$26,2 \pm 0,5$	$26,2 \pm 0,8$	$26,3 \pm 0,7$
$23,3 \pm 0,6$	$24,1 \pm 0,5$	$24,8 \pm 0,5$	$25,6 \pm 0,5$	$25,9 \pm 0,7$	$26,3 \pm 0,7$	$26,9 \pm 0,7$	$27,1 \pm 0,8$	$26,9 \pm 0,7$
$23,3 \pm 0,8$	$24,7 \pm 0,9$	$24,8 \pm 0,9$	$25,5 \pm 0,9$	$25,6 \pm 1,0$	$26,3 \pm 1,1$	$26,6 \pm 1,2$	$26,8 \pm 1,3$	$27,0 \pm 1,1$
$25,6 \pm 0,8$	$26,2 \pm 0,8$	$26,5 \pm 0,9$	$27,3 \pm 1,0$	$28,2 \pm 0,9$	$28,5 \pm 0,9$	$29,4 \pm 0,9$	$30,0 \pm 1,0$	$30,0 \pm 0,8$
$26,4 \pm 0,8$	$27,3 \pm 0,8$	$27,9 \pm 0,7$	$28,5 \pm 0,7$	$29,4 \pm 0,8$	$29,6 \pm 0,9$	$29,6 \pm 0,9$	$30,1 \pm 1,4$	$30,6 \pm 0,9$
$27,8 \pm 1,0$	$29,1 \pm 0,9$	$29,6 \pm 1,0$	$30,2 \pm 1,1$	$29,9 \pm 0,8$	$30,4 \pm 0,8$	$30,6 \pm 0,7$	$31,5 \pm 0,6$	$31,2 \pm 0,6$
$28,1 \pm 0,6$	$28,7 \pm 0,5$	$29,9 \pm 0,7$	$30,7 \pm 0,7$	$31,8 \pm 0,6$	$32,2 \pm 0,6$	$32,5 \pm 0,6$	$32,8 \pm 0,6$	$32,8 \pm 0,6$
$28,5 \pm 0,9$	$29,4 \pm 0,8$	$30,5 \pm 1,0$	$31,1 \pm 0,9$	$32,1 \pm 1,0$	$33,6 \pm 1,0$	$34,8 \pm 0,9$	$34,9 \pm 0,9$	$35,1 \pm 0,6$

Tabelle 29. Zwischenwirbelscheiben. Arithmetischer Mittelwert in Millimetern

	Monate							Jahre										
	$0-1$	$1-4$	$5-7$	8 bis 10	11 bis 13	14 bis 20	21 bis 30	3	4	5	6	7	8	9	10	11	12	13
ZwD_1	2,2	2,4	3,0	2,9	3,0	2,9	3,2	3,1	3,4	3,6	3,7	3,7	3,8	3,7	3,9	4,2	4,2	4,3
ZwD_2	2,2	2,4	3,0	2,9	3,0	2,9	3,2	3,1	3,4	3,6	3,7	3,7	3,8	3,7	3,9	4,2	4,2	4,3
ZwD_3	2,2	2,4	3,0	2,9	3,0	2,9	3,2	3,1	3,4	3,6	3,6	3,7	3,8	3,7	3,9	4,2	4,2	4,3
ZwD_4	2,2	2,4	3,0	2,9	3,0	2,9	3,2	3,1	3,4	3,6	3,7	3,7	3,8	3,7	3,9	4,2	4,2	4.3
ZwD_5	2,2	2,4	3,0	2,9	3,0	2,9	3,2	3,1	3,4	3,6	3,7	3,7	3,8	3,7	3,9	4,2	4,2	4,3
ZwD_6	2,2	2,4	3,0	2,9	3,0	2,9	3,2	3,1	3,4	3,6	3,7	3,7	3,8	3,7	3,9	4,2	4,2	4,3
ZwD_7	2,4	2,5	3,2	3,0	3,1	3,2	3,6	3,5	3,8	3,5	3,5	3,6	4,0	4,2	4,3	4,6	4,4	4,6
ZwD_8	2,4	2,5	3,2	3,0	3,1	3,2	3,6	3,5	3,8	3,5	3,5	3,6	4,0	4,2	4,3	4,6	4,4	4,6
ZwD_9	2,4	2,5	3,2	3,0	3,1	3,2	3,6	3,5	3,8	3,5	3,5	3,6	4,0	4,2	4,3	4,6	4,4	4,6
ZwD_{10}	2,4	2,5	3,2	3,0	3,1	3,2	3,6	3,5	3,8	4,1	4,5	4,6	4,5	5,3	5,1	5,5	4,9	5,5
ZwD_{11}	2,4	2,5	3,2	3,0	3,1	3,2	3,6	3,5	3,8	4,1	4,5	4,6	4,5	5,3	5,1	5,5	4,9	5,5
ZwD_{12}	2,4	2,5	3,2	3,0	3,1	3,2	3,6	3,5	3,8	4,1	4,5	4,6	4,5	5,3	5,1	6,3	5,9	6,0
ZwL_1	3,0	2,9	3,5	3,6	3,7	3,8	4,3	4,9	4,9	5,7	5,7	5,9	5,8	6,3	7,0	7,1	7,0	7,0
ZwL_2	3,0	2,9	3,5	3,6	3,7	3,8	4,3	4,9	5,7	6,1	6,0	6,6	6,7	6,8	7,5	7,9	8,0	8,2
ZwL_3	3,0	2,9	3,5	3,6	3,7	3,8	4,3	4,9	6,5	6,3	7,0	7,5	7,8	7,6	8,5	8,5	8,0	9,3
ZwL_4	3,0	3,6	4,3	4,2	4,6	4,6	5,5	5,8	7,0	6,6	7,5	8,0	8,6	8,6	8,8	9,0	9,5	9,6
ZwL_5	3,0	3,6	4,3	4,2	4,6	4,6	5,5	5,8	7,3	6,4	7,4	7,9	8,4	8,5	8,8	9,2	9,5	9,6

wicklungsfehlbildung der Wirbelkörper in Form sagittaler Spalten, welche mit anderen Wirbelfehlbildungen und Rückenmarksdefekten vergesellschaftet sein können (JAMES u. LASSMANN; RATHKE).

An den Übergangsstellen der einzelnen Wirbelsäulenabschnitte kommen Varianten vor, die eine klinische Bedeutung haben. So kann der 12. Brustwirbel zu einem zusätzlichen Lendenwirbel oder der 7. Halswirbel zum 1. Brustwirbel (mit Halsrippe, Abb. 234) werden und umgekehrt. Derartige an den Übergangsstellen variierende Wirbel werden „*Wechselwirbel*" genannt. Daneben stellen *numerische Variationen* — Überzahl oder Fehlen von Wirbeln — der einzelnen Regionen ein relativ seltenes und mit der normalen Funktion der Wirbelsäule durchaus vereinbares Vorkommnis dar. Eine gewisse funktionelle Bedeutung können *Verschmelzungsprozesse* haben. Der 5. Lendenwirbel bzw. seine Querfortsätze sind manchmal symmetrisch oder asymmetrisch mit dem Kreuzbein verwachsen oder gelenkig verbunden. Dieser als *Sacralisation* (Abb. 229) bezeichnete Ver-

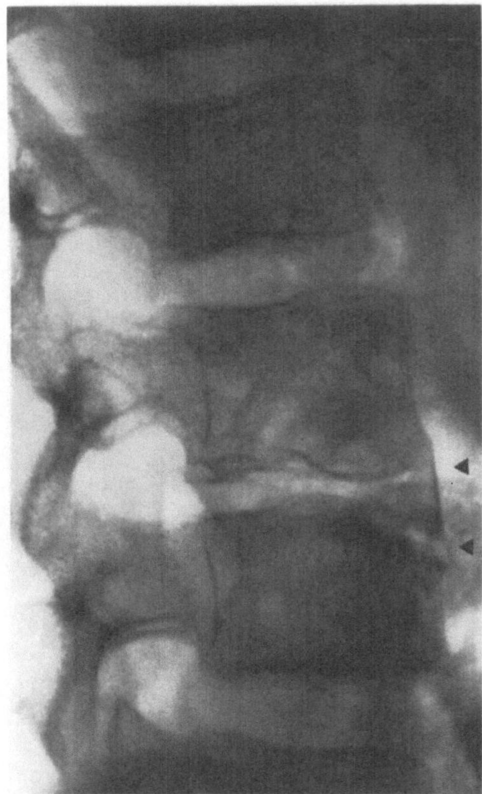

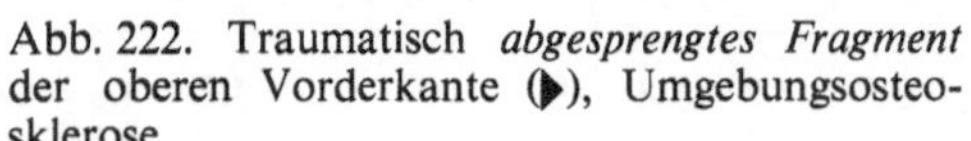

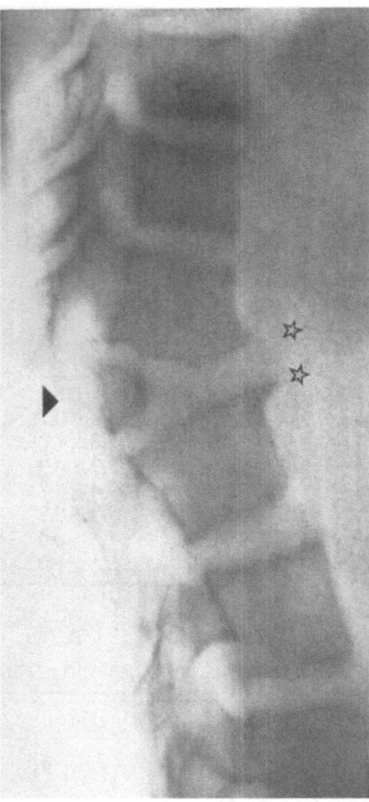

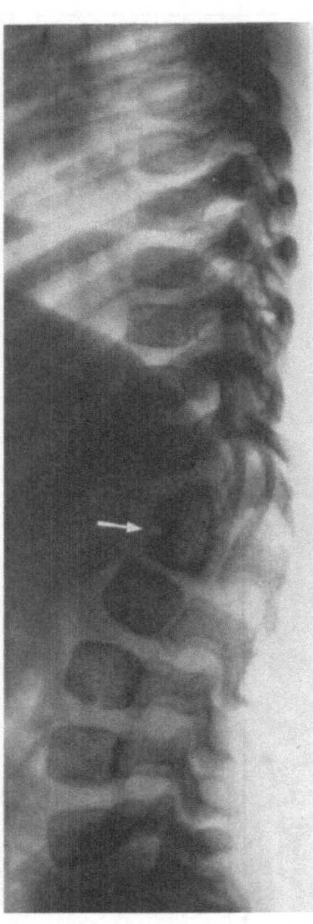

Abb. 222. Traumatisch *abgesprengtes Fragment* der oberen Vorderkante (▶), Umgebungsosteosklerose

Abb. 223. Dorsaler *Halbwirbel* mit spitzer *Kyphosebildung* und Formanpassung der benachbarten Lendenwirbelkörper

Abb. 224. *Blockwirbel* des 1. und 2. Lendenwirbels (Pfeil), geringer *Gibbus*

schmelzungsprozeß hat in der *Occipitalisation* ein Gegenstück am cranialen Ende der Wirbelsäule. Hierbei synostosiert der Atlas mit der Hinterhauptschuppe. Entsprechende Veränderungen an der Cervicothoracalgrenze werden als *Dorsalisation*, an der Lumbosacralgrenze als *Lumbalisation* angesprochen, wenn hier der erste Kreuzwirbel einem Lendenwirbel ähnelt. Diese Erscheinungen können ohne funktionelle Auswirkungen bleiben, sind jedoch, besonders in asymmetrischer Ausprägung, nicht selten Ursache einer Skoliose.

Keilwirbel haben verschiedene Ursachen. Die einseitige Abflachung kann primär angeboren, aber auch sekundär durch verschiedenartige osteolytische Prozesse (z.B. Tuberkulose) zustande gekommen sein. Viel Ähnlichkeit damit haben die *Halbwirbel* (Abb. 4, 39). Die *seitlichen Halbwirbel* entstehen wahrscheinlich frühembryonal dadurch, daß sich eines der symmetrischen Ossifikationszentren im Wirbelkörper nicht ausbildet. Bei den *dorsalen Halbwirbeln* (Abb. 223) fehlt — vermutlich infolge einer Vascularisationsanomalie — die vordere Hälfte des Wirbelkörpers. Zur *Blockwirbelbildung* (Abb. 224) gehört die partielle oder totale Verschmelzung von Wirbelkörpern, wie sie beim Kreuzbein physiologisch ist.

Skoliose, Kyphose, Kyphoskoliose

Die Wirbelsäule verläuft in der Sagittalebene gerade, in der Frontalebene beim jungen Kind fast gerade. Erst im Laufe des Kleinkindesalters bildet sich sehr langsam die *physiologische Kyphose* der Brustwirbelsäule und die *physiologische Lendenlordose* aus. Diese physiologischen Krümmungen sind aber auch beim Schulkind geringer als beim Erwachsenen ausgeprägt. Lediglich grazile Personen in der Präpubertätszeit machen davon eine Ausnahme. Bei ihnen kann die Wirbelsäule sogar die Form einer leichten Kyphoskoliose (gewöhnlich als konstitutionelle Skoliose bezeichnet) annehmen. Als angeborene Fehlbildungen und erworbene Erkrankungen können sowohl *Skoliosen* (seitliche Verkrümmungen), *Kyphosen* (dorsale Verkrümmungen) und *abnorme Lordosen* (pathologische Ventralverbiegungen) als auch *Kyphoskoliosen* (Verbiegungen in der Frontal- und Sagittalebene, meist mit Achsenrotation verbunden) vorkommen.

Liegen keine groben anatomischen Veränderungen vor, sind die Skoliosen (Abb. 230) ent-

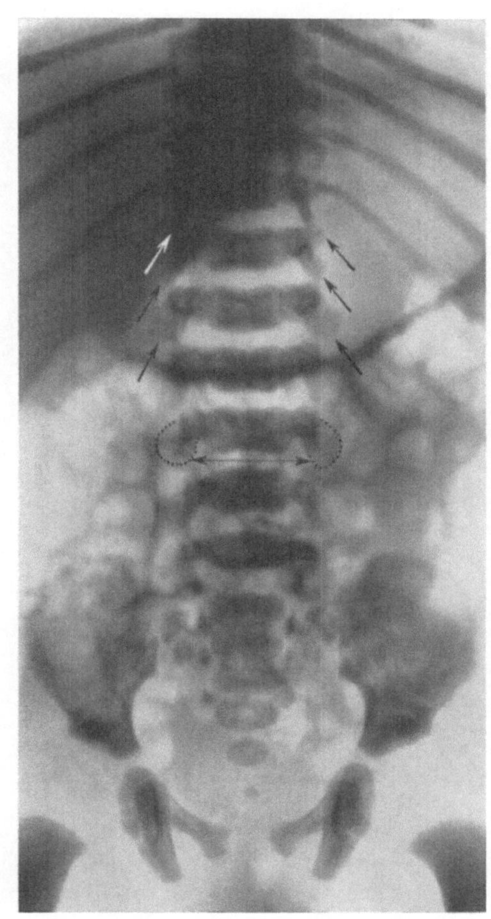

Abb. 225. *Rachischisis* der unteren Brust-, Lenden- und Kreuz-
wirbelsäule bei einem 3 Tage alten Kind. Die Breite der *Wirbelbogendefekte* ist durch die Linienführung angedeutet

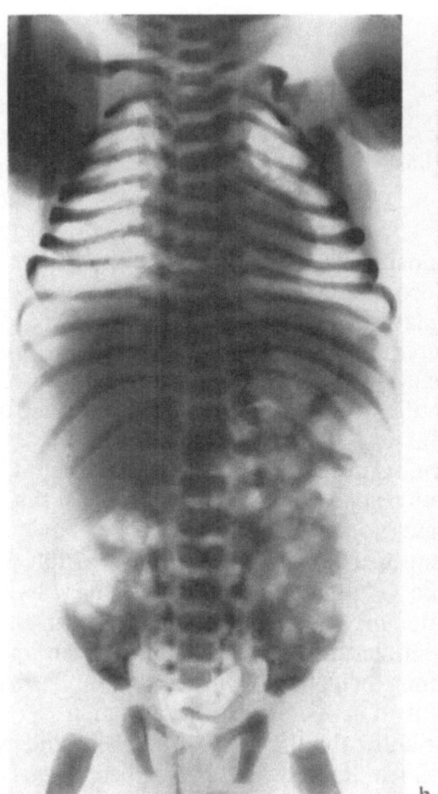

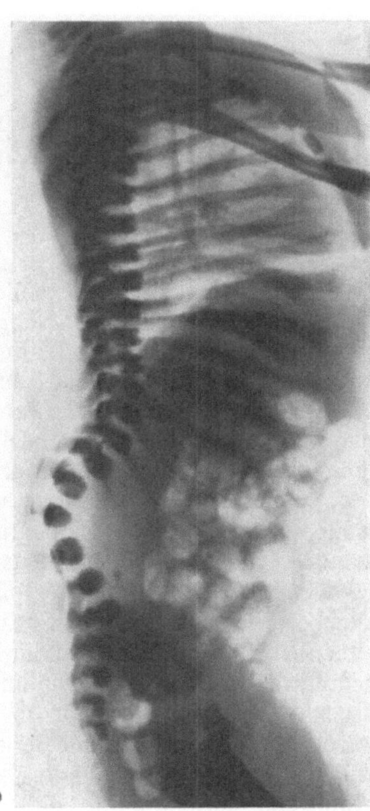

Abb. 226a u. b. *Rachischisis*
der unteren Brust- und Lendenwirbelsäule mit *Kyphose*
der Lendenwirbelsäule. Breit
klaffende Wirbelbögen. Neugeborenes am 4. Lebenstag a

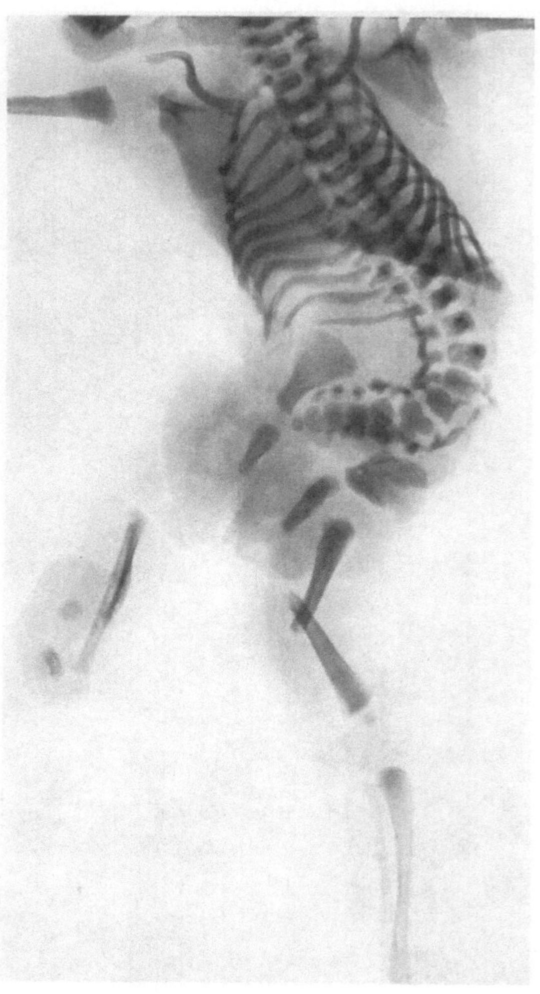

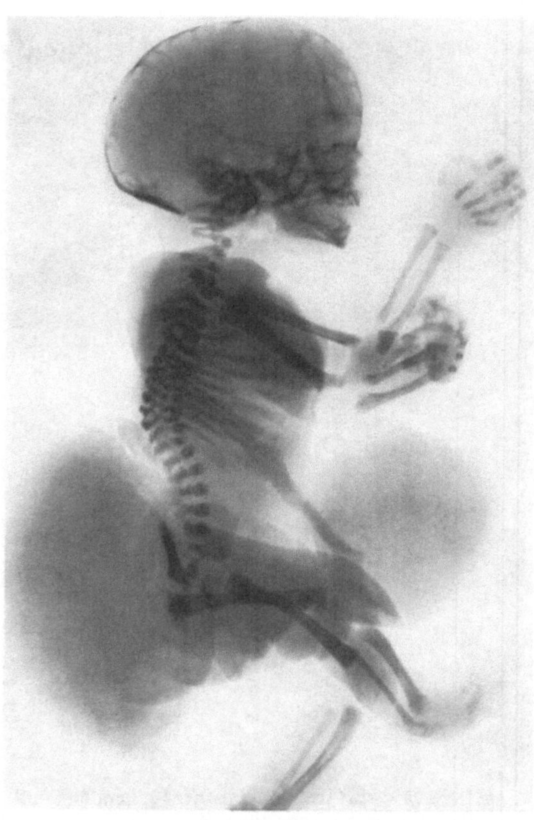

Abb. 228. Sog. *Steißcyste*, Brustkyphose, *Wirbelkörper-fehlbildungen*, Blockwirbel, Hypoplasien

Abb. 227. Caudale *spinale Dysraphie*. *Wirbelbogenspalten*, *Kyphoskoliose*, Beckendysplasie, *Femuraplasie* rechts, Tibiahypoplasie rechts, Femurfraktur links

weder durch Weichheit der Knochenelemente (Rachitis, Dysostosen, Osteoporosen, Osteolysen, Speicherkrankheiten, Neoplasmen, nekrobiotische Entzündungen) oder durch asymmetrischen Muskelzug oder Narbenzug (spastische und schlaffe Formen der infantilen Cerebralparese, kongenitale Muskeldefekte, Muskellähmungen, Zwerchfellähmungen, Atelektasen der Lunge, Beckenschiefstand, ungleiche Beinlänge, Pleuraschwarten, Rippenresektionen) entstanden. Unter dem Verlegenheitsausdruck „*idiopathische Skoliose*" ist eine große Gruppe von angeborenen, manchmal erst später im Kindesalter manifest werdenden Skoliosen zusammengefaßt, deren Ursache — wie immer beim Ausdruck idiopatisch — ossär nicht objektiviert werden kann. Die Abnahme der Skoliosehäufigkeit seit Einführung der umfassenden Rachitisprophylaxe spricht dafür, daß ein erheblicher

Prozentsatz dieser Wirbelsäulenverbiegungen rachitischen Ursprungs ist. Familiär gehäuft treten erbliche Skoliosen ohne gröbere Defekte auf (SCHEDE). Wenn stärkere anatomische Deformitäten — wie angeborene Asymmetrien der Wirbelkörper, seitliche oder dorsale Halbwirbel (LIECHTI) oder Keilwirbel — vorliegen, entstehen häufiger als reine Skoliosen Kyphoskoliosen. Von den anlagebedingten, aber erst später manifest werdenden Wirbelsäulenverkrümmungen führen Achondroplasien, die enchondralen Dysostosen (Morquio, PFAUNDLER-HURLER) und das Marfan-Syndrom zu schweren Abartungen (Abb. 66, 69, 70, 231).

Die Wirbelsäulenverbiegungen treten bei Kindern meist im Bereich der unteren Brustwirbelsäule, nach FARKAS in $^2/_3$ der Fälle bei D_8 und D_9 auf. Die Kompensationsvorgänge prägen sich vorwiegend in der Lumbosacralregion aus. Man ist oft überrascht, wie wenig — röntgenologisch ins Auge springende — Skoliosen bei äußerlicher Inspektion der Wirbelsäule auffallen.

Mädchen sind wesentlich häufiger betroffen als Knaben, ECKHARDT (1940) fand z.B. unter 10467 Skoliotikern 69,2% weiblichen Ge-

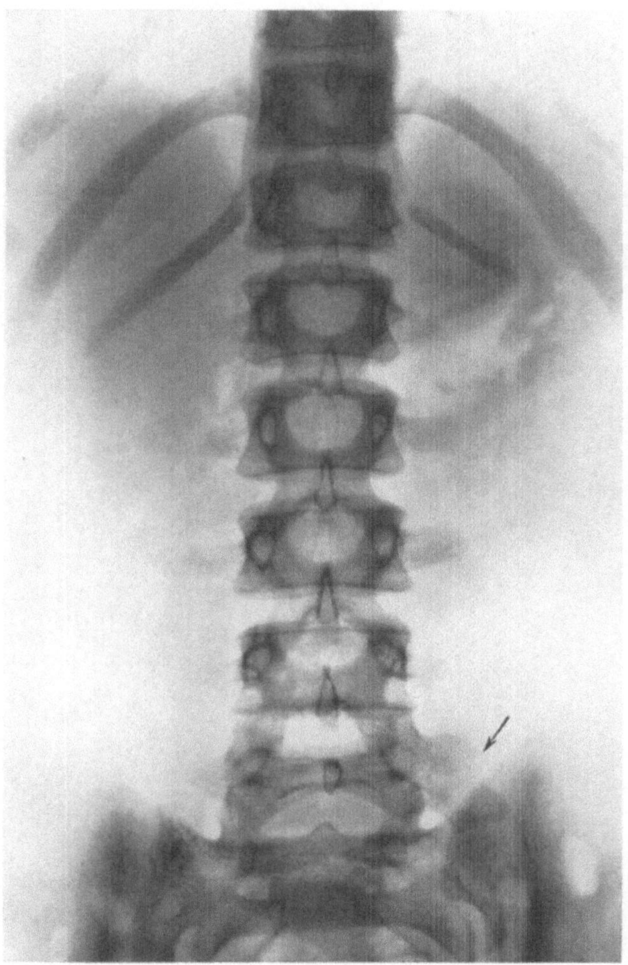

Abb. 229. *Sacralisation* links. Kurze 12. Rippe links. Cranialtyp

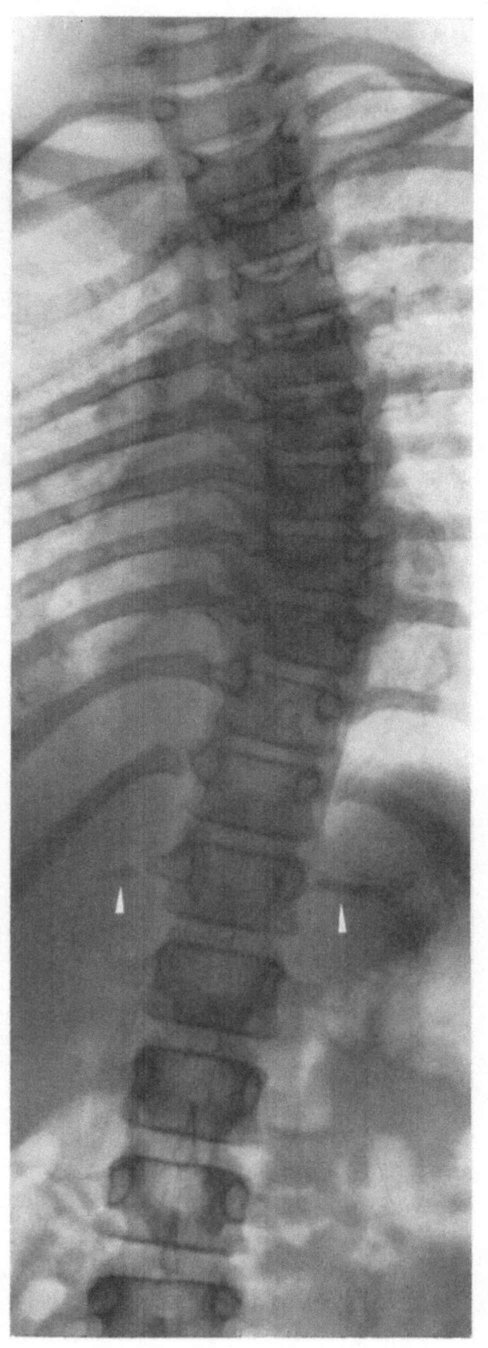

Abb. 230. *Linkusskoliose* der Brustwirbelsäule infolge breiter Ver-
schwartungen in den Lungen nach ausgedehnter Tuberkulose.
$8^3/_{12}$jähriges Mädchen. Cranialtyp (Keile)

schlechts. Die einfachste Form der Wirbel-
säulenverkrümmnug ist der „*Sitzbuckel*" bei
Schulkindern. Milde Formen dieser statischen
und konstitutionellen Verkrümmungen werden
in Streckungsperioden bei Reihenuntersuchun-
gen recht häufig entdeckt.

Die durch Keilwirbelbildung im Brustwirbel-
bereich zustande kommende *juvenile Kyphose =
Adoleszentenkyphose = Morbus Scheuermann*
(Abb. 92, 232) wird in die aseptischen Nekrosen
eingereiht. SCHMORL führt sie auf Veränderungen
der Bandscheiben zurück, deren ventrale Partie
das Höhenwachstum der Wirbelkörper umschrieben hemmt und so zur Keilwirbelbildung
führt. Infolge der Degeneration an den Bandscheiben kommt es bei Fortdauer der statischen
Belastung an den Wirbelkörpern zu Dauerbrüchen. Der in wenigen Monaten sich ent-

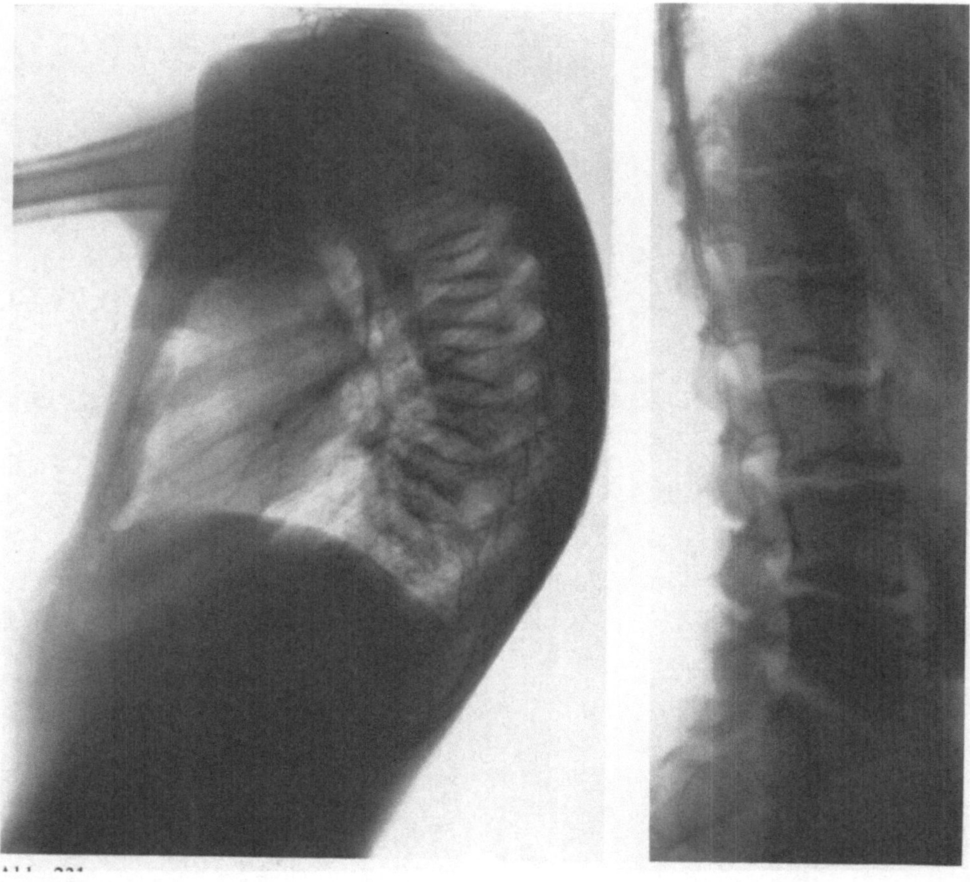

Abb. 231   Abb. 232

Abb. 231. *Kyphose bei Dysostosis Morquio*. Hochgradige Abflachung und konkave Eindellung der Deckplatten. 15jähriger Jnuge

Abb. 232. *Morbus Scheuermann* bei einem 10jährigen Mädchen. Unregelmäßige, „zerfurchte" Deckplatten, *Schmorlsche Knorpelknötchen*, ungleichmäßige Zwischenwirbelräume

wickelnde Rundrücken tritt vom 12. – 17. Lebensjahr, gelegentlich vorher oder später, bei Jungen etwa 7mal häufiger als bei Mädchen auf. (RÖSSLER).

Beim Morbus Scheuermann handelt es sich nicht um ideale, sondern angedeutete Keilwirbel. Die Epiphysen der Wirbelkörper sind nicht regelmäßig beteiligt, können aber deformiert und retardiert sein. Die mittlere und untere Brustwirbelsäule ist wesentlich häufiger betroffen als die Lendenwirbelsäule (s. a. Syndrom-Verzeichnis).

Platyspondylie, Brachyspondylie

Als *Platyspondylie* (MARZIANI, PUTTI) wird eine Verbreiterung des Querdurchmessers der Wirbelkörper mit relativer oder absoluter Abflachung bezeichnet; sie ist meist mit Spaltbildungen der Wirbelbögen vergesellschaftet und häufiges Begleitsymptom einer Spina bifida. Ohne Spaltbildung tritt sie bei enchondralen Dysplasien (Achondroplasie, Abb. 52, 69, 70) auf. Eine Abnahme des Höhen- und Breitendurchmessers beinhaltet der Begriff der *Brachyspondylie* oder *Mikrospondylie*. Die *Vertebra plana osteonecrotica* (CALVÉ) wird gewöhnlich zu den aseptischen Nekrosen (Abb. 93) gerechnet. Die Berechtigung dieser Einordnung ist fraglich; es gibt neben der lokalisierten Form eine *Vertebra plana totalis* (G. SCHMID) als angeborenes Leiden. Ein oder mehrere Wirbel können bei der ersten Form bis auf einen Bruchteil ihres Volumens zusammensintern. Die Erkrankung beginnt in der Regel zwischen dem 2. und 13. Lebensjahr mit Rückenschmerzen, noch ehe in den Wirbelkörpern Strukturveränderungen sichtbar werden. In wenigen Wochen bis Monaten entsteht eine Osteoporose des Wirbelkörpers, anschließend ein Keilwirbel, später die Vertebra plana in Form einer schmalen, planen, verdichteten und regelmäßig strukturierten Knochenleiste (s. a. Abb. 233). Die angrenzenden Zwischenwirbelräume sind wesentlich verbreitert. Manifestationsort sind 1 − 2 Wirbel an der Thorakolumbalgrenze. Das Regenerationsstadium erstreckt sich über ein Vielfaches der Zeit, meist über mehrere Jahre. Die ursprüngliche Knochenhöhe und -form wird nicht ganz erreicht. Bei der kongenitalen systemartigen Form ergeben Skoliose, Kyphose mit Lordose, Minderwuchs, schlaffe Muskulatur, breite kurze Hände, kurzer Hals, Ossifikationsstörungen der Carpalia und Tarsalia Hinweise auf eine anlagebedingte Störung des Skeletsystems.

Vertebra plana (CALVÉ) und totalis sind seltene, aber ausgesprochene Erkrankungen des Kindesalters. Die Spondylitis tuberculosa und Speicherkrankheiten können lokalisiert ähnliche Wirbelkörperdeformierungen verursachen, wie die Vertebra plana (CALVÉ) (Abb. 154, 233).

Bandscheibenhernien

Wirbelverschiebungen (*Spondylolisthesis*), *Spondylarthritis* und *Spondylosen* spielen im Kindesalter praktisch keine Rolle. Die Bandscheiben können bei Hernien schon im Kindesalter verkalken (WEINGÄRTNER; MARX). Selbst in der Halswirbelsäule wurden Bandscheibenverkalkungen beobachtet (PEACHER u. STORRS). In den letzten Jahren häufen sich die Mitteilungen über *akute und subakute Osteomyelitiden* (KOSENOW, BREMNER und NELIGAN) im frühen Kindesalter. Sie werden durch verschiedene Eitererreger hervorgerufen und haben eine Tendenz zur Spontanheilung innerhalb weniger Wochen. Die Bandscheiben können in Mitleidenschaft gezogen werden (D. MÜLLER). Die klinischen Erscheinungen sind meistens gering, relativ konstante Symptome sind Schonhaltung der Wirbelsäule und leichte Temperaturen.

Thoraxskelet

Fehlbildungen des knöchernen Thorax hängen eng mit der Gestaltung der Wirbelsäule zusammen. Harmlose numerische Aberrationen sind die Halsrippen und Lendenrippen. Die *Halsrippen* (Abb. 234) bilden einen relativ häufigen Nebenbefund bei Thoraxaufnahmen. Es handelt sich um überwiegend doppelseitige, aber kaum symmetrisch entwickelte, oft sensenförmige Rippen. Sie nehmen vom 7. Halswirbel ihren Ursprung. Von rudimentären Knochenkernen bis

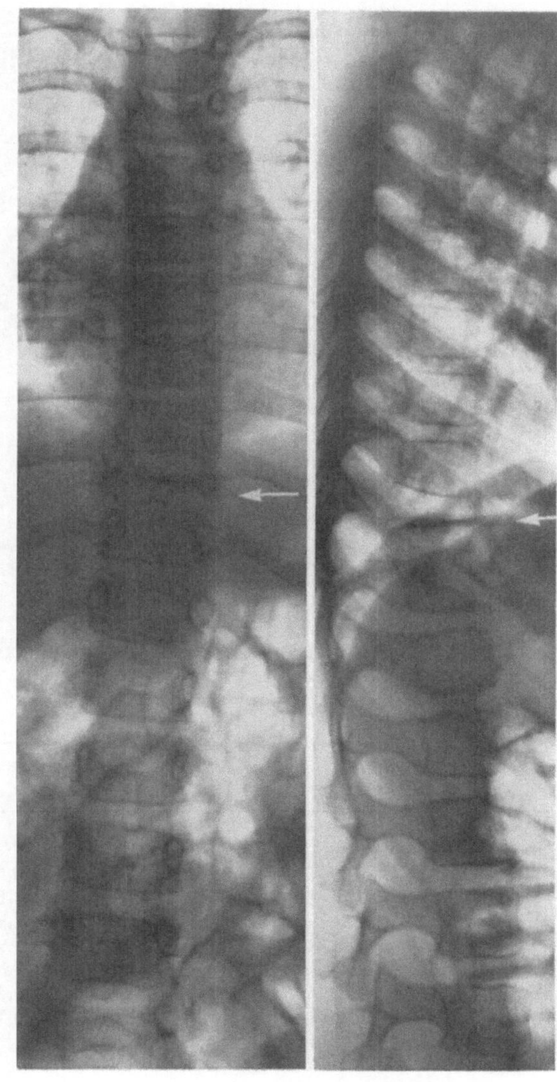

a   b

Abb. 233a u. b. *Hand-Schüller-Christian-Krankheit* mit komplettem *Wirbelkörperzusammenbruch* bei 5⁴/₁₂ jährigen Mädchen; betroffen ist der 10. Brustwirbelkörper (Pfeil)

zu 6 − 8 cm langen Rippen beobachtet man alle Übergangsstufen. Wenn sie kurz sind, können sie später mit den Querfortsätzen verschmelzen. Die häufigste numerische Variante ist die *Lendenrippe*, welche als 13. Rippe meist symmetrisch, gelegentlich aber auch einseitig angelegt ist. Eine Reduktionsfehlbildung stellen *11 Rippenpaare* dar. Als Zufallsbefund, unter 100 − 150 Thoraxaufnahmen je 1mal, wird die *Gabelrippe* (Abb. 40) gesehen. Sie bevorzugt die oberen Rippen (4. − 7.), ist in der Regel einseitig und besteht in einer Gabelung des pectoralen Rippenendes. Die Gabelung pflegt in der Axillarlinie anzusetzen, oft ist sie unvollständig, so daß eine breite

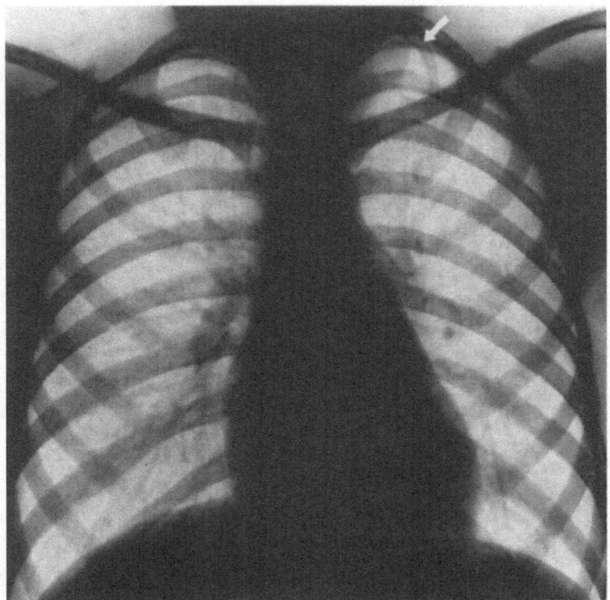

Abb. 234. *Halsrippe* links (Pfeil) bei einem 8jährigen Mädchen

Tabelle 30. Processus coracoideus, Höhe und Breite. Geometrischer Mittelwert (M) sowie obere und untere Grenze der Streuungsbreite in Millimetern

Alter in Jahren	Höhe									Breite								
	Knaben + Mädchen			Knaben			Mädchen			Knaben + Mädchen			Knaben			Mädchen		
		M			M			M			M			M			M	
$0-{}^1/_{12}$	0,26	0,5	0,95	0,26	0,5	0,95	0,26	0,5	0,95	0,3	0,5	0,95	0,3	0,5	0,9	0,3	0,5	0,95
${}^2/_{12}-{}^4/_{12}$	0,8	1,5	3,0	0,7	1,5	3,3	0,8	1,6	3,0	0,8	1,5	3,0	1,2	1,5	3,2	0,8	1,6	3,2
${}^5/_{12}-{}^7/_{12}$	2,1	2,5	5,3	1,0	2,2	5,1	1,5	2,9	5,8	1,2	2,7	6,2	1,0	2,3	5,5	2,7	3,2	6,7
${}^8/_{12}-{}^{10}/_{12}$	2,1	3,7	6,7	1,8	3,4	6,5	2,3	3,9	6,6	2,3	4,3	8,1	1,9	3,8	7,6	2,7	4,8	8,6
${}^{11}/_{12}-1{}^1/_{12}$	2,8	5,5	7,2	2,6	4,4	7,5	3,2	4,8	7,2	3,6	6,1	10,4	3,1	5,8	11,0	3,9	6,4	10,0
$1{}^1/_{12}-1{}^8/_{12}$	3,9	5,5	7,7	4,7	5,6	6,7	2,7	5,3	8,0	4,9	7,3	11,0	5,5	7,1	9,2	4,4	7,5	12,8
$1{}^9/_{12}-2{}^5/_{12}$	5,1	6,6	8,6	5,2	6,8	8,8	5,1	6,5	8,6	6,8	9,5	13,3	6,3	8,8	12,3	7,8	10,2	13,3

Rippenschaufel (Schaufelrippe) entsteht. Der dorsale Rippenanteil kann verdickt sein, mitunter sind Unregelmäßigkeiten der Zwischenrippenräume und Unterentwicklung benachbarter Rippen koordiniert. Zu äußerlich sichtbaren Thoraxdeformitäten kommt es dabei nicht, es sei denn, daß diese als angeborene Synostose zu deutende Fehlbildung mit Verschmelzungen und Aplasien anderer Rippen verbunden ist. Letztere kommen aber meist als Begleiterscheinung schwerer Mißbildungen vor. Die sogenannten Rippenanomalien sind durchwegs frühembryonalen Ursprungs.

Den Synostosen ähnliche Bilder können die *Spangen-* oder *Brückenbildungen* (Abb. 6) zwischen benachbarten Rippen nach Rippenresektionen oder Osteomyelitis liefern. *Rippenhypoplasien* (Abb. 40, 44) bevorzugen die rechte Seite der oberen Thoraxregion. Im Röntgenbild auffallend symptomarm manifestiert sich die als *Trichterbrust* bezeichnete trichter- oder rinnenförmige Eindellung der unteren Brustbeinregion. Sie ist überwiegend erblich, heute seltener durch Umwelteinflüsse (Beruf) bedingt. Auf seitlichen Aufnahmen kann man den verminderten Abstand zwischen Brustbein und Wirbelsäule direkt messen. Völlig dem röntgenologischen Nachweis entgehen kann die *Hühnerbrust* (pectus carinatus); sie ist aber aus dem atypischen Rippenverlauf zu vermuten (CURRARINO u. SILVERMAN). Die oft zu Unrecht als rachitisch angesprochene *Harrisonsche Furche* verursacht eine circumferente Einziehung im unteren Brustkorbanteil und führt durch Abstehen der unteren Rippen zum Bilde des *Glockenthorax* oder *Hutkrempenthorax*. Es handelt sich dabei um eine konstitutionell-angeborene Thoraxvariante; freilich können solche Bilder auch durch Rachitis entstehen, wobei allerdings schwere Formen der Rachitis vorausgegangen sein müssen.

Beckenskelet

Beckenskeletentwicklung

Biometrik des Größenwachstums

Für eine objektive Beurteilung von Wachstums-
und Proportionsverschiebungen am Becken lagen
bisher zu grobe und biometrischen Anforderun-
gen nicht gerecht werdende Angaben — wie z.B.
„Hüftumfang" oder Abstand der Spinae iliacae — vor. Nur recht grobe Abweichungen von
der normalen Form konnten deshalb metrisch
erfaßt werden. Dabei ist die Zahl der Entwicklungsstörungen mit charakteristischen Beckenveränderungen, wie KAUFMANN zeigen konnte,
nicht klein. Nach genügend Altersklassen unter-
teilte biologische Daten über das Wachstum der
Knochen des Beckenskeletes und die Wachstumsgesetzmäßigkeiten der Winkel bilden deshalb
eine Voraussetzung, die für klinische Fragestellungen, radiologische Beurteilung und humangenetische Fragen gleichermaßen bedeutsam ist
(ZSEBÖCK).

Die vorliegende Studie über das Größenwachstum
wichtiger Beckenmaße fußt auf einer Auswertung von
1554 Röntgenaufnahmen von Kindern von 0 — 15 Jahren.
Da an jedem Beckenskelet 10 Meßwerte erhoben wurden,
liegen den Tabellen insgesamt über 15000 Einzelmessungen zugrunde. Die Standardabweichung wurde nach der

$$\text{Formel } s_1 = \pm \sqrt{\frac{\varepsilon\,(\bar{x} - x_1)^2}{n}}\ \text{errechnet. Die Benennung}$$

der Meßstrecken mit römischen Zahlen der Zwanziger-
reihe ist unter dem Aspekt einer Biometrik des gesamten
Skeletes zu sehen; die Meßstrecken I — X sind für die
Schädelmetrik (SCHMID und FILTHUTH) bereits gebräuchlich.

Meßvorgang

Die Strecken XX — XXIII können ohne Schwierigkeiten mit dem Meßstab nacheinander aus-

Strecke:

XX	„Distantia cristarum ossium ilei": größte waagerechte Distanz der lateralen Ränder der beiden Darmbeine
XXI	Breite des Os ilium
XXII	größte Entfernung vom basalen zum cranialen Rand des Os ilium
XXIII	größte Breite des Os sacrum
XXIV	„Diameter transversa": größte Entfernung der medialen Ränder der Darmbeine (Breite des kleinen Beckens)
XXV	Entfernung einer gradlinigen Verbindung der Spinae iliacae post. inf. zur Symphyse (Höhe des kleinen Beckens)
XXVI	maximale Breite der medialen Ränder des vom Os ilium bestehenden Teils des Ace-tabulum, es ist gleichzeitig der unterste Punkt der Darmbeine
XXVII	Entfernung des cranialen Endes des Schenkel-halses zur verlängerten Strecke XXVI

Winkel

i	Neigungswinkel des Pfannendaches
k	Neigungswinkel des Schenkelhalses

gemessen werden, ebenso die Strecken XXIV
und XXVI. Danach wurde der Pfannendachwinkel bestimmt, indem der 0-Punkt des Winkel-
messers auf dem Endpunkt der Strecke XXVI
lag. Die verlängerte Strecke XXVI bildete damit
die Basis, und der am 0-Punkt befestigte Faden
wurde über das knöcherne Dach des Acetabulum
gespannt, so daß der Winkel abgelesen werden
konnte. Anschließend wurde gleich Strecke
XXVII bestimmt durch paralleles Verschieben des Zentimetermaßes nach caudal zum
höchsten Punkt des Schenkelhalses. Die in
Millimeterabständen aufgezeichneten Parallelen
zeigen die Höhenunterschiede an. Zu der
Strecke XXII dreht man nun das Zentimetermaß
so, daß vom Endpunkt der Strecke XXVI zum
cranialen Rand des Os ilium die Entfernung abgelesen werden kann. Zur Strecke XXV wurden
die auf dem breiten Zentimetermaß quer verlaufenden Parallelen auf die Verbindung der
Spinae iliacae post. inf. gelegt und die Entfernung
der Parallelen dazu über der Symphyse abgelesen.

Den **Winkel des Schenkelhalses** erhält man,
wenn das Zentimetermaß in die Mitte des Ober-
schenkelknochens gelegt und der Faden über die
Mitte des Schenkelhalses gespannt wird.

Meßungenauigkeiten

Die größten Meßungenauigkeiten sind nicht so
sehr darauf zurückzuführen, daß die einzelnen
Grenzen schwer zu erkennen sind, sondern darauf, daß sich bei schon geringer Ante- und Retroflexion des Beckens die Maße erheblich verschieben. Das ist auch leicht zu erklären, da das
Becken als räumliches Gebilde auf eine Ebene
projiziert wird. Die Größe der Meßstrecke XXV
gibt nicht die tatsächliche Entfernung zwischen

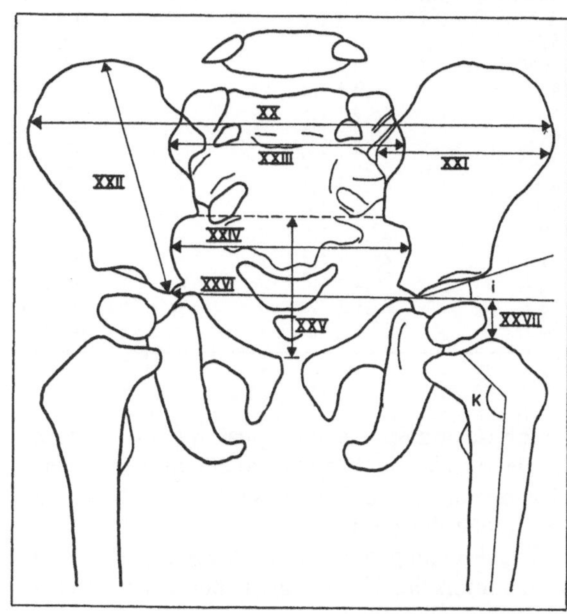

Abb. 235. *Meßstreckenskizze* für die *biometrische Beurteilung des Beckenskeletes*

Tabelle 31. Entwicklung der Beckenmaße beim männlichen Geschlecht

Beckenschaufelmaße

Strecken:	XX	XXI	XXII	XXIII
Altersgruppen				
Neugeb.[a]		7,7 ± 0,5	2,3 ± 0,2	3,4 ± 0,2
1. Mon.		7,8 ± 0,4	2,4 ± 0,2	3,5 ± 0,2
Neugeb. bis 3 Mon.	8,5 ± 1,0	2,6 ± 0,3	3,7 ± 0,4	3,5 ± 0,5
2. Mon.		8,8 ± 0,5	2,7 ± 0,2	3,8 ± 0,3
3. Mon.		10,2 ± 0,4	3,2 ± 0,3	4,4 ± 0,3
4—6 Mon.	11,1 ± 1,2	3,6 ± 0,4	4,8 ± 0,5	4,3 ± 0,5
7—9 Mon.	12,1 ± 0,9	3,9 ± 0,4	5,1 ± 0,4	4,8 ± 0,4
10 Mon. bis 1 Jahr	12,8 ± 0,9	4,2 ± 0,3	5,5 ± 0,4	5,1 ± 0,4
1 J. bis 1 J. 6 Mon.	13,7 ± 1,1	4,5 ± 0,4	6,0 ± 0,5	5,5 ± 0,4
1 J. 7 Mon. bis 2 J.	14,8 ± 1,1	4,8 ± 0,4	6,6 ± 0,4	6,2 ± 0,5
2 J. bis 2 J. 6 Mon.	15,5 ± 1,0	5,1 ± 0,4	7,0 ± 0,6	6,4 ± 0,5
2 J. 7 Mon. bis 3 J.	16,5 ± 1,5	5,5 ± 0,4	7,4 ± 0,6	6,8 ± 0,6
3—4 J.	17,3 ± 1,4	5,7 ± 0,6	7,8 ± 0,6	7,2 ± 0,7
4—5 J.	18,9 ± 1,4	6,4 ± 0,7	8,6 ± 0,6	7,8 ± 0,6
5—6 J.	20,0 ± 1,4	6,9 ± 0,5	9,3 ± 0,8	8,3 ± 0,6
6—7 J.	20,8 ± 1,1	7,1 ± 0,6	9,8 ± 0,7	8,5 ± 0,5
7—8 J.	21,7 ± 1,4	7,5 ± 0,6	10,2 ± 0,6	8,8 ± 0,5
8—9 J.	22,7 ± 1,3	8,1 ± 0,7	10,7 ± 0,7	9,1 ± 0,5
9—10 J.	23,8 ± 1,4	8,6 ± 0,7	11,2 ± 0,7	9,3 ± 0,6
10—11 J.	24,6 ± 1,3	8,8 ± 0,7	11,5 ± 0,7	9,7 ± 0,7
11—12 J.	25,3 ± 1,5	9,1 ± 0,6	12,0 ± 0,7	10,0 ± 0,7
12—13 J.	26,3 ± 1,4	9,5 ± 0,7	12,4 ± 0,8	10,4 ± 0,8
13—14 J.	26,7 ± 1,1	9,8 ± 0,8	12,9 ± 0,7	10,6 ± 0,6

[a] 1. Mon. = von Neugeborenen bis Ende des 1. Monats.

Tabelle 32. Entwicklung der Beckenmaße beim weiblichen Geschlecht

Beckenschaufeln

Strecken:	XX	XXI	XXII	XXIII
Altersgruppen				
Neugeb.		7,5 ± 0,5	2,2 ± 0,2	3,4 ± 0,3
1. Mon.		7,7 ± 0,6	2,3 ± 0,2	3,4 ± 0,3
Neugeb. bis 3 Mon.	8,5 ± 1,3	2,6 ± 0,4	3,7 ± 0,4	3,3 ± 0,5
2. Mon.		8,5 ± 0,8	2,6 ± 0,3	3,7 ± 0,3
3. Mon.		9,6 ± 0,9	3,0 ± 0,4	4,1 ± 0,4
4—6 Mon.	10,9 ± 0,7	3,5 ± 0,3	4,7 ± 0,3	4,3 ± 0,3
7—9 Mon.	11,4 ± 0,9	3,6 ± 0,4	5,0 ± 0,4	4,6 ± 0,3
10 Mon. bis 1 Jahr	12,2 ± 0,8	3,9 ± 0,3	5,4 ± 0,3	5,0 ± 0,4
1 J. bis 1 J. 6 Mon.	13,1 ± 1,0	4,2 ± 0,4	5,8 ± 0,4	5,4 ± 0,5
1 J. 7 Mon. bis 2 J.	14,4 ± 1,2	4,6 ± 0,5	6,5 ± 0,5	6,0 ± 0,5
2 J. bis 2 J. 6 Mon.	15,2 ± 0,9	5,0 ± 0,5	7,0 ± 0,5	6,5 ± 0,5
2 J. 7 Mon. bis 3 J.	16,0 ± 1,2	5,2 ± 0,5	7,3 ± 0,6	6,8 ± 0,6
3—4 J.	16,9 ± 1,2	5,6 ± 0,5	7,8 ± 0,6	7,2 ± 0,6
4—5 J.	18,9 ± 1,5	6,4 ± 0,5	8,8 ± 0,6	7,9 ± 0,7
5—6 J.	20,2 ± 1,3	7,0 ± 0,6	9,4 ± 0,6	8,3 ± 0,8
6—7 J.	20,7 ± 1,7	7,2 ± 0,8	9,8 ± 0,6	8,5 ± 0,6
7—8 J.	21,7 ± 1,3	7,5 ± 0,6	10,2 ± 0,6	8,8 ± 0,5
8—9 J.	22,4 ± 1,4	7,9 ± 0,7	10,7 ± 0,5	9,0 ± 0,6
9—10 J.	23,7 ± 1,6	8,5 ± 0,8	11,2 ± 0,7	9,3 ± 0,7
10—11 J.	24,3 ± 1,5	8,7 ± 0,6	11,6 ± 0,9	9,6 ± 0,8
11—12 J.	26,2 ± 1,9	9,5 ± 0,8	12,2 ± 0,9	10,4 ± 0,9
12—13 J.	27,1 ± 1,8	9,7 ± 0,8	12,7 ± 0,9	10,6 ± 0,8
13—14 J.	27,5 ± 1,9	10,0 ± 0,9	13,0 ± 1,0	11,2 ± 1,5

Symphyse und Spinae iliaca post. inf. an, sondern ist die durch die Projektion entstandene Verkürzung, denn die Symphyse liegt ventral von den Spinae iliacae post. inf.

Die Messungen bestimmen zwar genau den Höhenunterschied, sind aber bei einer Retroflexion erheblich zu klein, bei einer Anteflexion dagegen vergrößert. Auf die Strecke XXII haben Ante- und Retroflexion kaum Einfluß, da die Grundform der Beckenschaufel einem Kreis ähnelt.

„Kleines Becken"

XXIV	XXV	XXVI	XXVII	XXVII
Neugeb. 3,0 ± 0,3	Neugeb. 3,8 ± 0,3	Neugeb. 2,2 ± 0,2	Neugeb. 4,5 ± 0,3	Neugeb. 0,9 ± 0,1
1. Mon. 3,1 ± 0,3	1. Mon. 3,9 ± 0,3	1. Mon. 2,3 ± 0,2	1. Mon. 4,6 ± 0,4	1. Mon. 0,9 ± 01
4,3 ± 0,5	2,4 ± 0,4	4,7 ± 0,4		0,9 ± 0,1
2. Mon. 3,5 ± 0,3	2. Mon. 4,2 ± 0,3	2. Mon. 2,5 ± 0,3	2. Mon. 4,8 ± 0,3	2. Mon. 0,9 ± 0,1
3. Mon. 4,0 ± 0,3	3. Mon. 4,9 ± 0,2	3. Mon. 4,9 ± 0,4	2. Mon. 5,4 ± 0,2	3. Mon. 0,9 ± 0,1
5,2 ± 0,5	2,9 ± 0,3	5,8 ± 0,5		1,0 ± 0,1
5,6 ± 0,4	3,0 ± 0,4	6,3 ± 0,5		1,0 ± 0,1
6,0 ± 0,5	3,3 ± 0,5	6,6 ± 0,6		1,0 ± 0,1
6,4 ± 0,5	3,5 ± 0,5	7,0 ± 0,6		0,9 ± 0,1
6,8 ± 0,5	3,8 ± 0,5	7,5 ± 0,5		0,9 ± 0,1
7,2 ± 0,4	4,4 ± 0,5	7,7 ± 0,5		0,9 ± 0,1
7,5 ± 0,6	4,6 ± 0,6	8,0 ± 0,6		0,9 ± 0,1
7,9 ± 0,5	4,8 ± 0,7	8,3 ± 0,5		1,0 ± 0,1
8,4 ± 0,5	5,3 ± 0,7	8,8 ± 0,7		1,0 ± 0,1
8,8 ± 0,7	6,0 ± 0,9	9,1 ± 0,6		1,0 ± 0,1
9,1 ± 0,5	6,5 ± 0,7	9,3 ± 0,7		1,0 ± 0,1
9,2 ± 0,5	6,9 ± 0,9	9,7 ± 0,6		1,1 ± 0,1
9,8 ± 0,6	7,3 ± 0,8	10,2 ± 0,6		1,1 ± 0,1
10,2 ± 0,6	8,0 ± 1,0	10,5 ± 0,6		1,1 ± 0,1
10,4 ± 0,6	8,1 ± 1,0	10,8 ± 0,7		1,0 ± 0,1
10,7 ± 0,7	8,4 ± 0,8	11,0 ± 0,7		1,0 ± 0,1
11,3 ± 0,8	8,6 ± 0,9	11,5 ± 0,9		1,0 ± 0,1
11,6 ± 0,7	9,0 ± 0,9	11,8 ± 0,8		1,0 ± 0,1

„Kleines Becken"

XXIV	XXV	XXVI	XXVII	XXVII
Neugeb. 2,9 ± 0,3	Neugeb. 3,7 ± 0,3	Neugeb. 2,2 ± 0,3	Neugeb. 4,4 ± 0,3	Neugeb. 0,9 ± 0,1
1. Mon. 3,1 ± 0,3	1. Mon. 3,8 ± 0,3	1. Mon. 2,3 ± 0,3	1. Mon. 4,5 ± 0,3	1. Mon. 0,9 ± 0,1
4,1 ± 0,5	2,4 ± 0,4	4,8 ± 0,5		0,9 ± 0,1
2. Mon. 3,3 ± 0,4	2. Mon. 4,1 ± 0,4	2. Mon. 2,4 ± 0,4	2. Mon. 4,8 ± 0,4	2. Mon. 0,9 ± 0,1
3. Mon. 3,8 ± 0,3	3. Mon. 4,6 ± 0,3	3. Mon. 2,4 ± 0,4	3. Mon. 5,2 ± 0,3	3. Mon. 1,0 ± 0,1
5,2 ± 0,3	2,9 ± 0,4	5,8 ± 0,3		1,0 ± 0,1
5,5 ± 0,4	3,1 ± 0,4	6,1 ± 0,4		1,0 ± 0,1
5,8 ± 0,4	3,2 ± 0,4	6,5 ± 0,4		1,0 ± 0,1
6,3 ± 0,4	3,4 ± 0,4	6,9 ± 0,5		0,9 ± 0,1
6,8 ± 0,6	3,8 ± 0,5	7,4 ± 0,5		0,9 ± 0,1
7,0 ± 0,4	4,2 ± 0,5	7,4 ± 0,4		0,9 ± 0,1
7,3 ± 0,5	4,4 ± 0,6	7,8 ± 0,5		1,0 ± 0,1
7,7 ± 0,4	4,9 ± 0,7	8,1 ± 0,5		1,0 ± 0,1
8,4 ± 0,6	5,8 ± 0,9	8,9 ± 0,7		1,0 ± 0,1
8,8 ± 0,6	6,5 ± 0,8	9,3 ± 0,5		1,0 ± 0,1
9,0 ± 0,5	6,7 ± 0,8	9,5 ± 0,7		1,0 ± 0,1
9,4 ± 0,6	7,3 ± 0,9	9,8 ± 0,6		1,0 ± 0,1
9,7 ± 0,5	7,7 ± 0,9	9,9 ± 0,7		1,0 ± 0,1
10,2 ± 0,9	8,0 ± 0,9	10,3 ± 3,8		1,1 ± 0,1
10,5 ± 0,9	8,3 ± 1,0	10,8 ± 1,0		1,0 ± 0,1
11,3 ± 1,0	8,8 ± 0,9	11,5 ± 1,1		1,0 ± 0,1
12,0 ± 1,1	8,8 ± 0,7	12,2 ± 1,1		1,0 ± 0,1
12,6 ± 1,1	9,0 ± 0,9	12,8 ± 1,1		1,0 ± 0,1

Pfannendach- und Schenkelhalsneigungswinkel

Der *Pfannendachneigungswinkel* ist bei Neugeborenen relativ steil, flacht bereits im 1. Lebensjahr etwa auf die Hälfte des Ausgangswertes ab (Abb. 236, Tabelle 33). Vom 3. Lebensjahr ab nimmt die Winkelweite langsamer, aber kontinuierlich ab, um am Ende der Wachstumsperiode etwa 1/3 des Ausgangswertes bei der Geburt erreicht zu haben. Nennenswerte Geschlechtsunterschiede bestehen nicht.

Der *Schenkelhalsneigungswinkel* (Collodiaphysenwinkel) ist wohl wesentlich größer, unter-

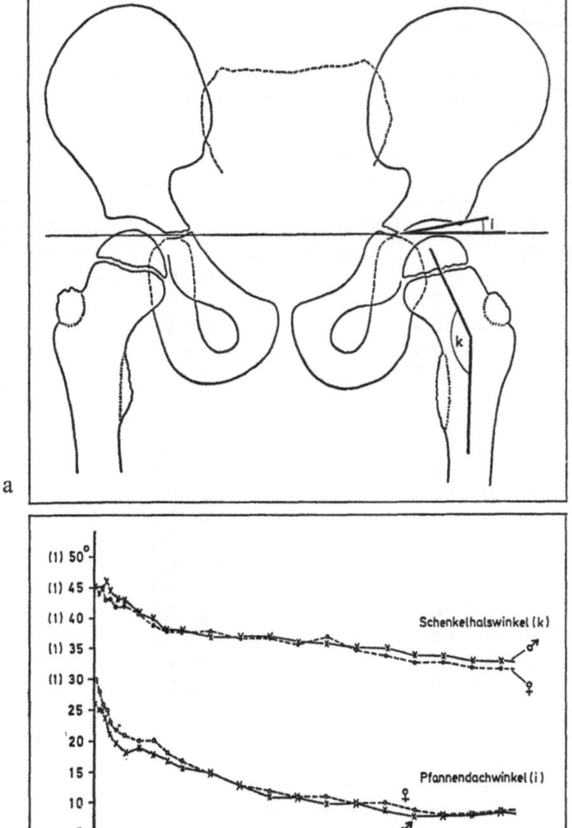

Abb. 236a u. b. *Pfannendach-* und *Schenkelhalsneigungswinkel* (Biometrik). a Meßskizze, b Biologische Entwicklung

liegt aber ebenso einer wachstumsbedingten Abflachung wie der Pfannendachwinkel; auch hier vollzieht sich die Abnahme in den ersten beiden Lebensjahren, bei beiden Geschlechtern etwa kongruent.

Der Schenkelhals ist beim Neugeborenen kurz, plump und relativ steil. Interessant ist, daß das craniale Ende des Schenkelhalses in den ersten Lebensjahren eine fast konstante Distanz zum Pfannendach einhält. Im gleichen Tempo, in dem die Ossifikation des Schenkelhalses nach cranial fortschreitet, wächst der Femurkopf und erhält so den Abstand. Vermindert sich die Distanz zwischen Schenkelhals-Metaphyse und Pfannendach auf Werte, die mehr als 2 mm unter 10 mm liegen, ist die Situation als pathologisch anzusehen (Femurkopf zu klein, zu flach oder disloziert).

Die gesetzmäßigen Winkelverschiebungen am kindlichen Becken während des Wachstums dürften in erster Linie von statischen Faktoren abhängig sein. Die Winkelreduktionen fallen in die Periode des „Aufrichtens" von der Horizontale in die Vertikale, also des Sitzen-, Stehen-, Gehenlernens. Bleibt die statische Entwicklung verzögert, erhalten sich die Steilstellungen (z.B. Coxa valga bei infantiler Cerebralparese) wesentlich länger oder können bei Inaktivität der unteren Extremitäten persistieren.

Neben dem Wert dieser biometrischen Daten für entwicklungs- und humangenetische Fragestellungen bilden sie eine exakte diagnostische Grundlage für viele pathologische Zustands-

Tabelle 33. Entwicklung des Pfannendachneigungswinkels (i) und Schenkelhalsneigungswinkels (k)

	beim männlichen Geschlecht		beim weiblichen Geschlecht	
	Pfannendach-neigungswinkel (i)	Schenkelhals-neigungswinkel (k)	Pfannendach-neigungswinkel (i)	Schenkelhals-neigungswinkel (k)
Neugeb. bis 3 Mon.	Neugeb. 26° ± 5° 1. Mon. 25° ± 5° 25° ± 5° 2. Mon. 25° ± 4° 3. Mon. 24° ± 5°	Neugeb. 145° − 4° 1. Mon. 144° − 4° 145° ± 4° 2. Mon. 145° ± 4° 3. Mon. 146° ± 3°	Neugeb.[a] 30° ± 3° 1. Mon. 28° ± 3° 27° ± 5° 2. Mon. 26° ± 4° 3. Mon. 25° ± 4°	Neugeb. 146° ± 3° 1. Mon. 145° ± 4° 145° ± 3° 2. Mon. 145° ± 4° 3. Mon. 143° ± 3°
4−6 Mon.	21° ± 5°	144° ± 4°	23° ± 4°	143° ± 3°
7−9 Mon.	20° ± 5°	143° ± 4°	22° ± 5°	142° ± 3°
10 Mon. bis 1 J.	18° ± 4°	143° ± 5°	21° ± 3°	142° ± 3°
1 J. bis 1 J. 6 Mon.	19° ± 4°	141° ± 6°	20° ± 3°	141° ± 5°
1 J. 7 Mon. bis 2 J.	18° ± 4°	140° ± 5°	20° ± 3°	139° ± 4°
2 J. bis 2 J. 6 Mon.	17° ± 3°	138° ± 4°	18° ± 4°	139° ± 4°
2 J. 7 Mon. bis 3 J.	16° ± 3°	138° ± 5°	17° ± 4°	138° ± 4°
3−4 J.	15° ± 3°	137° ± 4°	15° ± 3°	138° ± 6°
4−5 J.	13° ± 4°	137° ± 6°	13° ± 3°	137° ± 6°
5−6 J.	11° ± 3°	137° ± 5°	12° ± 3°	137° ± 6°
6−7 J.	11° ± 3°	136° ± 5°	11° ± 3°	136° ± 6°
7−8 J.	10° ± 3°	136° ± 4°	11° ± 4°	137° ± 5°
8−9 J.	10° ± 3°	135° ± 5°	10° ± 3°	135° ± 5°
9−10 J.	9° ± 3°	135° ± 5°	10° ± 3°	134° ± 7°
10−11 J.	8° ± 3°	134° ± 6°	9° ± 3°	133° ± 6°
11−12 J.	8° ± 3°	134° ± 5°	8° ± 3°	133° ± 4°
12−13 J.	8° ± 3°	133° ± 6°	8° ± 2°	132° ± 6°
13−14 J.	9° ± 3°	133° ± 6°	9° ± 3°	132° ± 5°

Tabelle 34. Prozentuale Zunahme (Abnahme bei Winkel *i*) der Beckenmeßstrecken gegenüber dem Ausgangswert bei Neugeborenen. *Jungen*

| | Strecken | | | | | | | | Winkel |
	XX	XXI	XXII	XXIII	XXIV	XXV	XXVI	XXVII	*i*
Neugeborene	0	0	0	0	0	0	0	0	0
Neugeb. bis 2 Mon.	1	4	3	3	3	5	2	0	4
2—3 Mon.	14	17	12	17	11	14	7	0	4
3—4 Mon.	32	39	29	33	29	28	20	0	8
4—6 Mon.	44	57	41	43	37	32	29	11	19
7—9 Mon.	57	70	50	60	47	36	40	11	23
10 Mon. bis 1 Jahr	66	83	62	70	58	50	47	11	31
1 J. bis 1 J. 6 Mon.	78	96	76	83	68	59	56	0	27
1 J. 7 Mon. bis 2 J.	92	109	94	107	79	73	67	0	31
2 J. bis 2 J. 6 Mon.	101	122	106	113	89	100	71	0	35
2 J. 7 Mon. bis 3 J.	114	139	118	127	97	109	78	0	38
3—4 J.	125	148	129	140	108	118	84	11	42
4—5 J.	145	178	153	160	121	141	95	11	50
5—6 J.	159	200	174	177	132	173	102	11	58
6—7 J.	171	209	188	183	139	195	107	11	58
7—8 J.	182	226	200	193	142	213	116	22	62
8—9 J.	195	252	215	203	158	232	127	22	62
9—10 J.	209	274	229	210	168	264	133	22	65
10—11 J.	219	283	238	223	174	268	140	11	69
11—12 J.	229	296	253	233	182	282	144	11	69
12—13 J.	242	313	265	247	197	291	156	11	69
13—14 J.	247	326	279	253	205	309	162	11	65

Tabelle 35. Prozentuale Zunahme (Abnahme bei Winkel *i*) der Beckenmeßstrecken gegenüber dem Ausgangswert bei Neugeborenen. *Mädchen*

| | Strecken | | | | | | | | Winkel |
	XX	XXI	XXII	XXIII	XXIV	XXV	XXVI	XXVII	*i*
Neugeborene	0	0	0	0	0	0	0	0	0
Neugeb. bis 2 Mon.	3	4	0	4	3	5	2	0	7
2—3 Mon.	13	18	9	14	11	9	9	0	13
3—4 Mon.	28	36	21	31	24	9	18	11	17
4—6 Mon.	45	59	38	48	41	32	32	11	23
7—9 Mon.	52	64	47	59	49	41	39	11	27
10 Mon. bis 1 J.	63	77	59	72	57	45	48	11	30
1 J. bis 1 J. 6 Mon.	75	91	71	86	70	55	57	0	33
1 J. 7 Mon. bis 2 J.	92	109	91	107	84	73	68	0	33
2 J. bis 2 J. 6 Mon.	103	127	106	124	89	91	68	0	40
2 J. 7 Mon. bis 3 J.	113	136	115	134	97	100	77	0	43
3—4 J.	125	155	129	148	108	123	84	11	50
4—5 J.	152	190	159	172	127	164	102	11	57
5—6 J.	169	218	176	186	138	195	111	11	60
6—7 J.	176	227	188	193	143	205	116	11	63
7—8 J.	189	241	200	203	154	232	123	11	63
8—9 J.	199	259	215	210	162	250	125	11	67
9—10 J.	216	286	229	227	176	264	134	22	67
10—11 J.	224	295	241	231	184	277	145	11	70
11—12 J.	249	332	259	259	205	300	161	11	73
12—13 J.	261	341	274	265	224	300	177	11	73
13—14 J.	267	355	282	286	241	309	191	11	70

bilder wie Hüftdysplasie, Hüftgelenksluxation, Spaltbecken, Coxa vara, Coxa valga, Achondroplasien und Dysostosen, Mongolismus, Hypothyreosen, Perthessche Krankheit, Epiphyseolysis capitis femoris, Rachitis, Hüftgelenksentzündungen. Die Abweichungen von der Norm brauchen nicht nur aus dem Aspekt abgeschätzt, sondern können metrisch objektiviert und mit der altersentsprechenden Norm verglichen werden.

Meßungenauigkeiten ergeben sich bei asymmetrischer Lagerung und Ventro-Dorsalverkantung. Die Oberschenkel sollen parallel gelagert sein, vor allem aber nicht abduziert und nicht rotiert gehalten werden.

Beckenskelet bei Systemerkrankungen

Im Beckenskelet liegen mehrere in Form und Größe recht unterschiedliche Knochen beisammen. Epiphysäre und metaphysäre Ossifikationsstörungen, sowie Strukturanomalien des Skeletes finden im Bereich des Beckenskeletes so reiche Ausprägungsmöglichkeiten, daß dieses zu einem röntgenologischen verläßlichen Indikator vieler Systemerkrankungen wird. Die nachfolgende Übersicht skizziert die wesentlichen Beckenskeletveränderungen bei Systemerkrankungen des Skeletes.

Abb. 237. *Dysostosis multiplex (Mucopolysaccharidose).* Neugeborenenbecken unauffällig; später schmaler deformierter Schenkelhals, Valgusstellung des Schenkelhalses; Corpus ossis ilium verschmälert, vor allem die Partie oberhalb des Acetabulum. Verzögerter Synchondrosenschluß. Bei den 8 Untertypen sind die Pfannendächer unterschiedlich begrenzt, im Ossifikationsstadium zeigt der Femurkopfkern bei verzögertem Ossifikationsbeginn unregelmäßige Struktur und Kontur

Abb. 238. *Dysostosis enchondralis metaepiphysaria* (Morquio-Brailsford; Dysplasia spondyloepiphysaria intermedia). Das Becken ist breit; flaches, horizontalgestelltes, knöchernes Acetabulum; verlangsamte Ossifikation beider Äste des Sitzbeines, die schon beim Neugeborenen manifest ist; unzulängliche, häufig multizentrische Ossifikation der Schambeinäste; Offenbleiben der Synchondrosis ischiopubica über das 17. Lebensjahr hinaus. Unregelmäßige metaphysäre und epiphysäre Verkalkungszonen, die am stärksten den Femurkopfkern betreffen

Abb. 239. *Dysplasia Spondylo-epiphysaria tarda.* Verzögertes Auftreten des Femurkopfkerns bei Verplumpung des Femurhalses

Abb. 240. *Dysplasia Spondylo-epiphysaria congenita.* Über die oben skizzierten Veränderungen hinaus, auffallend niedrige Beckenschaufeln; tiefes horizontalgestelltes leeres Acetabulum; verspätetes Auftreten des Femurkopfkernes

Abb. 241. *Dysostosis metaphysaria Typ Murk-Jansen.* Schwere Destruktion aller metaphysären Verkalkungszonen, die zu tiefgreifenden Formanomalien und Strukturanomalien der Beckenelemente führen

Abb. 242. *Dysostosis metaphysaria Typ Schmid.* Breite, rundliche Beckenschaufeln; allgemein unregelmäßige gezähnelte bis ausgefranste metaphysäre Verkalkungszonen. Der Schenkelhals ist verkürzt und verplumpt, Coxa vara

Abb. 243. *Dysplasia chondroectodermalis* (Ellis van Creveld-Syndrom). Geringe Verkürzung der Incisura ischiadica, mit deutlicher dornenförmiger Ausziehung der distalen Begrenzung; verzögerte Verknöcherung des azetabulären Anteiles des Os ilium, sowie unregelmäßige horizontale Begrenzung. Zur Mitte zu springt ein zapfenartiger plumper Ossifikationsanteil, an der lateralen Begrenzung ein zweiter dornenartiger Fortsatz vor. Verringerung der craniocaudalen Wachstumsdimensionen aller Beckenelemente. *Asphyxierende Thorax-Dystrophie* (Syndrom de Jeune). Veränderungen wie beim Ellis van Creveld-Syndrom

Abb. 244. *Osteo-Onycho-Dysplasia hereditaria* (Nagel-Patella-Syndrom). Iliacalhörner (Fongsches Zeichen), die der Facies dorsalis der Beckenschaufel aufsitzen; Flügelform der Darmbeinschaufeln mit tiefliegender Spina iliaca ant. sup.; steiler Abfall des Beckenkamms. Ausnahmsweise finden sich hypoplastische, schmale Beckenschaufeln

Abb. 245. *Spaltbecken.* Mehr- oder minder weites Klaffen der Scham- und Sitzbeinfuge

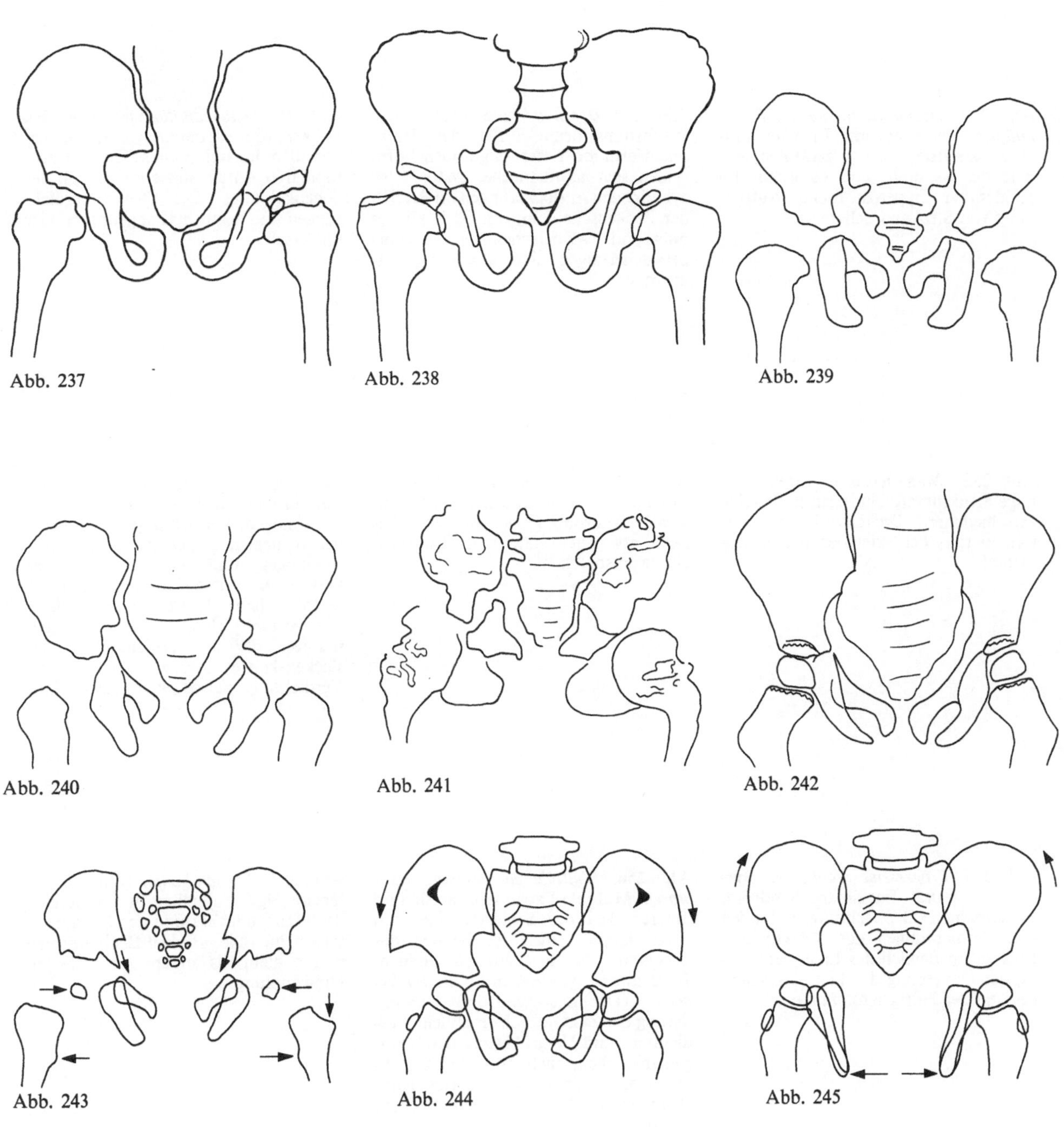

Abb. 237

Abb. 238

Abb. 239

Abb. 240

Abb. 241

Abb. 242

Abb. 243

Abb. 244

Abb. 245

Abb. 246. *Dysostosis pelvico-cleido-cranialis.* Coxa vara congenita, auffallend schmale dysplastische Darmbeinschaufel, klaffendes Sacroilicalgelenk, verzögerte Ossifikation am Os pubis und am Ramus inferior des Os ischii. Verzögerter Verschluß der Synchondrosis ischiopublica

Abb. 247. *Achondroplasie* (Chondrodystrophie). Das Höhenwachstum des Os ilium bleibt erheblich zurück; mangelnde Ossifikation am Corpus und am acetabulären Anteil bei Verkürzung des cranio-caudal- Durchmessers um etwa $^2/_5$. Horizontale obere Begrenzungslinie des Acetabulums; senkrechte laterale Begrenzungslinie. Verbreiterter sacroiliacaler Gelenkspalt. Hakenförmige, kleine Incisura ischiadica. Die Abgänge der Wirbelkörper L_3-L_5 nähern sich einander nach distal. Unregelmäßig begrenztes Pfannendach. Die Schenkelhälse sind mehr oder minder verformt und verplumpt

Abb. 248. *Dysplasia epiphysealis punctata* (Chondrodystrophia calcificans). Verzögerte Ossifikation des Os pubis; an mehreren Knochenelementen können sich mehrere Ossifikationszentren abzeichnen. Krümelige Verkalkungsareale in den Knorpelbereichen. Der Femurkopfbereich kann aufgetrieben sein

Abb. 249. *Dysplasia metaphysaria familiaris* (Pyle-Syndrom). Im Säuglingsalter Sklerosierung der zentralen Anteile des os ilium und os ischii. Im Kindesalter hyperostotische Auftreibung von Sitz- und Schambein

Abb. 250. *Dyschondroplasie* (Olliersche Wachstumsstörung). Bei der Halbseitenform oder der oligotopen Form finden sich asymetrische, zystoide bis zylindrische Auflockerungen im Bereich der Beckenschaufeln, des Os ischii, Os pubis und des Oberschenkels. Die Knorpelwucherungen sind segmental angeordnet

Abb. 251. *Osteopoikilie.* Stecknadel- bis bohnengroße Spongiosaverdichtungen, vor allem im ischiopubischen und acetabulären Anteil, sowie im Bereich des Schenkelhalses. Die Strukturverdichtungen sind segmental angeordnet oder universell

Abb. 252. *Melorheostose.* Streifenförmige Strukturverdichtungen im Bereich verschiedener Beckenknochen. Die Orientierung der Sklerosezonen ist segmental

Abb. 253. *Osteopathia striata.* Streifenförmige Spongiosaverdichtungen in axialer Anordnung, die im Beckenbereich etwa der statischen Beanspruchung entsprechen

Abb. 254. *Hyperostosis corticalis generalisata* (van Buchem-Syndrom). Relativ homogene Verdichtungen im Bereich der corticalen Hyperostosen mit Auftreibungen und Vorwölbungen der äußeren Konturen. Betonung der hüftgelenksnahen Bezirke. *Generalisierte Hyperostose* (Koszewski). Unregelmäßige, diffuse Verdichtungen des Beckenskeletes. *Sklerosteose.* Uniforme Verdichtung der Beckenskeletstruktur

Abb. 255. *Progressive diaphysäre Dysplasie* (Camurati-Engelmann-Syndrom) In einzelnen Beobachtungen fanden sich Verdichtungen der Struktur am Becken, im Bereich der Linea terminalis, der Umgebung des Ileosacralgelenkes und der Hüftgelenkpfanne

Abb. 256. *Multiple cartilaginäre Exostosen.* Multiple Exostosen, die sich im unteren Teil des Schenkelhalses, am Beckenkamm, sowie im Bereich des Trochanter minor befinden können. *Hyperostosis generalisata mit Pachydermie* (Uehlinger-Syndrom). Verminderung der Zahl, jedoch erhebliche Verdichtung und Vergröberung der Spongiosabälkchen, nach Zug- und Drucklinien angeordnet. Vergrößertes Knochenvolumen; Osteophyten am Beckenkamm

Abb. 257. *Enchondrome.* Multiple unregelmäßige Aufhellungen im Bereich des Pfannendaches und der Darmbeinschaufeln. Die Becken-Enchondrome neigen mehr als andere zur malignen Umwandlung

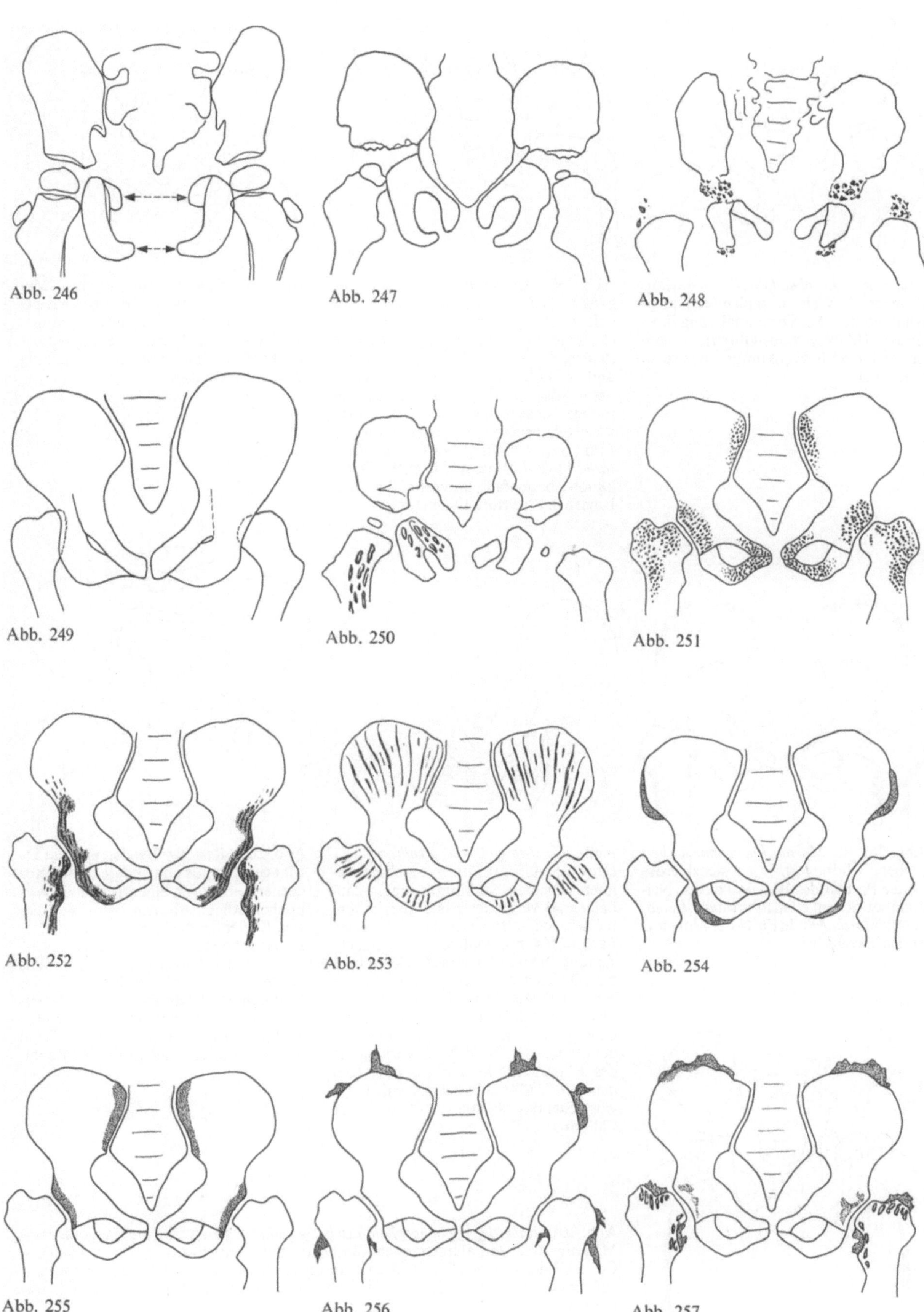

Abb. 246

Abb. 247

Abb. 248

Abb. 249

Abb. 250

Abb. 251

Abb. 252

Abb. 253

Abb. 254

Abb. 255

Abb. 256

Abb. 257

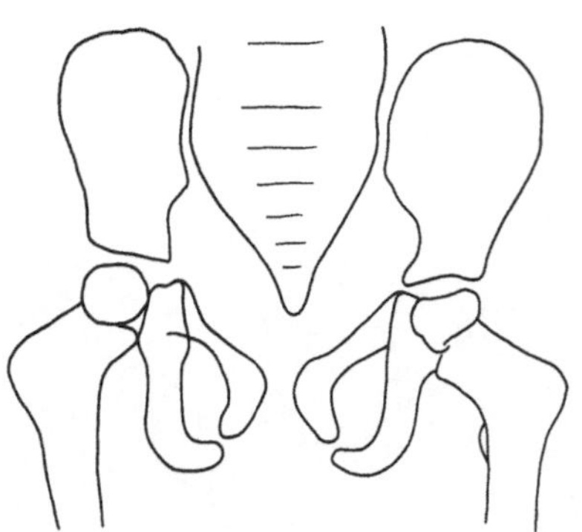

Abb. 258. *Arachnodaktylie* (Marfan-Syndrom). Weit ausladende Darmbeinschaufeln bei Verschmälerung ihrer Basis (Mickey-Maus-Ohren); weite offene innere Beckenkontur; tiefe fossa acetabula

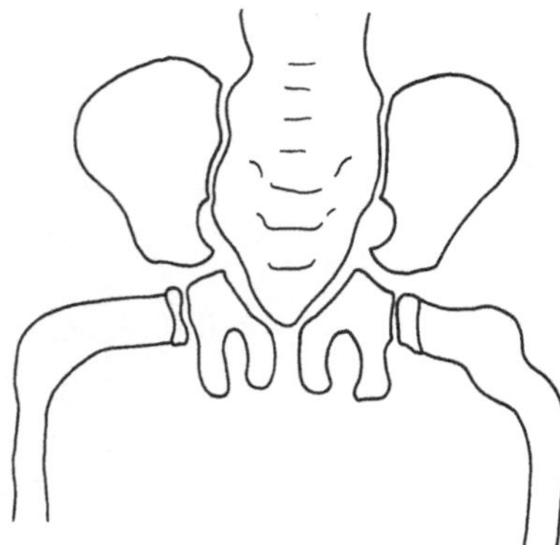

Abb. 259. *Osteogenesis imperfecta congenita* (Typ Vrolik). Allgemein dünne deformierte osteoporotische Knochenelemente mit unregelmäßiger Struktur. Zentral verlängerte Lumbalwirbelsäule und verlängertes os sacrum; relativ breite ossa ilii; Deformierung des gesamten Beckenringes und der Oberschenkel, insbesondere bei Häufung von Frakturen. *Osteogenesis imperfecta tarda* (Typ Lobstein). Normale Ossifikation; bestenfalls unregelmäßige, wabenartige Strukturauflockerung

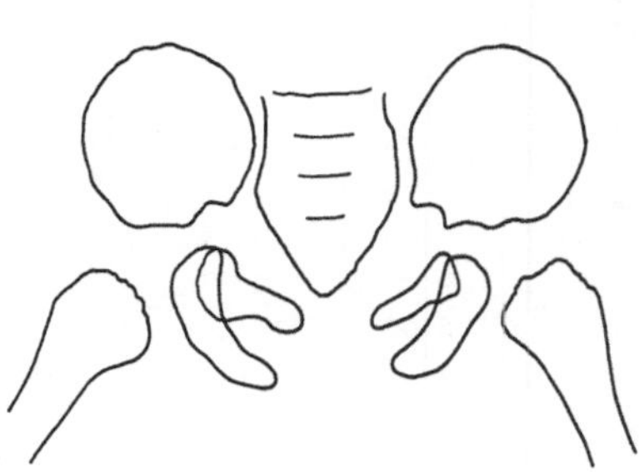

Abb. 260. *Knorpel-Haarhypoplasie* (McKusick). Beckenveränderungen wie bei Achondroplasie, jedoch etwas geringer graduell ausgeprägt. Demgegenüber stärkere Verplumpung und Verkürzung des Schenkelhalses

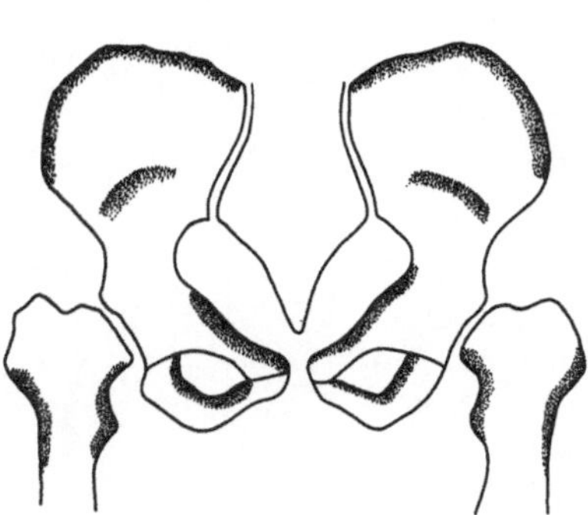

Abb. 261. *Marmorknochenkrankheit* (Albers-Schönberg). Osteosklerose weiter Partien des Beckenskeletes. Neigung zu Schenkelhalsfrakturen. *Osteopetrosis tarda*. Milde Form der Marmorknochenkrankheit

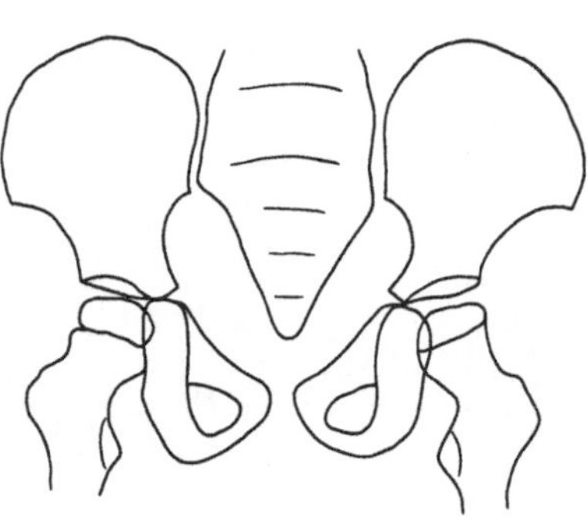

Abb. 262. *Mongolismus-Syndrom* (Down-Syndrom). Im Neugeborenenalter allgemein verkürzter cranio-caudaler und verbreiteter lateraler Durchmesser der Beckenschaufeln; abgeflachte bis horizontale Pfannendachstellung; breit ausladende Beckenschaufel mit tiefem Sitz der Spina iliaca ant. sup.; fehlende Spina iliaca post. sup. Nach dem 3. Monat schmales Tuber ossis ischii, schmaler Ramus inferior; abnorme Länge bei distaler Verjüngung des Ramus inferior ossis ischii. Nach dem 6.—9. Monat bildet sich eine Coxa valga-Stellung in der Mehrzahl der Fälle aus

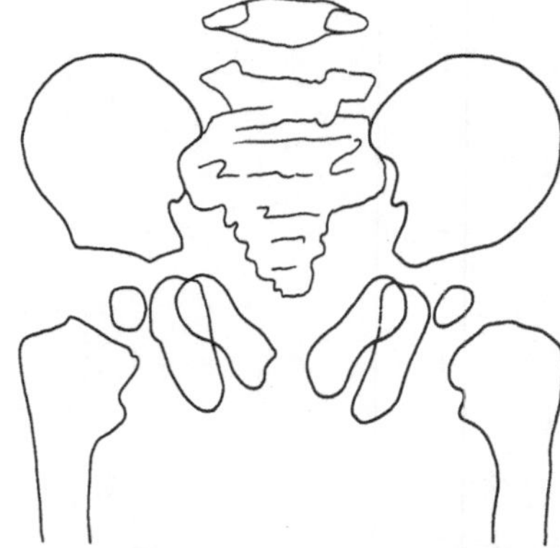

Abb. 263. *Rachitis*. Bei der Vitamin D-Mangel-Rachitis und anderen mit Knochenerweichungen einhergehenden atypischen Rachitisformen kann sich ein sog. Kartenherzbecken ausbilden. Dieses ist gekennzeichnet durch eine Vorwölbung der Knochenelemente um das Hüftgelenk, in das kleine Becken hinein. Dadurch wird das kleine Becken verkleinert und verengt. Die begleitenden Strukturveränderungen hängen vom Schweregrad und der Form der Rachitis ab

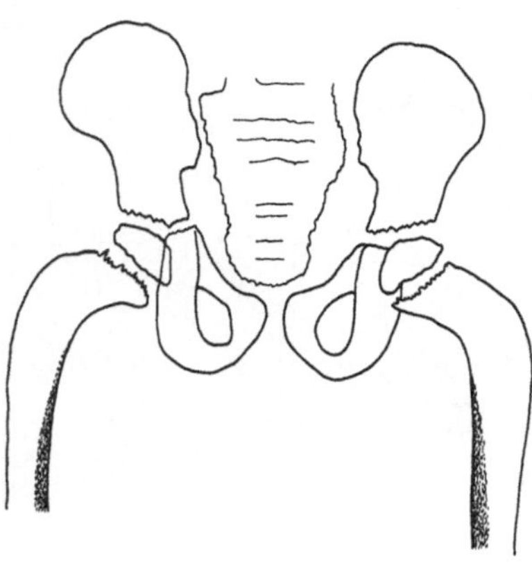

Abb. 264. *Rachitis, hypophosphatämische, genuine*. Coxa vara und Femora vara. Metaphysäre Verkalkungszonen unscharf und ausgefranst. Unterschiedliche Corticalisdicke je nach statistischer Beanspruchung. Unregelmäßige, im ganzen aufgelockerte Corticalisstruktur mit betonten „Wachstumslinien" in den Metaphysen

Über die prozentualen Zu- oder Abnahmen der Meßstrecken und Winkel am Becken orientieren die Tabellen 34 und 35. Nennenswerte Wachstumsunterschiede zwischen Knaben und Mädchen ergeben sich bei den Strecken XX, XXI, XXII, XXIV und XXVI; hier liegen die Endwerte im 14. Lebensjahr beim weiblichen Geschlecht deutlich höher als beim männlichen

Biometrische Daten für den Femurkopfkern sind aus der Tabelle 36 zu entnehmen. Der Knochenkern wird am häufigsten zwischen dem 5. und 7. Lebensmonat sichtbar.

Lokalisierte Fehl- und Mißbildungen des knöchernen Beckens

Fehlbildungen des Beckens kommen im Rahmen der systematisierten Konstitutionskrankheiten in so charakteristischen Formen vor, daß man aus dem Beckenbefund allein wichtige Aufschlüsse für die klinische Diagnose erhält. In diesem Abschnitt sollen die lokalisierten, also auch im Beckenskelet isolierten Fehlbildungen behandelt werden. Diese sind insgesamt gesehen wesentlich seltener als die Beckendeformationen im Rahmen der Systemerkrankungen.

Os ilium

Auffallend schmale und dadurch hochwirkende Beckenschaufeln kommen bei verschiedenen mesenchymalen Störungen vor. Eine totale Aplasie des Os ilium, ein angeborenes Fehlen der Beckenschaufeln und eine Hypoplasie des Os ilium sind dagegen extrem seltene Beobachtungen (KAUFMANN).

Os ischii

Während das Fehlen des Sitzbeines als isolierte Mißbildung bisher nicht bekannt ist, liegt eine Beobachtung über eine Verdoppelung des Os ischii und des Os pubis vor (NITSCHE).

Os pubis

Das Os pubis braucht im Neugeborenenalter nicht verkalkt zu sein, wobei es sich um eine Ossifikationsvariante handeln kann. Verzögerte Verkalkungen und unvollständige Anlagen finden wir im Rahmen der Dysostosis cleidocranialis und der Dysostosis Morquio.

Os sacrum

Die Sacralagenesie geht mit einer Hypoplasie der caudalen Körperhälfte, der Gesäßmuskulatur, sowie mit einer Funktionsstörung des Dickdarms und der Blase einher. Das Becken wirkt im Verhältnis zur Distanz der Oberschenkel schmal, auch wenn die Beckenschaufeln selbst nicht verschmälert sind. Neben partiellen Hypoplasien kommen auch einseitige oder völlige Agenesien und Hypoplasien der Massae laterales vor.

Beckenfehlbildungen bei Formbildungsstörungen der unteren Extremitäten

Infolge der ursegmentalen Gliederung der Extremitätenskelete wirken sich ursegmentale Störungen der Extremitäten auch im Bereich des Beckens aus. Formanomalien verschiedener Ausprägungsgrade findet man deshalb bei Phokomelie und Amelie, besonders im Rahmen des Thalidomid-Dysmelie-Syndroms (Abb. 42, 43, 45, 49, 50, 79, 107).

Bei *Siamesischen Zwillingen* (Abb. 41) kann das Beckenskelet einfach angelegt sein, während die Wirbelsäule doppelt vorhanden ist. Es kommen aber auch Beckendeformationen mit zwei Paaren von unteren Extremitäten zur Beobachtung. Bei *Sirenenbildungen* liegt wohl eine partielle Verschmelzung der langen Röhrenknochen der unteren Extremitäten vor, das Becken braucht jedoch nicht verformt zu sein, lediglich im Bereich des Sitz- und Schambeines finden sich leichtere Formanomalien (Abb. 43).

Spaltbildungen

Schwere Mißbildungen stellen die *Spaltbecken* dar. Bei leichten Fällen klaffen lediglich die Sitz- und Schambeine, bei schwereren Fällen sind sämtliche Beckenknochen in Form von Hypoplasien und Formveränderungen beteiligt. Diese Konstellationen sind nicht selten mit Ekstrophia vesicae, Darmatresien, Bauchspalten verbunden und gewöhnlich mit dem Leben nicht lange vereinbar. Ausnahmen kommen jedoch vor (s. auch CAFFEY u. MADELL).

Coxa vara

Die *Coxa vara* (Abb. 57, 64, 125, 141) ist ein polyphänes Symptom, welches durch Adduktionsbehinderung, Verkürzung des Schenkelhalses und Trochanterhochstand charakterisiert ist. Je nach Sitz der Störung ist eine Coxa vara capitis (am Femurkopf), cervicalis (Hals) und trochanterica zu unterscheiden. Häufigste Ursachen im Kindesalter sind: Rachitis, Perthessche Erkrankung, Osteoporosen und Osteolysen entzündlicher oder tumoriger Natur, angeborene Knochendefekte. Als Sonderformen werden die *Coxa vara congenita* und die *Coxa vara statica* abgegrenzt (FINBY u.a.).

Coxa valga

Bei der *Coxa valga* (Abb. 265) bleibt der Schenkelhals gestreckt, der Neigungswinkel beträgt

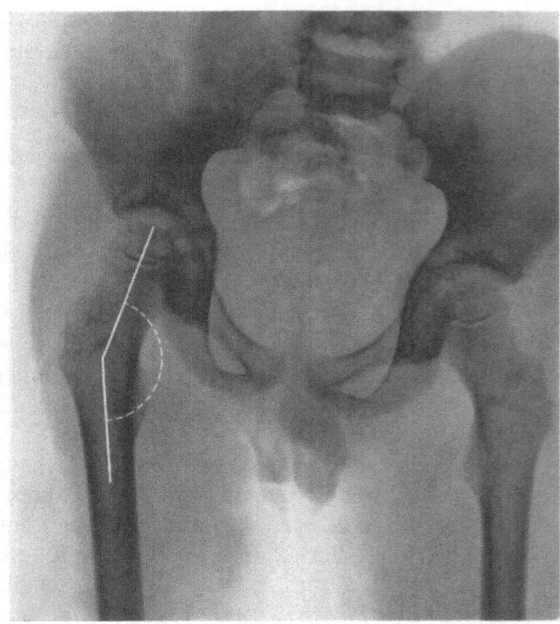

Abb. 265. *Coxa valga* bei einem 8jährigen Jungen. *Beckenschiefstand*, der Neigungswinkel des Oberschenkelhalses beträgt 152°

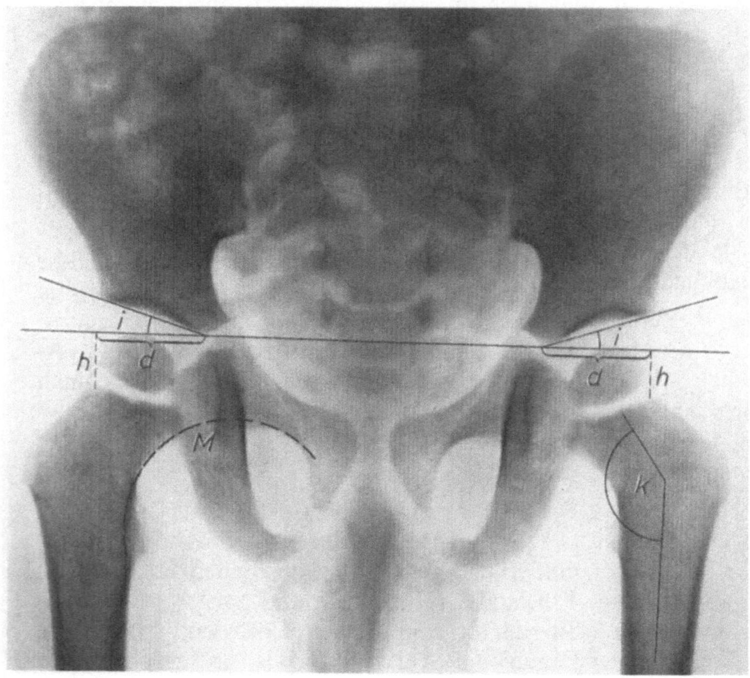

Abb. 266. *Metrische Kriterien bei der Hüftgelenksbeurteilung.* Der Neigungswinkel *k* beträgt normalerweise 133—140°. Die Menardsche Linie (*M*) ergibt einen Kreisbogen, entlang der Innenkonturen von Femurhals und Schambeinen. Der Pfannendachneigungswinkel *i* liegt bei älteren Kindern zwischen 8 und 15°, bei jüngeren Kindern kann er bis 20° beim Neugeborenen bis 27° erreichen. Die Distanz *d* ist in ihren absoluten Werten altersabhängig aber seitengleich, ebenso die Höhe *h* (= Strecke XXVII)

140—170°. Ist der Projektionsfehler der dabei bestehenden Antetorsion ausgeglichen, wird der Winkel etwas kleiner. Gelegentlich ist das Pfannendach des Hüftgelenkes abgeflacht. Die Coxa valga stellt ein Erhaltenbleiben der oft ins Extrem gesteigerten frühkindlichen Verhältnisse dar. Man findet sie bei Inaktivität der Beine, vor allem bei dyscerebralen, spastischen Entwicklungsstörungen (Little-Syndrom).

Hüftgelenksdysplasie und -luxation

Begriff. Anatomische Fehlbildungen der gelenkbildenden Anteile, speziell des Pfannendaches, führen zu einer Fehlfunktion des Hüftgelenkes, aus der sich mit zunehmender statischer Beanspruchung eine Luxation entwickeln kann.

Synonyma. *Luxatio coxae congenita; Hüftluxation; Hüftgelenksluxation.*

Tabelle 36. Caput femoris, Breite und Höhe. Geometrischer Mittelwert (M) sowie obere und untere Grenze der Streuungsbreite in Millimetern

Alter in Jahren	Breite									Höhe								
	Knaben + Mädchen			Knaben			Mädchen			Knaben + Mädchen			Knaben			Mädchen		
	M			M			M			M			M			M		
$0-{}^1/_{12}$	0,02	0,02	0,02	0,0	0,0	0,0	0,02	0,02	0,02	0,02	0,02	0,02	0,0	0,0	0,0	0,02	0,02	0,02
${}^2/_{12}-{}^4/_{12}$	0,4	0,5	2,3	0,3	0,6	1,3	0,5	1,2	3,1	0,3	0,7	1,5	0,25	0,5	1,0	0,4	0,9	0,2
${}^5/_{12}-{}^7/_{12}$	3,0	5,9	11,8	2,8	5,9	12,5	3,2	6,1	11,6	2,5	4,5	8,1	2,2	4,1	7,8	3,1	4,9	7,8
${}^8/_{12}-{}^{10}/_{12}$	5,8	9,2	14,7	4,6	8,8	16,2	8,1	9,7	11,6	4,0	6,4	10,2	3,6	6,1	10,4	4,9	6,8	9,5
${}^{11}/_{12}-1{}^1/_{12}$	4,9	9,7	19,4	4,2	8,8	18,5	5,9	10,7	19,3	3,8	6,8	12,2	3,1	6,1	12,2	4,5	7,7	13,1
$1{}^2/_{12}-1{}^8/_{12}$	6,9	12,5	22,5	12,1	14,5	17,4	5,1	10,7	22,5	5,9	10,0	17,0	8,5	10,2	12,2	4,0	7,9	15,8
$1{}^9/_{12}-2{}^5/_{12}$	12,6	16,4	21,3	12,6	16,4	21,3	12,6	16,4	21,3	8,7	11,3	14,7	7,9	11,0	15,4	8,9	11,6	15,1
$2{}^6/_{12}-3{}^5/_{12}$	14,9	19,4	25,2	12,7	19,0	28,5	16,2	19,4	23,3	9,6	12,5	16,3	8,7	12,2	17,1	9,8	12,8	16,6
$3{}^6/_{12}-4{}^5/_{12}$	19,2	23,0	27,6	18,2	21,9	26,3	21,9	24,1	26,5	11,2	13,5	16,2	10,0	12,1	15,7	11,5	13,8	16,6
$4{}^6/_{12}-5{}^5/_{12}$	22,7	27,2	32,6	21,6	25,9	31,1	25,9	28,5	31,4	13,0	15,6	18,7	12,7	15,2	18,2	14,5	16,0	17,6
$5{}^6/_{12}-6{}^5/_{12}$	27,2	29,9	32,9	24,9	29,9	35,9	27,2	29,9	32,9	13,0	15,6	18,7	13,0	15,6	18,7	13,3	16,0	19,2
$6{}^6/_{12}-7{}^5/_{12}$	29,2	32,1	35,3	28,5	31,4	34,5	29,9	32,9	36,2	14,3	17,2	20,6	15,3	16,8	18,5	15,6	17,2	18,9
$7{}^6/_{12}-8{}^5/_{12}$	32,1	35,3	38,8	31,4	34,5	38,0	32,9	36,2	39,8	16,8	18,5	20,4	16,8	18,5	20,4	16,8	18,5	20,4
$8{}^6/_{12}-9{}^5/_{12}$	34,5	37,9	41,7	34,5	37,9	41,7	34,5	37,9	41,7	16,8	18,5	20,4	16,8	18,5	20,4	16,8	18,5	20,4
$9{}^6/_{12}-10{}^5/_{12}$	37,9	41,7	45,9	37,9	41,7	45,9	38,8	42,7	47,0	17,6	19,4	21,3	16,2	19,4	23,3	17,6	19,4	21,3
$10{}^6/_{12}-11{}^5/_{12}$	39,7	43,7	48,1	39,7	43,7	48,1	39,7	43,7	48,1	18,5	20,4	22,4	19,0	20,9	23,0	17,0	20,4	24,5
$11{}^6/_{12}-12{}^5/_{12}$	40,6	44,7	49,2	40,6	44,7	49,2	39,7	43,7	48,1	18,1	19,9	21,9	18,5	20,4	22,4	17,6	19,4	21,3
$12{}^6/_{12}-13{}^5/_{12}$	42,6	46,9	51,6	42,6	46,9	51,6	41,6	45,8	50,4	18,5	20,4	22,4	19,0	20,9	23,0	18,1	19,9	21,9
$13{}^6/_{12}-14{}^5/_{12}$	43,6	48,0	52,8	43,6	48,0	52,8	43,6	48,0	52,8	19,4	20,9	25,1	19,8	21,4	25,7	18,1	19,9	21,9

Klinik. Die angeborene Hüftgelenksluxation beruht auf einer fetalen, erblich bedingten Fehlentwicklung des Hüftgelenks. Primär ist die Dysplasie des Pfannendaches, sekundär die Luxation. Sie kann einseitig und doppelseitig auftreten. Bei einseitiger Manifestation liegen nicht selten auf der anderen Seite anatomische Veränderungen vor, auch wenn klinische Symptome fehlen. Das weibliche Geschlecht ist etwa 6mal häufiger betroffen als das männliche (OBERNIEDERMAYER: ♂:♀ = 1:4,5). Die geographische Verteilung ist unterschiedlich. Die größte Häufigkeit wird in einzelnen Bezirken Mittel- und Oberitaliens (ORTOLANI) und der Schweiz registriert, in Deutschland ist das Leiden in Sachsen, Thüringen und Oberfranken am verbreitetsten.

Die Bemühungen um die Früherfassung (CARAVAGLIA) cerebraler Bewegungsstörungen haben gezeigt, daß ein Großteil der Hüftgelenksluxationen nicht angeboren, sondern *funktionell* entstanden ist. Durch verstärkten — symmetrischen oder asymmetrischen — Muskelzug bis Muskelhypertonie, Beckenschiefstand mit und ohne Achsenrotation, kann der Femurkopf genauso seitlich nach oben gezogen werden und luxieren, wie bei der angeborenen Form. Bei spastischen Mono-, Di- und Tetraplegien sind diese funktionellen Fehlkonstellationen ebenso gegeben wie bei den hypotonen Formen der infantilen Cerebralparese und den Myelodysplasien. Man sollte deshalb eine

a) angeborene Hüftdysplasie (mit und ohne Luxation) und eine

b) funktionelle Hüftgelenksluxation (mit sekundärer Pfannendach-Verformung) unterscheiden; die letztgenannte Form ist — wie die Erfahrungen der letzten Jahre zeigen — wesentlich häufiger. Therapeutisch ist diese Unterscheidung von Bedeutung, weil bei der angeborenen Form Ruhigstellung, bei der funktionellen Luxation Bewegungstherapie angezeigt sind.

Radiologie. Das Erkennen leichter Formen von Hüftgelenksluxation ist im Säuglingsalter klinisch sicherer als röntgenologisch. Die Diagnose soll frühzeitig gestellt werden, so früh, daß bei Beginn der statischen Belastung die Behandlung schon weitgehend abgeschlossen ist. Im frühen Säuglingsalter sind folgende röntgenologische Zeichen zu verwerten:

Hochstand und Lateralverschiebung des Femur,

Abweichungen der Ménardschen Linie,

Vergrößerung des Pfannendachwinkels,

Abschleifung (Abrundung) der Pfannendach-Außenkante.

Die beiden ersten Kriterien hängen eng zusammen. Die Menardsche Linie (Abb. 266, 267) geht normalerweise bogenförmig an der Innenkante des Femurhalses auf die craniale Kontur des Foramen obturatum über. Durch Lageanomalien des Femurhalses, wie Hochstand und Lateralverschiebung kommt, es zur „Knickung" oder „Brechung" der Ménardschen Linie. Der Neigungswinkel des Pfannendaches gegenüber der Horizontalen (Abb. 236) beträgt bei jungen

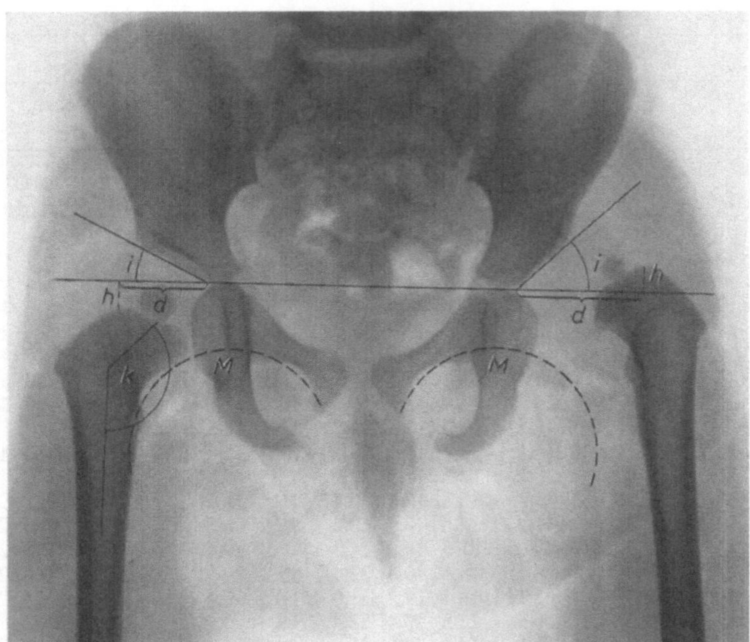

Abb. 267. *Metrische Diagnostik bei angeborener Hüftgelenksluxation.* Auf der fehlgebildeten Seite verläuft die Menardsche Linie weit innerhalb der Oberschenkelkontur, der Pfannendachneigungswinkel *i* liegt bei Werten zwischen 20–60°. Die Distanz *d* ist größer als auf der gesunden Seite. Die von der Horizontalen aus gezogenen Höhen *h* (= Strecke XXVII) sind auf der gesunden Seite positiv, auf der luxierten Seite negativ. Der Femurkopfkern tritt auf der Seite der Luxation gewöhnlich später auf und bleibt während des Wachstums kleiner

Kindern 15–25° (s. Tabelle 33), bei Pfannendachveränderungen bis 40° und darüber.

Die Deformierung des Pfannendaches besteht darin, daß dessen Konkavität verlorengeht. Bei Kindern jenseits des 1. Lebenshalbjahres kommt als weiterer diagnostischer Gesichtspunkt die Lage, Größe und der Ossifikationszeitpunkt des Femurkopfkernes hinzu. Die in Abb. 236 und Tabelle 33, 36 verzeichneten Daten dienen für die Beurteilung des Ossifikationsstandes als Richtlinie. Der Knochenkern der betroffenen Seite ist kleiner, oft atypisch konfiguriert und pflegt verspätet angelegt zu werden. Bei Schulkindern darf noch die verspätete Synchondrosis ischiopubica im Sinne der angeborenen Hüftgelenksluxation verwertet werden. Diese vollzieht sich normalerweise zwischen 5. und 6. Lebensjahr. Der Femur ist auf der erkrankten Seite nicht selten kürzer als auf der Gegenseite.

Subluxationen und die sog. *Coxa valga luxans* können dem frühzeitigen Nachweis im Röntgenbild entgehen. Der Frühnachweis ist aber auch hierbei mit allen Mitteln anzustreben. Auf parallele Lagerung der Füße und horizontalen Verlauf der Darmbeinkammlinie ist bei der Beurteilung der Röntgenaufnahmen zu achten. Es lohnt sich, dabei mit Zirkel und Lineal zu arbeiten (BILLING).

Extremitäten

Das Extremitätenskelet des Menschen umfaßt die langen Röhrenknochen von Arm und Bein, Hand- und Fußwurzelknochen sowie die kurzen Röhrenknochen der Hand und des Fußes. Form und Länge dieser Röhrenknochen tragen wesentlich zur phänotypischen Gestaltung des Individuums bei.

Die Gliedmaßenanlagen des Menschen bilden sich embryonal als stummelförmige Ausstülpungen an der seitlichen Körperwand aus und bestehen zunächst aus dichtgelagerten, relativ kleinzelligen Mesenchymformationen mit einem einschichtigen Ektodermüberzug. Das Ektoderm bildet bereits im 7 mm-Stadium am distalen Ende der Knospe eine Verdickung, die *Ektodermkappe.*

Aus der Gliedmaßenknospe entsteht durch Längenwachstum ein „Gliedmaßensproß", dessen dichtgelagerte Mesenchymformationen in der Mesenchymachse die *Anlage des späteren Skeletes* darstellen. Diese Skeletanlage durchläuft im Embryonalleben ein bindegewebiges, ein knorpeliges und teilweise auch bereits ein knöchernes Stadium. Der Verknöcherungsprozeß setzt sich im Fetalleben und extrauterin fort und ist erst in der Pubertät grob abgeschlossen. Feinere Umbauvorgänge, die speziell die Struktur betreffen, spielen sich während der progressiven und regressiven Entwicklungsphase bis ins hohe Alter ab.

Die oberen (vorderen) Gliedmaßenanlagen formieren sich etwas früher als die unteren (hinteren), die Differenzierungsvorgänge laufen aber prinzipiell gleichsinnig, nur zeitlich interferierend ab. Zwischen rechts und links können wahrscheinlich Unterschiede bis zu mehreren Stunden, zwischen den oberen und unteren Extremitäten bis zu 1—2 Tagen auftreten. Bei 9 mm-Embryonen ist der Gliedmaßensproß distal in Form der „*Gliedmaßenplatte*" oben abgeflacht und durch eine Furche vom zylin-drisch-runden, proximalen Abschnitt getrennt. In dieser Gliedmaßenplatte treten im 12 mm-Stadium radiär angeordnete Längswulstungen und -furchungen auf. Schon im 25 mm-Stadium sind die Finger differenziert. Einzelheiten über die Abläufe vermittelt die Tabelle 38. Diese Differenzierung der Gliedmaßenplatte geht zeitlich der Differenzierung des proximalen Gliedmaßenanteils durch die Ellenbeuge in Ober- und Unterarm voraus.

Die axiale Verdichtung des Mesenchyms, das *Skleroblastem*, erscheint an der vorderen Gliedmaßenanlage in der 4. Embryonalwoche. Dieses Skleroblastem wandelt sich in der Mitte — des künftigen Knochens — in Vorknorpel um. Die Vorknorpelanlagen deuten durch ihr rasches Wachstum schon sehr bald die Formen der späteren Skeletabschnitte an, sie sind also wesentliche Modellierungsfaktoren. Die Ossifikation der Röhrenknochen läuft im 2. und 3. Embryonalmonat an. Diesen *primären (embryonalen) Ossifikationszentren der Diaphysen* stehen die

Tabelle 37. Primäre Ossifikationszentren. Zeitpunkt der ersten Knochenkernanlage in den embryonal ossifizierenden Röhrenknochen der oberen Extremität

Clavicula	7. Embryonalwoche
Humerus	8. Embryonalwoche
Radius	8. Embryonalwoche
Ulna	8. Embryonalwoche
Metacarpalia II, III	9. Embryonalwoche
Metacarpalia I, IV, V	10. Embryonalwoche
Endphalangen I—V	9. Embryonalwoche
Grundphalangen II, III	9. Embryonalwoche
Grundphalangen I, IV	10. Embryonalwoche
Grundphalanx V	11.—12. Embryonalwoche
Mittelphalangen II, III, IV	12. Embryonalwoche
Mittelphalanx V	13.—16. Embryonalwoche

Tabelle 38. Embryonale Gliedmaßendifferenzierung

Größe des Embryos	Entwicklungsstand der oberen Extremitäten
3,4—3,7 mm (Scheitel-Steiß-Länge)	Nicht angelegt.
4 mm (etwa 3 Wochen)	*Ungegliederte Knospen oder Wülste.*
4,7—4,9 mm (4. Woche, 36 Ursegmente)	Plattenförmig.
5,0—7,0 mm (38 Ursegmente, 25 Tage)	Plattenförmig, an der Basis etwa 1 mm breit, 0,85 mm lang.
7 mm (3 Kopf-, 37 Rumpfsomiten, 27.—28. Tag)	Skelet im *Mesenchymstadium*. Als Mesenchymverdichtung ist der Humerus auszumachen.
8 mm	Obere Extremität etwa 1,85 mm lang, 1,15 mm breit (Basis). Das distale Segment beginnt sich abzugliedern. Noch kein Vorknorpel.
9 mm (40 Tage)	Kurze stummelförmige Vorstülpungen, an deren *Ende eine Epithelleiste* sichtbar ist.
10 mm	Gliedmaßenanlage *dreigegliedert*. Das distale Segment zeigt randständige Einkerbungen. Länge der Gliedmaßen 2,5 mm.
11 mm	Humerus, Radius und Ulna *vorknorpelig*.
12 mm	Humerus knorpelig, Radius und Ulna jungknorpelig.
14 mm	Arm dreigegliedert, 3,4 mm lang. Randständige Einkerbungen im distalen Segment.
15 mm	Arm dreigegliedert, distales Ende *5strahlig*.
16 mm (45 Tage)	Muskel- und Sehnenanlagen sichtbar.
17 mm	Arm im Ellbogen abgeknickt. Vorderarm und Hand liegen an der Thoraxvorderfläche. Hand 5strahlig. Die Differenzierung der *Muskeln* beginnt bei den Schultern und nimmt nach distal ab.
18 mm	Ellbogen rechtwinkelig, *Finger frei*. Muskeldifferenzierung schreitet distal fort.
20 mm	Knochen am Humerus.
23 mm	*Handwurzelknochen und Phalangen* angelegt.
26 mm (60 Tage)	*Knochenbildung* an Humerus, Radius und Ulna. Das *Knorpelskelet ist bis in die Endphalangen der Zehen angelegt.*

Tabelle 39. Röhrenknochendaten der oberen Extremitäten in bezug auf die Körperlänge

Körpergröße cm	Humerus			Radius			Ulna		
	Unterer Grenzwert	Mittelwert	Oberer Grenzwert	Unterer Grenzwert	Mittelwert	Oberer Grenzwert	Unterer Grenzwert	Mittelwert	Oberer Grenzwert
45—49	5,9	6,2	6,8	4,6	5,0	5,3	5,4	5,7	6,0
50—54	6,2	6,7	7,5	5,0	5,5	6,1	5,9	6,3	6,9
55—59	6,9	7,5	8,5	5,3	5,8	6,7	6,0	6,5	6,9
60—64	8,0	8,5	9,5	5,9	6,5	6,9	6,7	7,2	7,7
65—69	8,0	9,0	10,0	6,1	6,9	7,5	6,9	7,7	8,3
70—74	8,3	9,8	10,9	7,2	7,5	8,1	7,7	8,3	9,5
75—79	9,5	10,9	12,0	7,3	8,3	9,4	8,3	9,4	10,5
80—84	9,6	11,7	12,6	7,4	8,7	10,0	8,1	9,7	10,7
85—89	12,0	13,2	14,0	9,0	9,8	11,0	9,4	10,9	12,1
90—94	13,0	14,0	15,0	9,7	10,2	11,1	10,8	11,3	12,4
95—99	14,2	15,4	16,1	10,3	11,3	12,0	11,7	12,5	13,1
100—104	15,0	16,2	18,1	10,8	11,8	13,0	11,7	13,0	14,9
105—109	16,3	17,5	18,6	11,9	12,8	13,7	13,6	14,2	14,9
110—114	17,4	17,8	18,8	12,3	13,5	15,3	13,9	14,7	16,0
115—119	17,7	19,2	20,1	13,0	14,1	15,5	14,4	15,4	16,1
120—124	19,8	21,0	22,3	14,2	15,0	15,7	15,7	16,4	17,0
125—129	21,0	22,2	23,5	15,2	16,3	17,6	17,5	17,7	18,3
130—134	21,8	22,8	23,5	16,6	16,8	17,8	18,0	18,5	19,9
135—139	23,7	24,2	24,8	16,9	17,2	18,5	18,3	18,7	20,4
140—144	24,8	26,3	27,2	17,1	17,7	18,9	18,9	19,0	20,8
145—149				18,5	19,2	19,9	19,8	21,3	21,9
150—154	27,0	27,6	28,0	18,9	19,8	21,2	20,6	22,0	23,2
155—159	28,2	29,1	30,0	20,2	21,0	22,5	22,3	23,0	24,0

sekundären (postfetalen) der Epiphysen, Carpalia, Tarsalia und *Apophysen* gegenüber. Im Bereich des Arm- und Handskeletes haben wir 22 primäre (diaphysäre) Ossifikationszentren und 38 sekundäre (28 Epiphysen, 8 Carpalia, 2 Sesambeine) Ossifikationszentren. Die Knochenkernanlagen der primären Zentren bilden sich von der 8.—16. Embryonalwoche (Tabelle 37), die Knochenkerne der sekundären Zentren von der Geburt bis zur Pubertät.

Aus den mesenchymalen Anlagen der Gliedmaßenknospe entstehen auch die *Gelenke,* die Bindegewebsanlagen und die quergestreifte Muskulatur. Letztere wird in loco determiniert und ist nicht ein Abkömmling der Myotome. Die Formbildung der Gliedmaßen selbst wird wesentlich dem epithelialen Überzug zugeschrieben.

In den nachfolgenden Abschnitten über die oberen und unteren Extremitäten werden vorwiegend biometrische Daten, die zur Beurteilung der Röntgenbilder erforderlich sind, und die lokalisierten Fehlbildungen abgehandelt. Soweit Veränderungen im Rahmen von Systemerkrankungen oder Syndromen vorkommen, sind sie an entsprechender Stelle beschrieben. Wegen der praktischen Bedeutung ist der Radiologie des Handskeletes ein besonderer Abschnitt gewidmet. Die wichtigsten lokalisierten Varianten und Anomalien sind im Anschluß an die biometrischen Grundlagen skizziert.

Obere Extremitäten

Längenmaße der Extremitätenknochen

Radiologische Längenmessungen der Röhrenknochen sind objektiver als klinische Messungen, da die Meßpunkte genauer sind. Diagnostisch spielen sie eine Rolle bei Wuchs-, besonders aber bei Halbseiten- und Proportionsstörungen. Längenmaße sind wertvoller, wenn sie auf die Körperlänge bezogen, aber auch brauchbar, wenn sie auf das Alter bezogen werden.

Die Tabellen 39 und 53 enthalten die Mittelwerte der Knochenlänge langer Röhrenknochen nach Längen-, die Tabellen 40, 41 und 42, bis 45, 50 nach Altersklassen. Da die biostatistischen Grundlagen der Tabellen 39 und 40 in einzelnen — älteren — Klassen nicht ausreichen, sind die Standardabweichungen nicht angegeben. Für den praktischen Gebrauch empfiehlt sich bei den Körperlängenklassen die Grenze zum pathologischen Bereich bei ±10% des jeweiligen Mittelwertes, bei den Altersklassen bei ±15% des Mittelwertes zu ziehen.

Die den Tabellen 41a und 41b zugrunde liegenden Messungen von MARESH und WASHBURN beziehen sich auf nordamerikanische Kinder und gelten wohl auch für Nordeuropa. Für Mitteleuropa liegen die Durchschnittswerte um einige Millimeter zu hoch, so daß die Messungen durchaus verwendbar sind (vgl. Tabelle 39 und 40).

Tabelle 40. Röhrenknochenlängen der oberen Extremitäten in bezug auf das Alter

Alter in Jahren	Humerus			Radius			Ulna		
	Unterer Grenzwert	Mittelwert	Oberer Grenzwert	Unterer Grenzwert	Mittelwert	Oberer Grenzwert	Unterer Grenzwert	Mittelwert	Oberer Grenzwert
$0-{}^3/_{12}$	6,0	7,0	8,2	4,6	5,5	6,6	5,0	6,2	6,9
${}^4/_{12}-{}^6/_{12}$	7,1	8,3	9,3	5,7	6,5	7,4	6,3	7,2	8,0
${}^7/_{12}-{}^9/_{12}$	8,3	9,2	9,7	6,5	6,9	7,5	7,2	7,7	8,3
${}^{10}/_{12}-1$	9,3	10,2	11,3	7,3	7,7	8,2	7,7	8,5	9,4
$1^1/_{12}-1^6/_{12}$	9,7	11,1	12,4	7,5	8,3	9,2	8,5	8,8	10,6
$1^7/_{12}-2$	10,9	11,8	13,1	7,9	8,9	10,0	9,1	10,0	11,0
$2^1/_{12}-2^6/_{12}$	12,4	13,4	14,5	8,9	10,0	11,0	10,4	11,2	12,0
$2^7/_{12}-3$	13,2	14,2	15,2	9,5	10,3	11,3	10,4	11,4	12,5
$3^1/_{12}-4$	12,2	15,3	16,7	9,2	11,1	12,5	9,4	12,2	13,0
$4^1/_{12}-5$	15,0	16,1	17,0	10,8	11,7	12,6	11,7	12,9	14,1
$5^1/_{12}-6$	15,5	17,7	20,0	11,0	13,0	15,0	12,3	14,3	16,0
$6^1/_{12}-7$	17,5	19,3	20,4	12,0	13,8	15,5	13,3	15,1	16,8
$7^1/_{12}-8$	19,3	20,1	21,0	14,0	15,2	16,9	15,3	16,6	18,3
$8^1/_{12}-9$	20,0	21,0	21,8	14,2	15,4	16,5	16,2	16,7	17,4
$9^1/_{12}-10$	20,0	22,3	26,2	14,2	15,8	17,2	15,3	17,0	19,9
$10^1/_{12}-11$	21,7	23,0	25,0	15,0	16,6	19,6	16,4	17,8	21,0
$11^1/_{12}-12$	23,2	25,6	27,8	17,1	18,6	19,9	18,6	20,6	21,9
$12^1/_{12}-13$	24,9	25,9	26,7	18,9	19,2	20,0	19,0	20,9	21,6
$13^1/_{12}-14$	27,0	27,5	28,0	19,0	19,9	21,1	20,5	21,4	23,0

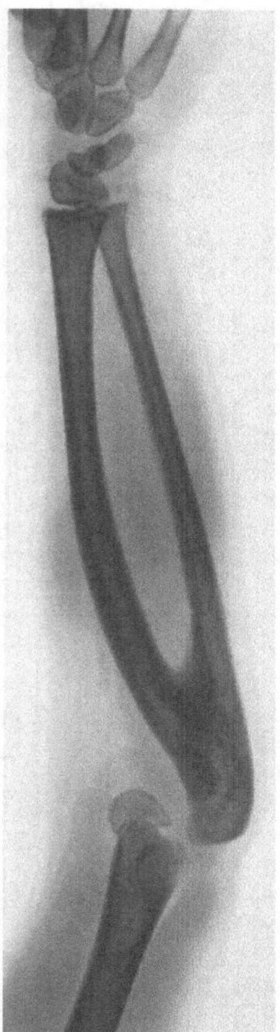

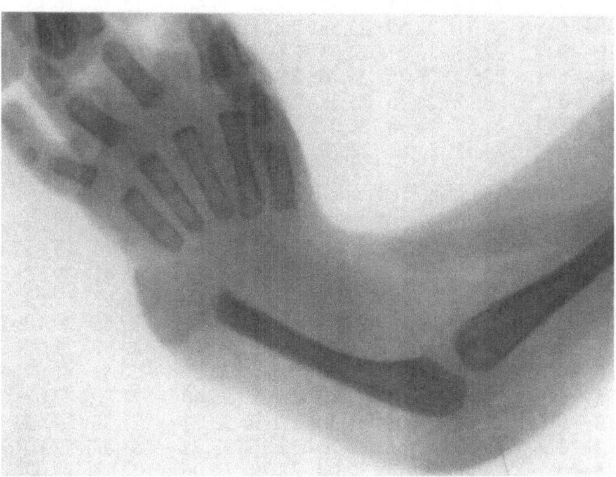

Abb. 269. *Kongenitale Radiusaplasie.* Verplumpung und Verkürzung der Ulna. Hypoplasie des Daumens, Brachymesophalangie V. Verzögerte Handwurzelkernentwicklung. 8 Monate altes Mädchen

Abb. 268. *Angeborene radio-ulnäre Synostose proximal.* Funktionell bedingte räumliche Fehlordnung der Handwurzelknochen. 6jähriger Junge

Fehlbildungen des Armes

Eine familiär gehäuft auftretende Deformität des Handgelenkes, welche sich klinisch durch bajonettförmige Abknickung der Hand gegen-über dem Unterarm ausprägt, ist die sog. *Madelungsche Handgelenksdeformität.* Radiologisch zeigt sich dabei ein steiles Abfallen der Gelenkflächen des Radius zur Ulna hin und eine

Tabelle 41. Längenmaße von Radius, Ulna, Humerus (nachMARESH) in Perzentilbereichen

Alter Jahre/ Monate	Humerus					Radius					Ulna				
	10%	25%	50%	75%	90%	10%	25%	50%	75%	90%	10%	25%	50%	75%	90%

a) Mädchen

Messungen zwischen den Epiphysenplatten

Alter	10%	25%	50%	75%	90%	10%	25%	50%	75%	90%	10%	25%	50%	75%	90%
0—2	6,72	6,91	7,12	7,30	7,50	5,43	5,58	5,72	5,88	6,05	6,08	6,30	6,50	6,65	6,82
0—4	7,52	7,73	8,00	8,17	8,38	5,93	6,11	6,28	6,46	6,64	6,59	6,84	7,05	7,21	7,38
0—6	8,22	8,44	8,74	8,89	9,12	6,37	6,56	6,74	6,95	7,14	7,09	7,35	7,58	7,75	7,92
1—0	9,77	10,04	10,38	10,60	10,86	7,42	7,64	7,85	8,10	8,31	8,27	8,56	8,82	9,06	9,32
1—6	11,02	11,32	11,70	11,98	12,27	8,22	8,48	8,74	9,00	9,24	9,24	9,55	9,84	10,11	10,41
2—0	12 07	12,40	12,80	13,10	13,42	8,92	9,20	9,50	9,77	10,04	10,00	10,34	10,66	10,95	11,27
2—6	12,94	13,32	13,75	14,09	14,44	9,55	9,85	10,18	10,47	10,75	10,69	11,05	11,39	11,70	12,04
3—0	13,73	14,13	14,58	14,99	15,39	10,12	10,45	10,80	11,12	11,41	11,32	11,70	12,07	12,39	12,75
3—6	14,49	14,91	15,38	15,84	16,28	10,66	11,01	11,39	11,73	12,05	11,90	12,31	12,71	13,04	13,42
4—0	15,21	15,66	16,15	16,66	17,14	11,18	11,55	11,95	12,33	12,68	12,45	12,88	13,32	13,67	14,06
4—6	15,90	16,37	16,89	17,44	17,97	11,68	12,06	12,48	12,91	13,30	12,98	13,43	13,90	14,29	14,69
5—0	16,56	17,05	17,60	18,21	18,77	12,16	12,55	12,99	13,47	13,90	13,49	13,96	14,45	14,89	15,30
5—6	17,19	17,71	18,29	18,94	19,54	12,62	13,02	13,48	14,01	14,48	13,99	14,47	14,98	15,46	15,90
6—0	17,80	18,35	18,95	19,64	20,29	13,06	13,49	13,97	14,53	15,03	14,47	14,96	15,50	16,02	16,48
6—6	18,40	18,98	19,60	20,32	21,01	13,39	13,95	14,45	15,05	15,55	14,94	15,45	16,01	16,56	17,05
7—0	18,99	19,60	20,25	20,99	21,71	13,91	14,41	14,92	15,56	16,06	15,41	15,94	16,51	17,09	17,60
7—6	19,56	20,21	20,89	21,65	22,40	14,33	14,86	15,39	16,05	16,56	15,87	16,42	17,01	17,62	18,13
8—0	20,12	20,82	21,51	22,30	23,07	14,74	15,29	15,86	16,53	17,04	16,32	16,90	17,50	18,14	18,65
8—6	20,66	21,42	22,13	22,94	23,73	15,15	15,71	16,33	17,00	17,51	16,77	17,38	17,99	18,66	19,16
9—0	21,19	22,01	22,75	23,85	24,40	15,55	16,13	16,80	17,47	18,00	17,20	17,85	18,47	19,18	19,68
9—6	21,71	22,59	23,38	24,24	25,08	15,96	16,54	17,26	17,96	18,50	17,62	18,30	18,94	19,70	20,22
10—0	22,23	23,17	24,03	24,91	25,78	16,38	16,97	17,72	18,45	19,02	18,04	18,73	19,44	20,23	20,79
10—6	22,77	23,76	24,70	25,60	26,51	16,81	17,42	18,20	18,95	19,55	18,50	19,20	19,99	20,78	21,40
11—0	23,32	24,36	25,38	26,31	27,25	17,25	17,89	18,70	19,48	20,13	18,97	19,69	20,57	21,37	22,03
11—6	23,88	24,98	26,07	27,03	28,01	17,72	18,39	19,23	20,03	20,77	19,46	20,24	21,17	21,98	22,68
12—0	24,45	25,62	26,78	27,76	28,78	18,22	18,93	19,80	20,63	21,44	19,98	20,82	21,80	22,60	23,33

Messungen einschließlich der Epiphysen

Alter	10%	25%	50%	75%	90%	10%	25%	50%	75%	90%	10%	25%	50%	75%	90%
10—0	23,80	24,66	25,80	26,73	27,50	17,50	18,32	19,03	19,87	20,62	18,95	19,75	20,50	21,40	22,20
10—6	24,55	25,52	26,73	27,73	28,66	17,94	18,85	19,65	20,61	21,39	19,53	20,36	21,28	22,20	23,07
11—0	25,28	26,31	27,60	28,64	29,68	18,41	19,38	20,28	21,33	22,12	20,12	20,97	22,00	22,94	23,83
11—6	25,98	27,06	28,38	29,46	30,60	18,93	19,92	20,90	21,99	22,78	20,70	21,58	22,65	23,60	24,51
12—0	26,65	27,75	29,09	30,19	31,43	19,45	20,48	21,50	22,59	23,39	21,28	22,18	23,24	24,20	25,12
12—6	27,28	28,38	29,72	30,86	32,18	19,97	21,06	22,07	23,10	23,89	21,85	22,77	23,75	24,70	25,62
13—0	27,87	28,97	30,30	31,46	32,85	20,49	21,57	22,55	23,54	24,29	22,40	23,28	24,18	25,13	26,04
13—6	28,42	29,51	30,82	32,00	33,40	21,00	22,03	22,98	23,89	24,60	22,92	23,73	24,57	25,48	26,40
14—0	28,92	30,00	31,30	32,40	33,77	21,50	22,45	23,34	24,12	24,80	23,36	24,13	24,89	25,76	26,69
14—6	29,37	30,42	31,70	32,66	33,95	21,88	22,80	23,62	24,28	24,94	23,69	24,47	25,16	25,92	26,90
15—0	29,72	30,74	32,00	32,79	34,06	22,13	23,02	23,82	24,38	25,03	23,95	24,76	25,37	26,04	27,03
15—6	29,92	30,92	32,15	32,88	34,10	22,22	23,12	23,92	24,45	25,08	24,12	24,98	25,51	26,14	27,12
						22,25	23,15	23,98	24,48	25,10	24,22	25,10	25,60	26,21	27,16

b) Knaben

Messungen zwischen den Epiphysenplatten

Alter	10%	25%	50%	75%	90%	10%	25%	50%	75%	90%	10%	25%	50%	75%	90%
0—2	6,68	7,02	7,28	7,47	7,65	5,54	5,68	5,85	6,16	6,30	6,29	6,48	6,66	6,89	7,04
0—4	7,43	7,78	8,05	8,29	8,52	6,14	6,29	6,52	6,70	6,95	6,82	7,04	7,22	7,42	7,61
0—6	8,13	8,50	8,80	9,06	9,33	6,60	6,76	7,02	7,24	7,51	7,31	7,55	7,51	7,95	8,22
1—0	9,91	10,25	10,48	10,77	11,20	7,68	7,86	8,17	8,42	8,73	8,63	8,85	9,08	9,35	9,69
1—6	11,25	11,58	11,84	12,12	12,58	8,53	8,73	9,06	9,34	9,67	9,55	9,80	10,06	10,37	10,69
2—0	12 29	12,72	12,97	13,26	13,71	9,23	9,45	9,80	10,10	10,44	10,35	10,62	10,90	11,22	11,55
2—6	131,2	13,56	13,84	14,13	14,58	9,90	10,13	10,47	10,76	11,12	11,05	11,33	11,63	11,96	12,29
3—0	13,92	14,42	14,65	14,96	15,41	10,55	10,78	11,09	11,38	11,75	11,70	11,99	12,30	12,64	12,98
3—6	14,68	15,21	15,44	15,75	16,21	11,13	11,38	11,69	11,97	12,35	12,30	12,60	12,93	13,27	13,65
4—0	15,41	15,97	16,21	16,52	17,00	11,68	11,96	12,26	12,54	12,94	12,88	13,19	13,54	13,88	14,30
4—6	16,12	16,70	16,95	17,28	17,79	12,21	12,51	12,80	13,09	13,51	13,44	13,76	14,13	14,48	14,92
5—0	16,80	17,39	17,66	18,03	18,57	12,73	13,04	13,32	13,61	14,06	13,98	14,32	14,70	15,06	15,52
5—6	17,47	18,07	18,35	18,76	19,32	13,23	13,55	13,82	14,12	14,59	14,50	14,86	15,25	15,62	16,08
6—0	18,14	18,73	19,03	19,47	20,05	13,72	14,01	14,32	14,63	15,12	15,00	15,38	15,77	16,15	16,63
6—6	18,81	19,38	19,69	20,17	20,76	14,19	14,47	14,79	15,13	15,65	15,48	15,87	16,27	16,66	17,17
7—0	19,46	20,00	20,34	20,86	21,44	14,64	14,93	15,26	15,63	16,18	15,95	16,35	16,76	17,16	17,71
7—6	20,06	20,61	20,97	21,53	22,10	15,08	15,38	15,72	16,12	16,69	16,41	16,81	17,24	17,66	18,24
8—0	20,64	21,19	21,59	22,19	22,75	15,50	15,82	16,18	16,60	17,19	16,86	17,26	17,70	18,15	18,76
8—6	21,19	21,74	22,21	22,83	23,40	15,91	16,25	16,63	17,08	17,70	17,29	17,71	18,15	18,64	19,28

Tabelle 41. Fortsetzung

Alter Jahre/ Monate	Humerus					Radius					Ulna				
	10%	25%	50%	75%	90%	10%	25%	50%	77%	90%	10%	25%	50%	75%	90%
9−0	21,74	22,28	22,81	23,45	24,05	16,32	16,68	17,08	17,56	18,21	17,72	18,15	18,60	19,13	19,80
9−6	22,28	22,82	23,40	24,06	24,69	16,72	17,10	17,53	18,04	18,72	18,14	18,59	19,05	19,62	20,32
10−0	22,79	23,37	23,98	24,67	25,33	17,11	17,50	17,97	18,52	19,20	18,56	19,03	19,50	20,10	20,84
10−6	23,30	23,91	24,56	25,27	25,96	17,50	17,90	18,39	18,97	19,68	18,97	19,47	19,95	20,58	21,35
11−0	23,79	24,44	25,13	25,87	26,59	17,88	18,30	18,79	19,40	20,18	19,38	19,90	20,39	21,06	21,85
11−6	24,27	24,97	25,70	26,48	27,22	18,25	18,69	19,19	19,83	20,67	19,79	20,31	20,83	21,54	22,35
12−0	24,74	25,49	26,28	27,09	27,84	18,60	19,07	19,60	20,26	21,15	20,20	20,72	21,26	22,01	22,85

Messungen einschließlich der Epiphysen

Alter Jahre/ Monate	Humerus					Radius					Ulna				
10−0	24,67	25,31	25,87	26,83	27,58	18,42	18,90	19,28	19,85	20,60	19,26	19,72	20,27	20,89	21,67
10−6	25,12	25,78	26,40	27,37	28,13	18,85	19,30	19,71	20,32	21,10	19,74	20,21	20,78	21,44	22,27
11−0	25,59	26,29	26,98	27,98	28,78	19,28	19,71	20,14	20,84	21,63	20,23	20,71	21,31	22,01	22,89
11−0	25,59	26,29	26,98	27,98	28,78	18,28	19,71	20,14	20,84	21,68	20,23	20,71	21,31	22,01	22,89
11−6	26,09	26,83	27,60	28,63	29,48	19,73	20,13	20,60	21,39	22,23	20,74	21,23	21,86	22,62	23,55
12−6	27,20	28,00	28,98	30,08	31,03	20,66	21,09	21,66	22,58	23,53	21,81	22,32	23,05	23,99	25,15
13−0	27,88	28,70	29,75	30,88	31,88	21,16	21,63	22,26	23,23	24,23	22,38	22,94	23,71	24,76	25,93
13−6	28,69	29,53	30,58	31,75	32,80	21,68	22,22	22,96	23,96	24,98	22,98	23,63	24,43	25,56	26,68
14−0	29,55	30,47	31,48	32,70	33,80	22,23	22,90	23,74	24,77	25,80	23,62	24,34	25,18	26,33	27,40
14−6	30,45	31,43	32,42	33,62	34,59	22,85	23,63	24,45	25,39	26,47	24,30	25,07	25,94	27,05	28,09
15−0	31,40	32,30	33,20	34,38	35,30	23,53	24,30	25,13	25,93	27,03	25,05	25,82	26,64	27,65	28,72
15−6	32,00	32,87	33,87	34,95	35,93	24,14	24,84	25,62	26,35	27,46	25,68	26,45	27,18	28,10	29,18
16−0	32,40	33,33	34,42	35,45	36,43	24,52	25,20	25,97	26,66	27,78	26,08	26,80	27,57	28,45	29,54
16−6	32,72	33,65	34,79	35,84	36,82	24,79	25,45	26,20	26,90	27,99	26,36	27,05	27,87	28,68	29,82
17−0	32,92	33,87	35.02	36,12	37,10	24,95	25,59	26,32	27,05	28,14	26,50	27,22	28,05	28,85	30,01
17−6	33,07	34,04	35,16	36,33	37,28	25,00	25,64	26,38	27,14	28,25	26,55	27,30	28,14	28,95	30,12
18−0	33,17	34,15	35,28	36,46	37,42	25,02	25,66	26,42	27,20	28,32	26,58	27,34	28,20	29,00	30,17

Tabelle 42. *Caput humeri laterale*, Breite und Höhe. Geometrischer Mittelwert (M) sowie obere und untere Grenze der Streuungsbreite in Millimetern. (Grenzwerte)

Alter in Jahren	Breite									Höhe								
	Knaben + Mädchen			Knaben			Mädchen			Knaben + Mädchen			Knaben			Mädchen		
		M			M			M			M			M			M	
0−1/12	0,0	0,0	0,0	0,0	0,0	0,0	0,0	0,0	0,0	0,0	0,0	0,0	0,0	0,0	0,0	0,0	0,0	0,0
2/12−4/12	0,018	0,02	0,02	0,0	0,0	0,0	0,1	0,02	0,02	0,01	0,02	0,02	0,0	0,0	0,0	0,01	0,02	0,02
5/12−7/12	0,2	0,3	0,6	0,1	0,2	0,4	0,2	0,3	0,6	0,17	0,2	0,3	0,17	0,2	0,3	0,17	0,2	0,3
8/12−10/12	0,3	0,8	2,0	0,3	0,7	1,7	0,4	1,0	2,6	0,3	0,7	1,5	0,3	0,7	1,5	0,3	0,7	1,5
11/12−11/12	0,3	0,9	2,3	0,3	0,7	1,7	0,4	1,1	3,1	0,3	0,7	1,5	0,3	0,6	1,3	0,4	0,9	2,2
12/12−18/12	0,9	2,6	7,8	0,5	1,4	3,6	1,4	4,3	12,9	0,8	2,1	5,5	0,5	1,1	3,5	1,4	3,6	9,4
19/12−46/12	2,4	6,3	16,4	1,5	4,4	13,2	4,2	8,8	18,5	2,0	4,5	10,4	1,3	3,2	8,0	3,2	6,3	12,6

Tabelle 43. *Caput humeri mediale* Breite und Höhe. Geometrischer Mittelwert (M) sowie obere und untere Grenze der Streuungsbreite im Millimetern. (Grenzwerte)

Alter in Jahren	Breite									Höhe								
	Knaben + Mädchen			Knaben			Mädchen			Knaben + Mädchen			Knaben			Mädchen		
		M			M			M			M			M			M	
0−1/12	0,3	0,7	1,5	0,3	0,6	1,3	0,4	0,7	1,4	0,3	0,6	1,1	0,2	0,4	0,7	0,4	0,7	1,3
2/12−4/12	1,9	3,7	7,4	1,4	3,2	7,4	2,4	4,3	7,7	1,4	2,6	4,7	1,2	2,3	4,6	1,9	3,0	4,8
5/12−7/12	4,9	7,3	11,0	4,1	6,9	11,7	6,4	7,7	9,2	3,6	5,0	7,0	3,1	4,9	7,8	4,3	5,2	6,2
8/12−10/12	7,7	9,2	11,0	8,1	9,7	11,6	6,8	8,8	11,4	5,1	6,1	7,3	4,7	6,1	7,9	4,9	5,9	7,1
11/12−11/12	8,5	10,2	12,2	9,5	10,5	11,6	8,3	10,0	12,0	5,7	6,8	8,2	5,9	7,1	8,5	5,5	6,6	7,9
12/12−18/12	10,1	12,2	14,6	9,9	11,9	14,3	10,4	12,5	15,0	6,4	7.7	9,2	6,6	7,9	9,5	6,2	7,5	9,0
19/12−45/12	12,3	14,8	17,8	12,7	15,2	18,2	12,3	14,8	17,8	7,7	10,0	13,0	8,1	10,5	13,7	7,9	9,5	11,4

Tabelle 44. *Humerus syn.*, Breite und Höhe. Geometrischer Mittelwert (M) sowie obere und untere Grenze der Streuungsbreite in Millimetern

Alter in Jahren	Breite									Höhe								
	Knaben + Mädchen			Knaben			Mädchen			Knaben + Mädchen			Knaben			Mädchen		
	M			M			M			M			M			M		
$1^9/_{12}-4^5/_{12}$	19,2	23,0	27,6	19,9	21,9	24,1	20,1	24,1	28,9	10,4	12,5	15,0	9,7	11,6	13,9	11,2	13,5	16,2
$4^6/_{12}-5^5/_{12}$	21,6	25,9	31,1	20,9	25,9	31,1	23,0	25,3	27,8	11,2	13,5	16,2	11,2	13,5	16,2	10,9	13,1	11,2
$5^6/_{12}-6^3/_{12}$	26,5	29,9	32,1	24,3	29,2	35,0	26,5	29,2	32,1	11,5	13,8	16,6	12,1	14,5	17,4	11,2	13,5	16,2
$6^6/_{12}-7^5/_{12}$	27,2	29,9	32,9	27,2	29,9	32,9	27,8	30,6	33,7	12,1	14,5	17,4	11,7	14,1	16,9	12,3	14,8	17,8
$7^6/_{12}-8^5/_{12}$	28,5	31,4	34,5	29,1	32,1	35,3	28,5	31,4	34,5	13,3	16,0	19,2	13,7	16,4	19,7	12,7	15,2	18,2
$8^6/_{12}-9^3/_{12}$	30,6	33,7	37,1	30,6	33,7	37,1	30,6	33,7	37,1	14,0	16,8	20,2	15,6	17,2	18,9	13,7	16,4	19,7
$9^6/_{12}-10^5/_{12}$	32,1	35,3	38,8	32,9	36,2	39,8	32,1	35,3	38,8	14,0	16,8	20,2	14,3	17,2	20,6	14,0	16,8	20,2
$10^6/_{12}-11^5/_{12}$	33,6	37,0	40,7	34,5	37,9	41,7	32,9	36,2	39,8	15,1	18,1	21,7	15,1	18,1	21,7	14,7	17,6	21,1
$11^6/_{12}-12^5/_{12}$	35,3	38,8	42,7	36,1	39,7	43,7	35,3	38,8	42,7	16,6	19,9	23,9	16,6	19,9	23,9	16,2	19,4	23,3
$12^6/_{12}-13^5/_{12}$	37,9	41,7	45,9	37,0	40,7	44,8	38,8	42,7	47,0	16,6	19,9	23,9	16,2	19,4	23,3	18,5	20,4	22,4
$13^6/_{12}-14^5/_{12}$	38,8	42,6	47,0	39,7	43,7	48,1	37,9	41,7	45,9	17,0	20,4	24,5	17,0	20,4	24,5	16,6	19,9	23,9

Raumverschiebung der Carpalia. Während die proximale Handwurzelreihe normalerweise einen sanften Bogen beschreibt, bildet sie hierbei einen stumpfen Winkel, dessen proximalen Scheitel das Os lunatum bildet.

Dieser Befund führte zu der von FICK und PAHL vorgeschlagenen Bezeichnung Subluxatio proximalis ossis lunati. Doppelseitigkeit, häufige Manifestation im Kindesalter und Kombination mit anderen Fehlbildungen sprechen für eine anlagebedingte Störung. Von dieser „echten Madelung" ist die „symptomatische Madelung", wie sie bei Osteochondritis luica vorkommt, zu trennen (MADELUNG, BRANDES, ECKARDT).

Die *radio-ulnären Synostosen* (Abb. 268) treten vorwiegend am proximalen Ende beider Unterarmknochen (Synostosis radio-ulnaris proximalis) auf. Die Synostose des distalen Anteils ist gewöhnlich mit einer proximalen Verschmelzung vergesellschaftet. Das Extrem dieser Mißbildung bildet eine breitflächige Verwachsung von Ulna und Radius zu einem einzigen, plumpen, breiten Knochenstück. Bei leichten, lokalisierten Synostosen ist lediglich das Periost verwachsen, bei breitflächigen Synostosen geht die Spongiosa beider Knochen ineinander über. In etwa $^2/_3$ der Fälle ist die Mißbildung doppelseitig. Diese Tatsache spricht zusammen mit fakultativer Erblichkeit, gelegentlicher Kombination mit Syndaktylie, Polydaktylie und Hüftgelenksluxation für eine keimplasmatische Störung frühester Embryonalstufen. Daneben wird aber auch als exogene Noxe eine Haltungsanomalie der Arme in utero erwogen.

Von den *Aplasien* der langen Röhrenknochen des Armes ist die Radiusaplasie (Abb. 269) die häufigste, umgekehrt sind *Verdoppelungen* der Ulna häufiger als am Radius. Isolierte *Humerusaplasien* sind eine Rarität, eine Häufung von Hypo- und Dysplasien wurde bei den Thalidomid-Dysmelien gesehen (Abb. 49, 50).

Perodaktylien (Fingerverstümmelung), unter Berücksichtigung der vermuteten Genese auch amniogene Enddefekte (Abb. 293 – 295) genannt, sind die kosmetisch leichtesten Formen von fetalen Amputationen. Es fehlen dabei die End- oder Mittelphalangen einzelner Finger, manchmal auch alle Phalangen. *Peromelie*, *Mikromelie* (Kurzgliedrigkeit), *Phokomelie* (Robbengliedrigkeit) und *Amelie* (Gliedlosigkeit) sind graduelle Varianten der gleichen Genese. Es sind Querschnittsaplasien. Ihre Entstehung führt man auf amniogene Abschnürungen zurück, doch weisen auch hierbei Doppelseitigkeit, Kombinationen mit anderen Mißbildungen und familiäre Häufung darauf hin, daß es auch erbliche Formen gibt. Bei Sippenmitgliedern werden mitunter abortive Formen entdeckt (GRUBE, BIRCH-JENSEN, ECKARDT, SCHWANTKE).

Wenn man von lokalisierten Fehlbildungen der Extremitäten spricht, darf man bei der klinischen Wertung des Befundes nie das Beiwort „sogenannte" vergessen. Gerade an den oberen Extremitäten gibt es zahllose Beispiele dafür, daß diese lokalisierten Anomalien eine – wenn oft auch milde – Abartung vom normalen Ossifikationsablauf darstellen und meist keimplasmatischen Ursprungs sind. Der Ausdruck „keimplasmatisch" beinhaltet dabei die Anlagebedingtheit auf erblicher oder zufälliger Grundlage. Gerade bei den sog. lokalisierten Mißbildungen ist unter dem Einfluß der Erb- und Sippenforschung übersehen worden, daß es spontan auftretende Anomalien gleicher Art gibt; es sei hier nur auf die nicht erbliche Mikrodaktylie I und Brachymesophalangie V beim Mongolismus hingewiesen. Gleichzeitig muß hervorgehoben werden, daß viele der kleinen Fehlbildungen zwar Ausdruck einer Entwicklungsstörung sind, aber kein Kriterium für die biologische Wertigkeit eines Individuums darstellen. Gleichwohl gehen diese Befunde in der pathogenetischen Bedeutung über den Rahmen „lokalisierter" Fehlbildungen hinaus; sie weisen durch Korrelation mit lokalisierten Störungen an anderen Organen (Herzfehler, Atresien oder Stenosen im Verdauungstract u. a.) auf den Zeitpunkt ihrer Entstehung und die organismische Natur der Noxe hin.

Eine grundlegende Gesetzmäßigkeit für alle Fehlbildungen der Extremitäten ist ihre Zunahme mit der Entfernung vom Stamm *(Rhizophobie)*. Grundsätzlich unterscheidet man *Hyperplasien* (=quantitative und qualitative Überschußbildungen) und *Hypoplasien* (Defekte, Unterentwicklung). Beide sind zwar im Phänotypus entgegengesetzte Extreme, pathogenetisch sind sie gleichsam „Momentaufnahmen" aus verschiedenen Phasen des gleichen Entwicklungsganges. Die terminalen Differenzierungsprodukte innerhalb einer Blastemeinheit neigen eher zu Varianten und Fehlbildungen als die sich frühzeitig ausbildenen Organteile.

Die wichtigsten mit anderen Fehlbildungen korrelierten Arm- und Handfehlbildungen sind im alphabetischen Syndromen-Verzeichnis enthalten.

Hypoplasien und Defekte

Normalerweise sind an Hand und Fuß 5 Strahlen — im folgenden jeweils mit römischen Zahlen bezeichnet — angelegt. Ist die Zahl der Strahlen vermindert, spricht man von *Oligodaktylie* (Abb. 290—292). Dazu gehört die Reduktion der Fingerzahl auf 4, 3 oder extremerweise (wie bei der Spalthand) auf 2. Die Randstrahlen I (Daumenstrahl) und V (Kleinfingerstrahl) sind am häufigsten von der Reduktion betroffen. Eine Vorstufe der als *Strahlenaplasie* (Abb. 290) angesprochenen Strahlenverminderung bilden die Strahlenhypoplasien (Mikrodaktylie). Diese lokalisieren sich vorwiegend am Daumen. Die überdurchschnittlich häufige Kombination dieser Defekte mit Hypoplasien von Radius, Humerus, aber auch Scapula legen eine ursegmentale Störung nahe.

Hyperplasien

Polydaktylie (Abb. 296—300) nennt man das numerische Überschreiten der Norm nach oben (Hexadaktylie, Heptadaktylie), während die metrischen Abweichungen nach oben als *Hyperphalangie* oder *Makrodaktylie* bezeichnet werden. Auch hierbei sind die Randstrahlen I (Verdoppelung des Daumens, dreigliedriger Daumen) und V bevorzugt. Die Polydaktylie umfaßt alle Formen von häutigen Ansätzen bis zu voll aus-

Tabelle 45: *Distale Humerusepiphyse*, Höhe und Breite. Geometrischer Mittelwert (*M*) sowie obere und untere Grenze der Streuungsbreite in Millimetern

Alter in Jahren	Höhe									Breite								
	Knaben + Mädchen			Knaben			Mädchen			Knaben + Mädchen			Knaben			Mädchen		
		M			*M*			*M*			*M*			*M*			*M*	
$0-{}^{1}/_{12}$	0,06	0,07	0,08	0,04	0,05	0,06	0,08	0,1	0,13	0,008	0,01	0,012	0,05	0,07	0,09	0,008	0,01	0,013
${}^{2}/_{12}-{}^{4}/_{12}$	0,2	0,3	0,5	0,1	0,2	0,3	0,2	0,3	0,6	0,2	0,4	0,7	0,2	0,3	0,5	0,25	0,5	1,0
${}^{5}/_{12}-{}^{7}/_{12}$	0,7	1,2	2,0	0,8	1,3	2,2	1,1	1,8	3,1	0,9	1,8	3,6	0,2	0,3	3,4	1,6	1,9	4,0
${}^{8}/_{12}-{}^{10}/_{12}$	0,8	1,5	3,0	0,5	1,3	2,5	0,9	1,8	3,8	0,9	2,0	4,6	0,8	1,8	4,0	0,9	2,3	5,8
${}^{11}/_{12}-1{}^{1}/_{12}$	0,8	1,6	3,4	0,6	1,3	2,7	0,8	1,8	4,0	0,9	2,2	5,5	0,8	2,0	5,0	1,9	2,5	6,5
$1{}^{2}/_{12}-1{}^{8}/_{12}$	1,6	2,8	4,8	1,7	2,7	4,3	1,6	2,9	5,2	2,4	4,6	8,7	2,9	4,9	8,3	2,2	4,3	8,6
$1{}^{9}/_{12}-2{}^{5}/_{12}$	3,1	4,6	6,9	2,4	4,0	6,8	4,2	5,5	7,2	4,7	7,5	12,0	3,7	6,6	11,9	6,9	8,3	10,0
$2{}^{6}/_{12}-3{}^{5}/_{12}$	4,5	5,9	7,7	4,5	5,8	7,5	5,2	6,3	7,6	6,8	8,8	11,4	6,8	8,8	11,4	6,8	8,8	11,4
$3{}^{6}/_{12}-4{}^{5}/_{12}$	6,4	7,7	9,2	5,5	7,1	9,2	6,9	8,3	10,0	9,4	11,3	13,6	8,8	10,5	12,6	11,4	12,5	13,8
$4{}^{6}/_{12}-5{}^{5}/_{12}$	7,2	8,1	10,5	5,6	7,3	9,5	7,7	9,2	11,0	9,4	12,2	15,9	8,2	10,7	13,8	12,3	13,5	14,9
$5{}^{6}/_{12}-6{}^{5}/_{12}$	7,9	9,5	11,4	8,6	9,5	10,5	6,7	8,1	9,7	11,7	14,1	16,9	12,1	14,5	17,4	11,7	14,1	16,9
$6{}^{6}/_{12}-7{}^{3}/_{12}$	8,7	9,7	11,6	8,1	9,7	11,6	8,1	9,7	11,6	12,1	14,5	17,4	11,8	14,1	16,9	12,7	15,2	18,2
$7{}^{6}/_{12}-8{}^{5}/_{12}$	8,1	10,5	12,6	8,9	10,7	12,8	9,1	10,0	11,0	14,7	17,6	21,1	14,7	17,6	21,1	14,3	17,2	20,6
$8{}^{6}/_{12}-9{}^{5}/_{12}$	9,2	11,0	13,2	9,4	11,3	13,6	8,9	10,7	12,8	15,4	18,5	22,2	15,1	18,1	21,7	15,8	19,0	22,8
$9{}^{6}/_{12}-10{}^{5}/_{12}$	9,2	11,0	13,2	9,7	11,0	13,2	9,2	11,0	13,2	16,4	19,9	23,9	17,3	19,0	20,9	17,0	20,4	24,5
$10{}^{6}/_{12}-11{}^{5}/_{12}$	10,2	12,2	14,6	10,2	12,2	14,0	11,1	12,2	13,4	18,7	22,4	26,9	17,4	20,9	25,1	20,1	24,1	28,9
$11{}^{6}/_{12}-12{}^{5}/_{12}$	10,6	12,5	16,3	10,2	12,2	14,0	12,1	13,1	17,0	22,1	26,5	31,8	20,6	24,7	29,6	21,4	27,8	36,1
$12{}^{6}/_{12}-13{}^{5}/_{12}$	12,0	15,6	20,3	11,2	13,5	16,2	15,4	18,5	22,2	24,7	32,1	41,7	22,7	27,2	32,6	31,6	37,9	45,5
$13{}^{6}/_{12}-14{}^{5}/_{12}$	12,3	16,0	20,8	11,5	13,8	16,6	15,8	19,0	22,8	25,3	32,9	42,8	24,3	29,2	25,0	28,5	37,0	48,1

Tabelle 46. F-Test; Proximale Radiusepiphyse, Breite

Art der Variation	Summe der Abweichungsquadrate	Freiheitsgrade	Varianz	F-Werte
Alter	100,83742	13	7,75672	171,36443
Geschlecht	2,18083	1	2,18083	48,17970
Alter-Geschlecht	3,14784	13	0,24214	5,34947
„innerhalb der Gruppen"	123,74368	392	0,04526	
„insgesamt"	123,9:0978	419		

Tabelle 47. F-Test; Proximale Radiusepiphyse, Höhe

Art der Variation	Summe der Abweichungsquadrate	Freiheitsgrade	Varianz	F-Werte
Alter	31,07716	13	2,39055	129,40559
Geschlecht	0,61672	1	0,61672	33,38411
Alter-Geschlecht	0,07952	13	0,08304	4,49514
„innerhalb der Gruppen"	7,24154	392	0,01847	
„insgesamt"	40,01496	419		

Tabelle 48. F-Test; Proximale Humerusepiphyse, Breite

Art der Variation	Summe der Abweichungsquadrate	Freiheitsgrade	Varianz	F-Werte
Alter	113,65247	18	6,31403	185,59831
Geschlecht	0,26448	1	0,26448	7,77416
Alter-Geschlecht	0,28889	18	0,01605	0,47177
„innerhalb der Gruppen"	18,09856	532	0,03402	
„insgesamt"	132,30440	569		

Tabelle 49. F-Test; Proximale Humerusepiphyse, Höhe

Art der Variation	Summe der Abweichungsquadrate	Freiheitsgrade	Varianz	F-Werte
Alter	77,55554	18	4,30864	180,80940
Geschlecht	0,19636	1	0,19636	8,24012
Alter-Geschlecht	0,36331	18	0,02018	0,84700
„innerhalb der Gruppen"	12,67742	532	0,02383	
„insgesamt"	90,792663	569		

Tabelle 50. *Proximale Radiusepiphyse*, Höhe und Breite. Geometrischer Mittelwert (M) sowie obere und untere Grenze der Streuungsbreite in Millimetern

Alter in Jahren	Höhe Knaben + Mädchen M			Höhe Knaben M			Höhe Mädchen M			Breite Knaben + Mädchen M			Breite Knaben M			Breite Mädchen M		
$1^2/_{12}-1^8/_{12}$	0,018	0,02	0,022	0,0	0,0	0,0	0,04	0,05	0,06	0,04	0,05	0,07	0,0	0,0	0,0	0,07	0,1	0,15
$1^9/_{12}-2^5/_{12}$	0,018	0,02	0,02	0,0	0,0	0,0	0,04	0,05	0,06	0,04	0,05	0,07	0,0	0,0	0,0	0,07	0,1	0,15
$2^6/_{12}-3^5/_{12}$	0,14	0,2	0,3	0,04	0,05	0,06	0,13	0,2	0,3	0,2	0,3	0,5	0,04	0,05	0,06	0,3	0,5	1,0
$3^6/_{12}-4^5/_{12}$	0,3	0,5	0,8	0,05	0,07	0,09	0,52	1,0	1,6	0,4	0,9	2,1	1,0	1,5	2,3	1,0	2,3	5,3
$4^6/_{12}-5^5/_{12}$	0,4	0,6	1,0	0,14	0,2	0,3	0,6	1,1	1,9	0,5	1,3	3,4	0,2	0,4	0,8	1,2	3,0	7,8
$5^6/_{12}-6^5/_{12}$	1,1	1,6	2,4	0,9	1,5	2,4	1,2	1,7	2,4	2,5	5,0	10,0	2,0	4,0	8,0	3,6	6,4	11,5
$6^6/_{12}-7^5/_{12}$	1,2	1,9	2,2	0,4	0,7	1,3	1,3	2,0	3,0	1,4	4,0	11,2	0,7	2,0	6,0	3,8	7,3	13,9
$7^6/_{12}-8^5/_{12}$	1,5	2,3	3,5	1,7	2,5	3,8	1,6	2,2	3,1	4,5	9,0	18,0	4,4	8,8	17,6	4,6	9,2	18,4
$8^6/_{12}-9^5/_{12}$	2,2	2,7	3,2	2,2	2,8	3,6	2,2	2,6	3,1	10,1	12,2	14,6	7,7	9,3	11,1	10,7	12,8	15,4
$9^6/_{12}-10^5/_{12}$	2,5	3,0	3,6	2,5	3,0	3,6	2,5	3,0	3,6	10,4	12,5	15,0	9,9	11,9	14,3	11,2	13,5	16,2
$10^6/_{12}-11^5/_{12}$	2,9	3,5	4,2	2,9	3,5	4,2	2,8	3,4	4,1	12,9	15,6	18,7	12,7	15,2	18,2	13,0	15,6	18,7
$11^6/_{12}-12^5/_{12}$	3,3	4,0	4,8	3,3	4,0	4,8	3,4	4,1	4,9	13,9	16,8	20,1	16,0	17,6	19,4	13,7	16,4	19,7
$12^6/_{12}-13^5/_{12}$	3,5	4,5	5,9	3,3	4,0	4,8	3,7	5,2	7,3	16,1	19,4	23,3	15,4	18,5	22,2	17,0	20,4	24,5
$13^6/_{12}-14/^5{}_{12}$	3,5	5,3	8,0	3,7	4,4	5,2	3,9	6,6	11,2	16,3	21,4	27,8	17,6	19,4	21,3	17,2	24,1	33,7

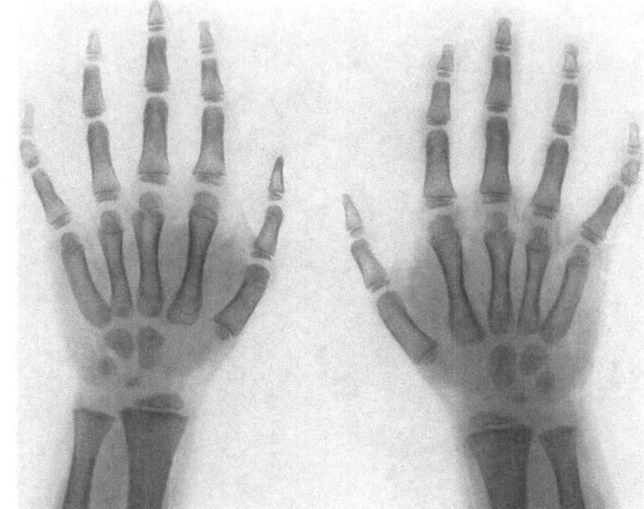

Abb. 270. W. B., $7^1/_2$ Jahre, 134 cm (+11), 36 kg (+7,5). Geburtsgewicht 2800 g. Handskelet: Unproportionierte *Brachycarpie*, unharmonische und asymmetrische Knochenkernentwicklung. *Os lunatum bipartitum*, Brach chymesophalangie V, angedeutete *Klinodaktylie* V. IQ 75

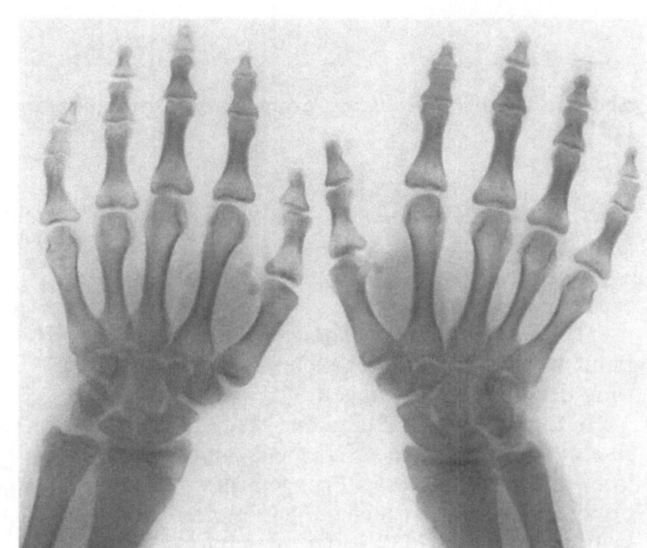

Abb. 271. A. W., $14^1/_2$ Jahre, 136 cm (−2), 64,3 kg (+21). Geburtsgewicht 3250 g. Handskelet: Unproportionierte *Brachycarpie*, *Brachyphalangie*, *Kamptodaktylie* V, auffällig plumpe, hantelförmige Phalangen. Retinitis pigmentosa. Strabismus conv. concom. IQ 63. Operierte Hexadaktylie linke Hand. *Laurence-Moon-Biedl-Syndrom*

gebildeten Gliedern. Gewöhnlich sind die Phalangen verdoppelt, die dazugehörigen Metacarpalia verbreitert oder gespalten. Die Abb. 299 (familiäre Verbreiterung der Daumenendphalange), 296–298 (Hexadaktylie) und 22 (Verdoppelung beider Randstrahlen) zeigen graduell verschieden schwere Abstufungen von angeborenen Hyperplasien.

Fehlerhafte Längsteilung

Die beiden oft kombiniert auftretenden Extreme mangelhafter und fehlerhafter Längsteilung sind *Syndaktylie* (Abb. 324, 325) (Strahlenverschmelzung) und *Spalthand* (Abb. 290, 325). Die Syndaktylie braucht nur häutig zu sein, bei knöcherner Verschmelzung kommt es zu mehr oder minder

grober Deformierung einzelner Phalangen. Bei der Spalthand entsteht äußerlich eine Zangenform (Krebsscherenform), wobei die Zahl der Strahlen auf 4, 3 oder 2 vermindert ist. Die vorhandenen Strahlen sind verschmolzen.

Mangelhafte Querteilung

Folgende Formen mangelhafter Querteilung in der Organogenese der Hand werden unterschieden:

a) Brachydaktylie = Verkürzung des ganzen Fingers,

b) Brachytelephalangie = Verkürzung der Endphalange,

c) Brachymesophalangie = Verkürzung der Mittelphalange,

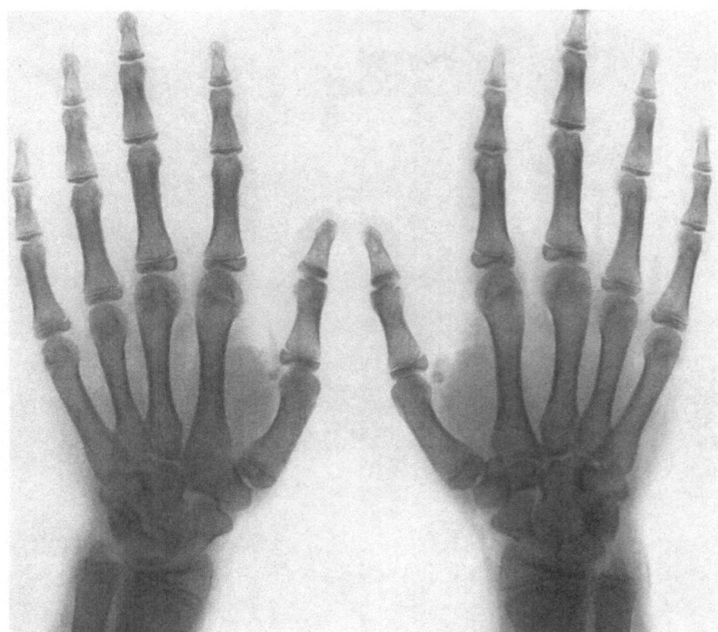

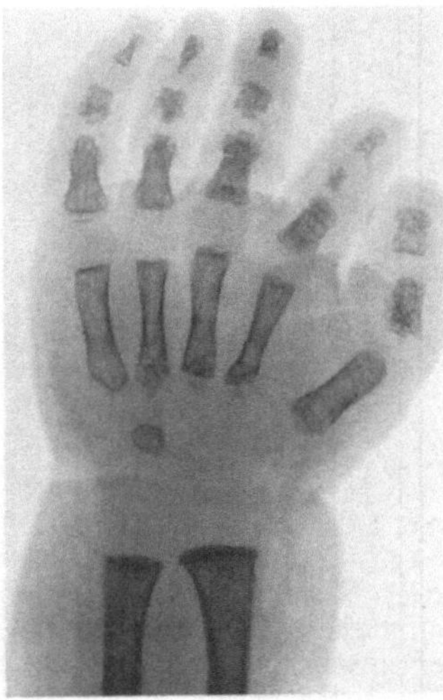

Abb. 273. *Brachymesophalangie II—V, Dystelephalangie I—V, Brachybasophalangie I, Pseudoepiphysen* an den Metacarpalia

Abb. 272. *Adiposo-Gigantismus.* Große Hand, Ossifikationsbeschleunigung um 3 Jahre, Sesambeine am Daumen. 11jährig, ♂

d) Brachybasophalangie = Verkürzung der Grundphalange,

e) Brachymetacarpie = Verkürzung der Metacarpalia,

f) Assimilationshypophalangie = Fehlen einer Phalanxreihe, meist bei gleichzeitiger Verlängerung der übrigen Phalangen.

Bezüglich der Häufigkeit steht hier die Brachymesophalangie als Begleitsymptom zahlloser anlagebedingter Störungen des Gesamtorganismus an erster Stelle. Sie folgt der Häufigkeitsformel (Abb. 273) — der am häufigsten verkürzte Strahl steht an erster Stelle — V—II—IV—III. Die von POL angegebene Formel V—IV—III—II ist weitaus seltener. Die Brachytelephalangie betrifft vorwiegend die Endphalange des Daumens, die Brachymetacarpie folgt der Häufigkeitsformel IV—III—II. Organogenetisch ist interessant, daß der zuerst verknöchernde Knochen der Hand, die Endphalange I (31 mm-Embryonen) und die als letzter Röhrenknochen der Hand verknöchernde Mittelphalange V die höchsten Fehlbildungsquoten zeigen.

Einer gesonderten Betrachtung ist die *Brachymesophalangie V* (des Kleinfingers) wert (Abb. 274—285, 312, 313). Die Erbbiologie sieht darin eine dominant vererbbare Skeletanomalie. FARABEE und DRINKWATER konnten an ihr erstmalig die Gültigkeit der Mendelschen Gesetze beim Menschen nachweisen. Klinisch ist sie als fakultatives Begleitsymptom der mongoloiden Idiotie bekannt. Wir selbst haben sie sechs Jahre lang metrisch herausgesucht und in über 200 Fällen bei anlagebedingten — meist nicht erblichen — Entwicklungsstörungen und Mißbildungen gefunden. Nur in 9% der Befunde ließ sich zum Zeitpunkt der Untersuchung keine Entwicklungshemmung finden. Im phylogenetischen Sinne handelt es sich um eine atavistische Anomalie (Hypoplasie der Randstrahlen, die bei gewissen Tiergattungen, z.B. den Huftieren, ganz fehlen). Im ontogenetischen Sinne liegt eine Hemmungsmißbildung vor, da die letzte Stufe der Handskeletosteogenese fehlerhaft abläuft. Die Brachymesophalangie wird dadurch zum Indikator einer kleinplasmatischen — erblichen oder sporadischen — Entwicklungsstörung (SCHMID und JUNKER).

Die *metrische Beurteilung* der Fingerglieder sollte nicht nach Schätzungen vorgenommen werden. Fehlurteile sind dabei nicht zu vermeiden. Verhältniszahlen, welche für das Kindesalter gelten, sind von uns an 300 Handskeleten errechnet worden:

1. Finger:
   Metacarpale I:Grund-:Endphalange=1,8:1,4:1
2. Finger:
   Grund-:Mittel-:Endphalange   =2,7:1,6:1
3. Finger:
   Grund-:Mittel-:Endphalange   =2,6:1,6:1
4. Finger:
   Grund-:Mittel-:Endphalange   =2,5:1,6:1
5. Finger:
   Grund-:Mittel-:Endphalange   =2,3:1,3:1

Die Variationsbreite dieser Relationsmaße liegt innerhalb ±10%. Von einer Brachymesophalangie des Kleinfingers kann man nur dann sprechen, wenn das Verhältnis von Mittel-:Endphalange 1:1 ist, oder die Mittelphalange kürzer als die Endphalange ist. Neben der Größe ist besonders die Form zu beachten. Kugelförmige bis schmetterlingförmige oder dreigeteilte Knochenfragmente ergeben ein weites Feld von

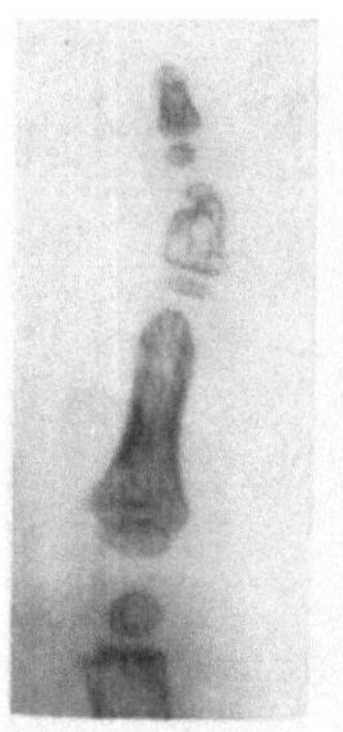 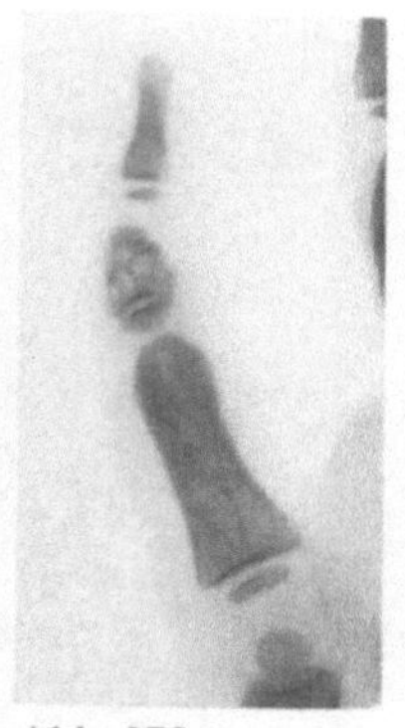 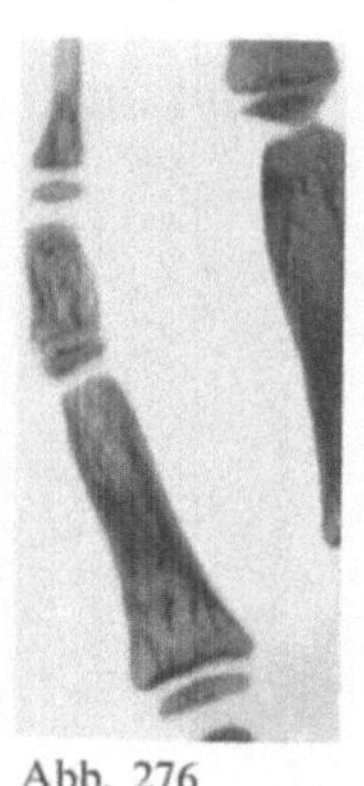 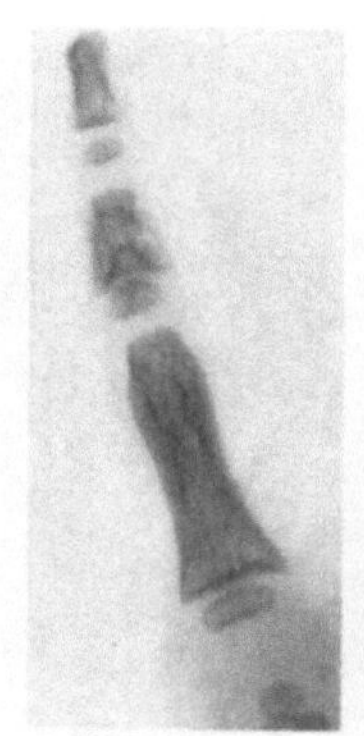 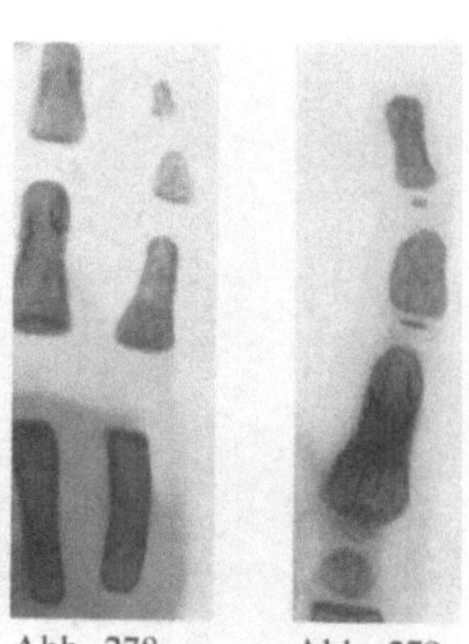

Abb. 274   Abb. 275   Abb. 276   Abb. 277   Abb. 278   Abb. 279

Abb. 274—283. Verschiedene Formen und Gradausprägungen von *Brachymesophalangie* V

Abb. 274. Schnabelförmige *Pseudoepiphyse* bei *Brachymesophalangie* ($4^1/_2$jährig. Debilität, angeborene Klumpfüße, Vierfingerfurche)

Abb. 275. *Kappenförmige Pseudoepiphyse* bei Hemihypoplasie und Zwergwuchs eines $6^4/_{12}$jährigen Knaben

Abb. 276. Strukturveränderungen und kappenförmige *Pseudoepiphyse* bei einem 10jährigem Mädchen mit Mongolismus

Abb. 277. *Schmetterlingsfigur der Mittelphalangen* mit deutlich abgesetzter *Pseudoepiphyse*, $5^3/_{12}$jährigen Minderwuchs, geistige Entwicklungshemmung

Abb. 278. Einfache Verkürzung und *Verbreiterung der Mittelphalange V* an der gesunden Hand eines 3monatigen Kindes mit *Syndaktylie* und *Strahlenplasie* der rechten Hand

Abb. 279. *Verkürztes plumpes Mittelglied* V bei unregelmäßiger, stellenweise verdichteter Spongiosaarchitektur

Abb. 280 —283. *Dysmesophalangie* des Kleinfingers. Deformierte, strukturell veränderte Mittelphalange, deren basale Epiphyse groß ist und in die Diaphyse hineinragt (*Zapfenepiphyse*). *Pseudoepiphyse* distal

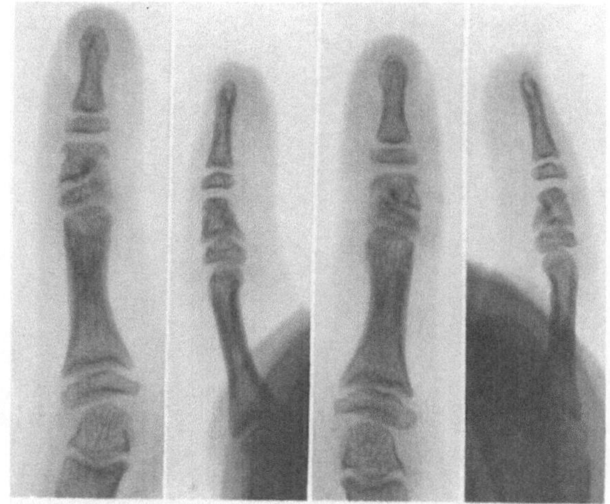

Abb. 280—283

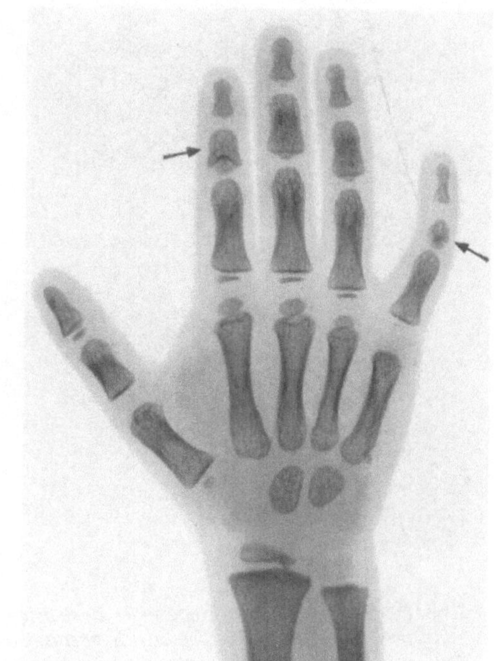

Abb. 284. *Brachymesophalangie* des 5. und 2. Fingers und verzögerte Handwurzelkernentwicklung bei einem 4jährigen Zwerg

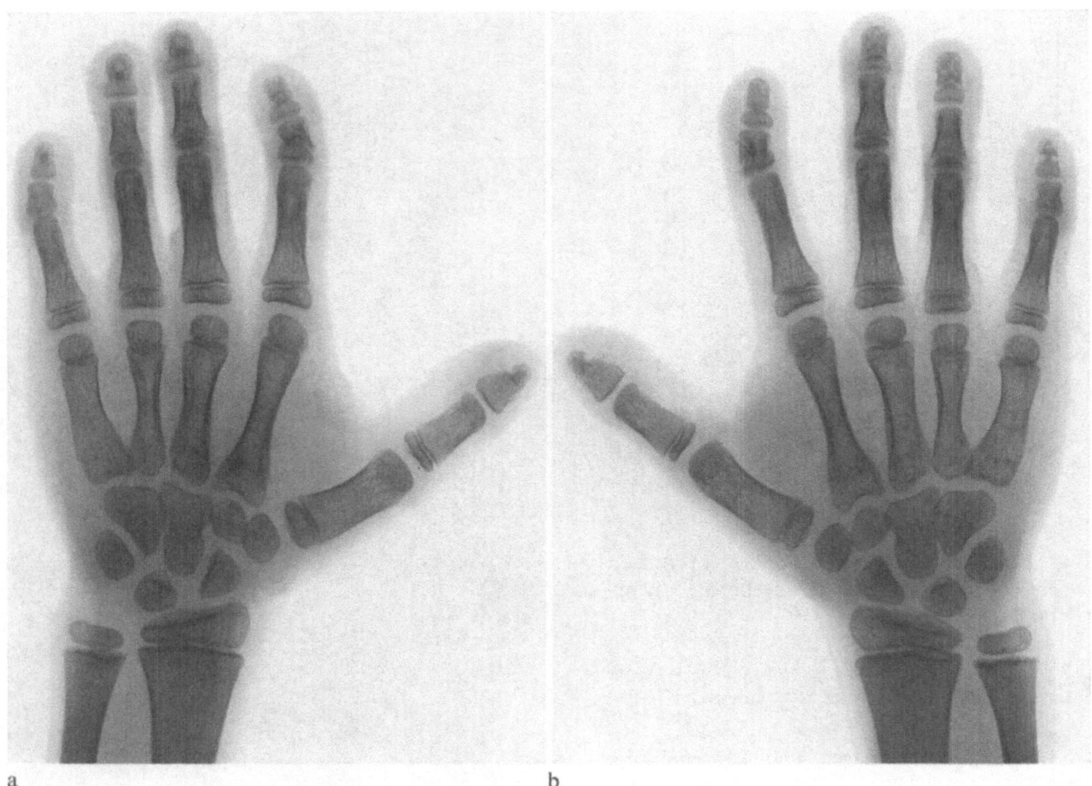

Abb. 285a u. b. *Brachycarpie* (Handlänge 140 mm, Norm 173 mm), *Brachytelephalangie II– V. Brachymesophalangie V* und *II*. Verdickung der Randstrahlen I und V. *Pseudoepiphysen.* $10^3/_{12}$jährig, ♂

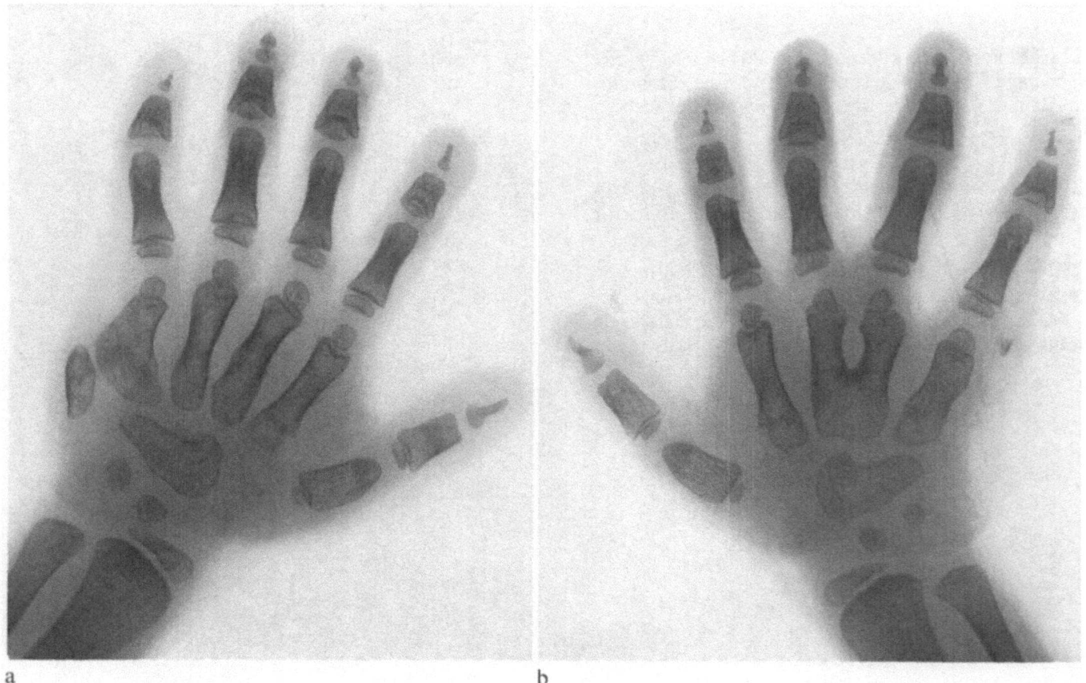

Abb. 286a u. b. *Chondroektodermale Dysplasie* (*Ellis-van Creveld-Syndrom*). $5^1/_2$jähriger Junge. Brachydaktyle *Akromikrie*. Abortive *Hexadaktylie* bds. *Synostose von Hamatum und Capitatum*, sowie der Metacarpalia III und IV rechts. Keil- bis hantelförmige, *hypoplastische Endphalangen*; kurze, trapezförmige Mittelphalangen, bei II am ausgeprägtesten. Massige Verformung des Metacarpale V

Tabelle 51. Alter beim Auftreten der Carpalia und Epiphysenkerne der Hand mit Angabe der Variationsbreite. (Nach STUART u. STEVENSON)

	Knaben		Mädchen	
	Mittel	Standard-abweichung (σ)	Mittel	Standard-abweichung (σ)
Capitatum	2 Mon.	2 Mon.	2 Mon.	2 Mon.
Hamatum	3 Mon.	2 Mon.	2 Mon.	2 Mon.
Radiusepiphyse	1.Jahr, 1 Mon.	5 Mon.	10 Mon.	4 Mon.
Prox. Phal. II	1 Jahr, 4 Mon.	4 Mon.	11 Mon.	3 Mon.
Prox. Phal. III	1 Jahr, 4 Mon.	4 Mon.	10 Mon.	3 Mon.
Prox. Phal. IV	1 Jahr, 5 Mon.	5 Mon.	11 Mon.	3 Mon.
Dist. Phal. I	1 Jahr, 7 Mon.	7 Mon.	1 Jahr	4 Mon.
Metacarp. II	1 Jahr, 6 Mon.	5 Mon.	1 Jahr	3 Mon.
Metacarp. III	1 Jahr, 8 Mon.	5 Mon.	1 Jahr, 1 Mon.	3 Mon.
Prox. Phal.V	1 Jahr, 9 Mon.	5 Mon.	1 Jahr, 2 Mon.	4 Mon.
Metacarp. IV	1 Jahr, 11 Mon.	6 Mon.	1, Jahr, 3 Mon.	4 Mon.
Mittelphal. IV	2 Jahre	6 Mon.	1 Jahr, 3 Mon.	5 Mon.
Mittelphal. III	2 Jahre	6 Mon.	1 Jahr, 3 Mon.	5 Mon.
Mittelphal. II	2 Jahre, 2 Mon.	6 Mon.	1 Jahr, 4 Mon.	5 Mon.
Metacarp. V	2 Jahre, 2 Mon.	7 Mon.	1 Jahr, 4 Mon.	5 Mon.
Dist. Phal. IV	2 Jahre, 4 Mon.	6 Mon.	1 Jahr, 6 Mon.	1 Jahr, 3 Mon.
Dist. Phal. III	2 Jahre, 4 Mon.	6 Mon.	1 Jahr, 6 Mon.	4 Mon.
Triquetrum	2 Jahre, 6 Mon.	1 Jahr, 4 Mon.	1 Jahr, 9 Mon.	1 Jahr, 2 Mon.
Daumenepiphyse	2 Jahre, 8 Mon.	9 Mon.	1 Jahr, 6 Mon.	5 Mon.
Prox. Phal. I	2 Jahre, 8 Mon.	7 Mon.	1 Jahr, 8 Mon.	5 Mon.
Dist. Phal. II	3 Jahre, 1 Mon.	8 Mon.	1 Jahr, 11 Mon.	6 Mon.
Dist. Phal. V	3 Jahre, 1 Mon.	9 Mon.	1 Jahr, 11 Mon.	6 Mon.
Mittelphal. V	3 Jahre, 3 Mon.	10 Mon.	1 Jahr, 10 Mon.	7 Mon.
Lunatum	3 Jahre, 6 Mon.	1 Jahr, 7 Mon.	2 Jahre, 2 Mon.	1 Jahr, 1 Mon.
Mult. majus	5 Jahre, 7 Mon.	1 Jahr, 7 Mon.	3 Jahre, 11 Mon.	1 Jahr, 2 Mon.
Mult. minus	5 Jahre, 9 Mon.	1 Jahr, 3 Mon.	4 Jahre, 1 Mon.	1 Jahr
Naviculare	5 Jahre, 6 Mon.	1 Jahr, 3 Mon.	4 Jahre, 3 Mon.	1 Jahr
Ulnaepiphyse	6 Jahre, 10 Mon.	1 Jahr, 2 Mon.	5 Jahte, 9 Mon.	1 Jahr, 1 Mon.
Pisiforme	—	—	—	—
Sesamum I	12 Jahre, 8 Mon.	1, Jahr, 6 Mon.	10 Jahre, 1 Mon.	1 Jahr, 1 Mon.

Deformierungen (Abb. 273, 274—285). Letztere führen zu einer Abknickung des Kleinfingers nach medial. Die Brachymesophalangie wird damit zur häufigsten Ursache der als *Klinodaktylie* (Abb. 274, 275) bezeichneten hackenförmigen Einwärtskrümmung des Kleinfingers.

Handskeletdiagnostik

Das Skelet ist das einzige Organsystem des Körpers, dessen Wachstum und Differenzierung durch Röntgenaufnahmen objektivierbar ist. Durch diese technischen Möglichkeiten kann es diagnostisch als Indicator für die Wachstumsprozesse des Stützgewebes und darüber hinaus des Gesamtorganismus verwertet werden. Für wissenschaftliche Zwecke empfiehlt sich dabei das Zugrundelegen von Ossifikationsstudien einer Körperhälfte. Für praktische Zwecke reicht das Handskelet vollkommen aus, da in der Hand 52 Ossifikationselemente zusammenliegen. Aus dem Auftreten der einzelnen Knochenkerne, der Größenentwicklung der Knochen und dem Epiphysenschluß können ausreichende Schlüsse auf den Stand der Ossifikation im Verhältnis zum Alter und auf die individuell noch verbleibenden Wachstumsmöglichkeiten gezogen werden. Strahlenschonung, leichte technische Handhabung und Sparsamkeit im Materialverbrauch sind die großen Vorteile der Handskeletdiagnostik im Rahmen von Entwicklungsstudien.

Aus Handskeletaufnahmen sind diagnostisch wertvolle Aufschlüsse bei folgenden pathologischen Prozessen der Skeletentwicklung zu gewinnen:

bei angeborenen Störungen in der ursegmentalen Architektonik,

bei Störungen der enchondralen Ossifikation mit und ohne Stoffwechselbegleitanomalien (enchondrale Dysostosen),

bei metabolischen Störungen, die mit einer Verzögerung der Gesamtentwicklung des Organismus einhergehen (angeborene Stoffwechselstörungen, Dystrophien),

bei endokrinen Störungen, die von der Schilddrüse, vom Hypophysen-Hypothalamus-System oder vom Nebennieren-Gonaden-System ausgehen,

bei frühkindlichen cerebralen Affektionen und

bei zahlreichen Infektionskrankheiten und Stoffwechselerkrankungen, die sich an den Verkalkungszonen der Metaphysen auswirken.

Wie bei keinem anderen Organsystem liegen ausreichende biostatistische Grundlagen über die Differenzierung, die Größenentwicklung, die Struktur- und Formgestaltung der im Handskeletbereich liegenden Knochenelemente vor. Diese biostatistischen Grundlagen bilden eine subtile Basis für die reich differenzierten diagnostischen Möglichkeiten, die sich aus der Handskeletdiagnostik ergeben.

Die Knochendifferenzierung beinhaltet das gesetzmäßige, mit der biologischen Entwicklung des Organismus parallellaufende Auftreten von Ossifikationszentren (Knochenkernen). Eine synoptische Übersicht vermittelt die Abb. 17, die neben der Knochenkernentwicklung auch die Größenentwicklung der Hand in den Relationen und Formen berücksichtigt. Die hier zugrunde liegenden Normangaben bilden einen Maßstab zur Beurteilung, die aber ohne Kenntnis der biologischen Variationsbreite zu Fehlinterpretationen führen kann. Diese Variationsbreite im Auftreten der einzelnen Knochenkerne ist in Abb. 287 durch die schrägen, keilförmigen Anstiege der Quersäulen symbolisiert. Es zeigt sich, daß die Schwankungsbreite zwischen dem frühest möglichen und spätest zulässigen Auftreten (3 – 97% aller Fälle) um so größer ist, in je höherem Alter die Knochenkerne erscheinen.

Die Größenentwicklung der Knochenkerne gibt genauere Übereinstimmungen mit der Körperlänge und dem „biologischen" Alter als mit dem chronologischen Alter. Darüber hinaus sind Messungen der Knochenkerne nützlich bei inkongruenter Knochenkernentwicklung und im Schulalter, wenn die Differenzierung beendet ist. Norm- und Variationswerte stehen für die mitteleuropäische Bevölkerung im Handskeletatlas (F. SCHMID und H. MOLL) zur Verfügung.

Die Messung der Handlänge im Verhältnis zur Körperlänge (Tabelle 53) ist von Bedeutung für alle Wachstumsstörungen, speziell für die unproportionierten Zwerg-, Minder- und Hochwuchsformen. Die – radiologische – Handlänge wird dabei gemessen von der Spitze der Endphalange III bis zum medialen Ende der proximalen Ulnaverkalkungszone (s. Abb. 288a, b).

Norm und Variation der Handskeletossifikation

Für die Beurteilung des Ossifikationsstandes (= Knochenalter = Skeletreifung) stehen folgende diagnostische Kriterien zur Verfügung:

Knochenkerndifferenzierung (= gesetzmäßige Reihenfolge im Auftreten der einzelnen Knochenkerne),

Größenentwicklung der Knochenkerne,
Längenentwicklung der Hand,
Epiphysenfuge und „Epiphysenschluß".

Der Epiphysenschluß beruht auf dem „Verbrauch" der Knorpelplatte zwischen Knochen-(Epiphysen-)kern und Röhrenknochen. Damit wird die definitive Form und Größe des Knochens erreicht und der Ossifikationsprozeß beendet. Da dieser Vorgang mit der Beendigung des Körperlängenwachstums und der „Reife" parallel geht, ist die Beurteilung der Epiphysenfugen und des Epiphysenschlusses für das Jugendalter und die Pubertätsphase von Bedeutung. Die wichtigsten Angaben für das Handskelet enthält Tabelle 52 (s. auch S. 24).

Tabelle 52. Epiphysenschluß im Handskeletbereich

Epiphyse	Lebensjahr	
	Mädchen	Junge
Metacarpalia	14.—15.	16.
Grundphalangen	14.—15.	16.
Mittelphalangen	15.—16.	17.—18.
Endphalangen	14.—15.	16.
Radius (distale Epiphyse)	17.—18.	18.—19.
Ulna (distale Epiphyse)	17.—18.	18.—19.

Die metrische Beurteilung der Handlänge

Für die objektive Beurteilung der Handlänge lagen bislang nur die Relationsmaße (relative

Tabelle 53. Zusammenhänge zwischen Körperlänge und Handlänge. Der Mittelwert stellt das arithmetische Mittel dar, die unteren und oberen Grenzwerte repräsentieren die tatsächlich gemessenen Grenzwerte. Wertangaben in Millimetern. Zur Orientierung wurde das den jeweiligen Körperlängenklassen entsprechende Alter eingefügt.

Körperlänge (cm)	Altersvariation	Unterer Grenzwert	Mittelwert	Oberer Grenzwert
50— 54	Neugeborenes	67	71	75
55— 59	2—4 Mon.	69	76	81
60— 64	3—5 Mon.	75	80	84
65— 69	6—8 Mon.	81	87	92
70— 74	9—12 Mon.	85	93	100
75— 79	12—15 Mon.	95	98	102
80— 84	15—20 Mon.	97	103	108
85— 89	$1^1/_2 - 2^1/_2$ J.	105	110	115
90— 94	2—3 J.	112	117	121
95— 99	$2^1/_2 - 3^1/_2$ J.	113	118	123
100—104	$3 - 4^1/_2$ J.	119	125	130
105—109	$3^1/_2 - 5$ J.	127	131	136
110—114	4—6 J.	135	138	142
115—119	5—7 J.	136	140	144
120—124	$6 - 7^1/_2$ J.	145	149	152
125—129	$7 - 8^1/_2$ J.	147	153	157
130—134	$7^1/_2 - 9^1/_2$ J.	154	161	168
135—139	$8^1/_2 - 10^1/_2$ J.	158	167	175
140—144	$9^1/_2 - 11^1/_2$ J.	168	173	180
145—149	10—13 J.	170	176	182
150—159	$11^1/_2 - 14^1/_2$ J.	177	186	194

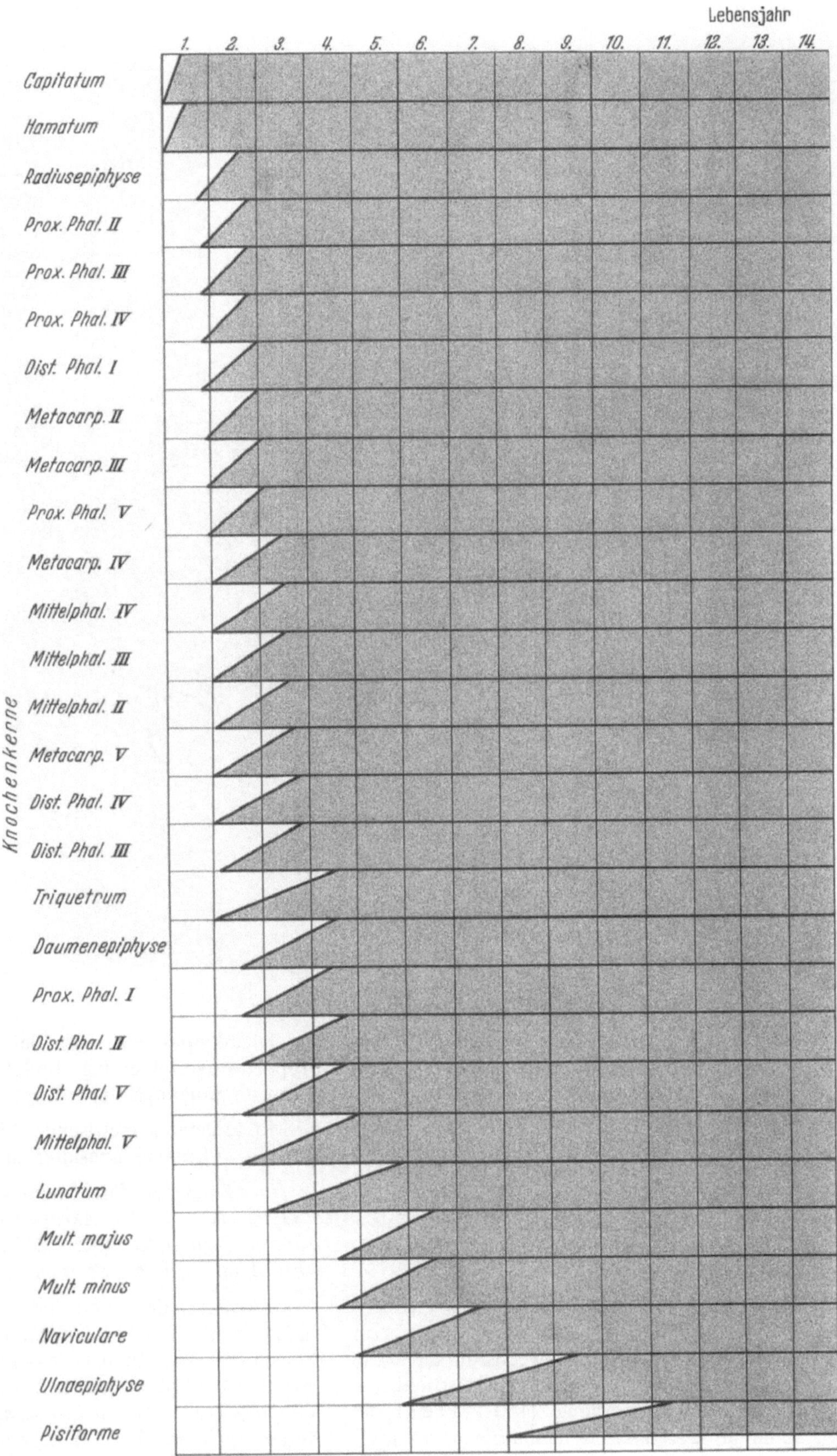

Abb. 287. Ossifikation der Handknochen

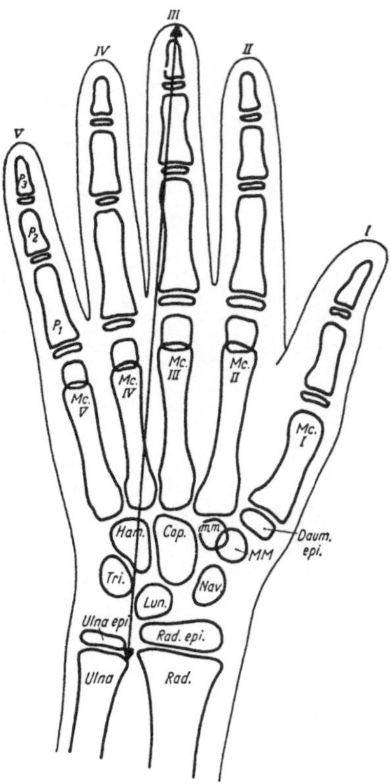

Abb. 288a. Handlängen-Meßskizze

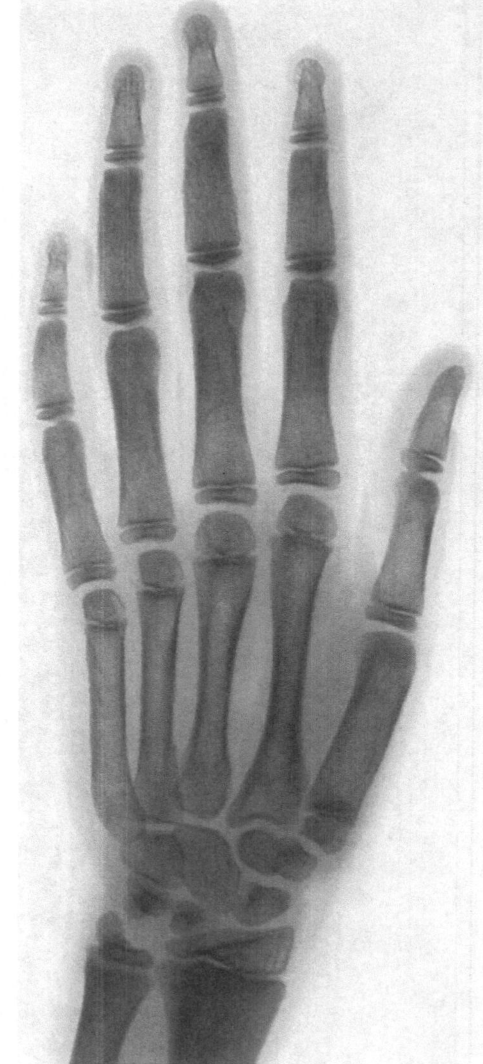

Abb. 288b. *Dysplasia mesodermalis congenita familiaris.*
12¹/₂jährigig.,♂. Lange Hände (190 mm; Norm 176 mm),
lange Metacarpalia, Os lunatum bipartitum. Hyperplastische „Mesenchymachse"

Werte zur Körperlänge) von SWOBODA und
WIMBERGER vor. Die obenstehende Tabelle 53
wurde an 511 normalen Kindern von 0—15
Jahren erstellt (F. SCHMID u. E. HOFFMANN,
1958) und erfaßten die Handlänge nach Körper-
größenklassen. Als Handlänge gilt dabei die auf
dem Radiogramm der plan aufliegenden Hand
gemessene Distanz zwischen dem medialen,
distalen Ulnaende und der äußeren Weichteil-
kontur des Mittelfingers.

Die Länge der Hand beträgt in der Größen-
klasse 50—54 cm durchschnittlich 7,1 cm. Im
Vergleich zum Körperlängenwachstum bleibt die
Handlänge allmählich etwas zurück, so daß bei
verdreifachter Körperlänge (150—159 cm) die
Handlänge erst das Zweieinhalbfache (Mittel-
wert: 18,6) des Ausgangswertes erreicht hat. Die
Hand des Säuglings ist also relativ länger als die

des Kleinkindes oder gar Schulkindes. Diese
Proportionsverschiebung findet hauptsächlich
schon im Säuglingsalter statt.

Mit folgenden metrischen Aberrationen haben wir im Entwicklungsalter zu rechnen:

Überlängen der Hand finden wir bei *Arachnodaktylie* (Abb. 288b), *Akromegalie* (Abb. 299),
Adiposo-Gigantismus (Abb. 272), *primär-chroni-
scher Arthritis, Pubertas praecox* (Abb. 114).

Unterlängen der Hand sind häufig oder regelmäßig anzutreffen bei *Chondrodysplasie* (Abbildungen 51—58), *Dysostosis enchondralis, Brachydaktylie* (Abb. 285, 286, 271), *Klinodaktylie,
Kamptodaktylie, Mesenchymosen, Mongolismus,
Athyreosen*(Abb. 111, 112), *hypophysärem Zwergwuchs* (Abb. 110), *Cushing-Syndrom* und gewissen Formen der *cerebralen Kinderlähmung.*

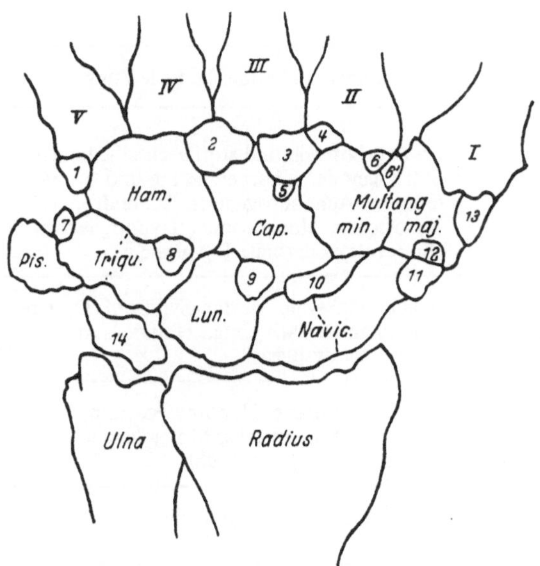

Abb. 289a. Varietäten des Handgelenks (dorsal) nach PFITZNER. *1* Vesalianum, *2* Os capitatum secundarium, *3* Styloid, *4* Parastyloid, *5* Metastyloid, *6 Trapezoides secundarium*, *6* Trapezium, *7 Ulnare externum* (im eigenen Material 1 mal als Nebenbefund gesehen), *8* Epipyramis, *9* Epilunatum, meist als Höckerchen an der radiodorso-distalen Ecke, *10 Centrale*, auch 2teilig beobachtet. An seiner Stelle oft eine Lücke an der radialen Seite des Capitatum (2mal im eigenen Material) oder als Vorsprung mit dem Naviculare verwachsen, *11 Radiale externum*, oft verschmolzen als „Tuberositas navicularis" oder auch gelenkig verbunden, *12* Epitrapezium, *13* Paratrapezium, *14* Triangulare (Intermedium antebrachii)

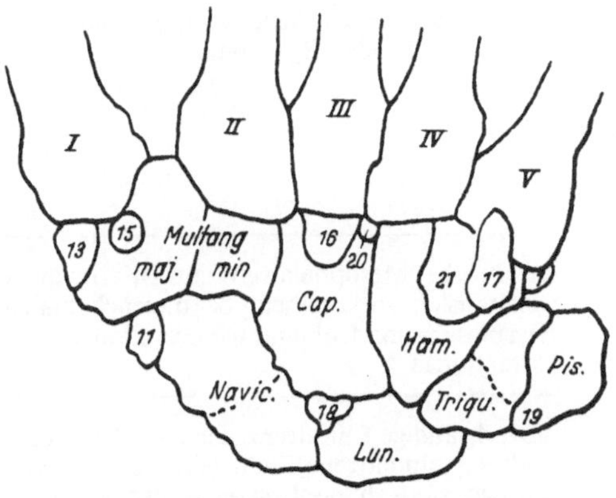

Abb. 289b. Varietäten des Handgelenks (volar). *15* Prä-trapezium, *16* Subcapitatum, *17* Os lunati proprium, *18* Hypolunatum, *19* Pisiforme secundarium, meist synostosiert (2mal vergesellschaftet mit os naviculare bipartitum gefunden), *20* Ossiculum Gruberi, *21* Hamulare basale

Handskeletanomalien, Formen und Begriffe

Das Handskelet ist ein Teil des Stützgewebes und kann durch die große Zahl der während des Wachstums auftretenden Knochenelemente als Spiegelbild des Gesamtskeletes und Indicator für das Mesenchym schlechthin gewertet werden. Die 52 während des Wachstums auftretenden,

wachsenden und teilweise wieder verschmelzenden Ossifikationszentren beinhalten Röhren-knochen, Epiphysenkerne, Apophysen (Sesambeine) und „selbständige" Knochenkerne (Carpalia).

Sowohl aus der mesenchymalen Anlage (Stützgewebe-Architektonik), der vorknorpeligen und knorpeligen Modellierung als auch aus der Ossifikation können Störungen resultieren, die eine Vielfalt von Anomalien ergeben. Durch die Mineralisation radiologisch sichtbar gemacht, sind so Aufschlüsse über die ontogenetische und phylogenetische „Vergangenheit" möglich, wie sie uns bei keinem anderen Gewebe zur Verfügung stehen. Die nachfolgende Übersicht dient der Deskription dieses Formenreichtums, bei der gleichzeitig eine formalgenetische Orientierung gegeben wird. Für den praktischen Gebrauch eröffnet sich dadurch die Möglichkeit, aus einer Anomalie Rückfolgerungen auf den Zeitpunkt der Entstehung und auf das pathogenetische Prinzip zu ziehen.

Metrische Anomalien

Zu den metrischen Anomalien gehören meßbare Größenvarianten des gesamten Skeletes oder einzelner Skeletteile, die als Anomalien dann angesprochen werden dürfen, wenn sie außerhalb der physiologischen Variation liegen. Längendefizite werden mit *Brachy-*, Längenübermaße mit *Dolicho-*, Längen- und Breitendefizite mit *Mikro-*, Längen- und Breitenübermaße mit *Makro-* bezeichnet, soweit es sich um systematische Abweichungen handelt. Eine Übersicht über Formen, Begriffe, Entstehungsprinzip und die wichtigsten klinischen Hinweise gibt die Tabelle 54, Beispiele repräsentieren die Abb. 272–300.

Numerische Aberrationen

Die Beurteilung der Vollständigkeit eines Skeletabschnittes setzt genaue anatomische und einige entwicklungsbiologische Kenntnisse voraus. Abweichungen von der *Zahl* der Knochenelemente gibt es in 2 Richtungen, als Minus- und Plus-varianten. Im Handbereich ergeben sich die in Tabelle 55 skizzierten prinzipiellen Möglichkeiten. Es handelt sich hier durchwegs um früh-embryonale Formgestaltungsirrtümer, die meist bereits ursegmental determiniert sind. In Anlehnung an die ursegmentale Gliederung spricht man von Strahlen (statt Fingerachsen) der Hand.

Daneben kommen Verminderungen der Knochenelemente in verschiedener Gradausprägung bei den sog. amniogenen Enddefekten (Phokodaktylie, Perodaktylie) vor. Diese entstehen ebenfalls frühembryonal durch Differenzierungsstörungen des Ektodermwulstes (Extremitäten-

Tabelle 54. Metrische Anomalien des Handskeletes

Begriff	Definition	Genetisches Prinzip	Vorkommen und klinische Bedeutung
Brachymelie	Kurzgliedrigkeit (= der Extremität)	tiefgreifende Störung des Knorpelmodells und der Chondrogenese	bei angeborenen und stoffwechselbedingten Störungen der Knorpelbildung und -proliferation: Achondrogenesis, Achondroplasie, Dysostosen, Mongolismus, Hypothyreosen, chondro-ektodermale Dysplasie u.a.
Dolichomelie	Lang- (und Schmal-) gliedrigkeit	genetisch oder stoffwechselbedingte Mesenchymstörung	Arachnodaktylie, Marfan-Syndrom, Dystrophia mesodermalis cong., Homocystinurie, Arthromyodysplasie
Brachykarpie	unproportioniert kurze Hand	Störung der Chondrogenese	Chondrodysplasie, Hypothyreosen, hypophysärer Minderwuchs, Mongolismus, hypothalamische Fettsucht
Dolichokarpie	unproportioniert lange Hand		im Rahmen der Dolichomelie
Brachydaktylie	Kurzfingrigkeit	Störung der Ektodermwulstung und Chondrogenese	familiäre Kurzfingrigkeit, Dysostosen, Mongolismus, Fettsucht
Dolichodaktylie	Langfingrigkeit		familiär, abortives Marfan-Syndrom
Mikrokarpie	unproportioniert kleine (= kurze und schmale) Hand	genetisch und endokrin bedingt	familiär, bei hypophysären und hypothalamischen Insuffizienzen
Mikrodaktylie	unproportioniert kleine Finger		
Brachymetakarpie	unproportioniert kurze Metacarpalia	Anlagestörung des knorpeligen Modells	im Rahmen verschiedener cranio-digitaler und dysostotischer Syndrome
Brachybasophalangie	unproportioniert kurze Grundphalangen		
Brachymesophalangie	unproportioniert kurze Mittelphalangen		gehäuft bei Mesophalanx V und II, aber auch generalisiert vorkommend bei mesenchymalen Dysplasien und frühinfantilen cerebralen Affektionen
Brachytelephalangie	unproportioniert kurze Endphalangen		unvollständige Entfaltung der Ektodermausstülpung, amniogene Enddefekte, Dysostosen, Mongolismus, hypophysärer Minderwuchs, hypothalamische Störungen
Akromikrie	kurze Acren (Endglieder)	gestörte Enddifferenzierung des Mesenchyms und endokrin bedingt	bei hypophysären und pluriglandulären Insuffizienzen, chondroektodermaler Dysplasie
Akromegalie	unproportioniert große Acren	genetisch oder endokrin bedingt	familiär, Hypophysenvorderlappenerkrankungen, Präpubertät
Hypophalangie	untermaßige Phalangen	Materialverteilungsfehler	im Rahmen von Syndromen mit Störungen des knorpeligen Modells der Hand
Hyperphalangie	übermaßige Phalangen		

Tabelle 55. Numerische Aberrationen des Handskeletes

Oligodaktylie	Verminderung der Strahlen- (= Finger-)zahl		4-, 3-, 2-, 1strahlige Hände
Polydaktylie	Vermehrung der Strahlenzahl	ursegmentale Defekte	6-, 7-, 8-, 9strahlige Hände Hexadaktylie, Heptadaktylie, Oktodaktylie
Perodaktylie Phokodaktylie	distale Reduktion der Hand	Störung in der Ektodermwulstung	Enddefekte verschiedenen Ausprägungsgrades
Aplasie der (oder einzelner) Carpalia Überzählige Carpalia		phylogenetisch-atavistische Aberrationen	bei Strahlendefekten Morquio-Zwergwuchs

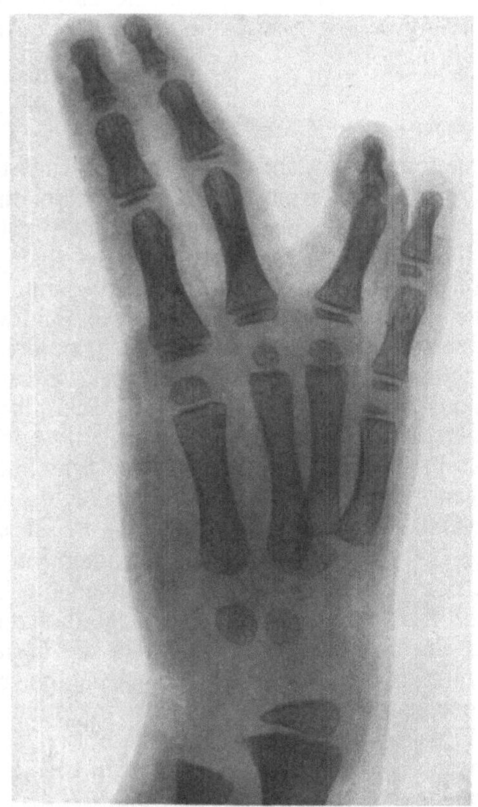

Abb. 290. *Spalthand und Syndaktylie.* 5$^1/_2$jähriges Kind; Differenzierungsverzögerung um über 3 Jahre an beiden Händen. Selbständig gewordene *Pseudoepiphysen* am Metacarpale I distal und Metacarpale II proximal

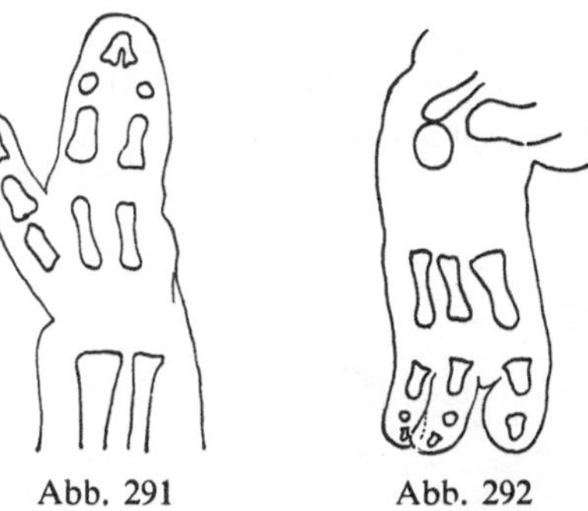

Abb. 291   Abb. 292

Abb. 291. *Aplasie* des IV. und V. Strahles, Syndaktylie II und III, verzögerte Handwurzelkernentwicklung. 9 Monate alter Säugling

Abb. 292. *Aplasie* des IV. und V. Strahles, Fehlen des Talus. 1 Monat altes Mädchen

Axiale Strahlendysplasien

Entlang der Arm-Hand-Achse orientierte Fehlbildungen sind ursegmentalen Ursprungs und entstehen in den ersten 5 Schwangerschaftswochen; sie werden oben (S. 2ff.) eingehender behandelt, so daß hier nur kurz die Begriffe erwähnt werden sollen.

Syndaktylie = Strahlenverschmelzung (ossär oder häutig)

Ektrodaktylie = „Strahlenspaltung" (Spalthand)

Handwurzelsynostosen = Verschmelzung von Carpalia

Ossa bipartita (tripartita) = Anlage von 2 oder 3 Ossifikationszentren innerhalb eines Handwurzelknochens

Symbrachydaktylie = Strahlensverschmelzung mit -verkürzung

Löffelhand = komplette Strahlenverschmelzung mit löffelförmiger Konkavität der Handfläche.

Komplexe Handanlagestörungen

Wird die Entwicklung der Extremitätenknospe (Ektodermwulstung) in irgendeinem Stadium

knospe, die sich in den ersten Schwangerschaftswochen nicht ganz entfalten kann). Die nachstoßenden Mesenchymmassen, aus denen sich das Skelet formiert, finden bei dieser Situation keinen entsprechenden Entfaltungsraum.

Jenseits des 42. Schwangerschaftstages ist die Entstehung numerischer Aberrationen nicht mehr möglich.

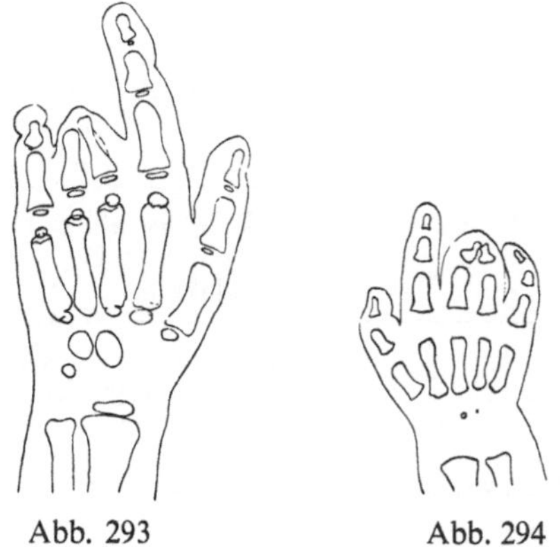

Abb. 293   Abb. 294

Abb. 293. *„Amniogener" Enddefekt* der linken Hand bei einem 3^1/$_2$jährigen Jungen. Fehlen der End- und Mittelphalangen III und IV, Fehlen der Endphalanx V. Deformierung der Mittelphalanx V, Syndaktylie III bis V. Pseudoepiphysen an den Metacarpalia II und V

Abb. 294. *Hypophalangie* III und IV: Fehlen der Mittelphalangen von Mittel- und 4. Finger. *Syndaktylie*

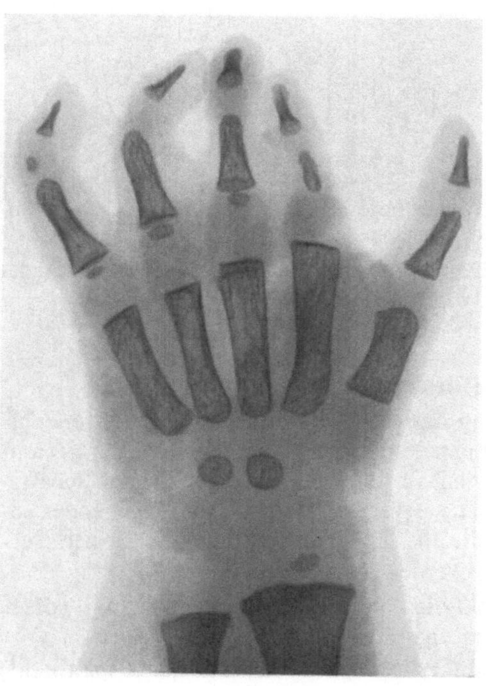

Abb. 295. *Assimilationshypophalangie.* Große Metacarpalia, Fehlen der Mittelphalangen II, III, IV, *Brachymesophalangie V, Hypoplasie der Grundphalanx II,* dafür unverhältnismäßig großes Metacarpale II, 9 Monate, ♀

arretiert, kann sich der mesenchymale Inhalt nicht ordnungsgemäß entwickeln, weil die räumlichen Voraussetzungen fehlen. Im Einzelfall ist schwer zu entscheiden, ob die Störung primär von der ektodermalen Knospe oder der mesenchymalen Achse ausgeht, da die formative Funktion beider Hand in Hand geht. Es resultieren daraus graduell reich abgestufte Varianten

komplexer Anlagestörungen, die sowohl die Handform, die Zahl der Knochen als auch die Strahlenbildung betreffen können.

Je nachdem, in welchem Entwicklungsstadium zwischen dem 29. und 42. Schwangerschaftstag die Extremitätenknospung sistiert, entstehen

Phokomelien (Stummel-, Robbengliedrigkeit),

Phokodaktylien (Stummelfingrigkeit),

Perodaktylien (Stummelfingrigkeit),

Anlagestörungen, die unter dem irreführenden Begriff der *„amniogenen Enddefekte"* subsummiert werden (Abb. 293). Symmetrie und Beteiligung aller 4 Extremitäten sprechen in den meisten Fällen für eine zeitlich begrenzte innere Ursache und nicht für eine lokale äußere Behinderung der Extremitätenbildung durch Amnionformationen.

Störungen der Handform

Formanomalien ergeben naturgemäß die meisten der oben aufgeführten lokalisierten Fehlbildungen. Verkürzungen der Fingerenden oder Fehlen der Fingerenden *(fetale Amputationen)* sind gewöhnlich nicht keimplasmatischer Natur, sondern exogen durch Druckatrophie oder Abschnürungen entstanden. Die Wahrscheinlichkeit dieses Entstehungsmechanismus findet im Ausdruck *„amniogene Enddefekte"* (Abb. 293, 295) ihren Niederschlag. Zu erheblichen Deformierungen der äußeren Handform mit funktionellen Einschränkungen kann die *Klinodaktylie* (hakenförmige Einwärtskrümmung) der Strahlen II – IV führen. Eine krallenförmige Volarflexion der Finger liegt der *Kamptodaktylie* (z. B. Krallenhand bei PFAUNDLER-HURLER) zugrunde. Liegt zusätzlich noch eine Syndaktylie vor, entsteht die *Löffelhand* (Abb. 300), ein fakultativer Befund bei Akrocephalosyndaktylie. Die Dreizackstellung der Finger gilt als charakteristisch für die Chondrodysplasie (Abb. 51), wird jedoch bei jeder Brachydaktylie gefunden.

Polstermetaphysen, Pseudoepiphysen, Ossa bipartita

Außer den aufgeführten Abartungen der Hand kommen noch Befunde vor, die wegen ihrer Frequenz und der prinzipiellen Bedeutung für die Pathologie der Entwicklungsstörungen eine nähere Skizzierung verlangen.

Bei dyscerebralen Entwicklungsstörungen findet sich in den ersten Lebensjahren eine polsterartige Auftreibung der Radiusmetaphyse; an anderen Metaphysen ist diese Auftreibung weniger auffallend ausgeprägt. Die Radiusmetaphyse ist dabei konvex gegen den Handwurzelraum vorgewölbt, verdickt bis pilzförmig aufgetrieben. Die präparatorische Verkalkungszone ist verbreitert und ver-

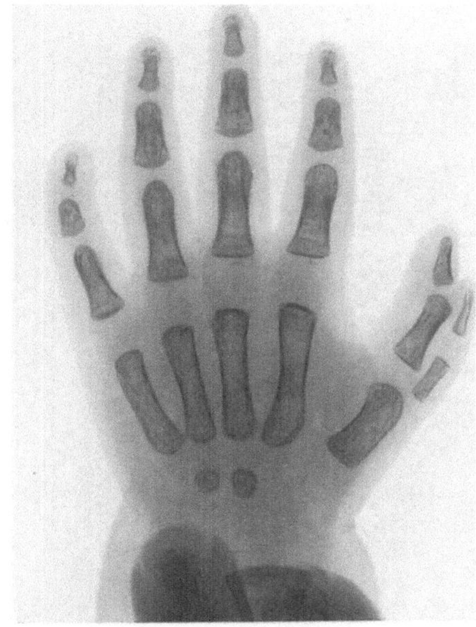

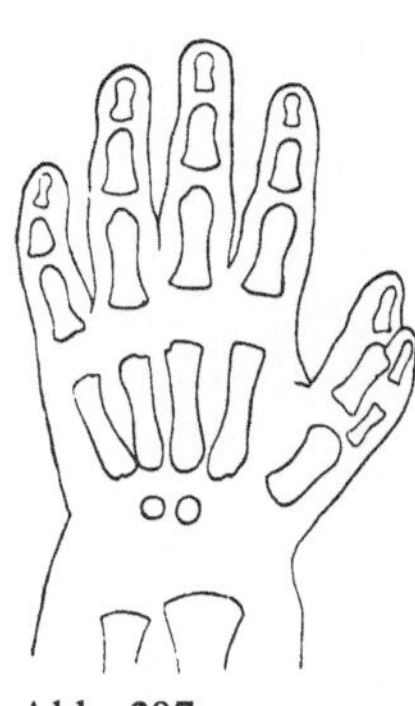

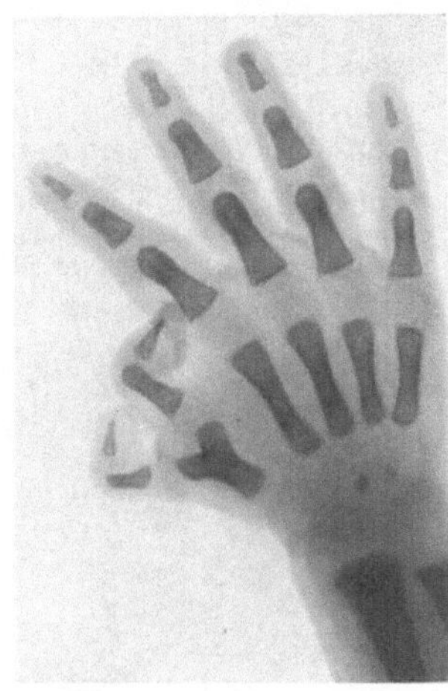

Abb. 296   Abb. 297   Abb. 298

Abb. 296 u. 297. *Hexadaktylie* mit rudimentärem Daumenstrahl bei einem $1^{1}/_{2}$ jährigen Mädchen

Abb. 298. *Hexadaktylie* durch Verdoppelung des I. Strahles. Inkomplette Spaltung (Gabelung) des Metacarpale I. 10 Wochen alter Säugling

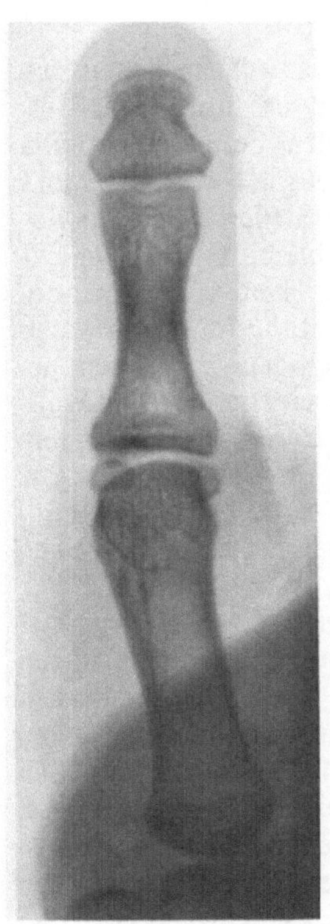

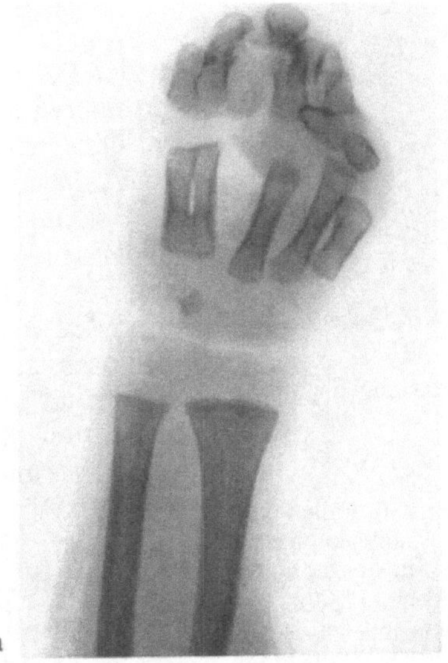

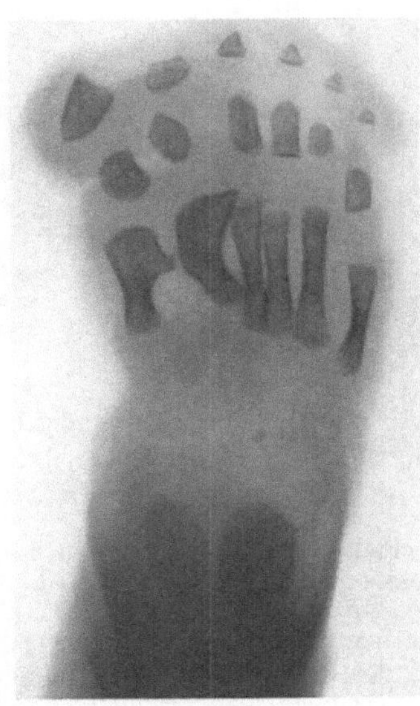

Abb. 300a u. b. *Akrocephalosyndaktylie.* Rechte Hand („Löffelhand") und rechter Fuß bei einem 6 Wochen alten Säugling. Komplette häutige, partielle knöcherne Syndaktylie. Grobe Deformitäten einzelner Röhrenknochen

Abb. 299. *Familiäre Verbreiterung der Daumenendphalange* mit kolbiger Auftreibung des Endgliedes. $13^{4}/_{12}$ jähriges Mädchen mit Akromegalie. Am Metacarpophalangealgelenk sind die beiden relativ *konstanten Sesambeine* der menschlichen Hand zu sehen

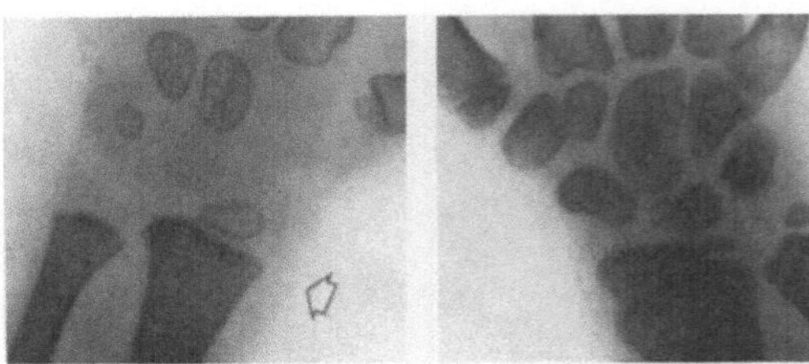

Abb. 301   Abb. 302

Abb. 301. Polstermetaphyse am Radius

Abb. 302. Zeltförmige Metaphyse an der Ulna (mongol. Mädchen). Polstermetaphyse um Radius

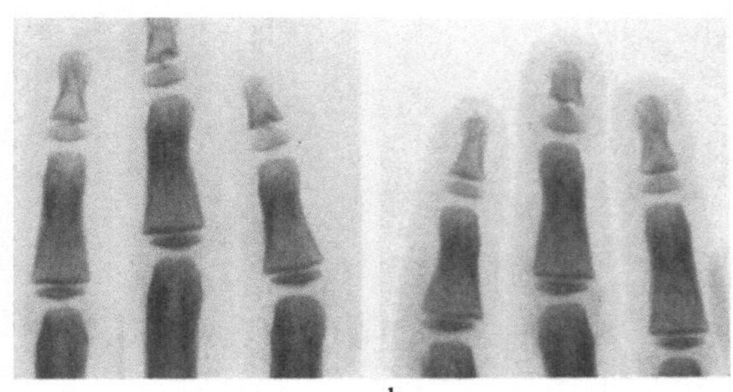

a   b

Abb. 303. *Zapfenepiphysen* der Endphalangen Brachytelephalangie III, II links

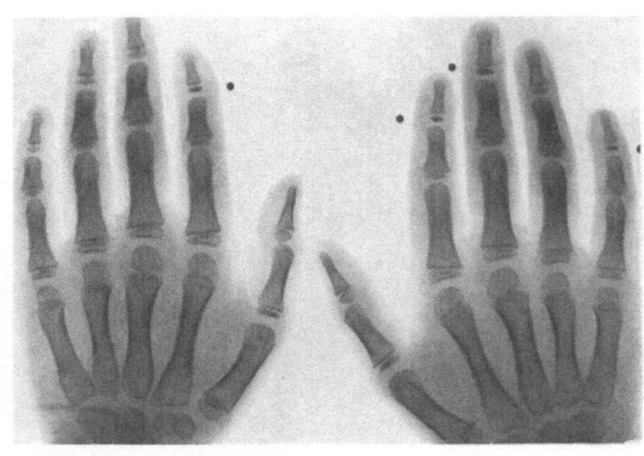

Abb. 304. Epiphysensklerose der Endphylangen II links, II, III, V rechts, 7⁵/₁₂jährig, ♀

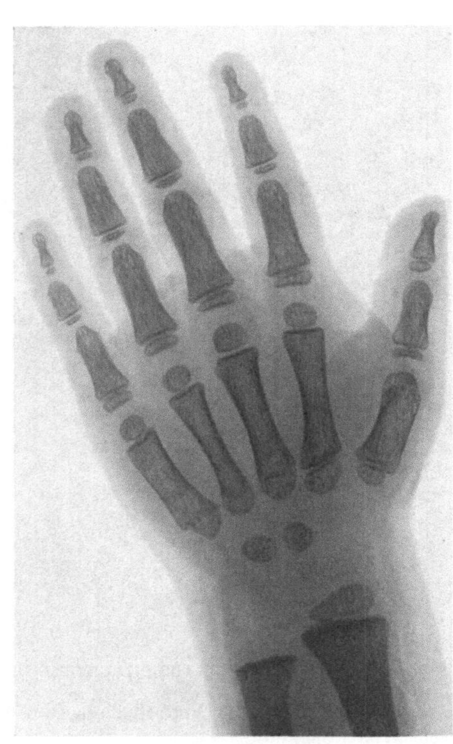

Abb. 305. *Atypische Epiphyse* am Metacarpale II, Pseudoepiphysen an den Metacarpalia V und I, Regelrechte Epiphysenossifikation bei verzögerter Handwurzelossifikation. 4jähriges Mädchen

dichtet. Der Handwurzelraum erscheint in Fällen von spastischen Lähmungen schmal, der Radiusepiphysenkern tritt stets verspätet auf. Die klassisch ausgeprägten Formen dieser „*Polstermetaphysen*" (Abb. 301, 302, 318) werden bei den spastischen Tetraplegien und bei Mikrocephalen gefunden. Leichtere konvexe Vorwölbungen der Verkalkungszone kann man auch bei Kindern des exsudativen Formenkreises beobachten. Diese polster- bis pilzförmigen Auftreibungen sind bis ins 3. Lebensjahr am deutlichsten und flachen nach Auftreten des Radiusepiphysenkernes ab. Gelegentlich findet man sie noch im 5.—8. Lebensjahr (Abb. 302).

Pseudoepiphysen (Abb. 290, 305, 317) sind seit Beginn der röntgenologischen Untersuchungen des Handskeletes bekannt und schon früher mehrfach Gegenstand diagnostischer Deutungen (STETTNER; WAGNER) gewesen. Sie treten an jenen Stellen der Handröhrenknochen auf, an denen sich normalerweise keine Epiphysenkerne entwickeln: An den proximalen Enden der Metacarpalia II—V, am distalen Ende des Metacarpale I und der Phalangen. An diesen Stellen sind die Knochenenden konvex und es bleibt für die Entwicklung von Epiphysenkernen kein Platz. Pseudoepiphysen werden als Übergangsformen von den kernlosen zu den kernhaltigen Epiphysen gedeutet und sind Ausdruck einer gestörten Ossifikation der knorpeligen, kernlosen Epiphysen. SCHÄFER und WEINERT fanden unter 3200 Röntgenaufnahmen bei 1700 = 53 % Pseudoepiphysen. Dabei entfielen auf die einzelnen Metacarpalia: II = 33,3 %, V = 29,4 %, I = 20,7 %, III = 12,4 %, IV = 9,9 %. Diese Häufigkeitsgesetzmäßigkeit stimmt mit den eigenen Erfahrungen überein. Pseudoepiphysen werden bei Dysplasien des Zentralnervensystems, keimplasmatischen Störungen und groben Mißbildungen, daneben aber auch relativ häufig bei Leukämien, Enuresis, genuiner Epilepsie und endokrinen Störungen gefunden. Leichte Formen oder Andeutungen von Pseudoepiphysen am Metacarpale II, I und V werden aber auch bei etwa 20 % gesunder Kinder gesehen. Da die Übergänge von Pseudoepiphysen zum normalen Bild der Knochenenden fließend sind, ist es manchmal schwierig, eine Entscheidung zu treffen. Ausgeprägte Formen sind bei gesunden Kindern selten.

Pseudoepiphysen werden vom 2. Lebensjahr ab, ausnahmsweise schon im 2. Lebenshalbjahr beobachtet. Sie zeigen eine Tendenz zur späteren Verschmelzung. Röntgenologisch sind sie gekennzeichnet durch das Auftreten von Knochenkernen an Stellen, wo normalerweise keine Epiphysenkerne vorkommen. Diese Knochenkerne stehen mit der Diaphyse durch eine mehr oder minder breite, oft nur strichförmige Knochenbrücke in Verbindung. Fehlt diese knöcherne Verbindung, so entsteht ein Epiphysenkern an atypischer Stelle und man sollte in diesen ungewöhnlichen Fällen besser von *atypischen Epiphysen* sprechen.

Wenn die Epiphysenkerne konisch, keil- oder zapfenförmig in die entsprechend konkav bis winkelig umgebauten Metaphysen hineinragen, spricht man von „*Zapfenepiphysen*"; das Symptom weist auf tiefgreifende enchondrale Ossifikationsstörungen hin (Abb. 273, 285, 286, 303).

Die bei vielerlei angeborenen und frühkindlich erworbenen Entwicklungsstörungen beobachteten *Epiphysensklerosen* (Abb. 304) sind in ihrer Bedeutung bislang nicht geklärt.

Ossa partita

Ebenso wie die Pseudoepiphysen sind die *Ossa bipartita* (Abb. 307) und *tripartita* als leichte Hemmungsfehlbildungen im weitesten Sinne des Wortes aufzufassen (ROCHE u. SUNDERLAND). Man versteht darunter das Auftreten von 2 oder 3 Knochenkernen an Stelle eines einzelnen. Der Ausdruck ist nicht ganz glücklich, aber eingeführt. Es wäre besser, nicht von einer Zweiteilung zu sprechen, da jede Teilung ein ursprüngliches Ganzes voraussetzt, sondern von einer Hemmung in der Verschmelzung zweier Ossifikationsknospen (HASELWANDER) innerhalb eines Knorpelhofes. Bevorzugt werden die Hand- und Fußwurzelknochen, aber auch Zweiteilungen von Epiphysenkernen kommen vor. Welch praktische Bedeutung diesen Ossifikationsvarianten zukommt, zeigt das umfangreiche Schrifttum über das *Os naviculare bipartitum* (Abb. 307).

Wenn die distale der beiden Ossifikationsknospen medial verlagert ist und das Capitatum überschneidet, ist an die Möglichkeit einer *Persistenz* des *Os centrale* zu denken. Weniger häufig ist das *Os lunatum bipartitum;* wir haben es nur bei cerebralen Dysplasien gefunden (Abbildung 270).

Ossa bipartita sind Ausdruck einer Hemmung in der enchondralen Ossifikation. Sie neigen zu sekundärer Synostosierung und entziehen sich

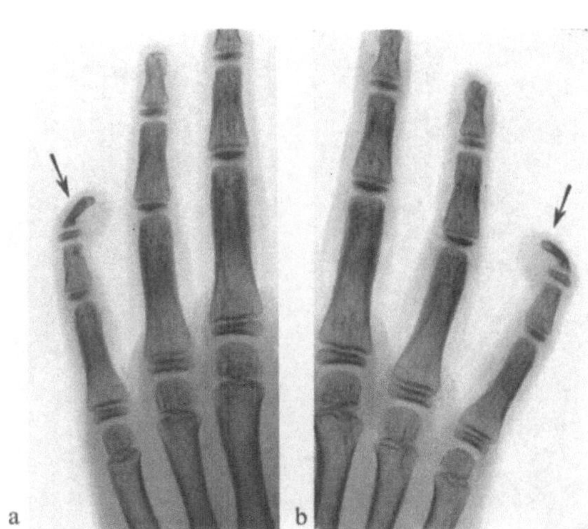

Abb. 306. Juvenile Osteomalacie der Daumenendphalange mit Radialverkrümmung bei gleichzeitiger Weichteilverdickung. 9jähriges Mädchen

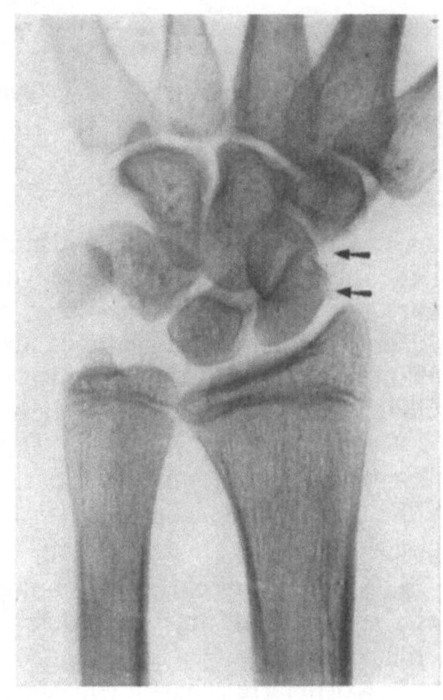

Abb. 307. *Os nacivulare bipartitum.* 13^1/$_{12}$jähriges Mädchen mit Fettsucht. Klinisch Verdacht auf Zwischenhirntumor

im späteren Schulalter dem röntgenologischen Nachweis. Lediglich beim Os naviculare bipartitum bleibt die Trennung der Knochenkerne bestehen.

Störungen im Mesenchymstadium

Die Bildung des Mesenchyms setzt an der Medialfläche der Ursegmente ein, wo lockere Zellverbände die Chorda dorsalis umschließen. In der nächsten Entwicklungsphase bilden sich die *Sklerotome*, die mesodermalen Vorstufen des

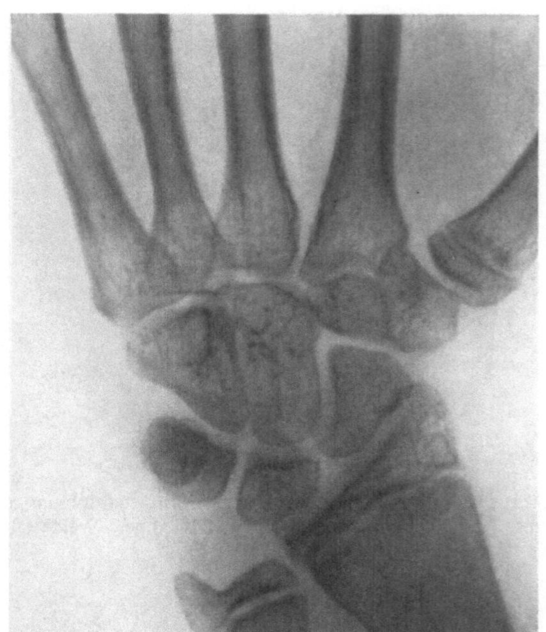

Abb. 308. Zentrale Osteosklerose (punktförmig) des
Os capitatum. 9⁹/₁₂jähriges Mädchen

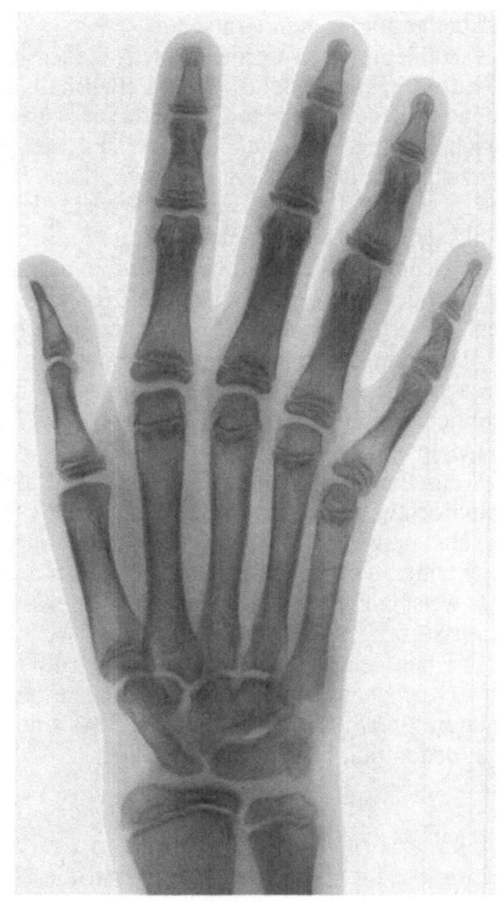

a

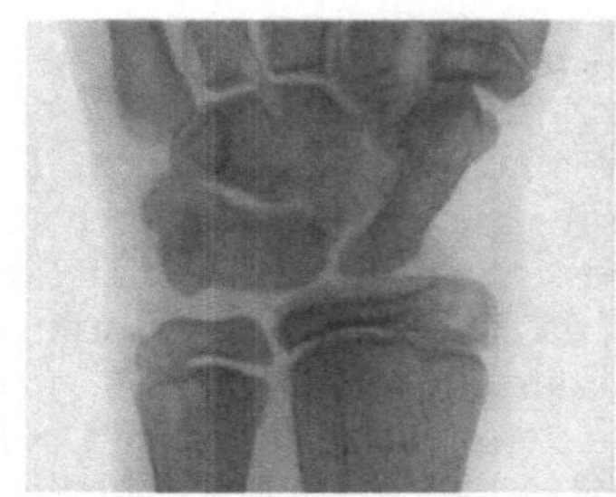

b

Abb. 309a u. b. Multiple *Handwurzelsynostosen* bei
16jährigem Mädchen mit arachnodaktylem Skeletbau,
Bindegewebeschwäche, Dysphalangie V

Achsenskeletes. Bis in die 5. Embryonalwoche
bleibt die Skeletanlage mesenchymal, vom Beginn des 2. Embryonalmonats ab wird die
Achsenskeletanlage in craniocaudaler Richtung
vorknorpelig umgewandelt. In den Extremitätenanlagen (Blastemen) ist der erste Vorknorpel
im 9 mm-Stadium (40.–41. Tag=Ende der
6. Embryonalwoche) nachweisbar.

Zu den *Störungen im Mesenchymstadium* sind
zu rechnen:

1. Architektonische Abweichungen der Stützgewebe, die den ursegmentalen Ursprung erkennen lassen.

2. Korrelierte Abartungen, deren Symptome
sich nicht nur auf die Stützgewebe im engeren
Sinn (Knorpel, Knochen, Bänder, Sehnen) beschränken, sondern auch andere Organe und
Formationen mesenchymaler Herkunft formal
oder funktionell mitbetreffen.

Aberrationen des Segmentierungsprozesses
sind durch eine segmentale Orientierung der
Einzelsymptome gekennzeichnet; diese manifestieren sich am Achsenskelet und erstrecken sich
nicht selten auf das Extremitätenskelet. Hier
sind sie *axial*, d. h. in der Längsrichtung der
Extremität gerichtet.

Hierher gehören Anomalien wie Klippel-Feil-
Syndrom, Klippel-Feldstein-Syndrom, Sprengelsche Deformität (angeborener Schulterblatt-
Hochstand mit Rippen- und Wirbelsäulenanomalien), Dysplasia craniofacialis, cleidocranialis, mandibulofacialis, Akrocephalo-Syndaktylie,
Oligodaktylie-Syndrome, Rippenaplasien und
-synostosen (einschließlich Gabel- und Schaufel-
rippen), Thoraxwand- und Muskeldefekte, axial
orientierte Hypo- und Hyperplasien der Extremitäten-Stützgewebe.

Am Handskelet speziell gehören hierher:

Syndaktylie (Strahlenverschmelzungen), Abbildung 290, 324, 325,

Ektrodaktylie (Strahlenspaltungen), Abb. 290,

Handwurzelsynostosen (Abb. 309),

Ossa bipartita,

Symbrachydaktylie (Strahlenverschmelzung und -verkürzung),

Löffelhand (komplette Strahlenverschmelzung mit Dehiszenz der Mittelstrahlen), Abb. 300,

Strahlenvermehrungen (Hexa-, Hepta-, Oktodaktylie),

Strahlenreduktionen (Oligodaktylie).

Das Auffinden segmental geordneter Aberrationen an der Hand sollte deshalb immer zur Suche nach dem übergeordneten ursegmentalen Prinzip Anlaß geben. Die zeitliche Einordnung der Entstehung und die Isolierung der pathogenetischen Noxe wird dadurch erleichtert.

Störungen der Knorpel-Knochen-Bildung

Innerhalb der Mesenchymachsen der ektodermalen Extremitätenwülste wird das mesodermale Gewebe zunächst in Vorknorpel, anschließend in Knorpel und später in Knochen umgewandelt.

Die *Umformung des Vorknorpels in Knorpel* vollzieht sich zwischen dem 10- und 26 mm-Stadium, also im 2. Embryonalmonat in den Chondrifikationszentren. Der Beginn dürfte zwischen dem 40.–42. Tag liegen, am 60. Schwangerschaftstag ist das Knorpelskelet bis in die Endphalangen der Zehen angelegt. Das Knorpelgewebe wird sukzessive durch Knochen ersetzt (= Ersatzknochen), ein Prozeß, der in der 7. Embryonalwoche beginnt und am Ende des somatischen Wachstums zwischen dem 15. und 20. Lebensjahr zum Abschluß kommt.

Störungen der Knorpelbildung können in jedem Stadium dieses langen Entwicklungsweges bis zum definitiven Skelet auftreten. Vorknorpel und Knorpel haben die Aufgabe, durch ihre höhere Wachstumspotenz die formative Modellierung des Skeletes rasch zu bewerkstelligen; der stoffwechselmäßig trägere Knochen wäre dazu nicht in der Lage.

Störungen der Chondrogenese

Zu den Störungen der Chondrogenese gehören die meisten intrauterin oder frühinfantil sich manifestierenden Knochenbildungsstörungen. Dabei drückt sich der Schweregrad der Grundstörung im Zeitpunkt der Manifestation und in der Schwere der Auswirkungen auf die spätere Skeletform aus. Die Skala der hierher gehörenden Störungen reicht von der Achondrogenesis, über die Achondroplasie, die enchondralen Dysostosen (Tabelle 9) bis zu den später sich manifestierenden Lokalerscheinungen der aseptischen Nekrosen.

Rein formalgenetisch kann man 2 Grundformen dieser Störungen abgrenzen, die Chondrodysgenesen und die Dyschondrosen.

Zu den *Chondrodysgenesen* sind alle Anomalien zu rechnen, die während der Modellbildung — also embryonal — eintreten. Zu den *Dyschondrosen* dagegen sollten die Knorpel-Knochen-Störungen eingeordnet werden, die sich nach Abschluß der Modellbildung — also fetal und postfetal — an den Knorpel-Knochengrenzen abspielen.

Wie gut sich durch eine formalgenetische Betrachtung der Sammeltopf der *Dysostosen* aufgliedern läßt, zeigt Tabelle 9. Bei den meisten Dysostosen handelt es sich um Anomalien, die schon lange vor der Osteogenese präformiert sind; teilweise entstehen sie bereits im Mesenchymstadium durch Segmentationsanomalien, überwiegend aber in der Knorpelphase der Skeletreifung.

Zu den *Chondrodysgenesen* gehören:

chondro-ektodermale Dysplasien,

Achondrogenesis,

Achondroplasie,

Chondrodysplasie.

Zu den *Dyschondrosen* gehören alle fetal und postfetal an den Knorpelknochengrenzen sich abspielenden Störungen, die zu einer passageren oder dauernden Störung des Ossifikationsprozesses führen. Neben den zahlreichen „Dysostosen" angeborener oder gar erblicher Natur sind hierfür alle stoffwechselbedingten Ossifikationsstörungen am wachsenden Skelet einzuordnen. Die Abschnitte des wachsenden Skeletes sind in Abb. 12 schematisch dargestellt.

Die *Umwandlung von Knorpel in Knochen* erfolgt an 2 Zonen, einmal an der *Metaphyse*, wo der Physenknorpel umgebaut wird, zum zweiten im Bereich des *Epiphysenkernes;* hier erfolgt die Umwandlung von Knorpel in Knochen nicht linear, wie an der Metaphyse, sondern radiär. Es resultiert daraus ein rundlicher oder ovaler Knochenkern. Das radiologische Sichtbarwerden dieses Knochenkernes ist die wichtigste Grundlage für die Bestimmung der Skeletreife (= Knochenalter). Die selbständigen Knochenkerne (Carpalia) gehen normalerweise mit der Ossifikation der Epiphysenkerne parallel, bei cerebralen oder endokrinen Prozessen kann es aber zu einer Dissoziation in der Verknöcherung dieser Kerne kommen.

Die *Knorpelbildung* läuft über Prächondroblasten, Chondroblasten mit hoher Syntheseleistung, welche in vacuolenreiche Chondroblasten übergehen, und führt zu den Chondrocyten. Diese teilen sich an den Wachstumszonen rasch (= Knorpelwucherungszonen). Unter zunehmender Degeneration — vermutlich infolge diffusionsbedingter Ernährungsschwierigkeiten — werden Hydroxylapatite abgelagert. Am Ende der Knorpelwucherungszone entsteht dadurch

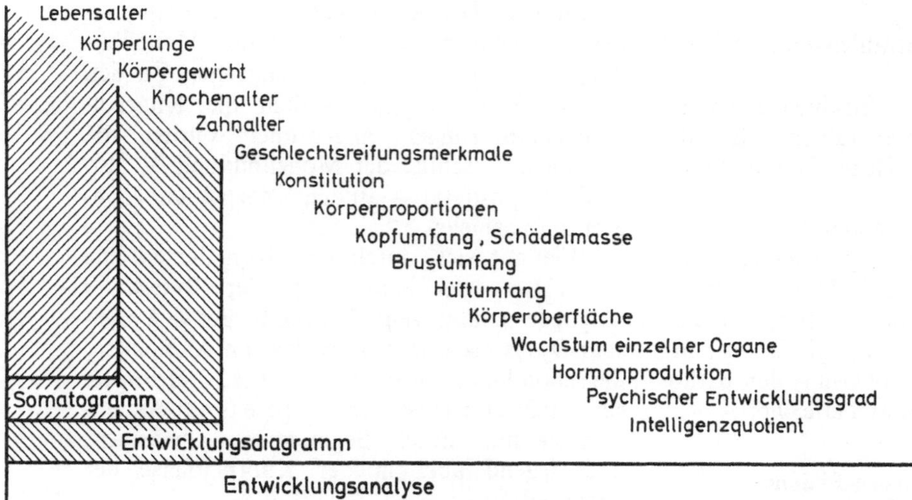

Abb. 310. Stellung der Handskeletdiagnostik innerhalb der Entwicklungsdiagnostik, Methodengruppen

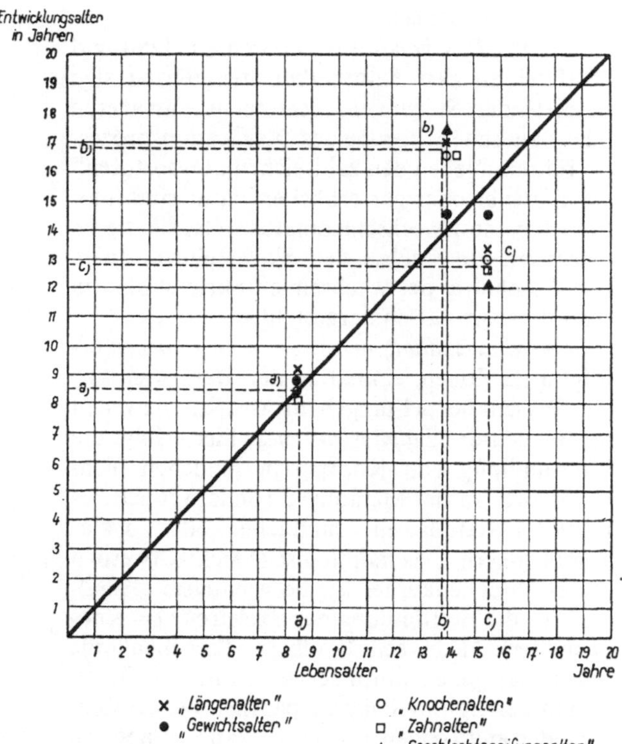

Abb. 311. Beispiele eines Entwicklungsdiagramms. Die Diagonale zwischen Lebensalter und Entwicklungsalter bildet die „Norm". *a* Beispiel für normale Entwicklung, *b* beschleunigte Entwicklung, *c* verzögerte Entwicklung

die präparatorische *Verkalkungszone*, als erste ungeordnete Mineralisationszone. Rachitis, Skorbut, Entzündungen und systematisierte Tumoren hinterlassen an dieser vulnerablen Zone ihre Spuren und werden dadurch diagnostisch faßbar.

Während Aberrationen im Mesenchymstadium der Skeletentwicklung universell oder axial (ursegmental) orientiert sind, führen Störungen der Chondrogenese zu Formveränderungen, die quer zur Achse verlaufen. Es ist dabei gleichgültig, ob die Störung schon in der vorknorpelig-knorpeligen Modellbildung oder später in der Knorpelproliferation liegt. Das Resultat der quer zur Längsachse der Extremitäten erfolgenden Wachstumsstörung ist eine graduell verschieden tiefgreifende Verkürzung und Verformung der Extremitäten (Brachymelie, Brachykarpie, Brachydaktylie, Brachymetakarpie, Brachybasophalangie, Brachymesophalangie, Brachytelephalangie).

Beispiele dafür finden wir bei der Anchondrogenesis (Abb. 51), Anchondroplasie (Abb. 52 bis 55), den enchondralen Dysostosen (Abbildung 56—70) und den metrischen Anomalien der Fingerskelete (Abb. 270—288). Nicht selten sind diese Querteilungsanomalien vergesellschaftet mit (wohl kausalgenetisch entscheidenden) Entfaltungsstörungen der ektodermalen Extremitätenknospe. Extreme dieser Entfaltungsbehinderung können in den Phokomelien, wie z. B. der Thalidomidembryopathie (Abb. 49, 50) und der chondroektodermalen Dysplasie (Abb. 286), gesehen werden. Während bei den reinen Störungen des Knorpelmodelles ideale querverlaufende Skeletformanomalien entstehen, ist bei den chondroektodermalen Kombinationsformen die senkrecht zur Achse verlaufende Störung zwar sichtbar, in der Regel aber nicht durchlaufend ausgeprägt (Abb. 273, 285).

Auswirkungen von endokrinen Störungen auf die Handskeletossifikation

Von allen Beeinflussungsfaktoren der Ossifikation haben die Drüsen innerer Sekretion die tiefgreifendsten Einflüsse. Die Harmonie der inkretorischen Organe gewährleistet „normale", d. h. innerhalb der Variationsbreite der Norm liegende Ossifikationsabläufe. Störungen der endokrinen Organe können sich in verschiedener Form auf die Verknöcherungsprozesse auswirken:

a) Differenzierungsstörungen (Asymmetrien, Reihenfolgestörung im Auftreten der Knochenkerne, Disharmonien zwischen Differenzierung und Knochenkerngröße).

b) Verzögerungen in der Knochenkernentwicklung (Verspätung im Auftreten der Knochenkerne oder zurückbleibendes Größenwachstum bereits angelegter Knochenkerne).

c) Beschleunigung in der Knochenkernentwicklung (Verfrühung im Auftreten der Knochenkerne oder gegenüber der Altersnorm beschleunigtes Größenwachstum).

d) Metrische, zur Disproportionierung führende Verschiebungen des Knochenwachstums (Brachykarpie, Brachydaktylie, Makrokarpie, Akromikrie, Akromegalie).

Die Organe innerer Sekretion stellen ein fein aufeinander abgestimmtes System dar, innerhalb dessen die Funktionsstörung eines Organs wohl vorherrscht, selten aber allein bleibt. Das Dominieren eines Organes pflegt auch im Ossifikationsablauf sichtbar zu werden, wenn eine Unter- oder Überfunktion vorliegt.

Aus praktischen Gründen werden die endokrin bedingten Ossifikationsstörungen nach den einzelnen endokrinen Organen abgehandelt.

Neurokrine Areale des Zentralnervensystems

In den neurokrinen Bezirken des Zwischenhirn-Hypothalamus-Gebietes werden die als Vorstufen der Hormone anzusehenden Oligo- und Polypeptide nachweisbar, die die Hormonproduktion der Hypophyse kontrollieren und regulieren. Störungen in diesem Bereich führen zu erheblichen, in ihrer Systematik bis heute aber nicht voll klassifizierbaren Auswirkungen auf die Ossifikation. Reihenfolgestörungen im Auftreten der einzelnen Knochenkerne, unharmonische Größenentwicklung, Disharmonien zwischen Carpalia- und Epiphysenkerndifferenzierung und Asymmetrien zwischen beiden Händen werden beobachtet. Eine besondere Beziehung dieses Areals besteht zum Lunatum, das entweder verfrüht oder verspätet auftritt. Entsprechende Abbildungen sind in der Folge über die Zusammenhänge zwischen Ossifikation und Zentralnervensystem wiedergegeben (Abb. 312—319).

Hypophyse

Hypophysenunterfunktionen gehen mit einer Verzögerung der Knochenkernentwicklung einher; diese pflegt zwischen dem 2.—4. Lebensjahr sichtbar zu werden und sich um ein Ossifikationsdefizit von 2—4 (—8) Jahren zu bewegen, wenn nicht zusätzlich eine erhebliche Schilddrüsenunterfunktion vergesellschaftet ist. In diesen Fällen kann die Verzögerung auch ausgeprägter sein. Jenseits des 8. Lebensjahres bildet die verminderte Knochenkerngröße einen Anhaltspunkt. Für eine Hypophyseninsuffizienz müssen als zusätzliche Kriterien eine Mikrokarpie und eine Akromikrie bei grazilem Skeletbau gefordert werden. Das Ossifikationsdefizit pflegt bei Unterfunktionen des Hypophysenvorderlappens deutlicher zu sein als bei Insuffizienzen des Hypophysenhinterlappens.

Überfunktionszustände der Hypophyse werden beim Kind in reiner Form selten gesehen und sind wohl meist mit Zwischenhirnalterationen vergesellschaftet. Ossifikationsbeschleunigungen, Makrokarpie und Akromegalie können am Handskelet darauf hinweisen.

Schilddrüse

Schilddrüsenfunktionsstörungen haben den nachhaltigsten Einfluß auf die Ossifikation und führen zu den tiefgreifendsten Störungen überhaupt.

Bei der *Athyreose* pflegen die Knochenkerne oft bis ins 3.—4. Lebensjahr überhaupt zu

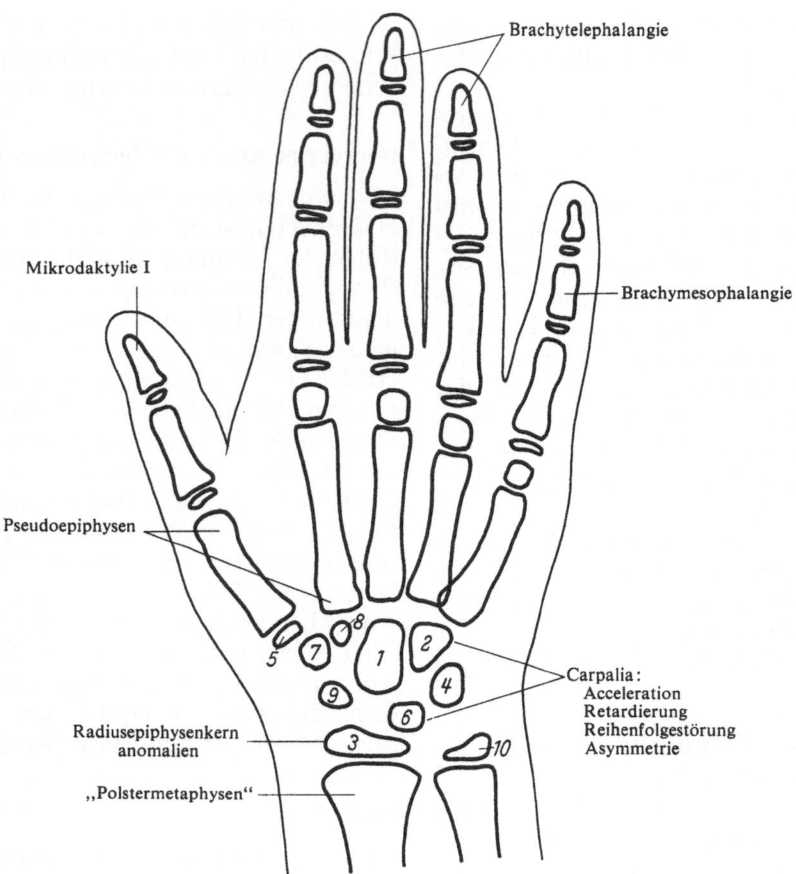

Abb. 312. Übersicht über die häufigsten bei zentralnervösen Affektionen beobachteten *Handskeletveränderungen*

fehlen, das Handskelet ist unproportioniert kurz, plump, die Knochenstruktur verdichtet. Beim Neugeborenen und Säugling ist die Diagnose einer Athyreose nur unter Heranziehung der Knieskelete möglich, da der distale Femurepiphysenkern und der proximale Tibiaepiphysenkern bereits zwischen dem 7.—9. Fetalmonat angelegt werden und bei der Athyreose gewöhnlich fehlen (DITTRICH).

Die *Hypothyreose* geht je nach Gradausprägung mit einer Differenzierungsverzögerung um ein bis mehrere Jahre einher; in leichteren Fällen geht das Größenwachstum der bis zum Manifestationsalter aufgetretenen Knochenkerne normal weiter, während das Neuauftreten zu erwartender Knochenkerne sistiert. Daraus ergibt sich eine Disharmonie zwischen dem Größenwachstum vorhandener Knochenkerne — das dem Alter durchaus entsprechen kann — und der Zahl der vorhandenen Knochenkerne.

Unterfunktionen der Schilddrüse führen zu Brachykarpie, plumpen Formen der Röhrenknochen mit verdichteter Knochenstruktur.

Überfunktionen der Schilddrüse (Hyperthyreosen) gehen mit Ossifikationsbeschleunigung und aufgelockerter Knochenstruktur einher, das Skelet ist dabei grazil.

Nebenschilddrüse

Störungen der Nebenschilddrüse wirken sich — gleichgültig, ob es sich um primäre oder sekundäre Alterationen handelt — weniger auf den Differenzierungsprozeß als auf die Struktur aus.

Der *Hyperparathyreoidismus* geht mit einer Auflockerung der Knochenstruktur innerhalb der Spongiosa und Corticalis einher (Abb. 113), die in eigenartigem Kontrast zu den relativ dichten Knochenbälkchen steht. Die Markräume können erweitert, die Verkalkungszonen unscharf sein.

Pankreas

Pankreasstörungen pflegen keinen nennenswerten Einfluß auf die Ossifikation zu haben. Die Osteoporosen und Ossifikationsverzögerungen, die man beim *Diabetes mellitus* findet, sind mehr Ausdruck eines schlecht eingestellten Diabetes und einer Dystrophie als unmittelbare Auswirkungen des Grundleidens.

Nebennieren

Nebennierenunterfunktionen — primäre und sekundäre — führen zu einer Ossifikationsverzögerung und Osteoporose; sie werden in den letzten Jahren zunehmend im Rahmen des medikamentösen „Hypercorticismus" beobachtet, der zu einer Nebennierenrindenatrophie führt. Der Ossifikationsrückstand bleibt gering, die Osteoporose kann erheblich werden.

Nebennierenüberfunktionen gehen mit Ossifikationsbeschleunigungen und Strukturverdichtungen einher. Extreme Ausmaße erreicht die Differenzierungsbeschleunigung bei der *Pubertas praecox* (Pseudopubertas praecox), wo sie bis zu 12 Jahren Vorsprung erreichen kann. In manchen Fällen werden bei 2- bis 3jährigen Kindern neben der vollen Ausdifferenzierung der Carpalia auch alle obligaten Sesambeine bereits gefunden (Abb. 114). Die Größenentwicklung der Hand nimmt dabei gewöhnlich eine Mittelstellung zwischen dem anthropologischen Alter und dem Ossifikationsalter ein, d. h., die Handlänge liegt über dem realen Alter, aber unterhalb des zur Carpaliadifferenzierung gehörenden Alters. Im Endresultat ist die Handlänge ebenso wie die Körperlänge unterhalb der Normlängen gelegen, wenn nicht eine ausreichende therapeutische Korrektur erfolgt.

Das Handskelet bei frühinfantilen Affektionen des Zentralnervensystems

Ossifikationsprozesse und Entwicklung des Zentralnervensystems hängen eng zusammen. Je rascher das Gehirn wächst, um so tiefgreifender können sich Störungen des Gehirnwachstums und der Gehirnfunktion auf die Ossifikationsabläufe auswirken. Während wir bei allen anderen Noxen umschriebene Kriterien haben, kommen bei den zentralnervösen Affektionen des frühen Kindesalters praktisch alle Anomalien vor. Die Zuordnung eines Skeletsymptoms zu bestimmten Regionen des ZNS oder definierten Krankheitseinheiten ist heute erst lückenhaft möglich. Trotzdem sind die Informationen für die Grundkrankheit wertvoll und vermitteln nicht selten grobe Lokalisationshinweise oder Aufschlüsse über den Zeitpunkt der Gehirnschädigung (HOHENNER; SCHMID).

Eine skizzenhafte Übersicht über die Handskeletanomalien bei cerebralen Affektionen des Kleinkindesalters vermittelt die Abb. 312. Ohne zunächst zu werten, seien folgende Einzelabweichungen hervorgehoben:

Metrische Anomalien:
Brachykarpie, Brachyphalangie, Brachytelephalangie, Akromikrie, Brachymesophalangie, Akromegalie, Mikrodaktylie I, Brachybasophalangie I.

Form-Anomalien:
Klinodaktylie, Achsenabweichungen, Polster-Metaphysen, zeltförmige Metaphysen, inkongruente Radius-, Ulnalänge.

Störungen der Handwurzelkernentwicklung:
Verzögerung, Beschleunigung, Abweichungen in der Reihenfolge, Dissoziation zwischen Carpalia und Epiphysenkernen, Dissoziation zwischen Knochenkerngröße und Differenzierungsstand, Asymmetrien.

Schädigungen des ZNS vor und bei der Geburt und in den ersten 3 Lebensjahren werden unter dem Dachbegriff der infantilen Cerebralparese zusammengefaßt, wenn sie nicht progredient sind. Die klinischen Formen hängen weitgehend von der Lokalisation der Läsion ab. Die Zusammenhänge der Handskeletossifikation mit diesen Formen lassen sich wie folgt zusammenfassen:

Bei den *Schädigungen der Gehirnrinde* infolge postnataler Subduralblutungen, -hygrome und nachfolgender Rindenatrophien finden wir am Handskelet Ossifikationsverzögerungen bis zu 3 Jahren, Polstermetaphysen, Zeltmetaphysen, verspätetes Auftreten der Epiphysenkerne an Radius, Daumen und Ulna gegenüber den Carpalia, kleine Handwurzelräume. Die Hemiplegia spastica infantilis pflegt mit einer Asymmetrie der Knochenkernentwicklung, der Knochenlänge und des Kalkgehaltes einherzugehen. Achsenabweichungen der Hand oder Finger werden dabei beobachtet.

Tiefersitzende Läsionen des ZNS, wie sie durch Gehirnblutungen, Kernikterus oder Encephalitiden einschließlich der Impffolgen entstehen können, führen in der Regel zu erheblichen Auswirkungen auf die Ossifikation. Wir finden Differenzierungsbeschleunigungen bis zu 4 Jahren im Kleinkindesalter, Asymmetrien der Carpalia-Differenzierung, Reihenfolgestörungen im Auftreten der Knochenkerne; letztere betreffen in erster Linie die Reihe Radiusepiphysenkern – Triquetrum – Lunatum. Das Lunatum tritt mitunter verfrüht, häufiger jedoch verspätet auf. Der Radiusepiphysenkern, der mit 12 Monaten auftreten soll, erscheint mitunter nach dem Lunatum und ist manchmal mit 4 Jahren noch nicht sichtbar. Fast regelmäßig resultiert bei den tieferen Läsionen eine Dissoziation zwischen der Knochenkerngröße vorhandener Knochenkerne und der weiteren Differenzierung, die unterbrochen wird (Abb. 314, 319).

Die *hypotonen Formen der infantilen Cerebralparese,* deren Läsionsschwerpunkt in Kleinhirn, Mittelhirn und Medulla oblongata zu suchen ist, geht mit grazilen Skeletformen und vorwiegend Verzögerungen der Ossifikation einher. Grazile Röhrenknochen weitmaschige Spongiosastrukturen und eine dünne Muskelbegleitschicht dürften Ausdruck der Inaktivität der Stützgewebe sein (Abb. 318).

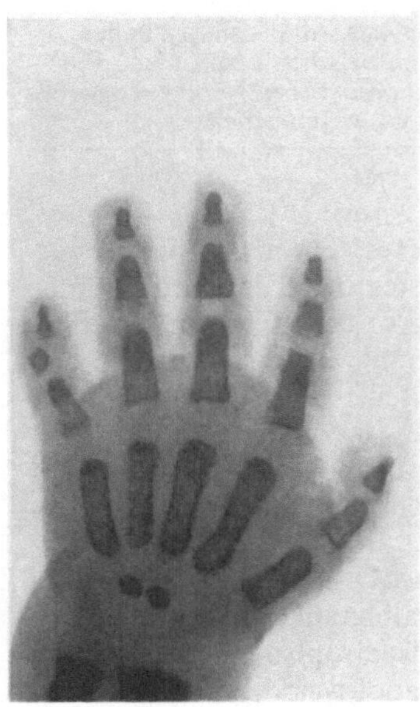 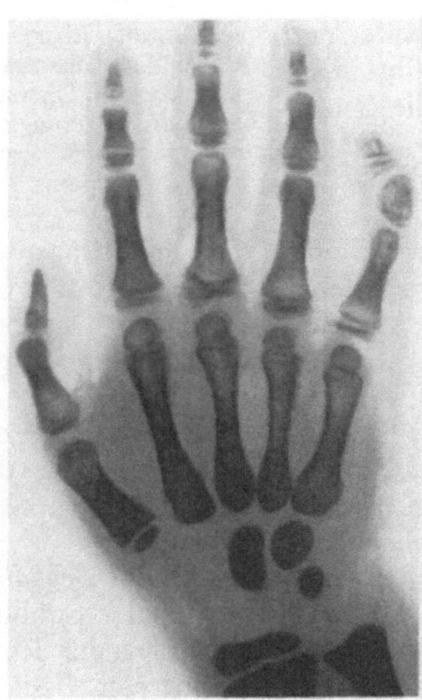 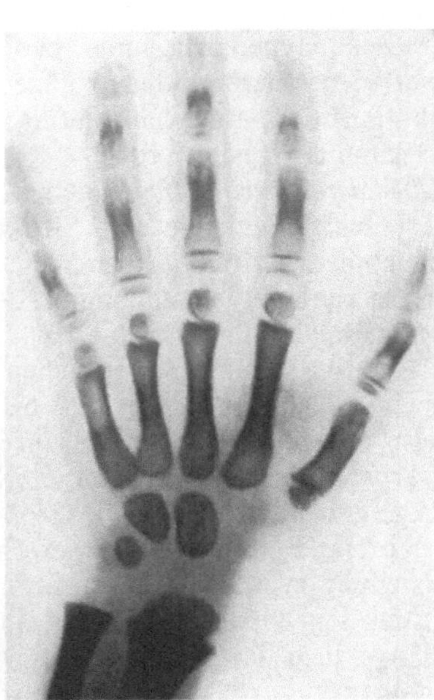

Abb. 313   Abb. 314   Abb. 315

Abb. 313. *Brachykarpie, Akromikrie, Brachymesophalangie V, Brachybasophalangie I,* Ossifikationsverzögerung um
1 Jahr. $1^{10}/_{12}$jähr. Junge, *Mongolismus-Syndrom*

Abb. 314. *Hypothalamische Entwicklungsverzögerung* mit Adipositas, $6^8/_{12}$jähriger Junge. *Brachykarpie, Klinodaktylie V,
Verdoppelung der Endphalanx V* mit breitem Epiphysenkern, zeltförmig zugespitzte *Ulna-Verkalkungszone,* Differenzierungsverzögerung um 3 Jahre bei regulärem Wachstum der bis zum 3. Lebensjahr aufgetretenen Knochenkerne

Abb. 315. *Choreaathetose* bei $5^6/_{12}$jährigem Jungen. Bei altersentsprechend großem Capitatum und Hamatum ist
die Differenzierung um 2 Jahre verzögert, Lunatum und Multangula fehlen

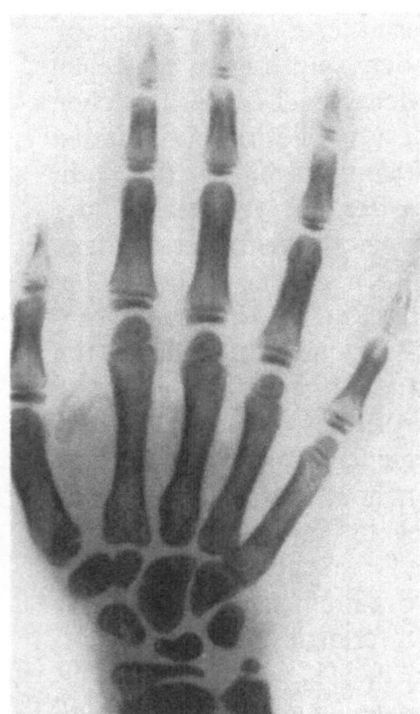 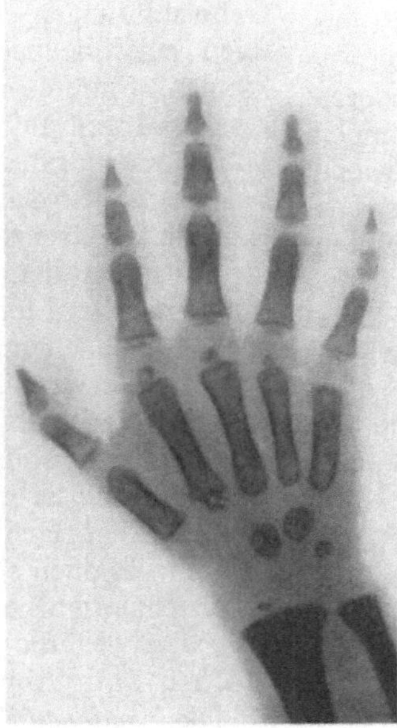 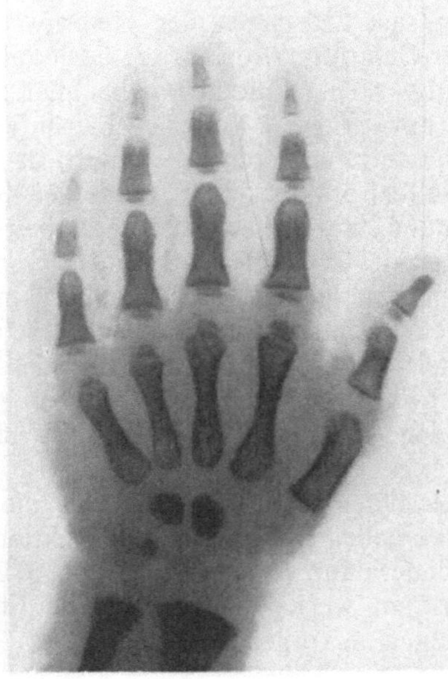

Abb. 316   Abb. 317   Abb. 318

Abb. 316. Zeltförmige Ulna-Verkalkungszone mit kleinem ulnar angelegten Epiphysenkern. *Mongolismus-Syndrom,*
$9^6/_{12}$jähriges Mädchen

Abb. 317. Akromikrie, kleiner Radius-Epiphysenkern, Pseudoepiphyse II, Kokard-Knochenkerne. *Mongolismus,*
$3^4/_{12}$jähriges Mädchen

Abb. 318. *Hypotone Form der infantilen Cerebralparese* mit Hydrocephalus, $2^9/_{12}$jähriger Junge. Reihenfolgestörung,
da Triquetrum und Lunatum vor dem Radiusepiphysenkern erscheinen, Daumenepiphysenkern fehlt noch. Breite,
konvex gewölbte Unterarm-Metaphysen (Pilz- oder Polstermetaphysen)

Komplizierende Faktoren bei vielen Läsionen des ZNS sind die nuancierten Mitbeteiligungen endokriner Komponenten. *Gehirnfunktion und endokrines System* stehen durch die „Neurokrinie" in engem Zusammenhang. Sind klinische Zeichen diencephaler, hypothalamischer oder hypophysärer Störungen nachweisbar, ist der Zusammenhang leicht zu erkennen. Bei Störungen im Bereich des Gehirnmarkes oder der Rinde sind die Zusammenhänge nur zu vermuten (Abb. 314, 315).

Diencephale Störungen führen zu Differenzierungsbeschleunigungen, Reihenfolgestörungen und Asymmetrien, wobei auch hier Anomalien des Lunatum im Mittelpunkt stehen. *Hypophysäre Störungen* gehen selten mit Akromegalie, meist mit Akromikrie, Brachykarpie und Ossifikationsverzögerungen einher, die zwischen dem 2.–5. Lebensjahr einsetzen. Das Handskelet bei *hypothalamischen Störungen* fällt durch die plumpen kurzen Formen (Abb. 109, 314) auf, wobei Antriebsarmut, Durstneigung, Fettsucht oft wichtige Hinweissymptome darstellen. Handlängenanomalien können damit zu Indicatoren diencephal-hypophysärer Funktionsabweichungen sein, wenn ossäre Ursachen ausgeschlossen sind.

Diagnostische Bedeutung der Ossifikationskriterien

Aberrationen der Handwurzelkernentwicklung, Verzögerungen, Beschleunigungen und Reihenfolgestörungen findet man bei rindennahen, universellen und diencephalen Läsionen des ZNS; am Zustandekommen dürften neurokrine Faktoren eine entscheidende Rolle spielen.

Asymmetrien der Ossifikation werden bei der hemiplegischen Form der infantilen Cerebralparese, bei einseitigen Subduralergüssen, bei einseitigen Ventrikelerweiterungen, beim Halbseiten-, Riesen- und Minderwuchs angetroffen.

Brachykarpie spricht – falls Störungen der Chondro-Osteogenese ausgeschlossen sind – für eine endokrine oder neuroendokrine Insuffizienz, deren Ursache im Zwischenhirn, der Hypophyse oder der Schilddrüse liegen kann.

Akromikrie und Brachytelephalangie werden bevorzugt bei hypophysären und hypothalamischen Minderfunktionen angetroffen, kommen aber auch auf genetisch-familiärer Basis zur Beobachtung.

Die *Brachymesophalangie des Kleinfingers,* gewöhnlich mit einer als *Klinodaktylie* bezeichneten hakenförmigen Einwärtskrümmung verbunden, hat enge Beziehungen zu mesenchymalen Dysplasien und der Entwicklung des ZNS. Die Mittelphalange des Kleinfingers verkalkt

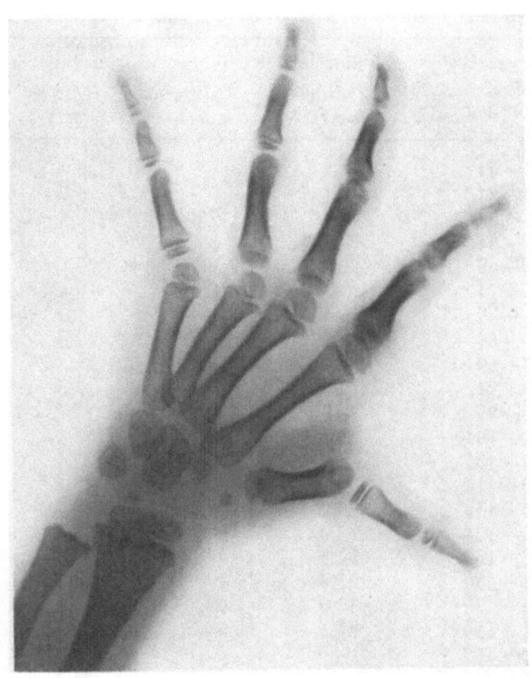

Abb. 319. Unkoordinierte Achsenabweichung der Finger bei *Choreaathetose* ($6^3/_{12}$jähriges Mädchen). Radiusende überragt die Ulna um 5 mm, Handwurzelkernentwicklung um $1^1/_2$ Jahre verzögert

intrauterin als letzter Röhrenknochen der Hand im 4. Embryonalmonat und stellt damit die entwicklungsgeschichtliche Antipode der Endphalanx des Daumens dar, die als erster Handknochen verkalkt. Obwohl es sich dabei um ein rein mesenchymales Differenzierungsprodukt handelt, findet sich die Brachymesophalangie in über 90% der Beobachtungen bei oligophrenen Kindern. Zu beachten ist, daß Nachreifungsvorgänge die Brachymesophalangie im späteren Kindesalter weitgehend ausgleichen können. Dabei verschwindet die Formanomalie der Mittelphalange, während die Verkürzung teilweise bestehen bleibt.

Pseudoepiphysen werden am häufigsten an den proximalen Enden der Metacarpalia II und V (Abb. 290, 305, 317) und am distalen Ende des Metacarpale I beobachtet. Ihre Bewertung ist widerspruchsvoll. Auch wenn man berücksichtigt, daß Pseudoepiphysen bei völlig gesunden Menschen vorkommen, muß die Häufung und die graduelle Ausprägung bei Kindern mit cerebralen Affektionen und mesenchymalen Systemerkrankungen hervorgehoben werden.

Formale Anomalien an den Unterarmknochenenden sind charakteristisch für frühinfantile cerebrale Affektionen. Wir treffen sie vorwiegend bei Gehirnrindendysplasien, Rindenatrophien, Hy-

Tabelle 56. *Röhrenknochenlänge* der unteren Extremitäten in bezug auf die Körperlänge (SCHMID u. KÜNLE)

Körper-größe (cm)	Femur (Mittel-wert)	Tibia (Mittel-wert)	Fibula (Mittel-wert)
45—49	7,5	6,3	5,9
50—54	8,4	6,9	6,7
55—59	9,3	7,8	7,4
60—64	10,2	8,6	8,1
65—69	11,6	9,5	9,1
70—74	13,3	10,9	10,4
75—79	14,4	11,4	11,0
80—84	16,3	12,9	12,8
85—89	17,9	14,9	14,8
90—94	19,5	15,8	15,6
95—99	22,0	17,9	17,7
100—104	23,8	19,1	18,8
105—109	26,0	20,9	20,4
110—114	26,8	21,6	21,7
115—119	28,2	23,5	22,5
120—124	30,0	24,4	24,2
125—129	32,5	26,6	26,4
130—134	35,7	27,2	28,2
135—139	37,0	28,8	28,8
140—144	37,3	29,6	29,5
145—149		32,7	32,5
150—154		35,1	34,2
155—159		36,8	36,7

Tabelle 57. *Röhrenknochenlänge* der unteren Extremitäten in bezug auf das Alter (SCHMID u. KÜNLE)

Alter in Jahren	Femur (Mittel-wert)	Tibia (Mittel-wert)	Fibula (Mittel-wert)
$0-{}^3/_{12}$	8,4	7,1	6,7
${}^4/_{12}-{}^6/_{12}$	10,4	8,7	8,3
${}^7/_{12}-{}^9/_{12}$	12,3	10,1	9,7
${}^{10}/_{12}-1$	13,6	10,9	10,5
$1^1/_{12}-1^6/_{12}$	15,1	11,9	11,6
$1^7/_{12}-2$	16,0	13,4	13,1
$2^1/_{12}-2^6/_{12}$	18,1	14,9	14,6
$2^7/_{12}-3$	19,1	15,6	15,4
$3^1/_{12}-4$	22,0	18,1	17,0
$4^1/_{12}-5$	23,9	19,2	18,9
$5^1/_{12}-6$	25,5	20,8	20,5
$6^1/_{12}-7$	27,3	22,2	21,8
$7^1/_{12}-8$	29,6	24,2	23,9
$8^1/_{12}-9$	30,5	25,4	25,1
$9^1/_{12}-10$	32,5	26,1	26,2
$10^1/_{12}-11$	33,8	27,8	27,5
$11^1/_{12}-12$	37,1	28,6	28,0
$12^1/_{12}-13$	43,5	33,0	32,5
$13^1/_{12}-14$		33,8	33,9

Tabelle 58. *Distale Femurepiphyse,* Höhe und Breite. Geometrischer Mittelwert (*M*) sowie obere und untere Grenze der Streuungsbreite in Millimetern

Alter in Jahren	Höhe Knaben + Mädchen			Höhe Knaben			Höhe Mädchen			Breite Knaben + Mädchen			Breite Knaben			Breite Mädchen		
		M			*M*			*M*			*M*			*M*			*M*	
$0-{}^1/_{12}$	2,1	4,0	7,6	1,7	3,6	7,6	2,6	4,5	7,7	2,7	5,3	10,6	2,1	4,9	11,3	3,3	5,9	10,6
${}^2/_{12}-{}^4/_{12}$	4,0	6,8	11,6	4,2	7,1	12,1	3,8	6,4	10,9	5,1	9,7	18,4	5,1	10,7	20,4	5,1	9,2	16,6
${}^5/_{12}-{}^7/_{12}$	7,9	9,5	11,4	6,9	9,0	11,7	8,1	9,7	11,6	10,4	14,5	20,3	9,2	13,8	20,7	13,0	15,6	18,7
${}^8/_{12}-{}^{10}/_{12}$	9,2	11,0	13,2	8,9	10,7	12,8	9,4	11,3	13,6	15,8	19,0	22,8	15,4	18,5	22,2	16,2	19,4	23,3
${}^{11}/_{12}-1^1/_{12}$	9,9	11,9	14,3	8,7	11,3	14,7	10,2	12,2	14,6	16,8	21,9	28,5	14,9	20,9	29,3	19,6	23,5	28,2
$1^2/_{12}-1^8/_{12}$	10,9	13,1	15,7	12,5	13,8	15,2	10,7	12,8	15,4	21,6	25,9	31,1	22,1	26,5	31,8	19,5	25,3	32,9
$1^9/_{12}-2^5/_{12}$	12,3	14,8	17,8	12,1	14,5	17,4	12,3	14,8	17,8	25,9	33,7	43,8	25,9	33,7	43,3	27,4	32,9	39,5
$2^6/_{12}-3^5/_{12}$	15,3	16,8	18,5	13,3	16,0	19,2	15,6	17,2	18,9	32,1	41,7	54,2	34,7	41,7	50,0	34,4	44,7	58,1
$3^6/_{12}-4^5/_{12}$	15,1	18,1	21,7	14,3	17,2	20,6	15,4	18,5	22,2	41,9	50,3	60,4	40,0	48,0	57,6	46,8	50,5	56,7
$4^6/_{12}-5^5/_{12}$	16,2	19,4	23,3	15,8	19,0	22,8	16,2	19,4	23,3	46,0	55,2	66,2	51,4	56,5	62,1	45,0	54,0	64,0
$5^6/_{12}-6^5/_{12}$	19,5	21,4	23,5	19,5	21,4	23,5	19,0	20,9	23,0	48,2	57,9	69,5	55,2	60,7	66,8	47,1	56,5	67,8
$6^6/_{12}-7^5/_{12}$	18,7	22,4	26,9	17,8	21,4	25,7	21,4	23,5	25,9	56,4	62,1	68,3	56,4	62,1	68,3	56,3	62,1	68,3
$7^6/_{12}-8^5/_{12}$	20,1	24,1	28,9	20,1	24,1	28,9	22,5	24,7	27,2	59,2	65,1	71,6	60,5	66,6	73,3	59,2	65,1	71,6
$8^6/_{12}-9^5/_{12}$	24,7	27,2	29,9	24,7	27,2	29,9	23,2	27,8	33,4	65,0	71,5	78,7	65,0	71,5	78,7	65,0	71,5	78,7
$9^6/_{12}-10^5/_{12}$	25,9	28,5	31,4	23,2	27,8	33,4	25,9	28,5	31,4	66,4	73,1	80,4	66,4	73,1	80,4	65,0	71,5	78,7
$10^6/_{12}-11^5/_{12}$	26,2	31,4	37,7	27,8	30,6	33,7	26,2	31,5	37,7	71,3	78,4	86,2	73,0	80,3	88,3	69,0	75,9	83,5
$11^6/_{12}-12^5/_{12}$	26,2	31,4	37,7	27,4	32,9	39,5	27,8	30,6	33,7	73,0	80,3	88,3	74,7	82,2	90,4	71,3	78,4	86,2
$12^6/_{12}-13^5/_{12}$	32,9	36,2	39,8	32,1	35,3	38,8	30,2	36,2	43,4	76,4	84,1	92,5	78,3	86,1	94,7	74,7	82,2	90,4
$13^6/_{12}-14^5/_{12}$	30,2	36,2	43,4	30,2	36,2	43,4	30,2	36,2	43,4	76,4	84,1	92,5	78,3	86,1	94,7	74,7	82,2	90,4

drocephalus und Mikrocephalie an, und zwar in folgenden Formen:

Als *„Polstermetaphysen"* bezeichnet man konvexe Vorwölbungen und Verbreiterungen der Radius-(später auch Ulna-)Metaphysen, die dadurch pilz- oder polsterförmig aufgeworfen wirken (Abb. 290, 305, 317).

Als *„Zeltmetaphysen"* ist eine Variante anzusprechen, bei welcher die Radius-(oder später Ulna-)Verkalkungszone spitz nach distal ausge-

Tabelle 59. *Proximale Tibiaepiphyse,* Höhe und Breite. Geometrischer Mittelwert (*M*) sowie obere und untere Grenze der Streuungsbreite in Millimetern

Alter in Jahren	Höhe									Breite								
	Knaben + Mädchen			Knaben			Mädchen			Knaben + Mädchen			Knaben			Mädchen		
	M			*M*			*M*			*M*			*M*			*M*		
0−¹/₁₂	1,3	2,6	5,2	1,1	2,4	5,3	1,4	2,7	5,1	1,6	3,8	9,1	1,3	3,4	6,2	2,0	4,3	9,5
²/₁₂−⁴/₁₂	2,9	5,2	9,4	2,9	5,8	11,6	2,9	5,6	7,4	4,1	8,6	18,1	4,2	9,7	22,3	4,2	7,5	13,5
⁵/₁₂−⁷/₁₂	6,8	8,8	11,4	6,9	7,0	11,6	6,6	8,6	11,2	6,6	12,5	23,8	4,5	10,7	25,7	10,8	14,1	18,3
⁸/₁₂−¹⁰/₁₂	8,1	9,7	11,6	8,1	9,7	11,6	8,1	9,7	11,6	14,3	17,2	20,6	14,0	16,8	20,2	14,7	17,6	21,1
¹¹/₁₂−1¹/₁₂	7,1	10,0	14,0	6,3	9,5	14,3	8,7	10,5	12,6	13,6	19,0	26,6	10,6	17,2	27,5	17,0	20,4	24,5
1²/₁₂−1⁸/₁₂	8,9	10,7	12,8	9,7	10,7	11,8	8,9	10,7	12,8	18,2	21,9	26,3	18,2	21,9	26,3	18,2	21,9	26,3
1⁹/₁₂−2⁵/₁₂	10,4	12,5	15,0	9,6	12,5	16,3	11,1	12,2	13,4	19,9	25,9	33,7	20,4	26,5	34,5	21,6	25,9	31,1
2⁶/₁₂−3⁵/₁₂	12,8	14,1	15,5	12,8	14,1	15,5	12,8	14,1	15,5	26,2	31,4	37,7	24,3	29,2	35,0	27,4	32,9	39,5
3⁶/₁₂−4⁵/₁₂	12,7	15,2	18,2	13,0	15,6	18,7	13,5	14,8	16,3	31,6	37,9	45,5	30,2	36,2	43,4	33,1	39,7	47,6
4⁶/₁₂−5⁵/₁₂	13,7	16,4	19,7	15,3	16,8	18,5	13,3	16,0	19,2	35,6	42,7	51,2	36,4	43,7	52,4	35,6	42,7	51,2
5⁶/₁₂−6⁵/₁₂	15,6	17,2	18,9	16,5	18,1	19,9	13,7	16,4	19,7	35,2	45,8	59,5	38,2	45,8	55,0	36,1	46,9	61,0
6⁶/₁₂−7⁵/₁₂	16,0	17,6	19,4	16,5	18,1	19,9	15,6	17,2	18,9	41,9	50,3	60,4	45,7	50,3	55,3	38,7	50,3	65,4
7⁶/₁₂−8⁵/₁₂	17,3	19,0	20,4	17,6	19,4	21,3	16,8	18,5	20,4	51,4	56,5	62,2	46,0	55,2	66,2	53,9	59,3	65,2
8⁶/₁₂−9⁵/₁₂	18,5	20,4	22,4	19,0	20,9	23,0	18,1	19,9	21,9	56,4	62,1	68,3	56,4	62,1	68,3	56,4	62,1	68,3
9⁶/₁₂−10⁵/₁₂	19,0	20,9	23,0	19,5	21,4	23,5	18,5	20,4	22,4	59,2	65,1	71,6	60,5	66,6	73,3	59,2	65,1	71,6
10⁶/₁₂−11⁵/₁₂	19,9	21,9	24,1	20,9	23,0	25,3	19,0	20,9	23,0	63,4	69,8	76,8	65,0	71,5	78,7	60,5	66,6	73,3
11⁶/₁₂−12⁵/₁₂	19,9	21,9	24,1	20,4	22,4	24,6	19,5	21,4	23,5	65,0	71,5	78,7	66,4	73,1	80,4	65,0	71,5	78,7
12⁶/₁₂−13⁵/₁₂	20,4	22,4	24,6	20,9	23,0	25,3	20,4	22,4	24,1	69,6	76,6	84,3	69,6	76,6	84,3	69,6	76,6	84,3
13⁶/₁₂−14⁵/₁₂	20,9	23,0	25,3	21,4	23,5	25,9	20,9	22,9	24,1	69,0	76,6	84,3	69,6	76,6	84,3	70,1	76,9	84,4

Tabelle 60. Caput fibulae, Höhe und Breite. Geometrischer Mittelwert (*M*) sowie obere und untere Grenze der Streuungsbreite in Millimetern

Alter in Jahren	Höhe									Breite								
	Knaben + Mädchen			Knaben			Mädchen			Knaben + Mädchen			Knaben			Mädchen		
	M			*M*			*M*			*M*			*M*			*M*		
1⁹/₁₂−2⁵/₁₂	0,6	0,1	0,2	0,05	0,07	0,1	0,1	0,2	0,3	0,1	0,2	0,3	0,06	0,1	0,2	0,1	0,2	0,4
2⁶/₁₂−3⁵/₁₂	0,2	0,5	1,1	0,04	0,05	0,06	0,5	1,2	3,0	0,3	0,6	1,1	0,04	0,05	0,065	0,5	1,5	4,2
3⁶/₁₂−4⁵/₁₂	0,8	1,8	4,1	1,1	1,3	3,0	1,0	2,3	5,3	0,9	2,5	7,0	0,6	1,7	4,8	1,2	3,4	9,9
4⁶/₁₂−5⁵/₁₂	1,7	3,7	8,1	1,2	2,7	6,2	2,5	4,9	9,8	2,0	5,3	13,8	1,4	3,9	10,9	3,2	7,1	15,8
5⁶/₁₂−6⁵/₁₂	2,9	5,6	10,6	2,0	4,5	10,4	5,4	7,0	9,1	4,3	8,3	17,2	2,6	6,4	16,0	8,5	11,0	14,3
6⁶/₁₂−7⁵/₁₂	3,5	6,6	12,5	2,8	5,6	11,2	4,5	7,7	13,1	5,0	10,5	22,1	3,7	8,6	19,8	6,6	12,5	23,8
7⁶/₁₂−8⁵/₁₂	5,9	8,3	11,6	5,3	7,9	11,9	7,2	8,6	10,3	10,8	14,1	18,3	8,7	13,1	19,7	12,7	15,2	18,2
8⁶/₁₂−9⁵/₁₂	7,7	10,0	13,0	7,1	9,2	12,0	8,9	10,7	12,8	14,0	16,8	20,2	13,3	16,0	19,2	14,7	17,6	21,1
9⁶/₁₂−10⁵/₁₂	9,2	11,0	13,2	8,9	10,7	12,8	9,4	11,3	13,6	15,1	18,1	21,7	14,0	16,8	20,2	15,8	19,0	22,8
10⁶/₁₂−11⁵/₁₂	10,4	12,5	15,0	10,4	12,5	15,0	10,2	12,2	14,6	16,6	19,9	23,9	17,0	20,4	24,5	16,6	19,9	23,9
11⁶/₁₂−12⁵/₁₂	11,2	13,8	16,6	11,5	13,8	16,6	12,3	13,5	14,9	17,8	21,4	25,7	17,8	21,4	25,7	17,8	21,4	25,7
12⁶/₁₂−13⁵/₁₂	12,7	15,2	18,2	10,8	14,1	18,3	14,9	16,4	18,0	19,2	23,0	27,6	19,2	23,0	27,6	19,2	23,0	27,6
13⁶/₁₂−14⁵/₁₂	13,2	17,2	22,4	12,9	16,8	21,8	15,2	17,2	22,4	19,6	23,5	28,2	19,6	23,5	28,2	20,1	24,1	28,9

zogen ist, statt plan zu verlaufen (Abb. 302, 316).

Verspätet erscheinende und nur lateral angelegte, kleine Epiphysenkerne (Abb. 301, 315, 317, 318) pflegen diese metaphysären Anomalien zu begleiten.

Dissoziationen zwischen der (altersentsprechenden) *Knochenkerngröße* und der (verzögerten) Differenzierung deuten auf neurokrine Ausfälle hin, die über das Zwischenhirn, die Hypophyse oder die Schilddrüse wirksam werden und sich in der Regel zwischen dem 3. und 7. Lebensjahr manifestieren.

Untere Extremitäten

Das Skelet der unteren Extremitäten setzt sich aus folgenden ossären Elementen zusammen: Femur, Tibia, Fibula, Tarsalia, Metatarsalia und Phalangen. Entwicklungsgeschichte und systematisierte Fehlbildungen wurden bereits oben (siehe S. 191) behandelt, so daß hier nur die wesentlichsten biometrischen Angaben und lokalisierten Anomalien dargestellt werden.

Lokalisierte Fehlbildungen

Lokalisierte Anomalien der unteren Extremitäten entsprechen in ihren Erscheinungsformen den-

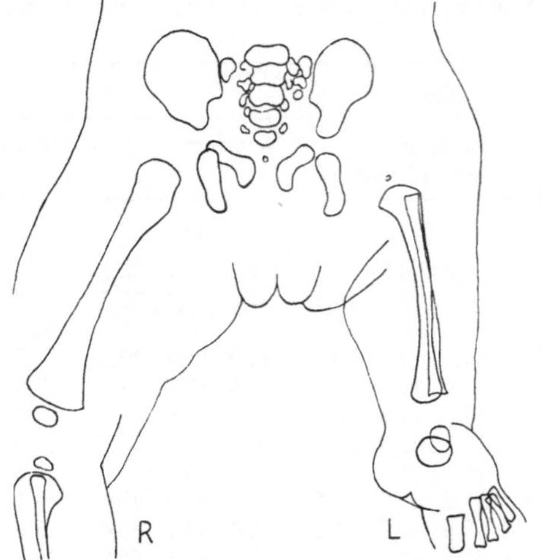

Abb. 320. *Kongenitaler Femurdefekt* links bei einem 3 Tage alten Mädchen

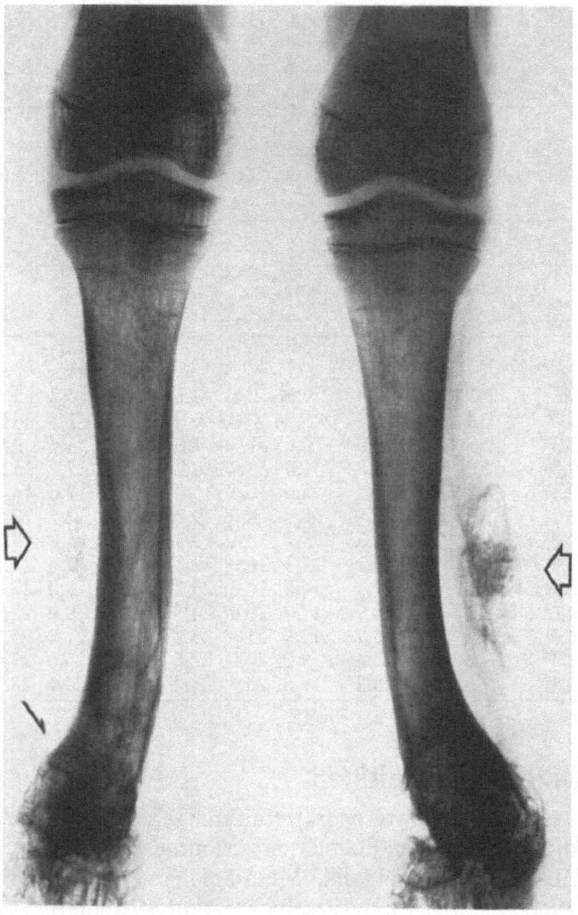

Abb. 321. Fibulaaplasie rechts. Fibulahypoplasie (Pfeile) links. Achsendeviation der Tibia

jenigen der oberen Extremitäten weitgehend. Einzelne Sonderformen sollen anschließend skizzenhaft herausgegriffen werden. Die klinisch wichtigsten Fehlbildungen betreffen das Hüft-

gelenk und wurden oben (s. S. 188) bereits behandelt.

Die Tibiaaplasie entspricht der Radiusaplasie der Hand. Sowohl *Tibiahypoplasie* als auch *-aplasie* stellen Mißbildungen mit schweren statischen und kosmetischen Folgen dar. Die betroffene Extremität wird flossenähnlich. Bei der Hypoplasie stellt sich bisweilen ein kurzes, plumpes Knochenstück dar, bei dem man den Eindruck gewinnt, daß die ausreichend vorhandene Knochenmasse nicht richtig ausmodelliert wurde. Strahlendefekte und Syndaktylie sind hierbei ebenso anzutreffen, wie bei der absolut häufigsten Röhrenknochenaplasie am menschlichen Körper, der *Fibulaaplasie*. Man unterscheidet hierbei partielle und totale Reduktionsmißbildungen, die stets mit einem hochgradigen Plattfuß und häufig mit einer Deformierung des Sprunggelenkes vergesellschaftet sind (Abb. 321).

Die *Femurhypo-* oder *-aplasie* ist häufiger als die entsprechenden Humerusdefekte (Abb. 49, 50, 320). Grobe Verunstaltungen der Extremität und Deformierungen der Hüft- und Kniegelenke sind obligate Begleiterscheinungen. Eine *Aplasie* der *Patella* kann isoliert oder kombiniert mit anderen Mißbildungen auftreten. An Verschmelzungsprozessen der Beinknochen ist die *tibiofibulare Synostose* als typisches Bild bekannt.

Angeborene Pseudarthrosen der Unterschenkelknochen (Abb. 482) sind symptomatische Erscheinungen bei fibröser Dysplasie, Osteogenesis imperfecta und Skoliosklerose der Tibia.

Ossifikationsanomalien der Fußwurzelknochen in Form mehrerer Ossifikationsknospen sind in der distalen Fußwurzelreihe nichts Außergewöhnliches. Hervorzuheben ist weiterhin, daß die *Brachymesophalangie* der *Kleinzehe* beim Menschen physiologisch vorkommt und keine pathologische Bedeutung besitzt.

An der Fußwurzel ist das Os naviculare am häufigsten abartig, wobei auch 3–4 Knochenkerne vorkommen. Auffallende Befunde gibt der *Calcaneus bipartitus*. Die hierbei großen Knochenkerne verschmelzen im Kleinkindesalter (SCHLÜTER). Die *Patella bipartita* ist eine seltene, recessiv vererbliche Anomalie.

Die *Skoliosklerose* der *Tibia* (Abb. 24) (kyphoskoliotische Tibia, BADGLEY, CONNOR und KUDNER) als angeborene Verbildung der Tibia ist durch folgende Grundzüge charakterisiert: Konvex gekrümmte Tibia verbunden mit Achsenrotation und Lateralverbiegung; die Verbiegung sitzt im zentralen oder distalen Diaphysendrittel; der Markraum ist an der konkaven (medialen) Seite der Krümmung sklerotisch verdichtet; der Prozeß beschränkt sich auf die Tibiadiaphyse. Als korrelierte Symptome kommen Hypoplasien von Fibula, Talus oder ganzer Fußstrahlen, Deformitäten des Fußgewölbes und Syndaktylien vor. Der befallene Knochen neigt zu Spontanfrakturen und Pseudarthrosenbildung, spontane Kor-

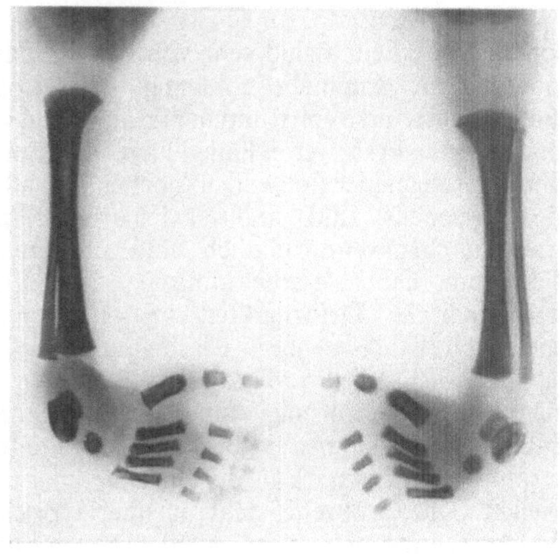

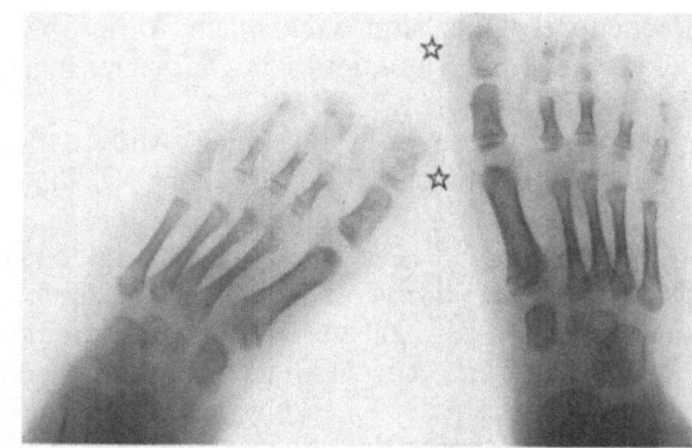

Abb. 323. *Rubinstein-Syndrom.* Verdickung und Verplumpung des 1. Strahles auf Kosten des hypoplastischen 2. Strahles. $2^{10}/_{12}$jähriges Mädchen

Abb. 322. Doppelseitiger *Klumpfuß*

Abb. 324. „Spaltfuß" zwischen II und III, Syndaktylie I/II und III—V

Abb. 325. *Hypophalangie.* Fehlen der Mittel- und Endphalangen sämtlicher Zehen des linken Fußes. 5 Wochen alter Säugling

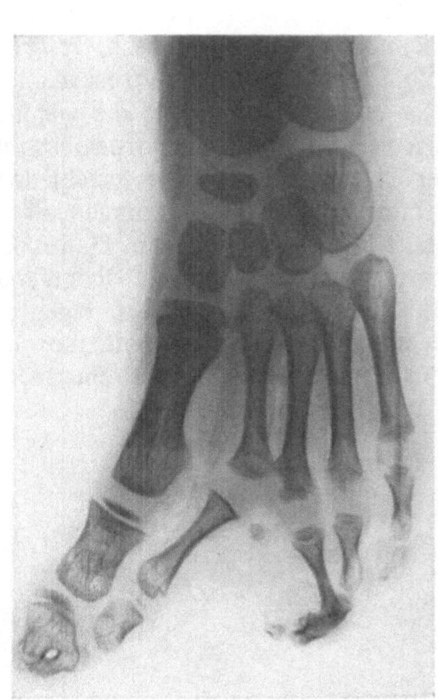

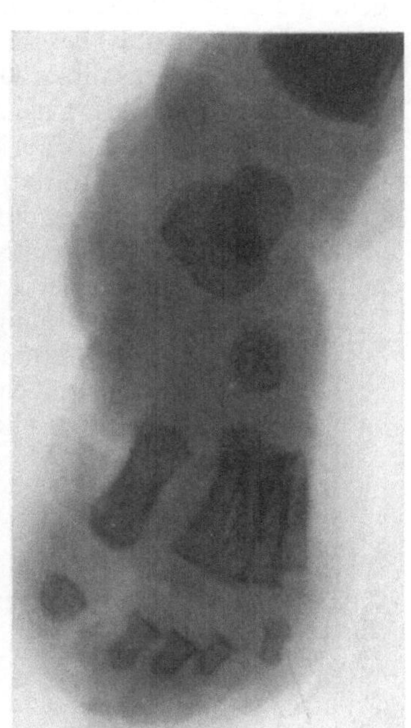

Abb. 324   Abb. 325

rekturen werden beobachtet. Als Ursache wird eine frühembryonale Störung im Mesenchym- oder Knorpelstadium angenommen.

„Statische" Deformitäten

Das *Genu valgum* oder *X-Bein* ist charakterisiert durch eine nach außen offene Winkelstellung des Unterschenkels zum Oberschenkel. Es kommt zustande durch eine Verbreiterung der dem Kniegelenk benachbarten Knorpelfugen von Femur oder (und) Tibia infolge unzureichender Ossifikation der Knorpelproliferation. Ursache der nachfolgenden Deformierungen ist eine vorzeitige oder zu intensive statische Belastung (Kriechlinge, Lehrlinge). Voraussetzung bleibt eine konstitutionelle Disposition oder eine Osteomalacie. Zur Zeit des Gehenlernens ist eine leichte Valgusstellung bei Kindern nichts Ungewöhnliches. Beim *Genu varum* oder *O-Bein* bilden Ober- und Unterschenkel einen nach innen offenen Winkel. Das Genu varum ist ein Begleitsymptom mancher Skeleterkrankungen (Rachitis, Dysostosen, Speicherkrankheiten). Beim *Genu recurvatum* ist der sonst nach hinten offene Winkel abgeflacht, d.h. das Bein wird im ganzen gestreckter gehalten. Die horizontalen oder leicht nach hinten abfallenden Gelenkflächen der Tibia sind dabei nach vorne abgeschrägt. Sekundär kommt es zu Deformierungen der Femurkondylen.

Abweichungen vom normalen Aufbau des Fußgewölbes sind: Klumpfuß, Hohlfuß, Plattknickfuß, Spreizfuß, Hakenfuß, Spitzfuß.

Der *Klumpfuß* (Pes varus) beruht auf einer fixierten Adduktions- und Supinationsstellung des Fußes (Abb. 322). Ist die Fußspitze zusätzlich nach einwärts gedreht und der Fuß im ganzen verkürzt, entsteht der *Spitzklumpfuß* (Pes equinovarus); er stellt eine Persistenz der embryonalen Fußstellung dar. Die später auftretenden Formveränderungen der Fußwurzelknochen sind beim Kleinkind noch nicht vorhanden. Der *Hohlfuß* (Pes excavatus) stellt eine Übertreibung der Fußwölbung dar, bei der sich auch der laterale Fußrand stark wölbt. Beim *Plattfuß* (Pes planus), der häufig mit *Knickfußstellung* kombiniert ist, geht die Fußwölbung verloren. Der *Spreizfuß* (Pes transversoplanus) beruht auf einer Schwäche des vorderen Fußgewölbes. Durch Dorsalflexion und Steilstellung des Calcaneus entsteht der *Hakenfuß* (Pes calcaneus); er ist meist mit Hohlfußbildung verknüpft, so daß der Calcaneus den tiefsten Punkt des Fußgewölbes bildet.

Der *Spitzfuß* (Pes equinus) tritt als unangenehme Komplikation bei Lähmungszuständen (z. B. angeborenen Lähmungen, Poliomyelitis) auf. Er besteht in einer Plantarflexion des Fußes.

Die bei diesen Störungen des Fußgewölbes entstehenden architektonischen und funktionellen Besonderheiten sind sehr von der Gradausprägung der Anomalie abhängig. Bei leichten Fällen findet man im Röntgenbild nur Lageveränderungen, in schweren Fällen Lage- und Formveränderungen der Fußwurzelknochen, vor allem des Calcaneus, Talus und Naviculare. Solange die Knochenkerne rundlich sind und genug Spielraum haben, treten klinisch einwandfreie orthopädische Deformitäten im Röntgenbild meist erstaunlich wenig in Erscheinung.

Hallux valgus. Das radiologische Bild läßt zunächst die fächerförmige Aufstellung der Mittelfußknochen erkennen, wobei der 1. Mittelfußstrahl besonders stark in die Varusstellung ausweicht. Die Großzehe steht in einer typischen Valgusstellung mit einer mehr oder weniger deutlich ausgeprägten Luxation des Großzehengrundgelenkes. Das Zustandekommen einer Grundgelenksarthrose ist sowohl abhängig von der Dauer der bestehenden Fußdeformation als auch vom Ausmaß der Erkrankung. Radiologisch zeigen sich dann bei Bestehen der Arthrose sämtliche Zeichen des Gelenkverschleißes: die Gelenkspaltverschmälerung infolge des Knorpelabschliffes, subchondrale Cystenbildungen verschiedenen Ausmaßes und Osteophytenbildungen als reaktive Vorgänge, die allerdings beim Hallux rigidus am stärksten vorhanden sind. Röntgenaufnahmen unter Belastung des Fußes zeigen eine Zunahme der Spreizfußkomponente sowie eine stärkere Abweichung der Großzehe nach lateral (HIPP u. a.).

Schädel

Embryologische Entwicklung

Der Schädel setzt sich entwicklungsgeschichtlich aus drei verschiedenen Teilen zusammen:

1. Dem Primordialcranium, welches die Schädelbasis umfaßt und die chondrale Osteogenese durchläuft,

2. der Schädelkapsel (Gesichtsknochen, Schädeldach), welche durch desmale Osteogenese entsteht, und

3. den Derivaten des 1. und 2. Visceralbogens.

Die erste Anlage des Primordialcraniums entsteht in der 5. – 6. Embryonalwoche in Form einer undifferenzierten Mesenchymmasse. In der 7. Embryonalwoche treten in der Occipital-Sphenoidalregion die ersten Knorpelanlagen auf. Die Ossifikation setzt Ende des 2. und im 3. Monat (Tabelle 61) ein. Das *Os occipitale* entwickelt sich aus 4 Ossifikationszentren, der oberste Teil, das Interparietale, ist desmalen Ursprungs und verschmilzt erst später — die

Tabelle 61. Das Auftreten der primären Ossifikationszentren am Schädel, zusammengestellt nach Angaben von SCAMMON, BRANDT und HESS

Skeletteil	Auftreten der primären Ossifikationszentren	Verschmelzung
Mandibula	6. – 7. Embryonalwoche	
Maxilla	6. – 8. Embryonalwoche	
Os occipitale		
Interparietale	Ende des 2. Embryonalmonats	9. Fetalmonat
Supraoccipitale	Ende des 2. Embryonalmonats	
Basiocciput	Im 3. Embryonalmonat	1. – 4. Lebensjahr
Exoccipitalia	Im 3. Embryonalmonat	
Os sphenoidale		
Ala sphenoidalia		
Basissphenoidale	In der 2. Hälfte	4. Fetalmonat bis gegen
Präsphenoidale	des 3. Embryonalmonats	Ende des 1. Lebensjahres
Lingula-sphenoid.		
Hamulus-sphenoid.		
Os ethmoidale	5. – 6. Fetalmonat	6. – 16. Lebensjahr
Os temporale		
pars petrosa	5. – 6. Fetalmonat	Im 1. Lebensjahr
pars squamosa	Im 3. Embryonalmonat	
Pars tympanica	Im 4. Fetalmonat	
Os parietale	10. Embryonalwoche	
Os frontale	Im 3. Embryonalmonat	Gewöhnlich im 1. Lebensjahr
Os nasale	10. – 11. Embryonalwoche	
Os lacrimale	Ende des 3. Embryonalmonats	
Os zygomaticum	3. Embryonalmonat	
Os palatinum	8. – 9. Embryonalwoche	
Vomer	3. Embryonalmonat	
Gehörknöchelchen		
Malleus	2. – 6. Embryonalmonat	
Incus	6. Fetalmonat	6. Fetalmonat
Stapes	6. Fetalmonat	
Hyoid	8. – 10. Fetalmonat	25. – 30. Lebensjahr

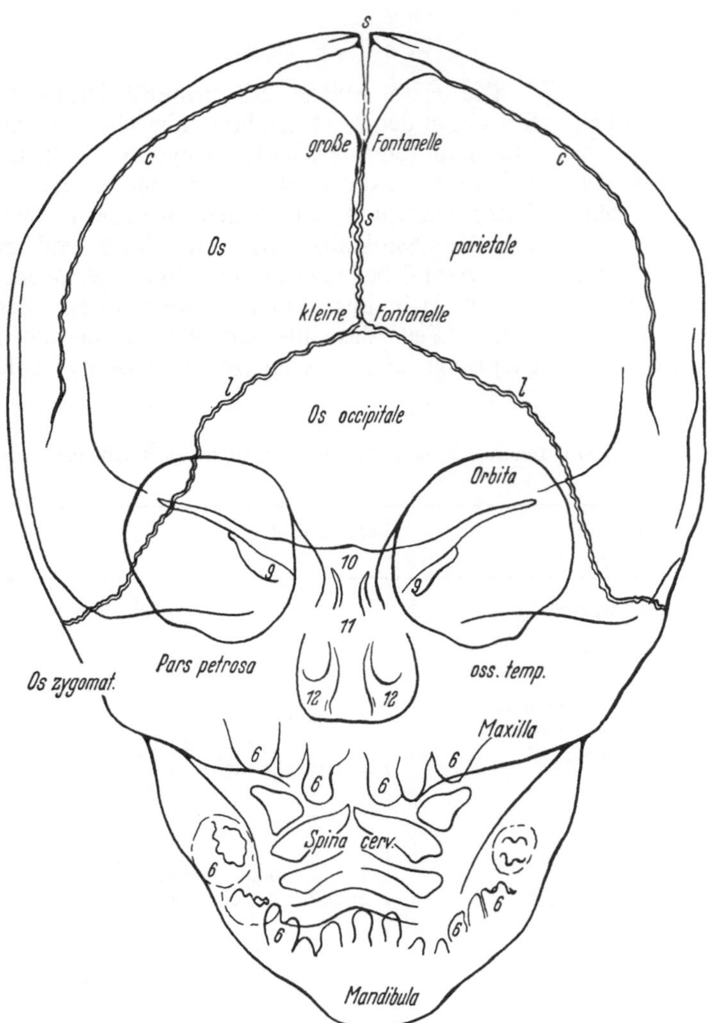

Abb. 326. *Zeichenskizze* der a(nterior)-p(osterior)-Projektion eines *Schädels* (6 Monate alter Säugling), $^3/_5$ der natürlichen Größe. Zeichenerklärung: *S* Sagittalnaht, *c* Coronarnaht, *l* Lambdanaht. *6* Zähne, *9* Fissura orbitalis, *10* Überprojektion von Keilbeinkörper und Siebbein, *11* Nasenseptum, *12* untere Nasenmuschel (s. a Abb. 334, S 234)

Verschmelzungslinie liegt in der Sutura mendosa. Das *Os sphenoidale* durchläuft einen komplexen Entwicklungsmechanismus seiner 12 ursprünglichen Zentren. Aus der knorpeligen Gehörkapselwand differenzieren sich zunächst mehrere Ossifikationszentren, die später zu zwei großen — den Anlagen des *Os petrosum* und der *Pars mastoidea* — verschmelzen. Der *Processus mastoideus* entsteht erst im 2. Lebensjahr. Die Schläfenbeinschuppe ist desmaler Herkunft.

Das Desmocranium setzt sich aus dem Schädeldach und dem Gesichtsschädel zusammen. Das primäre Ossifikationszentrum des Os parietale liegt in der Gegend der Tubera parietalia, die Verknöcherung läuft radiär-zentrifugal ab. Ebenso ist die Anlage des Stirnbeines paarig, beginnt in den Tubera frontalia. Die Trennungslinie der beiden Stirnbeinschuppen ist beim Neugeborenen in Form der Sutura metopica noch nachweisbar. Zu den Bindegewebsknochen des Gesichtsschädels gehören: Os nasale, Os lacrimale, Os zygomaticum, Os palatinum, Vomer, Annulus

tympanicus; letzterer beginnt bei 40 mm langen Embryonen zu verknöchern.

Der Visceralschädel setzt sich im wesentlichen aus Derivaten des 1. und 2. Visceralbogens zusammen. Aus dem 1. Visceralbogen, dem Meckelschen Knorpel, entwickelt sich der Unterkiefer (Mandibula), wobei der Knorpel von embryonalem Mesenchym eingescheidet wird. Die Symphysis menti besteht beim Neugeborenen und verknöchert erst im 2. Lebensjahr. Die Mesenchymmassen des Oberkiefers (Maxilla) hängen durch die Mesenchymmassen des Dentale mit dem Unterkiefer zusammen. Später entstehen 2 — 6 Ossifikationszentren, die zu einem Knochen verschmelzen. Derivate des 2. Visceralbogens sind der Stapes und Proc. styloides.

Der Zeitpunkt des Auftretens der einzelnen Schädelknochen und die wichtigsten Verschmelzungsdaten sind nachfolgend wiedergegeben. Während der Embryonalzeit entstehen etwa 110 Ossifikationszentren am Schädel, welche durch

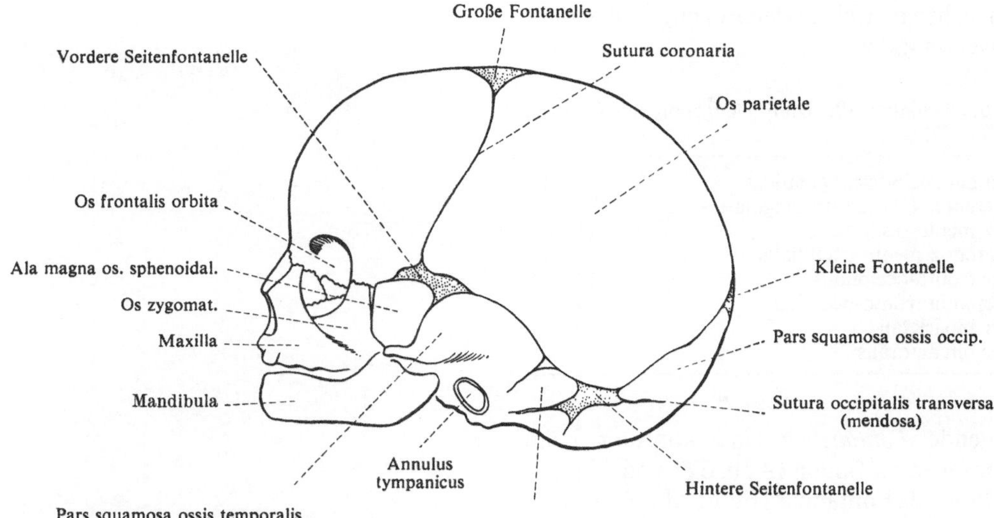

Abb. 327. Proportionen, Zusammensetzung, *Nähte* und *Fontanellen* des *Neugeborenenschädels* im Profil

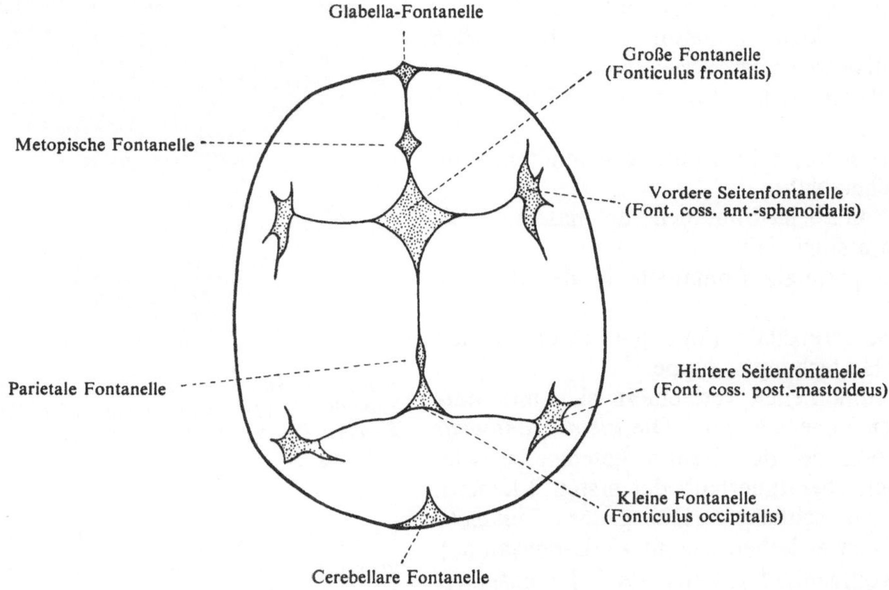

Abb. 328. Obligate (rechts) und akzessorische *Fontanellen* des Schädels. Idealisierte Skizze bei Aufsicht auf das Schädeldach

Verschmelzungsprozesse später auf 45 Knochen (Scammon) reduziert werden.

Postfetale Entwicklung

Der Schädel des Neugeborenen zeigt wesentlich andere Proportionen als der Erwachsenenschädel (Abb. 364). Diese Unterschiede kommen wohl am deutlichsten im Verhältnis des Gehirn- zum Gesichtsschädel zum Ausdruck. Dieses beträgt beim Neugeborenen 8:1, beim Erwachsenen 2:1. Die absoluten Maße, welche vor allem für die Geburtshilfe eine Rolle spielen, sind in Tabelle 62 zusammengestellt. Die Kopfhöhe verhält sich bei der Geburt zur Körperlänge wie 1:4, bei Frühgeborenen etwa 1:3, beim Erwachsenen wie 1:7,5.

Neben diesen metrischen Verhältnissen zeigt der Schädel des Neugeborenen noch einige weitere erwähnenswerte Besonderheiten: Die Sutura metopica (zwischen den Stirnbeinschuppen), die Symphysis menti sind offen, die Sutura mendosa kannn offen sein. Der Processus mastoideus fehlt, der Unterkieferwinkel ist flach. Die Tubera frontalia und parietalia treten deutlicher hervor, die Augenhöhlen sind im Vergleich zum Gesichtsschädel relativ groß. Das Schädeldach besitzt keine *Diploe*. Die Schädelnähte sind im Röntgenbild normalerweise als 1 — 3 mm breite

Spalten sichtbar, welche deltaförmig in die Fontanellen einmünden.

Tabelle 62. Schädelmaße beim Neugeborenen (s. auch Tabelle 70—72)

Diameter suboccipito-bregmaticus	9,5 cm
Circumferentia suboccipito-bregmatica	32 cm
Diameter mento-occipitalis	13,5 cm
Circumferentia mento-occipitalis	35 cm
Diameter fronto-occipitalis	12 cm
Circumferentia fronto-occipitalis	34 cm
Diameter biparietalis	9,5 cm
Diameter bitemporalis	8 cm

Folgende *Fontanellen* sind konstant beim Neugeborenen zu finden (Abb. 327 und 328):

1. Die große Fontanelle (Fonticulus frontalis),
2. die kleine Fontanelle (Fonticulus occipitalis),
3. die beiden vorderen Seitenfontanellen (Fonticuli cosseri ant. = sphenoidales),
4. die beiden hinteren Seitenfontanellen (Fonticuli cosseri post. = mastoidei).

An *akzessorischen* Fontanellen können vorhanden sein:

5. Die metopische Fontanelle innerhalb der metopischen Naht,
6. die Glabella-Fontanelle am nasalen Ende der metopischen Naht,
7. die parietale Fontanelle in der Sagittalnaht, und
8. eine cerebellare Fontanelle in der Mittellinie der Hinterhauptschuppe.

Die Fontanellen verkleinern sich im Laufe der ersten Lebensmonate. Die *kleine Fontanelle* kann schon bei der Geburt geschlossen sein, pflegt sich aber innerhalb der ersten 3 Lebensmonate zu schließen. Die *große Fontanelle* schließt sich zwischen 6. und 18. Lebensmonat, ist im Röntgenbild jenseits des 1. Lebensjahres meist nur noch als kleiner rhombischer Spalt zu erkennen. Die *vordere Seitenfontanelle* verschwindet in den ersten 3 Lebensmonaten, die *hintere Seitenfontanelle* bleibt manchmal bis ins 2. Lebensjahr hinein als schmaler Spalt sichtbar. *Abnorm große Fontanellen* bei Säuglingen sind Ausdruck einer gehemmten desmalen Ossifikation (Abb. 371, 367). Die *akzessorischen Fontanellen* sind nicht häufig zu finden, gewinnen aber als Durchtrittsstellen von Meningocelen und Encephalocelen klinische Bedeutung.

Fehlende Verknöcherung des Nasenbeines bei der Geburt findet man bei der mongoloiden Akromikrie, gelegentlich auch bei Frühgeborenen. *Nahtknochen* (Abb. 329) in der Lambdanaht kommen nach CAFFEY in 0,8%, nach unseren Erfahrungen etwas häufiger vor; interparietale Nahtknochen findet man in 12% aller Neuge-

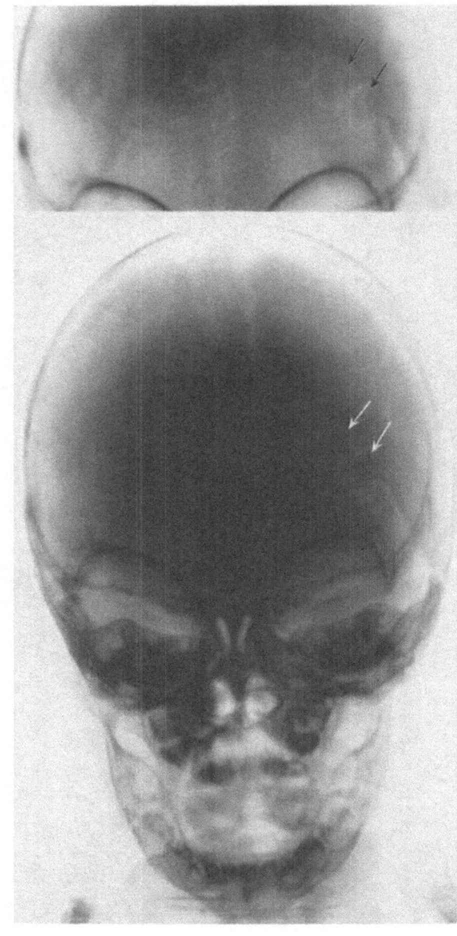

Abb. 329. Hoher, schmaler Schädel (Folge der ständigen Seitenlage?) bei *Myatonia congenita*. Zahlreiche *Nahtknochen* (Pfeile) in der Lambdanaht. 6 Wochen alter Säugling

borenenschädel. Als *Schaltknochen* werden akzessorische Knochen bezeichnet, welche keinen Zusammenhang mit den Nähten erkennen lassen (LOEPP und LORENZ). Hyoidhorn und Hyoidkörper zeigen bei der Geburt in etwa 60% Kalkeinlagerungen.

Röntgendiagnostische Systematik

Die radiologische Schädeldiagnostik hat zu berücksichtigen:

1. Proportionen,
2. Ossifikationsstand (Größe, Nähte, Fontanellen),
3. Schädelform,
4. Kalkgehalt,
5. Struktur,
6. Veränderungen an Einzelknochen.

Da die Kriterien sich weitgehend mit denen anderer Skeletteile decken (s. S. 17) und nur Proportionen, Form und Ossifikationsstand

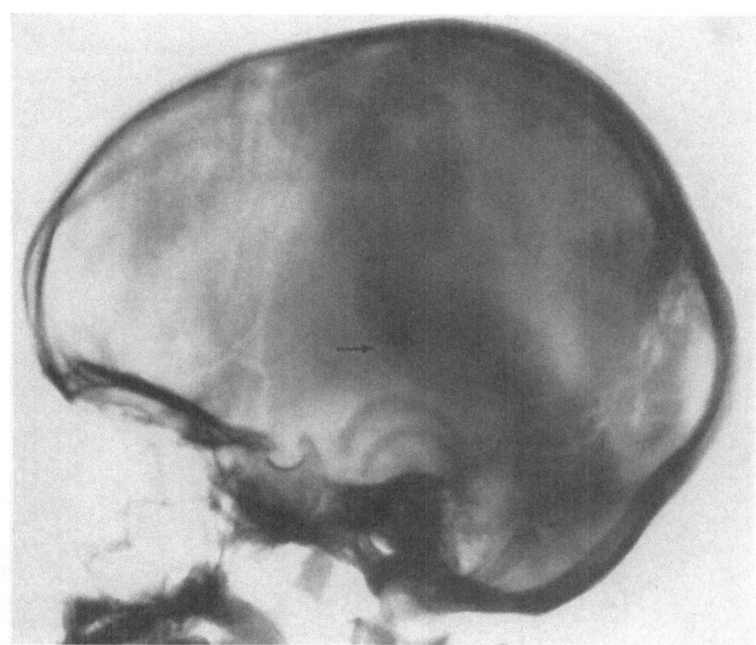

Abb. 330. *Intracerebraler Kalkherd.* Klinisch: symptomatische Epilepsie. *„Zopfmuster"* von Haarzöpfen herrührendes Schattenband über Scheitelbein und Hinterhaupt (häufige Quelle von Fehlbeurteilungen!). 7⁴/₁₂jähriges Mädchen

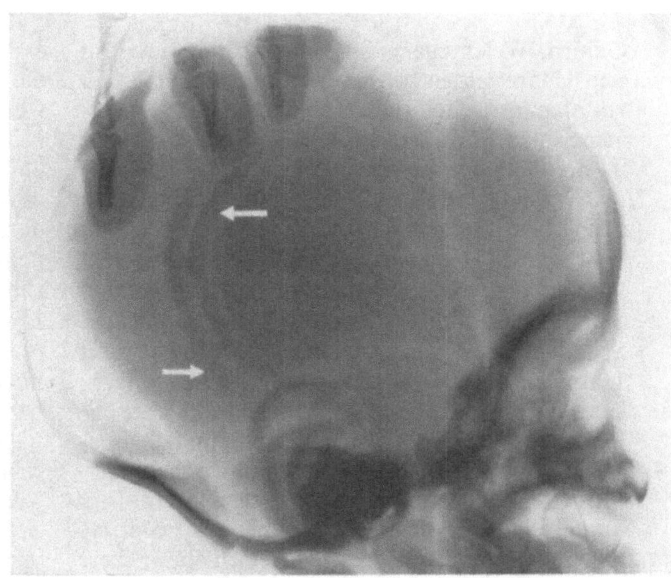

Abb. 331. *Haut- und Tuchfalten* (Pfeile) über dem hinteren Scheitelbein bei seitlich aufliegendem Schädel. Häufige Fehlerquelle bei dystrophen Säuglingen mit leicht verschieblicher Cutis. 7 Wochen alter Säugling

eigenständige röntgendiagnostische Grundlagen erfordern, ergeben sich die wesentlichen Voraussetzungen zur Beurteilung des kindlichen Schädelskeletes aus der Entwicklungsbiologie und der Schädelmetrik (s. S. 255 und 246).

Veränderungen an Einzelknochen der Schädelbasis und des Gesichtsschädels festzustellen, erfordert neben einem höheren technischen Aufwand durch spezielle Aufnahmen subtile anatomische Kenntnisse und eine kritische Bescheidenheit. Die Diagnose „Schädelfraktur" entpuppt sich recht häufig als normale Naht, Synchondrosis oder Gefäßimpression.

Schädelaufnahmen bilden bei der Herstellung und Reproduktion ein besonderes technisches Problem durch die großen Kontrastunterschiede zwischen der Schädelbasis, dem Gesichtsschädel und der Gehirnschädelperipherie. Dieses Problem ist beim Säuglings- und Kleinkinderschädel (Abb. 331) am größten, mildert sich später und ist am Erwachsenenschädel infolge der hohen Kalkdichte nicht mehr so ausgeprägt.

Schädelübersichtsaufnahme

Das radiologische Übersichtsbild des Schädels ist ein Summationsprodukt aus Schädelskelet,

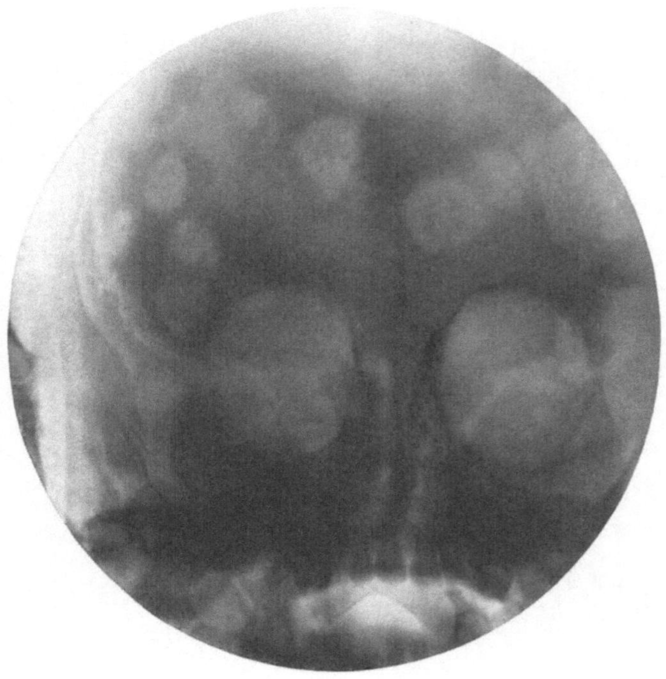

Abb. 332. Multiple *Osteolyseherde* bei histologisch und bakteriologisch erwiesener *Tuberkulose des Schädeldaches*. 1^1/$_2$jähriger Junge. Rundliche und unregelmäßige Aufhellungsherde des Schädeldaches mit vollständigem Untergang der Knochensubstanz

Gehirn, Weichteilen und Haaren. Gerade Haut und Haare bilden bei Kindern manchmal Anlaß zu diagnostischen Überlegungen. Je kontrastärmer das Schädeldachskelet ist, um so größer ist die Gefahr, daß die überlagernden Elemente im Strahlengang sich strukturell im Schädeldach auswirken. Sofern ein Zopfmuster (Abb. 330) deutlich zu erkennen ist, sind Irrtümer leicht vermeidbar, aber auch dichte Haarsträhnen und Haarknäuel können Strukturverdichtungen des Schädeldaches vortäuschen, die infolge ihrer Unregelmäßigkeiten schwerer zu interpretieren sind. Die Ohrläppchen geben charakteristische halbkreisförmige Schatten über dem Schläfenbein. Bei dystrophen Säuglingen und abgemagerten Kleinkindern mit reduziertem Fettpolster kann sich die Haut des Kopfes bei der Fixierung auf der Unterlage zu Falten verschieben; diese sind auf seitlichen Aufnahmen als gebogene, bandförmige, oft parallel laufende Verdichtungen sichtbar (Abb. 331). Die geringen Kontrastwirkungen von Haarspangen aus Plastikmaterial rufen mitunter schwer deutbare Effekte hervor, wenn nicht die Form jeden Zweifel ausschließt. Metallhaltige Haarklammern und Schmuckstücke sind dagegen leicht zu differenzieren. Unregelmäßige Verdichtungseffekte können aus Cremes, Salben und Pasten resultieren, zumal wenn diese metallische Substanzen enthalten. Auch bei dichteren Heftpflasterverbänden und Mullverbänden ergeben sich Strukturveränderungen des Schädeldaches.

Viele dieser unerwünschten Effekte lassen die diagnostische Problematik nicht aufkommen, wenn Aufnahmen in zwei Ebenen vorliegen, da in der zweiten Ebene meist die Lokalisation außerhalb des Schädeldaches zu erkennen ist.

Homogene Schädeldachstrukturen deuten darauf hin, daß zwischen Schädel und Gehirn kein direkter Kontakt besteht. Dabei ist in erster Linie an subdurale Hämatome, Hygrome und Hydrocephalus externus zu denken (Abb. 337).

Solange Fontanellen und Schädelnähte noch nicht geschlossen sind, gibt das Schädeldach dem Gehirnwachstumsdruck noch elastisch nach. Die Schädeldachstruktur wirkt dadurch relativ homogen und gleichmäßig. Nach dem Verschluß der Schädelnähte nimmt die sogenannte *Schädelinnenzeichnung* zu. Das erste Symptom in dieser Richtung sind die verstärkten Impressiones digitatae. Das in den ersten 3 – 4 Lebensjahren rasch wachsende Gehirn verursacht Einprägungen an der Tabula interna, die in Form von Zeichnungsmustern entstehen, die gehämmertem Kupfer oder Silber entsprechen. Die Abgrenzung physiologischer Impressionen von pathologischen Impressionen durch erhöhten Schädelinnendruck ist (Abb. 336) nicht zweifelsfrei möglich. Verstärkte Impressionen jenseits des 5. Lebensjahres sind aber immer auf ein Mißverhältnis zwischen Gehirnschädel und Schädelinhalt verdächtig. Zur Bereicherung der Schädeldachzeichnung tragen *Gefäßimpressionen* bei. Werden in den ersten Lebensjahren generell oder um-

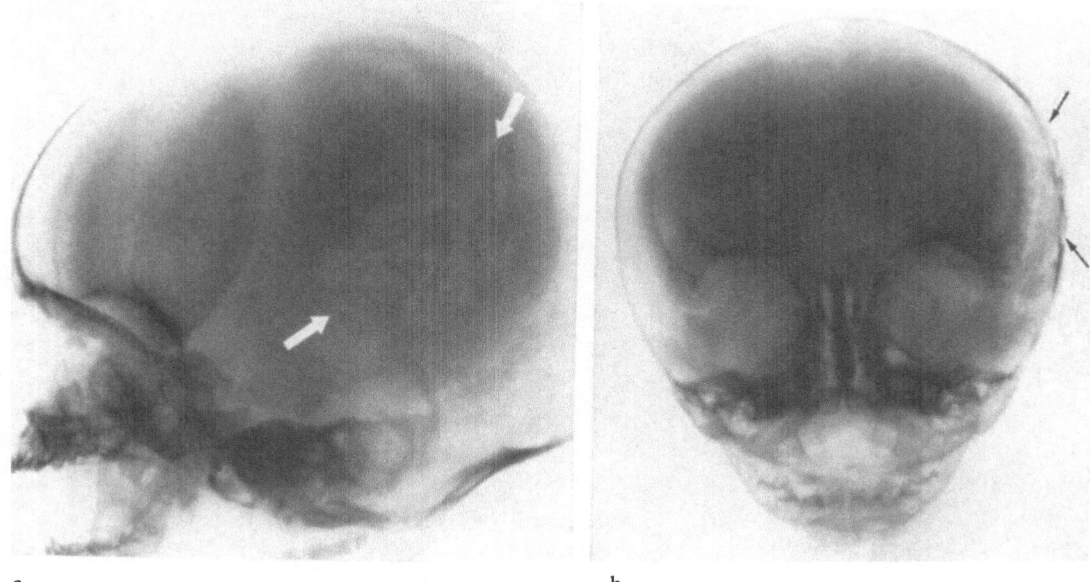

Abb. 333a u. b. *Osteomyelits* des rechten *Scheitelbeinhöckers*. Holzwurmartige, radiär in den Scheitelbeinhöcker
einstrahlende Osteolysevorgänge (Pfeile). 8 Wochen alter Säugling

schrieben stärkere gefäßbedingte Aufhellungen
des Schädeldaches sichtbar, so weisen diese auf
eine Störung des Kreislaufes im Bereich der Gehirnoberfläche hin. Systematische Untersuchungen über dieses diagnostisch sicher aufschlußreiche Gebiet liegen bis heute nicht vor. Die
gleiche Aussage gilt für stärkere *Pacchionische
Granulationen;* dabei handelt es sich um kneuel-
förmige Gefäßerweiterungen, die am Ende einer
Gefäßimpression im Schädeldach sichtbar werden.

Zu den sogenannten physiologischen Verkalkungen des Schädeldaches gehören vorzeitige und
verstärkte *Kalkablagerungen* entlang oder in den
Schädelnähten, Verkalkungen der Pacchionischen
Granulationen und hyperostotische Verdichtungen im Bereich der Fontanellen (Abb. 338, 339).
Aber auch physiologische Verkalkungen im Bereich des Gehirns wirken sich in der Schädeldachstruktur aus, so die Verkalkungen der Falx, des
Tentoriums, des Lig. petroclinoideum und interclinoideum (Sellabrücken), der Glandula pinealis, der Plexus choreoidei. Ob letztere noch als
physiologisch zu bezeichnen sind, ist fraglich.
Pathologische Verkalkungen geben durch Sitz
und Lokalisation Hinweise auf die Entstehungs-
art und die zugrunde liegende Krankheit. Tuberkulöse Kalkherde (Abb. 448, 449) pflegen oberhalb der mittleren Schädelgrube basisnahe zu
sitzen, sind im Anfang wenig dicht, unregelmäßig und ausgefranst begrenzt. Toxoplasmose-
verkalkungen sind im Endstadium recht dicht,
unterschiedlich groß und meist rundlich, mit-

unter mit faserförmigen Ausziehungen. Lokali-
sationsgesetzmäßigkeiten lassen sie nicht erkennen (Abb. 446); eine Ausnahme bilden die
typischen Plexusverkalkungen bei Toxoplasmose (Abb. 442). Cysticerken hinterlassen charakteristische spindel- oder kommaförmige Streifen, Echinokokken verkalken rund oder schalen-
förmig.

Umschriebene Verdickungen der Tabula
interna finden sich bei Restzuständen von subduralen Hämatomen, allgemeine Verdickungen
des Schädeldaches bei Mikrocephalien. Fein-
bis grobporöse Auflockerungen der Schädeldachzeichnung — die am deutlichsten an den
Tubera parietalia und frontalia sichtbar werden
—sind Auswirkungen von Diploegefäßhyper-
plasien. Man findet sie bei hämolytischen Anämien und bei langfristigem hochdosiertem Gebrauch von Anticonvulsiva (Abb. 385).

Die stoffwechselbedingten oder tumorbedingten Auswirkungen auf das Schädeldach
sind aus den entsprechenden Kapiteln zu entnehmen (s. S. 92, 272).

Röntgenanatomie

Für den Ablauf der Schädelverknöcherung liefern die *Schädelnähte* (Abb. 327, 334) mancherlei
Aufschluß. Die großen Schädelnähte — *Sagittalnaht, Coronarnaht, Lambdanaht* — sind vom 2. Lebensjahr ab im Röntgenbild nur noch als schmale
Spalten zu erkennen, schließen sich gewöhnlich
erst im 3. Lebensjahrzehnt vollständig. Die *Fron-*

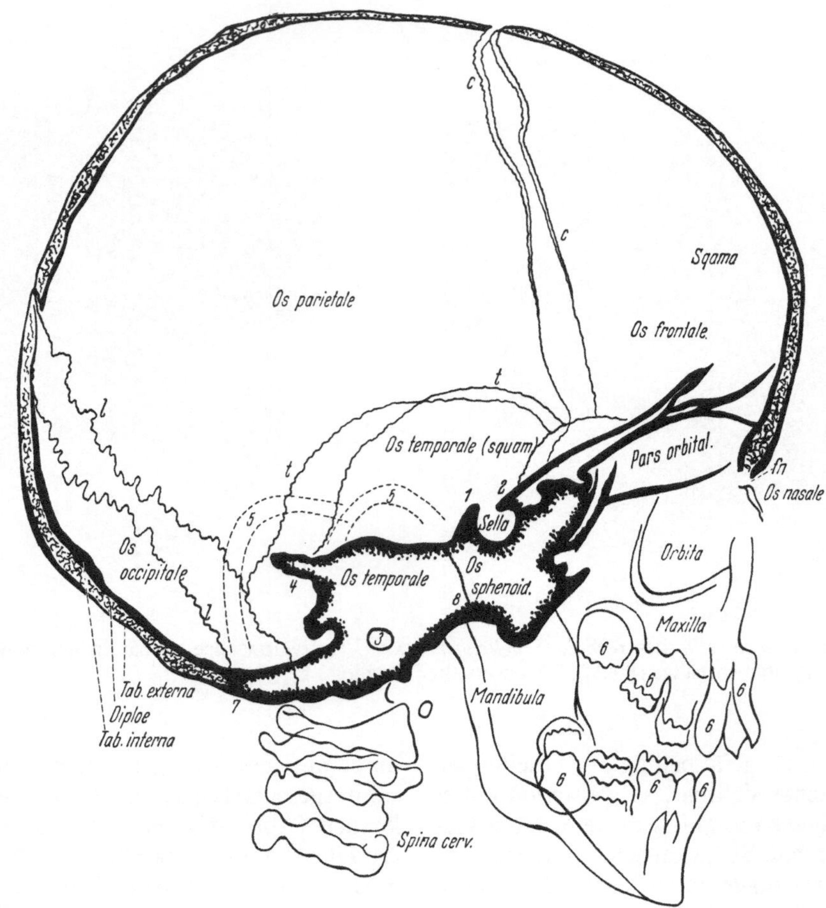

Abb. 334. Zeichenskizze des Schädels eines 17 Monate alten Kindes veranschaulicht die Projektion der anatomischen Einzelheiten im Röntgenbild. $^3/_5$ der natürlichen Größe. Zeichenerklärung: *c* Coronarnaht, *t* Temporalnaht (sutura squamosa), *l* Lambdanaht. *1* Dorsum sellae, *2* Proc. clin. ant., *3* Porus accusticus, *4* Pars petrosa, *5* Projektion der Ohrmuscheln über die Schädelknochen, *6* Zähne, *7* Synchondrosis zwischen der Pars squamosa und Pars basialis des Os occipitale, *8* Synchondrosis occipitosphenoidalis

talnaht (Sutura metopica) ist bei Geburt noch offen, schließt sich zwischen 9. Lebensmonat und 3. Lebensjahr, der schmale supranasale Spalt erst im 6. Lebensjahr. Bei etwa 3 % der Bevölkerung bleibt die metopische Naht offen, eine Erscheinung, die als *Metopismus* bezeichnet wird. Die *Sutura mendosa* schließt sich in den ersten Lebenswochen, kann jedoch in ihren lateralen Anteilen bis ins 3. Lebensjahr sichtbar bleiben. Die im Seitenbild gut zu beurteilende Synchondrosis spheno-occipitalis pflegt zwischen 15. und 20. Lebensjahr zu obliterieren.

Die Nahtkonturen verlaufen an der Tabula externa bizarrer und gewundener als an der Tabula interna, wo sie gestreckt oder leicht gewellt sind. Dadurch können im Röntgenbild Nahtdoppelkonturen entstehen, welche mitunter als Frakturlinien gedeutet werden. Relativ häufig findet man zwischen Hinterhauptschuppe und den beiden Scheitelbeinen ein dreieckförmiges Knochenstück, welches nicht zu den Nahtkno-

chen zu rechnen ist, sondern eine als *„Inkabein"* bezeichnete Ossifikationsvariante darstellt.

Am jugendlichen Schädel spielen sich im Laufe des Wachstums vielerlei Prozesse ab, die Auswirkungen im Röntgenbild zeigen. Mit dem Schluß der großen Fontanelle im 2. Lebensjahr ist die embryonal eingeleitete Umwandlung von Knorpel und Bindegewebe in Knochen im „Rohbau" vollendet, es beginnt die Periode der feinbaulichen Strukturveränderungen. Der erste Schritt ist die Differenzierung des Schädeldaches in *Tabula externa* und *interna* durch Entstehung der *Diploe*. Die Dicke der beiden Compactaschichten am Schädeldach ist individuell sehr verschieden. Der Durchmesser der Tabula interna nimmt beim gleichen Individuum im Laufe des Lebens progredient zu.

Während das Schädeldach des Säuglings im Röntgenbild homogen wirkt, prägt sich im und nach dem 2. Lebensjahr zunehmend eine Struktur aus. Einzelne Impressiones digitatae in der

Scheitel-Hinterhauptregion zeichnen sich gelegentlich schon Ende des 1. Lebensjahres ab. Die „*Schädelinnenzeichnung*" ist ein Resultat aus den Impressionen der Gehirnwindungen und den Blutgefäßen und -räumen des Schädeldaches. Nirgends in der Röntgendiagnostik sind die Übergänge vom „Noch-Normalen" zum „Schon-Pathologischen" so fließend, wie bei der Schädelinnenzeichnung. Da die Schädeldachformung von der Raumzunahme des Gehirns bestimmt wird, besteht vom Zeitpunkt des Fontanellenschlusses ab ein zeitliches und räumliches Mißverhältnis zwischen Gehirngröße und Schädelgröße, d.h. die Schädelgröße steht der des Gehirnes immer etwas nach. Als Folge davon prägen sich die Gehirnwindungen in der Tabula int. als *Impressiones digitatae* ein. Diese Impressionen bilden rundliche oder ovale Areale geringerer Schattenintensität, welche durch Knochenleisten — *Juga cerebralia* — voneinander getrennt sind. Die treffendste Beschreibung bildet der Vergleich mit gehämmertem Silber (Kupfer). Hauptlokalisationspunkte der Impressionen sind die Scheitelregion, das Interparietale, die Hinterhauptschuppe und die Stirnbeinschuppe. Das Auffinden dieser Impressionen im Röntgenbild führt sehr häufig zur Annahme eines „*Druckschädels*". Es handelt sich dabei in der Mehrzahl der Fälle um eine physiologische, altersbedingte Erscheinung und nicht um einen pathologischen Befund.

Die Häufigkeit, mit der man verschiedene Nuancen dieser Impressionen im Alter zwischen 2 und 6 Jahren findet, läßt von vornherein Zweifel an einer verwertbaren klinischen Bedeutung dieses Symptoms aufkommen. Die Häufung im Vorschulalter dürfte auf das rasche Wachstum des Gehirnes in dieser Lebensperiode zurückzuführen sein. Diesem Wachstum des Gehirnes gegenüber hinkt das Wachstum des knöchernen Schädels immer etwas nach — insofern sind die ver-

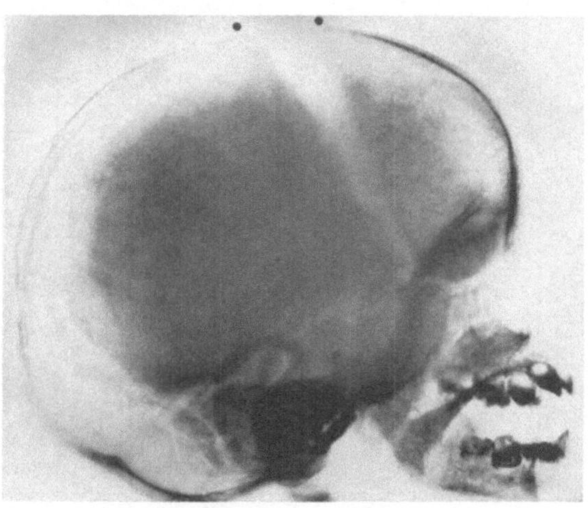

Abb. 335. Erhebliche Nahterweiterungen — ohne Impressionen — bei Sympathogoniom. Strukturauflockerung supraorbital

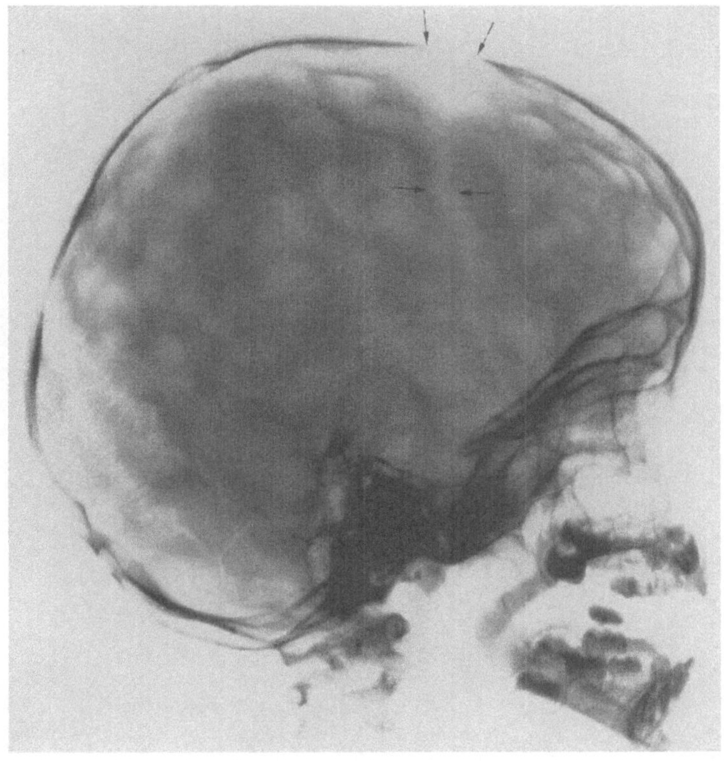

Abb. 336. *Druckschädel* bei *Gehirntumor* (*Medulloblastom*). Auffallend starke Impressionen durch Druckatrophie der Tabula interna. Auseinanderweichen der Schädelnähte. 2¹/₄jähriger Junge

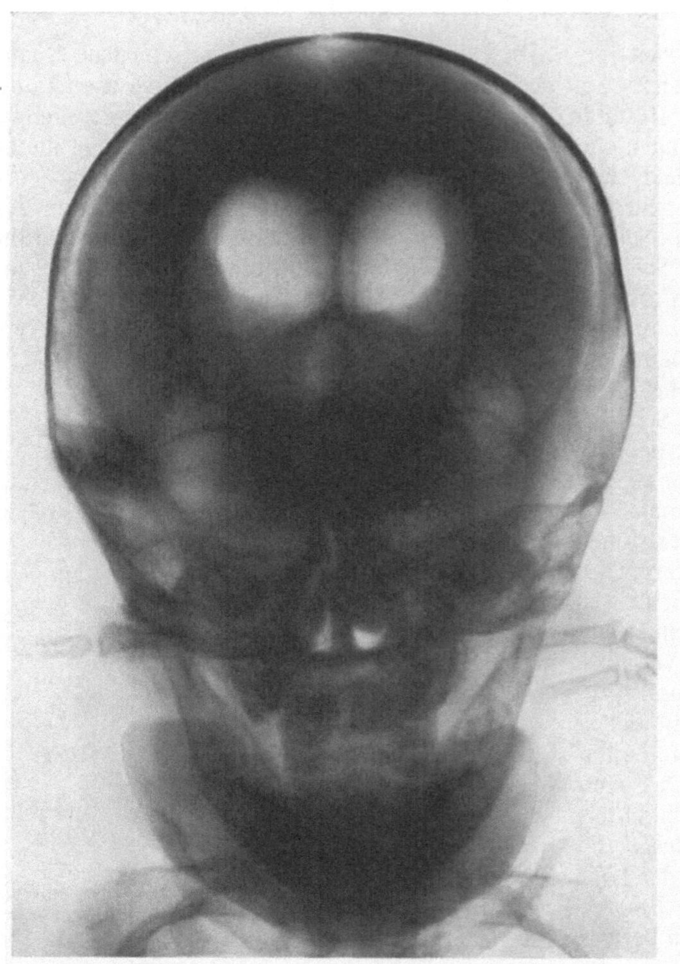

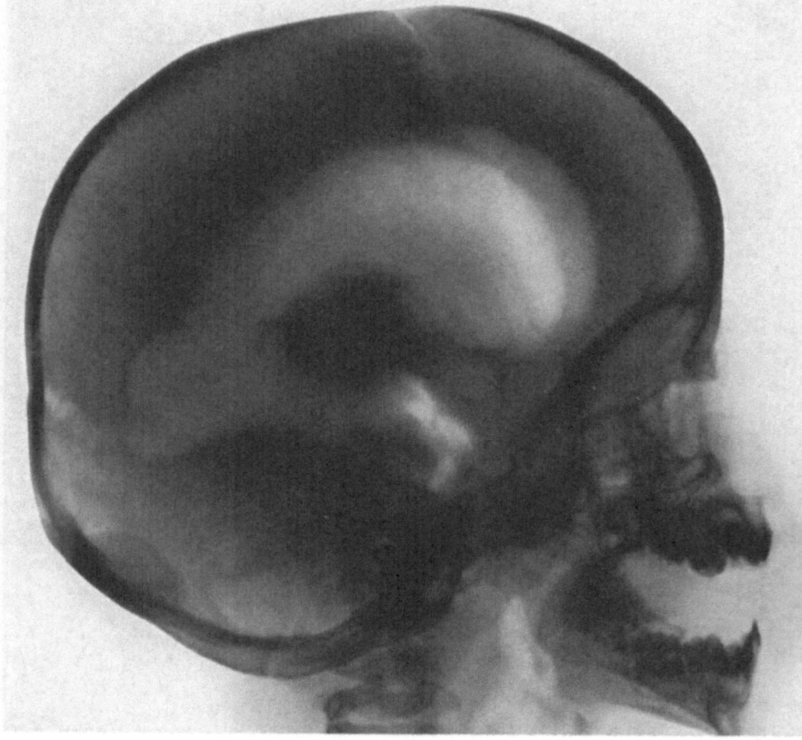

Abb. 337a u. b. Encephalogramm bei *Pachymeningosis:* Erweiterung und leichte Asymmetrie der Seitenventrikel. Fehlen jeglicher Luftfüllung in den Subarachnoidalräumen; homogenes Schädeldach. Im Gegensatz zur gewöhnlich weiten Ausdehnung der Läsionen bei der Pachymeningosis ist die Ventrikelasymmetrie und Verlagerung meist weniger ausgeprägt. 1jähriges Mädchen

stärkten Impressiones digitatae auch im Kleinkindesalter Zeichen eines erhöhten Schädelinnendruckes –, nur ohne pathologische Bedeutung. Diese physiologische Zeichnungsvermehrung beschränkt sich auf die hintere Scheitelbeinregion, die Hinterhaupt- und Stirnbeinschuppe; ist sie über das ganze Schädeldach ausgedehnt, entsteht der Verdacht auf ein Mißverhältnis zwischen Schädelkapsel und Gehirn, welchem klinische Bedeutung zukommt. Dieses räumliche Mißverhältnis kommt entweder durch mangelhafte Ausdehnung des Schädels (z. B. Craniostenose) oder durch abnorme Expansion des Gehirnes (z. B. Tumor, Hydrocephalus internus) zustande (Abb. 336, 377).

Andere Komponenten der Schädelinnenzeichnung bereichern erst später die Struktur des Schädeldaches. Die *Pacchionischen Granulationen* zu beiden Seiten der Pfeilnaht werden gewöhnlich erst im 2. Lebensjahrzehnt sichtbar, erreichen im Kindesalter physiologischerweise jedoch nie die Ausdehnung wie beim Erwachsenen, wo sie das Schädeldach usurieren und die Pacchionischen Gruben bilden. Von den Gefäßimpressionen im Schädeldach sind die *Diploevenen*, die *Sinus venosus sigmoideus* und *transversus* (Abb. 339) und die *Art. meningica media* relativ konstante Aussparungen jenseits des Kleinkindesalters; ihre Ausprägung unterliegt jedoch erheblichen individuellen Unterschieden. Die Venen kommen am regelmäßigsten an der Tubera parietalia und am Stirnbein als geschlängelte, dendritenförmige Aussparungen zur Darstellung. Mitunter strahlen die einzelnen Äste sternförmig von einem Zentrum (Tubera parietalia) mit erweiterten venösen Räumen aus (Brechetsche Venenzeichnung). Die Venenusuren des Schädeldaches werden im Kleinkindesalter, meist zwischen 3. und 6. Lebensjahr sichtbar (Abb. 370), sind aber erst nach der Pubertät voll ausgeprägt. Orthograd getroffene Diploevenen stellen sich als rundliche, oft auch unregelmäßige Aufhellungen dar. Die Diploevenen vereinigen sich auf jeder Seite zu 4 Hauptstämmen: Die Vena diploica frontalis, temporalis anterior, temporalis posterior und occipitalis.

Neben den Diploevenen stellen die *Emissarien* das zweite wichtige Kanalsystem des Schädeldaches dar. Die Emissarien verbinden die Sinus durae matris mit den oberflächlichen Kopfvenen. Man unterscheidet ein Emissarium frontale, parietale, mastoideum, Vesalianum, condyloideum und occipitale.

Von den arteriellen Gefäßen ist auf den Übersichtsaufnahmen die *Arteria meningica media* zu sehen; sie bildet eine in der Gegend der kleinen Keilbeinflügel abgehende Aussparung, welche

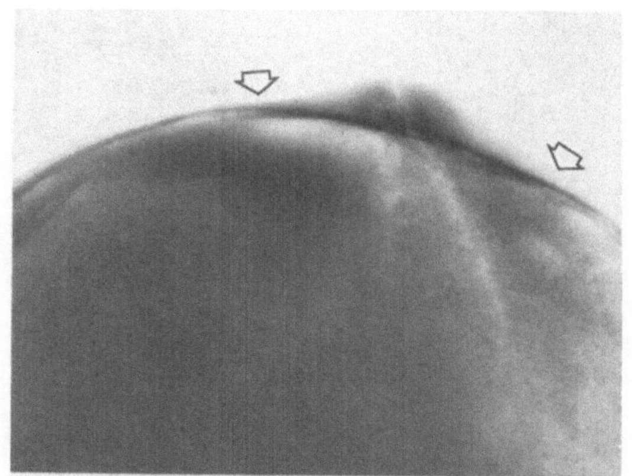

Abb. 338. *Osteom* der großen Fontanelle (Pfeile). Hyperostotische Vorwölbung über dem Areal der ehemaligen Fontanelle. 2jährig, ♂

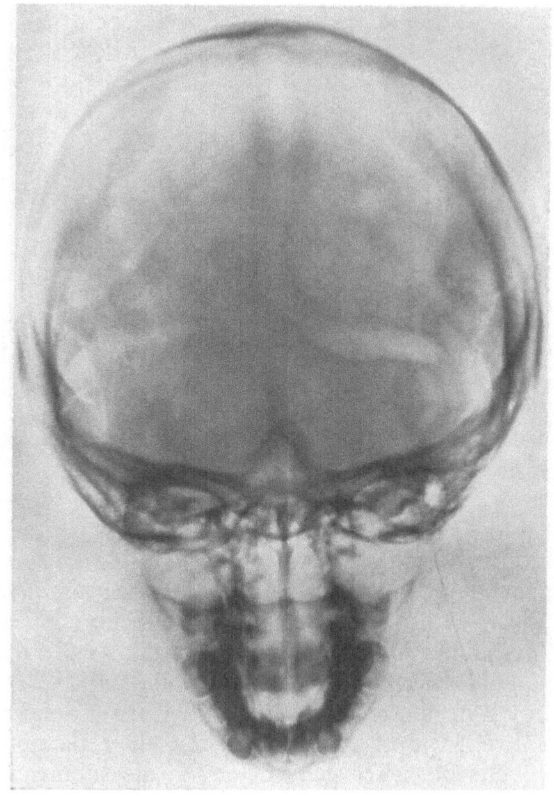

Abb. 339. *Sulcus transversus, Sulcus sagittalis*. Dysmorphie craniofacialis; Visceralbogenderivate sind hypoplastisch

geradliniger als die Venen verläuft und sich astförmig aufzweigt (Abb. 330).

Die Schädelbasis

Die Schädelbasis ist auf seitlichen Schädelaufnahmen nur in ihren Proportionen abzuschätzen. Das metrische Verhältnis der 3 Schädelgruben

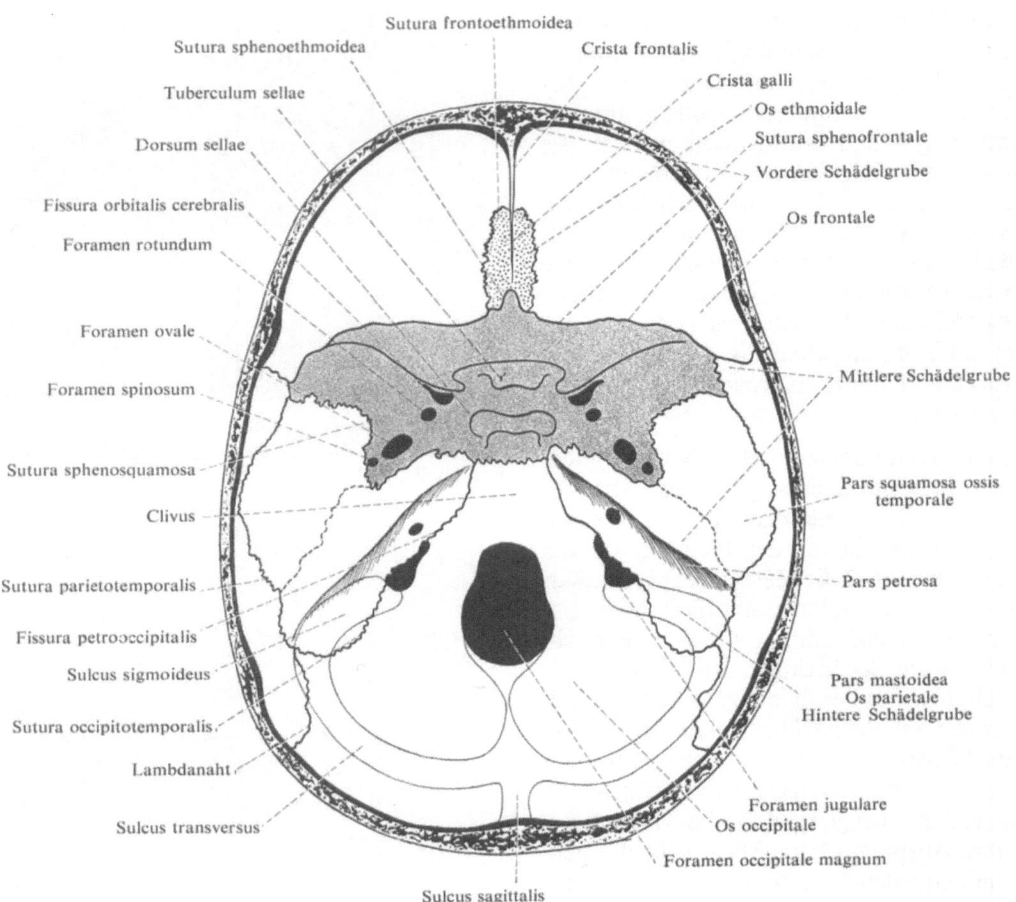

Abb. 340. Übersichtsskizze über Zusammensetzung, Nähte und Öffnungen der *Schädelbasis* (Foramina = schwarz, Keilbein = Staubkorn)

(vordere, mittlere und hintere) variiert entsprechend den konstitutionellen Eigenarten der Schädelform. Daneben gibt die seitliche Schädelaufnahme Aufschluß über Form und Größe der Sella turcica und die basalen Nähte.

Zur Beurteilung der Schädelbasis ist dieses „Profil" nicht ausreichend. Zu einer Gesamtübersicht eignet sich am besten die submentovertikale Aufnahme, wie sie SCHÜLLER angegeben hat, und die inzwischen in verschiedenen Modifikationen speziellen Forderungen angepaßt wurde. Meistens beschränkt sich das diagnostische Interesse auf einzelne Abschnitte der Schädelbasis, im Kindesalter vor allem auf das Felsenbein.

Die einzelnen Knochen der Schädelbasis verlangen eine spezielle Darstellungstechnik und spezielle diagnostische Kenntnisse. Im folgenden soll versucht werden, das Wesentliche herauszugreifen.

Die auf dem Röntgenbild der Schädelbasis erkennbaren Einzelheiten geben die Abb. 340,

341 und 342 wieder. Die kindliche Schädelbasis wirkt nach den Seiten breiter ausladend, die 3 Schädelgruben sind gut abzugrenzen. Die innere Nase ist im Gegensatz zur Kürze des Gesichtsschädels relativ lang, der Nasengang eng. Die Keilbeinhöhle entsteht zwischen dem 2. und 7. Lebensjahr und ist auf der seitlichen Aufnahme früher zu differenzieren als auf Basisaufnahmen. Die Synchondrosis sphenooccipitalis ist im 1. Lebensjahrzehnt als breiter Spalt zu erkennen. Zwischen Keilbeinkörper, Keilbeinflügeln und Pyramiden findet sich ein helleres Areal, welches später zum Foramen lacerum eingeengt wird (SEYSS). Über die Hinterhauptschuppe projiziert sich die obere Halswirbelsäule. Foramen caecum und Foramen ovale sind nicht immer sichtbar, das Foramen rotundum nie. Durch das schräg in der Schädelbasis liegende Foramen spinosum ziehen der Nervus spinosus und die Art. meningica media.

Das Os occipitale entwickelt sich aus einem knorpeligen und einem bindegewebigen Anteil

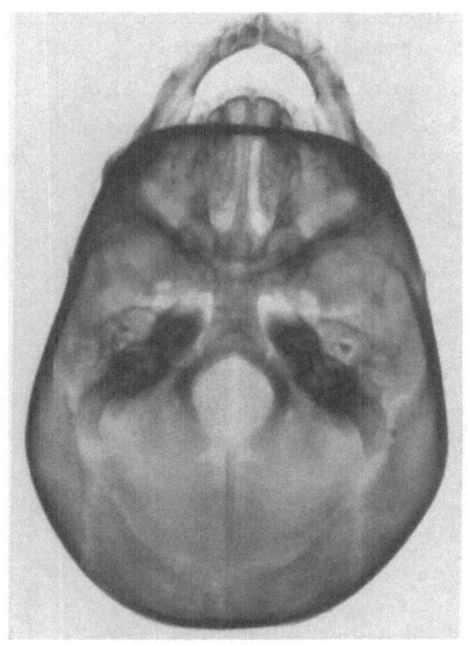

Abb. 341

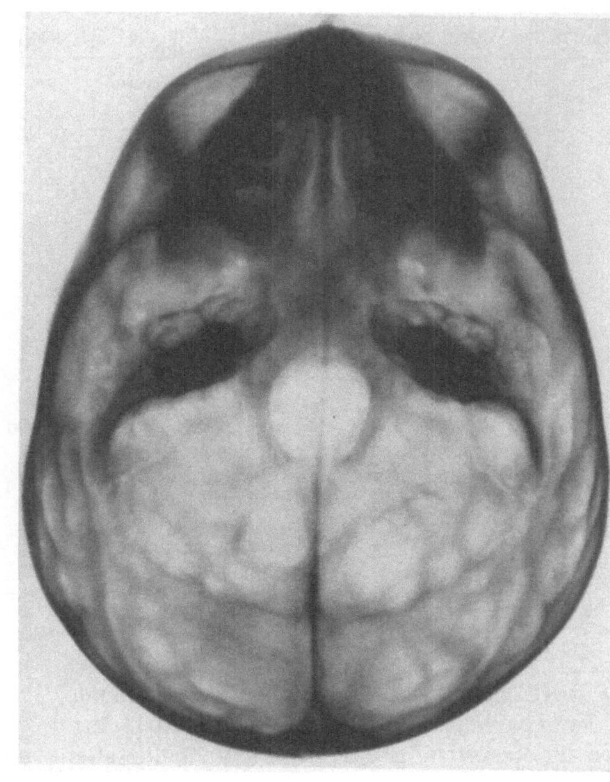

Abb. 342

Abb. 341. *Schädelbasis* eines *Neugeborenen*; Radiogramm nach einem anatomischen Präparat. Die weiten Nähte, Fontanellen und Foramina ergeben wesentliche Unterschiede zur Schädelbasis des älteren Kindes und Erwachsenen. Im Felsenbein heben sich deutlich die Aufhellungen der Cochlea und der Canales semicirculares ab. Die beginnende Verkalkung der Schneidezahnkronen ist zu erkennen. Zur Orientierung s. Abb. 340

Abb. 342. *Schädelbasis* eines 1jährigen Kindes (Rachitis). Das Röntgenbild der Schädelbasis ändert sich nach dem 1. Lebensjahr nur mehr unwesentlich. Gut dargestellt sind die *basilaren Impressionen* in der hinteren Schädelgrube, bemerkenswert der Fortschritt in der Verkalkung des Milchgebisses gegenüber dem Neugeborenenschädel. Zur Orientierung s. Abb. 340

(s. Tabelle 61). Obliterieren diese entwicklungsgeschichtlich verschiedenen Anteile nicht vollständig, entsteht eine querverlaufende „Naht" in Höhe des Sinus transversus, die Fissura occipitalis transversa. Der darüberliegende dreieckförmige, verschieden große Anteil des Interparietale wird als *Inkabein* (= Os èpactal) bezeichnet. Die *Fissura occipitalis transversa* deckt sich mit der *Sutura mendosa*, wenn letztere das Hinterhauptbein ganz durchzieht. Setzt sich die Sagittalnaht ein kurzes Stück in das Os occipitale fort, wird dieser Längsspalt als *Sutura biinterparietalis* (= Fissura occipitalis mediana) bezeichnet; sie beschränkt sich auf den bindegewebigen Anteil der Hinterhauptschuppe. Die *Lambdanaht* mündet seitlich in die hintere Seitenfontanelle aus und gabelt sich nach Obliteration derselben in die temporal ziehende *Sutura petrooccipitalis* (= parietomastoidea) und die nach unten verlaufende *Sutura occipito-mastoidea* auf. Größe und Form des Foramen occipitale ändern sich im Laufe des Wachstums (Abb. 341, 342). Die Hinterhaupt-

schuppe erreicht an der *Protuberantia occipitalis* ihre größte Dicke. Springt hier die Knochenkontur stärker vor, spricht man von einem *Hinterhauptsporn*. Das Ligamentum nuchae setzt an dieser Stelle an. *Sinus transversus* und *sigmoideus* sind oft asymmetrisch; gewöhnlich führt der rechte Sinus transversus mehr Blut und hat einen größeren Durchmesser.

Das Os sphenoidale entsteht auf knorpeliger Grundlage aus mehreren Ossifikationszentren (s. Tabelle 61). Beim Neugeborenen besteht das Keilbein aus 3 Teilen, dem Keilbeinkörper, einer paarigen lateralen Masse, dem oft noch nicht vorhandenen Ossifikationszentrum des Dorsum sellae. Der Keilbeinkörper wird vom Basissphenoid (dorsal) und Präsphenoid gebildet; die Trennungslinie, *Synchondrosis intersphenoidalis*, ist bei Neugeborenen manchmal, bei Frühgeburten nicht selten, bei Hydrocephalus congenitus oft deutlich zu sehen; sie mündet im Tuberculum sellae und ist nicht identisch mit dem manchmal *persistierenden Canalis craniopharyn-*

Tabelle 63. Austrittsstellen¹ der Hirnnerven. (Nach LOEPP-LORENZ.) Übersicht über die röntgenologischen Möglichkeiten, die Austrittsstellen der Hirnnerven durch die Schädelbasis zu erfassen

Nerv	Durchschnitt durch die Schädelbasis	Zweckmäßige Röntgenaufnahme
I. Nn. olfactorii	Lamina cribrosa	Schädelbasisaufnahme, submentovertikaler Strahlengang
II. N. opticus	Canalis opticus	Aufnahme nach RHESE
III. N. oculomotorius	Fissura orbitalis superior	Brillenaufnahme
IV. N. trochlearis	Fissura orbitalis superior	Brillenaufnahme
V. N. trigeminus		
1. N. ophthalmicus	Fissura orbitalis superior	Brillenaufnahme
2. N. maxillaris	Foramen rotundum	Brillenaufnahme
3. N. mandibularis	Foramen ovale	Basisaufnahme
VI. N. abducens	Fissura orbitalis superior	Brillenaufnahme
VII. N. facialis	a) Meatus acusticus internus	Aufnahme nach STENVERS
	b) Foramen stylomastoideum	Aufnahme nach LANGE u. SONNENKALB
VIII. N. statoacusticus	Meatus acusticus internus	Aufnahme nach STENVERS
IX. N. glossopharyngeus	Foramen jugulare	nucho-frontale Aufnahme
X. N. vagus	Foramen jugulare	Basisneigung, 25° gedreht; nucho-frontale Aufnahme
XI. N. accessorius	Foramen jugulare	nucho-frontale Aufnahme
XII. N. hypoglossus	Canalis N. hypoglossi	Aufnahme nach STENVERS

geus, welcher als embryonale Verbindung der Rathkeschen Bucht vom Boden der Sellamulde schräg nach unten vorne zum Rachendach führt. In der oberen Hälfte des Clivus ist im Kindesalter die *Synchondrosis sphenooccipitalis* nachweisbar. Sie sollte nicht verwechselt werden mit einer Spalte, die sich projektionsbedingt zwischen Clivus und Felsenbeinspitze darstellt.

Die *Keilbeinhöhle* (Sinus sphenoidalis) ist beim Neugeborenen noch nicht vorhanden und regelmäßig erst vom 7. Lebensjahr an nachweisbar (Abb. 410—412, Tabelle 78, 79). Dabei unterliegen Größe und Form außergewöhnlichen Variationen. Von kleinen cystoiden Aufhellungen unterhalb des Sellabodens bis zur *Hyperpneumatisation* kommen alle Übergänge vor; von letzterer spricht man, wenn die Keilbeinhöhle bis in das Dorsum sellae oder die Proc. clin. anteriores oder gar die großen Keilbeinflügel reicht (WIGH). *Septenbildungen* und *asymmetrische Anlagen* der Keilbeinhöhle entgehen im Röntgenbild oft dem Nachweis.

Der radiologisch wichtigste Teil des Keilbeines und der Schädelbasis überhaupt ist die *Sella turcica*. Sie wird nur zu 50—70% von der Hypophyse ausgefüllt, läßt also nur bei erheblichen Volumenvergrößerungen Rückschlüsse auf die Hypophyse zu. Die Sella bildet im Säuglingsalter eine oben offene, ovale Mulde. Erst im Laufe der Kindheit prägen sich das *Dorsum sellae*, die *Processus clinoidei anteriores* und *posteriores* deutlicher aus und engen so den Sellaeingang ein. Form und Größe der Sella sowie ihre Begrenzungen sind äußerst variabel. An Versuchen, aus der Sellagröße Rückschlüsse auf pathologische Prozesse zu ziehen, hat es

nicht gemangelt (s. auch Abb. 355—357, Tabelle 69).

Das *Dorsum sellae* zeigt verschiedene Form und Ausmaße; von kleinen, dornförmigen Spitzen bis zu langen, spornförmigen Fortsätzen mit kolbiger Auftreibung der Dorsumspitze kommen alle Übergänge vor. Ebenso variabel ist die Größe der *Processus clinoidei anteriores*. Unterhalb derselben erkennt man mitunter die kleinen Zacken der *Proc. clin. medii*. Eine seltene Variante an der hinteren Sellakontur ist die kleine leistenförmige Vorwölbung der *Crista dorsi*, welche dem cranialen Ende der Chorda dorsalis entspricht. Der „*Basalwinkel*" zwischen der Verlängerung des Planum sphenoidale und dem Clivus beträgt 105—130° (SCHÜLLER). Clivusneigungswinkel s. Abb. 352, 353. Bei *Verkalkungen des Ligamentum interclinoideum* — welche schon in den ersten Lebensjahren beobachtet werden — erscheint der Sellaeingang geschlossen, man spricht von „*Sellabrücken*". Vom Dorsum sellae ausgehende, nach dorsal sich verlierende, „pferdeschweifähnliche" Verkalkungen stellen die im Kindesalter seltenen *Kalkeinlagerungen im Tentoriumansatz* dar. Eine pathognomonische Bedeutung kommt diesen Verkalkungsvorgängen nicht zu.

Das Os temporale (Schläfenbein) setzt sich aus drei Teilen zusammen, die sich im Laufe des Wachstums zu einem Knochen vereinigen (Abb. 343):

1. Pars squamosa (Schläfenbeinschuppe, Proc. zygomaticus),

2. Pars petromastoidea, deren Hauptteil die Schläfenbeinpyramide bildet,

3. Pars tympanica.

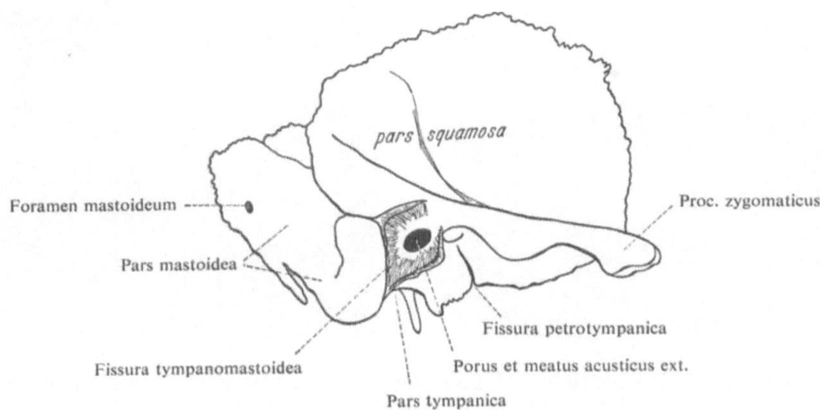

Abb. 343. Außenansicht des *Os temporale*

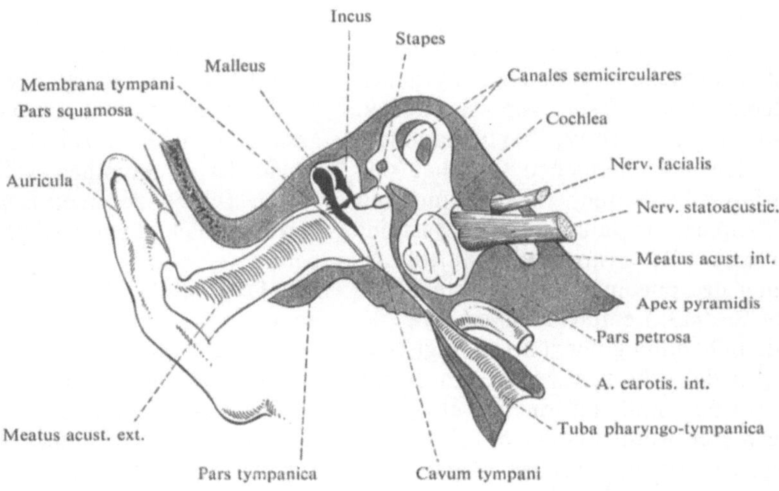

Abb. 344. Schematischer Querschnitt durch das *Os temporale*, welcher die Lagebeziehungen der einzelnen Organteile demonstriert

Diese 3 Teile sind bei der Geburt noch durch bindegewebige Nähte getrennt. Die längste dieser Nähte ist die *Fissura petrosquamosa*, welche die Pars squamosa von der Pars petrosa trennt. Der Proc. zygomaticus ist durch die *Sutura zygomaticotemporalis* mit dem Jochbein verbunden. Die *Pars petrosa* enthält die Gehör- und Gleichgewichtsorgane; die Spitze der Pyramide zeigt nach medial vorne. Die *Pars tympanica* ist eine kleine Knochenplatte (Abb. 344), welche die untere und seitliche Wand des Gehörganges bildet; sie ist durch die *Fissura petrotympanica* von der Pyramide, durch die *Fissura tympanomastoidea* von der Pars mastoidea abgesetzt.

Das Schläfenbein des Neugeborenen hat noch keinen Proc. mastoideus, die Pars tympanica bildet einen Knochenring (Anulus tympanicus), welcher sich erst allmählich zur späteren Form umgestaltet. Große Abschnitte des Schläfenbeines werden im Laufe des Wachstums pneumatisiert. Zeitpunkt der *Pneumatisation*, Form und Ausmaß der pneumatischen Räume variieren außerordentlich. Die bei der Geburt vorhandenen Höhlen sind zunächst mit Schleimmassen gefüllt. Mit Einsetzen der Atmung entleert sich der Schleim aus Ohrtube, Paukenhöhle und Antrum; dadurch werden diese präformierten Räume lufthaltig. Die weitere Pneumatisation des übrigen Schläfenbeines geht von diesen Höhlen aus — die pneumatischen Räume stehen deshalb alle miteinander in Verbindung. Ein Großteil der Mastoidräume erscheint schon in den ersten 3 Lebensjahren, der Pneumatisationsprozeß ist aber selbst beim Erwachsenen noch nicht abgeschlossen. Die Gesamtfläche der pneumatischen Räume kann beim Erwachsenen bis 30 cm² betragen. Bei einer Fläche über 15 cm² sollen keine chronischen, über 25 cm² keine akuten Otitiden vorkommen (Diamant).

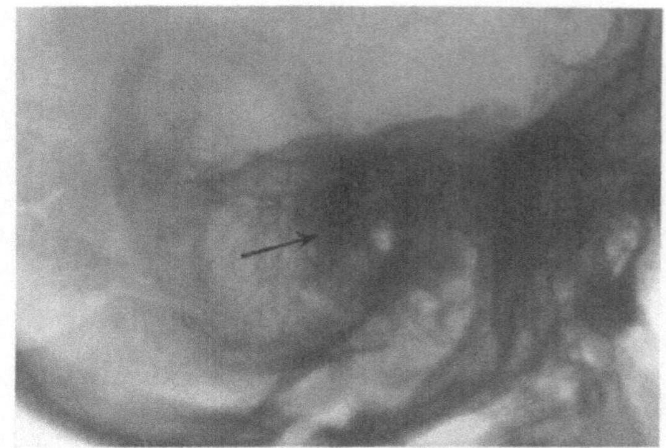 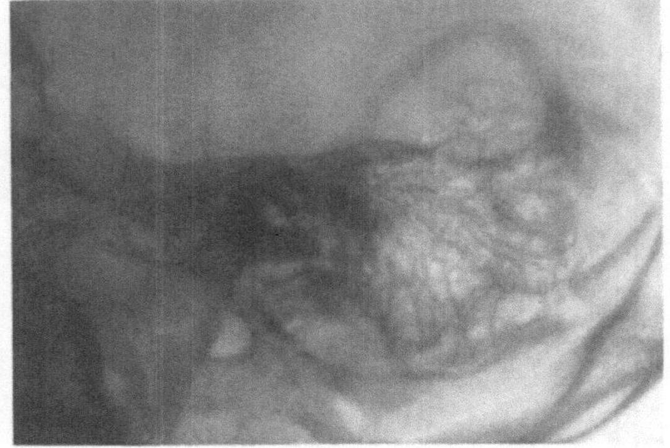

Abb. 345a u. b. *Periantrale Infiltration* rechts (a). Links sind die pneumatisierten Räume gut gezeichnet und frei (b). Rechts erkennt man periantral eine Verschattung der Hohlräume und eine deutliche Unschärfe der Knochenstrukur. 3¹/₂ Jahre altes Mädchen (HNO-Klinik Heidelberg)

Zur *radiologischen Darstellung* des Schläfenbeines sind zahlreiche Methoden angegeben worden, deren bekannteste von SCHÜLLER, STENVERS, MAYER, RUNSTRÖM, WELIN stammen. Speziell mit dem frühkindlichen Ohr hat sich BIESALSKI befaßt. Zur Felsenbeindarstellung sind Stenversaufnahmen, zur Darstellung des Mastoids Aufnahmen nach RUNSTRÖM oder SCHÜLLER, zur Abbildung des pneumatisierten Systems die Technik von BIESALSKI empfehlenswert. Da eine erschöpfende Behandlung der röntgenologischen Einzelheiten und Techniken zu breiten Raum einnehmen würde, muß auf die einschlägigen Arbeiten verwiesen werden (s. auch Tabelle 63). Die wichtigsten topographischen Zusammenhänge sind aus Abb. 343–345 zu entnehmen.

Da die Röntgendiagnostik des Schläfenbeines spezielle Kenntnisse erfordert, sollen hier die diagnostischen Möglichkeiten bei krankhaften Prozessen kurz gestreift werden. Mit seltenen Ausnahmen werden Röntgenaufnahmen des Schläfenbeines wegen entzündlicher Vorgänge im pneumatischen System veranlaßt. Im Zusammenhang mit Infektionen der oberen Luftwege, des Mittelohres und des Antrums kommt es zum Übergreifen der Entzündung auf die Schleimhaut der pneumatischen Räume, zu seröser, später eitriger Exsudation. Dadurch werden die normalerweise als Aufhellungen sichtbaren lufthaltigen Zellen verschattet (Abb. 345), die wabige, sonst scharfe Struktur wird verwaschen oder geht verloren. Die Entzündung setzt sich per continuitatem vom Mittelohr aus fort. Folge der Entzündung ist bei längerer Dauer eine Demineralisation des Knochens durch Druckatrophie von seiten des Eiters. Diese wirkt sich auch auf die Knochengrenzen aus und birgt die Gefahr des Durchbruchs der Infektion zu den Sinus und Gehirnhäuten in sich. Eine erhebliche diagnostische Schwierig-

keit liegt in der individuell verschiedenen Pneumatisation des Schläfenbeines; es sind also grundsätzlich Aufnahmen von der kranken und gesunden Seite anzufertigen, wenn man zu einem Urteil kommen will. – *Acusticusneurinome* führen zu einer Erweiterung des Porus und Meatus und zur Kalkverarmung des Felsenbeines.

Das Os frontale (Stirnbein) bildet mit der *Pars nasalis* und den paarigen *Partes orbitales* die vordere Fläche der Schädelbasis, während die *Squama* das Schädeldach vorne begrenzt. Die *Tubera frontalia* und *Arcus superciliares* heben sich als schattendichtere Areale heraus. Die Kranznaht stellt die Begrenzung gegen die Scheitelbeine dar, die *Sutura sphenofrontalis* ist als wellige Linie auf Schädelbasisaufnahmen zu sehen und trennt das Stirnbein von den großen Keilbeinflügeln. Der *Proc. zygomaticus* ist durch die *Sutura zygomaticofrontalis* vom Jochbein getrennt. Median oberhalb der Pars nasalis befindet sich eine Vertiefung, die *Glabella*, welche beim Frügeborenen als Fontanelle offen sein kann.

Der Gesichtsschädel

Der Gesichtsschädel wird vom radiologischen Standpunkt aus besser nach topographischen Einheiten als nach Einzelknochen behandelt. Die wichtigsten topographischen Regionen sind Augenhöhlen, Nase, Nebenhöhlen und Kiefer. Die Augenhöhlen sind am übersichtlichsten bei occipito-nasalem Strahlengang darzustellen. An der knöchernen Begrenzung der Augenhöhlen nehmen folgende Knochen (Abb. 346) teil: Os frontale, Os zygomaticum, Maxilla, Os sphenoidale, Os ethmoidale, Os lacrimale. Zur Darstellung des *Foramen opticum* ist das betreffende Auge aufzulegen, da es bei occipitonasalem

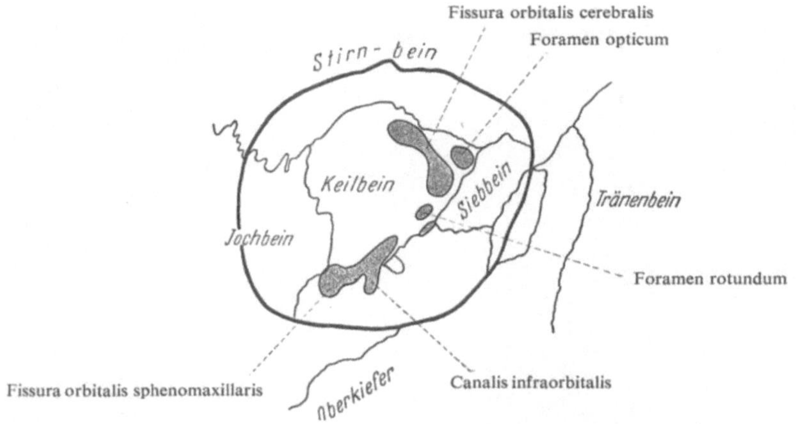

Abb. 346. Übersichtsskizze über Zusammensetzung und Öffnungen der *Orbita*; die dickgezogene Kontur entspricht dem Orbitalrand

Strahlengang oft nicht zur Darstellung kommt. Das Foramen opticum erreicht schon in den ersten 3 Lebensjahren die endgültige Weite, der Durchschnittswert des Durchmessers liegt zwischen 4 und 5 mm, bei Schwankungen zwischen 3,5 – 5,5 mm. Asymmetrien der Orbita kommen im Rahmen von Schädelasymmetrien vor und geben manchmal Hinweise auf cerebrale Prozesse (Maße s. Tabelle 76). Die Margo orbitalis des Stirnbeines ist individuell verschieden breit und dicht. Relativ regelmäßig erkennt man eine von der oberen Orbitakontur ausgehende, nach lateral oben ansteigende, geschwungene Knochenleiste, die *Linea innominata* oder Linie C (LIESS). Beim Neugeborenen sind die Augenhöhlen im Vergleich zum übrigen Gesichtsschädel relativ groß.

Die Nase setzt sich aus der äußeren und inneren Nase zusammen. Der Hohlraum ist vertikal vollständig durch das *Nasenseptum* geteilt, die beiden Nasenhälften durch die *obere, mittlere und untere Nasenmuschel* unvollständig unterteilt. Das Nasenskelet ist beim gesunden Neugeborenen verknöchert, bei Frühgeborenen und mongoloider Akromikrie kann die Nasenbeinverknöcherung fehlen (DEDICK und CAFFEY). Die *Nasenmuscheln* sind schon beim Säugling deutlich zu differenzieren und in bezug auf die geringe Breite der Nasenhälften groß; die Nase ist *relativ tief*, der frontooccipitale Durchmesser ist etwa so groß wie der craniocaudale. Das *Nasenseptum* ist bei Geburt *kurz und breit*, die Höhe nimmt im 1. Lebensjahr um die Hälfte, bis zum Erwachsenenalter um das Dreifache zu (CAFFEY). *Septumdeviationen* stellen eine graduell und örtlich verschiedene Form der Abweichung von der Lotrechten dar; sie sind meist ohne pathologische Bedeutung, wenn sie nicht mit Asymmetrien der Nasenmuscheln vergesellschaftet sind. Septumdeviationen (Abb. 397, 401) bilden

sich erst bei älteren Kindern, wahrscheinlich in Folge des raschen Septumwachstums aus. Das *Nasenbein* ist ein paarig angelegter Knochen, dessen Trennungslinie, die *Sutura internasalis*, in der Regel nicht median verläuft. Gegen die Nachbarknochen ist es durch die *Suturae nasofrontales* und *nasomaxillares* abgegrenzt. Für die Frakturdiagnostik ist die Kenntnis des *Sulcus ethmoidalis* an der Innenfläche des Nasenbeines von Bedeutung, da er leicht zur Annahme von Frakturlinien verleitet. Die Breite des *Nasopharyngealganges* spielt für die Diagnostik der *adenoiden Vegetationen* eine erhebliche praktische Rolle. Auf der seitlichen Röntgenaufnahme kann der Grad der Einengung durch hyperplastische Rachenmandeln genau gemessen werden. Ist die Verbindung schmäler als 4 mm, sind klinische Auswirkungen (Sinusitis, chronische Rhinitis) zu erwarten, bei Einengungen auf weniger als 2 mm bei Kleinkindern fast die Regel (s. S. 280, Abb. 348, 397 – 408). Wertvolle Dienste leistet das Röntgenbild bei den *Choanalstenosen* und *-atresien*. Durch Kontrastfüllung der Nasenhöhle ist das Ausmaß der Stenosierung auf seitlichen Aufnahmen (Abb. 347) genau zu erkennen, und die operativen Konsequenzen daraus abzuleiten.

Zur Lagebestimmung tieferliegender *Fremdkörper* kann das Röntgenbild beitragen, wenn es sich um metallische Fremdkörper handelt. Kontrastschwache Fremdkörper sind mitunter sichtbar, entgehen aber dem Nachweis, wenn sie von Exsudat umgeben sind. Die Rhinitis bildet keinen Grund zur Röntgendarstellung der Nase. Eine chronische Rhinitis sollte aber Veranlassung zu einer Darstellung der Nasennebenhöhlen sein. Auf den occipito-nasalen Aufnahmen ist die Verdickung der Nasenmuscheln oder die Exsudatfüllung der Nasengänge zu er-

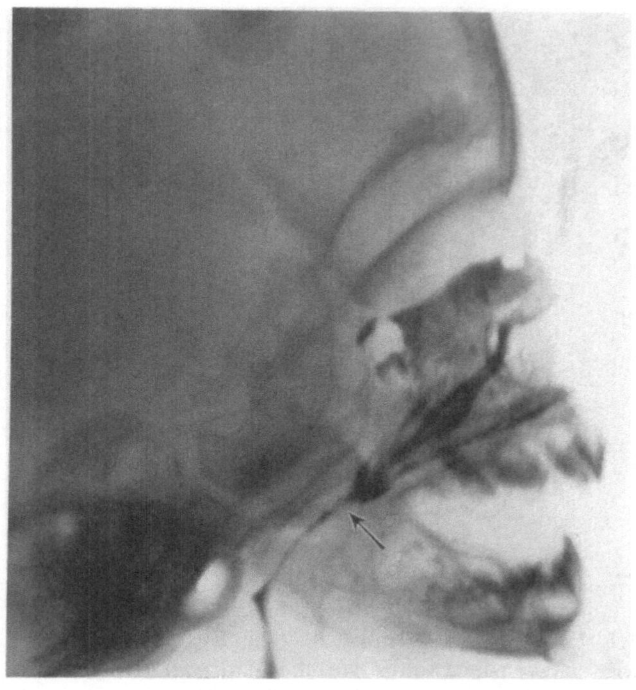

Abb. 347. *Choanalstenose*. Kontrastdarstellung. 3 Monate alter Säugling

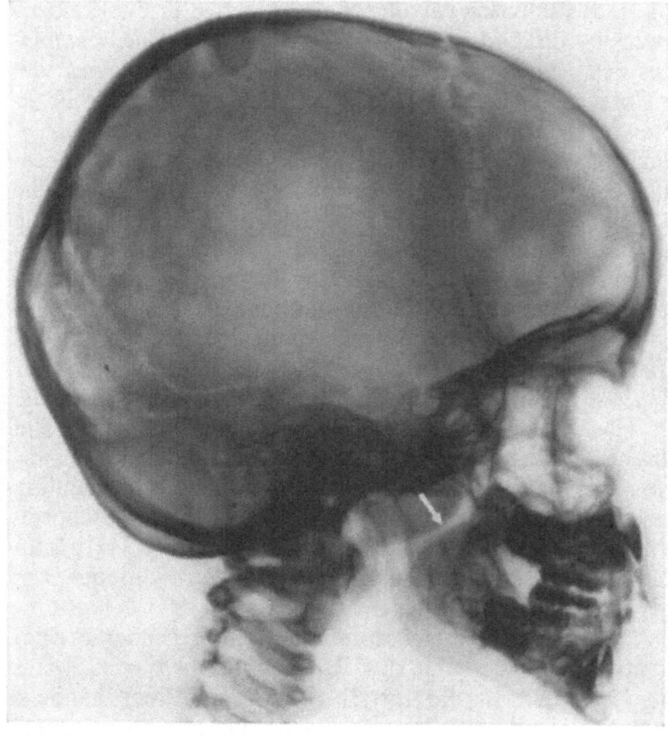

Abb. 348. *Adenoide Vegetationen* bei einem 4 Jahre alten Mädchen. Nasopharyngealraum auf etwa 1,5 mm Breite eingeengt (Pfeil)

kennen. Die beste Röntgendarstellung der Nase erreicht man bei occipito-nasalem oder occipito-frontalem Strahlengang.

Nasen-Nebenhöhlen s. S. 280.

Zähne und Unterkiefer geben im Kindesalter öfter Anlaß zur Röntgenuntersuchung, als diese tatsächlich durchgeführt wird. Es sollen hier nur die wichtigsten Daten ihrer Entwicklung vermerkt werden, ohne auf die reichhaltige Problematik der röntgentechnischen und diagnostischen Fragen dieses Gebietes einzugehen. Die einzelnen Daten sind nach MANNKOPF und BOEDEKER zusammengestellt, eine Übersicht ver-

Tabelle 64 Entwicklung, Mineralisation, Durchbruch und Resorption des Milchgebisses. (Zusammengestellt nach BOEDECKER, CAFFEY, MANNKOPF)

Mineralisation	Zahn-Nr.					
	1	2	3	4	5	
Krone: Beginn	5	5	6	5	6	Fetalmonat
Krone: vollständig	4	5	9	6	12	Lebensmonat
Wurzel: vollständig	2	2	3	$2^{1}/_{2}$	3	Lebensjahr
Zahndurchbruch	6—9	7—10	16—20	12—16	20—30	Lebensmonat
Beginn der Wurzelresorption	4—6	4—6	6—7	4—5	4—5	Lebensjahr

Tabelle 65. Entwicklung, Mineralisation und Durchbruch des bleibenden Gebisses. (Nach Daten von BOEDECKER, CAFFEY, MANNKOPF.) Die Zahlenangaben bezeichnen Lebensjahre. O = Oberkiefer, U = Unterkiefer

Mineralisation		Zahn-Nr.							
		1	2	3	4	5	6	7	8
Krone: Beginn	O	$^{3}/_{4}$—1	$^{3}/_{4}$—1	$^{3}/_{4}$—1	$1^{1}/_{2}$—$1^{3}/_{4}$	$2^{1}/_{2}$—3	Geburt	$2^{1}/_{2}$—3	7—9
	U	$^{1}/_{4}$	$^{1}/_{4}$	$^{1}/_{4}$—$^{1}/_{2}$	$1^{3}/_{4}$—2	$2^{1}/_{4}$—$2^{1}/_{2}$	Geburt	$2^{1}/_{2}$—3	8—10
Krone: vollständig	O	4—5	4—5	6—7	5—6	6—7	$2^{1}/_{2}$—3	7—8	12—16
	U	4—5	4—5	6—7	5—6	5—7	$2^{1}/_{2}$—3	7—8	12—16
Wurzel vollständig	O	10	11	13—15	12—13	12—14	9—10	14—16	18—25
	U	9	12—14	12—14	12—13	13—14	9—10	14—15	12—16
Durchbruch	O	6—8	8—9	11—12	10—11	10—12	6—7	12—14	15—30
	U	5—7	7—8	10—11	10—12	11—12	6—7	12—13	15—30

mitteln die Tabellen 64 und 65, ausführlichere Angaben bringen KRÖNCKE, G. PFEIFER u. K. KRISTEN im Handbuch der Kinderheilkunde (Bd. IX). Zwischen Dentition und Entwicklung des Gesamtorganismus bestehen ähnlich enge Korrelationen, wie mit der Ossifikation (KRISTEN).

Die *primären Ossifikationszentren des Milchgebisses* erscheinen im 5.—6. Fetalmonat in der Krone, der Zahndurchbruch erfolgt zwischen 4. und 30. Lebensmonat. Durchschnittlich erscheint das erste Schneidezahnpaar mit 6 Monaten, die Variationsbreite liegt aber zwischen 4 und 17 Monaten. Die vollständige Verkalkung der Kronen erfolgt vor dem Durchbruch der einzelnen Zähne innerhalb des 2.—4. Lebenstrimenons, die vollständige Verkalkung der Zahnwurzeln zwischen 18. und 36. Lebensmonat. Nach den biologischen Reihen von MANNKOPF ist beim Neugeborenen röntgenologisch die Keimkuppe des 1. und 2. Zahnes und das spitze Scherbchen des 3. Zahnes verkalkt, die Zahnkeime sind alle sichtbar. Im ersten Trimenon nimmt die Masse der oberen Frontzähne zu, die Verkalkung schreitet rasch fort, bleibende Zähne sind noch nicht vorhanden. Im 2. Lebenstrimenon kommt das Breitenwachstum des Oberkiefers durch Auseinanderrücken der Schneidezahnkeime deutlich zum Ausdruck. Der Durchbruch der Schneidezähne im 3. Lebenstrimenon ist Folge ihres gesteigerten Längenwachstums. Im 4. Lebenstrimenon bilden sich die Wurzeln der bereits durchgebrochenen Zähne aus. Die Unterkieferzähne scheinen sich rascher zu mineralisieren als die obere Zahnreihe.

Beim *bleibenden Gebiß* wiederholen sich im Prinzip diese Vorgänge. Die Keime der drei ersten bleibenden Frontzähne werden im 3. Lebenstrimenon sichtbar. Die Verkalkung schreitet im Kleinkindesalter langsam fort. In dieser Altersstufe sind röntgenologisch beide Gebisse zu erkennen. Die Daten der Verkalkung, Eruption und Wurzelentwicklung sind aus den Tabellen 64 und 65 zu entnehmen.

Der Unterkiefer (Mandibula) ist bei Geburt anders proportioniert als beim Erwachsenen. Der Unterkieferkörper wirkt relativ groß, der Hals ist kurz, die Gelenkfortsätze wenig differenziert. Über die embryologische Entwicklung s. Tabelle 61. Der Kieferwinkel ist flacher, durchschnittlich 140—150°, und geht allmählich zu den bei Erwachsenen gefundenen Werten von 130 bis 120° über. Die wichtigste lokalisierte Anomalie ist die *Hypoplasie der Mandibula (Hypognathie)*, die nicht selten zu einem angeborenen Stridor führt. Letzterer kommt durch das Zurückfallen der Zunge in Rückenlage zustande. Daneben ist der Unterkiefer aber auch im Rahmen von korrelierten Abartungen (Dysostosis mandibulofacialis, acrofacialis) oder Allgemeinerkrankungen (z. B. corticale Hyperostose, Osteomyelitis) beteiligt. Die familiäre, *fibröse Dysplasie* des Unterkiefers (JONES) führt zu einem charakteristischen Gesichtsausdruck (Cherubinismus, Posaunenengelgesicht).

Biologie des Schädelwachstums
Schädelmetrik

Kaum ein Gebiet der klinischen und radiologischen Diagnostik entbehrte lange Zeit so sehr objektiver Grundlagen wie die Schädeldiagnostik.

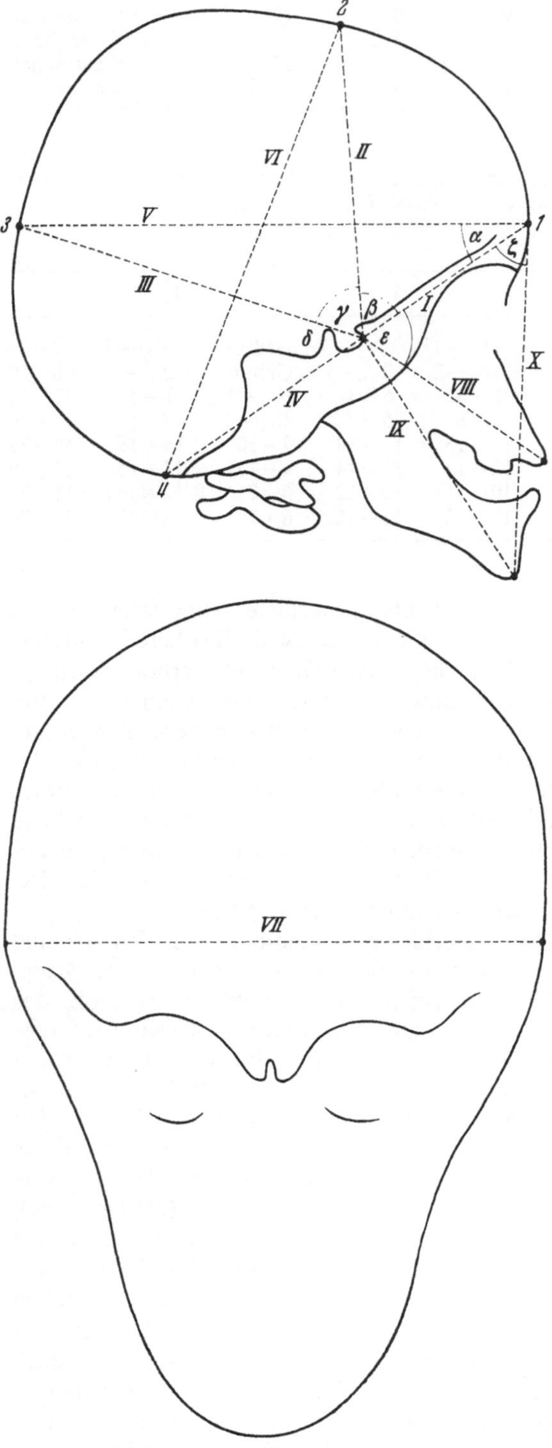

Abb. 349. Meßskizze mit Eintragung der Meßpunkte, der Meßstrecken (I—X) und der Meßwinkel (α—ζ). Die Strecken- und Winkeldeterminierung ist im Text erläutert

Der Kliniker orientiert sich nach dem Schädelumfang und bringt dieses an sich insuffiziente Maß noch recht grob und nicht begründbar mit dem individuell stark variierenden Brustumfang in Beziehung. Mit dem Schädelumfang will man die Schädelgröße, mit einem Flächenumfangmaß also ein Volumeninhaltsmaß erfassen. Abgesehen von den Ungenauigkeiten der Meßbandmethode führt die Angabe der Schädelcircumferenz zwangsläufig zu Fehlschlüssen, da sie keine genau determinierten Meßpunkte besitzt, die zweidimensionalen Maße (infolge der Wölbungsunterschiede in den einzelnen Altersstufen) ungenau wiedergibt und die dreidimensionalen Werte (Schädelhöhe) gar nicht erfassen kann. Die bisherigen Schädelmessungen brachten deshalb wenig mehr Aufschlüsse als der klinische Aspekt und waren nur dort überzeugend, wo auch der klinische Eindruck kaum Zweifel ließ. Daß Umfangmaße durch Weichteile und Haarfrisuren zusätzlichen Fehlerquellen unterliegen, sei zur Charakterisierung der Situation, die zur Suche nach objektiven radiologischen Daten Anlaß gab, hervorgehoben.

Da bei Anomalien des knöchernen Schädels und Erkrankung des Zentralnervensystems Röntgenaufnahmen des Schädels in 2 Ebenen eines der wertvollsten diagnostischen Mittel darstellen, bot sich die radiologische Schädelmetrik zwangsläufig an. Neben vielen früheren Versuchen gelang es zum ersten Mal BERGERHOF und HÖBLER, das metrische Problem methodisch zu lösen. Die damit zunächst gewonnenen Werte waren durch die kleinen Zahlen und die unglückliche Gliederung in Altersstufen für den praktischen Gebrauch nur beschränkt verwendbar. Da der Schädel besonders in den ersten Lebensjahren laufend Umformungsprozesse durchmacht, müssen die Altersklassen dementsprechend differenziert werden. Das erfordert z.B. im ersten Lebensjahr eine Unterteilung in 5 Altersklassenkategorien (s. Tabelle 66, 67).

Ziel einer Schädelmetrik muß es sein, Abweichungen in den absoluten Maßen und in den Proportionen zu erfassen und dabei praktikabel zu bleiben. Um das dreidimensionale Wachstum biometrisch zu erfassen, wurden in Weiterentwicklung der Methodik von BERGERHOF und HÖBLER an Radiogrammen des Schädels in 2 Ebenen 10 Strecken und 8 Winkel gemessen. Außer den durch die Streckenführung sich ergebenden Winkeln α—ζ sind noch der Schädelbasisneigungswinkel ϑ und der Clivusneigungswinkel η von Bedeutung. Der Clivusneigungswinkel ergibt sich dabei (s. Abb. 352, 353, 410) aus der Schädelbasistangente und einer Linie, die über den Clivus gezogen wird. Der Schädelbasisneigungswinkel resultiert aus der Schädel-

Tabelle 66. Norm und Variation ($\pm\,\sigma$) der Gehirn-Schädel-Streckenmaße (I—VII) und Gesichts-Schädel-Streckenmaße (VIII—X). Die Determinierung der Strecken ist im Text erläutert

Alter	I	II	III	IV	V	VI	VII	VIII	IX	X
0—1 Mon.	4,4 ± 0,3	7,2 ± 0,5	8,9 ± 0,5	5,1 ± 0,4	12,5 ± 0,8	10,7 ± 0,5	10,2 ± 0,6	4,9 ± 0,3	5,5 ± 0,3	5,7 ± 0,5
1—4 Mon.	4,9 ± 0,4	8,3 ± 0,6	9,9 ± 0,5	5,9 ± 0,5	13,9 ± 0,7	12,5 ± 0,9	11,4 ± 0,9	5,4 ± 0,4	6,5 ± 0,5	6,8 ± 0,6
5—7 Mon.	5,3 ± 0,3	9,2 ± 0,6	10,5 ± 0,8	6,8 ± 0,5	14,9 ± 0,8	13,8 ± 0,5	12,9 ± 0,9	6,0 ± 0,3	7,3 ± 0,5	7,9 ± 0,7
8—10 Mon.	5,5 ± 0,3	9,5 ± 0,6	10,9 ± 0,7	6,9 ± 0,5	15,3 ± 0,8	14,5 ± 0,8	13,6 ± 0,9	6,4 ± 0,4	7,9 ± 0,5	8,5 ± 0,6
11—13 Mon.	5,7 ± 0,4	9,8 ± 0,7	11,2 ± 0,6	7,4 ± 0,4	15,9 ± 0,7	15,1 ± 0,8	14,0 ± 0,8	7,0 ± 0,3	8,5 ± 0,4	9,0 ± 0,5
14—20 Mon.	5,9 ± 0,3	10,0 ± 0,2	11,6 ± 0,7	7,5 ± 0,6	16,4 ± 0,8	15,4 ± 0,5	14,6 ± 0,6	7,2 ± 0,5	8,8 ± 0,6	9,5 ± 0,6
21—30 Mon.	6,0 ± 0,2	10,2 ± 0,6	11,7 ± 0,7	7,4 ± 0,6	16,7 ± 0,8	15,6 ± 0,8	14,7 ± 0,9	7,5 ± 0,6	9,1 ± 0,7	9,9 ± 0,6
$2^1/_2$—$3^1/_2$ J.	6,2 ± 0,3	10,3 ± 0,4	11,9 ± 0,6	7,8 ± 0,6	17,1 ± 0,7	15,9 ± 0,6	15,1 ± 0,8	8,0 ± 0,3	9,5 ± 0,4	10,3 ± 0,5
$3^1/_2$—$4^1/_2$ J.	6,3 ± 0,3	10,4 ± 0,6	12,2 ± 0,7	7,5 ± 0,5	17,2 ± 0,9	15,9 ± 0,6	15,1 ± 0,8	8,2 ± 0,4	10,0 ± 0,5	10,8 ± 0,6
$4^1/_2$—$5^1/_2$ J.	6,5 ± 0,3	10,5 ± 0,6	12,4 ± 0,6	7,8 ± 0,5	17,9 ± 0,7	16,3 ± 0,5	15,4 ± 0,6	8,4 ± 0,5	10,4 ± 0,4	10,9 ± 0,4
$5^1/_2$—$6^1/_2$ J.	6,5 ± 0,4	10,4 ± 0,6	12,4 ± 0,8	8,1 ± 0,7	17,9 ± 0,8	16,4 ± 0,9	15,5 ± 0,9	8,7 ± 0,5	10,6 ± 0,6	11,2 ± 0,6
$6^1/_2$—$7^1/_2$ J.	6,6 ± 0,4	10,5 ± 0,5	12,6 ± 0,7	8,4 ± 0,5	18,2 ± 0,8	16,6 ± 0,6	15,9 ± 0,7	8,9 ± 0,3	11,0 ± 0,6	11,7 ± 0,5
$7^1/_2$—$8^1/_2$ J.	6,6 ± 0,4	10,5 ± 0,5	12,5 ± 0,6	8,4 ± 0,7	18,2 ± 0,7	16,6 ± 0,9	15,9 ± 0,8	9,2 ± 0,5	11,4 ± 0,7	11,9 ± 0,7
$8^1/_2$—$9^1/_2$ J.	6,7 ± 0,2	10,6 ± 0,4	12,6 ± 0,6	8,4 ± 0,9	18,3 ± 0,7	16,7 ± 0,8	15,9 ± 0,7	9,4 ± 0,5	11,4 ± 0,5	12,1 ± 0,5
$9^1/_2$—$10^1/_2$ J.	6,7 ± 0,4	10,4 ± 0,4	12,6 ± 0,6	8,6 ± 0,8	18,4 ± 0,6	16,7 ± 0,5	15,9 ± 0,5	9,6 ± 0,5	11,8 ± 0,6	12,3 ± 0,7
$10^1/_2$—$11^1/_2$ J.	7,0 ± 0,3	10,6 ± 0,6	12,9 ± 0,7	8,6 ± 0,7	18,8 ± 0,7	16,7 ± 0,8	16,3 ± 0,5	9,6 ± 0,5	12,2 ± 0,6	12,7 ± 0,6
$11^1/_2$—$12^1/_2$ J.	7,0 ± 0,5	10,5 ± 0,7	12,7 ± 0,7	8,7 ± 0,7	18,7 ± 0,8	16,6 ± 0,9	16,1 ± 0,8	10,0 ± 0,6	12,3 ± 0,7	12,8 ± 0,9
$12^1/_2$—$13^1/_2$ J.	7,0 ± 0,4	10,6 ± 0,6	12,8 ± 0,9	8,7 ± 0,6	18,8 ± 1,1	16,8 ± 0,7	16,4 ± 0,7	10,1 ± 0,6	12,5 ± 0,6	13,0 ± 0,7
$13^1/_2$—$14^1/_2$ J.	6,9 ± 0,6	10,6 ± 0,5	12,9 ± 0,7	9,0 ± 0,8	18,8 ± 0,9	16,7 ± 0,9	16,0 ± 0,9	10,0 ± 0,8	12,4 ± 1,1	13,1 ± 1,0

Tabelle 67. Biologische Entwicklung der Winkelmaße am Schädelprofil mit Angabe der Variation ($\pm\,\sigma$) von der Geburt bis ins 15. Lebensjahr. Die Winkeldeterminierung ist im Text erläutert

Alter	α	β	γ	δ	ε	ζ
0—1 Monat	29° ± 3°	69° ± 3°	68° ± 4°	51° ± 5°	69° ± 3°	59° ± 4°
2—4 Monate	28° ± 3°	72° ± 4°	66° ± 4°	54° ± 5°	71° ± 3°	58° ± 6°
5—7 Monate	29° ± 4°	71° ± 4°	65° ± 3°	56° ± 5°	74° ± 4°	60° ± 6°
8—10 Monate	30° ± 4°	71° ± 3°	64° ± °4	58° ± 6°	76° ± 4°	61° ± 4°
11—13 Monate	28° ± 4°	72° ± 4°	66° ± °4	57° ± 6°	78° ± 5°	63° ± 4°
14—20 Monate	28° ± 4°	71° ± 5°	67° ± 4°	58° ± 4°	79° ± 5°	62° ± 5°
21—30 Monate	27° ± 3°	73° ± 4°	66° ± 4°	59° ± 5°	79° ± 5°	64° ± 4°
$2^1/_2$—$3^1/_2$ Jahre	26° ± 4°	74° ± 4°	66° ± 5°	60° ± 6°	78° ± 4°	67° ± 4°
$3^1/_2$—$4^1/_2$ Jahre	25° ± 3°	75° ± 4°	66° ± 4°	59° ± 5°	79° ± 4°	66° ± 4°
$4^1/_2$—$5^1/_2$ Jahre	24° ± 4°	76° ± 3°	67° ± 4°	59° ± 4°	77° ± 5°	67° ± 4°
$5^1/_2$—$6^1/_2$ Jahre	26° ± 3°	76° ± 4°	65° ± 3°	59° ± 5°	77° ± 4°	68° ± 4°
$6^1/_2$—$7^1/_2$ Jahre	24° ± 3°	78° ± 4°	66° ± 4°	56° ± 5°	77° ± 5°	68° ± 4°
$7^1/_2$—$9^1/_2$ Jahre	24° ± 4°	77° ± 4°	66° ± 4°	57° ± 4°	78° ± 6°	68° ± 5°
$9^1/_2$—$10^1/_2$ Jahre	23° ± 4°	77° ± 4°	66° ± 4°	55° ± 6°	78° ± 5°	68° ± 4°
$10^1/_2$—$11^1/_2$ Jahre	24° ± 3°	78° ± 3°	64° ± 4°	56° ± 5°	77° ± 5°	68° ± 4°
$11^1/_2$—$12^1/_2$ Jahre	23° ± 4°	79° ± 5°	66° ± 6°	55° ± 6°	77° ± 5°	69° ± 4°
$12^1/_2$—$13^1/_2$ Jahre	23° ± 3°	79° ± 4°	66° ± 3°	56° ± 6°	78° ± 6°	69° ± 5°
$13^1/_2$—$14^1/_2$ Jahre	25° ± 4°	77° ± 4°	65° ± 4°	56° ± 5°	79° ± 4°	69° ± 6°

Meßstrecken

I = Länge der vorderen Schädelgrube

II = Suprasselläre Schädelhöhe

III = Länge der hinteren Schädelgrube

IV = Länge der hinteren Schädelbasis

V = größte Schädellänge

VI = größte Schädelhöhe

VII = größte Schädelbreite (biparietaler Durchmesser) ·

VIII = Oberkiefertiefe

IX = Unterkiefertiefe

X = Gesichtsschädelhöhe

Winkel

α = Neigungswinkel der vorderen Schädelbasis

β = „Frontalwinkel" (umfaßt mit seinen Schenkeln etwa das Stirnhirn)

γ = Parietalwinkel (umfaßt mit seinen Schenkeln etwa das Scheitelhirn)

δ = Occipitalwinkel (umfaßt mit seinen Schenkeln etwa das Occipitalhirn)

ε = Gesichtsöffnungswinkel (wird vorwiegend bestimmt durch die Höhe des Gesichtsschädels)

ζ = Gesichtsebenenwinkel (erfaßt das Verhältnis der Gesichtsebene zur vorderen Schädelbasis)

ϑ = Schädelbasisneigungswinkel (Neigung der Schädelbasis gegenüber der Geraden vom tiefsten Punkt der Hinterhauptswölbung zur Oberkiefer-[Schneidezahn-] Spitze)

η = Clivusneigungswinkel (gegenüber der Schädelbasis)

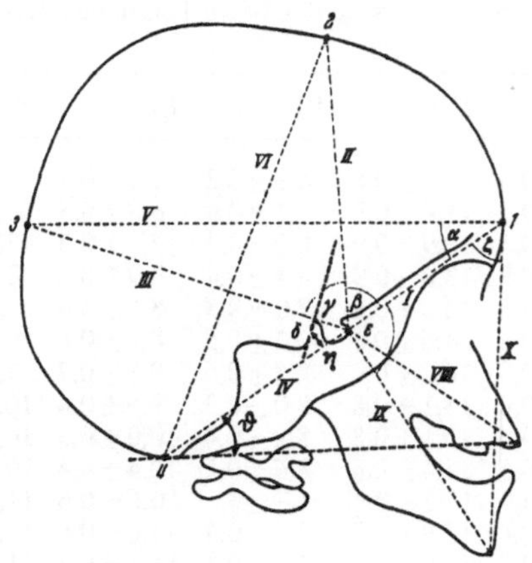

RADIO-CEPHALOGRAMM

Alter............ Dat............ Alter............ Dat............ Alter............

Meßstrecke, -winkel	Meßwert	Norm	Diff.	Meßwert	Norm	Diff.	Meßwert	Norm	Diff.
I: Strecke Vordere Schädelgrube									
II: suprasell. Schädelhöhe									
III: hintere Schädelgrube									
IV: hintere Schädelbasis									
V: größte Schädellänge									
VI: größte Schädelhöhe									
VII: größte Schädelbreite									
VIII: Oberkiefertiefe									
IX: Unterkiefertiefe									
X: Gesichtsschädelhöhe									
α: Winkel Neig. vord. Schädelbasis									
β: Frontalwinkel									
γ: Parietalwinkel									
δ: Okzipitalwinkel									
ε: Gesichtsöffnungswinkel									
ζ: Gesichtsebene-Winkel									
ϑ: Schädelbasisneigung									
η: Klivusneigungswinkel									
Sellaprofilfläche									

Abb. 350. Befundblatt für Radiocephalometrie

basistangente und einer Linie, die vom untersten Punkt der Schädelwölbung zum vordersten untersten Punkt der oberen Schneidezähne gezogen wird. Zentralpunkt für die Streckenmaße ist das Tuberculum sellae (Abb. 349, 352, 410).

Indices

Der *Gehirnschädelindex* resultiert aus der Summation der 3 größten Schädelmeßstrecken (V + VI + VII = größte Schädellänge + größte Schädelhöhe + größte Schädelbreite). Durch die Summierung von 3 Meßstrecken in 3 Ebenen ergibt sich das bislang praktikabelste Maß für die Beurteilung von Volumenveränderungen des Gehirnschädels. Für die Beurteilung von Wachstumsvorgängen des Gehirnvolumens bildet dieser Index eine wichtige Grundlage. Die Werte sind deshalb gesondert graphisch verzeichnet. Die Entwicklung des Gehirnschädel-Volumenwachstums läßt sich im Verhältnis zur Norm (= ausgezogene Linie) und der physiologischen Variation (gestrichelte Linien) im individuellen Verlauf graphisch festgehalten (Abb. 351).

Der *Gesichtsschädelindex* stellt einen Flächenindex des Gesichtsschädels aus den Strecken VIII (Oberkiefertiefe), IX (Unterkiefertiefe) und X (Gesichtsschädelhöhe) dar.

Die Zusammenfassung dieser Werte in Form eines „Radio-Cephalogrammes" dient einer objektiven Schädeldiagnostik mit Hilfe von Röntgenaufnahmen in 2 Ebenen. Die Differenz zur Norm ist bei den einzelnen Meßwerten direkt errechenbar und in die Spalte „Diff." (= Differenz) einzutragen. Durch die 3 Säulen sind 2 Kontrollen des Ausgangsbefundes erfaßbar.

Die meisten als klassisch zu bezeichnenden Meßmethoden und Meßstrecken des Schädels haben den Nachteil, daß sie den Wachstumsverschiebungen des kindlichen Schädels nicht gerecht werden können, da entsprechende biometrische Untersuchungen fehlen. Eine umfassende Zusammenstellung dieser Methodik für den Erwachsenen hat LOEPP-LORENZ gegeben.

Das *Schädelvolumen* kann nach einer Methode von MCKINNON berechnet werden. Nach der Meßmethode hat er die Schädellänge im Röntgenbild von der Glabella bis zum Opisthocranium mit der Zahl 78 multipliziert und kam dadurch beim Erwachsenen auf ein Schädelvolumen, das zwischen 1300 und 1499 ml liegt. Die Fehlerbreite wird mit 17% (= 240 ml) angegeben. In einer weiteren Methode, die nach MCKINNON, KENNEDY und DAVIES benannt ist,

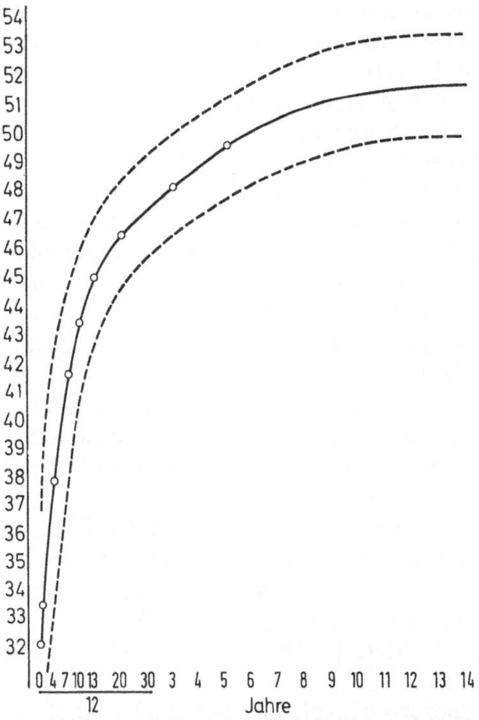

Abb. 351. Der 3dimensionale Schädelindex (ausgezogene Linie= Mittelwerte, bezogen auf das jeweilige Alter, durchbrochene Linie= biologischer Streubereich) stellt die verläßlichste Angabe über das Gehirnschädelwachstum dar. Mit Ausnahme hydrocephaler Veränderungen repräsentiert das Gehirnschädelwachstum praktisch das Gehirnvolumenwachstum. Tendenzen zu mikro- oder makrocephalen Verschiebungen sind graphisch leicht ablesbar und kontrollierbar. Der Aussagewert liegt weit über dem des (2dimensionalen) Schädelumfanges

wird die Schädelkapazität aus röntgenologischen Messungen der Länge, Höhe und Breite des Schädels berechnet. Die Formel lautet: $V = {}^1\!/_2\,(L \times H \times W) + {}^1\!/_2\,(L \times B \times W) \times 0{,}51$. L entspricht dabei der größten inneren Schädellänge, H der Ohrhöhe, das ist die Entfernung vom Porus acusticus internus bis zum Schädeldach, W der größten Schädelbreite und B dem Abstand des Bregma von dem tiefsten Punkt der hinteren Schädelgrube. Die mittlere Fehlerbreite wird hier mit 6,1 % angegeben.

Für die Beurteilung der Schädelbasis und der hinteren Schädelgrube sind verschiedene Strecken und Winkel angegeben worden, die hier kurz skizziert werden sollen.

Welcker-Basiswinkel. Er determiniert das Lageverhältnis zwischen vorderer und hinterer Schädelgrube. Die Meßlinien verlaufen vom Nasion über das Tuberculum sellae zum Basion. Der Winkel soll im Durchschnitt bei Erwachsenen 134° betragen, bei über 140° liegt eine Platybasie vor.

Boogaard-Linie ist die Meßlinie vom Nasion zum Opisthion. Der Boogaard-Winkel entspricht etwa dem Welcker-Basiswinkel und hat seinen Scheitel am Tuberculum sellae. Nach BOOGAARD ist auch ein 2. Winkel benannt, der die Clivus-Neigung und die Ebene des Foramen occipitale magnum als Schenkel- und die vordere Begrenzung des Foramen magnum als Scheitelpunkt hat. Der Winkel soll $127° \pm 10°$ betragen.

Chamberlain-Linie wird eine Verbindung vom harten Gaumen zum Opisthion genannt. Die Densspitze soll diese Linie nicht mehr als 3 — 4 mm überragen.

Fischgold-Metzger-Linie. a) Die Mastoidlinie stellt eine Verbindung zwischen den Spitzen der Processus mastoidei dar; b) die digastrische Linie verbindet die incisurae mastoideae miteinander. Die Spitze des Dens soll diese Linie um höchstens 3 — 4 mm überragen.

Klaus-Linie. Auf eine Verbindungslinie zwischen Tuberculum sellae und Protuberantia occipitalis interna wird eine Senkrechte von der Spitze des Dens epistrophei gezogen. Diese als Höhenindex bezeichnete Linie soll 40 — 41 mm betragen.

Landzert-Winkel. Die Schenkel verlaufen durch das Planum sphenoidale und die Clivus-Neigung, Schnittpunkt ist das Dorsum sellae.

Pankow-Winkel gleicht im Prinzip dem Landzert-Winkel. Beim Erwachsenen liegt der Durchschnittswert bei 112°.

Ruggiero-Castellano-Winkel. Ein Schenkel bildet die Tangente an der Clivus-Neigung, der zweite Schenkel wird senkrecht daraufgezogen; der Scheitelpunkt soll am tiefsten Punkt des 3. Ventrikels liegen.

Sutton-Winkel. Ein Schenkel des Winkels verläuft vom tiefsten Punkt des 3. Ventrikels zum Abgang des Aquaeductus Sylvii, der andere Schenkel zieht zum Boden des 4. Ventrikels. Dieser Winkel soll normalerweise zwischen 85 und 90° betragen.

Gonsetti-Linie. Die Linie verläuft vom vorderen Rand des Foramen occipitale magnum zum Inion.

Twinning-Linie stellt eine gerade Linie dar, die vom Processus clinoideus anterior zum Inion gezogen wird. Der Boden des 4. Ventrikels soll in der Mitte dieser Linie zu liegen kommen.

Anthropologische Meßpunkte am Schädel

Asterion: Treffpunkt von Warzenfortsatz, Scheitelbein und Hinterhauptsschuppe.

Basion: Vorderster Punkt des Hinterhauptloches.

Bregma: Scheitelpunkt des stumpfen Winkels der Kranznaht.

Endinion: Protuberantia occipitalis interna.

Glabella: Einsenkung des Stirnbeins zwischen den Tubera supraorbitalia.

Gnathion: Punkt an der Basis des vorderen Kinnwulstes.

Gonion: Äußerster Punkt des Kieferwinkels.

Infradentale: Spitze der Protuberantia mentalis zwischen den medialen Schneidezähnen des Unterkiefers.

Inion: Protuberantia occipitalis externa.

Lambda: Scheitelpunkt des Winkels der Lambdanähte.

Nasion: Punkt an der Nasenwurzel.

Obelion: Stelle der Fontanella obelica am Scheitelbein.

Opisthion: Hinterster Punkt des Hinterhauptsloches.

Opisthocranium: Am weitesten nach hinten vorspringender Punkt in Profilansicht des Schädels.

Porion: Höchster Punkt des äußeren Gehörgangs.

Prosthion: Punkt am Alveolarfortsatz des Oberkiefers zwischen den medianen Schneidezähnen.

Pterion: Nahtstück an Stelle der vorderen Seitenfontanelle.

Vertex: Höchste Aufwölbung des Scheitelbeins.

Zygoma: Punkt über der Mitte des Jochbeinbogens.

SCHMIDT, FISCHER u. FENDEL verwendeten für craniometrische Untersuchungen 49 Meßstrecken; sie fanden als Geschlechtsunterschiede, daß das Gesicht bei Mädchen schmäler als bei Jungen, der Gehirnschädel bei männlichen Jugendlichen dagegen größer ist.

Die Strecken I — VII der hier dargestellten Methodik (Abb. 349) stellen Maße des Gehirnschädels dar, die Strecken VIII — X bringen Profilmaße des Gesichtsschädels zum Ausdruck. Die Mehrzahl der angegebenen Strecken- und Winkelmessungen kann auf Polarkoordinatenpapier durchgeführt werden. Die durchsichtige Folie wird dabei über den Film auf die Leuchtfläche gelegt, wobei das Tuberculum sellae auf den Nullpunkt des Koordinatenpapiers eingestellt wird. Lediglich für den Biparietaldurchmesser sind a.-p.-Schädelaufnahmen erforderlich, alle übrigen Messungen ergeben sich aus seitlichen Schädelaufnahmen (F. SCHMID und I. FILTHUTH; F. SCHMID, U. du BALA und R. EWALD).

Die metrischen Probleme der Sellaprofilfläche und der Nebenhöhlenentwicklung werden gesondert behandelt (s. S. 352).

An einzelnen Meßpunkten ergeben sich gewisse Meßungenauigkeiten. So variiert der End-

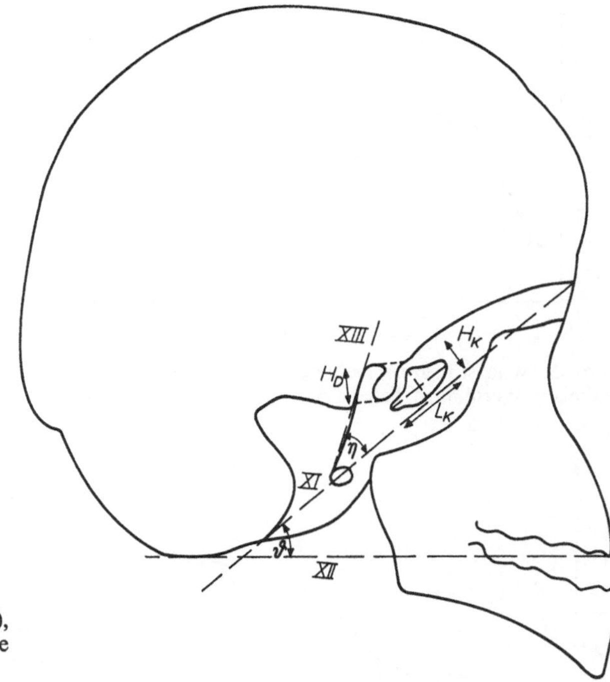

Abb. 352. Meßskizze für Keilbeinhöhle (L_K, H_K), Clivus-(η) und Schädelbasisneigungswinkel (ϑ), Höhe des Dorsum sellae (H_D)

punkt der Strecke III, je nachdem ob ein Os interparietale vorliegt oder nicht. Beim Vorhandensein wurde der craniale Endpunkt des Os interparietale als Fixpunkt genommen. Den schwierigsten, aber auch unentbehrlichsten Meßpunkt stellt der Endpunkt der Strecke IV dar. Die Synchondrosis basilateralis entzieht sich nach dem 2.—3. Lebensjahr oft dem radiologischen Nachweis. Entsprechend der Lage am Säuglingsschädel wurde deshalb die Mitte des Wölbungsbogens zwischen dorsaler Kontur des Foramen occipitale magnum und der Sutura mendosa angenommen. Für die Gesichtsschädelmaße ergeben sich dann Schwierigkeiten, wenn der Mund bei der Aufnahme nicht geschlossen gehalten wird und der Unterkiefer herabhängt. Diese Differenz kann aber leicht berechnet werden, so daß man die Ungenauigkeit in der Methodik ausgleichen kann.

Den Werten in den Tabellen 66, 67, 68 und 69, 70, 71 liegen 15040 Einzelmessungen bei Kindern von 0—15 Jahren zugrunde. Für die klinische Verwertung sind die Sigma-Grenzen brauchbarer, als die 2-Sigma-Werte. Die praktische Erfahrung hat gezeigt, daß bei Verwendung der 2-Sigma-Werte viele pathologische Befunde nicht erfaßt werden können. Die Variationsbreite der Schädelmaße erwies sich als auffallend niedrig.

Tabelle 68. Arithmetisches Mittel (M) und Variationsbreite (s) des Clivusneigungswinkels η und des Neigungswinkels der Schädelbasis ϑ

Alters-klassen	Anzahl der Fälle	W.$\eta°$		W.$\vartheta°$	
		M Clivus-neigungs-winkel	s	M Schädelbasis-Neigungs-winkel	s
0	39	37	± 7	33	± 3
$^3/_{12}$	41	37	± 7	34	± 2
$^6/_{12}$	38	37	± 5	34	± 3
$^9/_{12}$	40	34	± 5	34	± 2
1	45	34	± 5	35	± 2
$^{16}/_{12}$	41	35	± 5	35	± 3
2	46	36	± 5	36	± 2
3	49	38	± 6	36	± 3
4	42	38	± 5	37	± 2
5	41	39	± 5	37	± 3
6	41	36	± 5	37	± 3
7	42	37	± 4	37	± 2
8	40	37	± 6	39	± 3
9	40	36	± 6	39	± 3
10	42	34	± 5	40	± 3
11	41	35	± 6	40	± 3
12	42	34	± 5	40	± 3
13	40	34	± 5	41	± 3
14	26	34	± 5	41	± 3
15	8	32	± 4	41	± 2
16	8	35	± 5	42	± 3

Schädelbasisneigungswinkel

Die einfache Feststellung einer „steilen" oder „flachen" Schädelbasis unterliegt zu sehr technischen und subjektiven Fehlerquellen. Objektiv ist die Aussage nur durch ein biostatistisch gesichertes Winkelmaß möglich. Der als Winkel ϑ bezeichnete Schädelbasisneigungswinkel ergibt sich (Abb. 352, 354, 410) durch das Verhältnis der folgenden beiden Strecken: Strecke XI (Schädelbasistangente) = Linie vom inneren Schnittpunkt der Squama frontalis der Partes orbitalis ossis frontalis zur Synchondrosis basilateralis ossis occipitalis im röntgenologischen

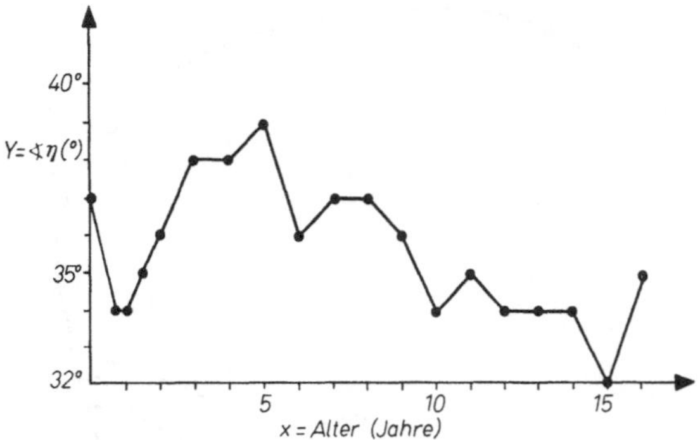

Abb. 353 Wachstumsverschiebungen des Clivusneigungswinkels η. Werte nach Tabelle 68

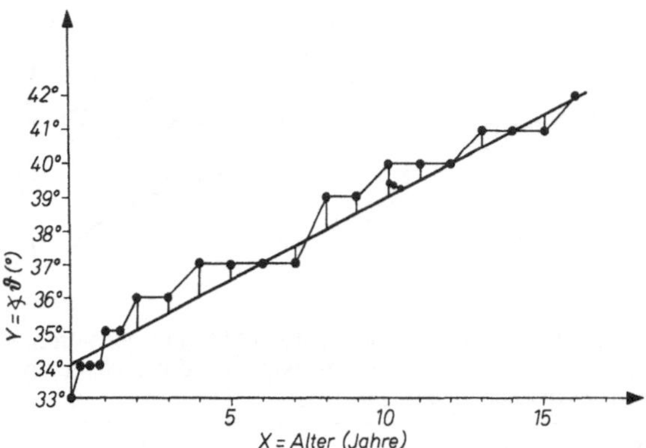

Abb. 354. Wachstumsveränderungen des Neigungswinkels der Schädelbasis ϑ (Werte nach Tabelle 68) und die dazugehörige Regressionsgerade $y = 0,51 + 34,1$

Schnittpunkt mit der Schädelkapsel. Strecke XII = Linie von der Synchondrosis basi-lateralis ossis occipitalis im röntgenologischen Schnittpunkt mit der Schädelkapsel zur Spitze des ersten Oberkieferschneidezahnes.

Die Ablesung erfolgt zweckmäßigerweise auf Polarkoordinatenpapier. Die aus 3950 einzelnen Meßdaten resultierenden Normwerte mit der Standardabweichung sind in Tabellen 68, 78, zusammengestellt, die Tabelle 68 enthält gleichzeitig die Normwerte und Standardabweichungen des Clivusneigungswinkels. Aus diesen Werten ergibt sich, daß der Schädelbasisneigungswinkel im Laufe des Wachstums kontinuierlich um etwa 0,5° pro Jahr zunimmt, die Schädelbasis wird also gegenüber der horizontalen Gesichtsschädelebene des Säuglings steiler. Bei Neugeborenen beträgt der Winkel ϑ etwa 34° und steigt bis zum 16. Lebensjahr auf 42° an. Während dieses Umformungsprozesses pflegt der Neigungswinkel der vorderen Schädelgrube flacher, der der hinteren Schädelgrube tiefer zu werden.

Clivusneigungswinkel

Der Clivusneigungswinkel η ergibt sich aus der Strecke XI (Schädelbasistangente) und der Strecke XIII, einer Linie, die als Gerade an der Rückseite des Dorsum sellae der Clivusneigung folgt, bis sie sich mit der Schädelbasistangente

schneidet (Abb. 352). Aus der Tabelle 68 und der Abb. 353 ergibt sich ein Steilerwerden der Clivusneigung während der ersten 5 Lebensjahre. Bei Neugeborenen beträgt der Winkel η 37°, er sinkt während des ersten Lebensjahres auf 34° ab und steigt in den folgenden 4 Jahren auf 39° an. Danach stellt sich eine langsame Verminderung der Winkelgrade um etwa 5° bis zur Pubertät ein. Gewisse Meßungenauigkeiten ergeben sich bei schlecht mineralisiertem und unregelmäßig geformtem Dorsum sellae.

Die Sellagröße

In der neuroradiologischen Diagnostik wurde der Sellagröße von jeher erhebliches Interesse entgegengebracht, da die Hypophyse sich auf Röntgenaufnahmen nicht abhebt und sich deshalb einer direkten Beurteilung entzieht. Bei neurologischen Erkrankungen, innersekretorischen Störungen und Wachstumsaberrationen taucht deshalb verschiedentlich die Frage nach der Sellagröße auf. Nach BOKELMANN nimmt die Hypophyse aber nur 50 – 70% des von den Sellakonturen umfaßten Raumes ein. Nur bei nennenswerter Vergrößerung der Hypophyse kann sich deshalb eine Hypophysenerkrankung auf die Sellakontur auswirken. Die bisher bekannten, ungenauen Methoden zur Bestimmung der Sellagröße waren in den Normangaben infolge ihrer großen Variationsbreite für den praktischen Gebrauch von geringem Wert (HAAS; SCHMID und WEBER, 1955). Die hier vorliegenden Werte wurden summarisch in die Abb. 357 einbezogen.

Methodik. Die Sellagröße oder Sellaprofilfläche wird nach der Methode von HAAS mit Hilfe von Millimeterpapier gemessen. Das über den Film gespannte transparente Millimeterpapier läßt die Quadratmillimeterzahl der Sellafläche direkt ablesen. Als obere Begrenzung des Sellaprofils gilt die Verbindungslinie vom Tuberculum sellae bis zur Dorsumspitze. Für die innere Sellafläche wird die Knocheninnenkontur als Grenze verwertet. Aus der metrischen Methodik allein ergibt sich, daß für das Flächenmaß die Konfiguration und Höhe des Dorsum sellae eine entscheidende Rolle spielt. Für die Messung der Höhe des Dorsum sellae wird parallel (Abb. 355) zum sagittalen Durchmesser der oberen Sellaprofilfläche am Sellaboden eine Gerade gezogen und die Distanz zwischen dieser Geraden und der Dorsumspitze mit Hilfe eines Steckzirkels direkt vom Millimeterpapier abgelesen. Eventuelle Meßfehler bei Säuglingen und Erkrankungen sind auf das mangelhaft verknöcherte oder destruierte Dorsum sellae zurückzuführen (Abb. 355). Die Mittelwerte und Standardabweichungen der Sellaprofilfläche und der Höhe des Dorsum sellae sind in Tabelle 69 zusammengestellt. Die Zusammenhänge zwischen Dorsumhöhe und Fläche der Sella ergeben sich aus Abb. 356.

Die Sellaprofilfläche

Der Sellaprofilfläche wurde schon von vielen Autoren großes Interesse entgegengebracht, da die Hypophyse sich auf Röntgenaufnahmen

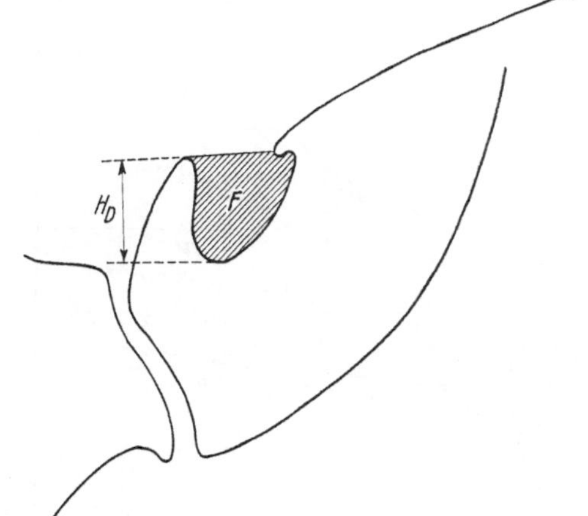

Abb. 355. Sellameßskizze

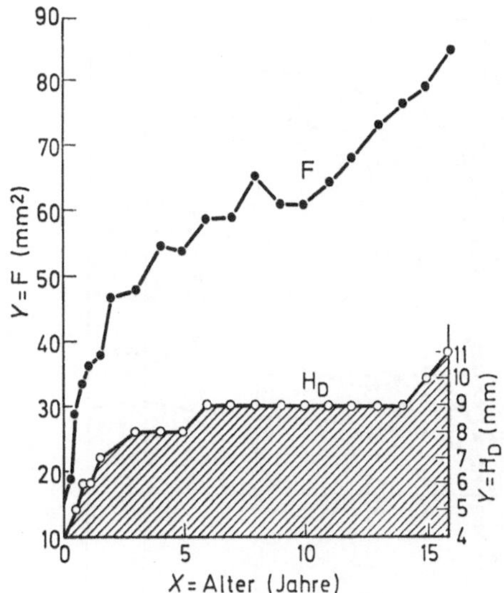

Abb. 356. Graphische Darstellung der altersentsprechenden Mittelwerte der Sellaprofilfläche F (mm²) und der Dorsumhöhe H_D (mm). Werte aus Tabelle 69

Tabelle 69. Arithmetisches Mittel (M) und die Variationsbreite (s) der Sellaprofilfläche F, der Höhe des Dorsum sellae H_D ($n=792$; Einzelmessungen$=4238$)

Altersklassen	Anzahl der Fälle	F (mm²)		H_D (mm)	
		M	s	M	s
0	39	16	± 3	4	± 1
$^3/_{12}$	41	19	± 5	4	± 1
$^6/_{12}$	38	29	± 9	5	± 1
$^9/_{12}$	40	33	± 7	6	± 1
1	45	36	± 8	6	± 1
$^{16}/_{12}$	41	38	± 9	7	± 1
2	46	47	± 8	7	± 1
3	49	48	± 9	8	± 1
4	42	55	± 10	8	± 1
5	41	54	± 11	8	± 1
6	41	59	± 10	9	± 1
7	42	59	± 10	9	± 1
8	40	65	± 9	9	± 1
9	40	61	± 9	9	± 1
10	42	61	± 11	9	± 1
11	41	64	± 13	9	± 1
12	42	68	± 11	9	± 1
13	40	73	± 13	9	± 1
14	26	76	± 10	10	± 1
15	8	79	± 13	10	± 1
16	8	84	± 16	11	± 1

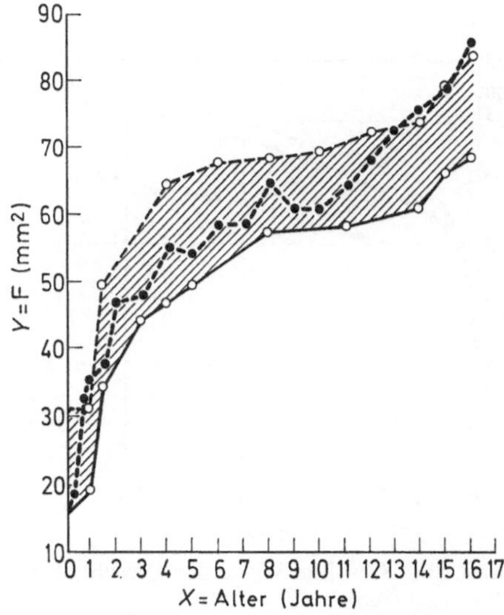

Abb. 357. Graphische Darstellung der Sellaflächenwerte nach den Durchschnittsangaben von HAAS, SARTORIUS, SCHULZE und STEIERT. Die schraffierte Fläche bezeichnet die von den vier Autoren gefundenen Mittelwerte

nicht abhebt und deshalb sich einer direkten Beurteilung entzieht.

Dem metrisch bedeutsamen Faktor der Dorsum sellae-Höhe ist bisher kaum Rechnung getragen worden.

Den biostatistischen Daten der Abb. 356, 357 und Tabelle 69 liegt folgende Methodik zugrunde.

a) Sella turcica (F)

Die Sellaprofilfläche wurde nach der Methode von HAAS mit Hilfe von Millimeterpapier ausgezählt. Als obere Begrenzung des Sellaprofils galt die Verbindungslinie vom Tuberculum sellae bis zur Dorsumspitze. Für die innere Sellafläche wurde die Knochenkontur zur Messung verwertet. Dabei ergaben sich gewisse Meßungenauigkeiten, da die Konturen sich oftmals als 2 oder 3 scharfe Linien abhoben.

b) Höhe des Dorsum sellae (H_D)

Für die Messung der Höhe des Dorsum sellae wurde parallel zum sagittalen Durchmesser der

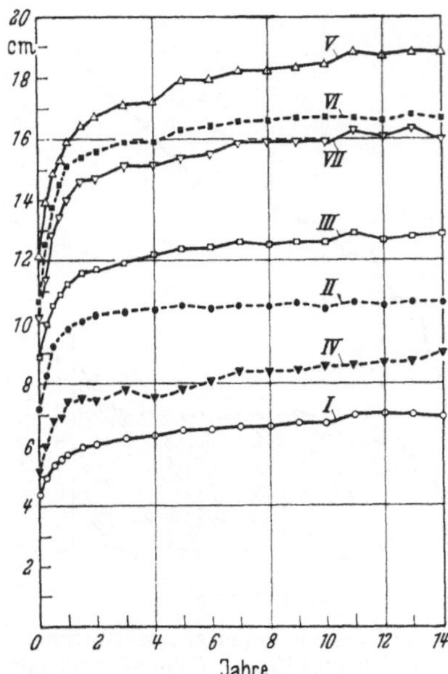
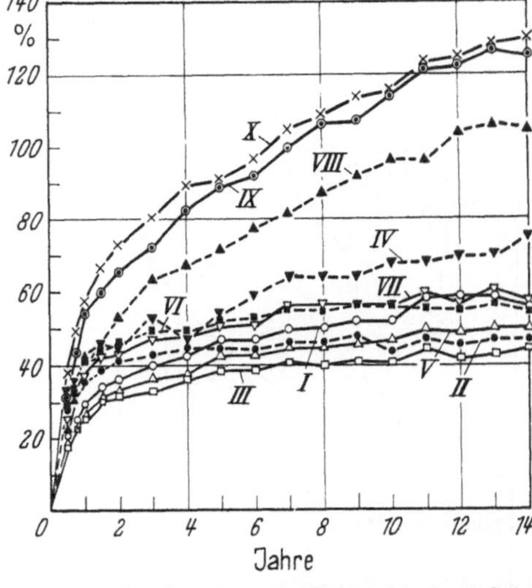

Abb. 359. Wachstumsverlauf der einzelnen Schädelmeßstrecken (I—X) in Prozenten der Ausgangswerte. Auch
hier kommt die Dissoziation zwischen Gesichtsschädel-
und Gehirnschädelwachstum (VIII—X gegenüber I—VII)
deutlich zum Ausdruck

Abb. 358. Absolute Werte der Schädelmeßstrecken während des Wachstums

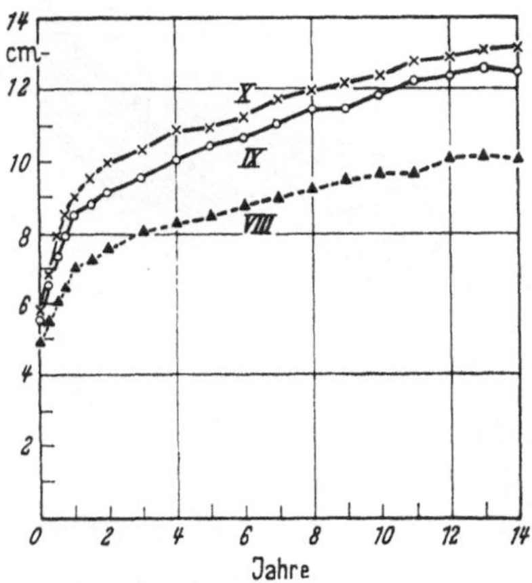
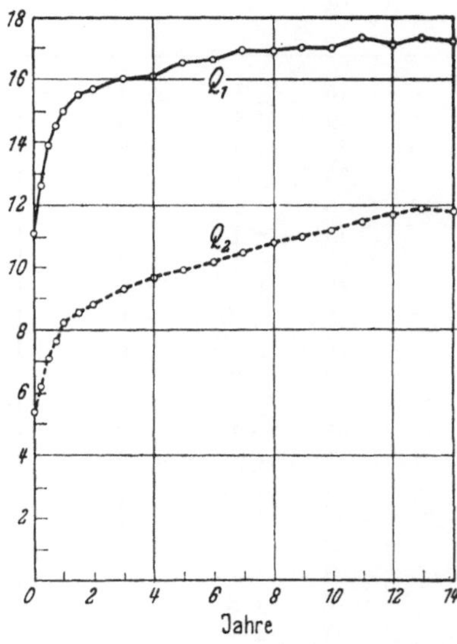

Abb. 360. Absolute Werte der Gesichtsstrecken während
des Wachstums

Abb. 361. Absolute Zunahme des Gehirn- (Q_1) und Gesichtsschädelquotienten (Q_2)

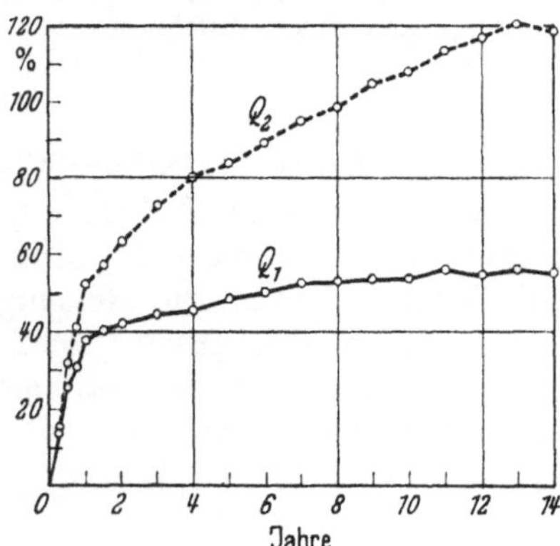
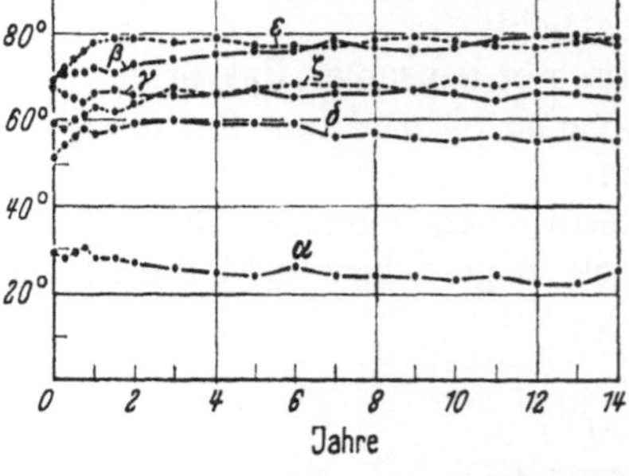

Abb. 362. Prozentuale Zunahme des Gehirn- (Q_1) und
Gesichtsschädelquotienten (Q_2)

Abb. 363. Schädelwinkelentwicklung während des Wachstums

oberen Sellaprofilfläche am Sellaboden eine Gerade gezogen und die Distanz zwischen dieser Geraden und der Dorsumspitze mit Hilfe eines Stechzirkels direkt vom Millimeterpapier abgelesen. Eventuelle Meßfehler bei Säuglingen sind auf das noch mangelhaft verknöcherte Dorsum sellae zurückzuführen.

Ergebnisse

Die meist bei den Kleinstkindern gefundene runde Form der Sella nimmt im späteren Kindesalter wegen der stärker dorsal gerichteten Ausdehnung eine flachere Form an. Aus Abb. 356 erkennt man ein schubweises Wachstum der Sellaprofilfläche und an der großen Streuung s die individuellen Schwankungsbreiten. Die 1. Wachstumsperiode liegt zwischen 0 und 2 Jahren und zeigt einen Anstieg von 16 auf 47 mm^2, die 2. Periode zwischen 12 und 16 Jahren, woraus hervorgeht, daß zwischen dem Alter und der Größenzunahme der Sellaprofilfläche keine einfache Linearität besteht. Die statistisch gesicherte Korrelation zwischen Sellaprofilfläche und Höhe des Dorsum sellae kommt in Abb. 356 zum Ausdruck. Das Ansteigen der Dorsumhöhe (von 4 mm bei den Neugeborenen auf 10,5 mm bei den 16jährigen) läuft der Größenzunahme der Sellaprofilfläche bis etwa zum 12. Lebensjahr parallel und bleibt danach hinter dem Wachstum zurück. Diese Tatsache macht es wahrscheinlich, daß die Größenzunahme der Sellaprofilfläche bis zum 12. Lebensjahr auf das Ansteigen der Dorsumhöhe und danach auf die Volumenzunahme der Hypophyse in der Pubertät zurückzuführen ist.

Der dreidimensionale Schädelindex

Addiert man die Strecken V + VI + VII (jeweils größte Schädellänge + größte Schädelhöhe + größte Schädelbreite), so erhält man eine verläßliche Indexzahl für das dreidimensionale Gehirnschädelwachstum, also einen Koeffizienten, der das Schädelwachstum (und unter normalen Verhältnissen das Gehirnwachstum) widerspiegelt. Die erhaltenen Mittelwerte ähneln eigentümlicherweise weitgehend den Schädelumfangsmaßen, sind aber wegen der Miterfassung der dritten Dimension (Höhe) für Aussagen über Norm und Pathologie des Gehirnschädels wesentlich genauer und verläßlicher.

Schädelmetrik und Berechnung des dreidimensionalen Schädelindexes erfordern mehr Zeit, als die rein visuelle Beurteilung des Schädelskeletes, insbesondere dann, wenn man die Werte auf entsprechende Formblätter einträgt

und die Abweichungen von der Norm errechnet und dokumentiert (Abb. 350, 351). Für eine objektive Schädeldiagnostik im Wachstumsalter ist dieses Vorgehen jedoch unerläßlich, da die visuelle Beurteilung zu subjektiv und zu ungenau ist.

Wachstumsdynamik

Das Schädelskelet folgt im Wachstumsablauf der Volumenzunahme des Gehirnes. Dementsprechend können aus den Wachstumsgesetzmäßigkeiten des knöchernen Schädels Rückschlüsse auf die Dynamik des Gehirnwachstums gezogen werden.

Ausgehend von den oben erläuterten Meßstrecken ergibt sich (Abb. 358 – 363, 364) eine Zunahme der einzelnen Meßstrecken um 45 – 59 % gegenüber den Ausgangswerten bei der Geburt. Beim Gehirnwachstum bildet lediglich die Schädelhöhe einen etwas herausragenden Wert, da hier die Endwerte 76 % über den Ausgangswerten liegen. Im Verhältnis zum Gehirnschädelwachstum ist das Gesichtsschädelwachstum metrisch wesentlich imposanter, da die Gesichtsschädelstrecken 104 – 130 % über den Ausgangswerten bei der Geburt liegen. Im Gegensatz zum Gehirnschädelwachstum dauert das Gesichtsschädelwachstum während der ganzen Wachstumsperiode des Menschen an.

Folgende Gesetzmäßigkeiten lassen sich dabei erkennen:

1. Das Gehirnschädelwachstum nimmt parabelförmig von der Geburt bis zur Pubertät ab.

2. Mehr als die Hälfte der Größenzunahme des Gehirnschädels erfolgt innerhalb des 1. Lebensjahres, $^4/_5$ der Gesamtzunahme werden in den ersten 4 Lebensjahren absolviert.

3. Größenzunahmen des Gehirnschädels sind jenseits des 11. Lebensjahres metrisch nicht mehr objektivierbar. Das Größenwachstum des Gehirnschädels ist also im 1. Lebensjahrzehnt weitgehend abgeschlossen. Lediglich die hintere Schädelgrube wächst bis zum 14. Lebensjahr.

4. Das Gesichtsschädelwachstum erfolgt kontinuierlicher, in den ersten 2 Lebensjahren sehr rasch, später langsamer; es ist am Ende der Pubertät noch nicht abgeschlossen.

Der Neigungswinkel der vorderen Schädelgrube (α) nimmt im Laufe des Kindesalters um etwa 6° (von 29 – 30° auf 23 – 25°) ab. Der Endwert wird schon im 5. Lebensjahr erreicht. Der Winkel β, welcher mit seinen Schenkeln etwa das Frontalhirn begrenzt, nimmt bis gegen Ende des Kindesalters um etwa 8 % zu. Diese Proportionsverschiebung findet im wesentlichen bis zum 5. Lebensjahr statt. Der Winkel γ umschließt mit seinen Schenkeln (Strecke II und

Tabelle 70. Prozentuale Zunahme der einzelnen Meßstrecken gegenüber den Ausgangswerten bei der Geburt

Alter	I	II	III	IV	V	VI	VII	VIII	IX	X
2—4 Mon.	11,0	15,3	11,2	15,7	11,2	15,9	11,8	10,2	18,2	19,3
5—7 Mon.	20,5	27,6	18,0	33,3	19,2	29,0	26,5	22,4	32,7	38,6
8—10 Mon.	25,0	31,9	22,5	35,3	22,4	35,5	33,5	30,6	43,6	49,1
11—13 Mon.	29,5	36,1	25,8	45,1	27,2	41,1	37,3	42,8	54,5	57,9
14—20 Mon.	34,1	38,9	30,3	47,1	31,2	43,9	43,1	46,9	60,0	66,6
21—30 Mon.	36,4	41,7	31,5	45,0	33,6	45,8	44,1	53,0	65,5	73,1
$2^1/_2—3^1/_2$ J.	40,9	43,1	33,7	52,9	36,8	48,6	48,0	63,3	72,7	80.7
$3^1/_2—4^1/_2$ J.	43,2	44,4	37,1	47,1	37,6	48,6	48,0	67,3	81,9	89,4
$4^1/_2—5^1/_2$ J.	47,7	45,8	39,2	52,9	43,2	52,3	51,0	71,4	89,1	91,2
$5^1/_2—6^1/_2$ J.	47,7	44,4	39,2	58,8	43,2	53,3	52,0	77,5	92,7	96,5
$6^1/_2—7^1/_2$ J.	50,0	45,8	41,6	64,6	45,6	55,1	55,9	81,6	100,0	105,2
$7^1/_2—8^1/_2$ J.	50,0	45,8	40,4	64,6	45,6	55,1	55,9	87,7	107,0	108,8
$8^1/_2—9^1/_2$ J.	52,3	47,2	41,6	64,6	46,4	56,1	55,9	91,8	107,0	113,8
$9^1/_2—10^1/_2$ J.	52,3	44,4	41,6	68,6	47,2	56,1	55,9	95,9	114,5	115,8
$10^1/_2—11^1/_2$ J.	59,1	47,2	44,9	68,6	50,4	56,1	60,0	95,9	121,8	123,0
$11^1/_2—12^1/_2$ J.	59,1	45,8	42,7	70,6	49,6	55,1	57,8	104,1	123,6	124,5
$12^1/_2—13^1/_2$ J.	59,1	47,2	43,8	70,6	50,4	57,0	60,8	106,1	127,3	128,0
$13^1/_2—14^1/_2$ J.	56,8	47,2	44,9	76,5	50,4	56,1	57,0	104,1	125,5	130,0

Tabelle 71. Entwicklung der Winkelmaße am Schädelprofil mit Angabe der Variation von der Geburt bis ins 15. Lebensjahr

Alter	α	β	γ	δ	ε	ζ
0—1 Mon.	$29° \pm 3°$	$69° \pm 3°$	$68° \pm 4°$	$51° \pm 5°$	$69° \pm 3°$	$59° \pm 4°$
2—4 Mon.	$28° \pm 3°$	$72° \pm 4°$	$66° \pm 4°$	$54° \pm 5°$	$71° \pm 3°$	$58° \pm 6°$
5—7 Mon.	$29° \pm 4°$	$71° \pm 4°$	$65° \pm 3°$	$56° \pm 5°$	$74° \pm 4°$	$60° \pm 6°$
8—10 Mon.	$30° \pm 4°$	$71° \pm 3°$	$64° \pm 4°$	$58° \pm 6°$	$76° \pm 4°$	$61° \pm 4°$
11—13 Mon.	$28° \pm 4°$	$72° \pm 4°$	$66° \pm 4°$	$57° \pm 6°$	$78° \pm 5°$	$63° \pm 4°$
14—20 Mon.	$28° \pm 4°$	$71° \pm 5°$	$67° \pm 4°$	$58° \pm 4°$	$79° \pm 5°$	$62° \pm 5°$
21—30 Mon.	$27° \pm 3°$	$73° \pm 4°$	$66° \pm 4°$	$59° \pm 5°$	$79° \pm 5°$	$64° \pm 4°$
$2^1/_2—3^1/_2$ J.	$26° \pm 4°$	$74° \pm 4°$	$66° \pm 5°$	$60° \pm 6°$	$78° \pm 4°$	$67° \pm 4°$
$3^1/_2—4^1/_2$ J.	$25° \pm 3°$	$75° \pm 4°$	$66° \pm 4°$	$59° \pm 5°$	$79° \pm 4°$	$66° \pm 4°$
$4^1/_2—5^1/_2$ J.	$24° \pm 4°$	$76° \pm 3°$	$67° \pm 4°$	$59° \pm 4°$	$77° \pm 5°$	$67° \pm 4°$
$5^1/_2—6^1/_2$ J.	$26° \pm 3°$	$76° \pm 4°$	$65° \pm 3°$	$59° \pm 5°$	$77° \pm 4°$	$68° \pm 4°$
$6^1/_2—7^1/_2$ J.	$24° \pm 3°$	$78° \pm 4°$	$66° \pm 4°$	$56° \pm 5°$	$77° \pm 5°$	$68° \pm 4°$
$7^1/_2—8^1/_2$ J.	$24° \pm 4°$	$77° \pm 4°$	$66° \pm 4°$	$57° \pm 4°$	$78° \pm 6°$	$68° \pm 5°$
$9^1/_2—10^1/_2$ J.	$23° \pm 4°$	$77° \pm 4°$	$66° \pm 4°$	$55° \pm 6°$	$78° \pm 5°$	$68° \pm 4°$
$10^1/_2—11^1/_2$ J.	$24° \pm 3°$	$78° \pm 3°$	$64° \pm 4°$	$56° \pm 5°$	$77° \pm 5°$	$68° \pm 4°$
$11^1/_2—12^1/_2$ J.	$23° \pm 4°$	$79° \pm 5°$	$66° \pm 6°$	$55° \pm 6°$	$77° \pm 5°$	$69° \pm 4°$
$12^1/_2—13^1/_2$ J.	$23° \pm 3°$	$79° \pm 4°$	$66° \pm 3°$	$56° \pm 6°$	$78° \pm 6°$	$69° \pm 5°$
$13^1/_2—14^1/_2$ J.	$25° \pm 4°$	$77° \pm 5°$	$65° \pm 4°$	$56° \pm 5°$	$79° \pm 4°$	$69° \pm 6°$

III) die Scheitelwölbung; er nimmt in den ersten Lebenswochen von 68° auf 65—66° ab und bleibt vom 2. Lebensjahr ab konstant. Der Winkel δ spiegelt das Wachstum der Hinterhauptwölbung wider. Die Ausgangswerte von 51° steigen bis zu einem Höchstwert von 60° im 3. Lebensjahr, sinken im 7. Lebensjahr erneut ab und bleiben von diesem Zeitpunkt ab zwischen 55 und 56°. Die hintere Schädelwölbung ist der am stärksten wachsende Abschnitt des Gehirnschädels. Der Winkel ε (zwischen Strecke I und IX = Gesichtsschädelöffnungswinkel) steigt von 69 auf 79° an, das Hauptwachstum erfolgt in den ersten beiden Lebensjahren. Der Winkel ζ (zwischen Strecke I und X) spiegelt die Steigung der Schädelbasis gegenüber der Gesichtsfrontalebene wider. Er wächst von 59 auf 69° langsam kontinuierlich an, die stärkste Zunahme erfolgt zwischen dem 3. und 4. Lebensjahr (Tabelle 70, 71).

Faßt man die in den Winkelveränderungen sich ausprägenden Proportionsverschiebungen zusammen, so ergibt sich, daß im Laufe des Kindesalters die Frontal- und Occipitalpartien des Schädels sich ausdehnen, während das Scheitelgebiet konstant bleibt bzw. relativ abnimmt. Der Gesichtsschädel nimmt sowohl in der Höhe als auch in der Tiefe wesentlich zu. Der Neigungswinkel der vorderen Schädelgrube wird flacher, die Neigung der hinteren Schädelgrube dagegen tiefer.

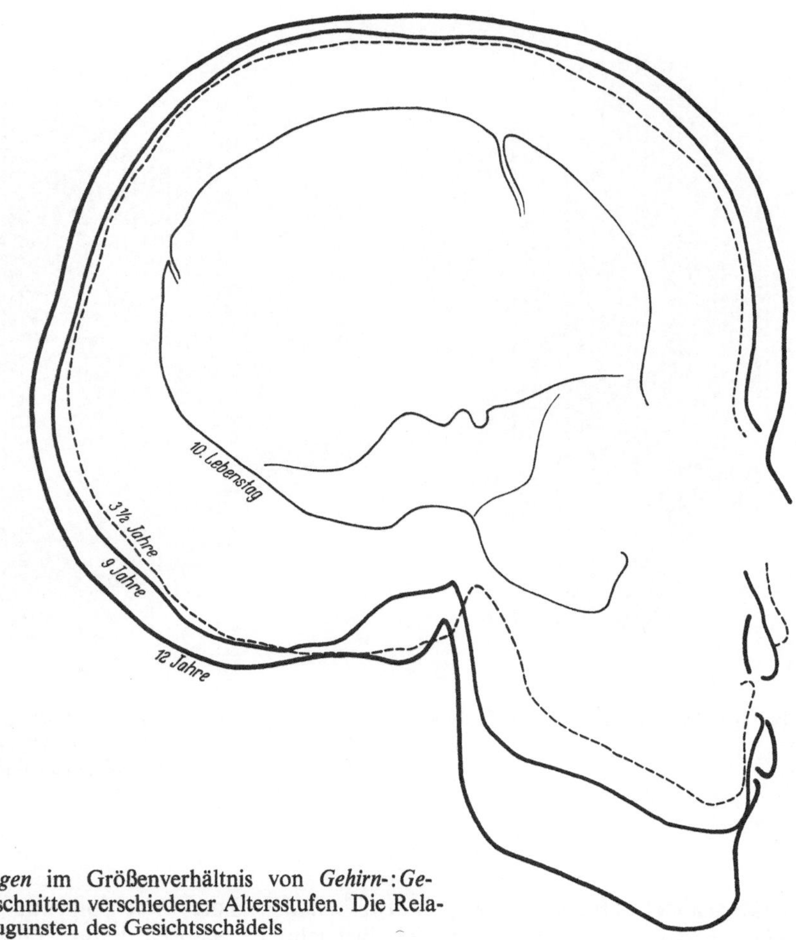

Abb. 364. *Proportionsverschiebungen* im Größenverhältnis von *Gehirn-:Gesichtsschädel*, skizziert an Sagittalschnitten verschiedener Altersstufen. Die Relation verschiebt sich zunehmend zugunsten des Gesichtsschädels

Tabelle 72. Regressionswerte der *Keilbeinhöhlenlänge* (y_{LK}) und *Keilbeinhöhlenhöhe* (y_{HK}) als Norm mit der zugehörigen Streuung (s); n = 792

x (Alter in Jahren)	y_{LK} (mm)	s_{LK} (mm)	y_{HK} (mm)	s_{HK} (mm)
1	7,1	± 5,34	5,10	± 3,1
2	8,9	± 5,34	6,07	± 3,1
3	10,7	± 5,34	7,04	± 3,1
4	12,5	± 5,34	8,01	± 3,1
5	14,3	± 5,34	8,98	± 3,1
6	16,1	± 5,34	9,95	± 3,1
7	17,9	± 5,34	10,92	± 3,1
8	19,7	± 5,34	11,89	± 3,1
9	21,5	± 5,34	12,86	± 3,1
10	23,3	± 5,34	13,83	± 3,1
11	25,1	± 5,34	14,80	± 3,1
12	26,9	± 5,34	15,77	± 3,1
13	28,7	± 5,34	16,74	± 3,1
14	30,5	± 5,34	17,71	± 3,1
15	32,5	± 5,34	18,68	± 3,1
16	34,1	± 5,34	19,65	± 3,1

Ossifikationsanomalien des Schädels

Die Schädelform ist eines der charakteristischsten individuellen Merkmale des Menschen und variiert vom äußeren Aspekt her erheblich. Je nach Betonung der Proportionen spricht man von brachycephalen, dolichocephalen, turricephalen und platycephalen Schädeln. Wenn vom äußeren Aspekt her diese Proportionsverschiebungen so deutlich sind, daß sie klinisch einordenbar werden, liegen meist pathologische Verhältnisse vor, aber auch auf familiär-erblicher Grundlage gibt es solche charakteristischen Schädelformen, ja nicht zuletzt ist die Schädelkonfiguration ein typisches rassisches Merkmal. Bei einer metrischen Auswertung zeigt sich jedoch, daß die Variationsbreite der Schädelmaße relativ gering ist und die Schwankungsbreite niedriger liegt als bei den übrigen somatischen Merkmalen.

Neben diesen Proportionsverschiebungen gibt es Strukturveränderungen des Schädels, die sich weniger auf Schädelform und Schädelgröße auswirken. Die wichtigsten davon sind nachfolgend beschrieben.

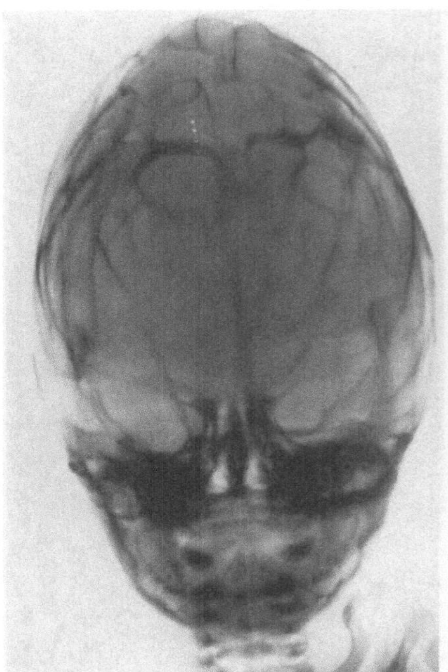

Abb. 365. *Lückenschädel;* ap-Aufnahme

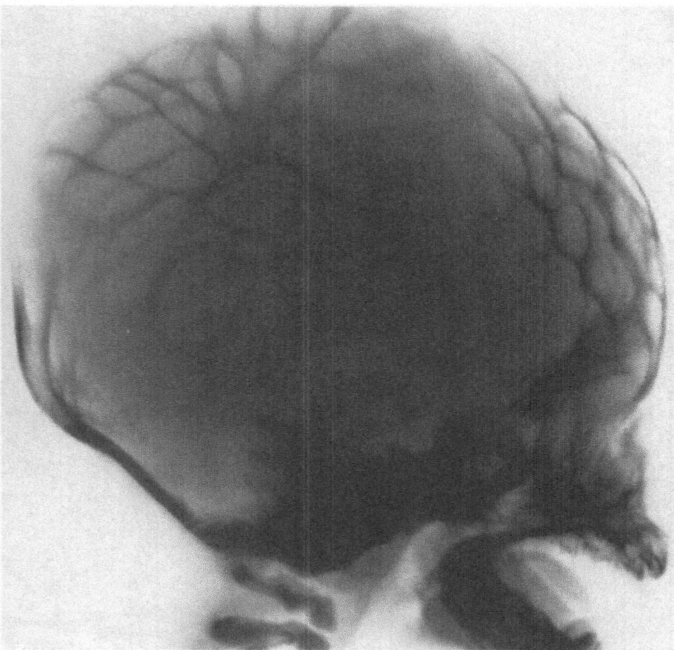

Abb. 366. *Lücken-(Waben-)schädel* bei einem 3 Tage alten Kinde mit Rachischisis. Vom Zentrum des Os parietale ausgehende Ossifikationsspangen ergeben die Wabenstruktur. (Zugehörige Wirbelsäule s. Abb. 225)

Lückenschädel (*Wabenschädel, Leistenschädel, Reliefschädel*). Als Lückenschädel bezeichnet man eine spangenförmige Verkalkung der platten Schädelknochen, die regelmäßig mit einer Spaltbildung des Neuralrohrs kombiniert ist. Leichtere Formen von Wabenzeichnungen des Schädeldaches bei Neugeborenen werden gelegentlich auch ohne grobe Wirbelsäulenfehlbildungen gesehen. Bei letzteren reicht die Fehlbildungsscala von der einfachen Rachischisis über die Meningocelen bis zu den Myelomeningo- und Encephalocelen.

Für die Entstehung des Lückenschädels werden zwei Erklärungen herangezogen. Die gebräuchlichste Version faßt den Lückenschädel als Folge eines erhöhten intrakraniellen Druckes im Fetalleben auf. Pneumoencephalogramme beweisen, daß schon in den ersten Lebenstagen ein hochgradiger Hydrocephalus internus vorliegt, die Ventrikelerweiterung also bereits im Fetalleben vorhanden sein muß. Der um die oft monströs erweiterten Seitenventrikel liegende Gehirnmantel ist stellenweise bis auf 0,5 – 1,0 cm verschmälert. Im Zusammenhang mit fakultativ nachweisbaren Dysplasien der liquorführenden Räume (ohne Zeichen der Flüssigkeitsstrombehinderung) erscheint es sicher, daß der Hydrocephalus beim Lückenschädel primär-anlagebedingt ist und nicht durch die nachfolgende Meningitis hervorgerufen werden kann. Wahrscheinlich handelt es sich um eine primäre Störung des cranialen und caudalen Endes der Neuralrohranlage. Aus den obengenannten Gründen ist die zweite Deutung der Lückenschädelentstehung als Folge des gesteigerten Schädelinnendruckes bei Meningitis unwahrscheinlich. Die Veränderungen am Schädel selbst bilden sich spontan zurück, sofern die Form der Rachischisis mit dem Leben längere Zeit vereinbar ist.

Radiologie. Bei auffallend weit offenen Schädelnähten besteht das Schädeldach aus einem Spangen- oder Netzwerk von knochendichtem Gewebe, welches rundliche bis ovale nichtmineralisierte Bezirke des Bindegewebsknochens umschließt (Abb. 365 – 367). Diese Spangenbildung ist im Bereich der Scheitelbeinhöcker und Stirnbeinhöcker am deutlichsten und verliert sich vom Zentrum der Tubera aus nach der Peripherie allmählich. Das Zentrum dieser groben Siebstruktur liegt in der Gegend der ersten Ossifikationsanlagen der Bindegewebsknochen. Neben dieser Wabenform des Lückenschädels kommen im Rahmen von Wirbelsäulendysplasien auch Schädelskelete zur Beobachtung, deren Bindegewebsknochen kaum mineralisiert ist, und dadurch die einzelnen Knochen weit auseinander stehen.

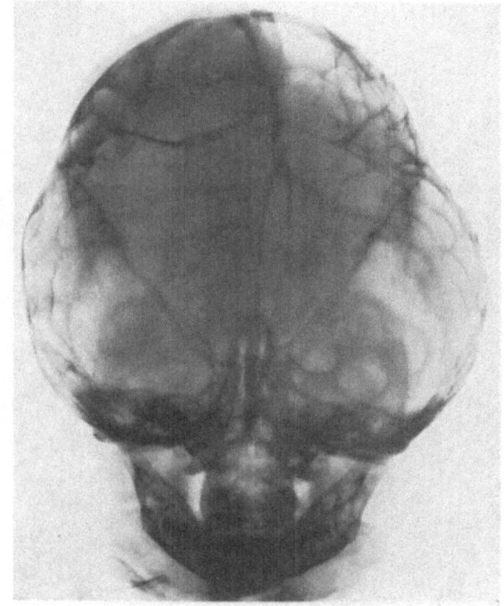

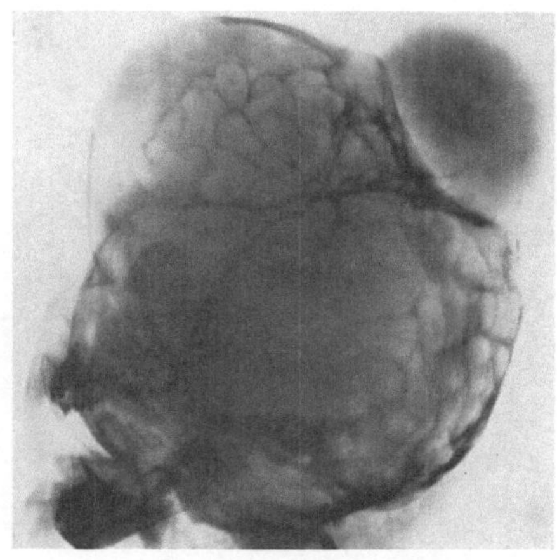

Abb. 367a u. b. Kombination *Lücken-Klee-blattschädel* mit *Encephalocele*

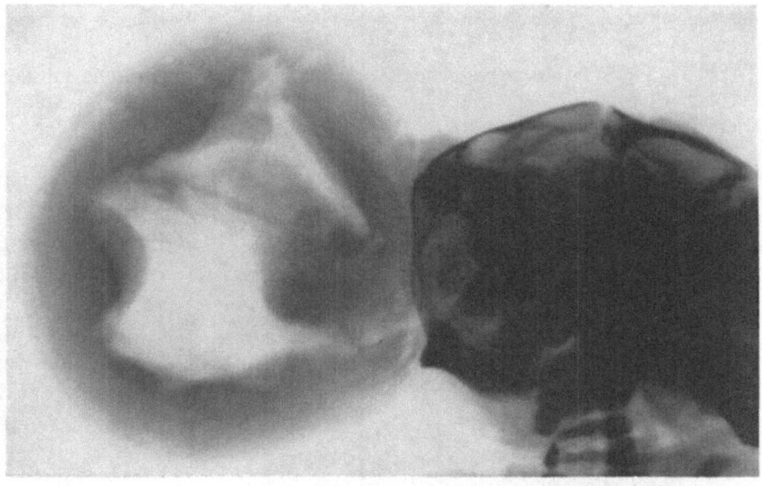

Abb. 368. *Encephalocele und An-encephalie* bei einem Neugeborenen. Das gesamte Gehirn liegt außerhalb der Schädelhöhle und zeigt ein einheitliches deformiertes Ventrikelsystem. Die Schädelknochen sind extrem deformiert

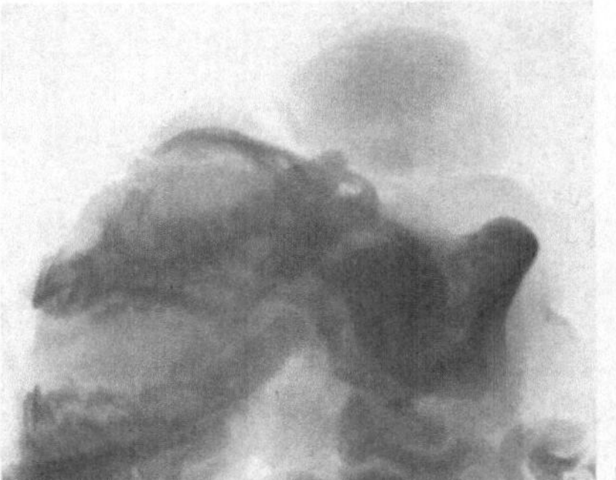

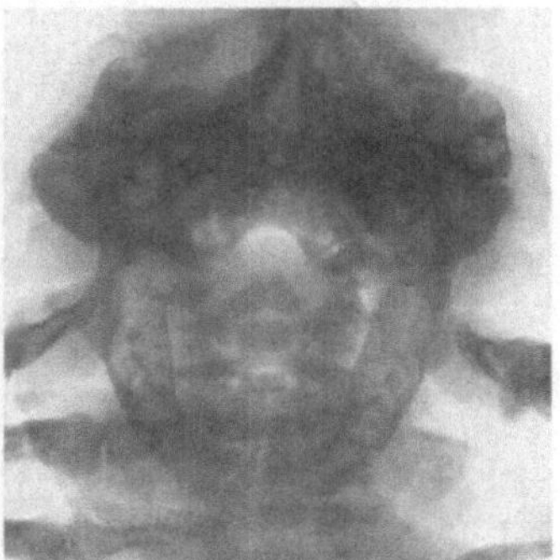

Abb. 369a u. b. *Anencephalie.* a seitliche; b ap-Aufnahme. Das Schädeldach ist nicht ausgebildet, die Schädelbasis unvollständig, rudimentäre Gehirnanlagen

Meningocelen und Meningoencephalocelen

Durch einen knöchernen Defekt des Schädeldaches wölben sich bei der Meningocele Meningealgewebe, bei der Meningoencephalocele Meningen und Gehirngewebe nach außen vor. Zwischen der Größe des Knochendefektes und der Masse der vorgewölbten Weichteilsubstanzen besteht keine Parallelität. Die Knochenlücken sind rundlich oder länglich und liegen in der überwiegenden Mehrzahl in der Sagittallinie des Schädeldaches. Extremerweise kann die Vorwölbung der Gehirnsubstanz so massiv sein, daß praktisch

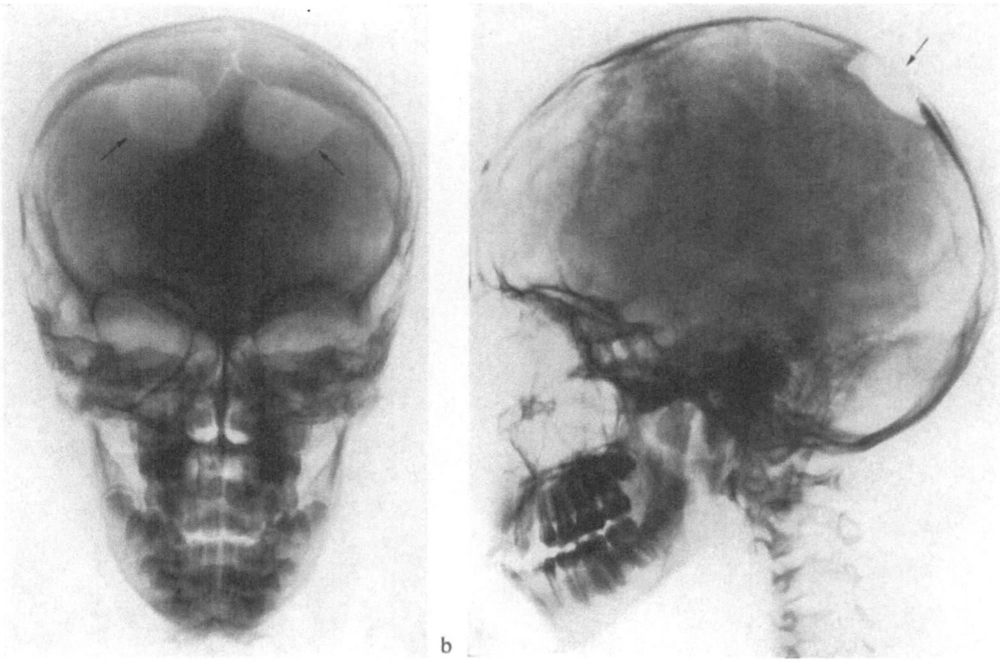

Abb. 370a u. b. *Fenestrae parietales.* Doppelseitige, fast symmetrische Substanzdefekte auf angeborener, erblicher Grundlage. Unregelmäßige Struktur des Schädeldaches. a ap-Aufnahme, b seitliche Aufnahme

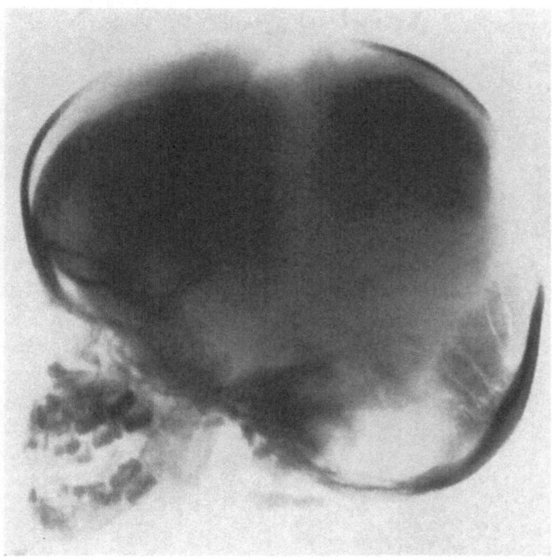

Abb. 371. *Ossifikationshemmung* im Bereich der *Bindegewebsknochen.* 2²/₁₂jähriges Mädchen. Die einzelnen Schädeldachknochen liegen als „Inseln" zwischen den weit offenen Nähten und Fontanellen

das ganze Gehirn außerhalb des Schädels zu liegen kommt (Abb. 368). In diesen Fällen fällt der formative Reiz der Gehirnentwicklung auf die Schädelbildung aus, so daß eine hochgradige Mikrocephalie resultiert. Bei einfachen Spaltbildungen im Bereich der medianen Nähte kommt es nicht immer zu Ausstülpungen der Meningen. Derartige längsovale oder rundliche Defekte bezeichnet man in Anlehnung an den Ausdruck „Spina bifida" als *Cranium bifidum.* Je nach Lage der Defekte ergibt sich dabei ein Cranium bifidum occipitale, parietale (am hinteren Ende der Sagittalnaht) und frontale. Das Cranuim bifidum frontale ist eine schwerere Form des Metopismus.

Metopismus

Als Metopismus bezeichnet man das Offenbleiben einer sagittal verlaufenden Naht durch das Stirnbein. Diese Naht wird an etwa 3% der Bevölkerung offen gefunden, kann also durchaus physiologisch sein. Viel häufiger und ausgedehnter trifft man die offene metopische Naht im Rahmen von Fehlbildungen des Schädelskeletes und verschiedener Syndrome. Bei angeborenen Störungen der Bindegewebsentwicklung des Schädeldaches (z.B. bei der Dysplasia cleidocranialis) reicht die große Fontanelle — sich allmählich verschmälernd — bis über die Nasenwurzel, (Abb. 371). Generell kann der Metopismus als Anlagestörung betrachtet werden, die bereits im Embryonalstadium der Schädelentwicklung wirksam wird.

Fenestrae

Rundliche oder ovale Substanzdefekte des Schädeldaches, die vorwiegend parasagittal entlang

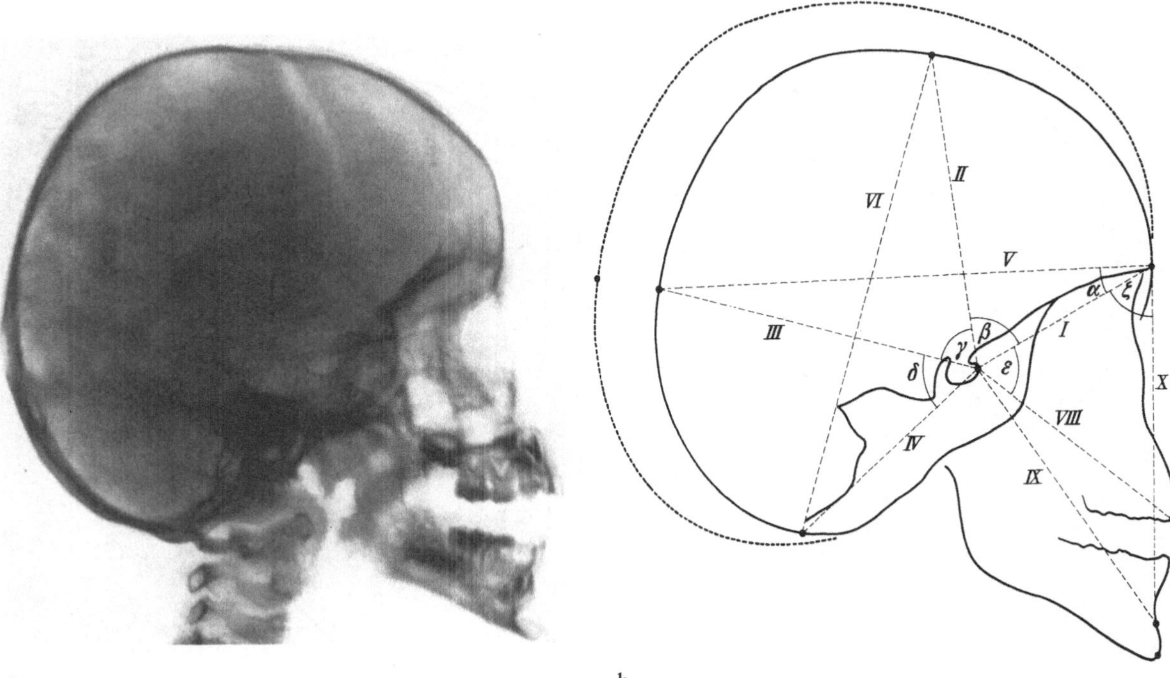

a   b

Abb. 372a u. b. *Allgemeine Mikrocephalie*, 2⁶/₁₂jähriges Mädchen. Die meisten Gehirnschädeldimensionen, so die Längenmaße III ($-2,5$ cm), V ($-2,3$), die Höhenmaße II ($-1,7$), VI ($-2,0$) und die Breite VII ($-2,1$) sind erheblich unter der Altersnorm. Zeichenerklärung: Ausgezogene Linie = Profilskisse des Röntgenbildes; punktierte Linie = altersentsprechendes Schädelprofil; unterbrochene Linien = Meßstrecken. a Radiogramm, b Skizze

der Pfeilnaht vorkommen, werden als Fenestrae (oder *Foramina*) bezeichnet. Sie erscheinen im Röntgenbild als „ausgestanzte" Areale, die bilateral und meist symmetrisch zur Mittellinie angeordnet sind. Am bekanntesten sind die Fenestrae parietales (Abb. 370), welche in der hinteren Scheitelbeinregion paramedian lokalisiert sind und ausdehnungsmäßig Durchmesser von wenigen Millimetern bis zu mehreren Zentimetern erreichen können. Die Fenestrae sind meist familiär gebundene, klinisch belanglose Ossifikationsanomalien.

Hemmung der Bindegewebsknochenbildung

Eine verzögerte Schädeldachossifikation, die nur den bindegewebigen Anteil des Schädels betrifft, ist ein uncharakteristisches Zeichen einer mesenchymalen Dysplasie und wird bei verschiedenen Mesenchymstörungen gefunden. Dabei beobachtet man Ossifikationsinseln im Zentrum der platten Schädelknochen, die sich nach der Peripherie zu langsam verlieren. Weite Fontanellen und weitklaffende Nähte werden durch diese Ossifikationsstörung vorgetäuscht. In der Regel ist diese Anomalie noch mit zusätzlichen Strukturstörungen der platten Knochen verbunden; diese werden in Form von akzessorischen Knochenelementen wie *Nahtknochen* und *Schaltknochen* oft erst später sichtbar. Am ausgeprägtesten ist die Hemmung der

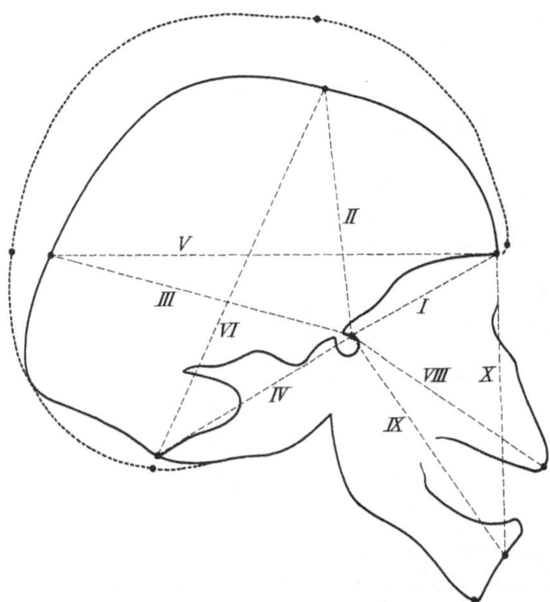

Abb. 373. Platy-Mikrocephalie. Größtes Defizit in den Schädelhöhenstrecken II und VI

Bindegewebsknochenbildung bei der Dysplasia cleidocranialis und bei der Osteogenesis imperfecta (Abb. 81, 82, 371).

Systematik der Dyscephalien

Die unzureichenden biometrischen Grundlagen der Schädelmessung haben es mit sich gebracht,

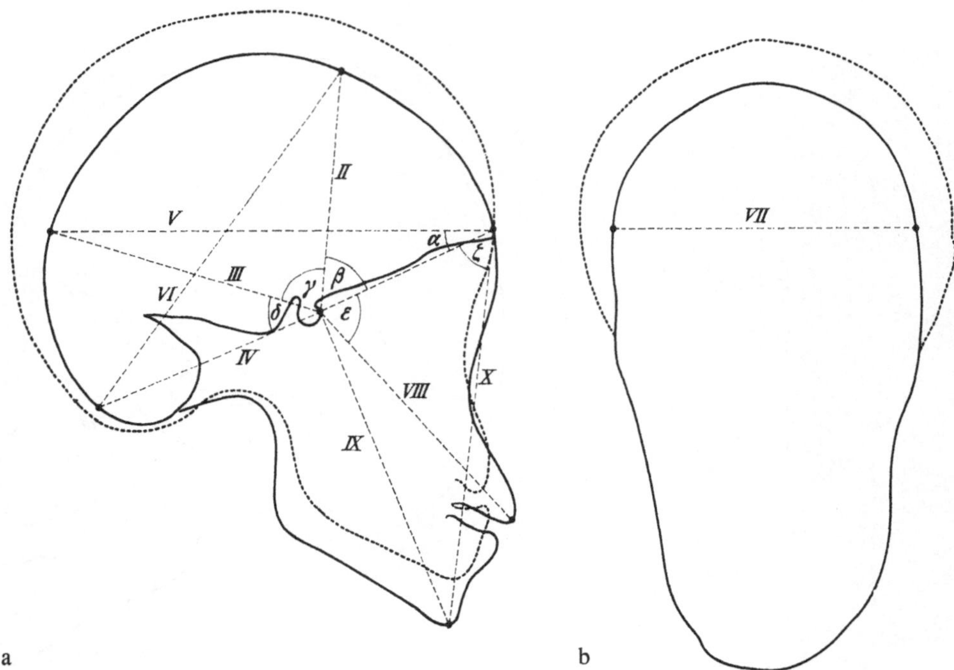

a   b

Abb. 374. *Steno-Platy-Mikrocephalie*. Defizite in den Meßstrecken VII, II, VI, V

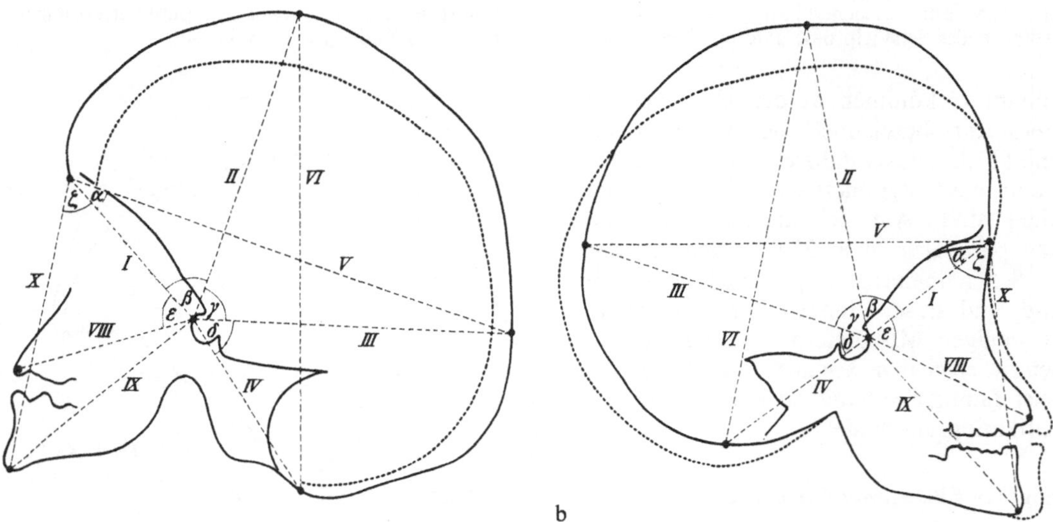

b

Abb. 375. a Makrocephalus. b Oxycephalus

daß recht grobe Einteilungen entstanden sind, die der Vielfalt der Volumen- und Proportionsveränderungen des Schädels nicht gerecht werden. Die Aussage der Volumenabweichungen in den Ausdrücken Makrocephalie oder Mikrocephalie beschränkt sich zudem nur auf den Gehirnschädel, während der Gesichtsschädel meist außerhalb der nomenklatorischen Beurteilung bleibt.

Die metrischen radiologischen Grundlagen haben zum ersten Mal die Möglichkeit gebracht, durch die Vielzahl der Einzelmaße die Proportionsverschiebungen des Schädels subtiler zu erfassen und damit dem Formenreichtum der Dyscephalien auch in der Nomenklatur Rechnung zu tragen.

Als Dyscephalie bezeichnet man alle Proportionsverschiebungen und außerhalb der Standardabweichung liegenden metrischen Abweichungen des Gehirnschädels. Fehlbildungskomplexe des Gehirnschädels, Gesichtsschädels und Kieferapparates werden am zweckmäßigsten unter dem Dachbegriff „Dysmorphie-Syndrome" zusammengefaßt. Eine Übersicht über die wichtigsten Formen von Dyscephalien und Dysmorphien enthalten die Tabellen 73—75.

Tabelle 73. Dyscephalien

Normocephalie (Schädel von normalen, d.h. innerhalb der Standardabweichung liegendem Gehirnschädelvolumen).

Ortho-Normocephalie = regelrecht proportionierter Gehirnschädel mit normalem Volumen.

Dolicho-Normocephalie = länglich konfigurierter Gehirnschädel mit normalem Volumen.

Brachy-Normocephalie = kurzer, meist breiter Ge hirnschädel mit normalem Volumen.

Steno-Normocephalie = schmaler Gehirnschädel mit normalem Volumen.

Oxy-Normocephalie = hoher, spitz zulaufender Gehirnschädel mit normalem Volumen.

Oo-Normocephalie = eiförmiger Gehirnschädel mit normalem Volumen.

Makrocephalie (Gehirnschädel mit vergrößertem Schädelvolumen).

Megacephalie = Großer Gehirnschädel im Verhältnis zum Gesichtsschädel (z.B. bei Frühgeborenen, konstitutionell).

Allgemeine Makrocephalie (Hydrocephalus) = nach allen drei Dimensionen vergrößerter Schädel mit vermehrtem Volumen.

Dolicho-Makrocephalie = vergrößerter Gehirnschädel, dessen Volumenvermehrung sich vorwiegend in der Längsrichtung entfaltet.

Brachy-Makrocephalie = vergrößerter Gehirnschädel, dessen Volumenvermehrung sich in die Breite und die Höhe erstreckt; der Schädel wirkt dadurch trotz Volumenvergrößerung relativ kurz.

Mikrocephalie (Gehirnschädel mit vermindertem Volumen).

Allgemeine Mikrocephalie = Volumenverminderung des Gehirnschädels in allen Dimensionen.

Brachy-Mikrocephalie = Volumenverminderung des Gehirnschädels auf Kosten der Hinterhauptwölbung.
Platy-Mikrocephalie = Volumenverminderung des Gehirnschädels durch Abflachung.

Steno-Mikrocephalie = Volumenverminderung des Gehirnschädels durch Verschmälerung.

Typische Proportionsverschiebungen

Akrocephalie (Turmschädel)

Oxycephalie (konisch getürmter [Spitz-] Schädel)
Turricephalie (zylindrisch getürmter Schädel)

Skaphocephalie (Kahnschädel, verschmälerter biparietaler Durchmesser mit kielförmig hervorgehobener Sagittallinie)

Trigonocephalie (= Dreieckschädel, bilateral ausladender, in der Sagittallinie spitz zulaufender Schädel)
Oocephalie (Eischädel).

Schädeldachdefekte

Acranie (Holocranie, Cranioschisis = Fehlen von Strukturen des Desmocraniums in der Sagittallinie, die mehr oder minder weit nach lateral reichen).

Merocranie (Defekte des Desmocraniums in der medianen Ebene = Cranium bifidum).

Fenestrae (Schädeldachdefekte, die meist symmetrisch paramedian angeordnet sind).

Tabelle 74. Dysmorphie-Syndrome. (Einzelheiten s. alphabetisches Syndromen-Verzeichnis)

---

1. Apert-Syndrom (= Akrocephalosyndaktylie)
2. Crouzon-Syndrom (=Dysostosis cranio-facialis)
3. Pseudo-Crouzon-Syndrom
4. Holtermüller-Wiedemann-Syndrom u.a.
5. Scheuthauer-Marie-Sainton-Syndrom (= Dysostosis cleido-cranialis)
6. v. Waardenburg-Syndrom (II) (= Dyscephalosyndaktylie)
7. Ullrich-Feichtiger-Syndrom (= Dyscraniopygophalangie)
8. Freeman-Sheldon-Syndrom (= Craniocarpotarsaldystrophie)
9. (Cornelia) de Lange-Syndrom
10. Dysplasia oculo-dento-digitalis (=Oculodentodigitales-Syndrom (Meyer-Schwickerath-Weyers)
11. Klippel-Feldstein-Syndrom
12. Oculo-vertebrales Syndrom (Weyers)
13. Gruber-Syndrom; (=Dysencephalia splanchnocystica)
14. Rubinstein-Syndrom
15. Franceschetti-Syndrom (I) (= Dysostosis mandibulofacialis)
16. Weyers-Syndrom (= Dysostosis acro-facialis)
17. Hanhart-Syndrom (II)
18. Ullrich-Fremerey-Dohna-Syndrom (= Dyscraniodysopie)
19. Hallermann-Syndrom (= Dysmorphia mandibulooculo-facialis; wahrscheinlich oligosymptomatische Variante von 9)
20. Dysostosis mandibularis.
21. Otocephalie
22. Gregg-Syndrom
23. Dzierzynsky-Syndrom
24. Achondroplasie
25. Dysostosis enchondralis

Tabelle 75. Schädel-Syndrome. (Einzelheiten s. alphabetisches Syndromen-Verzeichnis)

Ankyloglossum Superius-Syndrom
Capdepont-Syndrom
Cherubismus-Syndrom
Christ-Siemens-Touraine-Syndrom
Costen-Syndrom
Crouzon-Syndrom
Franceschetti-Syndrom
Garcin-Syndrom
Gregg-Syndrom
Holtermüller-Wiedemann-Syndrom
Jacod-Syndrom
Kurz-Syndrom
Maxillo-Faciales-Syndrom
Maxillo-Nasales-Syndrom
Nager-de Reynier-Syndrom
de Sanctis Cacchione-Syndrom
Ullrich-Fremerey-Dohna-Syndrom

Wegen der Reichhaltigkeit der Volumen- und Proportionsverschiebungen des Schädels können die Grundzüge nur an einzelnen typischen Beispielen skizzenhaft erläutert werden (Abb. 372, 373, 374, 375, 381, 383, 384). Die radiologische Symptomatik der Dyscephalie- und Dysmorphieformen ist aus den zahlreichen, in anderen Zusammenhängen wiedergegebenen

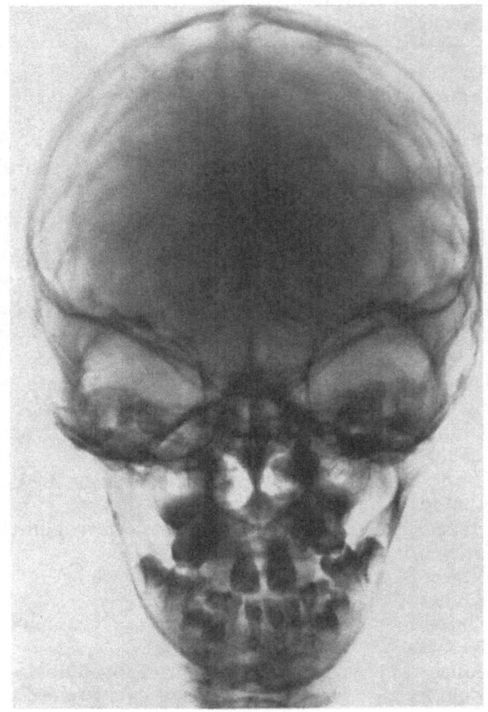

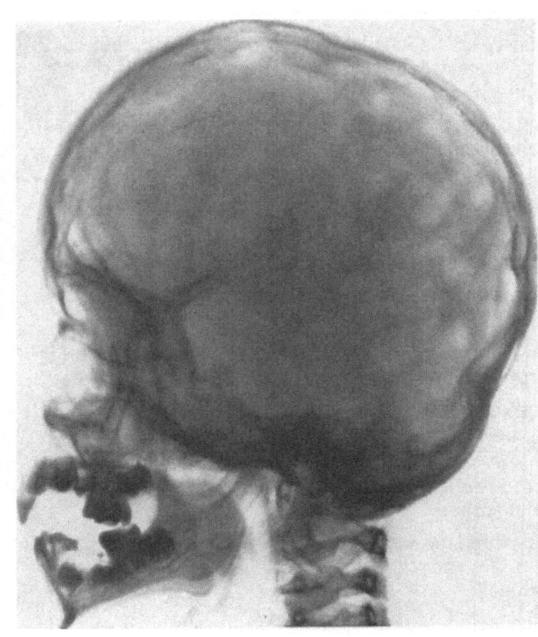

a

b

Abb. 376. *Allgemeine Craniostenose* (aller Nähte) mit brachy-oxycephaler Dyscranie. Keine Naht erkennbar, verstärkte Impressiones dig. 7⁴/₁₂jährig, ♀

Abbildungen (Abb. 367 – 369, 376 – 381) zu entnehmen.

Craniostenosen

Begriff. Craniostenosen sind Entwicklungsstörungen des Schädeldaches, die sich durch prämature Nahtsynostosen, sekundär aber auch durch Entzündungsprozesse entwickeln können. Das vor Abschluß des Schädelwachstums eingetretene Unvermögen des Gehirnschädels, sich in alle Dimensionen auszudehnen, führte zum Begriff der „Schädelenge", der Craniostenose.

Bei vorzeitigem Nahtverschluß ist ein Schädel- und damit auch Gehirnwachstum nur in Richtung der verschlossenen Naht möglich, während das Wachstum senkrecht dazu gehemmt oder verhindert ist. Durch diese Gesetzmäßigkeit ergeben sich charakteristische Umwandlungen der Schädelform:

Prämature Synostose der Pfeilnaht:
Resultat: *Dolichocephalus,*
Langschädel,
Skaphocephalus,
Kahnschädel.

Der Schädel ist biparietal verschmälert, läuft nach oben hin spitz oder in Form eines Kahnes kielförmig zu; nicht selten wölbt sich die Gegend der Sagittalnaht wulstförmig vor. Es resultiert ein schmaler, langer, meist auch niedriger Gehirnschädel.

Prämature Synostose der Kranznähte:
Resultat: *Turmschädel,*
Brachycephalus,
Akrocephalus,
Oxycephalus,
Turricephalus,
tower skull.

Der Gehirnschädel entwickelt sich vorwiegend in die Höhendimension, wobei die Breitendimension frontal und die Längendimension allgemein vermindert sind.

Einseitige Craniostenosen. Prämature Nahtsynostosen einer Seite der Nähte kommen bei der Coronarnaht, der Temporalnaht, seltener auch bei der Lambdanaht zur Beobachtung. In allen Fällen resultiert ein unregelmäßiger *Plagiocephalus (Schiefkopf)*. Die radiologische Diagnostik dieser einseitigen oder partiellen Nahtsynostosen ist mitunter nicht leicht und erfordert Spezialaufnahmen zur Darstellung des obliterierten Nahtabschnittes.

Partielle Craniostenosen liegen dann vor, wenn nicht die ganze Nahtlänge oder eine Seite der Naht betroffen ist, sondern ein Teilabschnitt einer Naht. Meist finden sich partielle Nahtsynostosen im Bereich der Sagittalnaht, un-

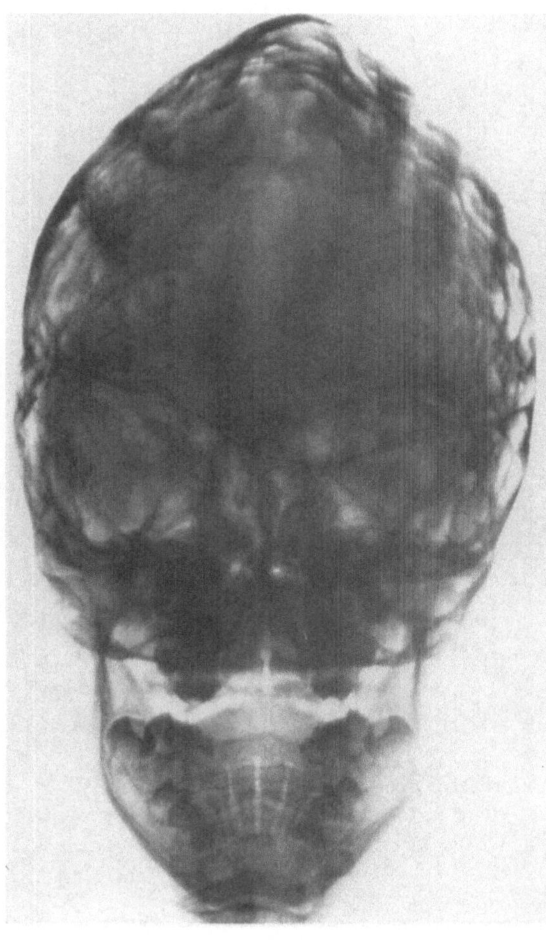

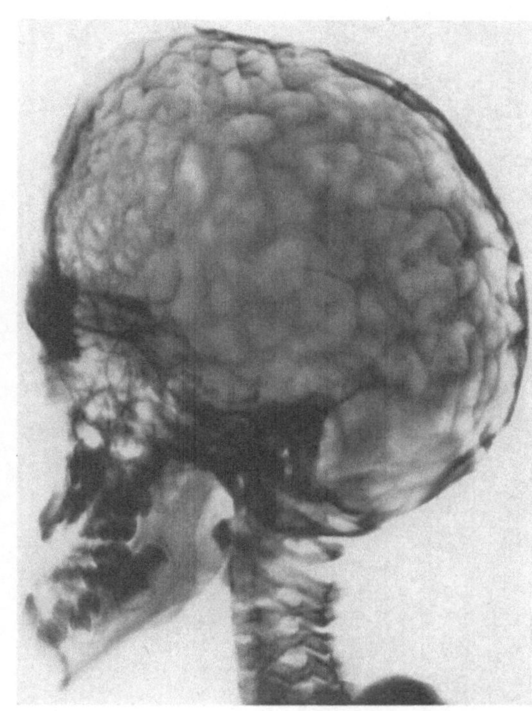

Abb. 377. *Turmschädel* mit enorm vermehrter Schädelinnenzeichnung bei Akrocephalosyndaktylie. Craniostenose, Exophthalmus. Flacher Gesichtsschädel. 6jähriges Mädchen

mittelbar hinter der großen Fontanelle oder vor der kleinen Fontanelle. Es resultiert daraus ein Langschädel, der niedrig ist und eine gewisse Eindellung der Schädelwölbung in der Schädelmitte erkennen läßt.

Röntgenologisch sind die Craniostenosen charakterisiert durch folgende Kriterien:

1. Charakteristische Dyscephalie in Form eines Dolichocephalus, Turricephalus, Plagiocephalus.

2. Nachweis der prämatur verschlossenen, d.h. osteosklerotisch verdichteten Naht.

3. Vermehrte und vertiefte Impressiones digitatae im Bereich einzelner Schädelabschnitte oder des gesamten Gehirnschädels.

Prüft man den Schädelvolumenindex metrisch, so stellt sich heraus, daß das Schädelvolumen sich meist im Rahmen der Durchschnittsvariation bewegt, nur selten werden ausgeprägte Mikrocephalien beobachtet. Die Kompensation des Gehirnwachstums in den noch möglichen Richtungen wird offensichtlich weitgehend wahrgenommen (EBEL; SCHÖNENBERG; GORDON; LAITINEN).

Kleeblattschädel-Syndrom

Begriff. Das Kleeblattschädel-Syndrom ist eine angeborene, hochgradig deformierende Dyscephalie mit typischer kleeblattähnlicher Konfiguration. Formgestaltung und korrelierte Symptome weisen auf eine ursegmentale Störung hin, die am Ende der 4. oder am Anfang der 5. Schwangerschaftswoche entstehen dürfte.

Synonyma. *Holtermüller-Wiedemann-Syndrom; Kleeblattschädel; Clover Leaf Skull.*

Klinik. Neben der typischen Schädelverformung kommen Gesichtsschädelverbildungen im Bereich der Augenhöhlen, der Nase und der Kiefer, Mikromelie aller Gliedmaßen bis zur Phokomelie Hemmungsmißbildungen im Wirbelsäulenbereich, sowie Störungen der Gehirnarchitektonik zur Beobachtung. Es sind Aquaeduct-Agenesien, Aplasien des 3. Ventrikels bei unterbliebener Trennung der Sehhügel und Hydrocephalus internus beschrieben worden (SCHUCH u. PESCH).

Radiologie. Radiologisch finden sich sowohl an den Extremitäten als auch im Bereich des Desmocraniums und Chondrocraniums tiefgreifende

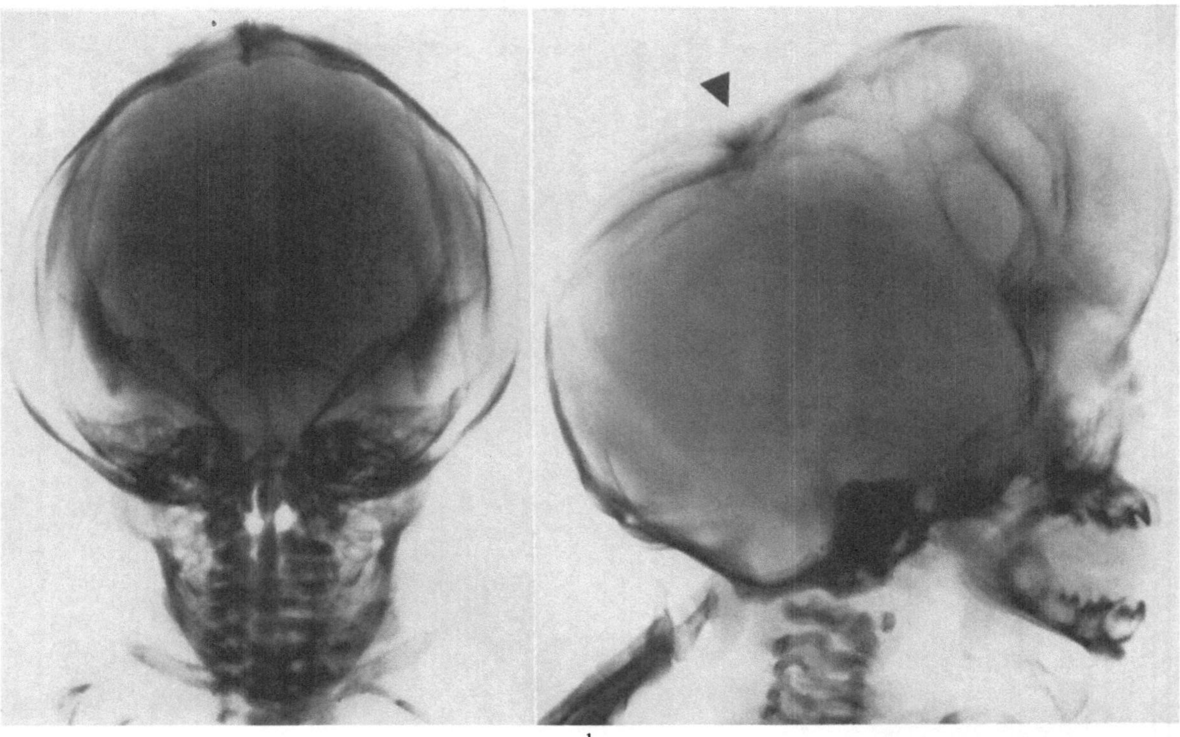

a   b

Abb. 378a u. b. *Craniostenose der Sagittal- und Coronarnaht.* Deformierung der Schädelbasis. 3 Wochen alt, ♀

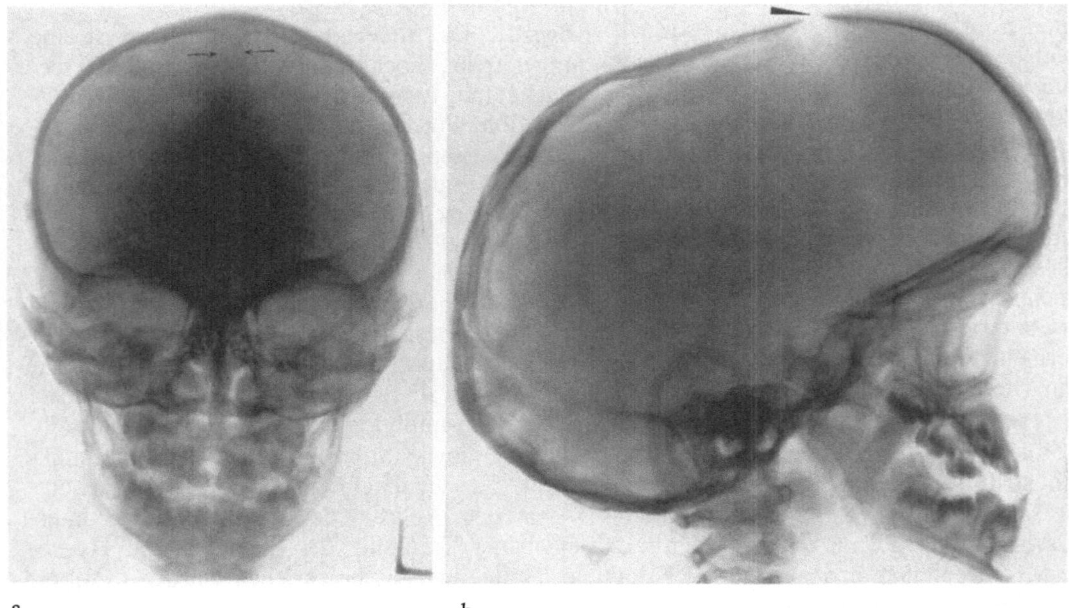

a   b

Abb. 379a u. b. *Dolichocephalie durch Craniostenose* der Sagittalnaht. Niedriger, langgezogener, frontal ausladender Schädel auf dem Profilbild (b). Auf der ap-Aufnahme (a) erkennt man die obliterierte und sklerosierte Pfeilnaht (Pfeile). 18 Monate alter Junge. Coronarnaht erweitert (Keil)

Formveränderungen. Der Gehirnschädel ist kleeblattähnlich dreigeteilt mit einer spitz zulaufenden firstartigen Oberpartie, stark vorspringenden Temporalblasen, die sich wiederum durch eine Schnürfurche vom Gesichtsschädel abheben. In der Enddifferenzierung der Extremitätenknospen kommen Hemmungsfehlbildungen von der Syndaktylie über die Assimilationshypophalangie bis zur Löffelhand und Phokomelie vor (Abb. 23, 367).

Fehlbildungen des Gesichtsschädels

Die Varianten und Fehlbildungen des Gesichtsschädels sind klinisch-physiognomonisch eindrucksvoller als radiologisch. Die nachfolgende Zusammenstellung skizziert die radiologischen Veränderungen am Schädel und in einer zweiten Rubrik die assoziierten Skeletveränderungen und anderweitig wichtige Fehlbildungen (PFEIFFER; DEGENHARDT; HUNTER u. GARN).

Laterale Gesichtsspalten

Leitsymptome: Lippenspalte, Spaltenbildung des weichen und harten Gaumens. Kombiniert damit werden beobachtet Hydrocephalus, Balkenmangel, Encephalocele.

Assoziierte Skeletveränderungen

Hexadaktylie, Löffelhand, Spalthand, Spaltfuß, Reduktion der mittleren Finger- und Zehenstrahlen.

Cyclopie

Leitsymptome: Aplasie der Orbitae, des Nasenskeletes, des Siebbeines, des Zwischenkiefers. Pneumencephalographisch findet man eine fehlende oder unvollständige Trennung der Hemisphären; Aplasie des Balkens und des Fornis wird beobachtet.

Assoziierte Veränderungen

Diastematomyelie; Diplomyelie; weiter Wirbelkanal, Knochensporn an der Hinterwand des Wirbelkanals.

Arhinencephalie

Radiologische Leitsymptome

Form I: Hypertelorismus; Hypoplasie des Oberkiefers und Unterkiefers; Trigonocephalie.

Form II: Zebocephalie; Hypoplasie des Keilbeins, des Siebbeins, des Nasenbeins. Trigonocephalie mit Aplasie des Zwischenkiefers.

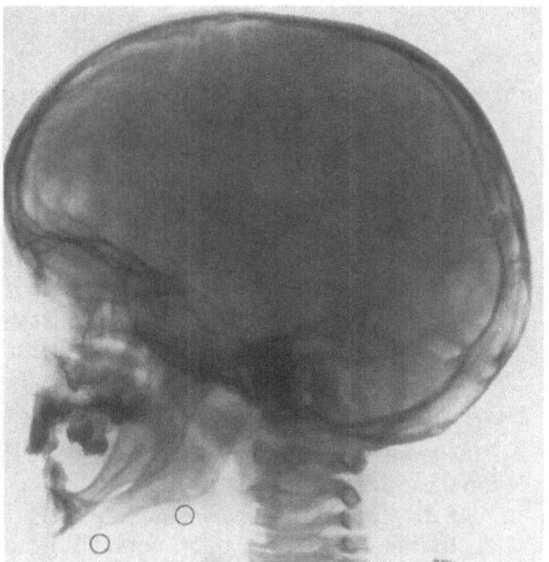

Abb. 380. *Anhidrosis hypotrichotica (Christ-Siemens-Tourrain-Syndrom)* mit *Oligodontie.* Am Unterkiefer sind nur die Eckzähne angelegt. 3²/₁₂jähriger Junge

Form III: Ethmocephalie; Aplasie des Siebbeins, des Nasenbeins, des Zwischenkiefers;

Form IV: Aplasie des Zwischenkiefers, des Siebbeins, laterale Gaumenspalte; Lückenschädel (fakultativ).

Bei den Formen I–IV kann im Pneumencephalogramm eine fehlende oder partielle Trennung der Hemisphären, eine Aplasie des Balkens und Fornix beobachtet werden.

Assoziierte Anomalien: Bei allen 4 Formen werden Spina bifida, Polydaktylie, pes equinovarus beobachtet.

Dysplasia maxillo-nasalis

Leitsymptom: Hypoplasie des Zwischenkiefers und des Nasenskeletes.

Otocephalie (Ageniocephalie)

Leitsymptome: Hypoplasien oder Rudimente des Unterkiefers, Oberkiefers, der Gaumenbeine, des Keilbeins, der Jochbeine (fakultativ). Defekte werden am Zungenbein und am proc. styloideus gefunden. Darüber hinaus kommen anderweitige Spaltbildungen fakultativ vor.

Isolierte Hypoplasien des 1. Visceralbogens

Form I: Hypoplasie des Unterkiefers, des aufsteigenden Unterkieferastes, Begleitsymptome bilden bindegewebige Knochendefekte.

Form II: ist gekennzeichnet durch ein- oder doppelseitige Hypoplasie des Jochbeins.

Form III: wird auch als Ankyloglossum superius-Syndrom (s. d.) bezeichnet.

Leitsymptom: Hypoplasie des Oberkiefers, des Zwischenkiefers und Defekte der Schneidezähne. Als Begleitsymptome werden fetale Amputationen gefunden.

Form IV: Hypoplasie des Felsenbeins, des Warzenfortsatzes, der Squama ossis temporalis und des Jochbeinfortsatzes.

Dysplasia mandibularis

Leitsymptom ist eine ein- oder doppelseitige Hypoplasie des Unterkiefers.

Bei der *Dysostosis otomandibularis* liegt zusätzlich eine Hypoplasie oder Fehlbildung der entsprechenden Ohrregion vor.

Dysplasia oculo-vertebralis

Leitsymptome: Aplasie der Augenhöhlen (Anophthalmie), Hypoplasie der Augenhöhlen (Mikrophthalmie), Hyperplasie des Oberkiefers.

Assoziierte Anomalien finden sich an den Wirbelkörpern und Rippen.

Dysplasia maxillo-facialis

Leitsymptome: Hypoplasie des Oberkiefers, der Jochbeine, Abflachung der Unterkiefer bzw. Unterkieferwinkel, Verkürzung der vorderen Schädelbasis, Progenie.

Pierre-Robin-Syndrom

Leitsymptome: Hochgradige Hypoplasie des Unterkiefers, Gaumenspalte (fakultativ), Mikrostomie, Spaltbildungen des Unterkiefers.

Dysmorphia oculo-mandibulo-facialis

Leitsymptome: Hochgradige Mikrognathie, Hypoplasie der Jochbeine, papageienartig vorspringende Nase, Hypoplasie der Orbitae bei Mikrophthalmie.

Dyscephalia oculo-mandibulo-facialis

Leitsymptome: Hochgradige Mikrognathie, Hypoplasie des Jochbeins, papageienartig vorspringende Nase, vorspringende Stirnhöcker.

Dysplasia mandibulo-facialis (Franceschetti-Syndrom, s. d.)

Leitsymptome: Antimongoloide Augenachsenstellung, Hypoplasie der Jochbeine und des Unterkiefers, Stellungsanomalien der Zähne; fakultativ: rudimentäre Zahnleisten, stumpfer Kieferwinkel, Hypertelorismus, Aztekenschädel.

Assoziierte Anomalien bilden Mißbildungen der Wirbelsäule und der Extremitäten.

Dysplasia dento-facialis (Weyers)

Leitsymptome: Angeborene Zähne oder prämature Dentition, Lückengebiß, Stellungsanomalien der Zähne, Hypoplasie der Zahnwurzeln, vorzeitiger Zahnausfall, Mikrogenie; Hypoplasie der Jochbeine. Unvollkommener Verschluß der Sutura zygomatico-facialis.

Dysplasia oculo-auricularis (Goldenhar-Syndrom)

Leitsymptome: Stellungsanomalien der Zähne, halbseitige Hypoplasie des Gesichtes in Kombination mit anderen Mißbildungen der Visceralregion.

Dyscrania pygo-phalangica

Leitsymptome: Hypoplastische Dysplasien der Visceralregion. Vorspringende Stirn, eingesunkene Nasenwurzel, Mikrognathie, Störung der Kieferentwicklung mit Gaumenspalten und Kieferspalten.

Assoziierte Anomalien sind Anlagestörungen der Wirbelkörper, Spaltbildungen der Wirbelkörper, vor allem des 2. Lendenwirbelkörpers, Polydaktylie, dreiphalangischer Daumen, Klumpfuß, Hackenfuß.

Cranio-carpo-tarsale Dysplasie (Freemann Sheldon-Syndrom, s. d.)

Leitsymptome: Hypoplasie des Gesichtsschädels, flache Gesichtsebene, Hypertelorismus, Steilstellung der vorderen Schädelgrube.

Assoziierte Anomalien: Ulnare Deviation der Hände ohne Knochendefekt, Spitz-Klumpfuß, Knick-Hackenfuß, Spina bifida oculta.

Oro-facio-digitalis-Syndrom

(Papillon-Léage-Psaume-Syndrom)
Leitsymptome: Hypertelorismus, Gaumenspalte, Kerbung des Ober- und Unterkiefers, Dystopie der oberen Eckzähne, Aplasie der 2. Schneidezähne unten, Hypoplasie des Unterkiefers, Kyphose der Schädelbasis, Verlagerung der Schädelgruben nach dorsal und caudal, Hydrocephalus (fakultativ).

Assoziierte Anomalien: Unregelmäßige Verdickung der kurzen Röhrenknochen; netzförmige, unregelmäßige Aufhellungsbezirke in den Dia- und Epiphysen. Syndaktylie, Klinodaktylie, Kamptodaktylie, Polydaktylie.

Meßdaten

	I	II	III	IV	V	VI	VII	VIII	IX
M	5,9	9,2	10,5	7,6	14,8	14,6	13,5	7,6	9,7
Norm	7,0	10,6	12,9	8,6	18,8	16,7	16,3	9,6	12,2
Def.	—1,1	—1,4	—2,4	—1,0	—4,0	—2,1	—2,9	—2,0	—2,5

	X	Q_1	Q_2	α	β	γ	δ	ε	ζ
M	11,5			34	62	66	54	92	57
Norm	12,7			24	78	64	56	77	68
Def.	—1,2			+10	—16	+2	—2	+15	—11

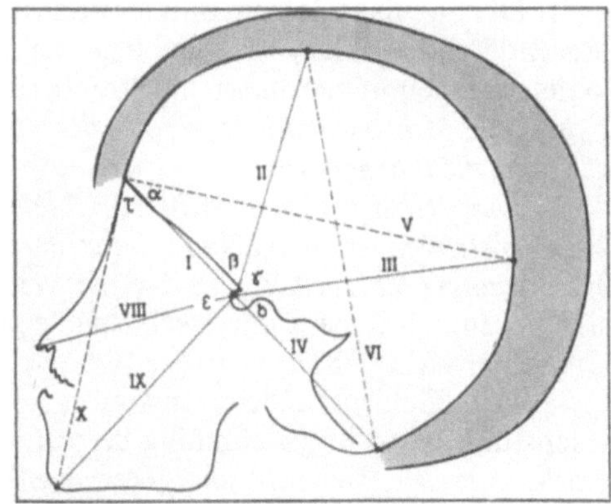

Abb. 381. Defizit des Schädelprofils bei 11jährigem mongoloiden Jungen (Defizitfläche dunkel)

Dysmorphia cervico-oculo-facialis

(Franceschetti-Klein-Wildervanck-Syndrom)

Leitsymptome: Halbseitige Hypoplasie des Gesichtes, Gaumenspalten, Anomalien der Zahnanlagen: Follicularcysten, Hyperodontie, verzögerte Dentition.

Assoziierte Anomalien: Symptomenmosaik des Klippel-Feil-Syndroms: Kurzer Hals, Schulterblatthochstand, faßförmiger Thorax, hoher Rundrücken, Halbwirbel, Blockwirbel, Keilwirbel, Spaltbildungen der Wirbelkörper, Spaltbildungen der Wirbelbögen, Halsrippen, Massenverschiebungen und Verschmelzungen verschiedener Wirbelsäulenanteile. Spina bifida aperta, Spina bifida occulta, Kyphoskoliose, Ankylosen von Fingerknochen, Kamptodaktylie, Syndaktylie.

Turner-Syndrom

Leitsymptom: Hyperostosis frontalis.

Assoziierte Anomalien: Abnorme Biegung der Clavicula, fehlerhafte Modellierung der Clavicula, Cubitus valgus, Luxation des Radiusköpfchens, Hypoplasie der Patella, Luxation der Patella nach lateral. Exostosenartige Knochenbildungen am Becken (sog. Beckenhörner). Dysplasien von Fuß, Arm, Hand, Schulter,

Trisomie D (13—15) — Syndrom (Patau), s.d.

Trisomie E (17—18) (Edwards-Syndrom), s.d.

Die mongoloide Dyscephalie

Charakteristika der mongoloiden Dyscephalie

Die Fehlentwicklung des Kopfes im Rahmen des Down-Syndroms umfaßt die Gehirn- und Gesichtsschädelformung, so daß man besser von einer mongoloiden *Dyscephalie* als *Dyscranie*

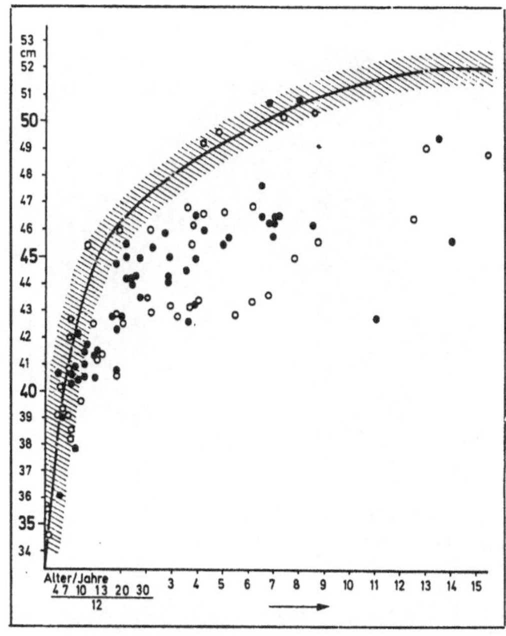

Abb. 382. Dreidimensionaler Gehirn-Schädel-Quotient (n = 100 Mongoloide; • = ♂; ○ = ♀)

spricht. Die anomale Entwicklung erstreckt sich auf *Größen-, Formvarianten* und charakteristische *Proportionsverschiebungen.* Während die Gehirnschädel-Fehlentwicklung auf die Störungen des Gehirnwachstums zurückzuführen ist, resultieren die Gesichtsschädel-Verformungen aus mesenchymal-ossären und mechanischen Faktoren. Die primär vorhandene, im Laufe des Wachstums sich verstärkende Oberkieferhypoplasie (Abb. 383) kombiniert sich mit den Folgen der Makroglossie und der adenoiden Vegetationen.

Die wesentlichsten, aus einer biometrisch fundierten Schädelmetrik an Röntgenbildern beim Mongolismus sich ergebenden Aufschlüsse sind folgende:

1. Der − das Gehirnvolumenwachstum repräsentierende − Gehirnschädel liegt bei mongoloiden Neugeborenen meist im Streubereich der Norm, die *Mikrocephalie ist also in der Mehrzahl der Fälle nicht angeboren.*

2. Das *Gehirnschädelwachstum bleibt vom 2. Lebenstrimenon ab meßbar hinter der Norm-Wachstumskurve zurück*, das Defizit vergrößert sich bis zum 4. Lebensjahr rasch, später graduell langsamer (Abb. 382).

3. Das Gehirnschädelwachstum (= Gehirnwachstum) ist nicht gleichmäßig betroffen. *Occipital-, hintere Parietal- und Temporalregionen* bleiben wesentlich markanter im Wachstum zurück als die vorderen Schädelpartien.

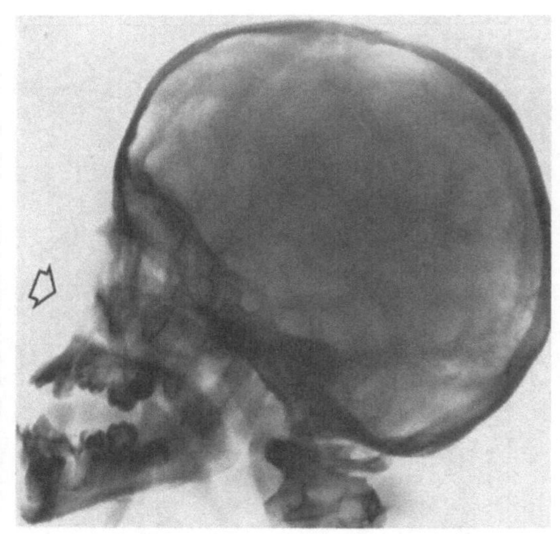

Abb. 383. *Mongoloide Dyscephalie. Steno-Brachy-Mikrocephalie*. Hypognathie des Oberkiefers

4. Unbehandelt resultiert beim Mongolismus eine während des Wachstumsalters zunehmende *Brachy-Steno-Mikrocephalie* (Abb. 381),

5. Die Physiognomie wird zusätzlich durch die Veränderungen des Gesichtsschädels geprägt. Diese sind primär mesenchymal determiniert und nicht Folge der Gehirnfehlentwicklung. Die verringerte Tiefe des Oberkiefers ist bereits bei der Geburt vorhanden und führt zusammen mit der steilen vorderen Schädelgrube zur typischen mongoloiden Gesichtsgestaltung (Abb. 383). Das mittlere Gesichtsdrittel ist flach bis eingesunken, wirkt dadurch breit; diese Fehlproportionen werden durch das relativ normale Unterkieferwachstum in der Präpubertätszeit und die fehlende Hinterhauptwölbung noch akzentuiert.

Das äußere Erscheinungsbild des mongoloiden Kindes wird in erster Linie von der Fehlentwicklung des Schädels und der daraus resultierenden Physiognomie (Abb. 381−384a) bestimmt. Obwohl diese Veränderungen wie kein anderes

Symptom die soziologische Stellung prägen, wurden sie bislang nur oberflächlichen Studien unterzogen. Der Gehirnschädel wurde als „mikrobrachycephal" eingestuft (VOGT, 1907). ROMINGER (1951) stellte bereits heraus, daß Mongoloide „mit zunehmendem Alter immer mehr brachycephal" werden. Die ersten objektiven Messungen (SEWARDS, ROCHE und SUNDERLAND, 1961) mittels 8 vom Mittelpunkt des größten Radiärdurchmessers in vertikaler Richtung gezogenen Radien gaben nur unzulängliche Aufschlüsse über die Wachstumsdynamik. BENDA (1941), der wie viele andere den verzögerten Ossifikationsprozeß am Schädel hervorhebt, sieht in der Verkürzung der Schädelbasis durch unzureichendes Wachstum der spheno-occipitalen und sphenoethmoidalen Synchondrose den Ursprung der Fehlproportionierung.

In den ersten Lebenswochen liegen die Gehirnschädel-Volumen-Quotienten Mongoloider in der Regel im Normbereich (Abb. 382).

Die Punktverteilung ist um so beachtenswerter, als mongoloide Kinder häufiger niedrigere Geburtsgewichte und Körperlängen haben als Neugeborene der Normalpopulation; es müßten also häufiger niedrigere Schädelmaße erwartet werden als tatsächlich registriert wurden.

Beginnend mit dem 2. Lebenstrimenon sinken die Schädel-Volumen-Quotienten der Mongoloiden progredient ab, wobei als Tiefpunkt dieser Entwicklung etwa das 7. Lebensjahr anzusehen ist.

Während bei männlichen Mongoloiden sich ein relativ homogenes Bild des progredient nachhinkend n Gehirnwachstums ergibt (dichte Gruppierung der Punkte um eine potentielle Regressionskurve), findet man bei weiblichen Mongoloiden eine auffallende Gruppierung an der unteren und oberen Grenze der pathologischen Punkt-Verteilung.

Disharmonie des Schädelwachstums bei Mongoloiden

Auf der Basis der durch Meßwerte belegten progredienten Mikrocephalie bei Mongoloiden war es nun von Interesse, ob alle Gehirnschädelpartien gleichmäßig betroffen sind oder ob es sich um ein unharmonisches Zurückbleiben des Gehirnes handelt. Dazu diente die Auswertung der Punktverteilung von 500 Schädeln Mongoloider nach Einzelstrecken.

Im einzelnen läßt sich daraus entnehmen:

Strecke I: Die **vordere Schädelgrube** zeigt in den ersten Lebensjahren eine stärkere Streuung um die Normwerte und ist jenseits des 4. Lebensjahres konstant leicht verkürzt (Abb. 381).

Strecke IV: Die Strecke IV als weitere „reine" Schädelbasisstrecke der **hinteren Schädelgrube** weist bei stärkerer Streuung um die Normwerte keine nennenswerten Abweichungen von den jeweiligen Altersnormen auf (Abb. 383).

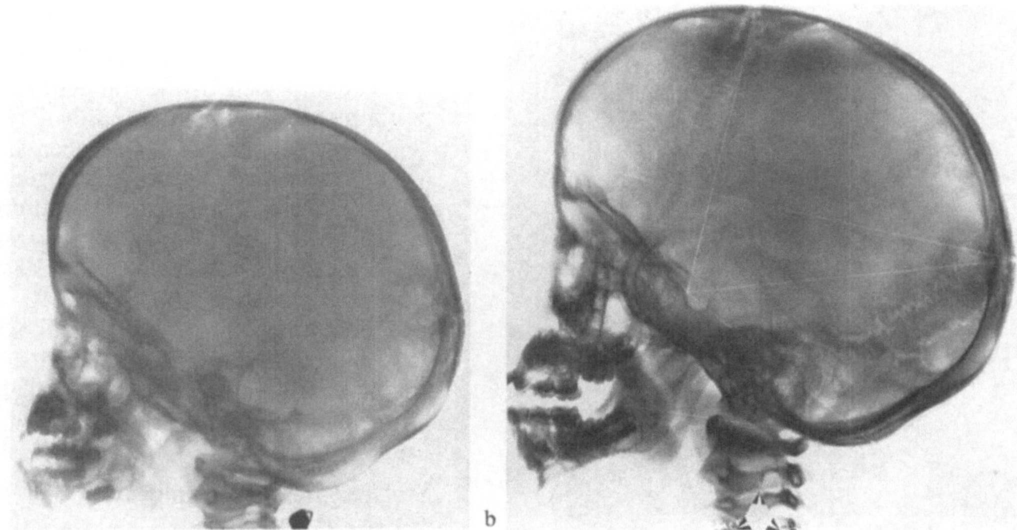

Abb. 384a u. b. *Mongoloide Dyscephalie*. a unbehandelt, b nach 2jähriger Behandlung weitgehende Normalisierung der Schädelmaße (gleicher Verkleinerungsmaßstab)

a:

I	II	III	IV	V	VI	VII	VIII	IX	X	Q_2	Q	α	β	γ	δ	ε	ζ
6,1	10,1	11,8	7,5	16,7	15,6	13,7	7,0	8,8	10,7	46	26,5	30	65	71	53	64	59
6,3	10,4	12,2	7,5	17,2	15,9	15,1	8,2	10,0	10,8	48,2	29,0	25	75	66	59	79	66
—0,2	—0,3	—0,4	±0	—0,5	—0,3	—1,4	—1,2	—1,2	—0,1	—2,2	—2,5	+5	—10	+5	—6	—15	—7

b:

I	II	III	IV	V	VI	VII	VIII	IX	X	Q_2	Q	α	β	γ	δ	ε	ζ
7,5	11,4	13,2	9,4	18,9	17,5	15,8	8,3	10,4	13,0	52,2	31,7	32	61	71	43	93	52
6,5	10,4	12,4	8,1	17,9	16,4	15,5	8,7	10,6	11,2	49,8	30,5	26	76	65	59	77	68
+1,0	+1,0	+0,8	+1,3	+1,1	+0,3	—0,4	—0,2	+1,8	+2,4	+1,2	1.2	+6	—15	+6	—16	+16	—16

Strecke II: Die **Schädelhöhe** bleibt bereits von den ersten Lebensmonaten ab gegenüber der Norm zurück, wobei sich das Ausmaß des Defizits später relativ konstant hält (Abb. 384a).

Strecke VI: Während die Strecke II die Höhe der mittleren Schädelpartie ausdrückt, erfaßt die Strecke VI die größte Schädelhöhe; diese fällt vom 1. — 3. Lebensjahr gegenüber der Norm ab, jenseits des 4. Lebensjahres scheinen die Veränderungen nicht mehr zuzunehmen (Abb. 381, 384a).

Strecke III: Die **Länge der hinteren Schädelgrube** bleibt vom 2. Lebenshalbjahr ab deutlich, aber stark streuend, hinter dem Normwachstum zurück. Dies bedeutet ein Zurückbleiben der Schädellänge (Abb. 381).

Strecke V: Der größte Schädel-Längs-Durchmesser zeigt vom 2. Lebenshalbjahr ab ein stark variierendes, graduell aber erhebliches Absinken gegenüber der Norm (Abb. 381).

Strecke VII: Das **Gehirnschädel-Breitenwachstum** wird durch den größten biparietalen Durchmesser erfaßt. Bei primär stärkerer Streuung liegen die Werte Mongoloider relativ oft bis Ende des 1. Lebensjahres im Normbereich; anschließend scheint das Breitenwachstum des Gehirns weitgehend zum Stillstand zu kommen.

Gesichtsschädel

Die **Tiefe des Oberkiefers** wird durch die Strecke VIII erfaßt; sie zeigt als einzige Strecke primär subnormale Werte, deren Defizit gegenüber der Norm bis zum 4. Lebensjahr graduell zunimmt, um anschließend konstant zu bleiben (Abb. 381). Die **Tiefe des Unterkiefers** (Strecke IX, Abb. 381) bewegt sich bei der Geburt weitgehend im Normbereich, bleibt vom 2. — 3. Lebensjahr im Wachstum zurück und behält diesen Rückstand nahezu unverändert bis zum Ende des Wachstums bei. Die **Gesichtsschädelhöhe** (Strecke X, Abb. 383) ist in den ersten Lebensmonaten in oder knapp außerhalb des Bereiches der Standardabwei-

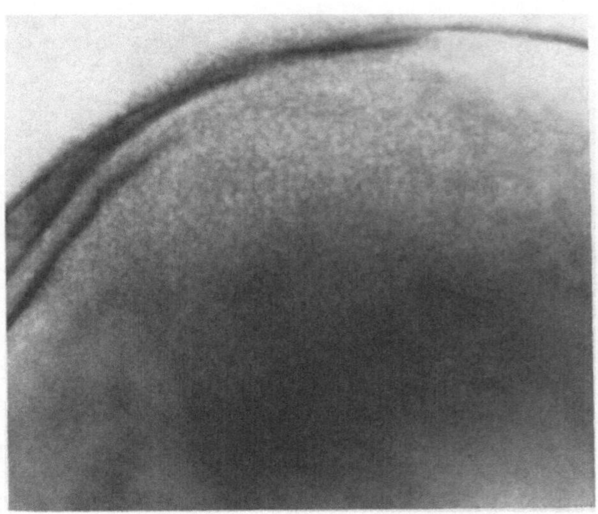

Abb. 385. „Poröse" Auflockerung der Tubera parietalia infolge *Markhyperplasie* bei *hämolytischer Anämie*

chung zu finden. Bemerkenswerterweise tritt später eine Punktmassierung oberhalb der Normverteilung bei Jungen, dagegen eine deutliche Gruppierung der Mädchen unterhalb der Norm ein.

Winkelmaße

Die Proportionsverschiebungen am Schädel mongoloider Kinder sind erst dann voll beurteilbar, wenn die Winkelrelationen mit berücksichtigt werden (Abb. 384).

Den Neigungswinkel der vorderen Schädelgrube repräsentiert der Winkel α (Abb. 381, 384a); er liegt nur selten im Normbereich (dann meist im 1. Lebensjahr), vorwiegend darüber, zwischen 3. und 5. Lebensjahr oft bis über 50% vom Normmittelwert abweichend. Die vordere Schädelgrube verläuft zu steil.

Den Raum des Frontalhirnes erfaßt mit seinen Schenkeln der Winkel β; er liegt im 1. Lebensjahr um 10%, später zwischen 10−25% unter der Norm (Abb. 383).

Der Winkel γ umschließt mit seinen Schenkeln etwa das Parietalhirn. Seine Werte liegen bei Mongoloiden im ±-Streubereich der Norm mit gelegentlichen Ausnahmen; dabei findet sich oberhalb der Normverteilung eine stärkere Punktgruppierung als unterhalb.

Der Winkel δ erfaßt die Spannweite der hinteren Schädelgrube, also etwa den Volumenanteil des Klein- und Occipitalhirnes; er ist am stärksten betroffen und zeigt konstant Defizite von −10% bis −35% gegenüber den Normdurchschnittswerten. Hier zeichnet sich das betonte Betroffensein der occipitalen Gehirnpartien

an der Mikrocephalie eindrucksvoll ab (Abbildung 383).

Der Winkel ε stellt den Gesichtsöffnungswinkel dar, dessen Größe von der Strecke X mitbestimmt wird. Durch die Größe der Zunge und den offenstehenden Mund ergeben sich hier bei Mongoloiden die größten Meßungenauigkeiten, so daß auf eine graphische Darstellung verzichtet wird. Mit zunehmendem Alter vergrößert sich der Winkel, um später etwa 10−20% über der Norm zu liegen (s. a. Abb. 383, 384).

Der Winkel ζ liegt bei stärkerer Streuung bis 25% unter der Norm. Dieses Defizit dürfte durch die Steilstellung der vorderen Schädelgrube (Strecke I, Winkel α) voll erklärt sein.

Stoffwechselauswirkungen auf das Schädelskelet

Die wesentlichsten Stoffwechselveränderungen, die radiologisch am Schädelskelet Erscheinungen hinterlassen, wurden im Rahmen der Stoffwechselauswirkungen auf das Gesamtskelet behandelt. Hier soll deshalb nur eine Übersicht über die speziell am Schädelskelet zu findenden Röntgensymptome gegeben werden.

Familiäre hypophosphatämische Rachitis

Das Schädelskelet ist anfangs unauffällig, später findet sich ein verdichtetes Schädeldach mit vorspringenden Tubera frontalia und Tubera parietalia. Es ist nicht sicher, ob diese Veränderungen im pathogenen Prinzip der hypophosphatämischen Rachitis liegen oder Folgen der Vitamin D-Dauerbehandlung sind. Das gleiche gilt für die verstärkte Innenreliefzeichnung.

Chronische idiopathische Hypophosphatasie

Das Schädeldach ist verdickt und zeigt eine hochgradige Sklerose. Die verdickten Schädeldachknochen bestehen aus primitiven Trabekeln und vascularisiertem lockerem Bindegewebe. Demgegenüber ist die Schädelbasis eher osteoporotisch. Die Knochenstruktur wirkt relativ homogen, der Schädelumfang ist gegenüber der Norm vergrößert.

Hypophosphatasie

Man unterscheidet 3 Typen, den frühinfantilmalignen, den infantil juvenilen und den latenten Typ. Der Gehirnschädel ist groß, mangelhaft verknöchert. Während die zentralen Partien der platten Schädelknochen dicht und homogen wirken, ist die Peripherie der desmalen Knochen strahlendurchlässig; dadurch wirken die Schädelnähte und Fontanellen weit. Aus diesem Zu-

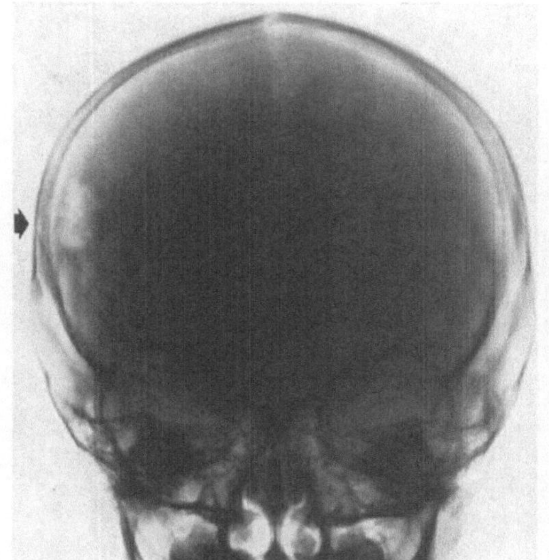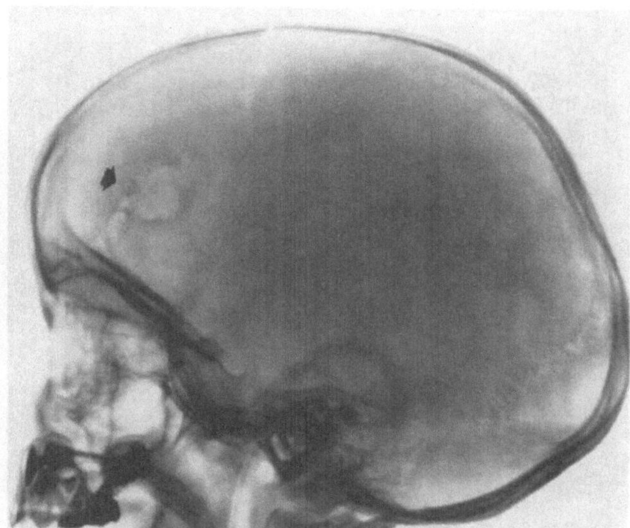

Abb. 386a u. b. *Eosinophiles Granulom* frontal rechts (Pfeil)

stand entwickelt sich später nicht selten eine prämature Nahtsynostose mit typischem verstärktem Innenrelief des Schädeldaches. Bei den gutartigen Typen sind diese Veränderungen weniger ausgeprägt. Die Milchzähne fallen vorzeitig aus, die bleibenden Zähne kommen dagegen zum altersentsprechenden Termin (Abbildung 120).

Dysostosis multiplex

Bei der Dysostosis multiplex findet sich je nach Typ als gemeinsames Symptom eine Vergrößerung des Gehirnschädels mit vorspringenden Tubera frontalia (Balkonstirn). Die Innenzeichnung des Schädels kann verstärkt sein, beim Typ PFAUNDLER-HURLER ist die Sella vergrößert und sieht mit der Öffnung nach dorsal (s. d.).

Alkaptonurie. Verkalkungen der Ohrknorpel.

Aktalasie. Zahnausfall, Nekrosen der Zahnalveolen, Kiefersequestrierungen werden beobachtet.

Albinismus (Tyrosinase-Mangel).
    a) Waardenburg-Syndrom: breite Ossa nasalia,
    b) Mende-Syndrom: mongoloide Schädelkonfiguration,
    c) Incontinentia pigmenti: Mikrocephalie (Bloch-Sulzberger-Syndrom).

Cystinose. Schädeldeformierungen, verzögerte Ossifikation, dünne Corticalis.

Hartnup-Syndrom. Allgemeine Osteroporose.

Phenyl-Ketonurie. Mikrocephalie, Hypertelorismus, weitgestellte Schneidezähne.

Porphyrien. Poröse Auflockerung des Schädeldaches.

Allgemeine Osteoporosen und Kontrastverarmungen des Schädeldaches oder der Schädelbasis mit weitmaschiger Spongiosastruktur findet man bei chronischen Ernährungsstörungen und Resorptionsstörungen. Beispiele dafür sind die Mucoviscidose, Cöliakie, intestinale Allergie, Megacolon, chronische Enteritis, chronische Colitis, Rachitis hepatica, Kwashiokor.

Sehr tiefgreifende Veränderungen am Schädeldach, die mitunter geradezu pathognomonisch sind, zeigen die Reticulosen und Lipoidspeicherungen.

Eosinophiles Granulom

An verschiedenen Stellen treten umschriebene osteolytische Herde auf, die anfänglich eine rasche Progredienz zeigen, später aber zum Stillstand kommen. Die Herde sind durch ihre scharfrandige Begrenzung und durch das Fehlen einer Umgebungsosteoporose gekennzeichnet. Im Ausheilungsstadium kommt es dagegen zu Randsklerosen; die durch Speicherung im Knochenmark bedingten Osteolysen durchbrechen die Tabula interna und Tabula externa.

Hand-Schüller-Christian-Krankheit

Über die beim eosinophilen Granulom gefundenen Veränderungen hinaus kommt es zu einer Vielzahl von Osteolyseherden, die den Begriff des „Landkartenschädels" geprägt haben. Bei der Hand-Schüller-Christian-Krankheit findet sich in der Kombination mit Diabetes insipidus häufig eine wesentliche Vergrößerung der Sella, eine Destruktion des Sellabodens, gelegent-

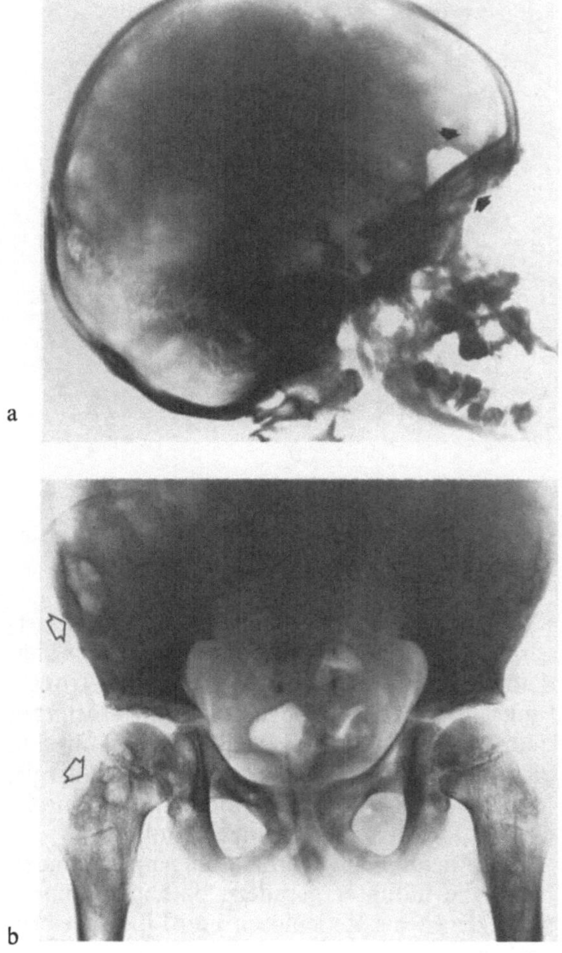

a

b

Abb. 387a u. b. *Hand-Schüller-Christiansche* Krankheit mit Herden im Schädeldach, Beckenschaufel und Schenkelhals

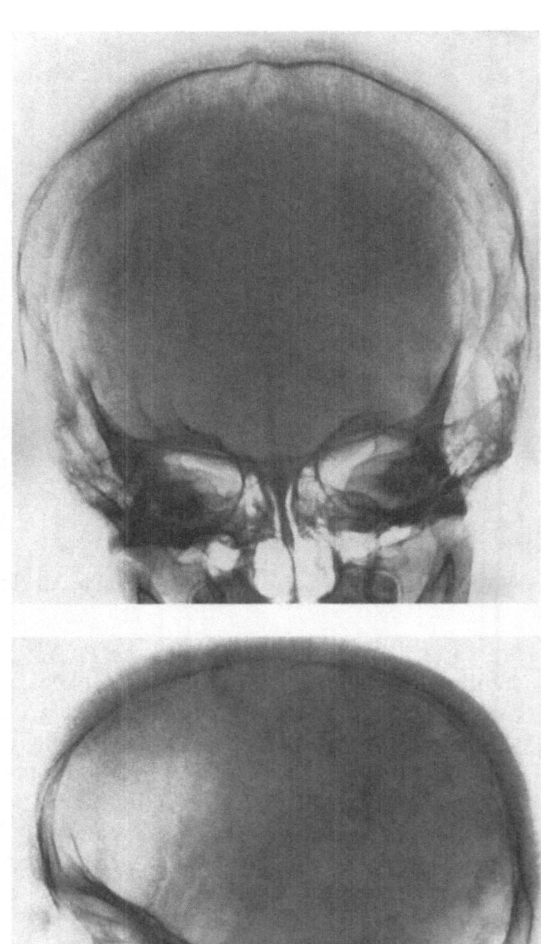

Abb. 388. *Bürstenschädel* bei Thalassämie

lich auch des Dorsum sellae und der Proc. clineidei (Abb. 387, 117).

Abt-Letterer-Siwe-Krankheit

Im Bereich des Schädeldaches, vor allem supraorbital und an den Tubera finden sich kleine bis stecknadel- und höchstens linsengroße zu einem Netzwerk verwobene Aufhellungsherde innerhalb eines kontrastverarmten Knochenabschnitts.

Bei folgenden Vitamin- und Mineralhaushaltsstörungen finden sich charakteristische Veränderungen am Schädelskelet:

Vitamin D-Mangelrachitits

Erweiterte Schädelnähte und kontrastarme Knochenränder im floriden Stadium der Rachitis. Im Heilungsstadium und bei Spätmanifestationen im 2. und 3. Lebensjahr ausladende Tubera parietalia und frontalia bei verstärktem Schädelinnenrelief (Quadratschädel).

Vitamin D-Hypervitaminose

Kontrastreiche Schädelbasis, Verkalkungen der Falx cerebri und des Tentoriums.

Vitamin A-Hypervitaminose

Im 1. Lebensjahr kann eine mandibuläre Hyperostose auftreten, sowie ausgedehnte periostale Knochenneubildungen am Hinterhaupt.

Die Schädelveränderungen bei der chronischen idiopathischen Hypercalcaemie und dem Milchtrinkersyndrom (s.d.) entsprechen den Erscheinungen bei der Vitamin D-Hypervitaminose.

Bei der glomerulotubulären renalen Osteodystrophie kommt es zu einer fleckförmigen Osteoklasie an der Wand der Zahnalveolen.

Blutkrankheiten

Manche Erkrankungen des hämatopoetischen Systems haben charakteristische Auswirkungen auf das Schädelskelet. Dies trifft vor allem für die hämolytischen Anämien und für die Leukosen zu.

Cooley-Anämie (Thalassämie)

Das Schädeldach insgesamt ist zu dick, vor allem durch eine Erweiterung des Diploeraums. Die Tabula externa ist in der Struktur aufgelokkert und nach außen verdrängt, oft radiologisch nicht mehr objektivierbar. Dadurch kann eine ausgefranste Kontur der Diploebegrenzung sich darstellen, die zur Bezeichnung „Bürstenschädel' (Abb. 388) geführt hat. Infolge der Erweiterung der Schädeldachknochen können die Pneumatisationsräume eingeengt sein. Makrocephale Schädelkonfigurationen, Auftreibungen der Kieferknochen und der Jochbeine werden beobachtet.

Drepanocytose (Sichelzellanämie)

Die Skeletveränderungen ähneln weitgehend denen der Cooley-Anämie, sind jedoch in der Regel nicht so ausgeprägt, allerdings stärker vorhanden als bei der Kugelzellanämie.

Familiärer haemolytischer Ikterus
(Kugelzellenanämie)

Bei dieser Ikterusform findet sich selten eine ausgeprägte Röntgensymptomatik am Schädel. Bei längerer Dauer und häufigen haemolytischen Schüben kommt es aber auch hier zu einer Verdickung des Schädeldaches, die zunächst am Scheitel- und an den Stirnbeinhöckern beginnt und von einer Erweiterung des Diploeraums ihren Ausgang nimmt.

Kongenitale hypoplastische Anämie

Diese Form der Anämie ist mitunter mit einer Mikrocephalie assoziiert.

Leukämien (Leukosen)

Meist in Spätstadien kommt es zu einer Destruktion des Schädeldaches in Form von rundlichen bis ovalen, oft netzförmig angeordneten Auflockerungen an den Tubera frontalia und parietalia. Als Folge der Meningosis leucämica werden Zeichen eines erhöhten Schädelinnendruckes mit Nahterweiterungen und unscharfer Begren-

zung der Schädeldachknochen beobachtet. Darüber hinaus kann es auch zu Atrophien umschriebener Partien des Schädeldaches kommen.

Schädelskeletveränderungen bei Erkrankungen des ZNS

Erkrankungen des Zentralnervensystems können sich sowohl in der Schädelgröße als auch in der Schädelform oder Struktur äußern. Hinsichtlich der Schädelgröße besteht keine strenge Korrelation zwischen geistiger Leistungsfähigkeit und Schädelvolumen. Immerhin kann ausgesagt werden, daß abnorme Zustandsbilder häufiger bei Untermaßigkeit und Übermaßigkeit des Schädels als bei Normocephalie gefunden werden. Noch als physiologisch kann der langgezogene, dadurch im Profil große, auf der Sagittalaufnahme dagegen schmalwirkende Frühgeborenenschädel bezeichnet werden, der auch als *Frühgeborenen-Megalocephalus* benannt wird. Die gleiche Form findet man aber bei einem zwar seltenen, aber recht eindrucksvollem Krankheitsbild, der sog. *Megencephalie*; dabei ist ein relativ großer länglicher Gehirnschädel mit einer zunehmenden geistigen Leistungsverminderung während des Kindesalters verbunden. Von einem *Makrocephalus* spricht man, wenn nicht nur die Längsdimension, sondern auch die Querdimension des Schädels vergrößert ist. Bei einer allgemeinen annähernd rundlichen oder ballonförmigen Erweiterung des Gehirnschädels liegt in der Regel ein *Hydrocephalus* vor, also eine Erweiterung der liquorführenden Räume vor allem im Bereich des 3., 4. Ventrikels und der Seitenventrikel. Erweiterung der Subduralräume führen ebenfalls zu einer Vergrößerung des Schädelvolumens. Der Schädel ist dabei aber weniger ballonförmig als vielmehr in bestimmten Richtungen erweitert.

Verminderungen der Gehirnschädelgröße werden als *Mikrocephalus* bezeichnet. Man kann einen allgemeinen Mikrocephalus von einem brachycephalen, platycephalen oder stenocephalen Mikrocephalus unterscheiden. In den meisten Fällen handelt es sich entweder um eine allgemeine Hypoplasie oder Atrophie des Gehirns oder um eine Atrophie oder Hypoplasie bestimmter Gehirnrindenpartien. Die Konfiguration gibt dabei einige Hinweise auf den Sitz der Hauptläsion.

Mit der obenbeschriebenen Größenveränderung ist teilweise schon die Formveränderung des Schädels angesprochen. Ein ballonartig nach allen Seiten ausladender Schädel spricht für einen *Hydrocephalus internus. Erweiterungen der Subduralräume* führen in der Regel zu einer Asymmetrie der Gehirnschädelwölbungen und zu einer mehr quadratförmigen Vergrößerung des Gehirnschädels, wobei die Tubera frontalia und Tubera parietalia verschieden stark vorspringen. Die Parietalwölbung ist abgeflacht, d. h. in ihrer Konvexität vermindert bei Gehirnrindenprozessen, vor allem also bei der *spastischen Tetraplegie* und *spastischen Diplegie*. Bei der *Hemiplegia spast. infantilis* liegt eine Atrophie oder Hypoplasie einer Hemisphäre vor. Diese Situation wirkt sich durch eine Asymmetrie der Scheitelbeinwölbung aus, wobei meist Strukturanomalien hinzukommen. Brachycephale Mikrocephalien finden wir bei *hypotonen Formen der infantilen Cerebralparese*. Dabei ist die hintere Schädelgrube verkürzt und die Hinterhauptwölbung verläuft flach bis linear. Ebenfalls eine verkleinerte hintere Schädelgrube liegt bei der *cerebellaren Ataxie* vor, der in der Mehrzahl der Fälle eine angeborene Hypoplasie des Kleinhirns zugrunde liegt. Bei der zweithäufigsten Form der infantilen Cerebralparese, der *Choreo-Athetose,* ist die Schädelform dadurch eigentümlich, daß wir im Profil einen dolichocephal konfigurierten Schädel finden, der manchmal rechteckig in der Silhouette ist; bei der Sagittalaufnahme zeichnet sich eine bitemporale Verschmälerung des Gehirnschädels ab, wobei die untere Scheitel- und Temporalwölbung sehr häufig fast linear verlaufen.

Neben der Form gibt die Struktur des Schädeldaches wichtige Hinweise auf zentral-nervöse Läsionen. Die Konfiguration der Schädeldachform und Struktur wird im wesentlichen von den Wachstumsvorgängen der darunterliegenden Gehirnwindungen bestimmt. Eine *Verdickung der* Kalotte — generell oder umschrieben — spricht für einen geringen Wachstumsdruck des darunterliegenden Gehirns. Man muß also entweder umschrieben oder generell eine Rindenatrophie oder eine Hypoplasie der Hemisphären unterstellen, wenn die Kalotte verdickt ist. Die Verdickung betrifft in erster Linie die Tabula interna und den Diploeraum, weniger die Tabula externa.

Umgekehrt prägt sich ein erhöhter Wachstumsdruck oder ein pathologischer Druck durch *Steigerung des Schädelinnendruckes* in verstärkten Impressionen am Schädeldach aus. Diese Impressionen führen zu einer Druckatrophie, die wiederum in erster Linie die Tabula interna, in zweiter Linie den Diploeraum betrifft. Bei Halbseitenprozessen, wie bei der spastischen Hemiplegie, sind diese verschiedenartigen Auswirkungen auf das Schädeldach oft nebeneinander zu sehen; auf der einen Seite eine abgeflachte Parietalwölbung, ein verdicktes Schädeldach und wenig Schädelinnenzeichnung, auf der gegenüberliegenden Seite eine normale Scheitelwölbung mit verstärkten Impressionen und einer lokalen oder ausgedehnten Verdünnung der

Tabula interna (Du Boulay; Hertz u. Rosendal).

Eine *Homogenität des Schädeldaches* spricht in der Regel für einen mangelhaften Kontakt der Gehirnoberfläche mit der Innenkontur des Knochens. Wir finden solche homogenen Strukturen bei *Rindenatrophien*, aber auch bei chronischen *Entzündungsprozessen an den Meningen*, die mit einer Verdickung dieser Bindegewebsstrukturen einhergehen. Dadurch wird der unmittelbare Kontakt zwischen Gehirnwindungen und Schädelinnenseite unterbrochen. Rindenhypoplasien, degenerative, mit Schrumpfung einhergehende Gehirnerkrankungen und subdurale Ergüsse sind die Hauptursachen für die homogenen Strukturen des Schädeldaches (Abb. 337).

Ist der Kreislauf an der Oberfläche des Gehirnes und den darüberliegenden Gehirnhäuten behindert, kommt es nicht selten zu umschriebenen *Hyperplasien der Gefäßnetze* im Bereich des Schädeldaches. Diese Gefäßhyperplasien können den arteriellen, häufiger noch den venösen Schenkel und insbesondere die Pacchionischen Gruben betreffen.

Derartige auffällige Gefäßimpressionen und Gefäßhyperplasien im Schädeldach sprechen in der Regel für eine Behinderung im Bereich der darunterliegenden Gefäßversorgung der Gehirnoberfläche. Umschriebene Impressiones digitatae kann man occipital beobachten bei Säuglingen und Kleinkindern, die infolge einer allgemeinen Hypotonie ständig in Rückenlage liegen. Dabei sind diese Impressionen in der Regel mit einer Abflachung des Hinterhauptes verbunden und umschrieben. Die occipitale Abflachung wird nicht selten durch eine Vermehrung des biparietalen Schädeldurchmessers kompensiert. Bei der *spastischen Diplegie* findet man mitunter einen auffälligen Kontrast zwischen einer relativ dicken Schädelkalotte parietal und einer dünnen Schädelkalotte vor der Coronarnaht im Frontalgebiet.

Das Schädeldach weist manchmal entweder generell oder an den Scheitel- und Stirnbeinhöckern eine fein- bis *grobporöse Auflockerung der Struktur* auf. Solche Strukturauflockerungen sprechen für eine Vergröberung des Diploe-Gefäßnetzes. Sie kommen vor bei *hämolytischen Anämien*, bei narbigen Prozessen an der Gehirnoberfläche und den Meningen, viel häufiger werden sie jedoch in den letzten Jahren beobachtet als Frühsymptom bei einer *Überdosierung mit anticonvulsiven Medikamenten*. Die fein- bis grobmaschigen Strukturauflockerungen des Diploe-Raumes gehen mit einer Verdünnung der Tabula externa u. interna parallel, sie finden sich zunächst in den Scheitel- und Stirnbeinhöckern, können aber auch über der ganzen Konvexität des Schädeldaches nachweisbar werden.

Wichtige Hinweissymptome über Hypoplasien oder Atrophien einzelner Gehirnregionen vermitteln die Nebenhöhlen. Eine Hyperpneumatisation deutet in der Regel auf eine Atrophie der benachbarten Gehirnpartien hin. Wir finden deshalb *Hyperpneumatisationen*, also große und weit über die Augenhöhlen hineinreichende Stirnhöhlen bei Hypoplasien und Atrophien des Stirnhirns. Bei generellen Mikrocephalien sind recht häufig alle Nebenhöhlen relativ groß. Hypoplastische Prozesse im Mittelhirn und Zwischenhirnbereich deuten sich gelegentlich durch eine frühzeitige Entwicklung und abnorme Größe der Keilbeinhöhlen an. Nicht nur die absolute Größe der Nebenhöhlen ist entscheidend, sondern auch die Form der Nebenhöhlen kann mit von Bedeutung sein. Sie zeigen Ausstülpungen in Regionen des Schädeldaches, die normalerweise nicht in das Pneumatisationsareal der Nebenhöhlen einbezogen werden (Abb. 389).

Traumatische Schädelläsionen

Geburtstraumatische Schädelläsionen

Der Schädel ist als vorangehender Teil während der Geburt erheblichen mechanischen Druckbelastungen und Zugvorgängen ausgesetzt. Trotzdem sind bei einer unkomplizierten Geburt Läsionen des knöchernen Schädels selten. Impressionen durch die knöchernen Engstellen der Geburtswege greifen nur ausnahmsweise über die Weichteile hinaus. Obwohl der Schädel des Kindes bei der normalen Geburt während des Geburtsvorganges seinen Umfang der Weite der Geburtswege anpassen und sich dabei zeitweise um 2 – 3 cm im Umfang vermindern muß, ereignen sich Knochenbrüche dabei nicht. Ein kurzfristiges Übereinanderliegen der Nahtränder unmittelbar nach der Geburt kann beobachtet werden, es ist nicht immer, wie früher angenommen wurde, ein Anzeichen des intrauterinen Fruchttodes.

Geburtstraumatische Schädelfrakturen werden bei Kunsthilfen relativ selten beobachtet, und zwar bei *Zangen-*, aber auch bei *Saugglockenentbindungen*; dabei handelt es sich, wenn vorhanden, meist um komplizierte, aufgesplitterte Impressions- oder Kompressionsfrakturen (Abbildung 177).

Cephalhämatome sind subperiostale Blutergüsse, die im Zusammenhang mit dem Geburtsvorgang entstehen und in den Tagen nach der Geburt nachweisbar werden. Dabei handelt es sich um Blutergüsse, die ihr Zentrum in der Mitte der platten Knochen zu haben pflegen und durch die Nahtränder ihren Abschluß finden,

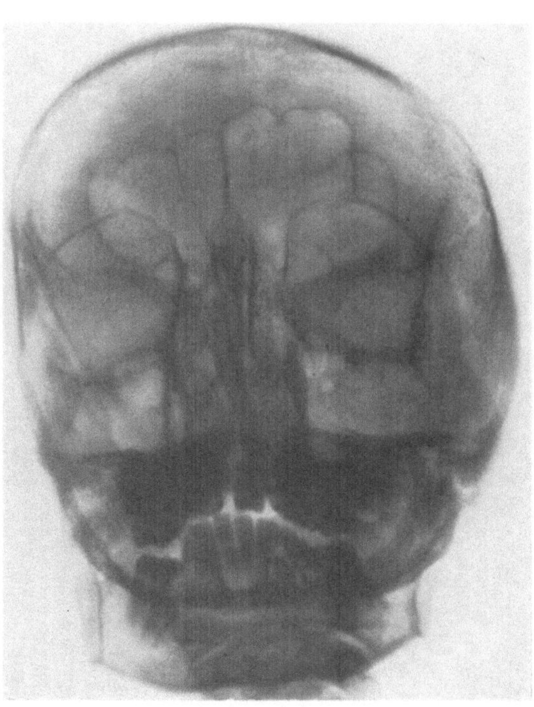

Abb. 389. *Hyperpneumatisation* bei Frontalhirnhypoplasie

auch wenn sie doppelseitig sind. Die stärkere Blutung tritt wohl ein durch Zerreißung von Venen, wobei das Ausmaß der Blutansammlung subperiostal von einem eventuellen Vitamin K-Mangel nach der Geburt mitbestimmt werden kann. Die Blutungen zwischen Tabula externa und Periost sind im Röntgenbild zunächst als homogene Weichteilvorwölbungen sichtbar.

Nach ein bis mehreren Wochen beginnt sich in der Peripherie dieses subperiostalen Hämatoms Kalk abzulagern. Während dieses Vorganges nimmt das Cephalhämatom an Größe allmählich ab. Die Kalkablagerungen erfolgen an der Oberfläche des Hämatoms, und zwar an der Konvexität, aber auch im Bereich des Knochens. Dadurch kann die Knochenstruktur recht unregelmäßig werden und oft auch osteolytisch aufgelockert erscheinen (Abb. 390, 391).

Die Differentialdiagnose gegenüber Encephalocelen wird dadurch erleichtert, daß diese meist in der Mittellinie liegen, während die Cephalhämatome nahtbezogen und nahtbegrenzt sind; sie kommen ein- und doppelseitig vor. Prädilektionsstellen sind die Scheitelbeine, weniger häufig sind Hinterhauptschuppe und Stirnbein betroffen.

Traumatische Schädelfrakturen sind im Säuglings- und Kleinkindesalter ein nicht ungewöhnliches Ereignis. Beim Säugling und Kleinkind steht als Ursache der Sturz aus dem Kinder-

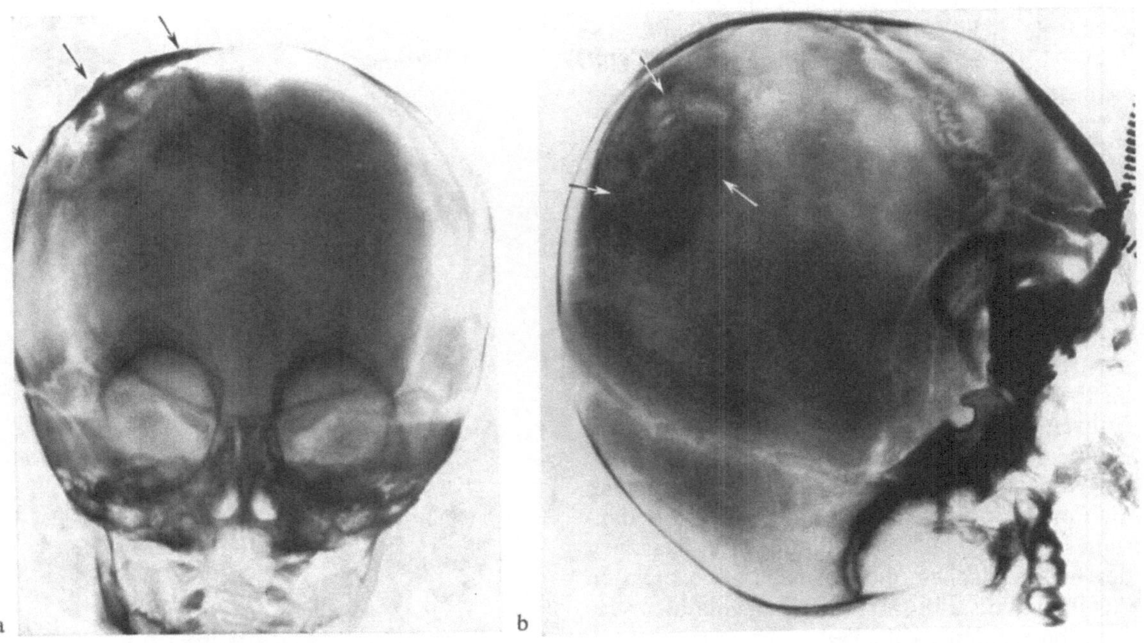

Abb. 390a u. b. Verkalkendes *Cephalhämatom* über dem rechten Scheitelbein. 11 Wochen alter Säugling

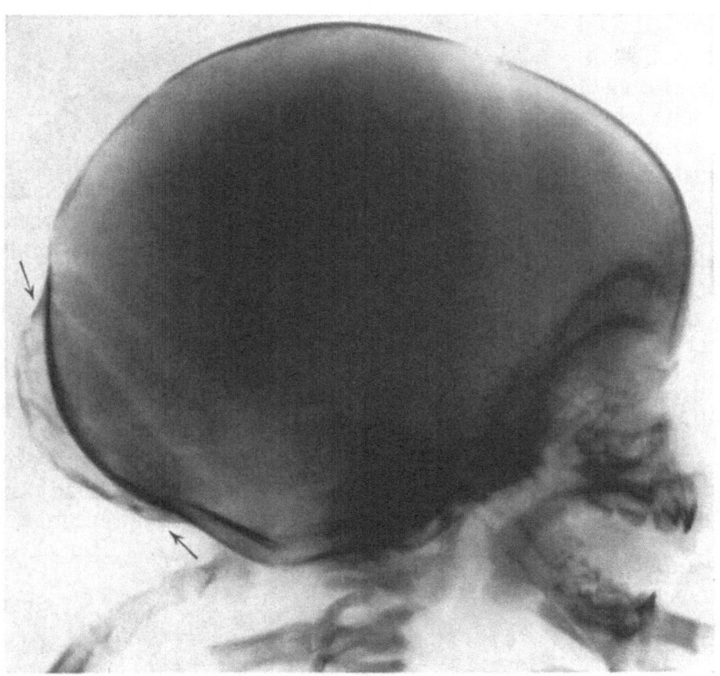

Abb. 391. Verkalkendes *Cephalhäma-tom* über der Hinterhauptschuppe bei einem 6 Wochen alten Säugling. Zu erkennen ist die schalenförmige Kalkeinlagerung in der Peripherie und die Begrenzung durch die Lambdanaht

wagen, der Sturz vom Wickeltisch oder ein Herunterfallen von Treppen oder Bänken im Vordergrund. Die *typische Schädelfraktur* des Säuglings und Kleinkindes ist eine Scheitelbeinfraktur, welche durch Contercoup entsteht und quer über die Konvexität des Scheitelbeins verläuft. Sie beginnt meist an einer Naht und endet an der gegenüberliegenden Naht, wobei das schmälere

Ende der Frakturlinie manchmal nicht dargestellt ist. Verläßliches klinisches Hinweiszeichen für eine Schädelfraktur ist das darüberliegende, schwappende Hämatom (Abb. 178).

Im Heilverlauf ist zu berücksichtigen, daß Bindegewebsknochen zur Frakturheilung längere Zeit benötigen als Ersatzknochen, so daß die Frakturlinien wochen-, ja selbst monatelang be-

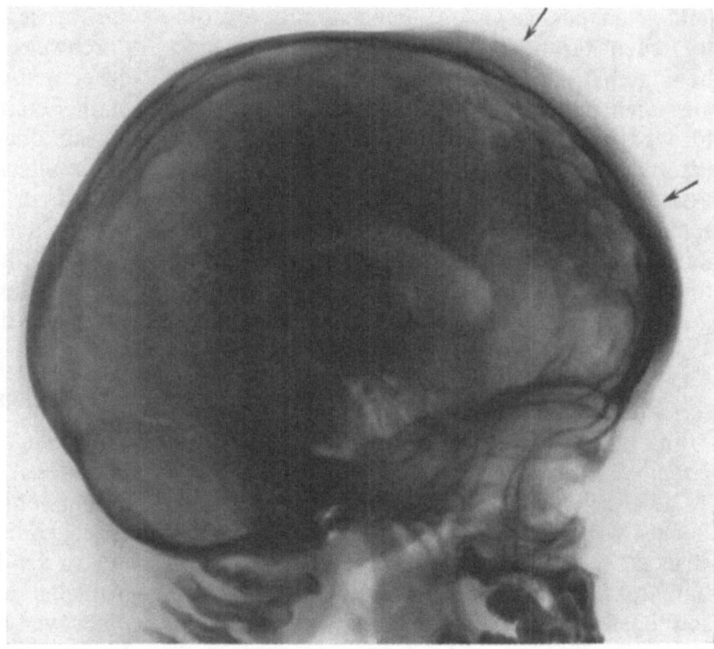

Abb. 392. *Osteom* des Stirnbeins. Verdickung der Diploe und Abhebung der Tabula externa. 2jähriges Mädchen

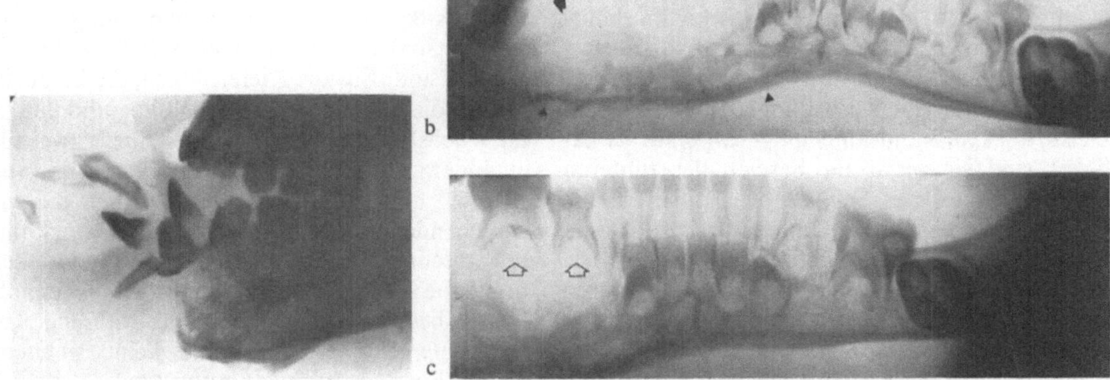

Abb. 393a—c. *Osteosarkom des Unterkiefers* mit Dislokation (Pfeile) der Schneidezähne. Knochendestruktion. 2⁸/₁₂jährig, ♂

stehen können. An dieser verzögerten Heilung dürfte auch der Spannungszustand des Schädelknochens in der Phase des stärkeren Gehirnwachstums mitbeteiligt sein. Auf diesem Boden sind auch die sog. *wachsenden Schädelfrakturen* zu verstehen, also Frakturen, bei denen sich die Bruchlinie (Abb. 177) im Laufe der Beobachtung erweitert.

Gelegentlich kommt es bei traumatischen Schädelverletzungen zu Luftansammlungen unter der Kopfschwarte oder in den Subarachnoidalräumen (traumatischer *extracranialer* oder *interner Pneumocephalus*). Dies ist insbesondere bei Kompressionsfrakturen des Schädeldaches mit Durchtrennung der Meningen und der harten

Hirnhaut der Fall. Zu den traumatischen iatrogenen Schädeldachdefekten gehören die *Trepanationsöffnungen*, die als Vorbereitungen zu Operationen oder Ventriculographien angefertigt werden. Es handelt sich dabei um rundliche, bis zu 2 cm weite scharfbegrenzte Aufhellungen im Röntgenbild, die im Laufe von Jahren an Größe etwas abnehmen, in der Regel aber nicht mehr ganz verschwinden.

Tumoren des Schädels

Die am Schädelskelet zu beobachtenden Tumoren sind im Übersichtskapitel über Skelettumoren (s. S. 143) mitbehandelt. An Besonderheiten ist hier zu erwähnen, daß die Anatomie des Schädeldaches gewisse Eigenheiten der radiologischen Grundprozesse bedingt. Die tumorbedingten Osteolysen pflegen vom Diploeraum auszugehen und bei größerer Ausdehnung zur Druckatrophie der Tabula interna und Tabula externa zu führen. Radiologische Folge dieser Prozesse sind meist rundliche, mehr oder minder scharf begrenzte Aufhellungen, oft auch landkartenförmig unregelmäßige Osteolysen. Charakteristisches Beispiel für diese Prozesse sind die gutartigen Gewebewucherungen im Rahmen der *Lipoidgranulomatose* (Hand-Schüller-Christiansche Krankheit). Kleiner pflegen die osteolytischen Auflockerungen bei manchen Systemerkrankungen zu sein (*Leukose, Reticulose, Sympathoblastome*).

Die seltenen *Lymphangiome* des Schädeldaches können Veränderungen der Knochenstruktur verursachen, die an verkalkende Cephalhämatome erinnern. Der Diploeraum ist umschrieben erweitert, die Tabula interna hyperostotisch verdickt, die Tabula externa druckatrophisch verdünnt.

Epidermoidome (*Cholesteatome*) stellen ektodermale Reste oder Einschlüsse dar, welche sowohl im Schädeldach als auch im Unterhautbindegewebe der Schädelschwarte lokalisiert sein können. Sie bilden radiologisch typische scharfumschriebene Aufhellungen, die von einem bleistiftdicken Randsaum umgeben sind. Lokalisiert sind sie meist im Bereich des hinteren Stirnbeins oder des Schläfenbeines. Sofern die Epidermoidome nur den Diploeraum, die Tabula externa und interna betreffen, machen sie klinisch außer den umschriebenen schmerzlosen Vorwölbungen keine Erscheinungen; durchbrechen sie die Dura, können zentralnervöse Symptome resultieren (KRETSCHMER).

Angiome und *Neurofibrome* können zu umschriebenen Osteolysen führen, aber auch unregelmäßige, regionale Hyperostosen des Schädeldaches verursachen. Die extremsten Hyperostosen findet man bei *Osteomen*, die bevorzugt von der Basis des Stirnbeins ausgehen und zu Verdickungen von 2–3 cm führen können (Abb. 392).

Nasennebenhöhlen

Die Nasennebenhöhlen sind eine, für die Röntgendiagnostik bei Kindern vielfach vernachlässigte, topographische Einheit; diese setzt sich zusammen aus den paarigen Oberkiefer-, Siebbein- und Stirnbeinhöhlen und der Keilbeinhöhle. Alle diese Hohlräume sind lufthaltig und kommunizieren mit der Nasenhöhle. Die Nebenhöhlen bilden sich durch Ausstülpung der Nasen-

schleimhaut und nachfolgende Resorption der darüberliegenden Knochen; sie sind deshalb durchwegs von Schleimhaut ausgekleidet. Wenn die ersten Anfänge der Nebenhöhlenbildung auch in die Fetalzeit zurückgehen, lassen sie sich radiologisch doch erst im Laufe des Säuglings-Kleinkindesalters nachweisen. Diese Tatsache ist darauf zurückzuführen, daß die kleinen Anlagen der Nebenhöhlen durch die dicke Schleimhaut wenig lufthaltigen Raum haben und sich nicht scharf konturiert als Kontrastaussparungen innerhalb des Knochens abzeichnen.

Entwicklung der Nasennebenhöhlen

Eine sachgemäße röntgenologische Nebenhöhlen-Diagnostik ist nur bei Kenntnis der biologischen Nebenhöhlenentwicklung möglich; die entsprechenden biostatistischen Grundlagen wurden erst in den letzten Jahren erstellt und sind in den Tabellen 76–78 wiedergegeben. Im Gegensatz zu einer weitverbreiteten Meinung, die Nebenhöhlen würden erst im Laufe des späteren Kindesalters angelegt und damit diagnostisch zugänglich werden, geht aus den Messungen zweifelsfrei hervor, daß die Kieferhöhlen- und Siebbein-Diagnostik bereits beim Säugling möglich ist, weil entsprechende Pneumatisationsräume vorhanden sind. Für die Kieferhöhlen, die Siebbeinräume, die Stirnhöhle und die Keilbeinhöhle sind die Wachstumsgesetzmäßigkeiten durch zwei aufeinander senkrechtstehende Meßstrecken, die „Höhe" und „Breite" festgelegt. Auch die entsprechenden Variationsbreiten dieser Maße konnten errechnet werden, nicht erfaßt ist damit allerdings die Formvariabilität mancher Nebenhöhlen, insbesondere der Stirnhöhle, während Kiefernhöhle und Keilbeinhöhle keine nennenswerten Formunterschiede aufweisen.

Die Kieferhöhlen sind schon beim Säugling meßbar, der Durchschnittswert der Pneumatisationshöhle liegt im 1. Lebensjahr bei 8 mm; die Siebbeinräume sind im gleichen Altersabschnitt 5 mm breit und 9 mm hoch. Mit dem ersten Auftreten der Stirnhöhlen ist im 3. und 4. Lebensjahr zu rechnen. Relativ konstant finden sich Stirnhöhlenanlagen erst im 7.–8. Lebensjahr, im 6. Lebensjahr weist die Hälfte der Kinder Stirnhöhlenanlagen auf (Tabelle 77). Keilbeinhöhlenanlagen findet man mitunter schon im 4. Lebenstrimenon, und zwar in etwa 20% der untersuchten Fälle, bei 4jährigen sind in 90% Keilbeinhöhlenanlagen pneumatisiert, aber erst bei 7jährigen in 100%.

Die in den Tabellen gegebenen biologischen Daten zur Nebenhöhlenentwicklung (SCHMID u. VOELCKEL; SCHMID u. DU BALA) basieren auf occipito-frontalen (Stirnhöhlen) und occipito-

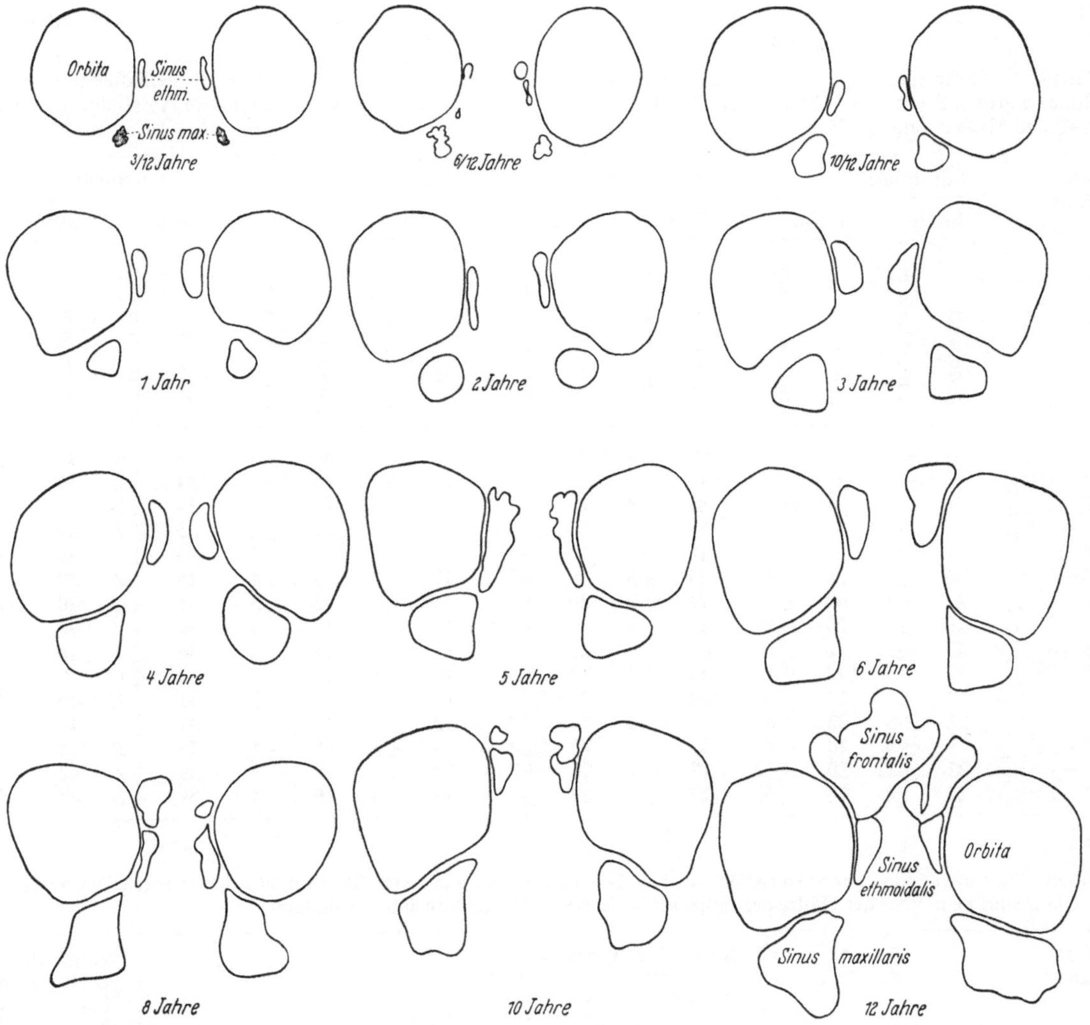

Abb. 394. Übersicht über die Entwicklung der *Nasennebenhöhlen* in den verschiedenen Altersstufen. Skizzen nach Röntgenogrammen von etwa der Altersnorm entsprechenden Kindern. Bei der Beurteilung sollte jedoch die große formale und zeitliche Variation berücksichtigt werden. $^1/_2$ der natürlichen Größe

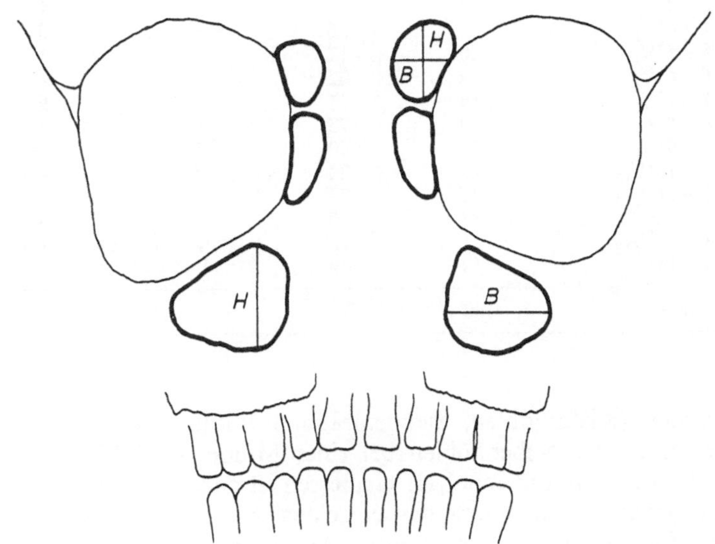

Abb. 395. Nebenhöhlenmeßskizze

B = größte Breite im waagrechten Durchmesser
H = größte Höhe im senkrechten Durchmesser

Tabelle 76. Norm und Variationsbreite in der Entwicklung der Nasennebenhöhlen und der Augenhöhlen. H größte Höhe, B größte Breite, der Mittelwert stellt das arithmetische Mittel der Einzelwerte, die mittlere Abweichung die quadratische Abweichung dar. Werte in mm

Alter (Jahre)	Stirnhöhlen				Kieferhöhlen				Siebbeinräume				Augenhöhlen			
	Breite		Höhe		Breite		Höhe		Breite		Höhe		Breite		Höhe	
	Mittelwert	mittl. Abweich.	Mittelwert	mittl. Abweich.	Mittelwert	mittl. Abweich.	Mittelwert	mittl. Abweich.	Mittelwert	mittl. Abweich.	Mittelwert	mittl. Abweich.	Mittelwert	mittl. Abweich.	Mittelwert	mittl. Abweich.
$0-{}^{11}/_{12}$	—	—	—	—	08	±4	08	±3	05	±2	09	±4	31	±4	36	±3
$1-1^{11}/_{12}$	—	—	—	—	12	±3	12	±3	06	±2	10	±1	34	±2	38	±3
$2-2^{11}/_{12}$	—	—	—	—	15	±3	15	±2	08	±2	12	±1	34	±2	39	±3
$3-3^{11}/_{12}$	—	—	—	—	18	±2	16	±3	09	±1	12	±2	35	±2	39	±2
$4-4^{11}/_{12}$	—	—	—	—	18	±3	17	±2	09	±2	13	±2	35	±2	39	±3
$5-5^{11}/_{12}$	06	±6	06	±6	20	±3	18	±3	10	±2	15	±4	35	±2	39	±2
$6-6^{11}/_{12}$	10	±8	09	±7	21	±3	20	±3	11	±3	15	±3	36	±2	40	±2
$7-7^{11}/_{12}$	10	±9	09	±8	21	±3	20	±3	11	±3	15	±4	36	±2	40	±3
$8-8^{11}/_{12}$	12	±9	12	±9	23	±3	21	±3	11	±2	15	±2	36	±2	40	±3
$9-9^{11}/_{12}$	15	±9	13	±8	23	±3	22	±4	11	±2	15	±3	36	±1	40	±2
$10-10^{11}/_{12}$	19	±10	17	±9	24	±5	23	±3	12	±2	16	±2	37	±2	40	±2
$11-11^{11}/_{12}$	21	±9	20	±8	24	±3	24	±4	13	±3	16	±3	37	±2	41	±3
$12-12^{11}/_{12}$	21	±9	20	±8	25	±5	25	±4	14	±3	16	±4	38	±2	41	±2
$13-13^{11}/_{12}$	22	±11	20	±10	27	±5	26	±3	14	±3	18	±3	39	±2	42	±2
$14-14^{11}/_{12}$	27	±8	24	±6	27	±5	27	±4	15	±3	18	±4	39	±2	42	±3

Tabelle 77. Entwicklung der Stirnhöhlen. Im 3. Lebensjahr werden die ersten Stirnhöhlenanlagen registriert, im 6. Lebensjahr sind sie in über der Hälfte der Fälle, im 15. Lebensjahr erst konstant vorhanden

Alter (Jahre)	Anzahl der Fälle	Stirnhöhlen vorhanden			%	Vergleichszahlen nach HAIKE (1910) %
		beidseitig	einseitig			
			rechts	links		
$0-{}^{11}/_{12}$	15	—	—	—	0	—
$1-1^{11}/_{12}$	17	—	—	—	0	—
$2-2^{11}/_{12}$	16	2	—	—	13	—
$3-3^{11}/_{12}$	14	3	—	1	25	—
$4-4^{11}/_{12}$	22	6	—	3	34	25
$5-5^{11}/_{12}$	20	11	—	1	58	50
$6-6^{11}/_{12}$	32	22	1	—	70	53
$7-7^{11}/_{12}$	19	11	1	2	66	80
$8-8^{11}/_{12}$	29	23	1	1	83	69
$9-9^{11}/_{12}$	22	20	1	—	93	71
$10-10^{11}/_{12}$	27	23	2	—	89	63
$11-11^{11}/_{12}$	35	33	—	1	96	91
$12-12^{11}/_{12}$	32	30	1	—	95	91
$13-13^{11}/_{12}$	21	18	1	1	90	100
$14-14^{11}/_{12}$	19	19	—	—	100	—
Summe	340					

nasalen (Kieferhöhlen, Siebbeinräume) Radiogrammen der Nebenhöhlen bei einer Mindest-Fokusfilm-Distanz von 1 m. Gemessen ist dabei die größte Ausdehnung der einzelnen Höhlen von Innenkontur zu Innenkontur. Als Höhe (H) ist der größte senkrechte Durchmesser, als Breite (B) der größte rechtwinkelig zu H stehende Querdurchmesser bezeichnet. Als Streubreite ist die 2-σ-Grenze angegeben ($n = 340$, Messungen 2 356).

Die *Siebbeinhöhlen* (Sinus ethmoidales) bilden ein System von Hohlräumen, dessen Anfänge gewöhnlich schon beim Neugeborenen zu erkennen sind. Das Siebbeinlabyrinth übersichtlich darzustellen ist schwer, da vielfache Überschneidungen mit anderen Höhlen vorkommen; es hat etwa die Form eines von hinten nach vorne sich verjüngenden Keiles (KÖHLER-ZIMMER). Man unterscheidet von frontal ausgehend einen Sinus lacrimo-ethmoidalis, ethmoidalis anterior, medius und posterior. Die Ethmoidalräume wachsen im Säuglingsalter rascher als die übrigen Nebenhöhlen. Bei Entzündungen kommt es entweder zu unscharfen Konturen infolge der Schleimhautverdickung oder zu Verschattungen (Abb. 397–408), die besonders leicht zu deuten sind, wenn sie einseitig auftreten. Die Sinus ethmoidales können sich bis in die obere Orbitalkontur ausdehnen.

Schwierig ist oft die Deutung der kleinen Hohlräume am inneren oberen Orbitalrand; dabei ist durch Profilaufnahmen zu entscheiden, ob es sich um Stirnhöhlenanlagen oder Ethmoidalräume handelt. Pathologische Veränderungen der Stirnhöhlen sind wegen der Größen- und Formvariation schwieriger zu beurteilen als in den anderen Nebenhöhlen. Erweiterungen kommen physiologischerweise bei *Hyperpneumatisation* vor, können aber auch bei *Mucocelen, Hydrocelen und Pyocelen* auftreten. Unterentwicklungen, ja selbst vollständiges Fehlen der Stirnhöhlen sind keine außergewöhnlichen Befunde beim älteren Kind. Hypoplasien der Stirnhöhlen sollten an die *Kartagenersche Trias* (mit Dextrokardie und Bronchiektasen) denken lassen. Bei einseitigen oder partiellen Verschattungen berücksichtige man stets die verschiedene Tiefe des Stirnhöhlenraumes. Steht eine *Sinusitis frontalis* zur Debatte, ist deshalb neben der occipitofrontalen oder occipitonasalen Aufnahme eine Profildarstellung empfehlenswert.

Die Entwicklung der Keilbeinhöhle

Der Keilbeinhöhle (Sinus sphenoideus) wird in Klinik und Röntgendiagnostik relativ geringe Beachtung geschenkt. Der Hauptgrund dürfte bislang im Fehlen zuverlässiger biologischer Daten gelegen haben.
Methode. Von den vor den Lichtkasten gespannten seitlichen Schädelaufnahmen wurden die zur Messung notwendigen Konturen auf transparentes Durchschlagpapier übertragen.

Als Keilbeinhöhlengrenze wurde die innere Kontur betrachtet. Die größte Entfernung der Innenkonturen in occipito-frontaler Richtung wurde als Länge und die senkrecht dazu stehende größte cranio-caudale Distanz (Abb. 410) als Höhe gemessen.
Biometrik. Für beide Geschlechter konnten die statistischen Auswertungen gemeinsam vorgenommen werden, da bei einer Probeauswertung der Beobachtungsreihen keine größeren Entwicklungs- und Größenunterschiede gefunden

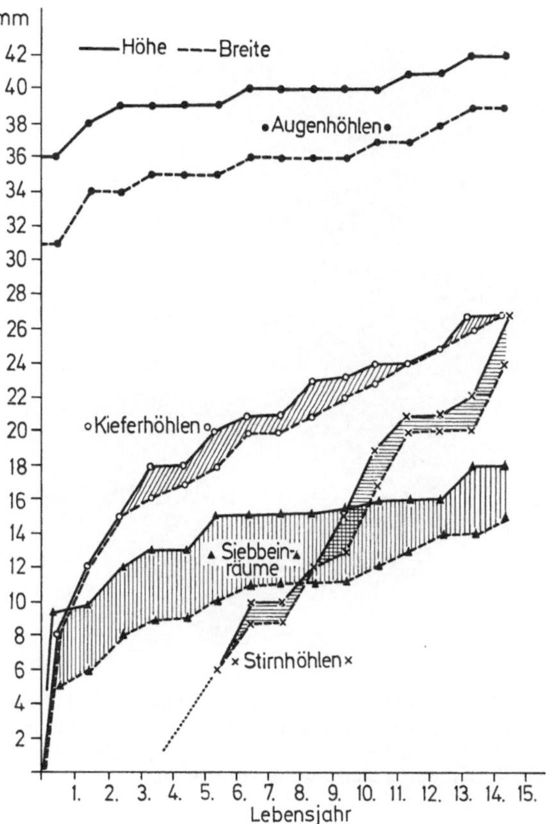

Abb. 396. Metrische *Entwicklung* der *Nebenhöhlen* und *Augenhöhlen*

Tabelle 78. Arithmetisches Mittel (M) und Variationsbreite (s) der Länge und Höhe der Keilbeinhöhle Kh (L_k und H_k). Absolute Anzahl und prozentualer Anteil der röntgenologisch nachweisbaren Keilbeinhöhlen

Alters-klassen	Anzahl der Fälle	Kh Anz.	%	L_k (mm) M	s	H_k (mm) M	s
0	39	—	—	—	—	—	—
$^{3}/_{12}$	41	—	—	—	—	—	—
$^{6}/_{12}$	38	—	—	—	—	—	—
$^{9}/_{12}$	40	8	20	6	±2	4	±1
1	45	11	24	7	±4	4	±1
$^{16}/_{12}$	41	13	32	9	±4	5	±3
2	46	26	57	8	±3	6	±2
3	49	34	69	10	±4	7	±3
4	42	38	90	12	±5	7	±3
5	41	38	93	13	±5	8	±3
6	41	38	93	16	±5	9	±3
7	42	42	100	20	±6	13	±3
8	40			20	±6	13	±4
9	40			23	±6	13	±3
10	42			25	±6	15	±3
11	41			25	±6	15	±3
12	42			26	±6	16	±4
13	40			29	±6	16	±3
14	26			29	±7	17	±3
15	8			31	±9	16	±3
16	8			36	±5	19	±2

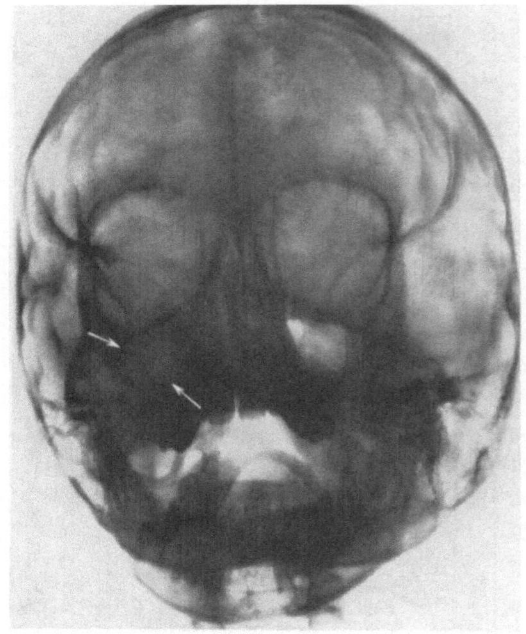

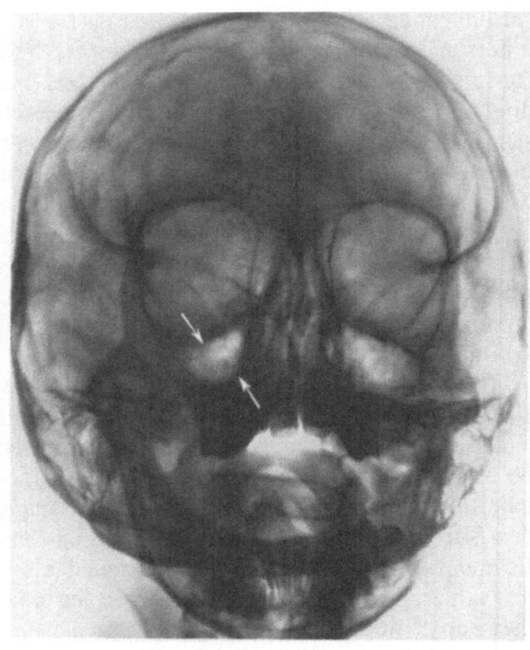

Abb. 397a. *Sinusitis maxillaris* rechts mit vollständiger Verschattung der Kieferhöhle. 7jähriges Mädchen mit Kopfschmerzen und Fieber. Siebbeinräume schlecht aufgehellt, Konturen stellenweise verwaschen

Abb. 397b. 11 Tage später ist die rechte Kieferhöhle (nach Penicillinbehandlung und Kamillendämpfen) aufgehellt, die Schleimhaut aber noch verdickt, wie die unscharfen Innenkonturen zeigen

wurden. Tabelle 78 gibt die abgerundeten Mittelwerte und die Standardabweichung wieder.

Wie aus Abb. 412 entnommen werden kann, ist die Pneumatisation starken individuellen Schwankungen unterworfen. So werden im Alter von $^9/_{12}$ Jahren nur in 20% der untersuchten Fälle röntgenologisch Keilbeinhöhlen nachgewiesen, während sie in 57% bei den 2jährigen und erst bei den 7jährigen regelmäßig vorhanden sind.

Unsere Untersuchungen haben ergeben, daß die Keilbeinhöhlenpneumatisation überwiegend vom Ende des 1. bis zum 4. Lebensjahr stattfindet (Abb. 412). Abb. 411 veranschaulicht uns die Linearität zwischen Alter und der Länge bzw. Breite der Keilbeinhöhlen, obwohl die Längen- und Höhenwerte wahrscheinlich infolge verstärkten Wachstums vom 7. bis zum 10. Lebensjahr mehr als alle übrigen Werte von der Regressionsgraden nach oben abweichen. Die Abszisse stellt die Alterswerte 0–16 Jahre, die Ordinate die Mittelwerte der Länge und Höhe des Sinus sphenoideus dar. Aus der graphischen Darstellung der beiden Wachstumskurven ersieht man, daß die Keilbeinhöhle bis zum 3. Lebensjahr eine annähernd runde Form hat und danach sich mehr in der Länge als in der Höhe ausdehnt. Nach Berechnungen unseres unter-

Tabelle 79. Regressionswerte der Keilbeinhöhlenlänge und -höhe als Norm und ihre Streuung

x (Alter)	y_{Lk} (mm)	s_{Lk} (mm)	y_{Hk} (mm)	s_{Hk} (mm)
1	7,1	±5,34	5,10	±3,1
2	8,9	±5,34	6,07	±3,1
3	10,7	±5,34	7,04	±3,1
4	12,5	±5,34	8,01	±3,1
5	14,3	±5,34	8,98	±3,1
6	16,1	±5,34	9,95	±3,1
7	17,9	±5,34	10,92	±3,1
8	19,7	±5,34	11,89	±3,1
9	21,5	±5,34	12,86	±3,1
10	23,3	±5,34	13,83	±3,1
11	25,1	±5,34	14,80	±3,1
12	26,9	±5,34	15,77	±3,1
13	28,7	±5,34	16,74	±3,1
14	30,5	±5,34	17,71	±3,1
15	32,3	±5,34	18,68	±3,1
16	34,1	±5,34	19,65	±3,1

suchten Kollektivs kann gesagt werden, daß durchschnittlich die Länge der Keilbeinhöhlen um 1,8 mm und die Höhe um 0,97 mm bei den 1–16jährigen pro Jahr zunimmt.

Tabelle 79 gibt die als Norm zu betrachtenden Regressionswerte der Keilbeinhöhlenlänge und -höhe sowie ihre Streuung s wieder.

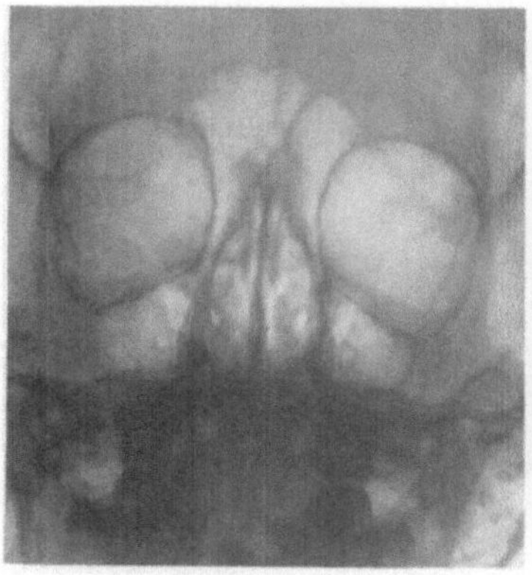

Abb. 398. Nasen-Nebenhöhlen-System bei 8jährigem Mädchen. Pneumatisation altersentsprechend, Innenkonturen glatt

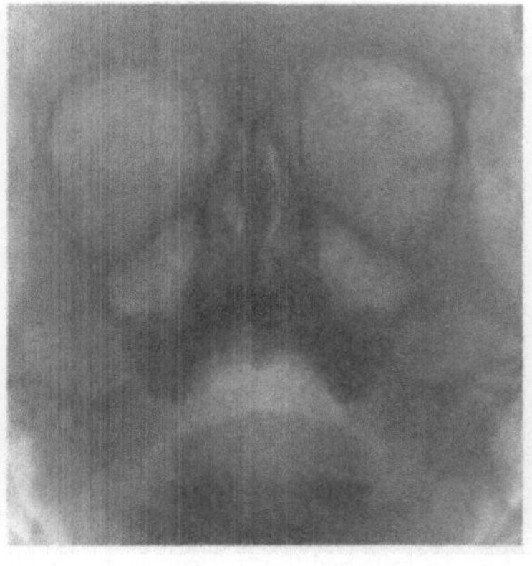

Abb. 399. Chronische Schleimhautschwellung in den Nasengängen bei freien Nebenhöhlen. 5jähriges Mädchen

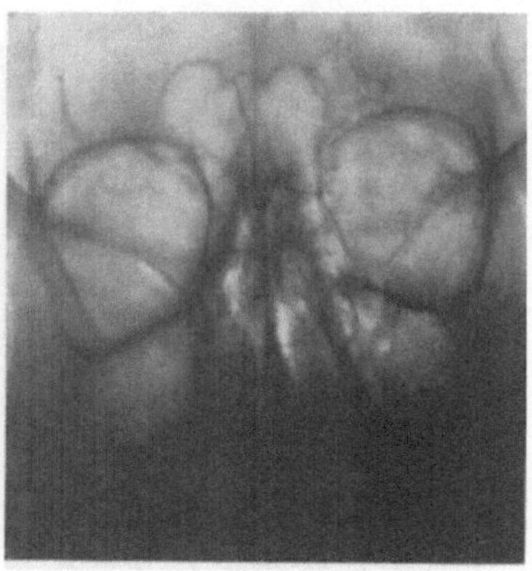

Abb. 400. Chronische Schleimhautschwellung in den Nasen- und Siebbeinräumen bei freien Kiefer- und Stirnhöhlen. 13jähriger Junge

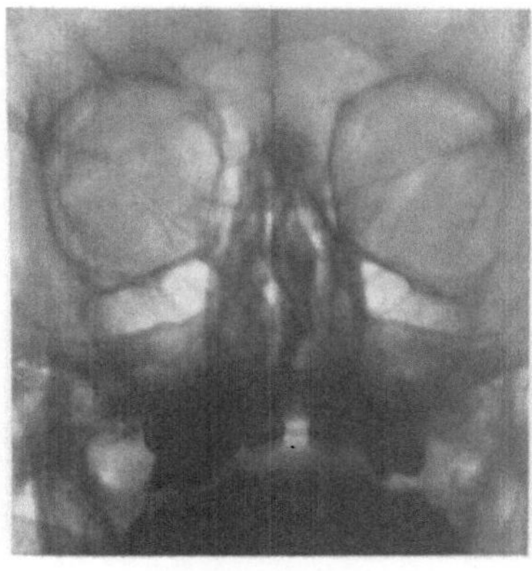

Abb. 401. Chronische Schleimhautschwellung in den Nasengängen mit Septumdeviation. 10jähriges Mädchen

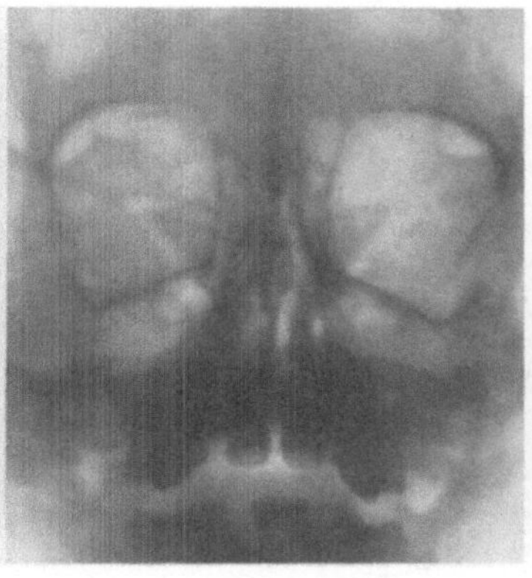

Abb. 402. Sinusitis ethmoidalis, Einengung der Nasengänge. 7^1/$_2$jähriger Junge

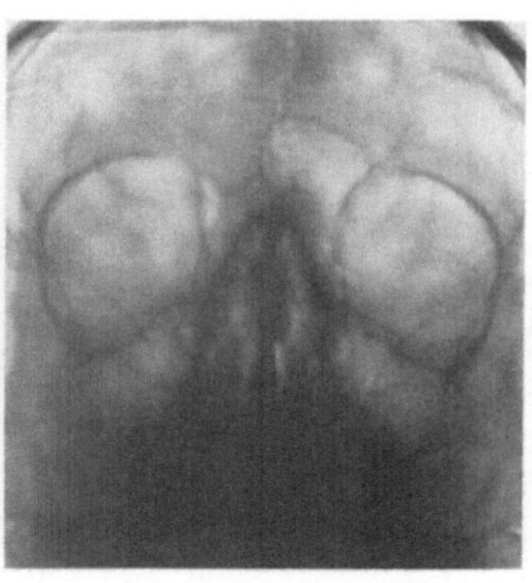

Abb. 403. Schleimhautschwellung der Innenkonturen des gesamten Nasen-Nebenhöhlen-Systems. 11^1/$_2$jähriger Junge

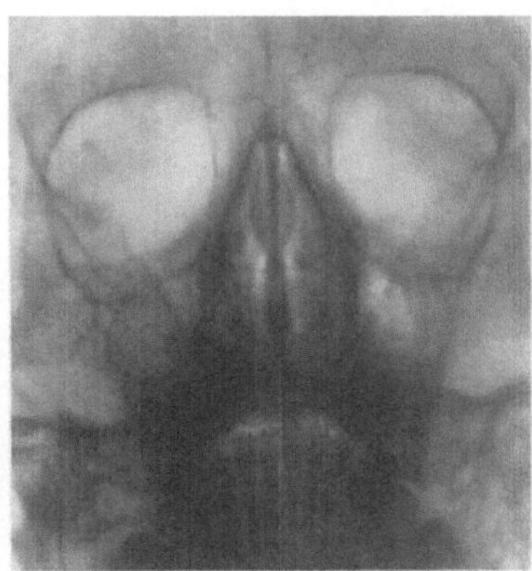

Abb. 404. Mehrere millimeterdicke Schleimhautverdickungen in den Kieferhöhlen und unteren Nasengängen. 11jähriger Junge

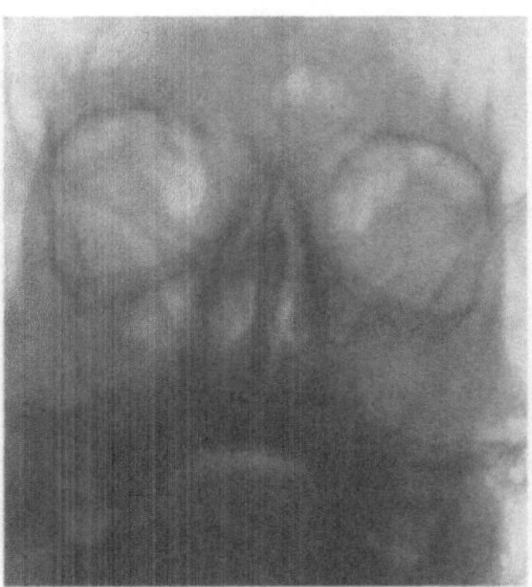

Abb. 405. Hochgradige Einengung der Pneumatisationsareale im gesamten Nasen-Nebenhöhlen-System. Keine Exsudatbildung. 9jähriges Mädchen

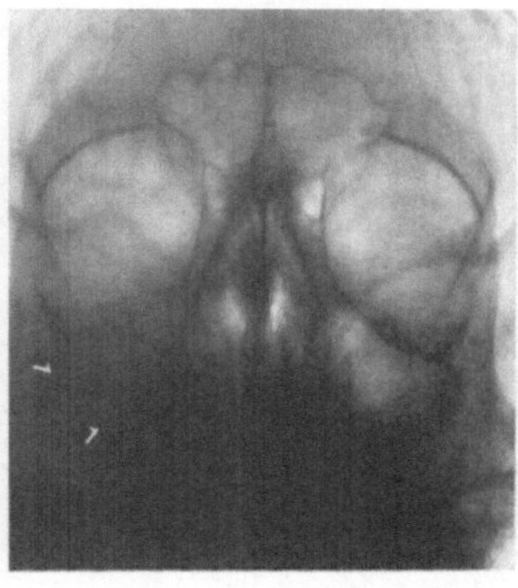

Abb. 406. Sinusitis maxillaris rechts (mit Exsudat), Schleimhautverdickung in der linken Kieferhöhle, den Siebbeinräumen und Nasengängen. 9jähriges Mädchen

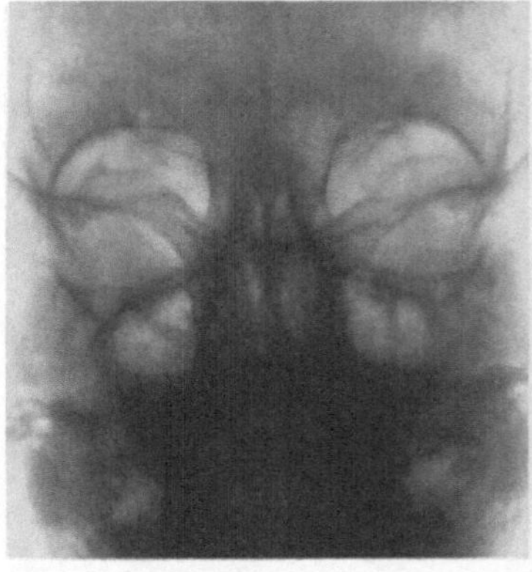

Abb. 407. (Ältere) Schleimhautverdickungen im gesamten Nasennebenhöhlen-System; die Nasengänge sind teilweise ganz verlegt. 9jähriger Junge

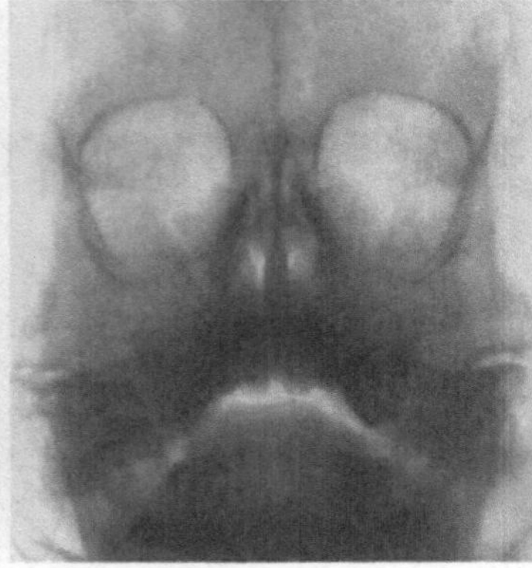

Abb. 408. Pansinusitis mit fast homogener Verschattung der beiden Kieferhöhlen, Trübung der Siebbeinräume. 3jähriger Junge

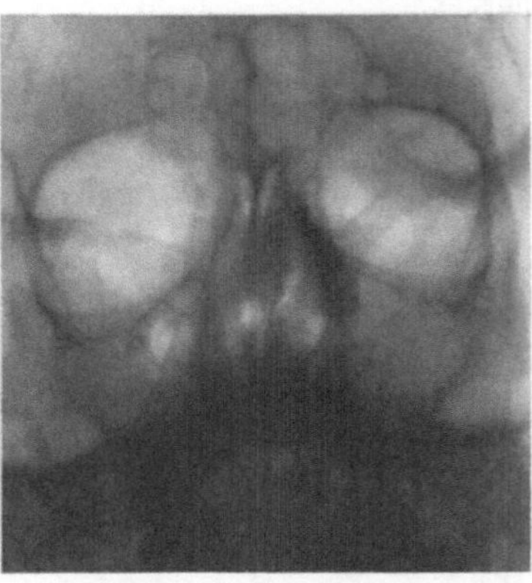

Abb. 409. Pansinusitis mit Exsudat in den Kieferhöhlen, den Siebbeinräumen, Trübung der rechten Stirnhöhle. 10jähriges Mädchen

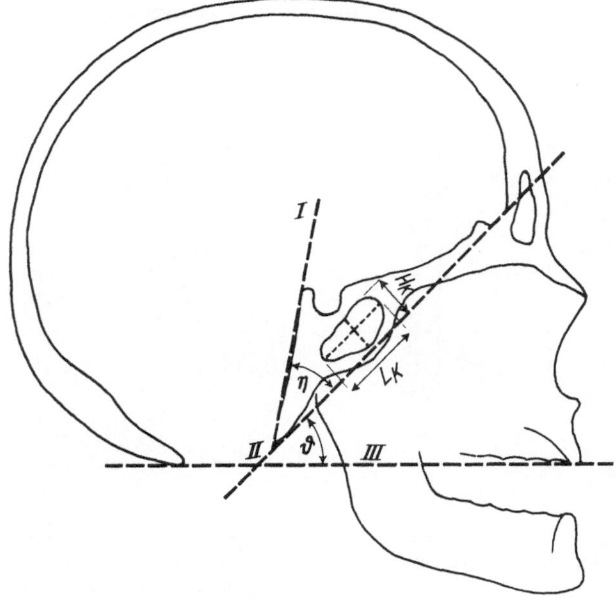

Abb. 410. *Meßskizze* für *Clivus-*, *Schädelbasiswinkel* und *Keilbeinhöhle*

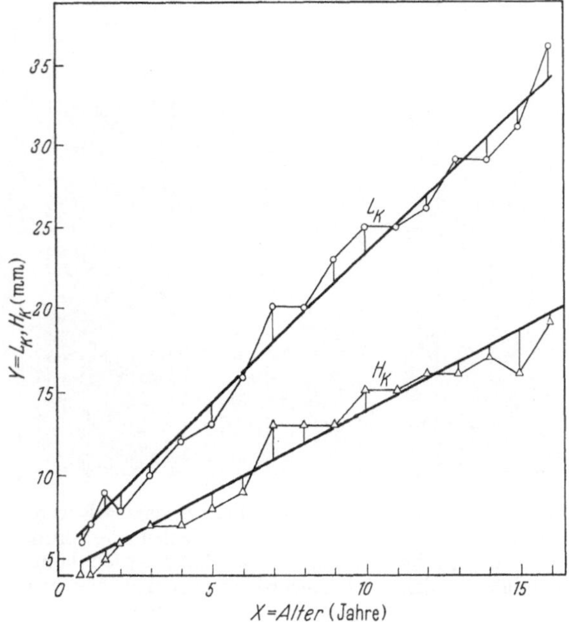

Abb. 411. Regressionsgerade für Länge (L_K) und Höhe (H_K) der *Keilbeinhöhle*

Entzündungszustände im Nasen-Nebenhöhlenbereich

Im Gebiet der Nasengänge, der Nebenhöhlen und der lymphatischen Formationen des Rachenringes spielen sich im Kindesalter die Auseinandersetzungen zwischen der körpereigenen Abwehr und der mikrobiellen Umwelt ab. Dabei reagieren die Kontaktflächen der Schleimhäute und die darunter gelegenen lymphatischen Gewebe. Die Schleimhäute reagieren exsudativ, die Lymphformationen proliferativ. Beide Prozesse greifen durch mechanische Faktoren (Abflußbehinderung des Sekretes) ineinander.

Die *Sinusitis* ist ein exsudativer Prozeß, der zu einer Sekretansammlung in den Nebenhöhlen führt. Dadurch werden die pneumatisierten Räume getrübt oder völlig verschattet (= exsudative oder purulente Sinusitis). Von diesem Extremzustand einer exsudativen Entzündung bis zur *chronischen Schleimhautschwellung* findet man während des Kindesalters alle Übergänge der Entzündung. Die chronische Schleimhautschwellung zeichnet sich im Röntgenbild durch Verdickung der Innenkonturen und unscharfe Grenzen derselben ab. Dabei kann das Pneumatisationsareal eingeengt sein und die Nebenhöhlen getrübt erscheinen lassen. Nach jahrelangem Bestehen einer Sinusitis kann es zu einer *Atrophie der Schleimhaut* kommen; dadurch werden die Innenkonturen der Nebenhöhlen auffallend glatt, die Nebenhöhlen und Nasengänge sind relativ weit (Abb. 397–409).

Auf seitlichen Schädelaufnahmen hat man die Möglichkeit, die Größe der *lymphatischen Organe* zu beurteilen; adenoide Vegetationen, also Vergrößerungen der Rachenmandel, führen zu einer Einengung bis Obliteration des Nasopharyngealganges (Abb. 348). Auch Vergrößerungen der Tonsillen sind auf seitlichen Schädelaufnahmen gut zu erkennen, in Form

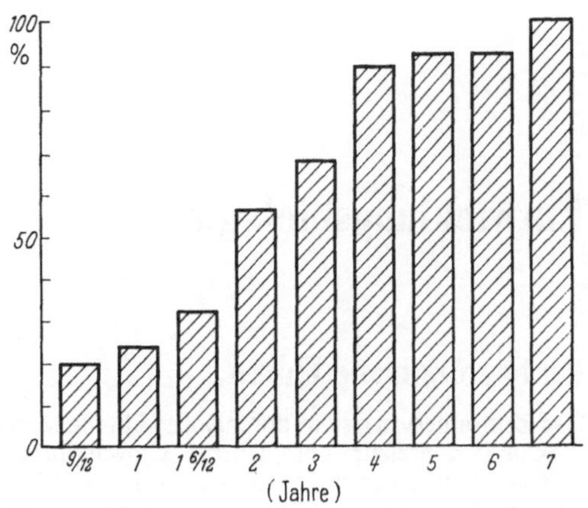

Abb. 412. *Häufigkeitsprozentsatz* pneumatisierter *Keilbeinhöhlen* in den Altersstufen 0–7 Jahre

von rundlichen oder ovalen Vorwölbungen des Weichteilschattens im hinteren, oberen Pharynx.

Die entzündlichen Nasen- und Nebenhöhlenprozesse bilden eine Schlüsselstellung bei vielen Allgemeinkrankheiten des Kindesalters.

Dazu gehören die *chronisch rezidivierenden Infekte der oberen Luftwege* mit Beteiligung der cervicalen Lymphknoten, die *chronische Sinusitis, adenoide Vegetationen, Tonsillenhyperplasie*; allgemeinere Auswirkungen zeigen Krankheitsbilder wie *Sinobronchitis, Neurodermitis* und *Asthma bronchiale*.

Formal werden die Nebenhöhlenentzündungen eingeteilt in eine *Sinusitis maxillaris, Sinusitis ethmoidalis, Sinusitis frontalis*; sind alle Nebenhöhlen einschließlich der Nasenhöhle an dem Prozeß beteiligt, spricht man von einer *Pansinusitis*. Der Prozeß braucht aber auch nur auf die Nasengänge im Sinne einer chronischen *Rhinitis* oder einer Schleimhautschwellung in den Nasengängen beschränkt zu sein (Abb. 397 bis 409); s.a. „Sinobronchitis", Bd. II.

Zentralnervensystem

Entwicklungsbiologie

Embryologische Daten

Das Zentralnervensystem durchläuft während seiner Entwicklung zahlreiche komplizierte Umwandlungs- und Differenzierungsvorgänge. Zwar ist seine endgültige Gestalt am Ende des ersten Trimenon ausgebildet (Morphogenese), die Histogenese aber geht noch nach der Geburt weiter und erreicht erst mit der Pubertät ihren Abschluß.

Die für Ausbildung der äußeren und inneren Gestalt wichtigen Entwicklungsschritte sollen in Anlehnung an die ausführlichen Darstellungen von CLARA, HOCHSTETTER, GROSSER u. ORTMANN, LANGMAN, OSTERTAG, ROHEN, SEITELBERGER, STARCK u. a. im folgenden skizziert werden.

Die erste Anlage des Nervensystems entsteht in der 2.–3. Woche nach der Befruchtung mit Ausbildung der *Neuralplatte;* diese faltet sich nach Induktion durch das Chordamesoderm vom dorsalen Ektoderm ab. Um den 18. Tag wird durch Aufwölben der Neuralwülste die Neuralrinne gebildet, die sich vertieft, zum Neuralrohr schließt und in die Tiefe senkt (21.–31. Tag). Eine vordere Öffnung (Neuroporus rostralis) wird um den 23. Tag, eine caudale um den 25. Tag verschlossen.

Zellmaterial vom Übergangsgebiet zwischen Epidermis und Neuralrohr differenziert sich zur Neuralleiste. Diese liefert Neuroblasten für Spinalganglien und periphere Ganglien, Sympathicoblasten für Grenzstrang und periphere vegetative Ganglien, Phäochromoblasten für Nebennierenmark und sympathische Paraganglien, Gliooder Spongioblasten für die periphere Glia, Melanoblasten für die Pigmentzellen von Rumpf und Extremitäten, wie auch Zellen der Hirnhäute.

Schon im Stadium der offenen Neuralrinne ist eine Differenzierung in Prosencephalon, Rhombencephalon und Rückenmark zu erkennen. Nach Schluß des Rohres verbreitert sich der rostrale Anteil durch Ausbildung der Augenanlage und knickt sich gegen das übrige Rohr ab. Das Riechhirn beginnt sich abzuheben. Im *„Dreibläschenstadium"* (2.–3. Woche) sind Prosencephalon, Mesencephalon und Rhombencephalon zu unterscheiden.

In der Dorsalwand des Mesencephalon entwickelt sich das Tectum; ferner entstehen hier Pons und Kleinhirn. Das Lumen des Neuralrohres engt sich in diesem Bezirk frühzeitig ein, so daß nur ein dünner Kanal übrigbleibt (Aquaeductus mesencephali Sylvii). Intensives Wachstum führt zur Knickung des Hirnrohres: Nacken-, Scheitel- und Brückenbeuge markieren unscharfe Grenzen zwischen verschiedenen Hirnabschnitten. Das Mesencephalon wird vom Rhombencephalon durch den Isthmus rhombencephali getrennt. Die Brückenbeuge teilt das Rautenhirn in einen cranialen (mesencephalen) und caudalen (myelencephalen) Abschnitt; letzterer erweitert sich und formt Medulla oblongata und 4. Ventrikel.

In der 4.–5. Woche wird mit Ausbildung des *„Fünfbläschenstadiums"* das primäre Vorderhirn durch Vorsprossen der Hemisphärenbläschen unterteilt: Endhirn (Telencephalon) und Zwischenhirn (Diencephalon) sind zunächst durch die Fissura telodiencephalica voneinander abgegrenzt; der Sulcus interhemisphaericus trennt die Hemisphären. Im zunächst gemeinsamen Hohlraum der Hemisphären (Cavum interventriculare) sind die Seitenventrikel vom median gelegenen Ventriculus impar telencephali zu unterscheiden, der mit dem Lumen des Diencephalon zum 3. Ventrikel verschmilzt. Die Eingänge in die Hemisphärenbläschen (Foramina interventricularia Monroi) bleiben zunächst weit, werden aber später vor allem durch Vorwachsen der basalen Kerngebiete eingeengt.

Aus dem Diencephalon entwickeln sich Epiphyse, Thalamus und Hypothalamus sowie Neurohypophyse. Die Augenanlage steht in engem Zusammenhang mit diesem Hirnabschnitt.

Die *Hemisphärenbläschen* wachsen nach vorn, oben und hinten; sie krümmen sich bogen- oder hufeisenförmig um ihren Stiel an der Hirnbasis. Damit entsteht das Pallium, welches nach und nach Zwischenhirn (2.–3. Monat), Tectum mit Mittelhirn (Ende des 3. Monats) und Kleinhirn überlagert (Ende des 4. Monats). Der basale Anteil des Telencephalon am Hemisphärenstiel verdickt sich zu einem in den noch dünnwandigen Ventrikel hineinragenden Körper (Ganglienhügel). Durch Einwachsen von Projektionsfasern erfährt dieses Gebiet später eine Umgestaltung und Verlagerung (Ausbildung des Striatum).

Die seitliche Ausladung der Hemisphäre bleibt im Bereich des Ganglienhügels geringer als in deren Umgebung. Dadurch sinkt dieser Teil der Oberfläche scheinbar ein, es entsteht die Fissura lateralis Sylvii und die Insel, welche schließlich von den sie umgebenden Lappen wulstartig überdeckt wird (Operkularisation, am Ende des 8. Monats beendet).

Tabelle 80. Synopsis der Hirnentwicklung. (Nach ROHEN)

Primäre embryonale Hirnbläschen	Sekundäre embryonale Hirnbläschen	Hirnabschnitte	Kerne	Ventrikel	Hirnnerven
Pros-encephalon	*Telencephalon*	Endhirn	Großhirnrinde Nucl. caudatus } Corpus Putamen } striatum	Seiten-ventrikel	I. (Fila olfactoria)
	Diencephalon	Zwischenhirn	Globus pallidus Thalamus Hypo- und Meta-thalamus Sehorgan Epiphyse Epithalamus	III. Ven-trikel	II. (N. opticus)
(Mes-encephalon)	*Mes-encephalon*	Mittelhirn	Tectum (Colliculus anterior und posterior) Tegmentum Pedunculi cerebri	Aquaeduc-tus cerebri	III. (N. oculomotorius) IV. (N. trochlearis)
Rhomb-encephalon	*Met-encephalon*	Hinterhirn	Kleinhirn, Pons	IV. Ventrikel	V. (N. trigeminus) VI. (N. abducens)
	Myel-encephalon	Nachhirn	Medulla oblongata, Oliven		VII. (N. facialis) VIII. (N. vesti-bulocochlearis) IX. (N. glossopharyngeus) X. (N. vagus) XI. (N. accessorius) XII. (N. hypoglossus)

Durch ein intensives, flächenhaftes Wachstum der Hirnrinde mit Massenzunahme der nervalen Substanz entstehen in der 2. Hälfte der Gravidität *Windungen und Furchen*. Im 4. bis 5. Monat hat sich durch den Sulcus parietooccipitalis der Hinterhauptslappen abgegrenzt, es entstehen Sulcus centralis, Fissura calcarina und Sulcus cinguli als Primärfurchen. Durch Vorwölbung des Bodens der Furchen nach innen gegen den Ventrikel werden Pes hippocampi, Calcar avis und Eminentia collateralis gebildet.

In der ersten Hälfte der Schwangerschaft ist das Gehirn glattwandig (lissencephal); erst um den 6. Monat sind die noch relativ regelmäßig angeordneten Sekundärfurchen gut ausgebildet. Tertiärfurchen, in ihrer Anordnung überaus variabel, können auch noch nach der Geburt entstehen. Am langsamsten erfolgt die Modellierung des Stirnlappens.

Das *Kleinhirn* entwickelt sich während des 2. Monats von einer queren, riegelartig im Dach des Rautenhirns gelegenen Platte, welche sich zunehmend verdickt und nach hinten vorwölbt. Um die Mitte des 2. Monats sind auch die Kleinhirnstiele zu erkennen. Aus dem Oberblatt der Kleinhirnanlage geht der Oberwurm, aus dem Unterblatt gehen Nodulus, Hemisphären und Flocculus hervor. Der Höhepunkt der cerebellaren Entwicklung ist im 4. Monat erreicht; dann entstehen auch die Querfurchen der Kleinhirnhemisphären.

Am hinteren Ende der Rautengrube treten im 3. Monat Dehiszenzen auf, die sich im 4. Monat zu einem rundlichen Loch zusammenschließen. Diese Apertura mediana Magendii wird am Ende des 6. Monats durch zwei weitere Löcher an den seitlichen Ecken der Rautengrube ergänzt (Apertura lateralis Luschkae).

Im frühen Entwicklungsstadium bildet die Lamina terminalis den rostralen Abschluß des Endhirnbläschens. Wenn die Hemisphären nach den Seiten hin und über den Hirnstamm auswachsen, verschwindet sie mehr und mehr im Interhemisphärenspalt. Mit Ausreifung der Neurone des Palliums entstehen neben den langen Projektionsbahnen auch Systeme, welche rechte und linke Hemisphäre miteinander verbinden, die *Commissurenfasern*. Sie benützen die Lamina terminalis in der sog. Commissurenplatte zum Übertritt: Zunächst wird die Commissura anterior gebildet (um den 50. Tag), welche basale Endhirnteile und rhinencephale Abschnitte ver-

Tabelle 81. Zeitplan der Entwicklung des Zentralnervensystems. (Nach einer Zusammenstellung von OSTERTAG)

Zeitpunkt	Struktur
19.—21. Tag	Neuralplatte, Aufwölbung der Neuralwülste
23.—25. Tag	Schluß des Neuralrohres, Neuropori, Abschnürung der Neuralleiste
2.—3. Woche	Dreibläschenstadium
4.—5. Woche	Fünfbläschenstadium
4. Woche	Hervortreten von Stirn- und Scheitelhöcker; Rhombencephalon; Auge; mediane Längsfissur
5. Woche	Ausstülpung des Riechlappens; Anlage des Striatum
7. Woche	Anlage des Schläfenlappens; Thalamus und Striatum in Ventrikel vorspringend
Ende 2. Monat	Entstehung der Plexus chorioidei
Anfang 3. Monat	Balkenstrahlung. Beginn der Umbiegung des späteren Schläfenlappens um den Stammlappen (Entstehung der Insel)
3. Monat	Fissura parieto-occipitalis, Fissura calcarina, Fissura collateralis. Occipitalpol. Septum pellucidum, Fornix, Balken. Kleinhirnoberwurm
3. Monat	Ende der formativen Phase (Morphogenese) der Hirnentwicklung
3. u. 4. Monat	Anlage des Bulbus olfactorius. Verwachsen der Hemisphärenblasen (Commissurenfasern)
4. Monat	Abgrenzung der Hirnlobi; primäre Furchen. Corpora quadrigemina. Massenzunahme des Kleinhirns, Gliederung der Oberflächenwindungen. Vortreten der Insel. Balkenanlage. Foramen Magendii und Luschkae.
5. Monat	Fossa Sylvii und Insel. Commissuren vollständig. Streckung des Gehirns
6. Monat	Beginn der Windungsbildung, zuerst im Bereich von Sulcus Rolandi und cinguli
7. Monat	Schnelle Entwicklung der Gyri und Sulci
9.—10. Monat	Sekundär- und Tertiärfurchen

bindet, dann entwickelt sich (ab dem 2.—3. Monat) als mächtige neopallische Commissur das Corpus callosum und schiebt sich von rostral nach occipital-caudal über 3. Ventrikel und Zwischenhirn (6. Monat). Das zwischen Balken und Commissura anterior bzw. den an den dünnen Seitenwänden der Hemisphären gebildeten Fornices liegende Gewebe der Lamina terminalis wird zum Septum pellucidum ausgezogen. In diesem entsteht nach dem 4. Monat durch Dissektion infolge Gewebsspannung bzw. durch involutive Prozesse ein Hohlraum, das Cavum septi pellucidi, welches sich zunächst über die ganze Länge des Septum erstreckt. Wenn der Fornix weiter nach oben wächst und die Unterfläche des Corpus callosum erreicht, wird dorsal das Cavum Vergae abgetrennt, welches schon gegen Ende der intrauterinen Entwicklung von occipital nach rostral hin obliteriert. Auch das Cavum septi pellucidi kann wieder völlig verschwinden. Beide Hohlräume, welche auch als 5. und 6. Ventrikel bezeichnet werden, aber keine Ependymauskleidung besitzen, bleiben mitunter bestehen und kommunizieren durch sekundär entstandene Öffnungen mit dem Ventrikelsystem. Sie sind dann pneumencephalographisch nachzuweisen.

Bestimmte Wandabschnitte des Prosencephalon bleiben dünn. Hier stülpen sich Blutgefäße zu den *Plexus chorioidei* ein, vor allem im Bereich der medialen Wand der Endhirnbläschen und am Dach des 3. Ventrikels. Als Teil des subarachnoidalen Raumes in der Tela chorioidea des 3. Ventrikels entwickelt sich die Cisterna interventricularis: Es dringt eine Piafalte in das Neuralrohr ein, wird dann mit dem Wachstum des Balkens nach dorsal verschoben und kommt unter Fornix und Splenium corporis callosi zu liegen. Sie öffnet sich als Fissura cerebri transversa nach dorsal, während sich das Velum interpositum als dreieckige, quergestellte Duplikatur nach vorne hin bis zum Foramen interventriculare erstreckt. Es führt Blutgefäße für die Plexus chorioidei der Seitenventrikel und die inneren Hirnvenen. Durch Druck des Fornix auf den Thalamus wird die Fissur im Verlauf des ersten Lebensjahres meist verschlossen.

Die *Hirnhäute* differenzieren sich aus dem Mesenchym, welches die Hirnanlage umgibt.

Entwicklung des Rückenmarks

Im Rumpfabschnitt des Neuralrohres kommt es rasch zur Zellvermehrung in den lumennahen Wandabschnitten, der Matrixzone. Das Dickenwachstum erfolgt in den seitlichen Bereichen stärker als dorsal und ventral. Dadurch entsteht eine Gliederung in Grund- und Flügelplatte, Deck- und Bodenplatte, die auch an einzelnen Abschnitten des Endhirns noch zu erkennen ist.

Die Neuroblasten der Grundplatte übernehmen später motorische Funktionen; die sensible Flügelplatte gewinnt Verbindung mit der Neuralleiste und den Spinalganglien. Boden- und Deckplatte bleiben als Ependymkeile erhalten: Es entsteht das charakteristische H- oder schmetterlingsförmige Querschnittsbild des ausdifferenzierten Rückenmarks.

Das Myelon füllt den Wirbelkanal nicht vollständig aus und hat dadurch etwas Bewegungsfreiheit. Es verläuft im allgemeinen gestreckter als die Wirbelsäule. Infolge unterschiedlicher Wachstumsgeschwindigkeit von Rückenmark und umgebenden Knochen kommt es zu einem scheinbaren Ascensus der unteren Begrenzung, des Conus medullaris: Er liegt im 3. Fetalmonat am Ende des Wirbelkanals, im 4. Monat in Höhe von S_3, beim Neugeborenen in Höhe von L_3 und beim Erwachsenen in Höhe von Th_{12} bis L_2. Dementsprechend nehmen die zunächst rechtwinklig abgehenden Spinalnerven später einen nach caudal gerichteten Verlauf.

Histogenese

Neben dem formalen Entwicklungsprozeß von Gehirn und Rückenmark erfolgt die feingewebliche Differenzierung und Reifung, auf die hier nicht näher eingegangen werden kann. Störungen der Morphogenese sind fast immer auch mit einer Beeinträchtigung der Differenzierung, der Zellmigration verbunden.

Postfetale Entwicklung

Auch nach der Geburt vollziehen sich am Gehirn noch morphologische, vor allem aber feingewebliche Veränderungen (DEKABAN). Diese zeigen sich zum Teil auch in den neuroradiologischen Befunden der ersten Lebensjahre.

Während beim Neugeborenen das durchschnittliche Hirngewicht $335 - 450$ g beträgt, hat es sich gegen Ende des ersten Lebensjahres verdoppelt, im zweiten Lebensjahr verdreifacht. Mit 6 Jahren wiegt das Gehirn nur etwa 10% weniger als beim Erwachsenen. Während also der Anteil des Hirngewichts bei der Geburt $^1/_8$ des Körpergewichts beträgt, sind es beim Erwachsenen nur etwa $^1/_{40}$.

Im Neugeborenenalter sind alle großen Lappen klar zu unterscheiden. Die hinter dem Sulcus praecentralis gelegenen Abschnitte haben sich besser entwickelt als die rostral lokalisierten. Frontal- und Temporalpol sind noch relativ kurz, die Insel ist noch nicht vollständig bedeckt. Alle primären und sekundären Furchen sind angelegt, die tertiären Gyri und Sulci aber nur teil-

weise entwickelt. Die oberflächlichen Hirngefäße verlaufen gestreckt; ihre dünnen Wände können leicht komprimiert werden. Die Liquorräume sind symmetrisch ausgebildet und etwas weiter als später.

Beim 3 Monate alten Kind hat die Länge des Frontal- und Temporalpols zugenommen, ist die Insel völlig opercularisiert, hat sich die Zahl der Sulci und Gyri vermehrt. Die Gefäße folgen dem Verlauf der Furchen, die Weite der Ventrikelräume hat abgenommen. Die Größe des Cerebellum ist noch relativ gering.

In den folgenden Monaten schreitet diese Entwicklung fort; am Ende des ersten Lebensjahres sind die Relationen des reifen Gehirns fast erreicht, lediglich der Frontallappen ist noch nicht voll ausgebildet. Die Hirnwindungen sind vertieft, die Tertiärfurchen deutlich vorhanden. Die Gefäße sind gewunden und haben dickere Wandungen. Die Ventrikelräume sind relativ eng.

Mit 3 Jahren zeigen Aussehen und Verteilung der Gefäße die Verhältnisse des Erwachsenenalters.

Entwicklung des Gefäßsystems

Die embryonale Anlage des sekundär installierten Gefäßsystems verläuft nach STREETER in 5 Phasen: Zunächst bilden sich aus einem dem ersten Aortenbogen entspringenden endothelialen Netzwerk die primordialen Plexus an Vorder- und Mittelhirn, die sich später über die gesamte Hirnwand ausdehnen. In der 3. Woche differenzieren sie sich zu Arterien und Venen. Im 3. Monat beginnt die Trennung der cerebralen von den duralen und oberflächlichen Kopfgefäßen. Um den 5. Monat erfahren die venösen Abschnitte eine starke Umwandlung durch Entwicklung der Abflüsse zu den Durasinus.

Angiographische Untersuchungen bei Feten (DECKER u. BACKMUND, POTTS *et al.*) zeigen, daß die Hirngefäße einen mehr gestreckten, symmetrischen und regelmäßigen Verlauf nehmen. Darauf lassen sich auch Besonderheiten des frühkindlichen Angiogramms zurückführen: Der mediale Winkel der Carotisgabel ist anders als beim Erwachsenen, die Pars circularis der Arteria cerebri anterior steigt oft leicht nach medial hin an, die mittlere Hirnarterie liegt oberhalb der Clinoparietallinie, hat also einen steileren Verlauf (Mediawinkel $45 - 50°$). Asymmetrien im Bereich der basalen Gefäße entwickeln sich wohl erst während der ersten Lebensmonate oder -jahre.

Entwicklung des Ventrikelsystems und der Zisternen

Während der fetalen Entwicklungsphase ist das Ventrikelsystem ungewöhnlich groß („physiologischer Hydrocephalus"). Von der 16. Woche ab kommt es rasch zur Verdickung der Wand und zur Einengung des Volumens der Hemisphärenbläschen. Das Ventrikelsystem des Säuglings ist noch etwas plumper als das des Erwachsenen.

Die Tiefe der suprasellären Zisternen nimmt im Verlauf des ersten Lebensjahres ab (CARLSSON u. LODIN), während die der interpedunkularen Zisternen zunimmt. Diese Veränderungen gehen einher mit Vergrößerung der Hemisphären und gleichzeitiger Verlagerung zentraler Hirnanteile nach dorsal. Die pontinen Zisternen ändern sich kaum; die Ausdehnung der ponto-cerebellären Zisterne jedoch nimmt etwas ab. Die Cisterna magna paßt sich in ihrer Größe der hinteren Schädelgrube an; während des Wachstums bleiben ihre Relationen unverändert.

Röntgendiagnostische Grundlagen

Die am Aufbau des Gehirns beteiligten Gewebe — Nervenzellen, Marksubstanz, Gefäße, Bindegewebe, Liquorräume — haben alle die Strahlenabsorption von Wasser, wirken also homogen. In der topographischen Einheit, in der das Gehirn liegt, im Schädel, kommt als zweite Komponente die Kalkdichte der Knochenstruktur hinzu, so daß das Gehirn selbst im Radiogramm nicht sichtbar ist. Mit zunehmendem Alter erhöht sich die Kalkdichte der Schädelknochenstrukturen.

Diagnostische Aufschlüsse über das Gehirn können im Röntgenbild nur durch die Wechselbeziehungen zum benachbarten Knochen und durch Kontrastierung von Systemen in und um das Gehirn erhalten werden. Dabei unterscheidet man einen

negativen Kontrast durch Luft- oder Edelgasfüllung des Ventrikelsystems, Zisternensystems, der Subarachnoidal- und Subduralräume

und einen

positiven Kontrast (Kontrastmittel) durch Kontrastanreicherung des Ventrikelsystems und Gefäßdarstellung (cerebrale Angiographie).

Direkte Aufschlüsse ergeben sich nur, wenn pathologische Prozesse zur Erhöhung der Schattenintensität im Gehirn führen, wie bei Verkalkungen und schattengebenden Fremdkörpern. *Indirekte Aufschlüsse* resultieren aus den Wechselbeziehungen zwischen Gehirn und radiologisch sichtbaren Nachbargebilden (Knochen) oder sichtbar gemachten Abschnitten im Gehirn (positive oder negative Kontrastierung).

Aus der *Schädel-Nativ-Diagnostik* können sich folgende indirekte, mitunter aber wertvolle Rückschlüsse auf das Gehirn ergeben:

Die *Schädelgröße* wird in den verschiedenen Wachstumsphasen weitgehend vom Wachstumsdruck des Gehirns bestimmt (s. S. 255, Tabelle 70). Ein Zurückbleiben der Schädelgröße gegenüber der Altersnorm spricht für einen mangelhaften Wachstumsdruck, also ein vermindertes Schädelvolumenwachstum (Abb. 413, 414). Die Makrocephalie deutet auf einen erhöhten Wachstumsdruck des Gehirns hin, der allerdings auf die Gehirnmasse oder aber auf Erweiterung der liquorführenden Räume (Hydrocephalus) zurückzuführen sein kann.

Die *Schädelform* wird durch die ossären Reifungsprozesse einerseits, durch Formvarianten des Gehirns andererseits geprägt. Asymmetrien, Steno-, Brachy-, Platycephalien und lokalisierte Formvarianten können deshalb durch eine Anomalie der Ossifikation oder einen cerebralen Prozeß verursacht sein.

Die *Schädelzeichnung* spiegelt die Wechselbeziehungen zwischen Gehirnoberfläche und Innenseite des Schädeldaches wider. Die Impressionen der Gehirnwindungen prägen am Schädeldach ein als Impressiones digitatae bezeichnetes Reliefmuster, das um so distinkter ist, je größer das Mißverhältnis zwischen Gehirnwachstumsdruck und Volumen der Schädelkapsel ist. Physiologischerweise findet man deshalb diese Impressionen in der Zeitspanne zwischen Nahtverankerung und Abnahme des Gehirnvolumenwachstums, also zwischen 2. bis 4. Lebensjahr am deutlichsten ausgeprägt; unter pathologischen Bedingungen kann ein abnormaler Druck — Hydrocephalus, Gehirntumor — zur Vermehrung der Impressionen oder lokalen Druckatrophie der Tabula interna führen (Abb. 335, 336, 419, 422). Den gleichen Effekt beobachtet man bei Behinderung eines normalen Gehirnwachstums durch prämature Nahtsynostosen (Abb. 376–378).

Die *Dicke des Schädeldaches* gibt ebenfalls Hinweise auf die Wechselbeziehungen mit der darunterliegenden Gehirnoberfläche. Durch Druck kommt es zu einer umschriebenen oder allgemeinen Atrophie der Tabula interna und einer Verdünnung des Schädeldaches. Schrumpfungsprozesse oder meningeale Narben, welche den direkten Kontakt zwischen Gehirn und Schädelinnendach verhindern, können lokale (Abb. 414) oder allgemeine Verdickungen der Tab. int. zur Folge haben (Abb. 337, 424, 435). Lokale Erweiterungen von *Gefäßen* oder Verdichtungen des Gefäßnetzes im Schädeldach weisen auf eine Behinderung der Zirkulation an

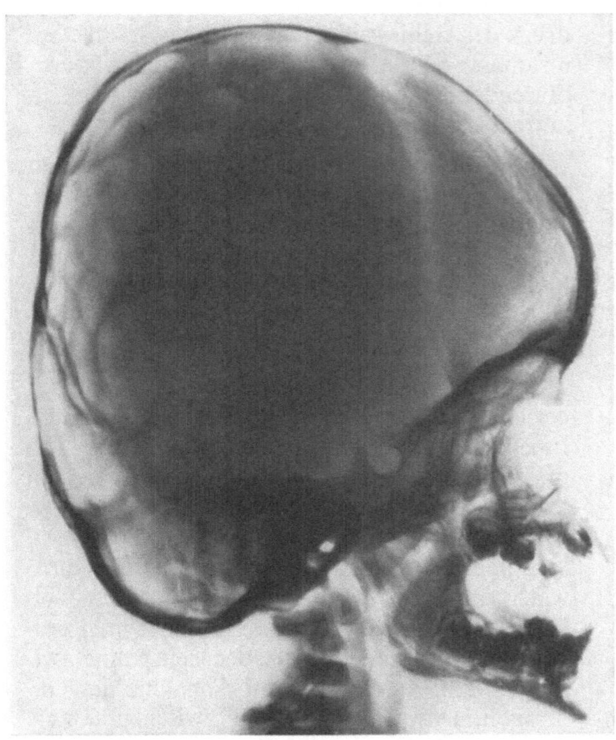

Abb. 413. *Brachycephalie* mit Abflachung des Hinterhauptes und Verkürzung der hinteren Schädelgrube. Autoptisch ergaben sich multiple Anomalien der Gyri. 1^1/$_2$jähriger Junge mit Entwicklungsverzögerung und allgemeiner Bindegewebsschwäche; hypotone Form der infantilen Cerebralparese

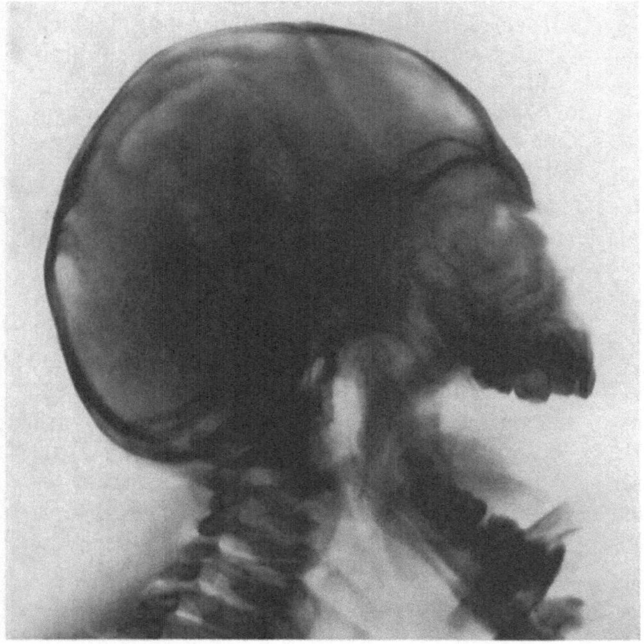

Abb. 414. *Hochgradige Platy-Steno-Mikrocephalie.* 13 Monate altes Mädchen. Idiotie. Disproportion zwischen dem großen Gesichts- und flachen Gehirnschädel

den benachbarten Stellen der Gerhinoberfläche hin.

Weite und Synchronstand der Schädelnähte werden durch Ossifikationsprozesse (Dysplasia cleidocranialis, prämature Nahtsynostosen, Rachitis, Hypervitaminosen) oder abnorme Wachstumstendenzen des Gehirns bestimmt. Hypo-

plasien führen zu einem beschleunigten Nahtschluß, expansive Prozesse (Hydrocephalus, Tumoren) zu einem verzögerten Nahtschluß oder gar einer Nahterweiterung bei vorher bereits geschlossenen Nähten (Abb. 335, 336, 422, 448, 449).

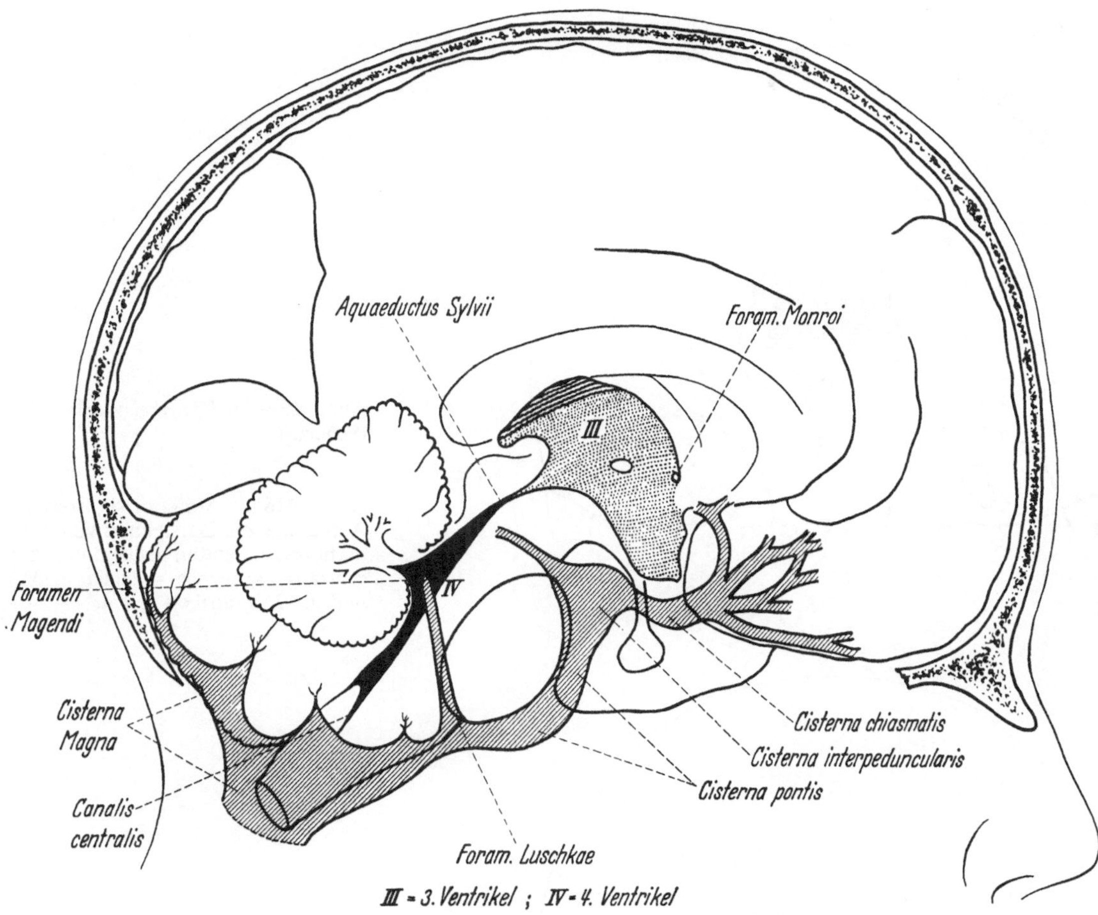

Abb. 415. Schematische Darstellung des *Zisternensystems*

Kontrastmethoden

Lumbale Luftencephalographie — Ventrikulographie

Die Pneumencephalographie dient der Darstellung der inneren und äußeren Liquorräume. Die Luftfüllung des Ventrikelsystems ist auf drei Wegen möglich: 1. Lumbalpunktion, 2. Suboccipitalpunktion, 3. Ventrikelpunktion.

Lumbale Encephalographie

Nach einer Lumbalpunktion am sitzenden Patienten erfolgt nach Ablassen weniger Tropfen Liquors eine kontinuierliche Luft- oder Edelgasinsufflation mit einer Geschwindigkeit von 5 ml/ min. Der gesamte Füllungsvorgang dauert 15 – 20 min. Zu einer ausreichenden Luftfüllung der Ventrikel sind beim Säugling etwa 20 cm³, beim Klein- und Schulkind 30 – 40 cm³ erforderlich. Die Technik der kontinuierlichen Luftfüllung, bei der praktisch kein Liquor entnommen wird, hat gegenüber dem früher üblichen Verfahren, bei dem Liquor in gleicher Menge gegen

Luft ausgetauscht wurde, den Vorteil, daß die subjektiven Beschwerden geringer sind.

Schon während des Füllungsvorganges soll nach Möglichkeit eine Durchleuchtungskontrolle mit Hilfe einer Bildverstärkerfernsehkette vorgenommen werden, um über Ablauf und Ausmaß der Füllung Auskunft zu erhalten. Bei ausreichender Darstellung des Ventrikelsystems kann dann die Untersuchung abgeschlossen werden.

Nach Abschluß des Füllungsvorganges werden die notwendigen Aufnahmen angefertigt. Dabei sollte das Umlagern des Kindes zur Darstellung der entsprechenden Ventrikelabschnitte stets so erfolgen, daß der Kopf wenig gegenüber dem Körper bewegt wird, die Luftumlagerung also ohne zusätzliche Bewegungen des Kopfes erfolgt. Zur Durchführung dieses Untersuchungsprinzips wurden von der Industrie mehr oder weniger aufwendige Spezialuntersuchungsgeräte hergestellt (z. B. Mimer 3), die für Untersuchungen bei Kindern geeignet sind. Jedoch ist es auch möglich, den Untersuchungsvorgang in der angegebenen Weise an einem einfachen Aufnahme-

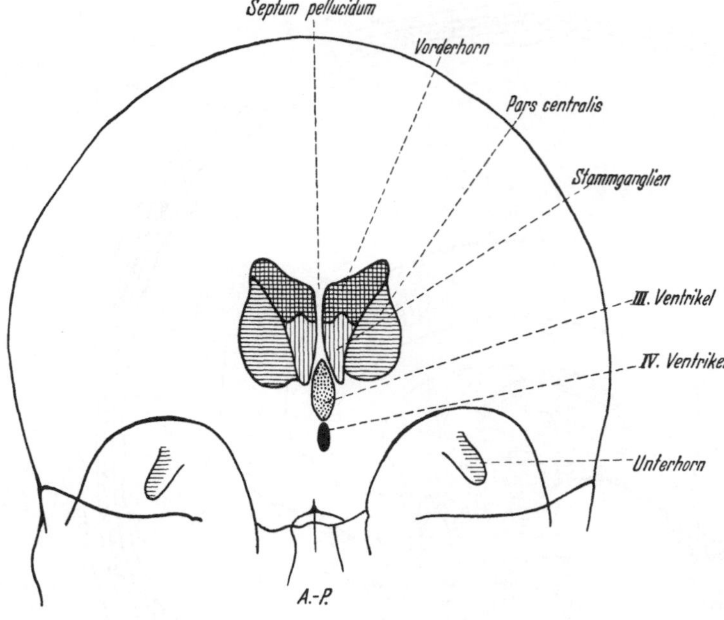

Abb. 416a—c. *Ventrikelsystem* (Schema)

Abb. 416a. A(nterior)-P(osterior)-Aufnahme zur Darstellung von Vorderhörnern, Septum pellucidum, Pars centralis (= corpus = cella media) und des 3. Ventrikels

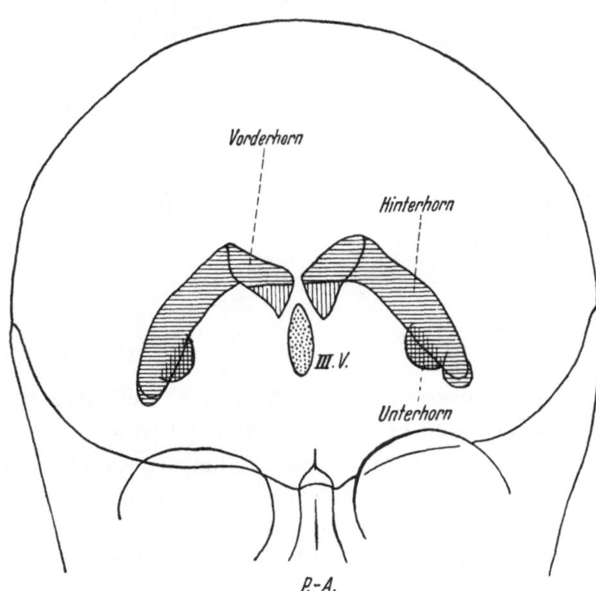

Abb. 416b. P(osterior)-A(nterior)-Aufnahme zur Darstellung von Hinter- und Unterhörnern

tisch oder Stativ, je nach den örtlichen Gegebenheiten, vorzunehmen.

Nach Beendigung des Füllungsvorganges soll zunächst in Rückenlage die Aufnahme der Vorderhörner und der vorderen Abschnitte des 3. Ventrikels im seitlichen Strahlengang angefertigt werden. Das Kind wird anschließend umgelagert, und zwar — in einer „Rolle vorwärts" — in die Bauchlage gebracht, um wiederum im seitlichen Strahlengang die hinteren Abschnitte des Ventrikelsystems zur Darstellung zu bringen. Der „Überschlag nach vorne" wird dann zu Ende geführt, das Kind also wieder in die Rückenlage gebracht, so daß die Schläfenhörner

gut gefüllt im Seitenbild dargestellt werden können. Es folgt nun die ap(anterior-posterior = frontooccipitaler Strahlengang)-Aufnahme und schließlich die pa(posterior-anterior = occipitofrontaler Strahlengang)-Aufnahmen.

Ventrikulographie

Die Ventrikulographie beruht auf der Luftfüllung der Ventrikel durch direkte Ventrikelpunktion. Obwohl dieser Eingriff vor allem im Säuglingsalter relativ einfach ist, da die Fontanellen noch zur Ventrikelpunktion benützt werden können, hat diese Art der Untersuchung in den letzten

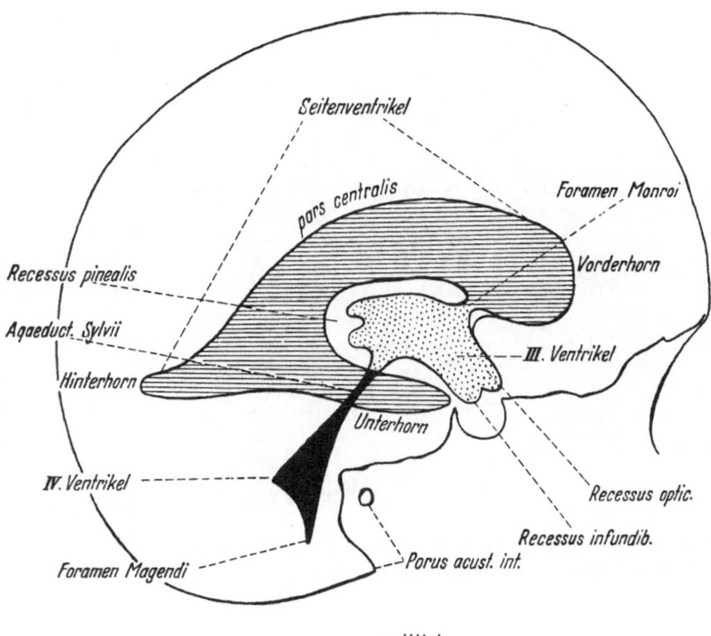

Abb. 416c. Seitliche Aufnahme gibt eine Übersicht über die Proportionen und Verbindungen des Ventrikelsystems

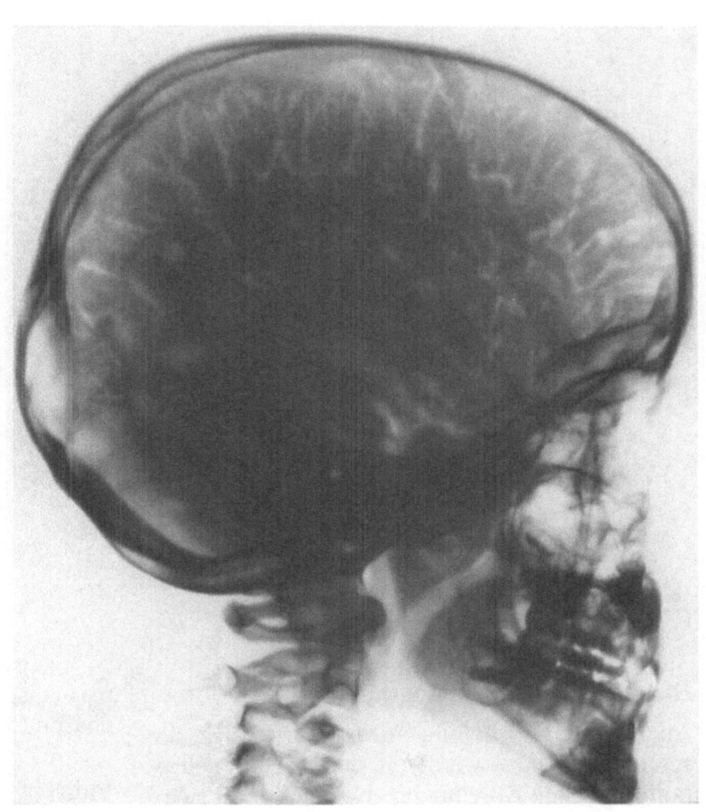

Abb. 417. Luftfüllung normaler *Subarachnoidalräume*, und der basalen Zisternen. 5¹/₂jähriges Mädchen

Jahren an Bedeutung verloren. Carotisangiographie und Isotopenuntersuchungen haben diese Untersuchung beim Nachweis eines Großhirnhemisphärentumors weitgehend ersetzt. Für die Darstellung des 3. Ventrikels, des Aquädukts und des 4. Ventrikels kann die Pneumoventrikulographie noch angewandt werden, bessere Ergebnisse liefert jedoch dabei die *positive Ventrikulographie*. Da dieser Eingriff in der Regel neuroradiologischen Zentren bzw. dem Neurochirurgen vorbehalten ist, soll auf die Durchführung hier nicht näher eingegangen werden.

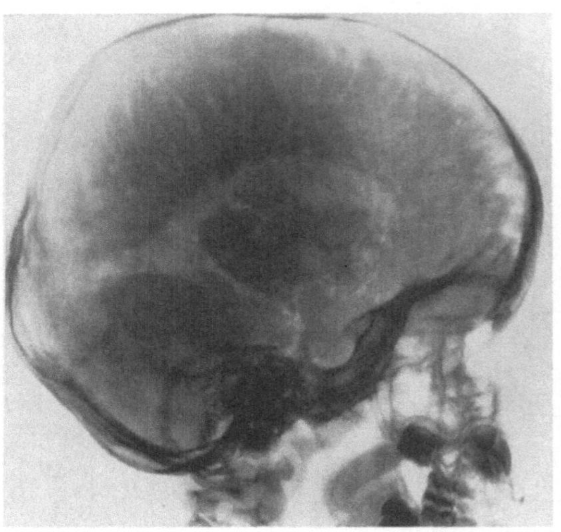

Abb. 418. *Craniopharyngeom* bei 4¹/₁₂jährigem Jungen. Erheblich vergrößerte, ausgerundete Sella turcica

dem Finger gegen den Kehlkopf fixiert und mit dünner Nadel durchstochen. Der Einstich erfolgt senkrecht auf das Gefäß, die Nadelspitze soll nur wenige Millimeter im Gefäßlumen liegen. Vor der Kontrastmittelinjektion soll der Kontrastmittelabfluß durch Fernsehdurchleuchtung überprüft werden. Zwischen Nadel und Spritze wird ein kleiner durchsichtiger Kunststoffschlauch geschaltet, damit sich die Bewegungen bei der Injektion des Kontrastmittels nicht auf die Injektionsnadel übertragen. Außerdem können auf diese Weise kleine Luftblasen im Injektionssystem erkannt werden.

Nach Abschluß der Untersuchung muß das Gefäß 5 min komprimiert werden.

Die *direkte Vertebralispunktion* kann im Kindesalter erst vom 3.–4. Lebensjahr an durchgeführt werden; sie hat aber durch die indirekten Methoden, die für den Patienten schonender und

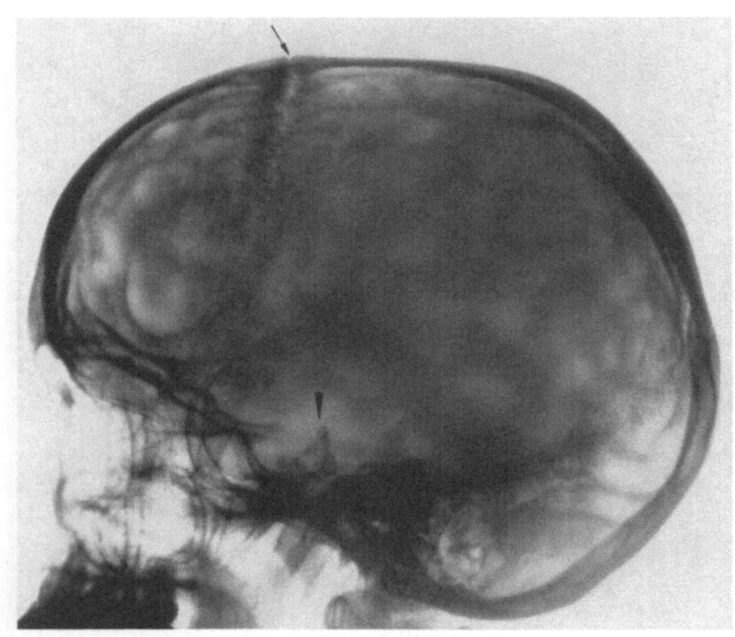

Abb. 419. *Verkalkender Hypophysentumor* bei 15jährigem Mädchen. Ausweitung der Sella und Verdrängung des Dorsum sellae nach hinten (Keil). Klinisch Zwergwuchs mit Körperlängendefizit von 26 cm. Geringe Dehiszenz der Kranznaht (Pfeil), verstärkte Impressionen

Direkte cerebrale Angiographie

Auch die Untersuchungen zur Darstellung der cerebralen Gefäße werden in der Regel in neuroradiologischen Abteilungen durchgeführt, so daß auf diese Methoden nur kurz eingegangen werden kann.

Der *Carotiskreislauf* läßt sich durch direkte percutane Arterienpunktion darstellen. Dazu wird die Stelle der stärksten Pulsation der A. carotis vor dem M. sternocleidomastoideus in unterschiedlicher Streckstellung des Kopfes aufgesucht und palpiert. Das Gefäß wird dann mit

u. U. diagnostisch aufschlußreicher sind, an Bedeutung verloren.

Indirekte cerebrale Angiographie

Zur indirekten Darstellung der cerebralen Gefäße haben sich in den letzten Jahren insbesondere die retrograde Brachialisangiographie und die Kathetermethode über die A. femoralis bewährt.

Bei der *retrograden Brachialisangiographie* wird die Punktionsnadel gegen den Blutstrom in das Gefäßlumen der A. brachialis vorgeschoben.

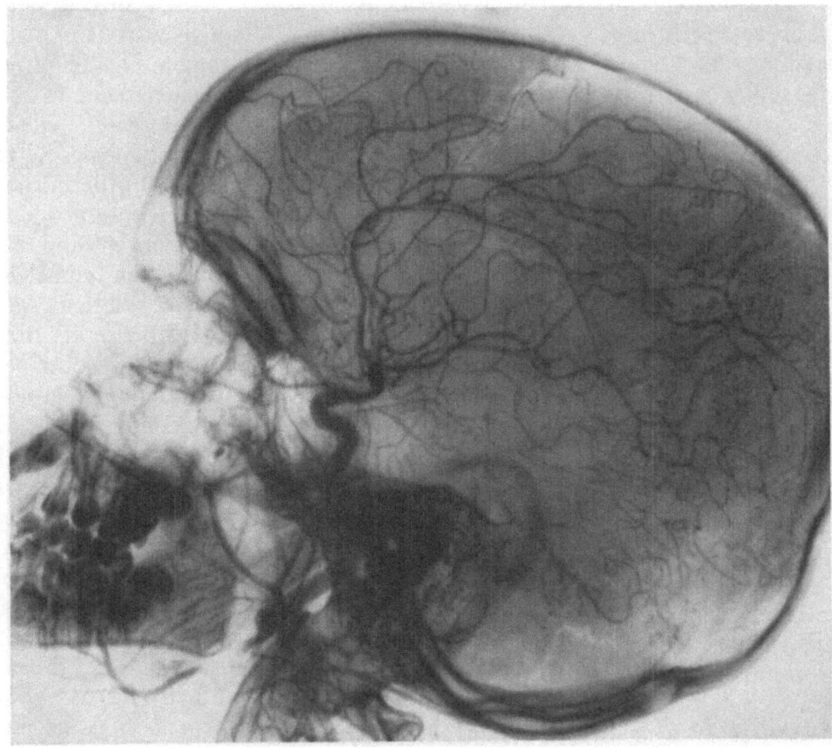

Abb. 420. *Regelrechtes Arteriogramm* bei einem 12jährigen Jungen. Carotisfüllung.
(BRONISCH, Psychiatrische Universitätsklinik Heidelberg/ Nürnberg)

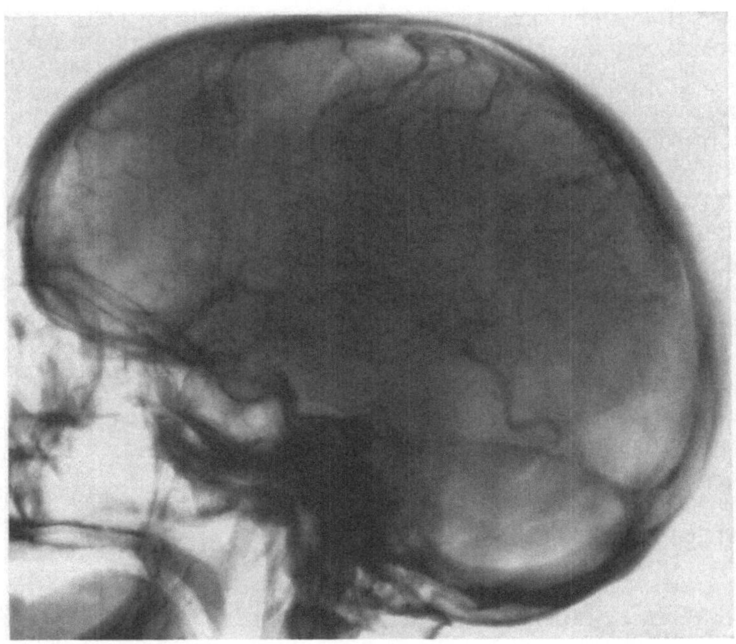

Abb. 421. Phlebogramm bei cerebraler Angiographie

Im Säuglingsalter kann die percutane Punktion des Gefäßes mißlingen, so daß eine Freilegung der Arterie notwendig wird, in die dann ein Polyäthylenkatheter eingeführt werden kann.

Die Kontrastmittelmenge beträgt im Säuglingsalter 10 cm³, bei älteren Kindern 15 – 20 cm³ pro Injektion. Die Injektion selbst wird im Kindesalter am besten mit der Hand vorgenommen.

Den anatomischen Verhältnissen entsprechend gelingt von der linken A. brachialis aus die Darstellung der linken Vertebralarterie, nur selten der linken A. carotis. Über die rechte A. brachialis kommt es zur Füllung der rechten A. carotis communis und A. vertebralis.

Bei der Kathetermethode über die *A. femoralis* ist es bei älteren Kindern möglich, den Katheter direkt in die linke A. vertebralis vorzuschieben, da Aorta und erste Verlaufsstrecke der A. subclavia mit dem Abgang der A. vertebralis nahezu in einer Geraden liegen. Auch kann auf diese Weise mit dem Katheter der rechte Truncus communis mit A. carotis communis und A. vertebralis rechts erreicht werden. Die Darstellung der linken A. carotis communis gelingt daher nur sehr schwierig.

Alle Angiographien werden im Kindesalter in Narkose durchgeführt.

Da beim Kind die cerebrale Zirkulation rascher als beim Erwachsenen erfolgt, sind automatische Serienaufnahmen mit einer Bildfrequenz von mindestens 2/sec erforderlich, um den Kontrastmitteldurchfluß in allen Phasen bildmäßig erfassen zu können. In den ersten 3 Lebensjahren empfiehlt sich in der seitlichen Ebene eine Seriendauer von 8 sec mit einer Aufnahmefrequenz von 2/sec. Ab dem 3. Lebensjahr genügt eine Serie von 12 Bildern mit einer Frequenz von 1/sec. Für die Sagittalaufnahmen kann man sich u. U. auf 2–3 Bilder beschränken, deren Zeitabstand nicht fixiert sein muß.

Für die Einstellung im sagittalen Strahlengang wird entweder ein Einfallswinkel von 0–5° oder wie für halbaxiale Aufnahmen mit einem Winkel von 35° gewählt.

Alle Katheteruntersuchungen erfordern die Kontrolle einer Testinjektion mit Hilfe der Fernsehdurchleuchtung, da nur dadurch der ungestörte Kontrastmittelabfluß festgestellt werden kann.

Als Kontrastmittel haben sich alle gebräuchlichen 60%igen trijodierten Verbindungen bewährt. Primäre Überempfindlichkeiten sind außerordentlich selten. Bei Injektion des Kontrastmittels unter die Gefäßintima kann es jedoch zu reflektorischen oder zirkulatorischen Störungen kommen.

Anatomie, Norm und Variation der Liquorräume

Der Liquor füllt in und um das Gehirn ein System von Hohlräumen, Kanälen und Spalten aus; die liquorführenden Räume werden unterteilt in das Ventrikelsystem, das Zisternensystem und die Subarachnoidalräume (Abb. 415, 416).

Das Ventrikelsystem setzt sich aus den beiden Seitenventrikeln, dem 3. und 4. Ventrikel zusammen. Die Seitenventrikel liegen symmetrisch zu beiden Seiten der Mittellinie und sind normalerweise seitengleich. Sie stellen die größten Liquorräume des Systems dar und werden unterteilt in Vorderhörner, Ventrikelkörper (Cella media), Hinterhörner und Unterhörner. Geringe Asymmetrien sind oft projektionsbedingt oder beruhen auf ungleichmäßiger Luftfüllung. Auf frontooccipitalen Aufnahmen stellen sich die Vorderhörner als dreieckförmige — durch das Septum pellucidum getrennte — Hohlräume dar, deren Ecken leicht abgerundet sind. Die laterale Begrenzung wird durch den Nucleus caudatus gebildet, der seinerseits von der Luftsäule der Cella media überlagert wird. Der craniale Teil der Vorderhörner summiert sich mit der Luftsäule der Cella media zu einer besonders intensiven Schattenaussparung. Stärkere Abrundungen der Ventrikelkonturen erwecken den Verdacht auf eine Erweiterung; wenn die Vorderhörner statt der dreieckigen Form eine ovale annehmen und die Ventrikelecken nicht mehr zu erkennen sind, liegen deutlichere pathologische Veränderungen vor. Die stärksten Variationen zeigt das Hinterhorn, welches zum Hinterhornsporn lang ausgezogen und schmal, andererseits aber kurz und plump sein kann. Die Hinterhornausziehung kann auch ganz fehlen.

Der *3. Ventrikel* (Abb. 416, 427, 428) steht durch die Foramina Monroi mit den Seitenventrikeln in Verbindung. Diese Verbindung ist als schmaler Kanal zwischen der vorderen oberen Kontur des 3. Ventrikels und der Unterfläche der Vorderhörner im Pneumencephalogramm manchmal sichtbar. Der 3. Ventrikel zeigt im Profil craniooccipital und frontobasal Vorwölbungen, die Recessus, und ist nur selten in ganzer Ausdehnung abzugrenzen. Die Massa intermedia ist nicht regelmäßig sichtbar. Auf Sagittalaufnahmen ist der 3. Ventrikel als schmaler median gelegener Spalt unterhalb des Septum pellucidum zu sehen.

Der *Aquaeductus Sylvii* (Abb. 425) bildet einen schmalen Kanal und projiziert sich teilweise über das Unterhorn der Seitenventrikel.

Der *4. Ventrikel* (Abb. 416c, 424a) ist auf Seitenaufnahmen dreieckförmig, zeigt mit der breiten Basis gegen die Schädelbasis und der Spitze gegen das Kleinhirn. Auf Sagittalaufnahmen erscheint er rundlich oder rhombisch in der Mittellinie unterhalb des 3. Ventrikels.

Zwei akzessorische, mit den Ventrikel gelegentlich kommunizierende Räume, welche bei der Luftfüllung zur Darstellung kommen können, sind das *Cavum septi pellucidi* (Abb. 431) und das *Cavum vergae.* Das Cavum septi pellu-

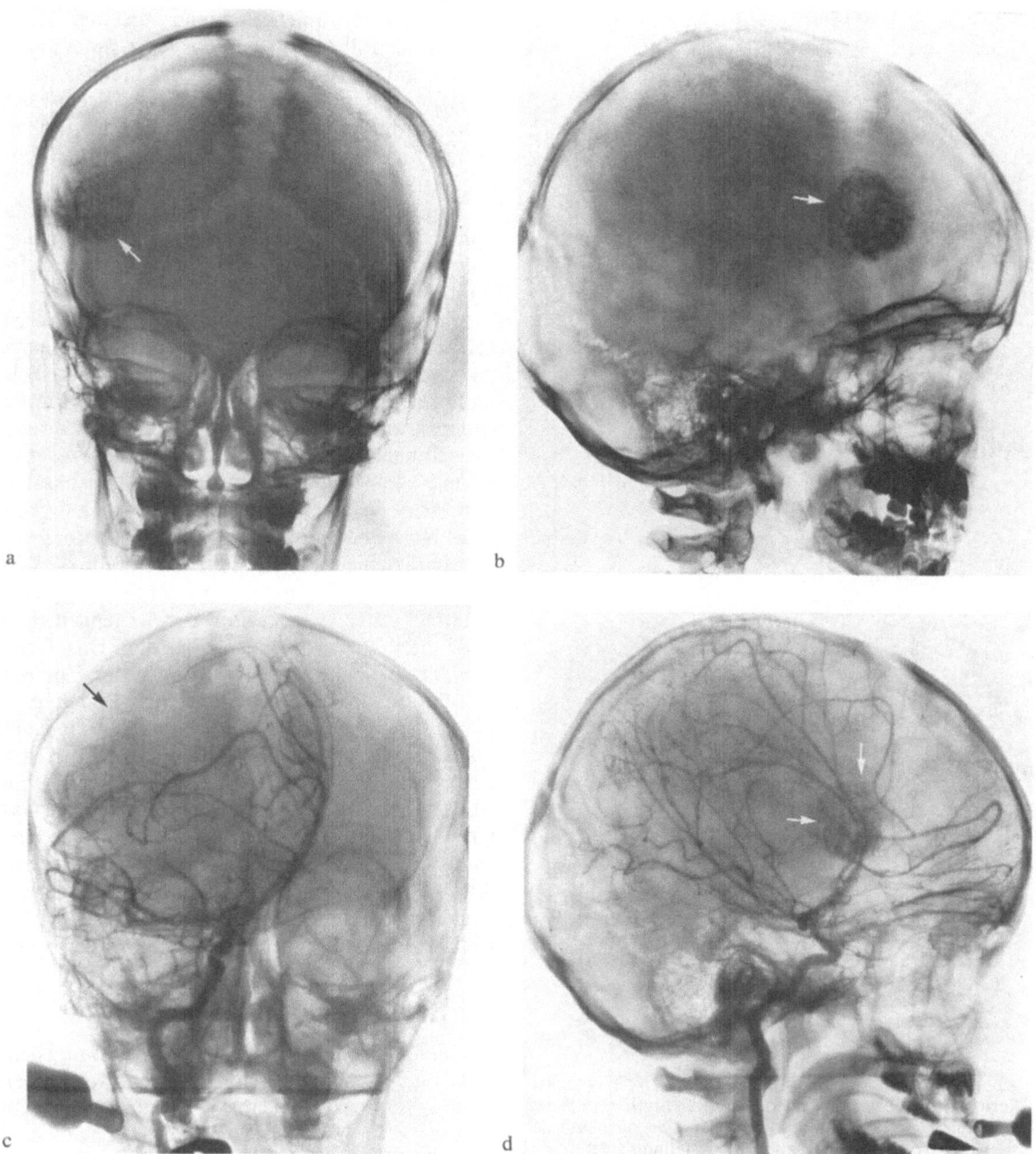

Abb. 422. Ependymon der rechten Präzentralregion bei 4½jährigem Mädchen. Nahterweiterung und Verkalkungsareal (a, b), Gefäßverdrängung (c, d)

cidi ist ein schmaler Spalt, welcher sich zwischen den Vorderhörnern der Seitenventrikel darstellt und teilweise den 3. Ventrikel überlagert. Der Verdacht auf ein Cavum septi pellucidi entsteht, wenn die Gewebsbrücke zwischen den Vorderhörnern mehr als 3 mm breit ist. In geringem Ausmaß ist es nicht als krankhafte Störung aufzufassen. Bei starker Verbreiterung allerdings muß der Verdacht auf eine Mißbildung geäußert

werden, wie die häufige Korrelation mit dyscerebralen Entwicklungsstörungen (Oligophrenie, Anfallsleiden) nahelegt.

Das Cavum vergae projiziert sich auf Sagittalaufnahmen über und hinter den 3. Ventrikel als breite Verschattung. Auf seitlichen Aufnahmen wird es als ovales, längliches Gebilde sichtbar, das unterhalb des Splenium corporis callosi und über dem Dach des 3. Ventrikels liegt, mit

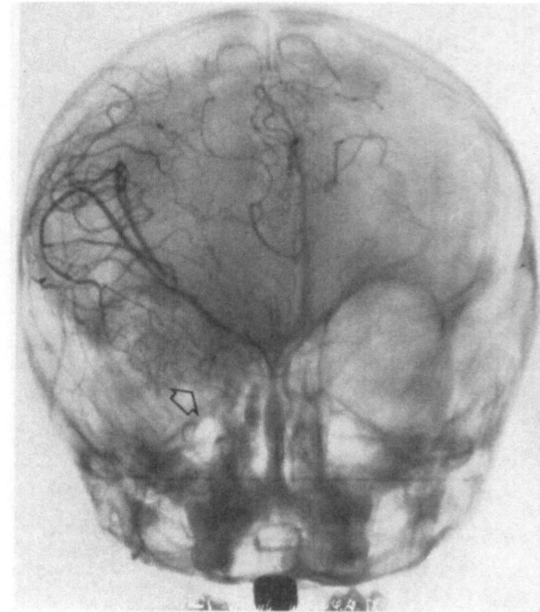

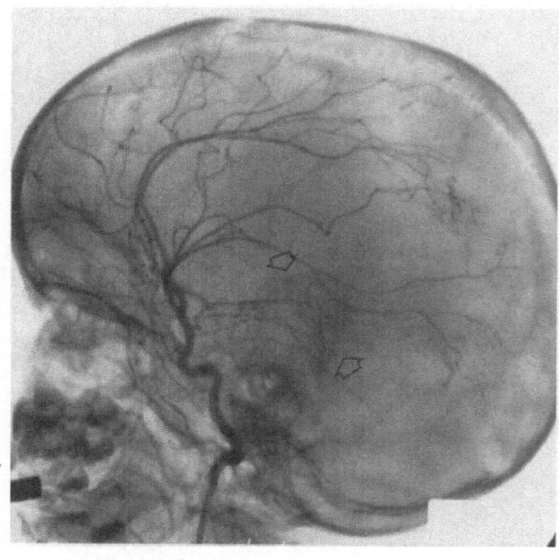

Abb. 423 a u. b. Plexuspapillom des rechten Seitenventrikels bei 5¹/₂jährigem Jungen. Der Reichtum an kleinen Gefäßen kommt sowohl auf der ap- (a) als auch auf der seitlichen Aufnahme (b) gut zur Darstellung (Pfeile)

seiner oberen Begrenzung in den Schatten der Seitenventrikel hineinreicht; es wird nach hinten zu schmal, endet am Splenium corporis callosi und kann etwa bis zum Recessus pinealis reichen. Das Cavum vergae steht in engem Zusammenhang mit dem Cavum septi pellucidi und kommt fast immer nur in Verbindung mit diesem vor; bei Neugeborenen ist es häufiger zu beobachten als im späteren Leben.

Cavum septi pellucidi und Cavum vergae werden auch als 5. und 6. Ventrikel bezeichnet.

Das Zisternensystem beginnt mit der *Cisterna magna cerebri* (Abb. 434), in welche der Liquor durch das Foramen Magendi gelangt. Der Liquor fließt über die *Cisterna pontis, interpeduncularis* und *chiasmatis;* von hier aus teilt sich das Zisternensystem astförmig auf und verzweigt sich kontinuierlich entlang der Gehirnfurchen bis zu den Subarachnoidalspalten der Hemisphären (Abb. 415).

Von den Zisternen füllen sich die Cisterna pontis und interpeduncularis nicht regelmäßig aber verhältnismäßig häufig bei lumbaler Luftfüllung (Abb. 417).

Zu den Hohlräumen der Medianstrukturen gehört die *Cisterna interventricularis.* Sie liegt zwischen der Tela chorioidea des 3. Ventrikels und der Commissura fornicis; nach vorn zu endet sie am Foramen interventriculare, während sie sich nach hinten in die *Cisterna venae magnae* öffnet, von wo aus Verbindung zu den basalen Zisternen besteht. Hinsichtlich der Häufigkeit ihres Nachweises sind die Angaben außerordentlich unterschiedlich. Im Seitenbild stellt sie sich als dorsal breiter, nach vorn schmälerer Luftschatten unter der Kontur der Seitenventrikel und oberhalb vom 3. Ventrikel dar. Das Dach der Zisterne liegt unter dem Bogen der hinteren Abschnitte der Seitenventrikel, ihr Boden projiziert sich etwas oberhalb der dorsalen Teile des Dachs vom 3. Ventrikel und überragt den Recessus pinealis; die Ausdehnung nach dorsal hin ist variabel. Mitunter kann die Vena magna Galeni beim Übergang in ihre Zisterne als Aussparung im Luftschatten sichtbar sein. Bei ap-Aufnahmen ist eine median gelegene, runde, ovale oder dreieckige Verschattung zu sehen, die Cella media und Septum pellucidum überlagert.

Die Subarachnoidalräume

Sie bilden ein die Gehirnhemisphären umgebendes System schmaler Gewebsspalten, welche sich vom Zisternensystem aus mit Luft füllen (Abbildung 417, 436, 438). Diese zwischen Pia und Arachnoidea gelegenen Räume scheinen — zumindest im frühen Kindesalter — in ihrer Größe außerordentlich variable Gewebsspalten zu sein, die sich labilen Druckverhältnissen rasch anpassen. Gewöhnlich kommen sie im Pneumencephalogramm als schmale, strich- oder streifenförmige Aussparungen von 1—3 mm Breite und bis zu 2 cm Länge zur Darstellung.

Gerade im Säuglingsalter aber wirken sie manchmal plump, rundlich oder oval und verführen zur Annahme eines Hydrocephalus externus, wo nachweisbar — wie mancher Obduktionsbefund bestätigt — kein krankhafter Befund vorliegt. In der Beurteilung des encephalographischen Bildes der Subarachnoidalspalten ist daher vor allem im Säuglingsalter große Vorsicht angezeigt, auch im Hinblick auf die spätere Prognose. Das Fehlen einer halbseitigen Subarachnoidalfüllung kann Zufall sein, ähnlich wie eine halbseitige Ventrikelfüllung.

Da über das normale Pneumencephalogramm der ersten Lebensjahre nur wenig bekannt ist, und die Untersuchungen meistens nur bei schweren klinischen Erscheinungen durchgeführt werden, ist die Beurteilung über Norm und Variation sowie die Bedeutung pneumencephalographischer Befunde vor allem in Grenzsituationen mit großen Schwierigkeiten belastet. Nur die ständige Berücksichtigung des klinischen Bildes im Zusammenhang mit dem neuroradiologischen Befund erlaubt ein angemessenes Urteil über die Bewertung der erhobenen Befunde.

Hydrocephalus

Als Hydrocephalus (Abb. 424—429, 448, 449) bezeichnet man eine partielle oder allgemeine Erweiterung der liquorführenden Räume im Schädel. Die Entstehung der Erweiterung kann auf verschiedenen pathogenetischen Mechanismen beruhen: 1. Es besteht eine Störung der Liquorzirkulation durch eine Blockade zwischen den Foramina Monroi und den Ausgängen des 4. Ventrikels (Hydrocephalus obstructivus). 2. Es wird zu wenig Liquor resorbiert infolge eines Blocks im Bereich der Basalzisternen oder der Resorptionsstätten über den Hemisphären (Hydrocephalus aresorptivus). 3. Es wird zuviel Liquor von den Plexus chorioidei sezerniert (Hydrocephalus hypersecretorius), und 4. Die Gehirnrinde ist atrophisch, so daß der Raum zwischen Schädeldach und Gehirnoberfläche durch erweiterte Subarachnoidalräume ausgefüllt wird (Hydrocephalus e vacuo).

Nach DANDY und RUSSEL entfallen 95—99% aller Hydrocephali auf die Gruppe des Hydrocephalus aresorptivus und obstructivus.

Die früher nach dem Zeitpunkt des Auftretens gebräuchliche Unterscheidung eines angeborenen Hydrocephalus und eines erworbenen (sekundären) Hydrocephalus ist ohne praktische Bedeutung, da sie weder pathogenetische noch ätiologische Gesichtspunkte berücksichtigt. Fast jede Erweiterung der Liquorräume ist sekundär. Auch beim angeborenen Hydrocephalus entwickelt sich die Dilatation erst im Laufe der ersten Lebenswochen oder -monate, meist auf dem Boden einer Blockade der Liquorzirkulation. Erworbene Erweiterungen der Liquorräume beruhen vorwiegend auf infektiösen Erkrankungen der Hirnhäute (Pneumokokken-, Influenza-

Meningitis, Listeriose, Toxoplasmose, Tuberkulose, Lues) oder sind Folgen von Blutungen.

Für die Röntgendiagnostik ist die Unterscheidung zwischen einem kommunizierenden und einem nicht-kommunizierenden Hydrocephalus von Bedeutung.

Ein nicht-kommunizierender Hydrocephalus besteht, wenn der Block der Liquorzirkulation zwischen den Foramina Monroi und den Ausgängen des 4. Ventrikels gelegen ist. Das Ventrikelsystem läßt sich in diesen Fällen weder von lumbal noch von suboccipital mit Luft füllen.

Beim kommunizierenden Hydrocephalus besteht der Block im Bereich der Basalzisternen oder es liegt eine Resorptionsstörung des Liquors vor. Dabei ist die Luftfüllung des Ventrikelsytems von lumbal her möglich.

Normalerweise durchläuft der Liquor cerebrospinalis von der Bildungsstätte (Plexus chorioidei) bis zur Resorptionsstelle in den Arachnoidalspalten einen komplexen, durch viele Engen führenden Weg: Der Liquorstrom führt von den Seitenventrikel durch die Foramina interventricularia (Monroi) in den 3. Ventrikel und von dort durch den Aquaeductus Sylvii in den 4. Ventrikel. Von hier erreicht der Liquor durch die Foramina Magendi und Luschkae mit der Cisterna magna die Subarachnoidalräume. Von der Cisterna magna fließt der Liquor durch die basalen Zisternen frontalwärts bis zu den Subarachnoidalräumen der Konvexität, von wo aus direkt der Kontakt mit dem venösen Sinus besteht (Abb. 415, 417).

Die Röntgendiagnostik hat folgende Fragen zu klären:

1. Liegt ein Hydrocephalus im engeren Sinne vor? Welche Teile des liquorführenden Systems sind erweitert? Welches Ausmaß hat die Dilatation?

2. Besteht ein Abschluß am Ventrikelsystem, am Aquaedukt oder am Ausgang des 4. Ventrikels oder ist eine Verbindung von den inneren zu den äußeren Liquorräumen gegeben?

3. Finden sich gegebenenfalls Veränderungen an den äußeren Liquorräumen?

An Untersuchungsmethoden stehen je nach Indikation zur Verfügung: die Carotisangiographie, die Gasventrikulographie oder positive Ventrikulographie nach Fontanellenpunktion und die lumbale Pneumencephalographie.

Die einfache *Schädelübersichtsaufnahme* gestattet eine metrische Bestimmung der Größe des Hirnschädels. Hinsichtlich der Ursache des Hydrocephalus hilft die Schädelleeraufnahme in der Regel jedoch nicht weiter. Nur in etwa der Hälfte der Fälle besteht eine Erweiterung der Hauptschädelnähte, die Fontanellen sind meistens weit offen. Die Schädeldachknochen sind

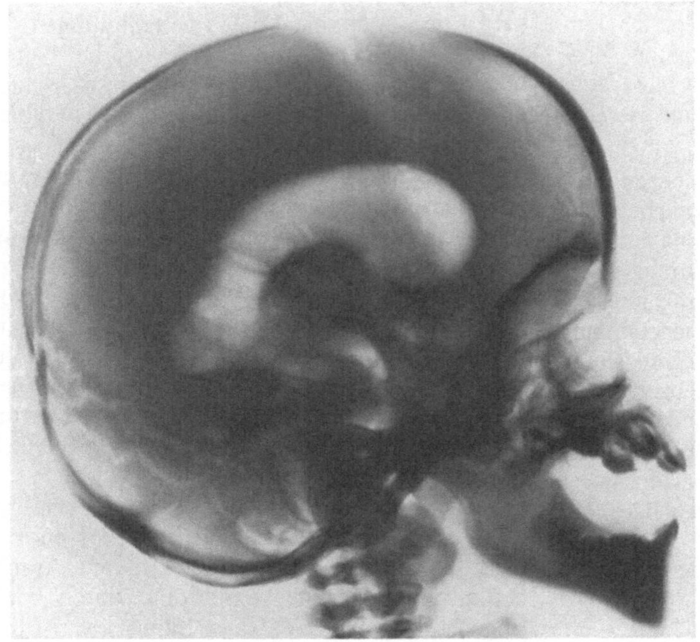

a

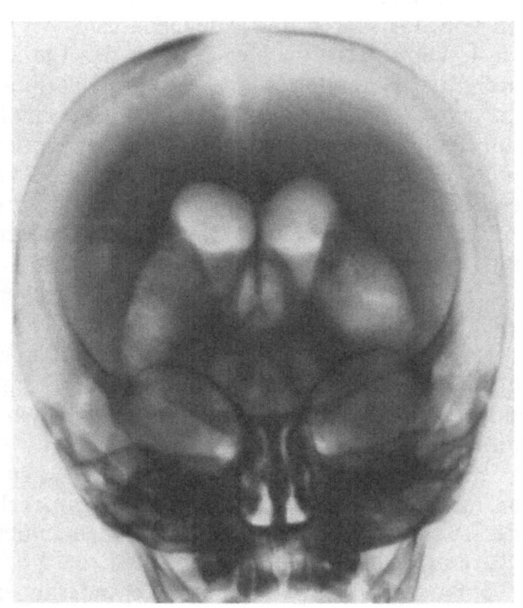

b

Abb. 424 a und b. *Hydrocephalus internus* stärkeren Grades bei einem 11 Monate alten Kind. a) Seitliche Aufnahme. Erweitert sind: Die Seitenventrikel (I, II), vor allem die Vorderhörner, weniger der 3. Ventrikel (III), der 4. Ventrikel ist nur gering erweitert. b) a-p-Aufnahme

durch die Druckatrophie dünn, in extremer Weise können sie den Kopf wie „schwimmende Inseln" umgeben. Die Sella kann ausgezogen sein, der Sellaeingang ist weit („schüsselförmige Sella"). Die Schädelinnenzeichnung ist nur selten vermehrt. Eine Vergrößerung der hinteren Schädelgrube kann darauf hindeuten, daß auch der 4. Ventrikel an der Hydrocephalusbildung beteiligt ist.

Die *Angiographie* mit indirekter oder direkter Gefäßfüllung sollte nach BACKMUND und DECKER nur dann an den Anfang der Untersuchung gestellt werden, wenn ungewöhnliche intrakranielle Verhältnisse vermutet werden. So ist die Angiographie als einzige Methode in der Lage, eine Gefäßaplasie oder -hypoplasie als Ursache von cystischen hydrocephalen Mißbildungen (Abbildung 458, 472, 473) nachzuweisen. Auch porencephale Cysten und seltene Großhirntumoren lassen sich im Angiogramm erkennen. Das Subduralhämatom, als Ursache der Vergrößerung des Hirnschädels, läßt sich im Angiogramm zwar gut darstellen, ist aber auch durch die einfache Fontanellenpunktion nachzuweisen.

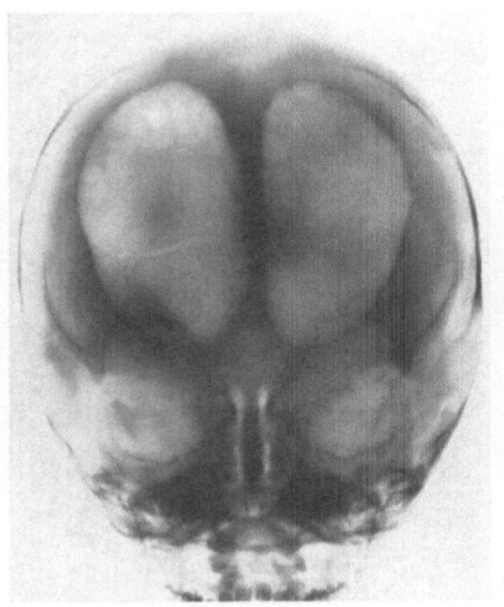
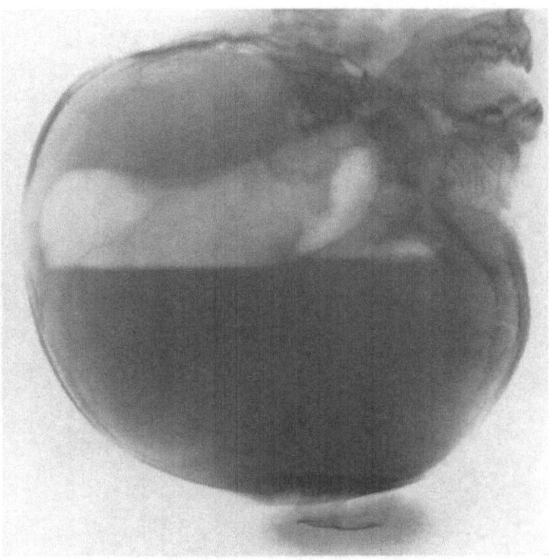

a   b

Abb. 425 a u. b. *Hydrocephalus int.* durch *Aquaeduktstenose* (auf seitlicher Aufnahme innerhalb der Ventrikelfüllung als gegen die Ohrmuschel schmäler werdender Gang sichtbar). Erhebliche Erweiterung der Seitenventrikel mit Gehirnmantelatrophie

Da der kommunizierende Hydrocephalus — vor allem in den ersten Lebensmonaten — häufiger als der Verschlußhydrocephalus vorkommt, ist eine *lumbale Pneumencephalographie* als erste Untersuchungsmaßnahme gerechtfertigt.

Der kommunizierende Hydrocephalus beruht auf einer Passagebehinderung im Bereich der Basalzisternen oder einer Resorptionsstörung des Liquors.

Die Luft gelangt bei der lumbalen Einblasung rasch in die Seitenventrikel. Eine Blockade im Bereich der hinteren Schädelgrube ist nicht nachweisbar. Meistens besteht eine gleichmäßige Erweiterung aller Hirnkammern. Bei der Füllung mit den üblichen Gasmengen von etwa 20 – 30 ml lassen sich jedoch nicht alle Einzelheiten des Ventrikelsystems mit Kontrast füllen. Die Luft steigt in der Regel so rasch in die erweiterten Kammern auf, daß Einzelheiten in der hinteren Schädelgrube und im Bereich des Aquädukts nicht erfaßt werden können.

Die Basalzisterne kann bei stark erweitertem 3. Ventrikel blockiert sein. Es ist dann der Gastransport zu den Subarachnoidalräumen der Konvexität behindert. Eine Oberflächenzeichnung wird dabei nur selten erreicht.

Nach DECKER und BACKMUND sollte nicht unbedingt eine maximale Luftfüllung angestrebt werden, um nicht unerwünschte Zwischenfälle auszulösen, vor allem dann nicht, wenn stärkere Ventrikelerweiterungen mit einem dünnen Hirnmantel vorliegen.

Der *hypersekretorische* Hydrocephalus, eine Untergruppe des kommunizierenden Hydro-

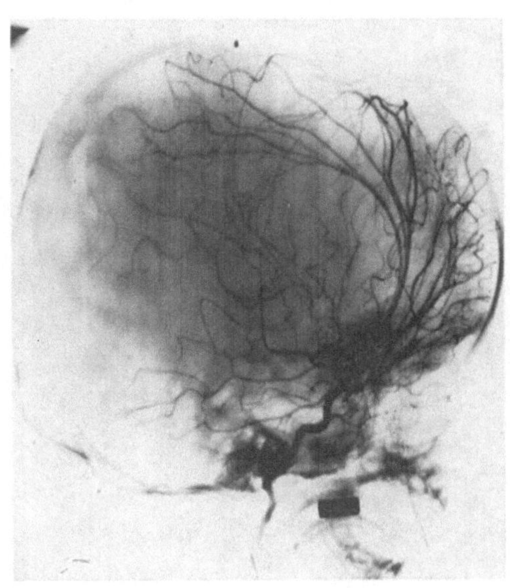

Abb. 426. Auseinanderweichen der stark geschwungenen Gefäße bei *Hydrocephalus internus occlusus: Makrocephalie.* $^5/_{12}$jähriger weiblicher Säugling

cephalus ist durch vermehrte Liquorabsonderung aus den Plexus chorioidei bedingt. Auch hierbei ist es röntgenologisch nur möglich, das Ausmaß der Erweiterung des Ventrikelsystems zu erfassen, da der Plexus selbst durch die Röntgenuntersuchung nicht darstellbar ist, es sei denn, er weist Kalkeinlagerungen auf (Abb. 442 – 444).

Die lumbale Luftencephalographie gibt also beim kommunizierenden Hydrocephalus die

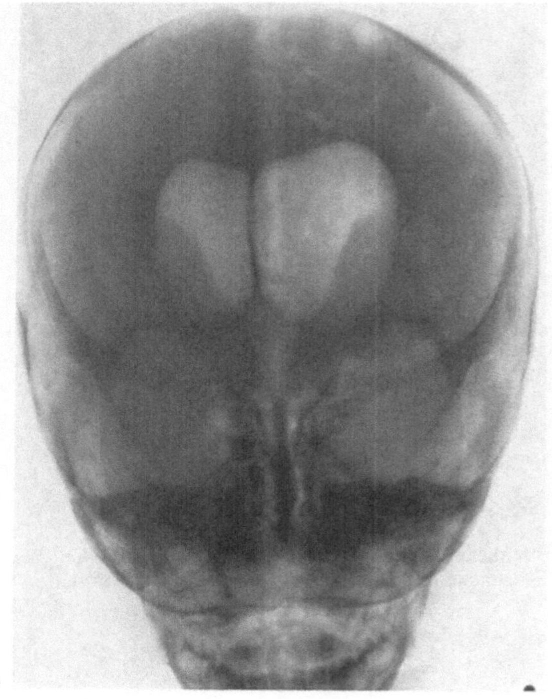

a

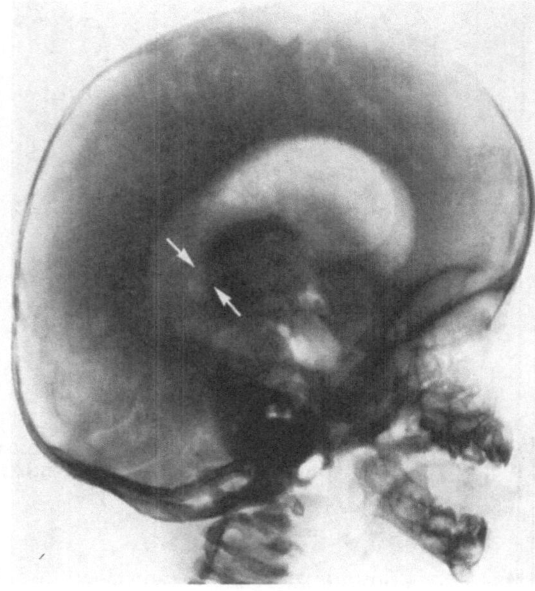

b

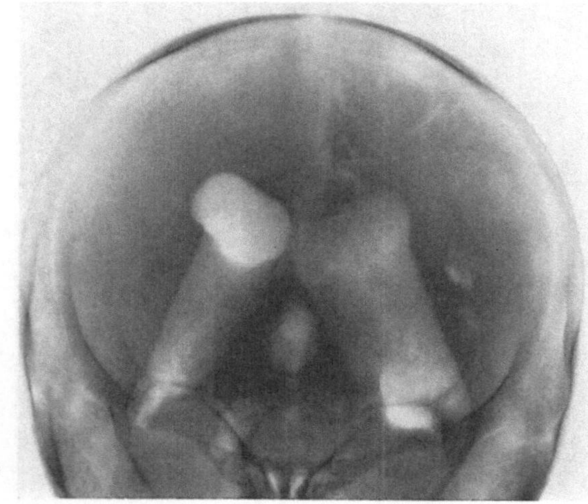

c

Abb. 427a—c. Asymmetrische *Erweiterung der Ventrikel,*
kleines *Cavum sept. pelluc,* (Pfeile), schmaler Subduralerguß links. $^{8}/_{12}$jähriger Säugling, männlich

beste Auskunft über die Durchgängigkeit der
Liquorräume.

Der *Verschlußhydrocephalus* ist durch eine
Blockade zwischen Produktionsstätten und Foramina Luschkae und Magendi verursacht. Am
häufigsten liegt eine Stenose oder ein Verschluß
am Aquaedukt oder auch am Abschluß des
4. Ventrikels vor, selten ist der Block bedingt
durch Veränderungen am Foramen Monroi.

Die häufigsten Ursachen einer Verlegung der
Liquorpassage sind: angeborene Fehlbildungen
(Gabelung des Aquaedukts, Fibrosen, Stenosen,
Septenbildung, Arnold-Chiari-Syndrom), Ent-
zündungen und Geschwülste.

Die Lokalisierung des Verschlusses ist die
wichtigste Aufgabe der Röntgendiagnostik, wobei in diesen Fällen am besten die *Ventrikulographie* zum Ziele führt. Solange die Fontanelle
weit offen ist, gelingt es leicht, die Ventrikelpunktion durchzuführen. Der Austausch gegen
Liquor soll langsam geschehen und in kleinen
Portionen vorgenommen werden.

Liegt die Stenosierung im Bereich der Foramina Monroi, ist — meist einseitig oder einseitig stärker — nur der Seitenventrikel erweitert. Prädilektionsstelle der Passageverlegung
ist der Aquaeductus Sylvii; dabei kommt es zur
Dilatation des 3. Ventrikels und der Seiten-

ventrikel. Beim Nachweis eines Aquaedukt-verschlusses sollte die Umgebung, also die gesamte dorsale Begrenzung des 3. Ventrikels dargestellt werden. Zur sicheren Diagnose des Aquaeduktverschlusses durch Entzündung oder Mißbildung gehört die Darstellung von Ausstülpungen der Ventrikel (Ventrikeldivertikel), die durch die Liquorvermehrung im Ventrikelsystem bedingt sind. Dadurch unterscheidet sich der Hydrocephalus von Geschwülsten, die zu einer Blockade der Liquorräume führen.

Die Erweiterung der Hirnkammern ist selten proportioniert, da die Seitenventrikel in der Regel am stärksten betroffen werden.

Erweiterungen der Seitenventrikel führen zu einer Abflachung der geschwungenen Konturen im Seitenbild und zu einer Abrundung der Vorderhörner und Unterhörner auf Sagittalaufnahmen. Sofern die ursprüngliche Ventrikelform noch zu erkennen ist, handelt es sich um mäßige Dilatationen. Bei schwereren Formen sind die Vorderhörner auf ap-Aufnahmen eiförmig deformiert. In extremen Fällen sind die Hohlräume so groß, daß sie nur noch von einem schmalen, wenige Millimeter breiten, ausgewalzten Hirnmantel umgeben werden. Die Erweiterung des 3. Ventrikels erkennt man am besten im Sagittalbild, wo der sonst 2–4 mm breite Spalt nach lateral ausgebuchtet ist und eine ovale bis rundliche Form annimmt.

Bei stärkerem Fibrin- und Eiweißgehalt des Liquors ist oft eine Kammerung in den Seitenventrikeln zu erkennen (Abb. 448).

Die Bestimmung der Stärke der Hirnrinde, nach der häufig gefragt wird, besitzt nur bedingten klinischen Wert. Es besteht weder eine strenge Korrelation zur geistigen und statischen Entwicklung noch zur Prognose quoad vitam. Bei den durch Ableitungsoperationen als guter Erfolg ausgewiesenen Fällen beträgt die durchschnittliche Manteldicke etwa 2 cm.

Verschiedene *Mißbildungssyndrome* im Bereich des 4. Ventrikels, des Kleinhirns und der Medulla oblongata führen zu einem Verschlußhydrocephalus. Die häufigsten Fehlbildungen in dieser Region sind der angeborene Verschluß des Foramen Magendie und der Foramina Luschkae (Dandy-Walker-Syndrom) und die Arnold-Chiarische Mißbildung.

Das *Dandy-Walker-Syndrom*, das mit einer Kleinhirnwurmaplasie oder -hypoplasie verbunden ist, führt zu einer Erweiterung aller Ventrikel. Besonders der 3. Ventrikel ist dabei stark aufgetrieben und bis zu den oberen Halswirbelkörpern zu verfolgen.

Die *Arnold-Chiarische Fehlbildung* ist charakterisiert durch eine Verlängerung des Kleinhirns und der Medulla oblongata in den cervicalen An-

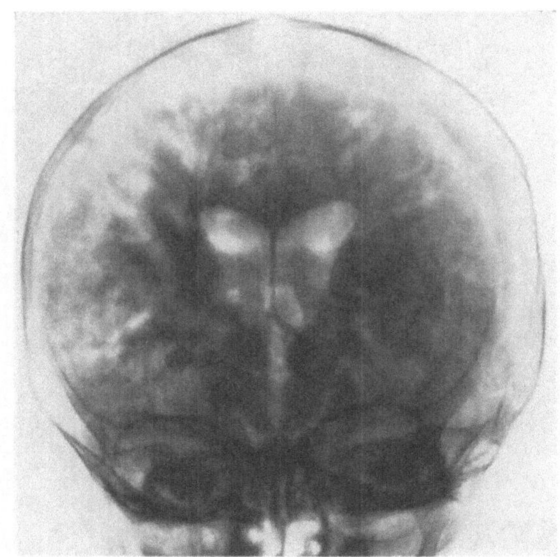

a

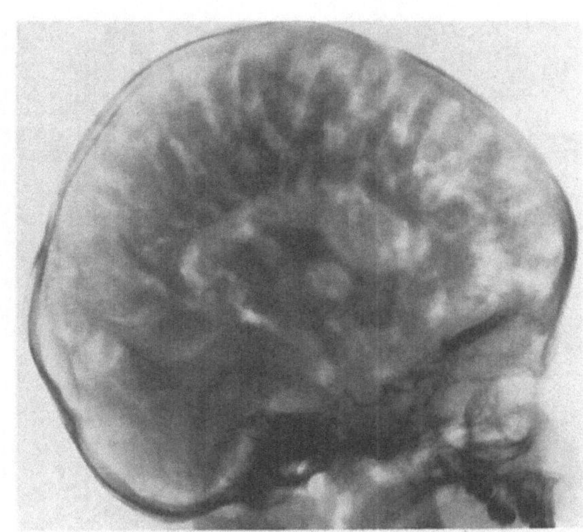

b

Abb. 428a u. b. Mäßig erweitertes Ventrikelsystem, erhebliche asymmetrische Erweiterung der Subarachnoidalräume. 1jähriger Junge

teil des knöchernen Spinalkanals. Diese Fehlbildung ist meistens kombiniert mit anderen dysraphischen Störungen (Spina bifida, Meningomyelocelen). Der Hydrocephalus entsteht durch einen Verschluß der Ausgänge des 4. Ventrikels infolge Einklemmung im Spinalkanal oder aber durch einen Verschluß des Subarachnoidalraumes im Bereich des Foramen magnum.

Der Hydrocephalus bei *Meningocelen, Meningomyelocelen* und *Encephalocelen* ist auf Stenosen im Bereich des Aquaedukts oder am Ausgang des 4. Ventrikels und auf die meist bestehende Arnold-Chiarische Fehlbildung zurückzuführen. In den meisten Fällen besteht bei diesen Kindern schon vor dem operativen Ver-

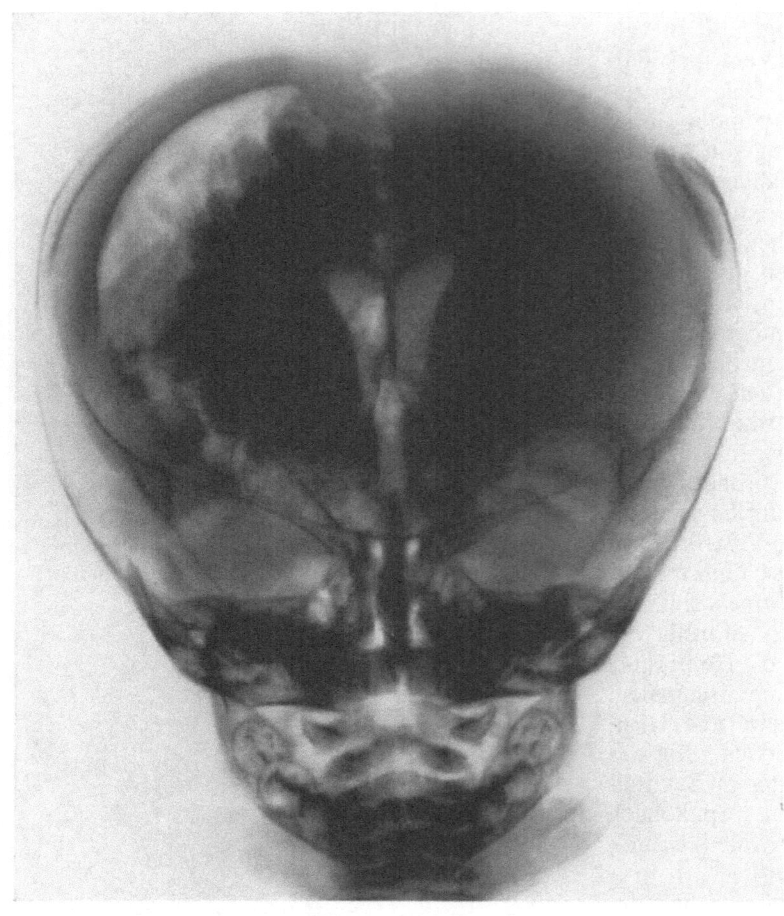

Abb. 429. *Hydrocephalus externus* (e vacuo) bei Atrophie der rechten Hemisphäre. 6 Monate alter Säugling

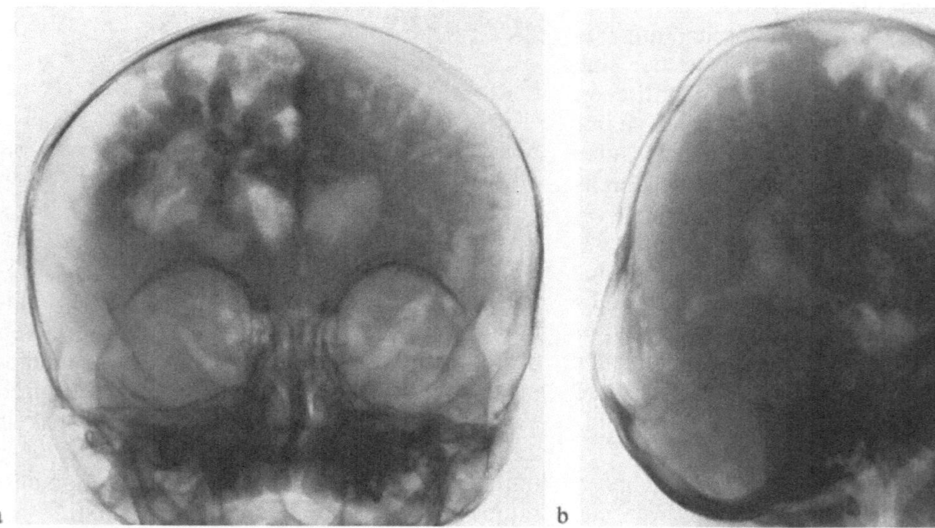

Abb. 430a u. b. Porencephalie der rechten Hemisphäre. Von der Ventrikelfüllung aus kommt es zur Füllung der stark erweiterten Subarachnoidalräume. Männlicher Säugling

schluß der Cele ein Hydrocephalus, der aber nach der Operation eine rasche Progredienz zeigen kann. Diese rasche Zunahme der Erweiterung ist wohl auf eine Verschlechterung der Liquorpassage im Bereich des Foramen magnum durch die Arnold-Chiarische Fehlbildung zurückzuführen.

Differentialdiagnostisch müssen beim Hydrocephalus alle Störungen berücksichtigt werden, die ebenfalls zu einer Vergrößerung des Kopfumfanges führen.

So können *Hirntumoren* in den ersten Lebenswochen und auch -monaten allein unter dem Bild des Hydrocephalus verlaufen, ohne daß andere neurologische Störungen oder Hirndruckzeichen auftreten. Es handelt sich dabei vorwiegend um Papillome der Seitenventrikel oder Papillome bzw. Medulloblastome im 4. Ventrikel. Hierbei ist es auch bei zunächst unauffällig erscheinender Luftpassage wichtig, alle Strukturen und Einzelheiten der hinteren Schädelgrube und um den 4. Ventrikel darzustellen. Die positive Ventrikulographie (Abb. 466) mit Jodestern ist dazu die sichere Methode, um eventuelle Geschwülste in unmittelbarer Nähe des Aquaedukts mit Teilblockade zu erfassen.

Auch *porencephale cystische Mißbildungen* — vor allem im Fronto-parietal-Bereich oder im Schläfenlappen gelegen — können zu einem raschen Schädelwachstum führen. Sie können mit dem Ventrikelsystem, manchmal nach Art eines Ventilverschlusses, in Verbindung stehen (Abb. 430).

Arachnoidalcysten (Abb. 472, 473) können das Bild eines sich langsam entwickelnden Hydrocephalus vortäuschen.

Die *Megalencephalie*, bei der die Vergrößerung des Kopfes durch ein tatsächlich zu großes Gehirn bedingt ist, manifestiert sich meist erst im Laufe des Kleinkindesalters durch ein mäßig beschleunigtes Schädelwachstum. Hierbei ist das Pneumencephalogramm normal, meist sind die Ventrikel sogar relativ klein.

Entwicklungsstörungen und Mißbildungen

Entwicklungsstörungen und Mißbildungen des Gehirns können über Jahre oder Jahrzehnte unerkannt bleiben und erst in höherem Lebensalter zu epileptischen Anfällen oder gewissen Verhaltensstörungen führen. Zur Ursache der Mißbildungen kann der neuroradiologische Befund allein nur selten beitragen.

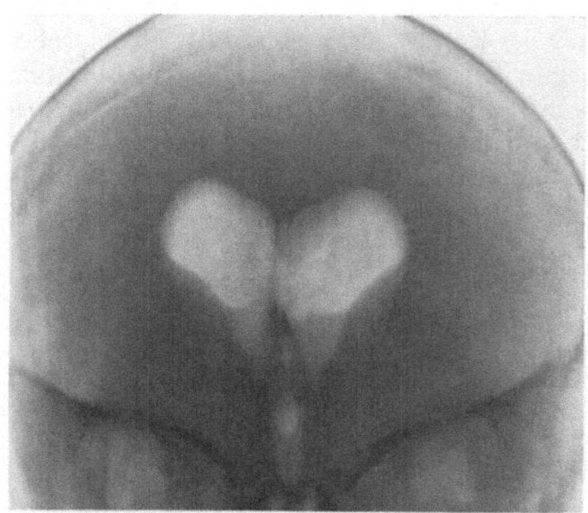

Abb. 431. Kleines Cavum septi pellucidi als fakultativ begleitende Anomalie bei Akrocephalosyndaktylie (APERT). 6 Wochen alter Säugling (H. MOLL)

Eine definierte Entwicklungsstörung ereignet sich zu einem bestimmten Zeitpunkt des embryonalen oder fetalen Lebens. Dieser Zeitpunkt ist in der Regel auf eine bestimmte Determinationsperiode des Gehirns einzuengen, so daß durch Anamnese und weitere klinische Untersuchungen eventuell Besonderheiten in diesem Lebensabschnitt erfaßt werden können, die die Ursache der im Röntgenbild erfaßten morphologischen Störungen darstellen.

Die schwerste, mit dem Leben kaum zu vereinbarende Mißbildung des Zentralnervensystems stellt die *Anencephalie* (Abb. 368, 369) dar. Dabei kann das Gehirn entweder überhaupt rudimentär angelegt sein oder durch eine Encephalocele außerhalb der Schädelhöhle zu liegen kommen.

Der Schädel ist grotesk mißgestaltet, der Gehirnschädel ist flach oder leicht konvex gewölbt, der Gesichtsschädel wirkt dadurch unnatürlich groß. Von den Schädeldachknochen sind gewöhnlich nur undifferenzierbare Rudimente zu erkennen, zwischen welchen mehr oder minder breite Defekte klaffen. Das Mißverhältnis zwischen Gehirn- und Gesichtsschädel kann durch Flüssigkeitsansammlungen in der Schädelhöhle (Hydranencephalie) gemildert werden (Abb. 368). Die Stammhirnfunktionen sind bei diesen Kindern oft überraschend intakt, so daß derartige Säuglinge Wochen und Monate alt werden können.

Unter den medianen Entwicklungsstörungen des Gehirns sind zwei große Gruppen zu unterscheiden:

1. Die *Balkenaplasie*, deren Entstehungszeitpunkt etwa im 4. fetalen Lebensmonat liegt.

Aus der Lamina terminalis, dem rostralen Abschnitt des Endhirns, entwickelt sich die Kommissurenplatte zu einem Zeitpunkt, in dem diese schon tief in den Interhemisphärenspalt verlagert ist. Es entsteht zunächst die Commissura anterior, der Fornix, und später als Kommissurensystem der Balken. Dieser wächst von rostral nach occipital-caudal über den 3. Ventrikel und das Zwischenhirn.

2. Der *Monoventrikel* oder *Cyclopenventrikel*. Sein Entstehungszeitpunkt liegt früher als bei den Mißbildungen durch Fehlen der Entwicklung der Kommissurensysteme. Schon im Stadium des Auswachsens der Vorderhornbläschen im 2. Fetalmonat unterbleibt deren Trennung in ein rechtes und ein linkes Bläschen. Mit der fehlenden Entwicklung beider Seitenventrikel können weitere Mißbildungen des Gehirns verbunden sein. Übergänge in ausgedehnte Entwicklungshemmungen auch im Bereich des Gesichtes sind möglich. Man spricht von einer *Holoprosencephalie*.

Die *Balkenaplasie* führt in über der Hälfte der Fälle schon vor dem 2. Lebensjahr zu klinischen Erscheinungen, meist in Form von Krampfanfällen und Propulsiv-Petit-mal- oder astatisch-myoklonischen Anfällen. Auch weitere klinisch-

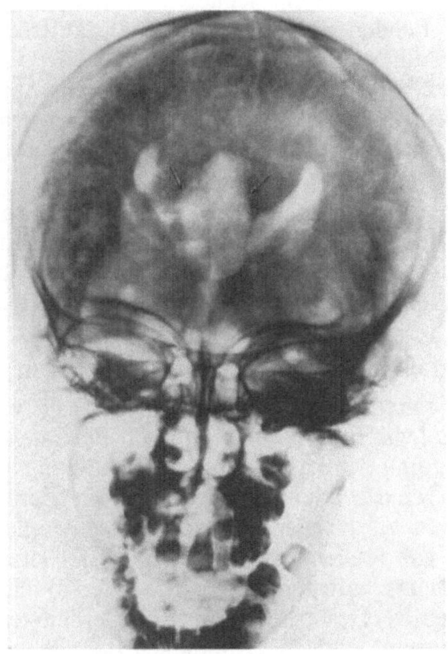

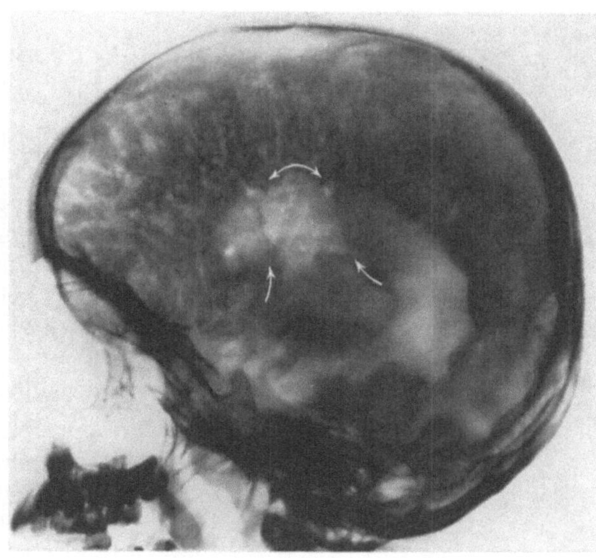

Abb. 432. *Agenesie des Corpus callosum* bei einem 5¹/₂jährigen Jungen mit geistiger und statischer Rückständigkeit. Symptomatische Epilepsie. Großer luftgefüllter Hohlraum zwischen den weit auseinanderstehenden Vorderhörnern („Teufelshörner")

neurologische Störungen wie Oligophrenie, spastische Lähmungen, Tonus- und Reflexstörungen können mit dieser Entwicklungsstörung verbunden sein.

Die Diagnose wird durch die Pneumencephalographie (Abb. 431–433) gestellt. Dabei zeigen sich folgende charakteristische Symptome: Die vorderen Ventrikelabschnitte stehen weit auseinander, die Ventrikelkanten zeigen nach außen. Der 3. Ventrikel ragt hoch zwischen die Seitenventrikel und läßt seine charakteristischen Strukturen vermissen. Die Windungen und Furchen an der Medianseite des Gehirns sind radiär angeordnet und führen zum Dach des 3. Ventrikels. Die Arterien an der Medianseite des Gehirns sind entsprechend der fehlenden Auswölbung des Balkens in ihrer Lage verändert (DECKER und BACKMUND).

Mit der Balkenmißbildung können aber noch eine Reihe anderer Störungen vorkommen, z.B. *Plexuscysten* oder *Plexusverkalkungen*. Die Trennungslinie der Hemisphären kann auch durch lipomatöses Material ausgebildet werden, das im späteren Alter Kalkschalen aufweist. Ferner finden sich häufig weitere Substanzstörungen des Gehirns wie Porusbildungen oder auch fehlende Anlage anderer Hirnsysteme wie des Hippocampus.

Im Angiogramm fehlt der typische Bogen des Anteriorknies, da die vordere Hirnarterie nach der intrakraniellen Teilung sofort schräg ansteigt und in Richtung zur Coronarnaht verläuft. Es

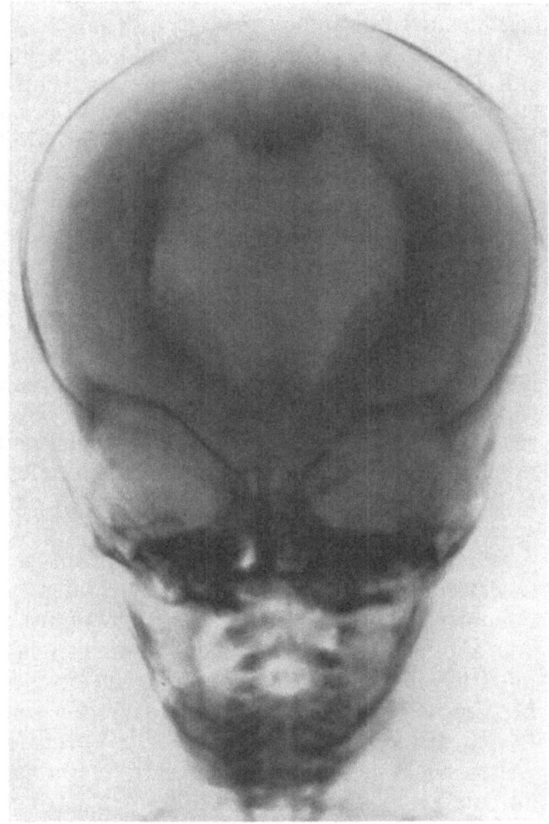

Abb. 433. Agenesie des Corpus callosum, Fehlen der Medianstrukturen; angedeutete Teufelshörner. 1⁵/₁₂ jähriges Mädchen. Cyclopenventrikel

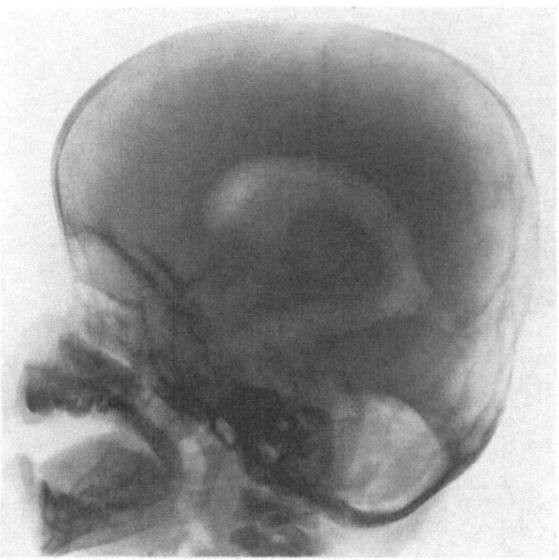

Abb. 434. (Familiäre) Kleinhirnhypoplasie; erhebliche Erweiterung der Cisterna magna. $^{4}/_{12}$jähriger männlicher Säugling

können alle Übergangsformen von einer nur teilweisen bis zur völligen Trennung beider Hemisphären vorkommen.

Auf die meist als Normvarianten gekennzeichneten Hohlräume im Bereich der Medianstrukturen des Gehirns, das Cavum septi pellucidi, Cavum vergae und die Cisterna interventricularis, wurde auf S. 300 hingewiesen. Das *Cavum septi pellucidi* (Abb. 431) und *Cavum vergae* sind Überreste des allmählich obliterierenden Hohlraums im Septum pellucidum; sie kommunizieren gelegentlich mit dem Ventrikelsystem. Die *Cisterna interventricularis* stellt einen Abschnitt des Subarachnoidalraumes dar und wird von diesem her gefüllt. Die klinische Bedeutung dieser Hohlräume ist unklar. Sie werden aber häufiger im Säuglingsalter und bei Patienten mit cerebralen Anfällen, geistigem Entwicklungsrückstand und anderen neurologischen und psychopathologischen Erscheinungen gefunden. Es ist bis heute nicht erwiesen, ob ihnen eine spezielle Störung zuzuordnen ist.

Der *Cyclopenventrikel* wird wesentlich seltener beobachtet als eine Balkenmißbildung. Im Pneumencephalogramm zeigt der Monoventrikel kein Septum und läßt Partien der Stammganglien unmittelbar miteinander verschmolzen erscheinen. In den dorsalen Ventrikelabschnitten sind jedoch die Verhältnisse normal. Die Form der weiten, nicht getrennten Seitenventrikel erinnert an eine Untertasse. Das Dach des 3. Ventrikels wölbt sich oft nach allen Richtungen hin vor. Im Angiogramm fehlt die Teilung in eine vordere und mittlere Hirnarterie.

Die Mißbildungen nach ARNOLD und CHIARI, die oft kombiniert mit Schließungsmißbildungen an der Lenden- und Halswirbelsäule auftreten, wurden auf S. 307 beschrieben.

Die *Mikroventrikulie* — mit unterdurchschnittlich kleinen Ventrikel — wird als Zeichen einer Organminderwertigkeit des zentralen Nervensystems angesehen und relativ häufig bei genuiner Epilepsie gefunden. Die diagnostische Verwertung eines solchen Encephalogrammbefundes sollte sich auf extreme Fälle beschränken, zumal die Deutung umstritten ist.

Perinatalschäden und Geburtsverletzungen

Nur in seltenen Fällen wird es möglich sein, eine morphologisch faßbare Störung im Pneumencephalogramm, z.B. Hemisphärenschädigung mit einer Geburtsverletzung ursächlich in Zusammenhang zu bringen, da zahlreiche Möglichkeiten von fetalen Erkrankungen in der letzten Schwangerschaftsperiode gleiche oder ähnliche Schäden verursachen können. Außerdem sind die morphologischen Grundlagen der Geburtsverletzungen noch wenig bekannt. Es fehlen Frühuntersuchungen von Säuglingen, bei denen in den ersten Lebenstagen der Verdacht auf intrakranielle Blutungen bestand, da diese nur schwer oder gar nicht zu angiographieren sind.

Nach KEUTH sind *subdurale Blutungen* (Abbildung 451—459) die häufigsten nach Geburtstraumen und machen 5,4% der perinatalen Todesfälle aus. Außer Blutungen durch Rupturen der Brückenvenen besteht auch die Möglichkeit einer Blutung aus der Vena cerebralis magna Galeni. Ferner finden sich Blutungen im Bereich der Vena terminalis und der Ventrikel. Diese Blutungen erfolgen unter das laterale Ependym eines oder beider Seitenventrikel und führen in der Regel in den ersten Lebenstagen ad exitum.

Bei Pneumencephalographien, die nach Geburtsschädigungen im Laufe des 1. Lebensjahres durchgeführt werden, können sich vor allem Hemisphärenschädigungen finden in Form von ein- oder doppelseitigen corticalen Defekten mit oder ohne Ventrikelerweiterungen, die ebenfalls ein- oder doppelseitig bestehen können.

Cerebrale Anfallsleiden

Der Krampfanfall im Kindesalter ist ein Symptom verschiedenster Ursache. Für die Neuroradiologie sind jedoch nur die epileptischen Anfälle von Interesse. Man unterscheidet die symptomatischen Epilepsien mit nachweisbarer organischer Hirnläsion. Sie machen etwa $^{2}/_{3}$ aller Fälle aus. Ihnen steht die idiopathische Epilepsie gegenüber, bei der keine nachweisbare orga-

Tabelle 82. Einteilung cerebraler Anfallsleiden nach den Anfallformen

Grand-mal	Petit-mal
Fokale Epilepsie	Propulsiv-Petit-mal
multifokale Epilepsie	(BNS-Krämpfe)
psychomotorische	Myoklonisch-astatische
Anfälle	Anfälle
Jackson-Anfall	Pyknolepsie (Absencen)
	Impulsiv-Petit-mal

nische Hirnschädigung vorliegt. Die verbreitetste von vielen Einteilungen der Anfallsleiden orientiert sich an der Form der Anfälle und trennt den Formenkreis des Grand-mal vom „Quartett" des Petit-mal (Tabelle 82).

Die symptomatische Epilepsie ist in mehr als der Hälfte der Fälle auf prä- oder perinatale Hirnschäden zurückzuführen. In rund $^1/_3$ der Fälle liegen ihr postnatale Hirnaffektionen zugrunde. Dabei spielen entzündliche, vasculäre oder traumatische Ursachen die größte Rolle. In einem Teil der Fälle sind gewisse Hirnveränderungen (z. B. Erweiterungen des Ventrikelsystems) nachweisbar, ohne daß die Anamnese ätiologische Rückschlüsse zuläßt.

Die neuroradiologische Untersuchung hat den Zweck, Anfallsleiden mit oder ohne nachweisbare morphologische Veränderungen zu unterscheiden. Dabei ist aus dem Röntgenbefund keine Aussage darüber möglich, ob diese oder jene nachweisbare morphologische Störung — meist im Sinne eines hypoplastisch-atrophischen Defektes — Ursache des Anfallsleidens, Folgeerscheinung oder Nebenbefund ist.

Nach DECKER und BACKMUND machen anfallskranke Kinder den größten Teil der neuroradiologischen Untersuchungen, nämlich im Säuglingsalter 35% und in der Altersgruppe von 2–6 Jahren nahezu 50% aus. Pathologische Befunde werden dabei bei Säuglingen dreimal so häufig gefunden wie in den späteren Altersgruppen.

Die *Blitz-Nick-Salaam-Krämpfe* (Propulsiv-Petit-mal) treten vom 2. Lebensmonat bis zum 3. Lebensjahr mit einem Häufigkeitsgipfel im 4.–6. Lebensmonat auf. Sie sind durch bestimmte EEG-Veränderungen sowie den Namen kennzeichnende motorische Entladungen charakterisiert. Fast in allen Fällen sind sie mit atrophischen Schäden oder hypoplastischen Mißbildungen des Gehirns verbunden. Im Pneumencephalogramm finden sich verplumpte oder erweiterte Ventrikel oft mit erheblichen corticalen Substanzdefekten. Unter den Mißbildungen überwiegen die Balkenaplasie und andere Fehlbildungen im Bereich der Medianstrukturen, die

auf morphologische Defekte im Mittel-Zwischenhirnbereich hinweisen. In einem Drittel der von DECKER und BACKMUND untersuchten Fälle fanden sich ausgesprochen halbseitige Veränderungen mit Hypoplasie der A. cerebri media.

Die im Pneumencephalogramm erhobenen Befunde sind in der Regel unspezifische Zeichen einer schweren Schädigung des Gehirns, die das ganze Gehirn, manchmal aber auch nur eine Hemisphäre betreffen können. Aus der Art der Mißbildung, z. B. Entwicklungsstörung des Balkens oder Vorliegen von Gefäßhypoplasie kann gelegentlich auf den Zeitpunkt des Einwirkens einer Störung, in diesen Fällen den 4. Schwangerschaftsmonat, geschlossen werden. Spätembryonale und frühfetale Entwicklungsaberrationen scheinen bei dieser Anfallsform vorzuherrschen.

Auch bei *fokalen Anfällen* lassen sich oft schon im frühen Kindesalter ausgeprägte morphologische Befunde erfassen. Schädelübersichtsaufnahmen decken metrische Abweichungen (Mikrocephalie, Asymmetrie), Gefäßanomalien des Schädeldaches, Dickenvarianten der Schädelkalotte (lokale Verdickungen, Druckatrophien) auf; in einem nicht unerheblichen Prozentsatz lassen sie aber diagnostisch verwertbare Anhaltspunkte vermissen. Im Pneumencephalogramm kann sich eine Erweiterung eines Seitenventrikels neben der corticalen Atrophie (Abb. 435, 436) der anderen Seite finden, die klinisch den Anfall unterhält. Ferner können sich Veränderungen im Bereich des Temporalhorns abzeichnen; neben Ausweitungen des Schläfenhorns kommen cystische Veränderungen im Schläfenlappen vor.

In der Reihenfolge der Untersuchungsmethoden wird man bei anfallskranken Kindern ohne Hirndrucksymptome nach Übersichtsaufnahmen in 2 Ebenen zunächst die Pneumencephalographie wählen, die dann gegebenenfalls durch eine Angiographie ergänzt werden kann. Für die Untersuchung ist es wichtig, die klinischen Daten zu kennen, damit Hirnabschnitte, in denen man einen krankhaften klinischen oder elektroencephalographischen Befund vermutet, in jedem Fall gut dargestellt werden. Vor der radiologischen Untersuchung sollten auf jeden Fall alle anderen klinischen Methoden eingesetzt werden, so daß erst bei einem entsprechenden positiven Befund die Pneumencephalographie oder Angiographie gezielt durchgeführt werden kann.

Nach DECKER und BACKMUND finden sich bei cerebralen Anfällen sowohl im Säuglingsalter als auch in der Altersgruppe von 2–6 Jahren gleich häufig einseitige Hemisphärenschäden. Auch ein allgemein verändertes Ventrikelsystem mit gleichmäßiger Ventrikelerweiterung und gleichmäßiger

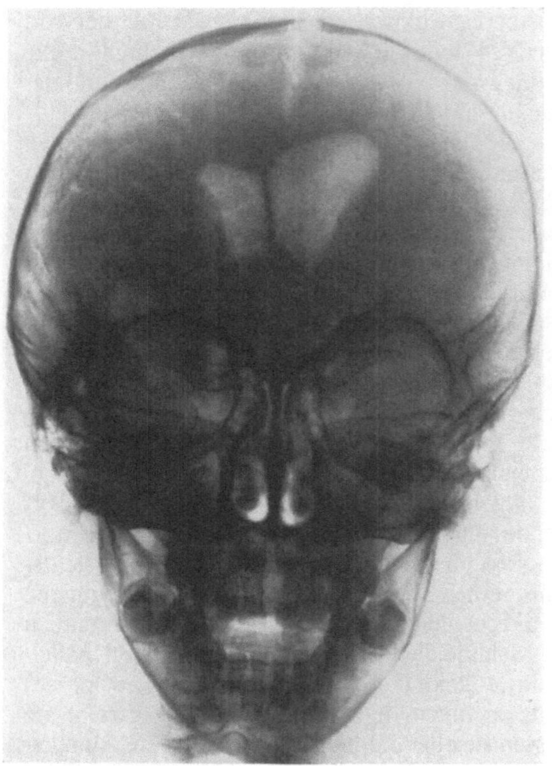

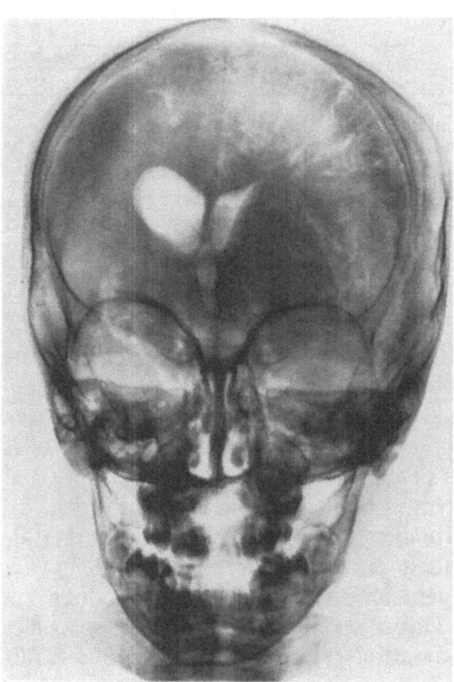

Abb. 436. *Ventrikelerweiterung rechts* mit *Verlagerung der Medianstrukturen* nach rechts — zur kranken Seite — bei Schrumpfungsprozeß der rechten Hemisphäre. Fehlende Subarachnoidalfüllung rechts

Abb. 435. *Hemiatrophie links* mit Seitenventrikelerweiterung links. Hemiplegia spast. inf. bei 2⁹/₁₂jährigem Jungen

Veränderung an der Hirnoberfläche kommt ohne Unterschiede vor. Das Angiogramm spielt eine Rolle beim Nachweis von krankhaften Veränderungen, vor allem im Sinne von Gefäßhypoplasien, aber auch bei Subduralergüssen oder temporalen Raumbeschränkungen.

Ein Hinweis auf die einzuschlagende medikamentöse Behandlung oder die Prognose des Krampfleidens kann aus den neuroradiologischen Befunden nicht abgeleitet werden.

Die infantile Cerebralparese

Läsionen, die das Zentralnervensystem in Entwicklungsphasen starker Volumenzunahme treffen, führen in der Regel zu komplexen Krankheitsbildern. Je früher die Noxe in der fetalen oder frühinfantilen Gehirnentwicklung bis etwa zum Ende des 3. Lebensjahres liegt, um so ausgedehnter und mehrschichtiger sind die Ausfälle.

Die daraus resultierenden Krankheitsbilder können in zwei Gruppen zusammengefaßt werden:

Zum Formenkreis der infantilen Cerebralparese gehören Störungen des motorischen Systems, welche mit sensorischen, sensiblen, intellektuellen und psychischen Ausfallerscheinungen und cerebralen Anfällen kombiniert sein können. Die ursächliche Gehirnläsion stellt dabei in der Regel einen Endzustand dar, der keine Progredienz zeigt.

Den zweiten Formenkreis bilden die heredodegenerativen und metabolischen Erkrankungen des Zentralnervensystems, die progredient zu verlaufen pflegen.

Während noch in früheren Jahrzehnten das Ausmaß des intellektuellen Defizites in den Mittelpunkt der Betrachtungen gestellt wurde, die frühkindlichen Affektionen des Zentralnervensystems je nach dem Grad des Schwachsinns in Debilität, Imbezillität und Idiotie unterteilt wurden, haben speziell die letzten Jahre zu einer anderen Orientierung geführt. Dabei wurden die Auswirkungen auf das neuromuskuläre System wegen der Möglichkeit des hier erfolgenden therapeutischen Ansatzes in den Mittelpunkt der Betrachtungen gestellt.

Klinik. Die infantile Cerebralparese kann man nach verschiedenen Gesichtspunkten einteilen, gebräuchlich ist die Einteilung nach der Form der motorischen Auswirkungen und nach einer symptomatologischen Klassifizierung.

Dem biologischen Zustand der betroffenen Kinder wird man aber gerechter, wenn man nicht nur ein Etikett für die Diagnose sucht, sondern neben den motorischen Auswirkungen auch die Begleitsymptome auf anderen Gebieten berücksichtigt. Damit wird man den pathobiologischen Auswirkungen des Grundprozesses auf die Persönlichkeit des Kindes gerechter. Neben der neuromuskulären Kernsymptomatik, die sich in Spastik, Hypotonie, Chorea, Dyskinesie und Ataxie äußern kann, findet man eine weit gestreute Begleitsymptomatik, im Bereich der sensorischen, sensiblen, psychischen, intellektuellen und somatischen Sphäre, die mitunter das Schicksal der betroffenen Kinder nachhaltiger beeinflussen als die motorische Kernsymptomatik selbst. Zu diesen Symptomen gehören im einzelnen:

a) im Bereich der psychischen Sphäre: Erethismus, motorische Unruhe, erhöhte Ablenkbarkeit, Affektinkontinenz, Perseverationstendenz, Apathie, Fehlhaltungen und Fehlreaktionen im Verhältnis zur Umwelt.

b) im Bereich der sensorischen Sphäre: Sprachstörungen, Hyperkinesen, Koordinationsstörungen, akustische Symptome, audiogene Dyslalie, Innenohrschwerhörigkeit mit Hochton-Verlust, motorische Hörstummheit, akustische Aknosie, Augensymptome, Strabismus, Blickparesen, Nystagmus, Gesichtsfeldausfälle.

c) im Bereich der sensiblen Sphäre: Hypersensibilität, Hyposensibilität, trophische Störungen;

d) die intellektuellen Ausfälle sind nicht obligat, stellen sich jedoch im Laufe unbehandelter Cerebralparesen in einem hohen Prozentsatz ein. Dabei kann sich eine Debilität mit begrenzter Bildungsfähigkeit oder eine schwere Oligophrenie entwickeln, die nur eine praktische Bildbarkeit zuläßt oder als „reiner Pflegefall" betrachtet werden muß.

Aus dieser unvollständigen Skizzierung der mehrschichtigen Auswirkung einer Läsion des Zentralnervensystems ergibt sich, daß praktisch bei jedem Kind ein eigenes Symptomen-Mosaik vorliegt, welches zwangsläufig ein individuell festgelegtes therapeutisches Konzept erfordert.

Frühdiagnose

Das ärztliche Problem bei der Betreuung der infantilen Cerebralparesen liegt darin, daß die Störungen erkannt werden müssen, bevor sie voll ausgeprägt und zum Dauerzustand geworden sind. Dem Arzt stehen für die Erkennung der cerebralen Affektionen drei Gruppen von Symptomen zur Verfügung:

a) Beobachtung von Störungen, die von der Mutter angegeben werden.

b) Neuromotorische Symptome, die bei der Untersuchung objektiviert werden können.

c) Röntgendiagnostische Aufschlüsse.

Kaum eines der Früh- und Feinsymptome ist für sich allein diagnostisch verwertbar; es erweckt einen gewissen Verdacht, der sich aber in Kombination mit weiteren Symptomen verstärkt oder zur sicheren Diagnose verdichtet.

Da die Früherkennung für die betroffenen Kinder und Familien von schicksalshafter Bedeutung ist, werden nachfolgend die wesentlichen Gesichtspunkte, die sich aus dem Aspekt und der Untersuchung des Kindes ergeben, aufgezählt:

„Infantile Cerebralparese"

Allgemeines Verhalten
Reaktionssituation:
Unruhe, Quengeligkeit
Schreckhaftigkeit auf Geräusche, Licht, Erschütterung
Berührungsempfindlichkeit
auffallende Bewegungsarmut bis Apathie
Wetterfühligkeit

Schreien:
auffallend häufiges Schreien
schrilles, klagendes, wimmerndes Schreien
unmotiviertes Schreien
Aufschreien aus dem Schlaf
schreit bei Wetterumschlag besonders viel
wimmert, stöhnt vor sich hin
schmerzlicher Gesichtsausdruck besonders beim Schreien
läßt sich schlecht durch Wiegen, Hochheben, Streicheln, Ansprechen beruhigen
„beruhigt sich in Bauchlage"

Nahrungsaufnahme:
saugt schlecht oder sehr langsam
verschluckt sich häufig
wehrt sich trotz Hunger beim Trinken
häufiges Würgen, Erbrechen
fehlender Nahrungssuchreflex
Kind beißt — statt saugt — an Brust oder Flasche
Speichelfluß
häufiges Schnorcheln und Schniefen, besonders nach dem Füttern
Kind neigt zu Blähungen und Verstopfung
Kind bohrt beim Trinken den Kopf in den Nacken

Gesicht und Mund:
schmatzt und kaut vor sich hin
Zungenwalgen
Grimassieren
häufiges Gähnen
bewegt Mund, Augenlider oder Stirn einseitig
ängstlich-schmerzliche Mimik
Maskengesicht

Augen:
konstant offengehaltene Augen
seltener Lidschlag

deutliches und/oder konstantes Schielen
fehlendes oder einseitiges Puppenaugen-
    phänomen
Blickwendung nach unten
Sonnenuntergangsphänomen
synchrones Augenverdrehen bis Zwangsblick
ungleich große Augen
hängendes Augenlid

Lage:
konstante Skoliosehaltung
konstante oder deutlich bevorzugte Kopf-
    wendung
Nackenbohren
Zwangsopisthotonushaltung in Bauch- bzw.
    Rückenlage
Streckstellung eines oder beider Beine bzw. Arme
Hampelmannphänomen
andauernd unsymmetrische Haltung von Armen
    und/oder Beinen
schräg stehende Hüften
konstanter ein- oder beidseitiger Faustschluß (be-
    sonders mit eingeschlagenem Daumen)

Muskeltonus:
„macht sich steif"
auffallend federnd steifer Muskelwiderstand
    (Spastik)
auffallend wächserner, zäher Muskelwiderstand
    (Rigor)
auffallend schlaff
einseitig steif oder schlaff
Kopf wird beim Aufsetzen nicht mitgehoben
Schultern werden zurückgezogen
Beine lassen sich beim Wickeln nicht spreizen
Zittern an Händen, Kinn usw.

Bewegung:
vermehrte Spontanbewegungen bis konstante
    Bewegungsunruhe
Bewegungsarmut
fehlende Spontanbewegungen
seitenungleiche Bewegungen der Extremitäten
starre, ruckartige, kurzstreckige Bewegungen
starke Mitbewegungen
bringt die Hände nicht zum Mund
kann die Faust nicht öffnen (Gegenstand nicht
    fallen lassen)
strampelt falsch (streckt mit Innenrotation, beugt
    mit Außenrotation)
langsame, wurmartige Bewegungen

Kopf:
auffallend verformter Schädel
auffallend gespannte oder pulsierende Fontanelle
auffallend weite Nähte
polsterartig vorgewölbte Fontanelle
Berührungs- oder Klopfempfindlichkeit des
    Schädels
Tympanie oder Schädelscheppern bei Beklopfen

einseitige „Glatze"
einseitig auffallende Gefäßzeichnung

Haut:
wechselnde Blässe und Rötung
blasse Unterarme oder Unterschenkel (besonders
    einseitig)
kühle, teigig eindrückbare oder verdickte Haut
    der Unterschenkel
Blaßwerden von Unterarm oder Unterschenkel
    in Beugestellung (besonders beim Bad)
Marmorierung der Extremitäten ohne Rumpf
unsymmetrische Hautfalten (Gesäß, Rücken)

An Hand dieser reich differenzierten Symptomatik wird es praktisch immer möglich sein, eine Frühdiagnose, d.h. die Diagnose im ersten Lebensjahr tunlichst im ersten Lebenshalbjahr zu stellen. In diesem Alter sind die therapeutischen Beeinflussungs-Möglichkeiten noch recht günstig und führen in einem Großteil der Fälle zu einer restitutio ad integrum.

Radiologie. Die radiologische Diagnostik stützt sich auf die Standardschädelaufnahmen, Luftencephalographien und eventuell auch Angiogramme. Als Folge der asymmetrischen Hemisphärenentwicklung ist oft eine Schädelhälfte hypoplastisch, die Kalottenrundung ist abgeflacht. Es kommt auf der Seite der Atrophie zu einer Verdickung des Knochens, vor allem der Tabula interna, die Pyramidenoberkante steht auf der betroffenen Seite höher, die Pneumatisation der Nebenhöhlen ist asymmetrisch; auf der atrophischen Seite kommt es zur Hyperpneumatisation. Im Pneumencephalogramm zeigt sich meistens eine Asymmetrie der Seitenventrikel, Lückenbildungen im kontralateralen Großhirn, z.B. Porencephalien, die mit dem Ventrikel oder den Subarachnoidalräumen kommunizieren.

Gelegentlich liegen aber auch abgeschlossene Cysten vor, die encephalographisch nur durch die Verdrängung des Ventrikelsystems nachgewiesen werden können. Bei atrophisch-narbigen Prozessen ist der 3. Ventrikel verzogen, er liegt also nicht in der Medianlinie.

Die Angiographie dient zum Nachweis vasculär bedingter Läsionen, z.B. Thrombosen.

Am Skelet der Extremitäten findet man bei den hemiplegischen Formen oft Seitenunterschiede in der Knochenlänge und -dicke.

Über diese allgemeinen Aussagen hinaus kann die radiologische Diagnostik für die einzelnen Formen der infantilen Cerebralparese noch folgende Aufschlüsse geben:

Spastische Formen der infantilen Cerebralparese *(spastische Monoplegie, Diplegie, Triplegie, Tetraplegie, Littlesche Krankheit)*: Bei diesen Formen stehen atrophische oder hypoplastische Veränderungen der Hirnrinde im Vordergrund; die Hypoplasien sind angeboren, embryonal oder fetal entstanden, die Atrophien perinatal oder in den ersten 3 Lebensjahren erworben. Auf die letztgenannte Gruppe entfallen etwa 90% der Beobachtungen, wobei als Einzelursachen Anoxie perinatal und subdurale Hämatome (die in Hygrome übergehen) postnatal weit überwiegen. Hypoplasien und anoxische Rindenschädigungen haben in der Regel kleine oder mikrocephale Schädelsilhouetten zur Folge, die Schädelinnenzeichnung ist normal oder vermindert, Nähte und Fontanellen schließen sich wegen des herabgesetzten Wachstumsdruckes von seiten des Gehirns verfrüht.

Bei der weitaus häufigsten Ursache der spastischen Formen von infantiler Cerebralparese, dem *subduralen Hämatom und Hygrom,* ist zwischen die Gehirnoberfläche und das Schädeldach ein Flüssigkeitskissen dazwischengelagert; durch eigentümliche osmotische Verhältnisse – das zerfallende Blut setzt Salze und Proteine frei, die im Zusammenwirken mit den Serumproteinen den osmotischen Sog erhöhen und immer neue Flüssigkeit in den Erguß saugen können – entsteht ein circulus vitiosus, der die Subduralergüsse Wochen bis Monate unterhalten kann. Die Ergüsse üben einerseits einen *Kompressionsdruck* auf die Gehirnrinde aus, der in eine Rindenatrophie einmünden kann, andererseits einen *Distensionseffekt* auf das Schädeldach. Erweiterte Schädelnähte und vorspringende Tubera frontalia und parietalia, oft auch Asymmetrien im Säuglingsalter bilden wertvolle Hinweise im Zusammenhang mit den oben aufgeführten klinischen Frühsymptomen. Die *Schädeltransillumination (= Diaphanie)* bildet neben der *Fontanellenpunktion* mit und ohne nachfolgende Luftfüllung (Abb. 454–459) eine einfache und verläßliche diagnostische Maßnahme. Unbehandelte Subduralergüsse mit makrocephalen Schädelmaßen im Säuglingsalter können durch das Ausmaß der Rindenschädigung später zu Mikrocephalien führen. Umschriebene oder allgemeine *Verdickungen der Tabula interna* bilden später oft die einzigen Hinweise auf abgelaufene Ergüsse, auch wenn sie dafür nicht beweisend sind.

Hemiplegische Formen der infantilen Cerebralparese beruhen auf *Halbseitenhemisphärendysplasien, entzündlichen* oder *vasculären Hemisphärenläsionen;* parainfektiöse Blutungen und Thrombosen im späten Säuglings- und frühen Kleinkindesalter bilden wohl die häufigste Ursache. Radiologisch finden wir dementsprechend *Schädelasymmetrien* (Abb. 429, 435, 436), *Ventrikelerweiterungen* auf der betroffenen Seite, *Verziehung der Medianstrukturen* nach der schrumpfenden Seite und abnorme, meist *verminderte Subarachnoidalzeichnung. Kontralaterale Hypoplasien des Skeletes,* bei Monoplegien auch monomele, entwickeln sich bei unzureichender Frühbehandlung in der Regel.

Choreo-Athetose. Stoffwechselbedingte (Hyperbilirubinämie, Anoxie), blutungsbedingte (Geburtsschäden) und entzündliche (Encephalitis, Encephalo-Meningitis) Läsionen im Zwischenhirnbereich einschließlich Thalamus, Hypothalamus und der Stammganglien führen zu Störungen der – motorischen und emotionellen – Koordination. Der Ausdruck Choreoathetose wird deshalb der klinischen Vielgestaltigkeit der Folgen nicht ganz gerecht.

Radiologisch fällt in einem auffallend hohen Prozentsatz der betroffenen Kinder ein relativ schmaler, länglicher, eher großer und temporal abgeflachter Schädel auf. Auf der ap-Aufnahme verlaufen die Temporalwölbungen des Schädels fast linear, auf der seitlichen Aufnahme wirkt der Schädel rechteckig mit betonten Tubera. Athetose und choreatiforme Bewegungsunruhe führen am Skelet zu Zwangsstellungen mit Achsenabweichungen der Röhrenknochen und Gelenkverformungen sowie metaphysären Osteoporosen (Abb. 315, 319). Aus der Mitbeteiligung der neurokrinen Sphäre (Hypothalamus) resultieren besondere Verhältnisse (s. S. 82, Abb. 314, 309).

Hypotone Formen der infantilen Cerebralparese weisen vorwiegend einen brachycephalen, in der Occipitalwölbung abgeflachten, bilateral dagegen ausladenden Schädel auf; die Impressiones digitatae können occipital verstärkt sein. Das Skelet pflegt grazil und nicht selten auch osteopenisch zu sein, Veränderungen, die vermutlich mit der Inaktivität in Zusammenhang stehen. Auch bei den *ataktischen Formen* stehen zunächst klinisch Bewegungsarmut und Muskelhypotonie im Vordergrund, während später die Koordinationsstörungen mit Kopf-, Rumpf- und Extremitätenataxie hinzutreten. Postnatale Asphyxien sowie Krämpfe im Neugeborenenalter scheinen ätiologisch von Bedeutung. Im Pneumencephalogramm zeigt sich gelegentlich eine Erweiterung des 4. Ventrikels oder eine vergrößerte Cisterna magna als Ausdruck einer Kleinhirnhypoplasie.

Die häufigste Form dieser Gruppe die *cerebellare Ataxie* weist einen brachycephalen Schädel, eine kurze, manchmal spitze hintere Schädelgrube auf; das Extremitätenskelet ist grazil-hypoplastisch. Die Kleinhirnhypoplasie ist durch Luftfüllung und den Nachweis von Erweiterungen der Cisterna magna und des 4. Ventrikels indirekt darstellbar (Abb. 434).

Metabolisch bedingte Gehirnerkrankungen

Angeborene Enzym- und Substratdefekte (siehe S. 93, Tabelle 16) wirken sich auf rasch wachsende und stoffwechselaktive Gewebe und Or-

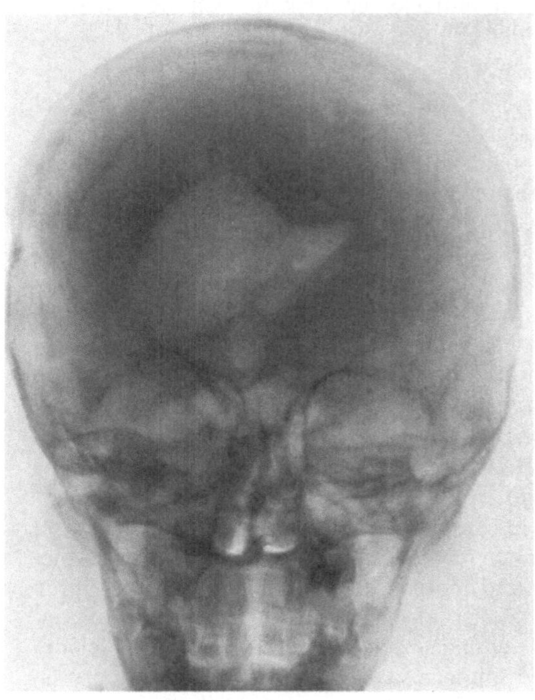

Abb. 437. Phakomatose mit erheblicher Ventrikelerweiterung und -deformierung rechts, Schädelasymmetrie. 5⁷/₁₂jähriger Junge

gane besonders schwerwiegend aus. Das rasch wachsende und stoffwechselaktive Gehirn wird deshalb von einzelnen Stoffwechselanomalien besonders betroffen; progrediente Abbauprozesse kennzeichnen die klinischen Verläufe. Diese Krankheiten werden teilweise auch als Phakomatosen oder Speicherungskrankheiten bezeichnet, weil es vor dem pathologischen Enzymblock zum Substratstau und zur Gewebsschädigung kommt. Eine Übersicht über die einschlägigen Krankheiten vermittelt die Tabelle 16, die wichtigsten Gruppen sind nachfolgend kurz skizziert (Abb. 437—441).

Die *tuberöse Sklerose* manifestiert sich meist schon im frühen Kindesalter in Form epileptischer Anfälle mit Grand mal-, Petit mal-, Jackson-Anfällen, Verstimmungs- und Dämmerzuständen. Die typischen Hauterscheinungen des Adenoma sebaceum mit kleinen bis stecknadelkopfgroßen, derben, gelb-rötlichen Knötchen im Gesicht, die pathognomonisch für die Erkrankung sind, treten meist erst im Schulalter auf. Die vorwiegend betroffenen Organe sind Herz, Niere und Gehirn.

Röntgenologisch zeigen sich die paraventriculären Verkalkungen in den Geschwülsten in der Regel erst im 2. oder 3. Lebensjahr. Stammganglientumoren oder große intraventriculäre Ependymome entwickeln sich erst im 2. Lebensjahrzehnt (DECKER).

Die *Neurofibromatose* (V. RECKLINGHAUSEN) ist häufiger als die tuberöse Sklerose. Sie tritt gewöhnlich erst später, meist im Pubertätsalter auf und verläuft in Schüben. Man findet multiple weiche Hauttumoren, cutane Pigmentflecken und Neurofibrome der peripheren Nerven. Oft bestehen auch Skoliosen mit Dysplasien einzelner Wirbelkörper. Ein recht typischer Befund ist ein Defekt im Dach der Orbita oder am großen Keilbeinflügel.

Im Zentralnervensystem bestehen bei der Recklinghausenschen Erkrankung regelmäßig Veränderungen. Im Groß- und Kleinhirn zeigen sich Nester aus großkernigen Zellen von blastomatösem Aussehen. Ferner können Gliafaserproliferationen, Angiofibrome und echte Tumoren, z. B. zentrale Neurinome und vor allem Spongioblastome gefunden werden. Sie zeigen sich klinisch in Form von Hirndrucksymptomen (Abb. 440). Bei der Angiographie bestehen Zeichen der intrakraniellen Raumverdrängung.

Die *Angiomatosis retinae et cerebelli* (V. HIPPEL-LINDAU) manifestiert sich in der Regel im 35.—40. Lebensjahr. Das Wesen der Erkrankung besteht in einer systematischen mesenchymalen Fehlbildung mit Angiomatose des zentralen Nervensystems sowie multiplen Tumoren und Mißbildungen anderer Organe. Klinisch stehen die Zeichen der intrakraniellen Drucksteigerung im Vordergrund. Die Tumoren sind vorzugsweise in den Kleinhirnhemisphären zu finden.

Degenerative Erkrankungen des Zentralnervensystems

Treten nach einer zunächst normalen Entwicklung im Säuglingsalter Zeichen eines Hirnabbaues mit Nachlassen der bereits erworbenen geistigen und statischen Fähigkeiten, oft verbunden mit cerebralen Anfällen auf, so ist in erster Linie an Lipidosen, Leukodystrophien oder andersartige Stoffwechselstörungen zu denken. Zunächst wird man versuchen, durch entsprechende klinische und neurologische Symptome sowie gezielte Stoffwechseluntersuchungen definierte Erkrankungen zu diagnostizieren (z. B. Bestimmung der Arylsulfatase bei der metachromatischen Leukodystrophie).

Die neuroradiologische Untersuchung ergibt bei all diesen Erkrankungen zumeist nur unspezifische pathologische Befunde.

Bei der *Tay-Sachsschen Erkrankung* ist das Pneumencephalogramm in der Regel normal, so daß eine erhebliche Diskrepanz zwischen den unauffälligen radiologischen Befunden und den schweren neurologischen Störungen besteht.

Erfahrungen über neuroradiologische Befunde bei der *Sphyngomyelin-Lipidose* (NIEMANN-

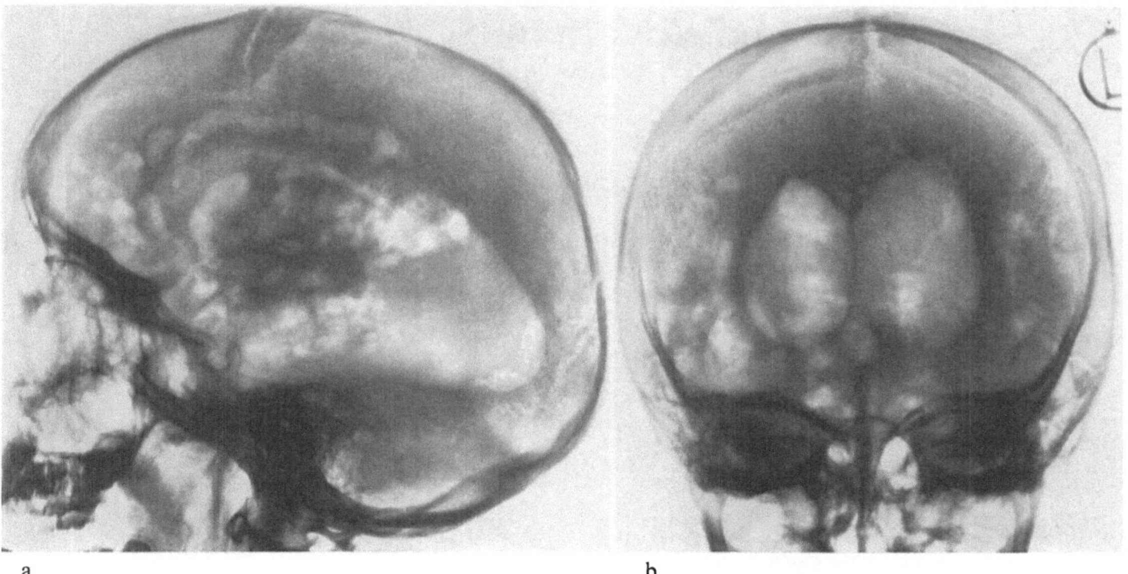

a   b

Abb. 438. Erweiterung der liquorführenden Räume und Spalten bei Leukoencephalitis. 7$^{1}/_{2}$jährig, ♂

PICK) und der *Cerebrosid-Lipidose* (GAUCHER) liegen nicht vor.

Bei den *Leukodystrophien* ist die Situation ähnlich. Eine Trennung der verschiedenen Formen durch den neuroradiologischen Befund ist nicht möglich; lediglich die Erweiterung der liquorführenden Räume (Abb. 438) ist ein Hinweis auf den systematisierten Gehirnabbau.

Bei der *metachromatischen Leukodystrophie* machen sich die Symptome meist im Alter von 1—2 Jahren bemerkbar. Sie sind zunächst unspezifisch, z.B. vermehrtes Schreien, verzögerte statische Entwicklung, nächtliches Aufschreien. Dann treten Gangunsicherheiten auf mit Ataxie, Hypotonie und schlaffer Tetraplegie. Später weichen diese schlaffen Lähmungen einer mehr spastischen Diplegie mit cerebellären Zeichen, wie Ataxie, Nystagmus, Extremitätentremor. Anfälle sind selten. Das Pneumencephalogramm zeigt eine nicht immer symmetrische Ventrikelerweiterung, oft verbunden mit Zeichen der corticalen Substanzminderung.

Bei der *diffusen Sklerose* (KRABBE) sind die klinischen Erscheinungen ähnlich. Im Alter von 4—6 Monaten treten spastische Paresen auf. Die Kinder fallen durch unaufhörliches Schreien auf. Später kommen tonische Krämpfe hinzu, die durch leichteste Reize ausgelöst werden können. Die Kinder werden selten älter als 1 Jahr. Meistens fehlen im Pneumencephalogramm pathognomonische Befunde.

Bei der Pelizaeus-Merzbacher-Erkrankung stehen die cerebellären Zeichen und der Nystagmus im Vordergrund. Es handelt sich um eine chronisch progrediente Erkrankung, die im Säug-

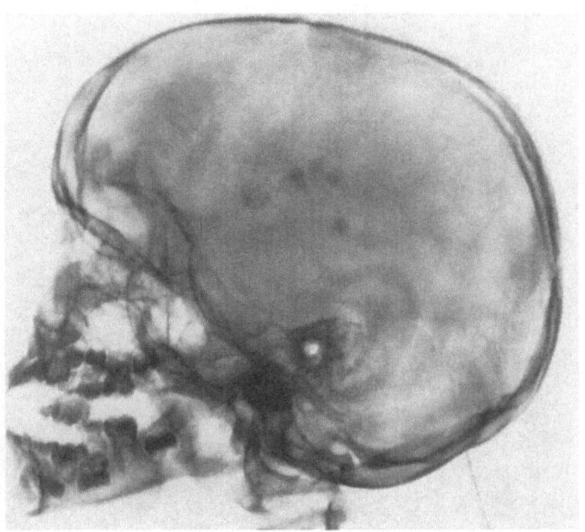

Abb. 439. Intrakranielle verkalkte Gliome über der mittleren Schädelgrube bei tuberöser Hirnsklerose (BOURNEVILLE). 6jähriges imbezilles Mädchen (H. MOLL)

lings- bis Kleinkindesalter beginnt und sich ins 2. oder 3. Lebensjahrzehnt erstreckt. Dabei besteht ein geschlechtsgebundener recessiver Erbgang. Asymmetrische Ventrikelerweiterungen wurden bei den bisher untersuchten Fällen festgestellt.

Bei der *sudanophilen Leukodystrophie* (SCHILDER) liegt der Beginn meist jenseits des 5. Lebensjahres. Die Erkrankung tritt sporadisch auf mit Gangunsicherheit und Krampfanfällen. Im Pneumencephalogramm kann eine Ventrikelerweiterung bestehen; die Befunde sind jedoch unspezifisch.

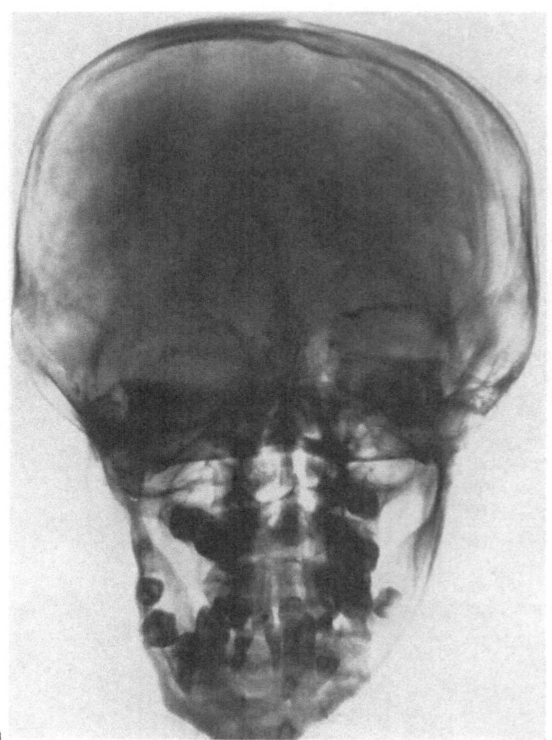

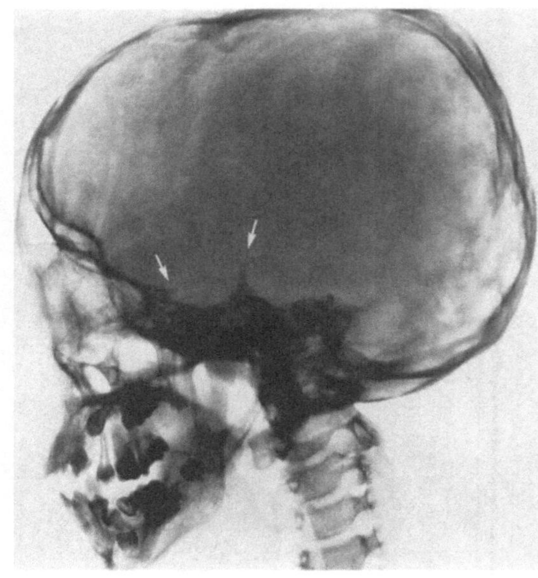

Abb. 440a u. b. Neurofibromatose mit Tumorbildung im rechten Frontalbereich. Schädelasymmetrie, erhebliche Sellaerweiterung, Druckatrophie des Dorsum sellae. 13jähriges Mädchen

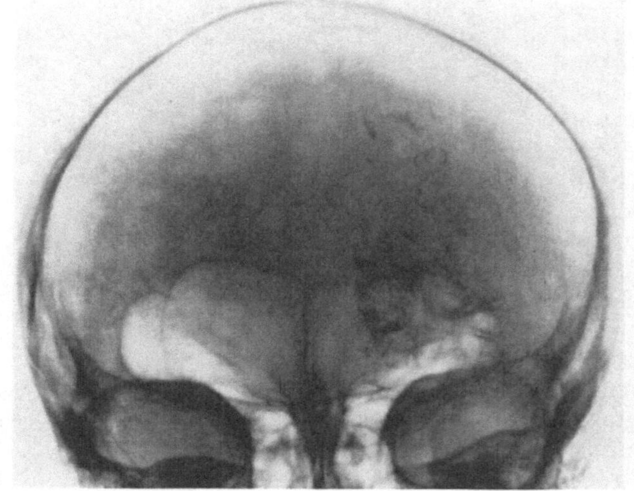

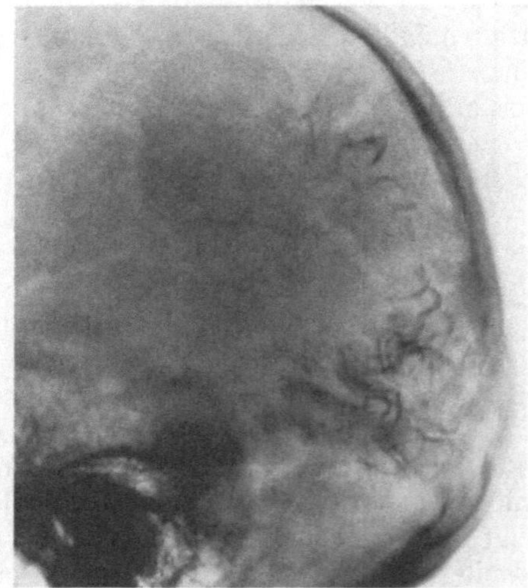

Abb. 444a u. b. Sturge-Weber-Syndrom; einseitige Gefäßverkalkung — teilweise röhrenförmige Gefäßausgüsse. 5¹/₂jährig, ♀, spastische Hemiplegie

Die *subakute sklerosierende Leukencephalitis* (VAN BOGAERT), eine der häufigsten atrophisierenden Gehirnerkrankungen des Kindesalters, beginnt mit eigenartig ausfahrenden Bewegungen und führt unter Intelligenzverlust und schweren Krämpfen nach Jahren zum Tode. Die neuroradiologischen Untersuchungen, die zunächst meist aus differentialdiagnostischen Gründen zum Ausschluß raumverdrängender Hirngeschwülste ausgeführt wird, ergibt keine charakteristischen Veränderungen. Im Pneumencephalogramm zeigen sich in Spätphasen der Erkrankung leichte Ventrikelerweiterungen.

Infektionsbedingte Erkrankungen des Zentralnervensystems

Zur Diagnostik infektiöser Erkrankungen des Gehirns und der Gehirnhäute trägt die Röntgenuntersuchung im entscheidenden akuten Stadium nichts Wesentliches bei. Erst in chronischen Stadien oder an den Folgen ergeben sich brauchbare diagnostische Hinweise.

Die *Toxoplasmose* ist eine der Ursachen für einen sich im frühen Säuglingsalter rasch entwickelnden Hydrocephalus, nach Entwicklung einer Ependymitis der Seitenventrikel und des 3. Ventrikels mit nachfolgendem Verschluß des Aquaedukts (Abb. 442–446).

Bei der Ventrikulographie zeigen sich oft erhebliche Erweiterungen der Seitenventrikel, die halbseitig betont sein können, mit Vergrößerungen auch des 3. Ventrikels durch die vorliegende Aquaeduktstenose. Verkalkungen im Gehirn werden im sehr frühen Säuglingsalter nur selten gesehen, da die Nekrobioseherde mindestens einige Monate zur Verkalkung brauchen. Oft sind die Verkalkungen sehr diskret, kleiner als ein Stecknadelkopf und entgehen dadurch leicht der radiologischen Darstellung. Die Toxoplasmose-Verkalkungen finden sich entweder in den Plexus oder sind regellos über das Gehirn verstreut (Abb. 442–446). Sie bilden stecknadel- bis linsengroße, kalkdichte, scharf begrenzte Fleckschatten, können allerdings im Stadium der Verkreidung von Tuberkulomen lediglich nach der Lokalisation unterschieden werden. Die Neigung zur intracerebralen Herdsetzung und Verkalkung ist offenbar bei diaplacentarer Übertragung des Toxoplasma Gondii größer als bei postfetaler Infektion.

Bei jedem angeborenen Hydrocephalus und bei Vorliegen von intrakraniellen Verkalkungen sind daher die ergänzenden klinischen Untersuchungen, z. B. Augenhintergrund, serologische Teste (Sabin-Feldman-Test) zur Klärung der Infektionssituation erforderlich.

Die Infektion mit dem *Cytomegalie*-Virus kann pränatal oder postnatal erfolgen. Bei Allgemeininfektionen ist das Gehirn mit betroffen. Die klinischen Zeichen bestehen in Hepatosplenomegalie, Ikterus, thrombocytopenischer Purpura und cerebralen Anfällen.

Röntgenologisch zeigt die Schädelaufnahme als Folge der nekrotisierenden Encephalitis ein dichtes Netz fleckförmiger Verkalkungen, die über beide Hemisphären verteilt sind (Abb. 447). Häufig besteht gleichzeitig eine Mikrocephalie, gelegentlich aber auch Porencephalie und Hydrocephalie.

Die *postvaccinale Encephalitis* führt im akuten Krankheitszustand nur selten zu einer neuroradiologischen Untersuchung. Zur Klärung von Residuen und Defektzuständen nach durchgemachter postvaccinaler Encephalitis wird oft Jahre später eine Pneumencephalographie durchgeführt. Es gibt jedoch keine spezifischen Befunde. Ventrikelerweiterungen, corticale Substanzdefekte, können nachweisbar, gleichzeitig jedoch durch andere Schäden verursacht sein. Der Nachweis einer postvaccinalen Encephalitis ist durch die neuroradiologische Untersuchung in der Regel nicht zu führen.

Hirnabscesse gehen im Kindesalter seltener als im Erwachsenenalter von Entzündungsherden der Nachbarschaft (Mastoid, Mittelohr, Nasennebenhöhlen) aus. Sie entstehen häufiger metastatisch bei Tonsillitiden oder nach Tonsillitiden, Pneumonien, Empyem, und z. B. bei cyanotischen Herzfehlern. Auch nach Verletzungen der Kopfhaut können sich ausgedehnte Hirnabscesse ausbilden. Die Initialphase ist gekennzeichnet durch Fieber (welches aber gelegentlich fehlen kann!), zunehmende Benommenheit, Kopfschmerzen, Erbrechen, Meningismus, mäßige Pleocytose im Blutbild mit Linksverschiebung. Die Lumbalpunktion kann einen meningitischen Liquorbefund ergeben. In der Folgezeit entwickelt sich ein Papillenödem oder eine Stauungspapille. Neurologisch können Herdzeichen auftreten, doch können diese auch fehlen und sind nicht immer verläßlich.

Hirnabscesse (Abb. 450) liegen im Frontal- oder Temporalbereich, wobei nach Decker und Backmund frontale Abscesse die temporalen im Verhältnis von 2:1 überwiegen.

Selbst in subakuten und chronischen Stadien führt der Hirnabsceß nur selten zu Nahterweiterungen. Die Angiographie lokalisiert den Hirnabsceß als meist ausgedehnte avasculäre Raum-

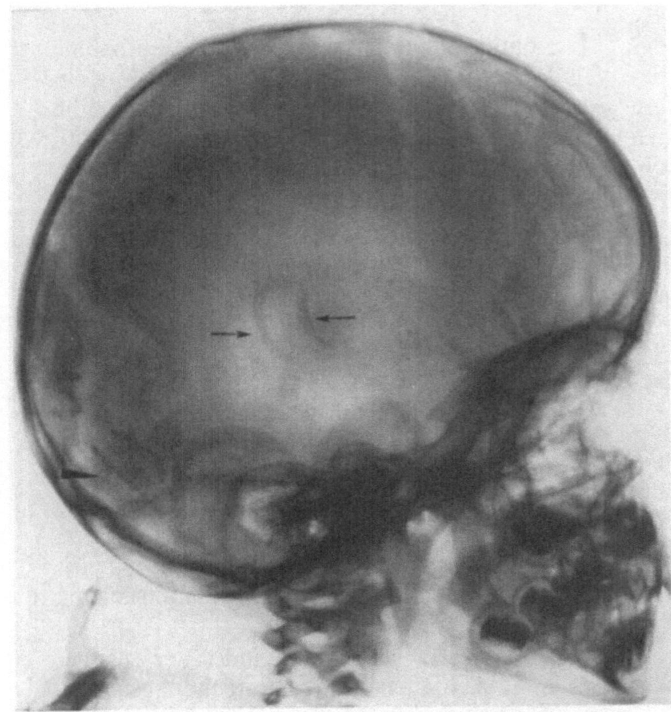

Abb. 442. *Plexusverkalkungen bei Toxoplasmose* in Form sichelförmiger Kalkablagerungen beiderseits. $2^{10}/_{12}$jähriges Mädchen. Über dem Hinterhaupt — schwächer kontrastgebend — zeichnen sich die Schatten zweier Haarspangen ab (Keil)

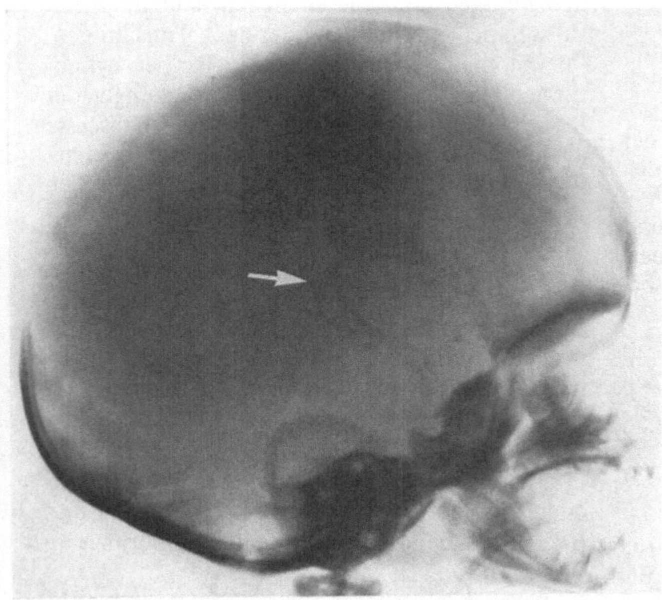

Abb. 443. Toxoplasmose-Verkalkungen. $1^{10}/_{12}$jähriges Mädchen

beschränkung, ohne Vorliegen einer Kapselanfärbung. Erst in fortgeschrittenen Stadien kann es gelegentlich zu Verkalkungen kommen.

Akute Meningitiden haben keine Auswirkungen auf das Röntgenogramm des Schädels. Die Meningokokken-Meningitis heilt unter antibiotischer Behandlung in der Regel ohne Residuen aus. Die übrigen eitrigen Meningitiden, z. B. Coli-, Pneumokokken- und Influenza-Meningitiden führen gelegentlich zu neuroradiologischen Untersuchungen, wenn trotz gezielter antibiotischer Behandlung nach anfänglicher Besserung wieder eine Verschlechterung, z. B. zunehmende Bewußtseinstrübung oder Halbseitenparese, langsam auftritt. In diesen Fällen sollte an das Vorliegen eines *subduralen Ergusses* gedacht werden. Daher empfiehlt sich als erste Untersuchung ein Angiogramm (Abb. 450). Anders als bei subduralen Hämatomen sind Ergüsse im Zusammenhang mit Meningitiden meist nicht in der Nähe der großen Fontanelle lokalisiert, sondern entlang der Falx oder an atypischen Stellen über dem hinteren Scheitellappen. Der diagnostische Wert der Fontanellenpunktion ist daher bei Ergüssen im Zusammenhang mit Meningitiden erheblich eingeschränkt.

Im Angiogramm können sich aber auch andere Veränderungen zeigen, z. B. Einengung der Carotis interna in den Basalzisternen mit Stenosen als Folgezustand von entzündlichen Veränderungen in den Basalzisternen. Es kann eine Verlangsamung der Blutzirkulation und verminderte Durchblutung des Gehirns nachweisbar sein, vor allem im Zusammenhang mit Halbseitenlähmungen auf der betroffenen Seite.

Das Pneumencephalogramm sollte angeschlossen werden, wenn die Angiographie keinen entsprechenden Befund ergab. Man findet in einzelnen Fällen eine Aquaeduktstenose; der häufigste Befund ist jedoch die Verlegung der Basalzisterne; die Folgen sind Erweiterungen der pontinen Zisternen und der davon ausgehenden Zisternen des Kleinhirnbrückenwinkels. Dieser Zisternenblock der Basalzisterne findet sich besonders häufig bei der tuberkulösen Meningitis.

Nicht jede Raumverdrängung im Bereich des Subduralraumes im Zusammenhang mit einer Meningitis ist auf eine Eiteransammlung zurückzuführen. Es treten auch seröse Ergüsse auf.

Als Folgeerscheinung nach Meningitiden können Erweiterungen des Ventrikelsystems und Substanzdefekte bestehen bleiben.

Bei der *Meningitis tuberculosa* werden schon frühzeitig Erweiterungen der Ventrikel — Mitte bis Ende der 2. Krankheitswoche — nachweisbar (Abb. 448, 449), die in den ersten Wochen der Behandlung meist noch zunehmen. Allerdings ist in diesen Stadien eine neuroradiologische Untersuchung nicht indiziert. Extreme Ausmaße der Ventrikelerweiterung wurden auch noch unter

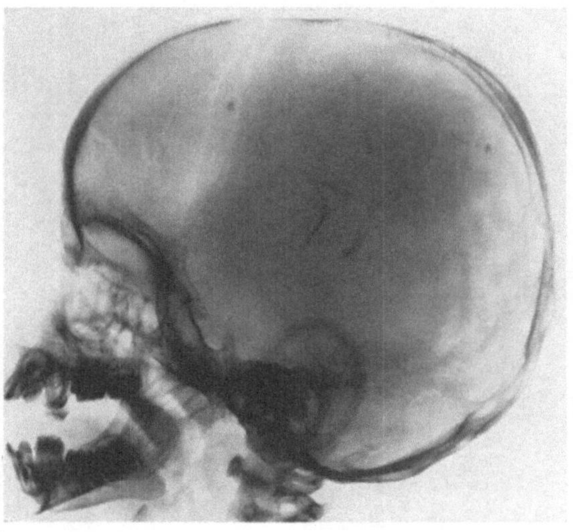

Abb. 444. Plexus- und intracerebrale fleckförmige Verkalkungen bei Toxoplasmose. $1^{5}/_{12}$jähriges Mädchen

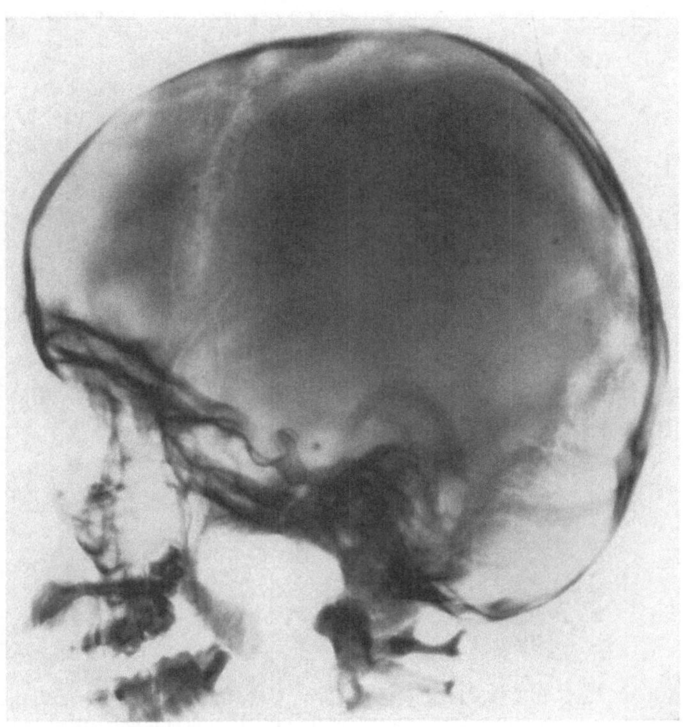

Abb. 445. *Toxoplasmose*. Multiple stecknadel-hanfkorngroße Kalkherde im Gehirn. Klinisch von seiten des Zentralnervensystems erscheinungsfrei. 12jähriges Mädchen

kombinierter tuberkulostatischer Behandlung gesehen. Die Nahtdehiszenzen können mehrere Millimeter Breite erreichen. Erst Monate bis zu 2 Jahren später treten Kalkherde im Röntgenogramm des Schädels in Erscheinung. Die verkalkenden Tuberkulome (Abb. 449) sind unregelmäßige, bizarre, ausgefranste, nicht homogene, kalkdichte oder stellenweise kalkdichte Fleckschatten. Prädilektionsstellen sind die basalen

Partien über der mittleren Schädelgrube. Bemerkenswert ist, daß die Ventrikelerweiterungen nach Meningitiden bis zu einem gewissen Grade rückbildungsfähig sind, was wohl auf ein Nachlassen des Liquordruckes zurückzuführen ist. Bei Luftfüllungen der Ventrikel sieht man im chronischen Stadium einer tuberkulösen Meningitis mitunter eine Kammerung der eingeführten Luftmengen. Diese Kammerung (Abb. 448) der Ventrikelräume hängt wahrscheinlich mit dem hohen Eiweißgehalt des Liquors zusammen, wodurch es zu einer Unterteilung der Ventrikelräume durch Fibrinfäden und -stränge kommt.

Die *Lues connata* führt durch Mitbeteiligung der Meningen zu einer Erweiterung des Ventrikel- und Subarachnoidalsystems, wobei die Veränderungen schon fetal einsetzen können.

Listeriose, Aktinomykose und verschiedene *Pilzinfektionen* sind im Kindesalter selten. Neuroradiologische Untersuchungen haben dabei keine wesentliche Bedeutung.

Parasitäre Infektionen sind ebenfalls außerordentlich selten; als Differentialdiagnose bei unklaren Zuständen müssen sie aber immer wieder erwogen und ausgeschaltet werden. Dies gilt für die *Cysticercosis*, als Folge der Übertragung von Finnen im verseuchten Schweinefleisch oder der Taenia solium in verunreinigtem Essen oder an unsauberen Händen. Das Auffinden der Larven im subcutanen Gewebe sichert die Diagnose. Im zentralen Nervensystem bilden sich später als in

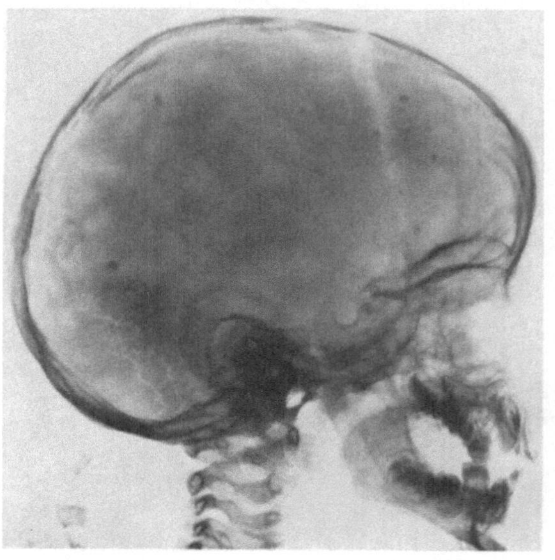

Abb. 446. Über alle Gehirnregionen verstreute Verkalkungen — fleckförmig, schlierig — bei Toxoplasmose

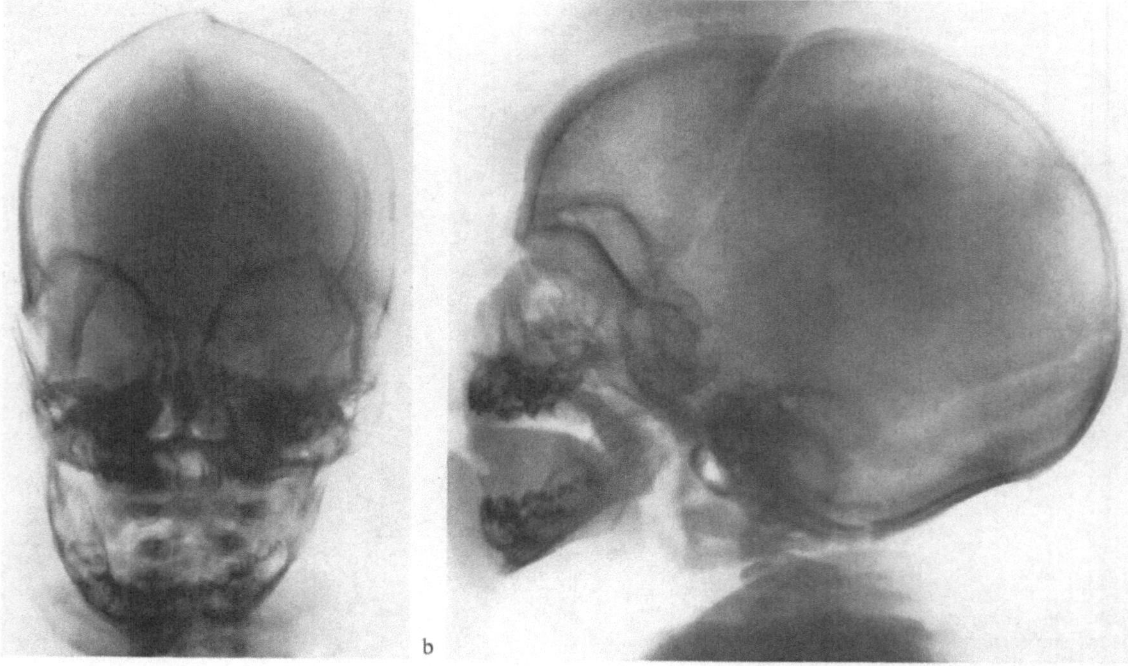

Abb. 447a u. b. Cytomegalie; $^4/_{12}$jährig, ♀. Mikrocephalie mit auffallender Verschmälerung des biparietalen Durchmessers. Ausgedehnte, fast symmetrische Verkalkung (Pfeile) Stufenbildung der Sagittalnaht

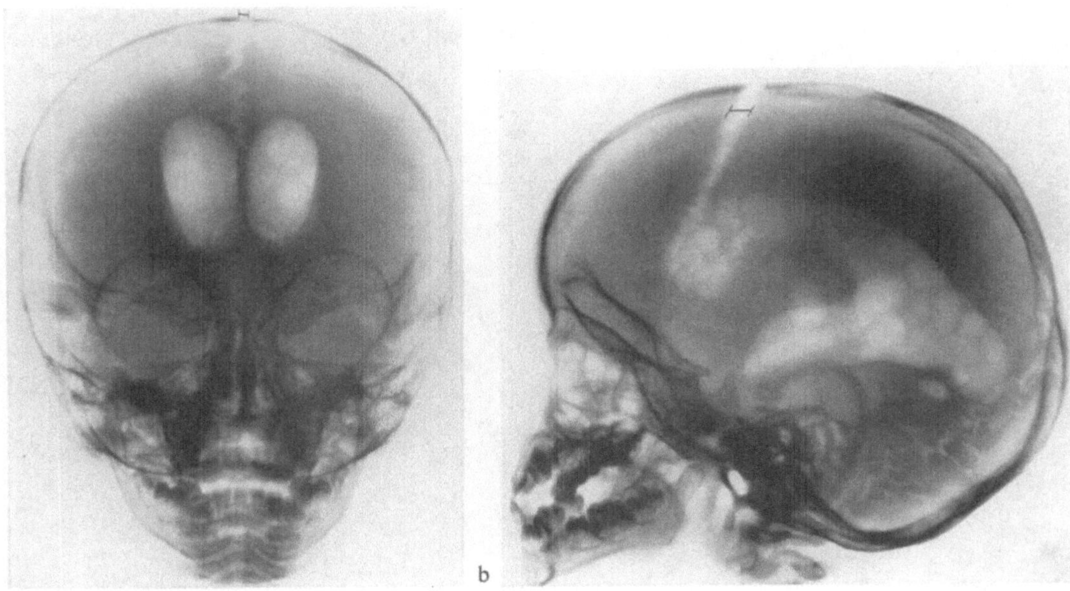

Abb. 448a u. b. Mäßiger *Hydrocephalus internus* nach Meningitis tuberculosa. $1^1/_2$jähriger Junge. a Die a-p-Aufnahme zeigt die erweiterten Vorderhörner, unterhalb dazwischen den erweiterten 3. Ventrikel. Klaffende Sagittal- und Lambdanaht. b Seitliche Aufnahme. „Wabiges" Bild durch Kammerung der Luft bei fibrinreichem Liquor.

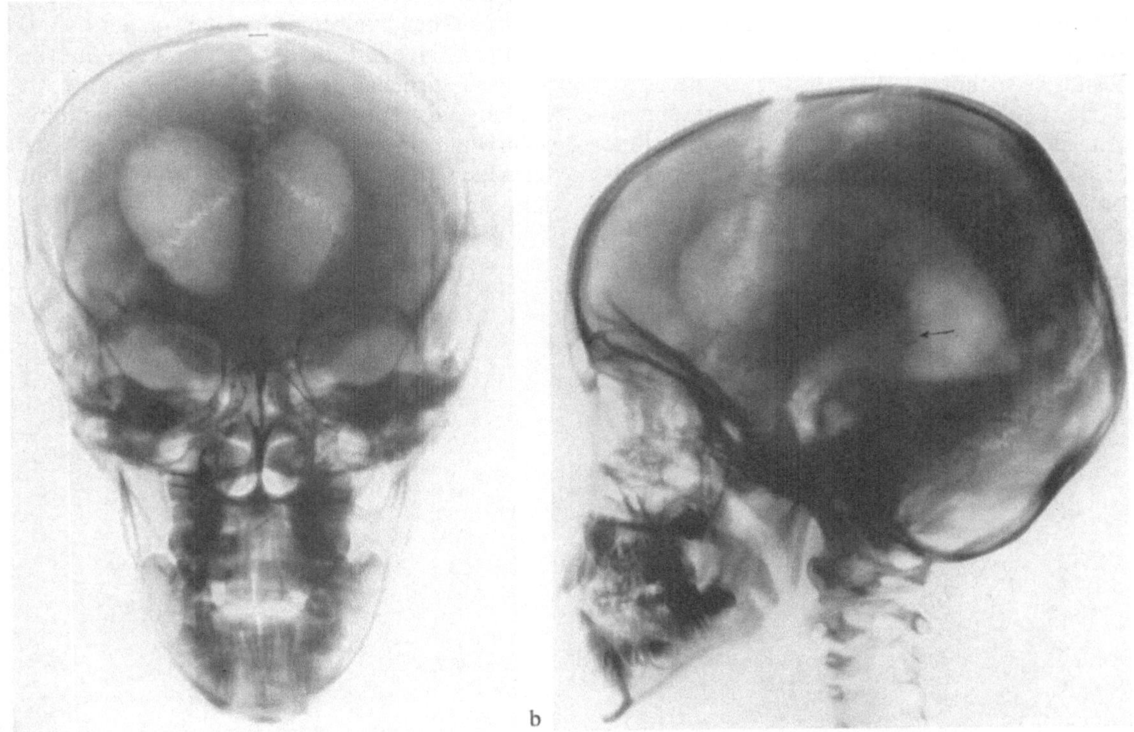

Abb. 449a u. b. *Hydrocephalus internus nach Meningitis tuberculosa* bei einem 8jährigen Mädchen. a ap-Aufnahme: Mäßig erweiterte Vorderhörner, neben dem rechten Vorderhorn ein verkalkendes Tuberkuloma, b die Seitenaufnahme zeigt neben der klaffenden Coronarnaht die allgemeine Erweiterung der Seitenventrikel. Über die Hinter-Unterhorngrenze projiziert sich das verkalkende Tuberkulom (Pfeil)

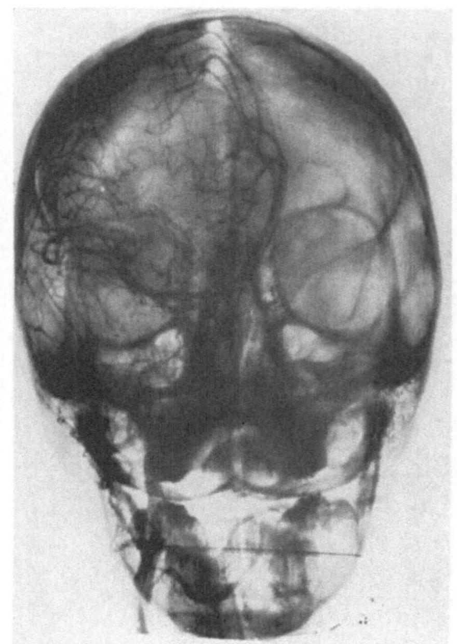

Abb. 450. *Subduraler Abszeß* rechts frontal nach *Pneumo-kokkenmeningitis:* Auseinanderweichen der Gefäßäste. 9²/₁₂jähriges Mädchen

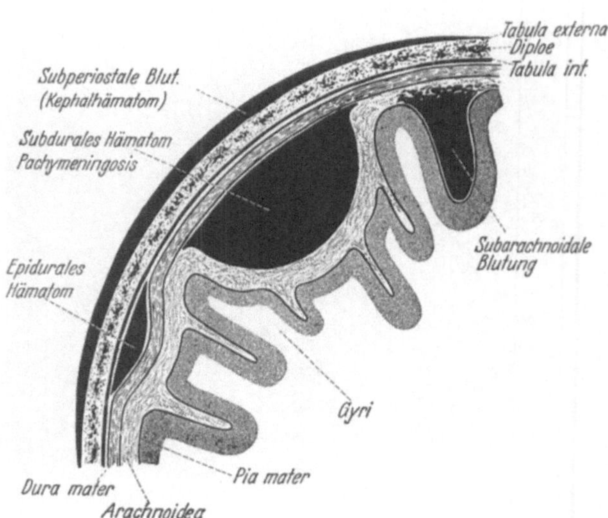

Abb. 451. Lokalisation von *Blutungen an der Schädel-konvexität*

anderen befallenen Körperpartien spindel- bis kommaförmige, in der Form durchaus charakteristische Verkalkungen (Abb. 488) aus. Letztere sind gerade im Gehirn oft traubenförmig angeordnet und werden dann als Cysticercus racemosum bezeichnet.

Der *Echinococcus,* die geschlechtslose Jugendform des Hundebandwurmes (Taenia echinococcus) bildet am Ort der Absiedlung eine Blase von Linsen- bis Kindskopfgröße, von der ausgehend Tochterblasen (Hydatiden) entstehen können. Die Krankheit ist vor allem in Agrarländern verbreitet, muß aber auch in Mitteleuropa differentialdiagnostisch beachtet werden. Die klinischen Symptome hängen von der Lokalisation ab. Neben Lunge, Leber und Herzmuskel ist das Gehirn eine Prädilektionsstelle für die Absiedlung. Es entwickeln sich Drucksymptome, welche an einen Tumor denken lassen. Später verkalken Teile der Echinokokkenblase und sind dann im Röntgenbild erkennbar.

Blutungen an der Gehirnkonvexität

Blutungen oder Ergüsse in die Räume zwischen Gehirnoberfläche und Schädelinnenwand können sich

  a) in den Subarachnoidalräumen,
  b) im Subduralraum, und
  c) epidural

lokalisieren (Abb. 451). Hinsichtlich der klinischen und radiologischen Symptomatologie unterscheiden sich Hämatome und nicht-bluthaltige, eiweißreiche oder eiweißarme Ergüsse nicht.

Subdurale Ergüsse kommen als *frische Blutungen, hämolytische Blutansammlungen, xanthochrome* oder *optisch klare Flüssigkeitsansammlungen* zur Beobachtung; es handelt sich dabei um verschiedene Phasen des gleichen Grundprozesses. Subduralergüsse gehören wegen ihrer Häufigkeit und ihrer Spätfolgen auf die Gehirnrinde zu den bedeutsamsten Krankheitsbildern des Säuglingsalters. Als Entstehungsursachen können als gesichert gelten:

1. Geburtstraumatische Rupturen der Brückenvenen oder anderer Oberflächengefäße,
2. Hypoxie, Anoxie,
3. Stoffwechselstörungen (Intoxikation, Hypernatriämie, Acidose, Hypokaliämie),
4. Hypo- und Hypervitaminosen (Polyhypovitaminosen, Skorbut, Hypervitaminose A),
5. Mangelernährungszustände (Hypoproteinämie)
6. Blutungsübel,
7. Traumen,
8. eitrige Meningitiden.

Die geburtstraumatisch bedingten und durch Stoffwechselentgleisungen ausgelösten (1, 2, 3, 4, 5) Subduralergüsse umfassen rund 90 % der Beobachtungen im Säuglingsalter.

Die praktisch größte Bedeutung kommt dabei den *geburtstraumatischen Subduralblutungen* zu. Schon bei einer unkomplizierten Geburt muß sich der Kopfumfang des Kindes während des Druchtrittes durch die mütterlichen Geburtswege um durchschnittlich 2 cm im Umfang vermindern. Die Elastizität des Schädeldaches und die Plastizität des Gehirns erlauben diese Umfangsverminderung, die Belastung liegt aber auf den Bindegliedern zwischen Gehirnoberfläche und Schädelinnendach, den sog. Brückenvenen, die sich dehnen müssen und schon bei unkomplizierten Geburten einreißen können. Bei jeder Komplikation, z. B. verzögerter Geburtsdauer, Zangen- oder Saugglockengeburt, Hyp- oder Anoxie des Kindes erhöht sich die Gefahr von Blutaustritten aus den rupturierten Gefäßen.

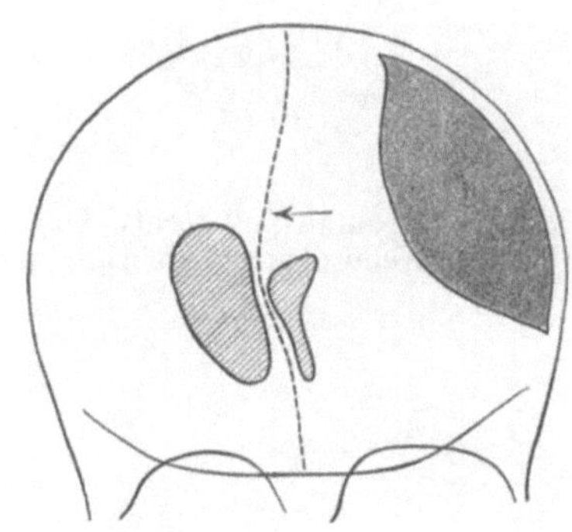

Abb. 452. Encephalogrammskizze eines *subduralen Hämatoms;* Verdrängung der Seitenventrikel nach der gesunden Seite, Erweiterung der Seitenventrikel, wobei die Gegenseite in der Regel stärker verändert ist als die betroffene Seite

Kleinere Subduralblutungen werden vermutlich bald resorbiert, bei größeren Blutungen setzt ein circulus vitiosus ein: Der Blutabbau setzt Proteine, Blutfarbstoff und Salze frei, der osmotische Sog im Erguß wird dadurch erhöht und zieht Flüssigkeit (mit Eiweiß) aus den Blutgefäßen nach. Durch diesen Mechanismus erreichen die geburtstraumatischen Subduralergüsse zwischen dem 4.—7. Lebensmonat ihre größte Ausdehnung, wenn sie nicht vorher erkannt und behandelt wurden.

Klinik. Die klinischen Leitsymptome entsprechen den Frühsymptomen der spastischen Formen der infantilen Cerebralparese (s. S. 315). Als besonders wertvolle Hinweise sind hervorzuheben: Rasche Zunahme des Schädelvolumens (Kopfumfanges); im Gegensatz zum Hydrocephalus internus vergrößert sich der Schädel nicht allgemein ballonförmig, sondern asymmetrisch und

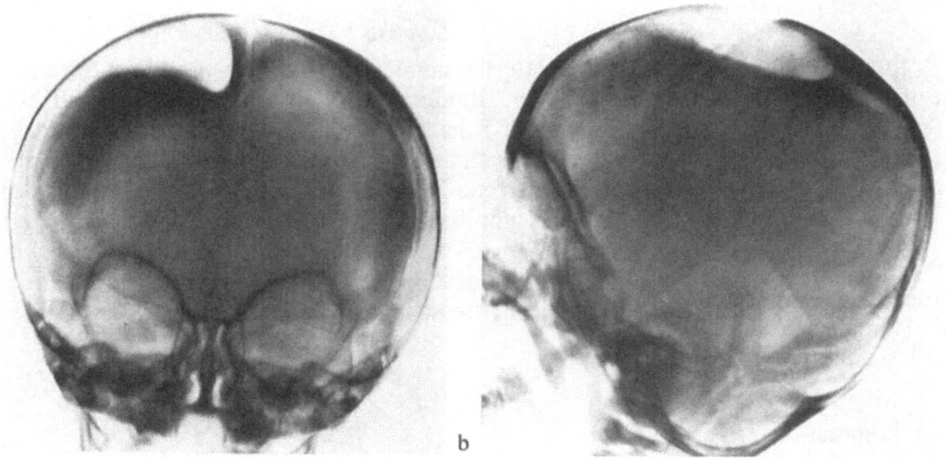

Abb. 453a u. b. Subduralerguß rechts. Luftfüllung nach Fontanellenpunktion; breites Luftkissen über der rechten Hemisphäre. $^5/_{12}$ jähriger männlicher Säugling

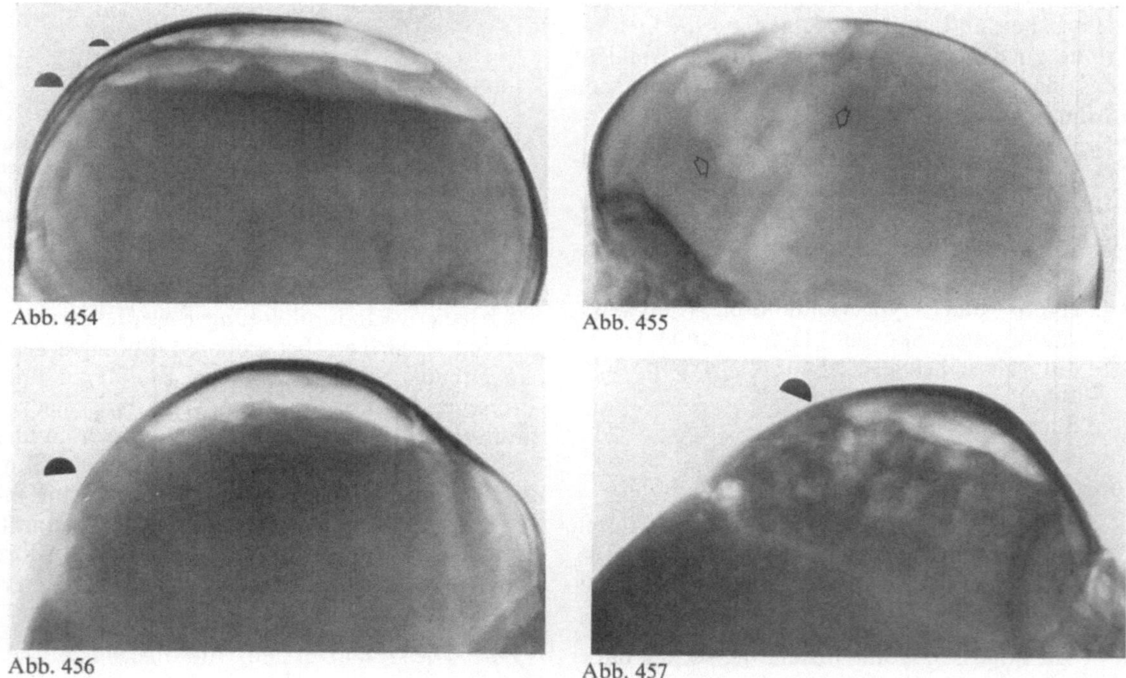

Abb. 454

Abb. 455

Abb. 456

Abb. 457

Abb. 454—457. Verschiedene Formen (Stadien) des Subduralergusses. Freier Erguß (Abb. 454), gekammerter Erguß (Abb. 455), Adhäsionen (Abb. 456), Kammerung und Adhäsionen (Abb. 457)

mit Betonung der Tubera parietalia oder frontalia. Sonnenuntergangsphänomen; Anämie; Muskelhypertonus und Opisthotonusneigung; Skoliosehaltung; Gedeihstörung und Neigung zum unmotivierten Erbrechen. Augenhintergrundblutungen.

Die diagnostischen Maßnahmen sollten nach folgendem Schema erfolgen:

1. Wertung der klinischen Symptome durch Beobachtung und neurologische Untersuchung,
2. Perkussion des Schädeldaches,
3. Transillumination mit näherer Lokalisation,
4. falls möglich und nur bei größeren Ergüssen: Echoencephalographie,
5. Fontanellenpunktion,
6. Luftfüllungen des Subduralraumes nach Abtropfen der Ergußflüssigkeit (weniger Luft einführen als Erguß abgetropft ist, maximal 12—15 ml auf einer Seite abtropfen lassen, es sei denn daß sich die Ergußflüssigkeit im (Druck-)Strahl entleert.

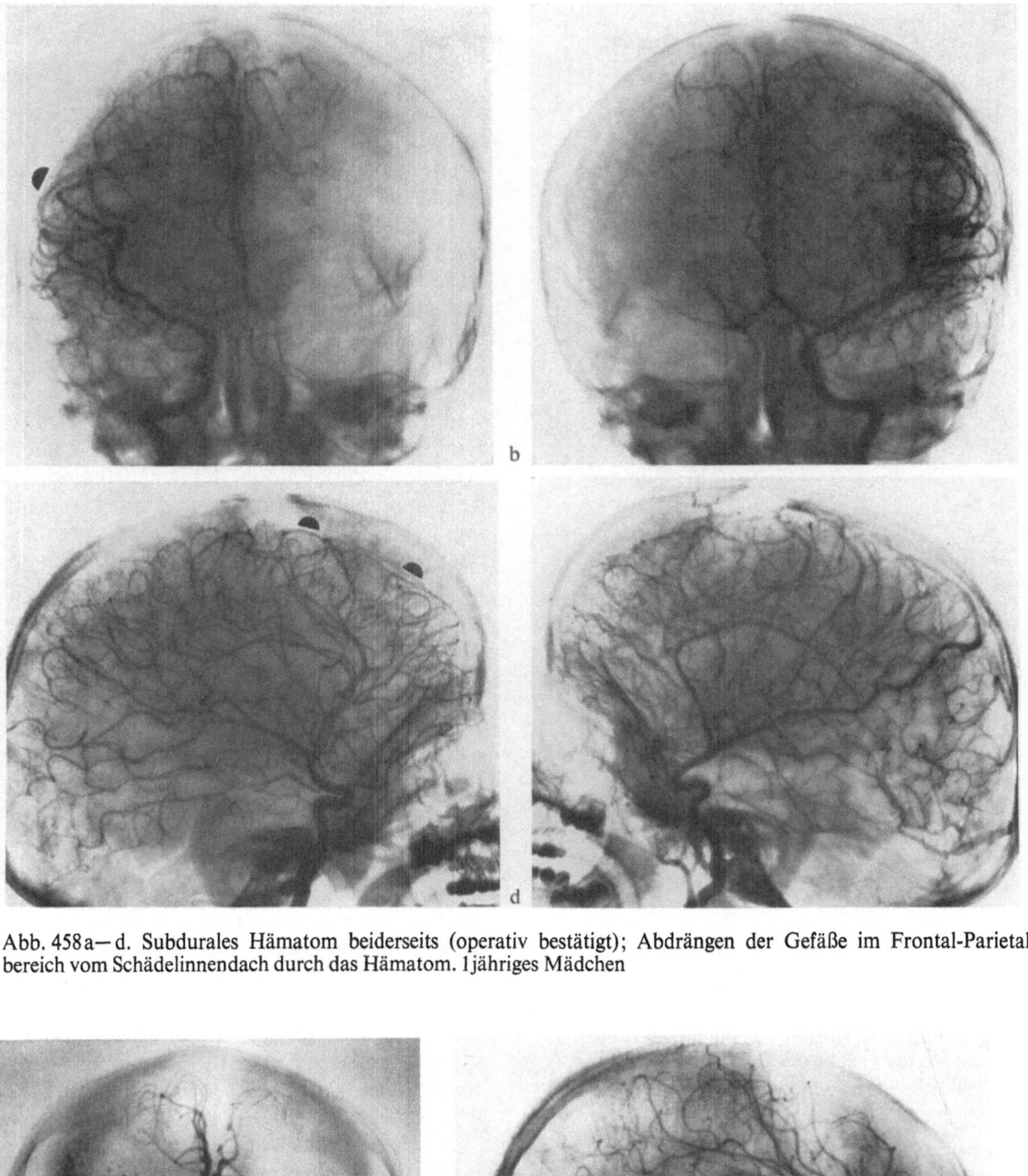

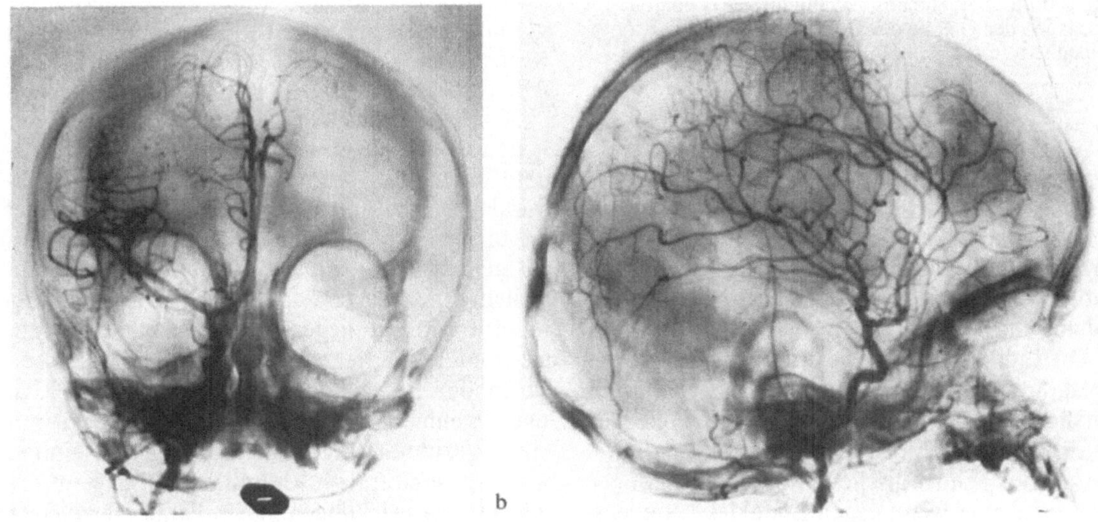

Abb. 458a—d. Subdurales Hämatom beiderseits (operativ bestätigt); Abdrängen der Gefäße im Frontal-Parietal-bereich vom Schädelinnendach durch das Hämatom. 1jähriges Mädchen

Abb. 459a u. b. Subdurales Hämatom. Abdrängen der Gefäße im Frontalbereich (operativ bestätigt). 12 Monate altes Mädchen

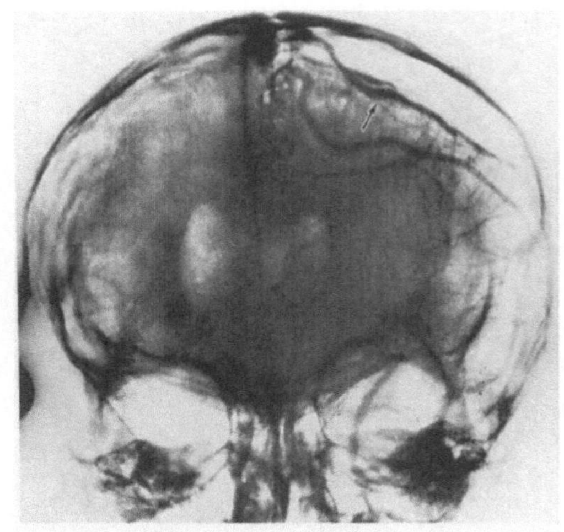

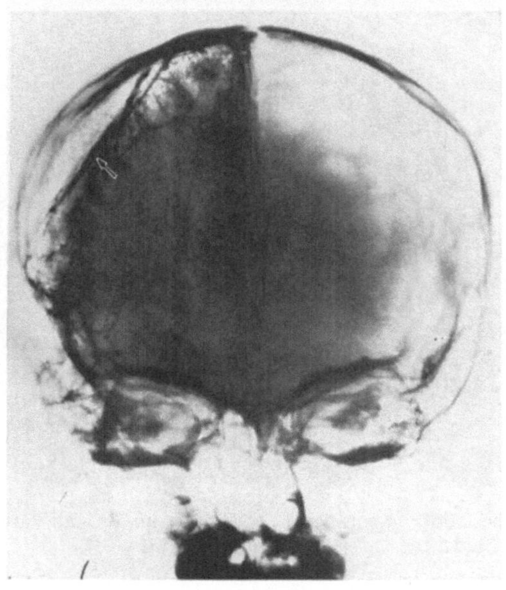

Abb. 460a u. b. Traumatisches subdurales Hämatom mit Abdrängen der Gefäße der Gehirnoberfläche im Fronto-Parietalbereich (Pfeile). 6³/₁₂jähriger Junge

7. Gefäßdarstellung in Einzelfällen mit eventueller Operationsindikation.

Die diagnostische Klärung erfolgt bei noch offener Fontanelle durch die Punktion des Subduralraumes, wobei sich im positiven Falle blutige Flüssigkeit in verschiedenen Stadien des Abbaus entleert.

Die Indikation zur Angiographie ist dann gegeben, wenn es im Rahmen der konservativen Behandlung, die in mehrfachem Abpunktieren des Ergusses besteht, zu Komplikationen kommt, ein aktives chirurgisches Vorgehen erwogen wird, oder aber wenn gegen Ende des 1. Lebensjahres die Fontanelle kleiner geworden ist, so daß das Hämatom durch die Punktion nur noch

schwer erreicht werden kann. Es muß auch betont werden, daß es subdurale Hämatome mit ungewöhnlichem Sitz gibt, die durch die reguläre Punktion nicht erfaßt werden.

Der angiographische Befund ist von der Ausdehnung des Hämatoms abhängig (Abb. 458 bis 460). Im Frühstadium der Erkrankung sind oft Arterien und Venen, die die Grenze der Konvexität des Großhirns markieren, nur wenig von der Schädelkalotte abgehoben. Am deutlichsten ist meist der Befund im Sagittalbild zu erheben. Es zeigt sich ein gleichmäßiger, gefäßfreier Raum von wenigen Millimetern, der von der Mittellinie bis zur Basis reicht. Verlagerungserscheinungen der Gefäße aus der Mittellinie fehlen, wenn die subduralen Hämatome symmetrisch ausgebildet sind. Bei längerem Bestehen des Subduralergusses zeigt sich ein deutlicher Abstand der Gefäße der Großhirnkonvexität von der Schädelkalotte. Mit dem subduralen Hämatom können substanzmindernde Mißbildungen des Gehirns verbunden oder sogar ursächlich an der Entstehung beteiligt sein. Diese Substanzdefekte wiederum können durch Gefäßverschlüsse oder Gefäßhypoplasien hervorgerufen sein.

Gelegentlich findet man im Kleinkindalter Verkalkungen im Subduralraum, die darauf hindeuten, daß das Kind ein subdurales Hämatom ohne Behandlung überstanden hat. Dabei zeigen sich meist ausgeprägte, schalenförmige Kalkablagerungen in der Nähe des oberen Längsblutleiters.

Subdurale Hygrome sind als Spätfolgen nach frühkindlichen Hämatomen aufzufassen, wobei der Blutfarbstoff aus der Hämatomflüssigkeit abgebaut ist. Sie können sich erst nach Wochen, Monaten oder gar Jahren durch klinische Störungen manifestieren. Da sie meistens einseitig lokalisiert sind, können sie auf der Leeraufnahme durch Ausweitung einer Kalottenhälfte vermutet werden. Auch hier sollte die Klärung durch das Angiogramm herbeigeführt werden.

Der Pneumencephalographie kommt bei der Diagnose von Subduralergüssen eine untergeordnete Bedeutung zu. Bei symmetrischen subduralen Hämatomen ist die Diagnose aus dem Pneumencephalogramm nur dann möglich, wenn es gelingt, die Subarachnoidalräume darzustellen, um zu zeigen, daß diese von der Schädelkalotte entfernt liegen. Die Füllung der Subarachnoidalräume gelingt jedoch nur selten, da sie in der Regel komprimiert sind (Abb. 337). Die Pneumencephalographie geht zudem mit einer Verminderung des Liquordruckes einher, was bei subduralen Raumbeschränkungen ungünstige Auswirkungen haben kann. Aus diesem Grunde wird von DECKER und BACKMUND vor dieser Untersuchungsmethode gewarnt.

Unter den posttraumatischen Blutungen kommen akute und chronische subdurale Hämatome im Stirn- und Schläfenbereich vor. Sie lassen sich diagnostizieren, wenn bei Auftreten von Lähmungserscheinungen oder zunehmender Bewußtseinstrübung rechtzeitig angiographiert wird (Abb. 460).

Subarachnoidale Blutungen machen meist akute Symptome in Form von Kopfschmerzen, Erbrechen und Meningismus. Der Liquor ist blutig. Als Ursachen kommen folgende Faktoren in Frage: Vasculäre Anomalien (arterielle Aneurysmen, vor allem arteriovenöse Angiome), Insolation, Sinusthrombosen, Blutungsübel, Periarteriitis nodosa.

Neben der Lumbalpunktion ist auch in diesen Fällen die Carotisangiographie die wichtigste Untersuchungsmethode. Sie gestattet es, das Aneurysma bzw. Angiom zur Darstellung zu bringen.

Das *epidurale Hämatom* entsteht in der Regel durch Zerreißen der A. meningea media, eines Durasinus oder von Emissarienvenen nach einer Schädelfraktur. Die klinische Symptomatik besteht in einer mehr oder weniger rasch zunehmenden Bewußtseinstrübung, oftmals nach einem freien Intervall. Das epidurale Hämatom bedarf immer einer notfallmäßigen operativen Behandlung.

Gefäßstörungen

Gefäßhypoplasien, die zu klinischen Erscheinungen führen, sind bisher nur im Carotisgebiet beobachtet worden. Oft ist es schwierig zu unterscheiden, ob die Gefäßhypoplasie Ursache einer Parenchymschädigung im Gehirn darstellt oder ob umgekehrt die Mißbildung des Gehirns mit einer Hypoplasie der zuführenden Gefäße verbunden ist.

Besteht eine *Hypoplasie der A. cerebri* media, so können erhebliche Substanzdefekte im Gehirn gefunden werden. Gelegentlich treten als Folge hypoplastischer Gefäßstörungen aber auch cystische Umwandlungen des Hirngewebes auf, die zu einer Raumbeschränkung führen. Nach Untersuchungen von DECKER und BACKMUND ist anzunehmen, daß 10 % der Kranken mit Hydrocephalus schwere Gefäßentwicklungsstörungen aufweisen. Auch subdurale Hämatome können

im frühen Kindesalter im Zusammenhang mit hypoplastischen Gefäßstörungen beobachtet werden. Dabei ist wahrscheinlich, daß der mangelhafte Gewebsdruck einer hypoplastischen Hemisphäre das Auftreten einer Blutung in den Subduralraum begünstigt.

Arteriovenöse Gefäßmißbildungen sind im Kindesalter äußerst selten. Im frühen Säuglingsalter handelt es sich meist um arteriovenöse Fisteln, wobei die Arterie ohne zwischengeschaltetes ektatisches Capillargebiet in eine erweiterte Vene oder in erweiterte Sinus mündet. Gegen Ende des 1. Lebensjahres und im späteren Kindesalter findet sich dann meist zwischen Arterie und Vene ein ektatisches Gefäßbett eingeschaltet.

Es muß angenommen werden, daß Massenblutungen während der ersten Lebensjahre häufig durch ektatische Gefäßmißbildungen verursacht sein können.

Arterielle Aneurysmen und Angiome sind im Kindesalter eine Seltenheit und machen weniger als 1 % der angiographischen Beobachtungen aus.

Cerebrale Gefäßverschlüsse als Folge von *Embolien* bei Herzerkrankungen oder Herzmißbildungen sind keine Seltenheit. Dabei sind Verschlüsse der A. carotis interna am häufigsten. Embolische Verlegungen der mittleren Hirnarterie werden dagegen seltener beobachtet.

Gefäßwanderkrankungen im Sinne von Arteriitiden werden gelegentlich gefunden und können zu plötzlich auftretenden Halbseitenlähmungen oder Subarachnoidalblutungen führen.

Sinusthrombosen können im Säuglingsalter auftreten, werden aber selten die Veranlassung zu neuroradiologischen Untersuchungen sein.

Die *Sturge-Weber-Erkrankung,* die zu den Phakomatosen zu rechnen ist, besteht in einer Angiomatose, die Gesicht, Körperstamm und Gehirn betrifft. Die charakteristischen cerebralen Verkalkungen in Form von girlandenförmigen Ablagerungen finden sich meist erst im späteren Kindesalter. Bei Pneumencephalographien zeigen sich im Bereich der Gefäßveränderungen Substanzdefekte. Im Angiogramm können die Gefäßveränderungen nicht immer dargestellt werden (Abb. 441).

Tumoren des Zentralnervensystems

Hirntumoren

Begriff. Neoplastische Hirntumoren nehmen ihren Ausgang meistens vom Gliagewebe, seltener von Nervenzellen oder gar Gehirnhäuten (vgl. ZÜLCH). Symptome und Verlauf der Erkrankung werden beim Kind durch die diesem Lebensalter eigenen anatomischen und topographischen Besonderheiten geprägt und nicht nur durch Tumorart oder -lokalisation bestimmt.

Hirngeschwülste führen zur intrakraniellen Raumbeschränkung und damit wie Blutungen, Entzündungen oder gewisse Mißbildungen zu Hirndrucksteigerung, Verlagerung von Medianstrukturen des Gehirns („Massenverschiebung") oder bei Verlegung der Liquorpassage zur Ausbildung eines Hydrocephalus occlusus.

Die Besprechung der Hirntumoren soll sich an den wichtigsten klinischen Symptomen orientieren. Diese sind bestimmten Syndromen zuzuordnen, bei deren Abgrenzung wiederum das Lebensalter eine Rolle spielt. Die neuroradiologische Klärung dieser Syndrome hat sich in der Indikationsstellung für verschiedene diagnostische Methoden an den klinischen Befunden, aber auch am Alter des Kindes zu orientieren, wenn sie in möglichst schonender Weise die für die Behandlung wesentlichen Informationen erfassen will. Das diagnostische Vorgehen muß an die individuellen Besonderheiten des erkrankten Kindes angepaßt werden.

Klinische Daten

Häufigkeit. Hirntumoren gehören neben Leukämien und Nieren- bzw. Nebennierengeschwülsten zu den wichtigsten malignen Erkrankungen des Kindesalters. Angaben größerer Statistiken über ihre Häufigkeit, Alters- und Geschlechtsverteilung variieren stark; dies ist nicht zuletzt damit zu erklären, daß verschiedene Autoren das Kindesalter unterschiedlich begrenzen (12–20 Jahre), abhängig vom jeweiligen Einzugsgebiet, von theoretischen Erwägungen über das Tumorwachstum oder von den klinisch-therapeutischen Möglichkeiten. So ist es problematisch, die Angaben miteinander zu vergleichen (vgl. KOOS u. MILLER, NEUHÄUSER u. BACK-

Tabelle 83. Bevorzugte Lokalisation der wichtigsten Hirntumoren. (Nach FORD)

Lokalisation	Tumorart
Cerebellum	Medulloblastom, Kleinhirnspongioblastom (sog. Kleinhirnastrocytom), Hämangioblastom
4. Ventrikel	Ependymom, Plexuspapillom
Pons und Medulla	Spongioblastom, Astrocytom („diffuse Gliome")
Mittelhirn	Spongioblastom, Pinealom, Teratom
3. Ventrikel	Ependymom, Plexuspapillom, Kolloidcyste
Hypothalamus und Chiasma	Spongioblastom, Craniopharyngeom. Hypophysenadenome
Großhirnhemisphären	Astrocytom, Spongioblastom, Glioblastoma multiforme, Meningeom, Sarkom der Leptomeningen
Seitenventrikel	Ependymom, Plexuspapillom
Meningen	„Tumormeningitis", Medulloblastom, Sarkom, Plexuspapillom, Ependymom, Pinealom

MUND), zumal Art und Lokalisation der Hirntumoren in den einzelnen Lebensabschnitten verschieden sein können.

Nach ZÜLCH beträgt die Häufigkeit der Erkrankung an Hirntumoren in allen Altersklassen 0,2–2,6%; der Anteil kindlicher Patienten soll dabei 10–25% ausmachen. KRAUS u. KOOS rechnen mit 100 Tumorpatienten auf etwa 1 Million Einwohner, davon 15–20% im Kindes- und Jugendalter (0–16 Jahre).

Disposition. Nach dem ersten Lebensjahr verteilen sich die Hirngeschwülste etwa gleichmäßig auf die verschiedenen Altersgruppen; ein kleiner Häufigkeitsgipfel wird meist im 5.–6. Lebensjahr festgestellt; nach dem 16. Lebensjahr nimmt die Frequenz der Erkrankung zu.

Für die einzelnen Tumorarten können unterschiedliche Alterskurven aufgestellt werden (ZÜLCH u. BORCK): Die bei Kindern häufigen Tumoren, wie Medulloblastom, Spongioblastom, Ependymom oder Craniopharyngeom, kommen im Erwachsenenalter selten vor, während die häufigsten Geschwülste der späteren Lebensabschnitte

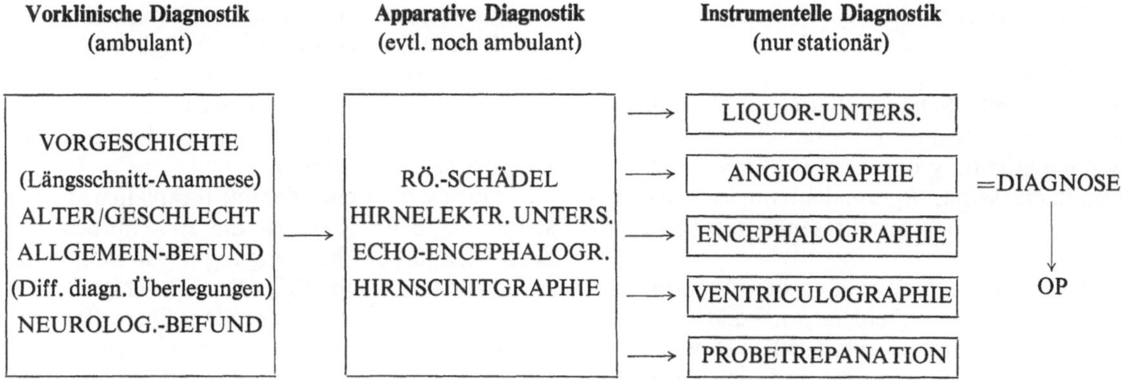

Abb. 461. Reihenfolge diagnostischer Maßnahmen bei intrakraniellen raumfordernden Prozessen. (Nach SCHIEFER, 1971)

(Meningeom, Glioblastom, Neurinom oder Hypophysenadenom) bei Kindern nur ausnahmsweise gesehen werden.

Angaben über die Geschlechtsdisposition sind unterschiedlich: Knaben scheinen etwas häufiger betroffen zu sein als Mädchen, vor allem von malignen Tumoren oder von Mißbildungsgeschwülsten.

Lokalisation. Die Hirntumoren werden in supratentoriell oder infratentoriell gelegene Geschwülste unterteilt, im Bereich der Medianstrukturen (sellär oder suprasellär) gelegene Tumoren sind von den supratentoriellen abzugrenzen (Tabelle 16).

Die Analyse größerer Tumorsammlungen (KRAUS u. KOOS, KOOS u. MILLER, TÖNNIS u. BORCK u.a.) hat ergeben, daß auch hinsichtlich der Geschwulstlokalisation Altersunterschiede vorkommen: Beim Neugeborenen und in den beiden ersten Lebensjahren überwiegen die supratentoriellen Tumoren, später die infratentoriellen Geschwülste. Nach dem 12. Lebensjahr wird das Verhältnis erreicht, wie es vom Erwachsenenalter bekannt ist.

Fast die Hälfte der kindlichen Hirntumoren hat Beziehung zum Ventrikelsystem: 22% zum 4. Ventrikel, 12% zu den Seitenventrikeln, 8% zum 3. Ventrikel (KRAUS u. KOOS). Dies erklärt, daß so häufig die Liquorpassage beeinträchtigt wird.

Symptome. Hirntumoren bei Kindern unterscheiden sich nicht nur in ihrer Lokalisation und histologischen Struktur von denen des Erwachsenen, sondern auch durch die klinischen Erscheinungen: Sie sind oft längere Zeit symptomlos oder verursachen nur uncharakteristische Beschwerden; meist kommen die Kinder erst dann zur Untersuchung, wenn sich Symptome intrakranieller Drucksteigerung eingestellt haben; bei der engen Beziehung der Geschwülste zu den Liquorwegen können sich Hirndruck und Hydrocephalus occlusus rasch entwickeln.

Die Eigenheiten des Kindesalters sind bei der klinischen und neuroradiologischen Diagnostik zu berücksichtigen; dies gilt besonders auch für die Reihenfolge neuroradiologischer Maßnahmen, die durch Befunde weniger eingreifender Methoden, wie Elektro- und Echoencephalographie oder Hirnszintigraphie bestimmt wird (Abb. 461).

Intrakranielle Drucksteigerung

Begriff. Hirntumoren verursachen bei Kindern meist erst dann Beschwerden und klinische Symptome, wenn sie zur allgemeinen intrakraniellen Drucksteigerung geführt haben. Diese wird nicht nur durch Blockade der Liquorpassage oder durch Verschiebung cerebraler Strukturen verursacht, sondern auch von dem in der Umgebung des Tumors entstehenden lokalen Ödem, von Nekrosen oder Zirkulationsstörungen (vgl. TÖNNIS).

Pathogenese. Beim Auftreten einer intrakraniellen Drucksteigerung nimmt die Gesamtblutmenge im Gehirn ab; die Zirkulationszeit wird vermindert. Durch Flüssigkeitsverschiebung und Ausfüllen von „Komplementärräumen" (Zisternen usw.) ist zunächst ein Ausgleich möglich; auch kann sich der kindliche Schädel infolge seiner „Plastizität" dem zunehmenden Volumen noch etwas angleichen.

Bei weiterer Hirndrucksteigerung werden Hirnteile verschoben, es entstehen „Hirnhernien". Diese können zur Einklemmung verschiedener Strukturen in die vom Tentorium begrenzte Öffnung oder im Bereich des Foramen occipitale magnum führen (Druckconus).

Symptomatologie. Die klinischen Symptome intrakranieller Drucksteigerung sind zunächst vieldeutig und mit denen häufiger Kinderkrankheiten leicht zu verwechseln.

Wichtigste Beschwerden sind Kopfschmerzen (in Qualität und Lokalisation unterschiedlich) und Erbrechen (besonders als Nüchternerbrechen), ferner Sehstörungen (Schielen; Doppelsehen, vor allem durch Abducensparese) sowie psychische Veränderungen (Bewußtseinsstörungen des „organischen Psychosyndroms" usw.).

Als objektive klinische Zeichen werden bei der neuropädiatrischen Untersuchung Vergrößerung des Kopfumfanges und Vorwölbung der Fontanelle, Schädelschettern („bruit de pot fêlé"), Meningismus (Nackenschmerzen, Steif- und Schiefhaltung des Kopfes), Reflexstörungen (Pupillarreaktion, Pyramidenbahnzeichen) und Stauungspapille festgestellt; selten treten Krampfanfälle auf.

Verlauf. Für die Ausprägung der Symptome ist der Zeitraum entscheidend, in dem sich die Hirndrucksteigerung entwickelt. Davon wird auch die Ausbildung der radiologischen Befunde bestimmt. Vegetative Störungen sind ein alarmierendes Zeichen: Zuerst meist Pulsbeschleunigung, später Bradycardie („Druckpuls", im Kindesalter sehr selten), Temperatur-

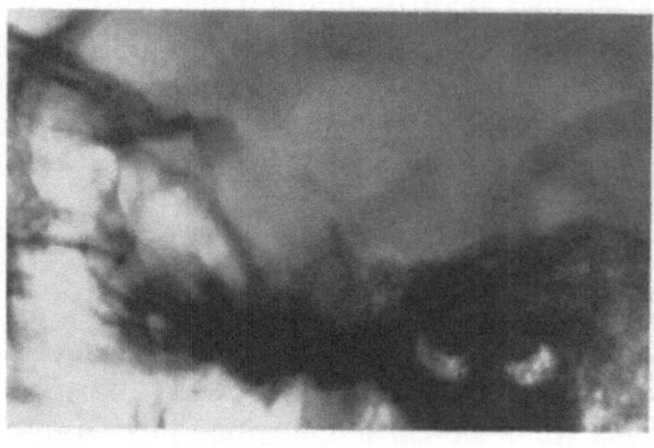

Abb. 462. Sellaveränderungen bei langdauernder intrakranieller Drucksteigerung. 12 Jahre alter Junge mit Kleinhirnspongioblastom (Dauer der Anamnese etwa 3 Jahre). Entkalkung und Auflockerung des Sellabodens, Ausweitung der Sella, Destruktion der Klinoidfortsätze. (Kinderklinik der Universität Erlangen-Nürnberg)

steigerung ohne entzündliche Ursache, Fehlregulation medullärer und diencephaler Zentren (Atemschwierigkeiten, Kreislaufstörungen usw.); schließlich treten als Folge einer Einklemmung der Kleinhirntonsillen in das Foramen occipitale magnum tonische Streckkrämpfe auf („cerebellar fits", JACKSON).

Radiologische Symptomatologie

Wichtige Hinweiszeichen auf eine intrakranielle Drucksteigerung sind der Röntgen-Leeraufnahme des Schädels zu entnehmen, die am besten in zwei Ebenen, gegebenenfalls auch nach Spezialeinstellung der Schädelbasis angefertigt wird. Nach den Angaben von HERTZ u. ROSENDAL oder von KEITH et al. können bei etwa 70–80% der Fälle positive Befunde erhoben werden; ihre Ausprägung wird vom Lebensalter und durch den Zeitraum bestimmt, in welchem sich die Hirndrucksteigerung entwickelt hat. Bei rasch wachsenden Tumoren können Veränderungen am Schädelskelet fehlen.

Zur Megacephalie kommt es bei langdauernder Hirndrucksteigerung, beim Säugling häufiger als im späteren Lebensalter. Anhand der Schädelmaße sind die Veränderungen exakt festzulegen, ist insbesondere auch auf Verschiebung der Proportionen zu achten.

Häufigstes Zeichen der intrakraniellen Drucksteigerung beim Kind ist die Erweiterung der Schädelnähte („Nahtsprengung", Nahtdehiszenz, Nahtdiastase) (Abb. 336, 418, 422, 423): Bevorzugt sind Coronar- und Sagittalnaht betroffen, seltener Lambda- oder Temporalnaht; gelegentlich kann eine Ausziehung der „Nahtzähne" beobachtet werden. Im frühen Kindesalter ist die Beurteilung einer Nahterweiterung mitunter schwierig und muß sich an den für die jeweilige Altersklasse angegebenen Normwerten (SCHUSTER u. TAMAELA) orientieren. Im Bereich der Tabula externa schließt sich normalerweise die Naht früher; nur wenn an dieser Stelle eine Diastase besteht, handelt es sich um ein sicheres Hirndruckzeichen (DECKER u. BACKMUND). Das Ausmaß der Nahterweiterung hängt vom Lebensalter des Patienten und der Stärke intrakranieller Drucksteigerung ab: Im Säuglingsalter kann sich der Schädelumfang rasch vergrößern, besonders durch Diastase der noch nicht geschlossenen Nahtabschnitte innerhalb von einigen Tagen; nach dem 10.–12. Lebensjahr ist eine Nahterweiterung nicht mehr so regelmäßig zu beobachten (TÖNNIS u. KLEINSASSER,) auch dauert es etwa 4–6 Wochen, bevor radiologische Symptome sichtbar werden. Das Ausmaß der Nahtdehiszenz gibt keinen verläßlichen Hinweis auf die Dauer des Hirndrucks und den Sitz des Tumors (TÖNNIS u. FRIEDMANN). Bei intermittierenden Druckerscheinungen können durch Verkalkung im Nahtbindegewebe „Suturenknochen" entstehen (MÜLLER). Vermehrung von Impressiones digitatae („Wolkenschädel") (Abb. 468) ist nur im Zusammenhang mit anderen Symptomen als Anzeichen intrakranieller Drucksteigerung zu werten. Die Impressiones bilden sich erst zwischen dem 2. und 4. Lebensjahr aus, sind dann frontal und occipital besonders deutlich zu erkennen; wenn sie parietal lokalisiert sind, haben sie eher eine pathologische Bedeutung. Seitenunterschiede sind ohne lokaldiagnostischen Wert (FRIEDMANN). Ursache für die vermehrte Innenzeichnung des Schädels sind Umbauvorgänge am Knochen als Folge einer meist einige Monate dauernden Hirndrucksteigerung; im allgemeinen entwickeln sich währenddessen weitere Symptome. Bei Vermehrung des intrakraniellen Druckes in der Perinatalperiode, seltener auch noch beim Säugling oder Kleinkind, kann als Folge der Ossifikationsstörung ein „Lückenschädel" entstehen.

Als Hirndruckzeichen entstehen auch Veränderungen an der Schädelbasis, vor allem im Bereich der Sella turcica (Abb. 462). Die Strukturen beteiligen sich an der allgemeinen Entkalkung des Neurokraniums: Dies kann zur „Drucksella" führen mit weitem Innenraum („Ballonierung") und Veränderung des Sellabodens (Destruktion, Sklerosierung) oder der hinteren Klinoidfortsätze (Demineralisierung, Arrosion), die allerdings beim Kleinkind noch nicht vollständig ausgebildet sind. Ursache von Sellaveränderungen ist wahrscheinlich der durch Liquorblockade entstehende Hydrocephalus occlusus mit Ausweitung des 3. Ventrikels, möglicherweise aber auch eine Verlegung im Bereich der Basalzisternen oder des Sinus cavernosus bzw. eine Fortleitung des Hirndrucks in den intrasellären Raum (Koos u. MILLER). Die Häufigkeit der Drucksella als Hirndruckzeichen nimmt im späteren Kindesalter zu, während die der Nahterweiterung absinkt (TÖNNIS u. KLEINSASSER); nur selten werden Sellaveränderungen bereits vor dem 5. Lebensjahr beobachtet, wenn die Schädelnähte deutlich dehiszent sind.

Einen Anhaltspunkt geben Veränderungen der Schädelbasis für die Dauer von Hirndruckerscheinungen. Örtliche Druckerscheinungen können an den basalen Foramina deutlich werden. Auf Veränderungen der Schädelbasis sollte deshalb geachtet werden: Durch Spezialaufnahmen sind Foramen opticum (Rhese-Aufnahme), Meatus acusticus und Pyramidenspitze (Stenvers-Aufnahme) darzustellen. Schließlich ist nach lokalen Besonderheiten an der Schädelkalotte (Arrosion, Vorwölbung, Verkalkung), auf Proportionsverschiebung der Schädelknochen (z.B. Vergrößerung des infratentoriellen Abschnittes der Occipitalschuppe bei Tumoren der hinteren Schädelgrube), Veränderungen im Bereich der Keilbeinflügel oder auf Verkalkungen im Schädelinneren (s. S. 321) zu achten.

Tumoren im Bereich der hinteren Schädelgrube

Begriff. Geschwülste der hinteren Schädelgrube sind ventral von Aquädukt und 4. Ventrikel gelegen (Spongioblastom, Ponsgliom), können sich im 4. Ventrikel entwickeln (Ependymom, Plexuspapillom) oder dorsal des 4. Ventrikels vom Kleinhirn ausgehen (Medulloblastom, Spongioblastom). Da sie bei ihrer Beziehung zu den Liquorwegen bald zur Passagebehinderung führen, entstehen frühzeitig Hirndruckerscheinungen; andererseits sind Symptome von seiten der im Bereich der hinteren Schädelgrube lokalisierten

Strukturen — Medulla oblongata, Pons, Cerebellum — zu erwarten.

Auch hinsichtlich der Altersdisposition nehmen diese Tumoren eine Sonderstellung ein: Sie umfassen die Mehrzahl der im Kleinkindes- und Schulalter beobachteten Geschwülste; es handelt sich vor allem um die malignen Medulloblastome, die relativ gutartigen Spongioblastome (sog. Kleinhirnastrocytome), um Hämangioblastome, Ependymome oder Plexuspapillome; gelegentlich werden auch Sarkome, leukämische Infiltrate, Neurinome oder Mißbildungstumoren gesehen.

Trotz aller diagnostischen Bemühungen ist es bisher nicht gelungen, ohne histologische Untersuchung die für die Therapie wichtige Frage zu entscheiden, ob ein Medulloblastom oder ein Spongioblastom für das Syndrom der infratentoriellen Raumbeschränkung verantwortlich ist; die klinischen und neuroradiologischen Befunde können lediglich einzelne Anhaltspunkte geben.

Klinische Daten. Aufgrund verschiedener Lokalsymptome sind mehrere Syndrome infratentorieller Raumbeschränkung abzugrenzen; Hirndruckzeichen können die klinische Differenzierung allerdings erschweren.

Syndrom des Kleinhirnwurmes. Hirndruckzeichen treten früh auf mit Erbrechen (vor allem Nüchternerbrechen), Kopfschmerzen und psychischen Veränderungen. Führendes Lokalsymptom ist die Rumpfataxie mit Gangunsicherheit und Fallneigung, schließlich Astasie und Abasie. Die Muskulatur ist hypoton; Muskeleigenreflexe sind meist lebhaft auszulösen, Pyramidenbahnzeichen können auftreten. Die oberen Extremitäten werden relativ spät von der Ataxie betroffen. Nystagmus tritt besonders bei Lagewechsel auf. Nicht selten wird eine Schiefhaltung des Kopfes beobachtet, die als Einklemmungssymptom oder als Folge einer Augenmuskelparese zu erklären ist.

Syndrom der Kleinhirnhemisphären. Da vorwiegend neocerebelläre Strukturen betroffen werden, ist das führende Lokalsymptom die halbseitige, homolaterale Extremitätenataxie mit muskulärer Hypotonie, Dysmetrie, Dysdiadochokinese, konstanter Gangabweichung und Falltendenz. Horizontalnystagmus wird häufig beobachtet. Paresen, Pyramidenbahnzeichen, Sensibilitätsstörungen oder Hirnnervenausfälle weisen bereits auf eine weitere Ausdehnung des Tumors hin. Die Geschwülste können aber auch längere Zeit symptomlos bleiben, wenn sie nicht zur Behinderung der Liquorpassage führen.

Syndrom des vierten Ventrikels. Die intrakranielle Drucksteigerung bei Hydrocephalus occlusus bestimmt die Symptome. Als Lokalzeichen kann frühzeitig Erbrechen auftreten. Typischerweise verschlechtern sich die Beschwerden bei Kopfbewegungen. Je nach Wachstumsrichtung und

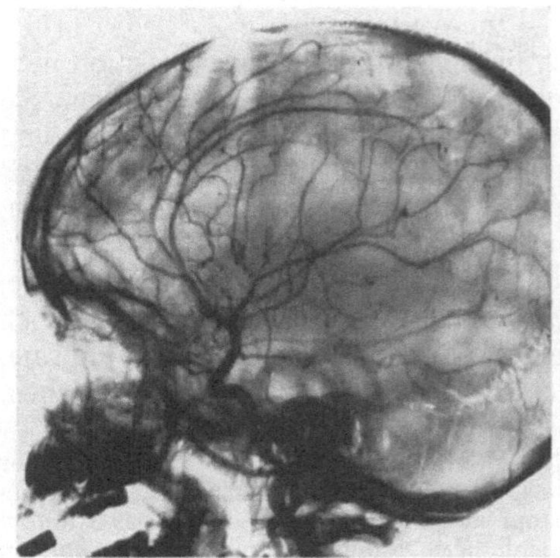 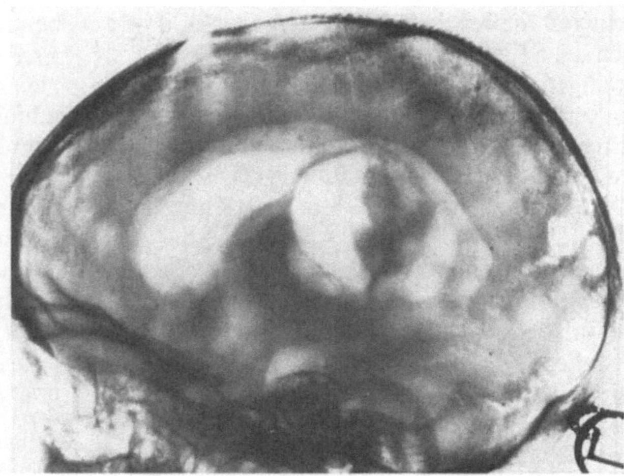

Abb. 463a u. b. Tumor der rechten Großhirnhemisphäre bei 4³/₁₂jährigem Jungen. a Angiographie; Auseinanderweichen und Streckung der Gefäße. b Ventrikulographie mit Erweiterung der Seitenventrikel. Nahtdehiszenzen

Ausbreitungstendenz treten auch Mittelhirnsymptome und Hirnnervenstörungen auf.

Syndrom des caudalen Hirnstammes. „Ponsgliome" (meist Spongioblastome und Astrocytome, selten Glioblastome) sind im Kindesalter relativ häufig. Sie führen zu Hirnnervenstörungen (N. VI, VII, V; oft beidseits, aber auch einseitig) und zu Ausfällen von seiten der langen Bahnen, während Druckzeichen nicht oder erst spät auftreten.

Im Einzelfall ist die Differentialdiagnose gegenüber einer Entzündung („Hirnstammencephalitis") außerordentlich schwierig, zumal die Tumoren im Sinn einer „diffusen Spongiomatose" langsam infiltrierend wachsen können, mitunter auch spontan zum Stillstand kommen.

Ponstumoren können sich nach caudal und nach cranial hin ausdehnen und damit zur Beeinträchtigung mesencephaler (Blicklähmungen, Vertikalnystagmus) oder medullärer Strukturen (Atemstörungen, vegetative Symptome) führen.

Syndrom des Kleinhirnbrückenwinkels. Geschwülste des Kleinhirnbrückenwinkels sind beim Kind außerordentlich selten; es handelt sich dann auch meist um einwachsende Tumoren, nicht um die im Erwachsenenalter häufigen Neurinome. Lokalsymptome sind Ausfallserscheinungen von seiten des N. VIII, VII oder V mit entsprechenden Symptomen (Hör- oder Gleichgewichtsstörungen, Facialisparese, Sensibilitätsstörungen).

Verlauf. Raumfordernde Prozesse in der hinteren Schädelgrube führen früher oder später zur Behinderung der Liquorpassage und damit zum Auftreten von Hirndruckerscheinungen und Hydrocephalus occlusus. Im weiteren Verlauf können Hirnnervenstörungen und Paresen das Bild komplizieren; schließlich treten bei Ein

klemmung tonische Streckkrämpfe und schwere vegetative Regulationsstörungen auf.

Radiologische Symptomatologie

Da Tumoren der hinteren Schädelgrube fast immer deutliche Hirndruckzeichen verursachen, ist nach entsprechenden Veränderungen bereits auf der Röntgenleeraufnahme des Schädels zu suchen (vgl. S. 334). Asymmetrie der Occipitalschuppe, Lateralverschiebung der inneren Occipitalleiste oder Verdünnung und Ausweitung des infratentoriellen Anteils des Os occipitale sowie Veränderungen an den Konturen des Foramen occipitale magnum weisen gelegentlich auf die Lokalisation des Tumors hin, ohne sie zu beweisen.

Prozesse, die in den Kleinhirnbrückenwinkel einwachsen, können zur Zerstörung der Pyramidenspitze führen; meist sind Spezialaufnahmen (Einstellung nach Stenvers) notwendig, um entsprechende Fragen zu klären. Bei Vorliegen eines Mißbildungstumors ist nicht selten eine kreisrunde Lücke im Os occipitale nachzuweisen, am besten bei der halbaxialsagittalen Aufnahme.

Wichtige Informationen bringt auch die Echo-Encephalographie (Schiefer u. Kazner u.a.): Eine symmetrische Ventrikelerweiterung ohne Verschiebung der Medianstrukturen bei Vorliegen von Hirndruckzeichen deutet mit großer Wahrscheinlichkeit auf einen Prozeß in der hinteren Schädelgrube hin. Die Hirnscintigraphie bringt seltener positive Resultate, da es zur Überlagerung mit der stark speichernden Schädelbasis kommt. Am häufigsten reichern Spongioblastome die radioaktiv markierte Substanz (meist ⁹⁹ᵐ-Technetium) an, während

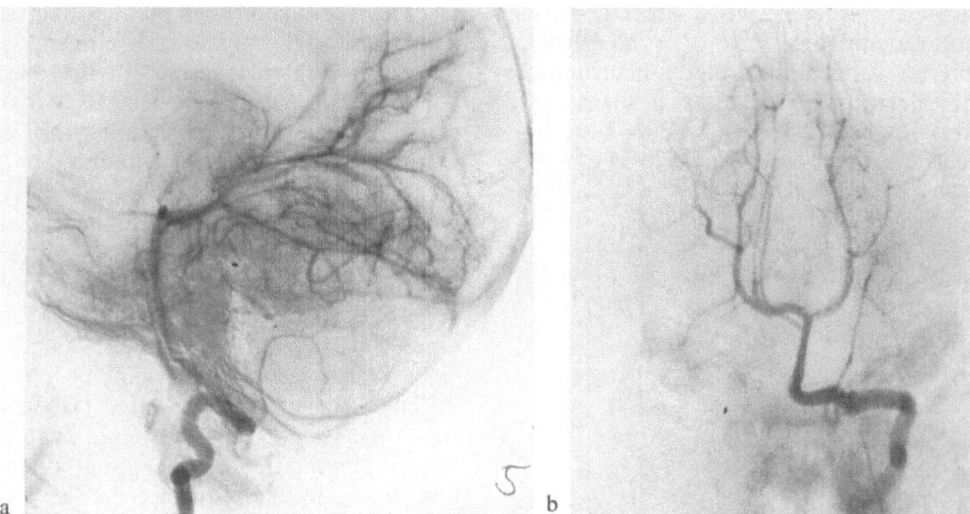

Abb. 464a u. b. Vertebralisangiographie bei Kleinhirnhemisphärentumor. 6 Jahre altes Mädchen. Seit 18 Monaten Stirnkopfschmerzen, dann zunehmend morgendliche Übelkeit, Brechreiz, Unsicherheit mit der rechten Hand, Gangstörung. Bei Aufnahme Stauungspapille beidseits, Pyramidenbahnzeichen links, Intentionstremor und Dysdiadochokinese rechts, Gangunsicherheit. Im Vertebralisangiogramm links (Subtraktionsbild) Anpressung der A. basilaris an den Clivus, Verlagerung der A. cerebelli posterior inferior nach extrakraniell bis zum Atlasbogen, bogige Verdrängung der Aa. cerebelli superiores nach oben (a); leichte Verlagerung der oberen Kleinhirnarterie zur Mitte, deutliche Verschiebung der A. vermis nach links (b). Hühnereigroßes Kleinhirnspongioblastom. (Max-Planck-Institut für Psychiatrie München)

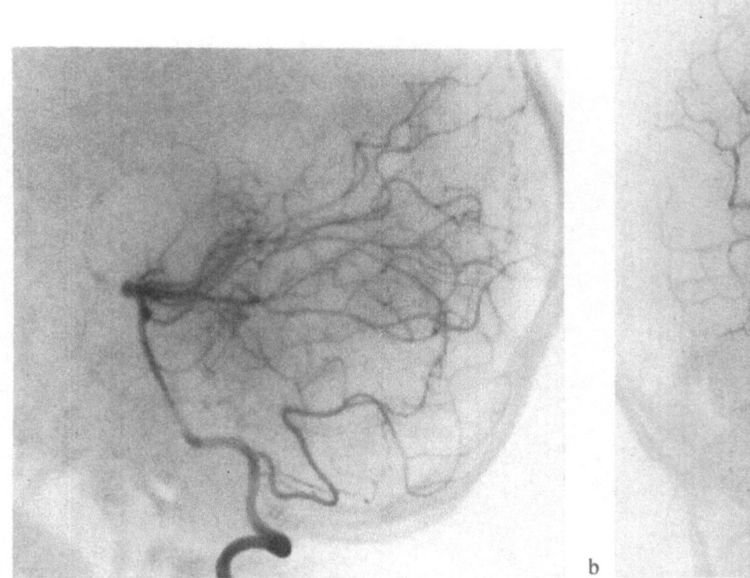
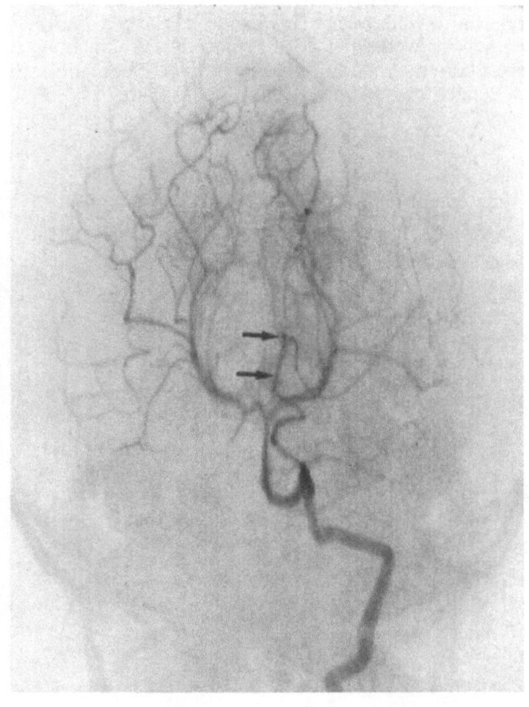

Abb. 465a u. b. Vertebralisangiographie bei einem in den Kleinhirnbrückenwinkel einwachsenden Tumor. 1⁹/₁₂ Jahre alter Junge. Bei Luftwegsinfekt Erbrechen und Meningismus, Parese von N. abducens und N. facialis sowie Gaumensegellähmung rechts. Zunahme des Opisthotonus, Atemstörungen. Krankheitsverlauf 4 Wochen. Im Vertebralisangiogramm (Subtraktionsbild) kaum Zeichen der infratentoriellen Raumbeschränkung (a), geringe Verlagerung der A. cerebelli posterior inferior nach links (b; Pfeile). Kirschgroßes Medulloblastom im Kleinhirnbrückenwinkel rechts. (Max-Planck-Institut für Psychiatrie München; aus Neuhäuser-Backmund)

Medulloblastome nur ausnahmsweise zu erfassen sind. Damit werden gewisse artdiagnostische Vermutungen möglich.

Weiteren Aufschluß bringen neuroradiologische Verfahren (vgl. DECKER u. BACKMUND, KOOS u. MILLER); deren Ablauf bestimmen klinischer Verdacht und Auswahl der zweck-

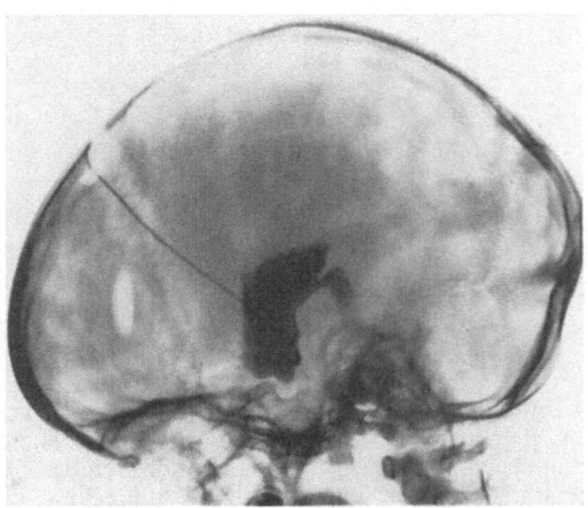

Abb. 466. Positive Ventrikulographie bei Kleinhirntumor. 3⁴/₁₂ Jahre alter Junge. Seit 2 Monaten Schiefhaltung des Kopfes, Nackenschmerzen; dann zunehmend Gangunsicherheit, Erbrechen. Bei der Aufnahme Kopf nach rechts geneigt, nach links gedreht; Abducensparese rechts, Facialisschwäche rechts, Pyramidenbahnzeichen links, Dysdiadochokinese vor allem links, Gangataxie mit Abweichung nach links. Im Ventrikulogramm mit wäßrigem Kontrastmittel (Priv.-Doz. Dr. KUNZE, Neurochirurgische Klinik der Universität Erlangen-Nürnberg) deutliche Erweiterung des 3. Ventrikels, Abknickung des vergrößerten Äquädukts nach vorne. Spongioblastom im Bereich der linken Kleinhirnhemisphäre

mäßig anzuwendenden Untersuchungsmethoden. DECKER u. BACKMUND empfehlen, auch dann mit der Carotisangiographie zu beginnen, wenn eine Kleinhirngeschwulst vermutet wird; dies gilt vor allem für die ersten Lebensjahre, wo supratentorielle Prozesse relativ häufig sind und eine Differenzierung nach dem klinischen Befund nicht immer gelingt.

Aus dem Carotisangiogramm sind indirekte Aussagen möglich: Es fehlt eine Verlagerung der Medianstrukturen; Weitung des Bogens der A. cerebri anterior und Auseinanderdrängen der inneren Hirnvenen weisen auf das Vorliegen einer Ventrikelerweiterung hin.

Die *Vertebralisangiographie* (DECKER, TIWISINA, YASARGIL, u. a.) hat heute zugunsten der Ventrikulographie an Bedeutung verloren, für bestimmte Indikationen (vor allem Gefäßtumoren und -mißbildungen) aber weiter ihre Berechtigung (LA TORRE et al., VOGELSANG u. BAUER u. a.). Sie wird beim Kind — wie alle eingreifenden neuroradiologischen Untersuchungen am besten in Intubationsnarkose — meist mit Kathetermethoden (Femoraliskatheter nach SELDINGER) oder retrograder Brachialisangiographie (GOULD et al.) durchgeführt; die direkte Punktion der Arterie bereitet oft technische Schwierigkeiten. Entscheidend für eine gute Darstellung der Vertebralisäste sind entsprechende Lagerung und Projektion; Subtraktionsverfahren können die Detailerkennbarkeit des Röntgenbildes verbessern (DECKER u. BACKMUND).

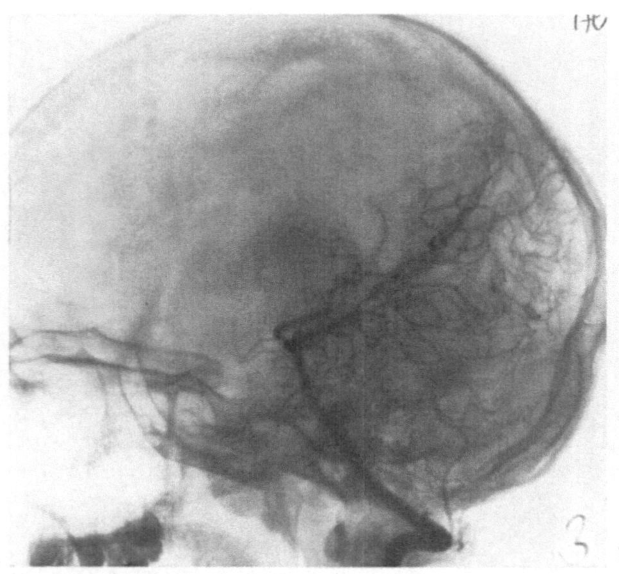
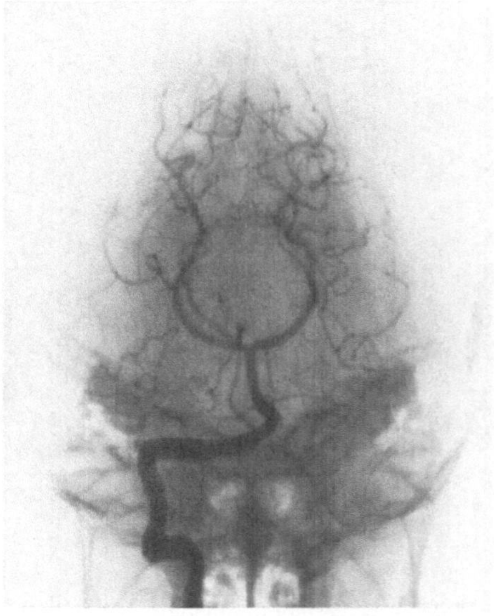

Abb. 467a u. b. Vertebralisangiographie bei Ponstumor. 9⁹/₁₂ Jahre alter Junge. Seit 2 Monaten auffallende Müdigkeit, Gangunsicherheit, verwaschene Sprache. Bei Aufnahme Nystagmus, fehlender Cornealreflex beidseits, Abducensschwäche rechts, allgemeine Reflexsteigerung mit Linksbetonung, deutliche Koordinationsstörung. Im Vertebralisangiogramm rechts (Subtraktionsbild) Verlagerung der A. cerebelli posterior inferior bis in Atlashöhe (a), Anspannung und symmetrische, bogige Verdrängung der A. cerebri posterior beidseits und der oberen Kleinhirnarterien (b). (Max-Planck-Institut für Psychiatrie München)

Das Vertebralisangiogramm (Abb. 464 und 465) gibt Hinweise auf einen raumfordernden Prozeß durch Arterienverlagerung: Anpressen der A. basilaris an Clivus und Sellarücken, Caudalverlagerung der Tonsillenschlinge der A. cerebelli posterior inferior in den Spinalkanal, Streckung im Verlauf der A. cerebri posterior durch Empordrängung ihrer Pars circumflexa infolge eines über den Tentoriumschlitz nach cranial reichenden Druckconus, Lateralverschiebung von Basilarisästen. Tumoranfärbung ist ausgesprochen selten. Ein Kleinhirntumor darf vor allem dann angenommen werden, wenn die Endausläufer der A. cerebelli posterior inferior stark verlagert sind (DECKER u. BACKMUND) (Abb. 464).

Das *Phlebogramm* kann weitere Informationen bringen („Tentoriumzeichen", vgl. KOOS u. MILLER). Die Erfahrungen mit der Venographie von Sinus durae matris sind bei Kindern noch gering (KOOS u. MILLER).

Aufschluß über die eigentliche Lokalisation der Liquorpassagestörung muß die Darstellung des Ventrikelsystems und seiner Verbindungen bringen. Die *Ventrikulographie*, am besten mit positivem Kontrast, hat deshalb meist vor den übrigen neuroradiologischen Methoden den Vorzug; sie bleibt im allgemeinen dem Neurochirurgen vorbehalten. Durch Fontanellenpunktion oder von occipitalem, besser frontalem Bohrloch aus werden einige Kubikzentimeter öliges (Pantopaque, Duroliopaque) oder wäßriges Kontrastmittel (z. B. Conray 60, Dimer-X) (vgl. S. 344) in den Seitenventrikel eingefüllt; gelegentlich bedient man sich eines Katheters, um die Darstellung gleich im dritten Ventrikel beginnen zu können. Durch verschiedene Lagerungsmanöver ist die Kontrastflüssigkeit in die einzelnen Abschnitte des Ventrikelsystems zu dirigieren und der Ablauf unter Röntgenkontrolle festzuhalten. Sofern keine Passagebehinderung besteht, muß das Kontrastmittel nach dem Eingriff lumbal wieder abgezogen werden; bei einem Stop wird es während der Operation entfernt.

Die Durchführung einer *Pneumencephalographie* ist bei Tumoren der hinteren Schädelgrube nur selten indiziert; falls Druckerscheinungen vorliegen, kann sie wie die Lumbalpunktion von schweren Komplikationen gefolgt sein. Ihre Berechtigung hat sie aber, wenn es noch nicht zu einem Verschluß der Liquorwege gekommen ist, besonders dann, wenn der Verdacht auf einen Ponstumor besteht. Die Durchführung einer fraktionierten, unter Sicht kontrollierten Luftfüllung bringt dabei die besten Ergebnisse.

Die Befunde der Ventrikulographie gestatten eine genaue Lokalisation des Tumors, gelegentlich erlauben sie auch Vermutungen über seine histologische Struktur (DECKER u. BACKMUND,

KOOS u. MILLER). Im Ventrikulogramm sind bei Tumoren der hinteren Schädelgrube folgende wichtige Befunde zu erheben (KOOS u. MILLER): Geschwülste im Kleinhirnwurm (Abb. 466) verursachen eine Abknickung des Aquädukts etwa 5 mm nach seinem Abgang vom 3. Ventrikel („Bug eines Wickingerschiffes"; KAUTZKY u. ZÜLCH), mitunter auch eine geringfügige Verlagerung zum Clivus hin, meist keine Seitenverschiebung. Bei Tumoren der Kleinhirnhemisphären ist der Aquädukt ebenfalls nach rostral verlagert, jedoch weniger stark nach basal verschoben; die Abknickung in seinem Verlauf ist geringer („Pferdeschweif"), Aquädukt und 4. Ventrikel sind jedoch deutlich nach der dem Tumor entgegengesetzten Seite verlagert. Tumoren im 4. Ventrikel führen zu hydrocephaler Erweiterung von dessen rostralen Abschnitten. Gelegentlich ist eine Tumorkontur sichtbar; es entsteht so im Pneumogramm der Eindruck, daß sich der Aquädukt in eine halbmondförmige Luftsichel fortsetzt („romanischer Bogen"). Bei Obstruktion am Ausgang des 4. Ventrikels (z. B. Dandy-Walker-Syndrom) kommt es zur allgemeinen Erweiterung, von der auch die Cisterna magna betroffen sein kann. Tumoren in Pons und Medulla bedingen eine bogenförmige Deformierung von Aquädukt und 4. Ventrikel; der Aquädukt wird nach dorsal und oben verlagert, selten auch nach lateral (Hilfslinien nach TWINING oder LYSHOLM). Das Lumen des Aquädukts und 4. Ventrikels ist verschmälert oder aber erweitert, mitunter wird eine Anhebung der hinteren Abschnitte des leicht vergrößerten 3. Ventrikels deutlich. Bei Darstellung der präpontinen Zisternen (Cisterna medullaris, pontis, interpeduncularis, pontocerebellaris, ambiens) kann die vordere Tumorkontur zu erkennen sein, sofern eine Füllung gelingt. Kleinhirnbrückenwinkeltumoren haben Ventrikelerweiterung, geringe Anhebung des Aquädukts und deutliche Verlagerung nach der gesunden Seite zur Folge, später auch eine Verlagerung der dorsalen Abschnitte des 3. Ventrikels oder des Temporalhorns sowie Verlegung der Zisternen.

DECKER u. BACKMUND sind der Meinung, daß als Ergebnis der neuroradiologischen Diagnose von Tumoren der hinteren Schädelgrube auch Vermutungen über die Art der Geschwulst möglich sind. So sei zwar schwer zu klären, ob ein Tumor primär dem 4. Ventrikel angehört oder in ihn eingewachsen ist (Ependymom oder Spongioblastom); beim Ependymom werde der Tumor typischerweise von Kontrastmittel allseitig umflossen und sei als solide Eindellung darzustellen; Plexuspapillome hätten mitunter eine unregelmäßige, höckrige Oberfläche; von Spongioblastomen könne der 4. Ventrikel eingedellt werden; Medulloblastome zeigten oft eine unregelmäßige Begrenzung. Metastasen im Liquorraum (Medulloblastom, Ependymom, Pineoblastom) sind bei Lokalisation des Tumors im Kleinhirn in distalen Abschnitten des 4. Ventrikels, in Aquädukt, suprapinealen Recessus,

Recessus von Hypophyse und Infundibulum gelegentlich darzustellen.

Die positive Ventrikulographie hat gegenüber der Gasventrikulographie den Vorteil, das Befinden des Patienten weniger zu beeinträchtigen; Einzelheiten im Bereich der dorsalen Abschnitte des Aquädukts, vor allem auch der Verlauf eines komprimierten Aquädukts können besser erkannt werden. Allerdings ist mitunter die Differenzierung von entzündlichen Verschlüssen oder Mißbildungen am Abgang vom 3. Ventrikel schwierig (vgl. DECKER u. BACKMUND).

Supraselläre (selläre) Tumoren — Tumoren der Medianstrukturen — Basale Tumoren

Begriff. Hirntumoren in der Umgebung von Sella turcica und Chiasma opticum, am Boden des 3. Ventrikels, im Thalamus, Hypothalamus oder Bereich der Mittellinienstrukturen (Corpus callosum, Septum pellucidum, Fornix) sollen bei der ihnen eigenen Symptomatologie von den übrigen supratentoriellen Prozessen abgegrenzt werden. Sie beeinträchtigen die in diesem Bereich lokalisierten Strukturen, führen aber auch häufig zur Verlegung der Liquorwege und damit zur intrakraniellen Drucksteigerung.

Im Kindesalter werden hauptsächlich Spongioblastome oder Astrocytome, vor allem des Opticus („Opticusgliome"), und Craniopharyngeome beobachtet, selten Hypophysenadenome, Teratome, Hamartome oder Pinealome. Cystische Veränderungen im Bereich der Medianstrukturen (Septum pellucidum-Cyste, Cavum Vergae, Kolloidcyste des 3. Ventrikels usw.) bzw. Arachnopathien des Chiasma opticum sind differentialdiagnostisch bedeutsam.

Klinische Daten

Diencephales Abmagerungssyndrom (RUSSELL).
Tumoren des Zwischenhirns können im Säuglings- und Kleinkindesalter zu einer charakteristischen Gedeihstörung führen. Beginnend zwischen dem 3. Lebensmonat und dem 2.–3. Lebensjahr kommt es zur Wachstumsstörung (zuerst Wachstumsbeschleunigung, später Wachstumsstillstand), dann zu hochgradiger Abmagerung mit fast vollständigem Verlust des subcutanen Fettgewebes trotz normalen Appetits und ausreichender Kalorienzufuhr. Die Kinder sind dabei auffallend lebhaft, euphorisch und fröhlich. Neurologische Symptome treten selten auf; typisch ist eine extreme Blässe trotz normalem Hämoglobingehalt. Vegetative und endokrine Störungen verschiedener Ausprägung kommen vor. Mit Hilfe der Pneumencephalographie kann ein Tumor im Bereich des Hypothalamus oder am Boden des 3. Ventrikels nachgewiesen werden; meist handelt es sich um Astrocytome und Spongioblastome.

In der Differentialdiagnose gegenüber Gedeihstörungen anderer Genese empfehlen POZNANSKI u. MANSON eine Röntgenaufnahme der Extremitäten: Beim diencephalen Abmagerungssyndrom fehlen die Fettlinien des subcutanen Gewebes vollkommen; nach erfolgreicher Therapie können sie sich wieder ausbilden.

Tumoren am Boden der mittleren Schädelgrube. Abhängig vom Sitz der Geschwulst werden Chiasma opticum, Hypophyse und Hypothalamus in Mitleidenschaft gezogen, entstehen Gesichtsfeldausfälle, Störung hypophysär-hypothalamischer Funktionen und intrakranielle Drucksteigerung. Häufig sind Minderwuchs und psychische Störungen, seltener Pubertas praecox, Dystrophia adiposogenitalis, Diabetes insipidus oder Lethargie.

Bei retrochiasmatisch gelegenen Tumoren kommt es frühzeitig zum Auftreten von Hirndruckerscheinungen, während bei prächiasmatisch gelegenen Geschwülsten zuerst Sehstörungen (temporale Hemianopsie) und Opticusatrophie entstehen.

Bei Schulkindern kommen in diesem Bereich vor allem Craniopharyngeome vor (nur 10% der Fälle vor dem 6. Lebensjahr; DECKER u. BACKMUND), bei Kleinkindern häufiger „Opticusgliome"; selten sind Gliome von Thalamus und Hypothalamus, Hypophysenadenome oder supraselläre Meningeome. Tumoren des Zwischenhirns (Astrocytome, Spongioblastome, Hamartome, „Infundibulome", Cysten) haben hauptsächlich endokrin-vegetative Funktionsstörungen zur Folge.

Tumoren der Stammganglien und des Thalamus. Selten sind charakteristische Symptome („Thalamussyndrom"), meist treten unilaterale Sensibilitätsstörungen, choreoathetotische Bewegungen und Tremor auf, nicht selten überdeckt von Hirndruckzeichen oder Spastik; oft werden auch psychische Veränderungen beobachtet.

Tumoren des Mittelhirns. Geschwülste der Vierhügelregion und Pinealisgegend (Pinealome, Pineoblastome, Hamartome, Cysten) sind klinisch meist gut zu lokalisieren, wenn sie frühzeitig durch Verschluß der Liquorwege zu Hirndruckzeichen führen und konjugierte Blicklähmungen (z. B. Parinaud-Syndrom), Pupillenstörungen und Nystagmus verursachen. Augenmuskelparesen, Hörstörungen, motorische und sensible Ausfälle können hinzukommen; hypothalamische Funktionsstörungen (z. B. Pubertas praecox) und cerebelläre Zeichen (Ataxie, Tremor) haben als Fernsymptome zu gelten.

Verlauf. Tumoren der mittleren Schädelgrube verursachen zunächst neurologische und vegetativ-endokrine Symptome, bevor sie zu Hirndruckzeichen führen.

Radiologische Symptomatologie

Die Röntgen-Leeraufnahme des Schädels (Abb. 418, 419, 440, 462, 468) zeigt häufig Veränderungen im Bereich der Basis: Ausweitung oder Arrosion des Sellabodens und Dorsum sellae mit „Ballonierung", Destruktion der Klinoidfortsätze, vor allem aber bei den Craniopharyngeomen (in 60% der Fälle; BINGAS u. WOLTER) Verkalkungen, unregelmäßige fleckige Kalkherde, welche intra-, supraoder auch retrosellär gelegen sind. Damit wird die Differenzierung in supra- und intrasellär gelegene Tumoren meist möglich sein (KOOS u. MILLER); abzugrenzen sind Verkalkungen anderer Ursache, beispielsweise auch die physiologische Verkalkung der Epiphyse, welche meist erst im späteren Kindesalter zu sehen ist.

Eine mediane Tomographie der Schädelbasis bringt weiteren Aufschluß, insbesondere für die Differentialdiagnose gegenüber den vom Knochen ausgehende Prozessen (z. B. Osteosarkome). Beim Opticusgliom deckt die Rhese-Aufnahme eine Ausweitung des Foramen opticum auf, falls der Tumor nicht retroorbital oder retrochiasmatisch gelegen ist; dann verursacht er oft eine J-förmige Selladestruktion („Schuhsella"). Auf Veränderungen an der Orbita und ihrer knöchernen Umgrenzung ist zu achten.

Weiteren Aufschluß über den Tumorsitz bringt die Carotisangiographie mit Auffälligkeiten im Bereich der Anfangsstrecke der A. carotis int., ihrer Bifurkation oder des Siphons, gelegentlich auch der inneren Hirnvenen. Die Endstrecke der Carotis verläuft gestreckt, kann nach dorsal oder auch nach medial verlagert sein. Mitunter wird eine Einengung im Bereich der Arterie und an den Ästen des basalen Gefäßkranzes gefunden; sie deutet auf Ummauerung durch die Geschwulst hin (DECKER u. BACKMUND). Die Verlagerung der Aa. lenticulostriatae oder der Aa. chorioideae gibt Hinweise auf einen im Bereich der Stammganglien lokalisierten Prozeß, ebenso die Verlagerung der V. thalamostriata und V. cerebri int. Gelegentlich bringt auch ein Vertebralisangiogramm weiteren Aufschluß (Verlagerung der A. cerebri post. mit Communicans post.), vor allem bei Mittelhirntumoren. Die angiographische Untersuchung ist besonders dann indiziert, wenn klinisch die Differentialdiagnose gegenüber einem Tumor der hinteren Schädelgrube nicht gelingt; andererseits bringt die Carotisangiographie nur dann positive Resultate, wenn der Tumor groß genug ist.

Wichtigste diagnostische Methode mit der größten Aussagekraft ist die Pneumencephalographie, am besten nach fraktionierter Füllung mit medianer Tomographie; es gelingt in den meisten Fällen, Lokalisation und Ausdehnung der Geschwulst zuverlässig festzulegen, eine Artdiagnose ist allerdings durch den neuroradiologischen Befund nicht möglich (DECKER u. BACK-

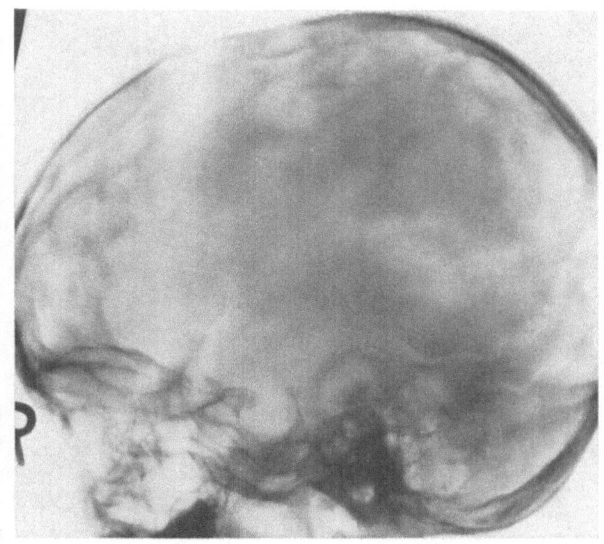

Abb. 468. Sellaveränderung bei Craniopharyngeom. Ausweitung des Sellainnenraums mit Verdünnung der hinteren Klinoidfortsätze. Zeichen der chronischen intrakraniellen Drucksteigerung mit Dehiszenz der Coronarnaht und vermehrten Impressiones digitatae ($3^5/_{12}$ Jahre alter Junge). (Max-Planck-Institut für Psychiatrie München; aus NEUHÄUSER-BACKMUND)

MUND). Falls Druckzeichen vorliegen, z. B. bei Verschluß des Foramen Monroi, muß eine operative Ventrikulographie durchgeführt werden. Bei Anwendung wäßrigen Kontrastmittels kann es gelingen, den Tumor selbst darzustellen (vgl. S. 344); dies gilt besonders für Geschwülste im Bereich des Thalamus und der Stammganglien. Basale Tumoren führen zu einer Verformung des Bodens des 3. Ventrikels, gelegentlich auch zu einer Aussparung durch den Tumor. Später wird die Cella media angehoben und deformiert, das Temporalhorn gestreckt und nach lateral verlagert. Suprasselläre Tumoren oder Craniopharyngeome können besonders den vorderen Teil des 3. Ventrikels verlagern und die suprasellären Zisternen ausfüllen; die Tumorkontur dringt in den 3. Ventrikel vor. Bei Mittelhirngeschwülsten sind Veränderungen der hinteren Abschnitte des 3. Ventrikels und am Abgang des Aquädukts festzustellen.

Tumoren des Großhirns und der Seitenventrikel

Begriff. Supratentorielle Geschwülste — Tumoren der Großhirnhemisphären und der Seitenventrikel — sind beim Kind seltener als beim Erwachsenen. Eine Ausnahme macht das Neugeborenen- und Säuglingsalter; hier stellen sich auch besondere diagnostische Probleme, da die Tumoren oft längere Zeit symptomlos bleiben und nur zu einer Vergrößerung des Kopfumfanges führen (SUNDER-PLASSMANN u. GRUNERT).

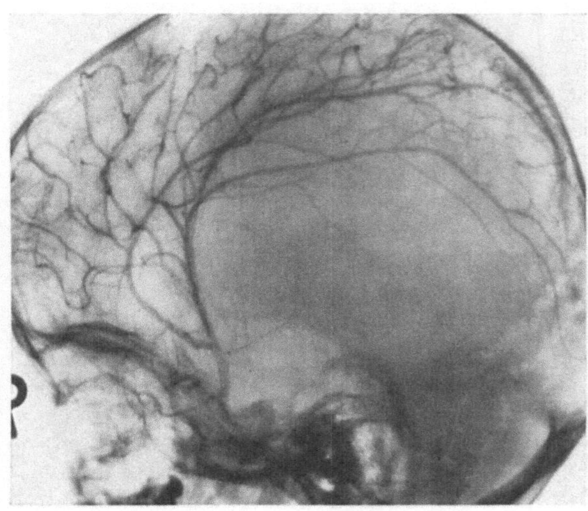
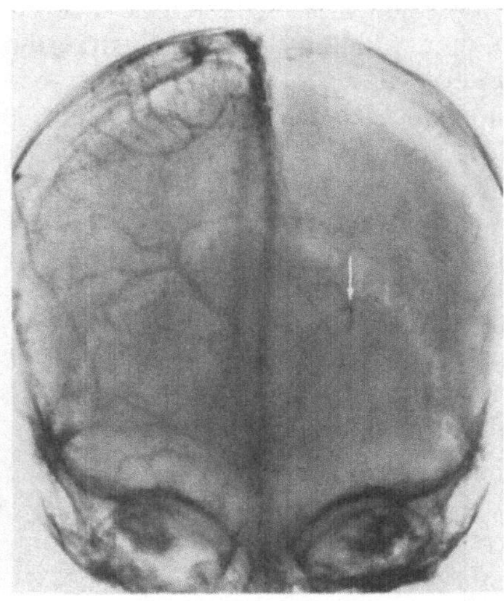

Abb. 469a u. b. Carotisangiographie bei ausgedehnter temporo-parieto-occipital gelegener Raumbeschränkung. $2^5/_{12}$ Jahre alter Junge. Seit 7 Monaten vermehrt Müdigkeit, Gähnen. Seit 2 Wochen zunehmende Ataxie, geringe Halbseitenschwäche links. Keine Stauungspapille. Im Carotisangiogramm rechts Verlagerung und Anspannung der Mediagefäße, keine pathologische Gefäßzeichnung (a). Ungewöhnlich starke Verlagerung der inneren Hirnvenen (Pfeil) als Ausdruck der Massenverschiebung. Spongioblastom der rechten Großhirnhemisphäre. (Max-Planck-Institut für Psychiatrie München; aus NEUHÄUSER-BACKMUND)

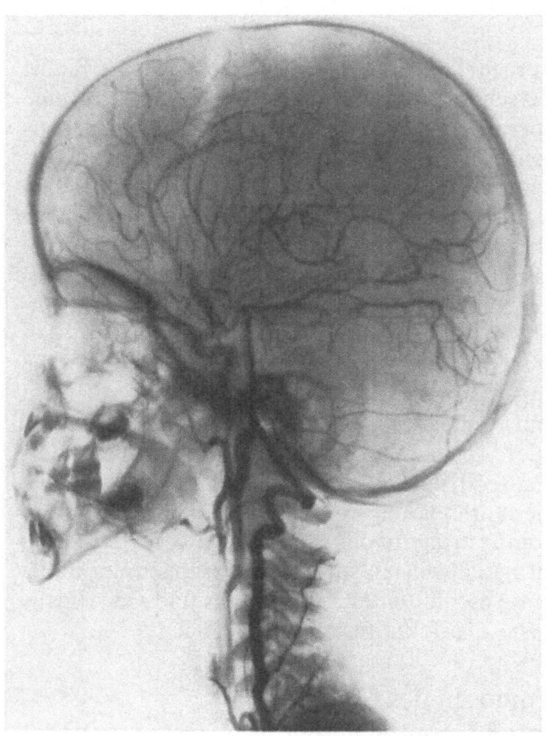

Abb. 470. Spongioblastom der hinteren Schädelgrube bei $2^9/_{12}$jährigem Jungen. Vertebralisangiographie; gefäßarme hintere Schädelgrube, rechtwinkeliger Abgang der Hauptgefäßstämme nach dorsal

Am häufigsten sind Spongioblastome, Astrocytome, Plexuspapillome, Ependymome, Glioblastome und Mißbildungstumoren.

Klinische Daten. Neben allgemeinen Hirndruckzeichen verursachen supratentorielle Tumoren fokale Symptome, die durch Lokalisation und Wachstumstendenz des Tumors, aber auch vom Alter des Kindes bestimmt werden. So können beim Säugling Hirndruckzeichen zunächst fehlen, wenn sich der Schädel progredient mit dem Tumorwachstum vergrößert, oder bleiben beim Kleinkind Paresen bzw. Sensibilitätsstörungen längere Zeit unbemerkt.

Als fokale Symptome sind zunächst cerebrale Anfälle von Bedeutung. Während sie bei Erwachsenen relativ oft auf einen Hirntumor zurückzuführen sind, ist dies bei Kindern eher selten; allerdings können sie bei 20−25% der Fälle (GERLACH et al.) das erste und oft einzige Hinweiszeichen auf einen Hirntumor sein und gelegentlich lange Jahre bestehen, bevor die Ursache, meist eine Mißbildungsgeschwulst nachgewiesen wird. Fokale und generalisierte, aber auch psychomotorische Anfälle sind zu beobachten, auch halbseitige Schmerzen und Mißempfindungen. Besonders bei postiktischer Lähmung, Auftreten eines Status epilepticus und therapieresistenten Anfällen müssen raumfordernde Prozesse ausgeschlossen werden; selten steht ein akutes Hemisyndrom am Beginn der Hirntumorsymptomatik (ISLER).

Andere Lokalsymptome sind bei 30−50% der Patienten nachzuweisen. Motorische Störungen kommen im Kindesalter häufiger vor als sensible; sie äußern sich zunächst oft nur durch Ungeschicklichkeit, Schwäche einer Extremität oder Wechsel der Händigkeit. Bei der Unter-

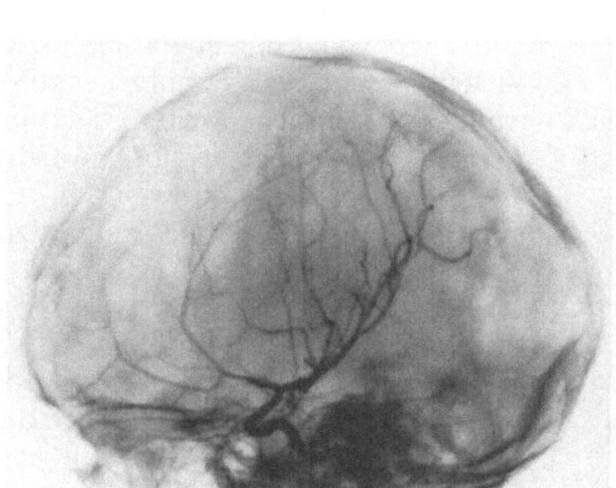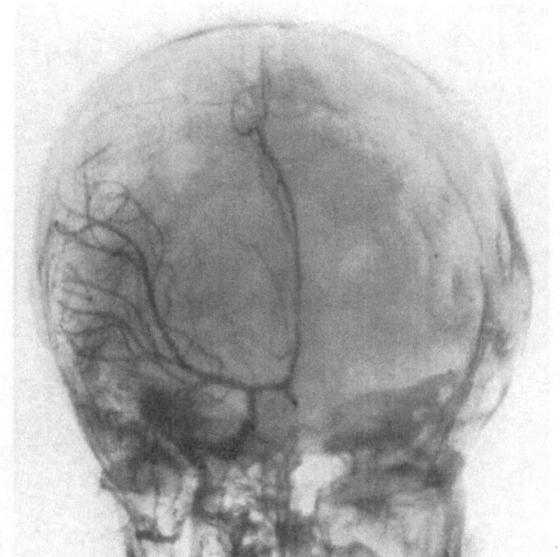

a   b

Abb. 471a u. b. Carotisangiographie bei frontal gelegener Raumbeschränkung. $8^2/_{12}$ Jahre altes Mädchen. Seit dem Säuglingsalter wegen rezidivierender Anfälle nach postvaccinaler Encephalitis behandelt. Seit 3 Wochen Fieber, Erbrechen; zunehmend Gangunsicherheit und Bewußtseinsstörung. Undeutlich verwaschene Sprache, Reflexminderung und Hypästhesie links, Stauungspapille. Im Carotisangiogramm rechts Verlagerung der A. cerebri anterior und media nach dorsal, bogenförmiger Verlauf der A. cerebri media, nach vorne zu konkav (a). Bogige Verlagerung der A. cerebri anterior nach links (b); gefäßarmer Bezirk frontal. Großes Spongioblastom fronto-dorsal. (Kinderklinik und Neurochirurgische Klinik der Universität Erlangen)

suchung müssen Paresen objektiviert, Pyramidenbahnzeichen nachgewiesen, Hirnnervenausfälle festgestellt werden; Werkzeugstörungen und sensible Ausfälle sind im Kindesalter schwer zu erfassen, können aber vorkommen. Gelegentlich fallen die Kinder zuerst durch Verhaltensstörung und psychische Veränderungen auf.

Plexuspapillome der Seitenventrikel führen durch vermehrte Liquorproduktion zur Entstehung eines Hydrocephalus; gelegentlich verursachen sie bei Blutungen apoplektiforme Symptome. Andere intraventrikuläre Tumoren (Ependymome, Astrocytome, Spongioblastome, Glioblastome, Sarkome oder Metastasen) haben durch Behinderung der Liquorpassage eine Erweiterung des Ventrikelsystems zur Folge; entsteht ein Ventilmechanismus, können Druckerscheinungen anfallsartig vorkommen mit psychischen Störungen, Anfällen, Halbseitensymptomen, Gesichtsfeldausfällen.

Verlauf. Der Verlauf ist bei supratentoriellen Tumoren meist langsam progredient. Einzelne Symptome bestehen mitunter jahrelang, bevor sich Hirndruckzeichen einstellen. Gelegentlich ist der Verlauf intermittierend. so daß die Diagnose eines raumfordernden Prozesses in Zweifel gezogen wird.

Radiologische Symptomatologie

Für die Diagnose eines Großhirntumors sind neben der klinischen Untersuchung zunächst die Ergebnisse von Echo- und Elektroencephalographie oder Hirnszintigraphie bzw. Gammaencephalographie von Bedeutung. In den meisten Fällen ist aufgrund dieser Befunde eine Seitenlokalisation des Tumors möglich.

Das Röntgen-Leerbild kann durch lokale Vorwölbung der Kalotte, Hyperostose und Arrosion (Dermoid, Neurinom, Meningeom) oder intrakranielle Verkalkungen (Ependymom, Oligodendrogliom, Angiome, Craniopharyngeom, Meningeom) Hinweise geben. Wichtigste Untersuchungsmethode für die Lokalisation eines Hemisphärentumors ist die Carotisangiographie, welche beim Kind in Allgemeinnarkose durchgeführt wird. Bei entsprechender Technik kann auch die Durchlaufzeit des Kontrastmittels beurteilt werden. Mit Anwendung von Subtraktionsmethoden wird die Detailerkennbarkeit der Röntgenbilder verbessert.

Durch den Tumor werden Hirnarterien verlagert, so vor allem A. cerebri anterior und A. cerebri media mit ihren Ästen (Abb. 471). Da beim Kind der Tumor meist eine große Ausdehnung erreicht, bevor er Hirndruckerscheinungen verursacht, sind eindrucksvolle angiographische Befunde fast die Regel (DECKER u. BACKMUND): Die Gefäßverlagerungen sind weiter ausgedehnt als beim Erwachsenen und nehmen einen mehr bogigen Verlauf. Vor allem im Säuglingsalter entstehen oft ausgedehnte gefäßfreie Felder im fronto-temporalen und fronto-parietalen Bereich: Lappengrenzen werden fast immer überschritten (Abb. 469). Darstellung pathologischer Gefäße, Tumoranfärbung (im Kindesalter selten) oder Anomalien im Bereich feinerer Verzweigungen (z. B. Stammgangliengefäße) bringen weitere Informationen. Weitung des Anteriorbogens oder Spreizung der Septumvenen weist auf eine Ventrikelerweiterung hin. Da viele Großhirn-

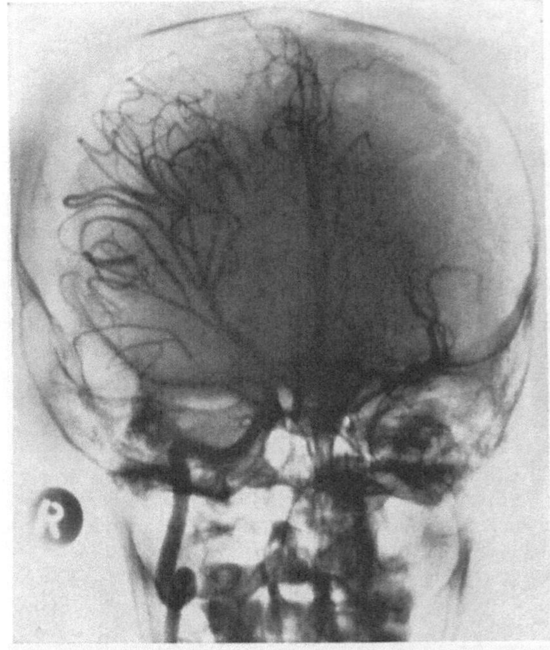

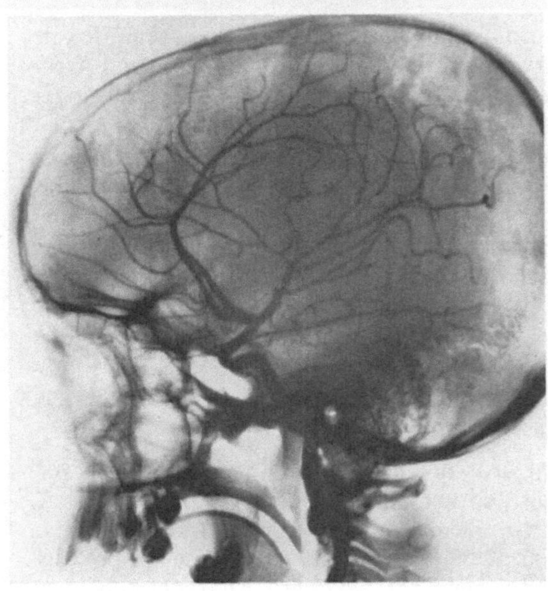

Abb. 472. Carotisangiographie bei Arachnoidalcyste. 10⁹/₁₂ Jahre alter Junge. Kopfumfang 60 cm. Seit einigen Wochen Kopfschmerzen, Erbrechen, Müdigkeit. Keine neurologischen Ausfälle; beginnende Stauungspapille. Im Carotisangiogramm rechts Ausziehung und Rarefizierung der Mediaäste, Medianverlagerung und Anhebung der A. cerebri media, Verschiebung der A. cerebri anterior. Große, gekammerte Arachnoidalcyste im Bereich der Fissura Sylvii rechts. (Kinderklinik der Universität Erlangen-Nürnberg; aus NEUHÄUSER-BACKMUND)

tumoren Lagebeziehung zum Ventrikelsystem haben, ist ihr Nachweis in der arteriellen Phase der Angiographie oft schwierig. Gute Venenbilder (Abb. 469) sind zur Auswertung immer notwendig (DECKER u. BACKMUND); mitunter kann

eine Verlagerung der inneren Hirnnerven das einzige Symptom sein.

Gelingt es mit Hilfe der Carotisangiographie nicht, den Tumor eindeutig zu lokalisieren, muß durch Pneumencephalographie oder operative Ventrikulographie (Fontanellenpunktion oder frontales Bohrloch) weitere Klärung versucht werden. Dabei scheint die Anwendung wasserlöslichen Kontrastmittels (z. B. Conray 60, Dimer-X) neue Möglichkeiten zu eröffnen (LEHEDA u. STEINHOFF, WEISS et al.). Eine subarachnoidale Applikation des Kontrastmittels kann allerdings Krampfanfälle verursachen. Neben der Verlagerung und Verformung des Ventrikelsystems sind gelegentlich auch Tumorkonturen zu erkennen; dies gilt besonders für Geschwülste im Bereich der Seitenventrikel.

Zur radiologischen Differentialdiagnose der Hirntumoren

Eine intrakranielle Drucksteigerung kann auch durch entzündliche Geschwülste (Hirnabsceß) oder Cysten (Arachnoidalcysten) verursacht sein. Klinisch sind die Symptome nicht mit Sicherheit von denen neoplastischer Tumoren zu differenzieren, wenn auch Szintigraphie und Echo-Encephalographie wertvolle Hinweise geben.

Hirnabsceß. Ein intracerebraler Absceß kann mit Hilfe der Carotisangiographie eindeutig lokalisiert werden; die Abgrenzung gegenüber anderen Tumoren gelingt meist durch Blutbildveränderung und Liquorbefund (Liquorcytologie); im Szintigramm kann eine Anreicherung im Bereich der stark vascularisierten Absceßkapsel sichtbar werden. Das Angiogramm zeigt neben der Verlagerung eine Rarefizierung und Aussparung, gelegentlich auch eine Anfärbung der Kapsel. Nach Punktion wird vom Neurochirurgen die Absceßhöhle mit Luft oder Kontrastmittel gefüllt, um Informationen über weitere Ausdehnung oder Kammerung zu erhalten (SCHIEFER u. KUNZE). Beim Absceß der hinteren Schädelgrube (Kleinhirnabsceß) unterscheiden sich die klinischen und radiologischen Symptome nicht von denen infratentorieller Tumoren; meist wird die Diagnose erst bei der Operation gestellt.

Encephalitis. Lokalisierte Entzündungen, z. B. bei der Herpesencephalitis, können zu den Erscheinungen eines raumfordernden intrakraniellen Prozesses führen, zur Verlagerung der Medianstrukturen oder zu temporaler Raumbeschränkung. Klärung bringen serologische, bioptische und virologische Befunde.

Arachnoidalcysten. Es handelt sich meist um kongenitale Cysten, selten um entzündliche. Das Echo-Encephalogramm erlaubt eine Verdachtsdiagnose ("echofreier Bezirk"; NEUHÄUSER), Sicherheit bringt die Carotisangiographie: Bei typischem Sitz der Cyste im Bereich der Sylvischen Fissur ist die A. cerebri media angehoben, sind ihre Äste verdrängt, gespreizt und im Tumorbereich rarefiziert (Abb. 472).

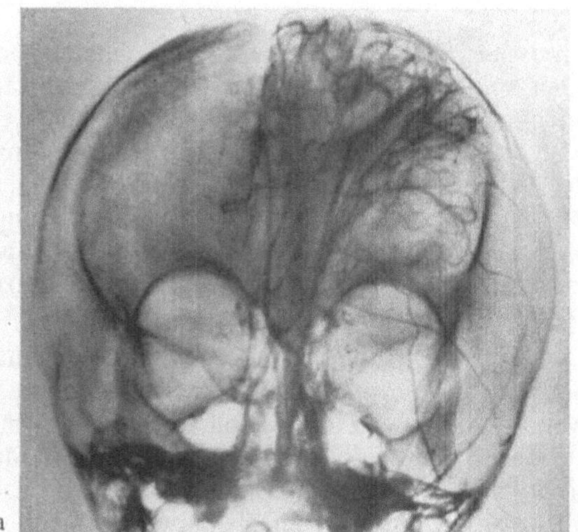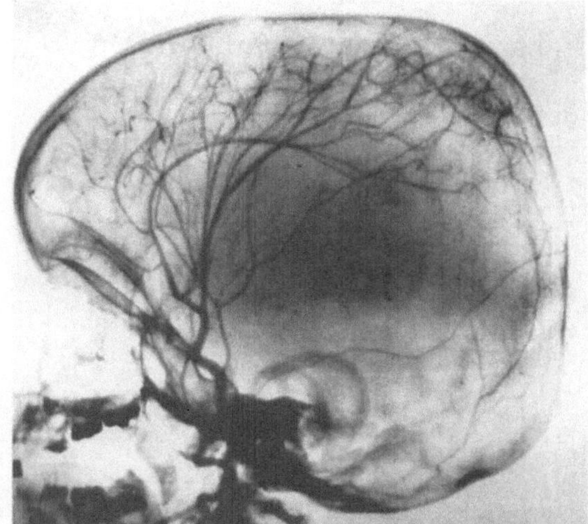

Abb. 473a u. b. Subarachnoidalcyste der linken Hemisphäre; Abdrängen der Gefäße im Parieto-Temporalbereich. $1^{11}/_{12}$jähriges Mädchen

Angeborene Fehlbildungen können durch Verschluß der Liquorwege zu intrakranieller Drucksteigerung führen (Dandy-Walker-Syndrom, Arnold-Chiari-Syndrom). Wie bei Gefäßanomalien und -mißbildungen ist durch neuroradiologische Untersuchung die Diagnose zu klären.

Sub- und epidurale Hämatome nach Schädel-Hirntraumen oder Subduralergüssen des Säuglings sind am besten durch die Carotisangiographie zu diagnostizieren: Die Gefäße werden von der Kalotte abgedrängt. Durch Luftfüllung des Subduralraumes („Subdurogramm") ist notfalls auch eine direkte Darstellung möglich.

Pseudotumor cerebri (benigne intrakranielle Drucksteigerung unklarer Ursache): Bei diesem in seiner Nosologie und Pathogenese unklaren Krankheitsbild können definitionsgemäß die neuroradiologischen Untersuchungsmethoden keine pathologischen Befunde aufdecken. Als Ausdruck der Hirndrucksteigerung kommt es lediglich zu einer Verlängerung der Zirkulationszeit im Angiogramm; es wurden auch Verkleinerung und Verschmächtigung des Ventrikelsystems im Pneumencephalogramm beschrieben.

Rückenmarkstumoren

Begriff. Den spinalen Tumoren sind alle Prozesse zuzurechnen, die zur Einengung des Spinalkanals und damit zu einer Kompression des Rückenmarks führen. Geschwülste können von der knöchernen Begrenzung (Wirbelbogen, Wirbelkörper), von den Rückenmarkshäuten oder vom Rückenmark selbst ausgehen, aber auch von paravertebral her einwachsen. Da der kindliche Wirbelkanal besonders im Halsabschnitt geräumig ist und eine größere Plastizität hat als beim Erwachsenen, treten Symptome erst relativ spät auf; spinale Geschwülste können deshalb längere Zeit unbemerkt bleiben oder verkannt werden.

Klinische Daten

Häufigkeit. Tumoren des Rückenmarks (Tabelle 84) kommen im Kindesalter selten vor. Angaben

Tabelle 84. Einteilung spinaler Tumoren (Nach PAILLAS et al.)

I. Tumoren der Wirbelsäule

1. Tumoren des Knochens:
   Chondrome, Osteochondrome, Chondrosarkome, Osteosarkome
2. Tumoren des Reticulum:
   Ewing-Sarkom, Plasmocytome, Reticulosarkome, Lymphosarkome usw.
3. Gefäßtumoren:
   Wirbelangiome, aneurysmatische Knochencysten
4. Chordome

II. Tumoren des Rückenmarks und seiner Häute

1. Tumoren der Meningen:
   Meningeome, Meningoblastome
2. Tumoren der Nervenstränge:
   Neurinome
3. Angiome
4. Tumoren des Rückenmarks:
   a) Neuroepitheliale Tumoren:
      Astrocytome, Astroblastome, Spongioblastome, Glioblastome, Medulloblastom usw.
      Ependymom, Ependymoblastom, Neuroblastom, Sympathoblastom, Gangliocytom
   b) Mesodermale Tumoren
   c) Fehlbildungstumoren

über ihr Verhältnis zu den Hirngeschwülsten schwanken zwischen 1:5 und 1:20; auch die Hinweise über den Anteil kindlicher Tumoren an spinalen raumfordernden Prozessen überhaupt sind variabel (4,8–23%); wiederum dürfte eine unterschiedliche Altersbegrenzung dafür verantwortlich sein.

Einzelne Geschwulstformen zeigen eine Altersdisposition. So treten Mißbildungstumoren bevorzugt im Säuglings- und Kleinkindesalter auf (KLEIN u a.). Die vom Erwachsenen bekannten benignen Tumoren (Neurinom, Meningeom usw.) werden vor dem 10. Lebensjahr nur ausnahmsweise beobachtet.

Lokalisation. Nach ihrer Lagebeziehung zum Rückenmark, seinen Häuten und zur knöcher-

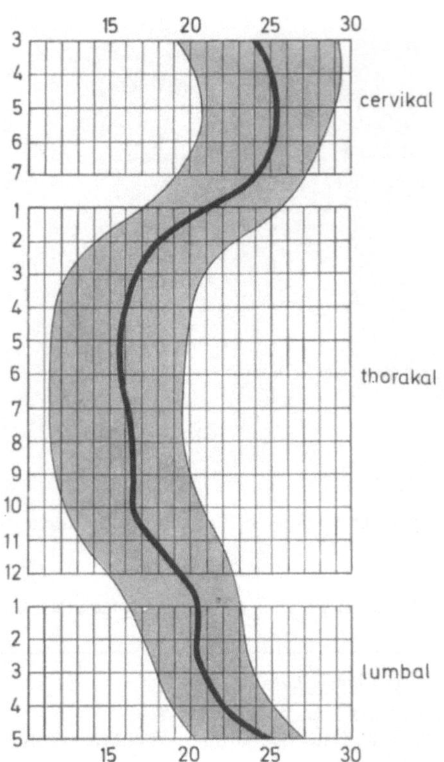

Abb. 474. Distanz der Bogenwurzelabgänge mit Variationsbreite im Alter von 3—5 Jahren. (Nach HINK, CLARK und HOPKINS (1966); aus DECKER-BACKMUND)

nen Begrenzung werden die spinalen Geschwülste in extradurale und intradurale unterteilt; klinisch bedeutsam ist weiter die Differenzierung der intraduralen in extramedullär und intramedullär gelegene Tumoren. Paravertebrale Geschwülste, die von außen her in den Spinalkanal einwachsen, liegen immer extradural; sie können jedoch die Rückenmarkshäute durchwachsen, also auch intradural vorkommen, wie sie andererseits extra- und intraspinal auftreten bzw. als „Sanduhrgeschwülste" nach Durchwachsen des Foramen intervertebrale. Im frühen Kindesalter überwiegen die intramedullären Tumoren.

Die Höhenlokalisation der Rückenmarkstumoren wechselt; nach größeren Zusammenstellungen (vgl. NEUHÄUSER u. BACKMUND) ist am häufigsten die thorakale Lage, dann folgen cervicale und lumbale Lokalisation. Einzelne Tumorarten bevorzugen bestimmte Regionen; so liegen zwei Drittel der Mißbildungsgeschwülste lumbosacral.

Für die Pathophysiologie der spinalen Raumbeschränkung bedeutsam sind primärer Sitz, Wachstumstendenz und histologische Eigenart der Geschwulst. Neben unmittelbaren Folgen der Kompression spielen auch vasculäre Faktoren bei der Entstehung von Ausfallserscheinungen eine große Rolle. Charakteristisch für das Kindesalter sind bei langdauernder Kompensationsfähigkeit ein relativ kurzer Krankheitsverlauf mit oft akutem

Einsetzen spinaler Ausfälle, beispielsweise im Anschluß an ein Bagatelltrauma.

Klinische Symptome. Die Krankheitszeichen einer spinalen Geschwulst sind bei Kindern oft uncharakteristisch und vieldeutig: Rückenschmerzen, abnorme Haltung oder Verbiegung der Wirbelsäule (Skoliose), Schmerzen oder Mißempfindungen an den Beinen, Gangstörung oder Regression der Blasen- und Darmfunktion. Es muß also gezielt nach den Zeichen einer spinalen Funktionsstörung gesucht werden.

Häufigste Frühsymptome sind Paresen und Schmerzen, die im „neuralgischen Stadium", wenn sie in Bauch oder Beine lokalisiert werden, zu vielfachen Fehldeutungen Anlaß geben. Sie sind nachts besonders heftig; im Liegen, vor allem beim Pressen strahlen sie in die Beine aus. Bei Halsmarktumoren können zu Beginn Nackensteifigkeit, Schmerzen, Mißempfindungen und Fieber vorkommen. Ein wichtiges Frühsymptom ist die schmerzhafte Fehlhaltung der Wirbelsäule, ohne daß motorische und sensible Störungen nachzuweisen sind. Nur in etwa der Hälfte der Fälle wird bei Klinikaufnahme das typische Bild der Rückenmarkskompression mit Störung von Sensibilität, Motorik und Sphincterfunktion gesehen.

Verlauf: Meist verschlechtern sich die Symptome langsam progredient, besonders bei intramedullären Tumoren. Remissionen sind selten, kommen aber z. B. bei Gefäßgeschwülsten vor. Vertebro-epidurale Tumoren verursachen meist ein akutes Krankheitsbild mit deutlichen Ausfallserscheinungen.

Die wechselnde Symptomatik wird auch von der Höhenlokalisation des Tumors beeinflußt; andererseits ist die Lokaldiagnose aufgrund des Ergebnisses gründlicher neuropädiatrischer Untersuchung festzulegen. Eine Unterscheidung intra- und extramedullär gelegener Tumoren anhand des klinischen Bildes wird bei Kindern nur selten gelingen (NEUHÄUSER u. BACKMUND).

Radiologische Symptomatologie. Besondere Bedeutung für die Diagnose hat die Röntgen-Leeraufnahme der Wirbelsäule, welche immer sorgfältig einzublenden ist (DECKER u. BACKMUND). Aufnahmen sollten im sagittalen, seitlichen und gegebenenfalls auch im schrägen Strahlengang angefertigt werden. Häufiger als beim Erwachsenen, in 60—80% der Fälle, bringen sie wertvolle Hinweise auf eine spinale Geschwulst: Es zeigen sich statische Veränderungen wie Kyphose, Skoliose, Fehlen der physiologischen Lordose; der Spinalkanal ist verbreitert (Elsberg-Dyke-Zeichen); dieses ist durch Messung der Interpedunkularabstände im Vergleich mit Normalwerten (Abb. 474) exakt festzulegen; Ausmessen des sagittalen Durchmessers kann weitere Information bringen. Strukturelle Veränderungen an den Wirbeln

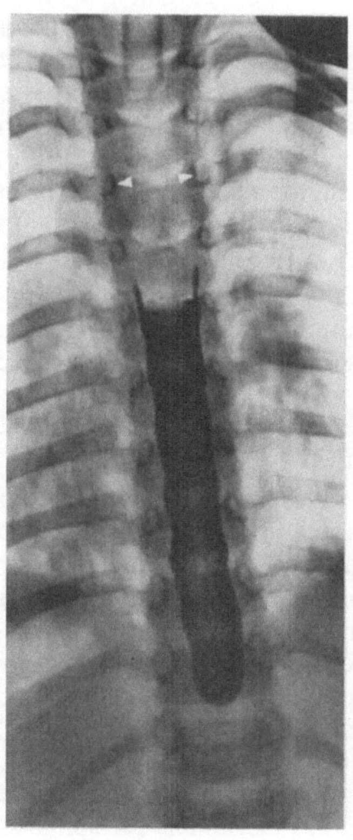

Abb. 475. Intramedullärer Tumor bei einem 3 Jahre alten Jungen. Seit mehreren Monaten auffallend gebückter Gang. Rückenschmerzen beim Niesen und bei Erschütterung. Geringe spastische Parese des linken Beines. Abstand der Bogenwurzeln des 4. Brustwirbels im Vergleich zu den angrenzenden Wirbeln um 1,5 mm vergößert (Pfeile). Bei der lumbalen Myelographie typische Veränderungen der intramedullären Geschwulst. Vollständiger Stop bereits am Oberrand des 6. Brustwirbelkörpers. (Max-Planck-Institut für Psychiatrie München; aus NEUHÄUSER-BACKMUND)

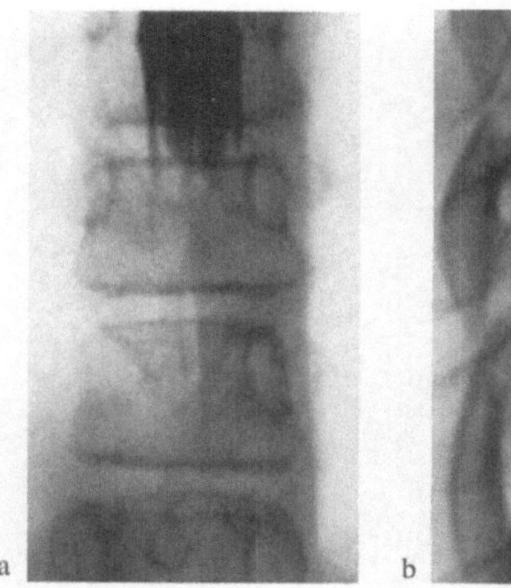
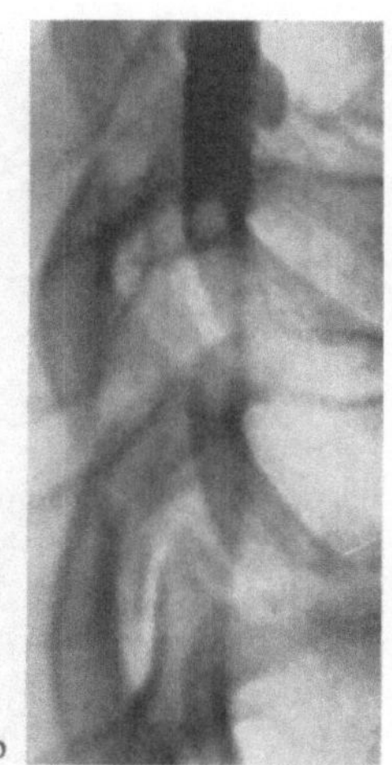

Abb. 476a u. b. Extraduraler Tumor bei einem 10 Jahre alten Mädchen. Seit etwa 6 Wochen Bauchschmerzen; nach Appendektomie nur kurzfristig Besserung. Seit 2 Wochen starke Rückenschmerzen, Steifhaltung beim Gehen, Schwäche im rechten Bein. Bei Aufnahme Paraparese der Beine mit Reflexsteigerung und Pyramidenbahnzeichen. Sensibilitätsstörung von L_1 an abwärts, fehlende Bauchhautreflexe. Eiweißvermehrung im lumbalen Liquor. Bei der positiven Myelographie von zisternal aus Stop der unregelmäßig begrenzten Kontrastmittelsäule in Höhe des 9. Brustwirbelkörpers. Vom Knochen ausgehender Tumor (Sarkom?). (Kinderklinik und Neurochirurgische Klinik der Universität Erlangen-Nürnberg)

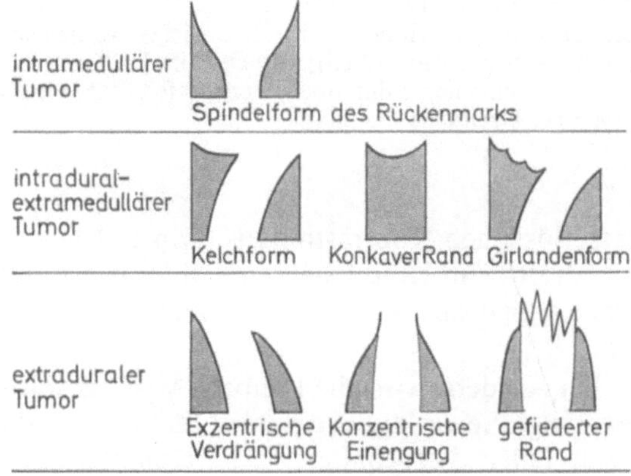

Abb. 477. Schematische Darstellung der verschiedenen Figuren des Kontrastmittelrandes bei der Myelographie spinaler Tumoren. (Aus RUPP, 1970)

kommen vor wie Vertebra plana, Arrosion von Wirbelkörpern, Synchondrosen, Mißbildungen, Angiomwirbel. Schließlich kann eine Formveränderung der Foramina intervertebralia auf das Vorliegen von „Sanduhrgeschwülsten" hindeuten.

Die Vergrößerung der Bogenwurzelabstände wird besonders bei langsam wachsenden Tumoren gesehen, während es bei extraduralen, malignen Geschwülsten früher zur Destruktion der Wirbelbogen kommt. Kongenitale Tumoren sind nicht selten mit Entwicklungsstörungen der Wirbelkörper und -bogen kombiniert. Auf paravertebrale Tumorschatten ist zu achten; Verkalkungen können auf ein Neuroblastom hindeuten.

Weist auch das Ergebnis der Lumbalpunktion mit Stopliquor und mangelnder Durchgängigkeit des Spinalkanals (Queckenstedt'sche Probe im Kindesalter unzuverlässig) auf eine spinale Raumbeschränkung hin, ist die Durchführung der Kontrastmitteluntersuchung indiziert.

Die Myelographie mit öligem (Pantopaque, Duroliopaque) Kontrastmittel sollte nur vom neuroradiologisch Erfahrenen durchgeführt werden. Allgemeinnarkose ist erforderlich; die Möglichkeit einer raschen neurochirurgischen Intervention muß gegeben sein. Die Anwendung

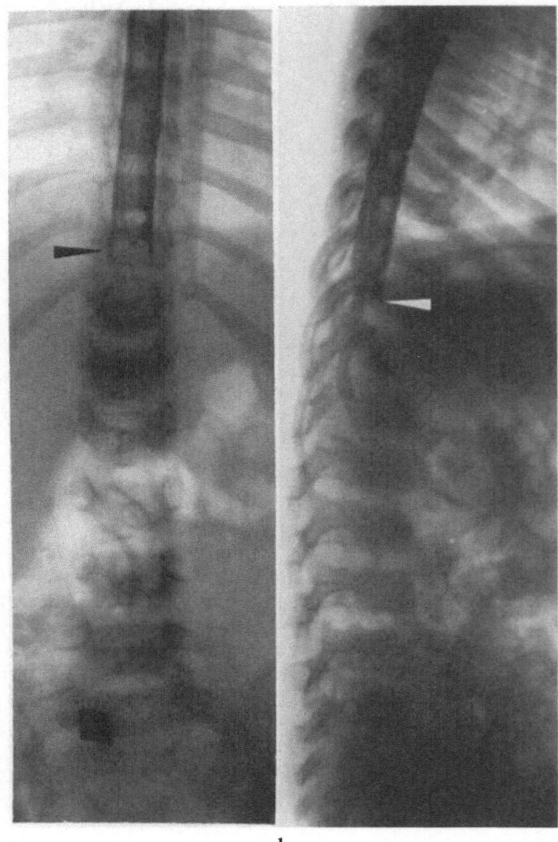

a   b

Abb. 478a u. b. *Myelographie* mit 3 cm³ Jodipin suboccipital. *Gliom* in Höhe des 12. Brustwirbels verursacht Stop der Kontrastsäule (Keil); seitlich läuft das Kontrastmittel als schmaler Film noch 2 cm tiefer. a Sagittalaufnahme, b seitliche Aufnahme

wasserlöslichen Kontrastmittels (Dimer-X, Conray 60) ist beim Kind kaum einmal indiziert und wegen möglicher Komplikation nicht ungefährlich.

Bei Kindern wird die lumbale Myelographie bevorzugt; eine suboccipitale Füllung bleibt Sonderfällen vorbehalten. Das Kontrastmittel muß nach der Untersuchung sorgfältig wieder abgezogen werden, wenn kein kompletter Stop vorliegt. Positive Kontrastmittel haben gegenüber Luft den Vorteil, besser interpretierbare Bilder zu liefern. Jedoch kann auch die Myelographie mit 20—30 ml Luft in der Hand des Geübten gute Ergebnisse bringen (JIROUT); dies gilt besonders für das Säuglingsalter.

Aufgabe der Kontrastmitteluntersuchung ist es nicht nur, das proximale und distale Ende des Tumors festzulegen; durch Oberflächendarstellung der veränderten Rückenmarksabschnitte sind auch Einzelheiten der Art und Morphologie des Tumors zu erkennen (DECKER u. BACKMUND).

Neben der Höhenlokalisation interessiert die Beziehung der Geschwulst zu den Rückenmarkshäuten: Ein intramedullärer Tumor erzeugt typischerweise eine median gelegene, kappenartige Aussparung (Abb. 475, 478), während bei extramedullären Tumoren die Kontrastmittelsäule unscharf begrenzt ist (Abb. 476, 477; Tabelle 85). Bei Mißbildungstumoren wird oft eine inhomogene Kontrastmittelfüllung beobachtet („Schlieren"); multiple Geschwulstherde (S. 339) kommen bei spinalen Metastasen cerebraler Tumoren vor (Medulloblastom, Ependymom, Pineoblastom). Die arterielle Angiographie (Aortographie mit Injektion in Höhe von Th 10 links oder Th 12 rechts) ist besonders für die Differentialdiagnose von Tumoren und Hämangiomen wichtig (DECKER u. BACKMUND); die Venendarstellung ist demgegenüber weniger bedeutsam. Über die Liquorraumszintigraphie liegen bei Kindern bisher keine größeren Untersuchungen vor; ähnliches gilt für die spinale Ossovenographie (VOGELSANG).

Aufgabe der Myelographie ist es, für den neurochirurgischen Eingriff eine exakte Lokalisation anzugeben. Die Befunde unterscheiden sich von denen beim Erwachsenen vor allem dadurch, daß die Geschwulst meist weiter ausgedehnt ist.

Tabelle 85. Typische Merkmale der verschiedenen Spinaltumoren

Tumorlage	Randschärfe des KM	Rückenmark	Dura	Knöcherner Spinalkanal
Intramedullär	unscharf	nicht verdrängt, spindelig aufgetrieben	beidseits nach außen verdrängt	keine Destruktion
Intradural extramedullär	scharf	einseitig verdrängt	keine Verdrängung	keine Destruktion, selten Arrosion
Extradural	unscharf, oft gefiedert	einseitig verdrängt oder konzentrisch eingeengt	nach innen verdrängt	häufig Destruktion der Wirbelkörper und -bögen

Weichteile

Diagnostische Grundlagen

Röntgenologische Weichteiluntersuchungen werden erschwert durch den geringen Absorptionsunterschied von Röntgenstrahlen zwischen Bindegewebe, Muskulatur, Nerven und Körperflüssigkeiten. Lediglich bei Fettgewebe liegt die relative Schwächung einer mittleren diagnostischen Strahlung bezogen auf Wasser bei 53 %, vergleichsweise ist die Absorption von Muskulatur gleich der des Wassers (SCHLAYER u. NICK, zit. nach FRANTZELL). Der relative Fettgewebsreichtum des Säuglings erleichtert die Differenzierung einzelner Weichteilschichten in diesem Alter. Es ist möglich, aus der Größenentwicklung von Knochen, Muskulatur und Fettgewebe Rückschlüsse auf die Gesamtentwicklung des Kindes zu ziehen (MARESH).

Der Schwärzungsgrad der Weichteile im Röntgenbild hängt von ihrem Durchmesser, ihrem Flüssigkeitsgehalt und ihrer Dichte ab. Das spezifische Gewicht von Fettgewebe liegt bei 0,9, Muskelgewebe hat 1,06, Knochengewebe 1,9 (ZUPPINGER). EGGERT publizierte 1951 folgende Tabelle:

Zehnfachen des Extremitätendurchmessers (FRANTZELL). Sekundärblenden sind überflüssig: Wichtig ist die optimale Exponierung des Bildes, dabei ist die Detailerkennbarkeit im unterexponierten Bild schlechter als im überexponierten Bild. Gelegentlich müssen zwei Röntgenbilder angefertigt werden, wenn Unterhaut und Muskulatur gleichzeitig von radiologischem Interesse sind. Durch Kombination der Weichstrahltechnik mit der Tomographie (BONSE u. SCHÜRMANN 1959, zit. nach BÜCHNER) läßt sich eine weitere Verbesserung der Weichteildarstellung erzielen. DOBRETSBERGER (zit. nach BÜCHNER) konnte den Bildkontrast durch die Isodenstechnik verbessern, dabei wird die Extremität in ein Wasser-Alkohol-Gemisch getaucht, man erhält ein Fluidogramm.

Eine weitere Möglichkeit liegt in der elektronischen Verbesserung von Röntgenaufnahmen. Bei der sog. *Harmonisierung* nimmt eine Fernsehkamera das Röntgenbild auf, die feinen Strukturen werden als Detailsignal aufgenommen und mit dem Gesamtbild gemischt, im Monitorbild erscheinen dann beide Signale

Tabelle 86. Strahlungsmenge in Prozent, die bei verschiedener Strahlenhärte durchgelassen wird

Schicht	0,3 Å (hart)	0,5 Å (weich)	0,7 Å (sehr weich)
1. 1 cm Gewebe	77	61	37
2. 1 cm Knochen	24	0,4	0,00014
Strahlenkontrast	77/24 = 3,2	61/04 = 152	37/0,0014 = 260 000

Die Absorption von Röntgenstrahlen hängt also auch von der Strahlenhärte ab, je weicher die Strahlung wird, um so deutlicher heben sich die einzelnen Weichteilschichten voneinander ab.

Voraussetzung für eine auswertbare Weichteildarstellung ist neben der niedrigen Spannung (etwa 40 kV) die Verwendung von Verstärkerfolien. Vorteilhaft sind doppelte Verstärkerfolien zur weiteren Kontrasterhöhung. Um die Fokusunschärfe klein zu halten, muß der Fokusabstand möglichst weit sein, bei einer Fokusgröße von 2 × 2 mm wählt man einen Fokusabstand vom

gleichzeitig. Dabei sind die Details verstärkt und besser erkennbar (ROTH, WENZ u. KRAMER). Ein Verfahren zur besseren Auswertbarkeit angiographischer Weichteildarstellungen bildet die *elektronische Subtraktion*. Es werden zwei Röntgenbilder der gleichen Region miteinander verglichen, gleichartige Strukturen werden abgeschwächt, Veränderungen dadurch stärker hervorgehoben. Wenig gebräuchliche Verfahren sind die *subcutane Flüssigkeitsinjektion* (FRANTZELL) sowie die *Kontrastdarstellung durch Gasinsufflation* (BUCHWALD u. SEVERIN).

Ein Verfahren zur Kontrastmodulation (s. Abb. 19, 71, 72) durch Kopierverfahren bildet die *Logetronik*, dabei werden Röntgenfilme im Kontaktverfahren, bzw. Diapositivverfahren kopiert, die elektronische Steuerung

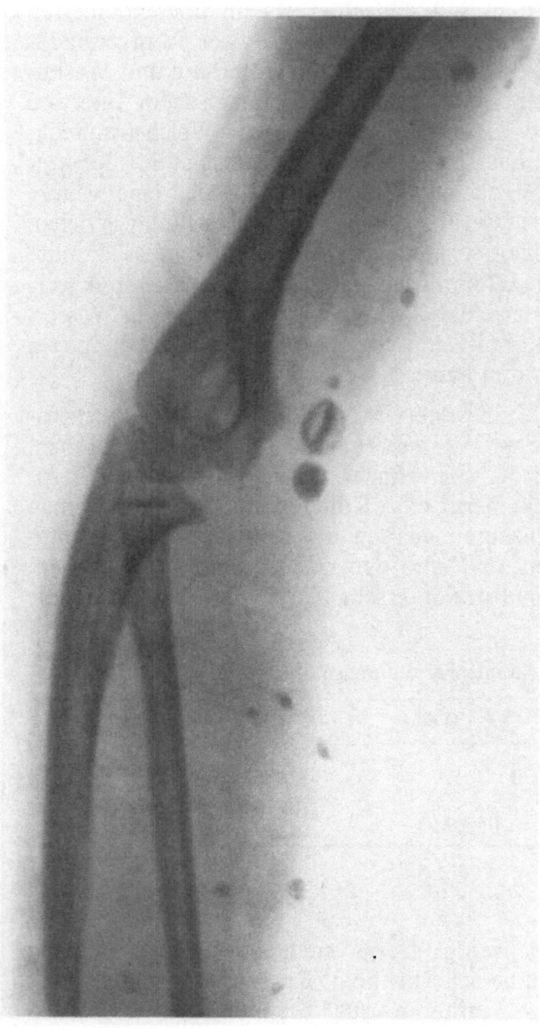

Abb. 479. Phleboliten bei angeborener Varicosis des linken Armes. Ausschnitt von insgesamt 22 Venensteinen. Feinfokus-Zielaufnahme. 7³/₁₂jährig, ♀

bewirkt eine Verschiebung der Punkte auf der Schwärzungskurve aus den flachen Teilen in den steilen Teil der Kurve. So können z.B. überbelichtete Weichteile auf Knochenaufnahmen noch differenziert werden (BECKER u. BADER; FISCH-GOLD u.a.). Andere Verfahren, die sich einer Röhre mit einem *Berylliumfenster* bedienen (LEMKE) sowie Untersuchungsverfahren mit *Therapieröhren* sind in der Pädiatrie nicht gebräuchlich.

Angeborene Fehlbildungen der Weichteile

Differentialdiagnostische Übersicht der bei Geburt vorhandenen röntgenologisch darstellbaren Veränderungen.

1. Haut

Eine *Verdickung der Cutis* findet sich beim *Marfan-Syndrom* (RUBIN), eine Hypertrophie mit übermäßiger Faltenbildung der Haut bei der *Cutis laxa*. Kleine Pseudotumoren der Haut und vermehrte Faltenbildung sind Kennzeichen der *Cutis hyperelastica (Ehlers-Danlos-Syndrom)* (HOLT). Selten sind benigne Mesenchymome oder fibröse Xanthome der Haut (AREY).

2. Fettgewebe

Das solitäre subcutane *Lipom* stellt sich je nach Fettgehalt röntgenologisch entweder als runder oder ovaler, scharf abgesetzter Tumor dar oder es ist vom umgebenden Fettgewebe nicht unterscheidbar, Verkalkungen kommen vor. Die diffuse *Lipomatose* führt meist zur Vergrößerung einer Extremität. Einen allgemeinen Fettgewebeschwund sieht man bei der *Lipodystrophia generalisata connata (diencephales Syndrom des Kindesalters)* (POZNANSKIA u. MANSON; WIEDEMANN).

3. Bindegewebe

Das oben bereits erwähnte Ehlers-Danlos-Syndrom manifestiert sich röntgenologisch auch als in der Subcutis gelegene „Pseudotumoren", die ringförmige Schatten bilden. Weiterhin kommt es zur Subluxation von Gelenken (Abb. 482). Bei der congenitalen generalisierten *Fibromatose* liegen im subcutanen Gewebe wie auch in der Muskulatur multiple ovoide Tumoren; Prädilektionsstellen sind Schultergürtel, Arme, Rücken, Gesäß und Hüften.

4. Gefäß-Lymphsystem

Röntgenologisch darstellbar sind *kavernöse Hämangiome*, gelegentlich (Abb. 479) enthalten sie *Phleboliten* (SCHINK), multiple *Angiomatose* und eine *Dyschondromatose* kennzeichnen das *Mafucci-Syndrom* (RUBIN).

Riesenwuchs einer Extremität und plane Hämangiome sind Symptome des *Klippel-Trenaunay-Syndroms*, bei der *Neurofibromatose* bilden Angioneurome, Angiolipofibrome, Lymphhämangiome und Lymphangiome wichtige Weichteilbefunde (KAUFMANN).

Solitäre *Lymphangiome* können im Bereich des Mundbodens enorme Größe entwickeln

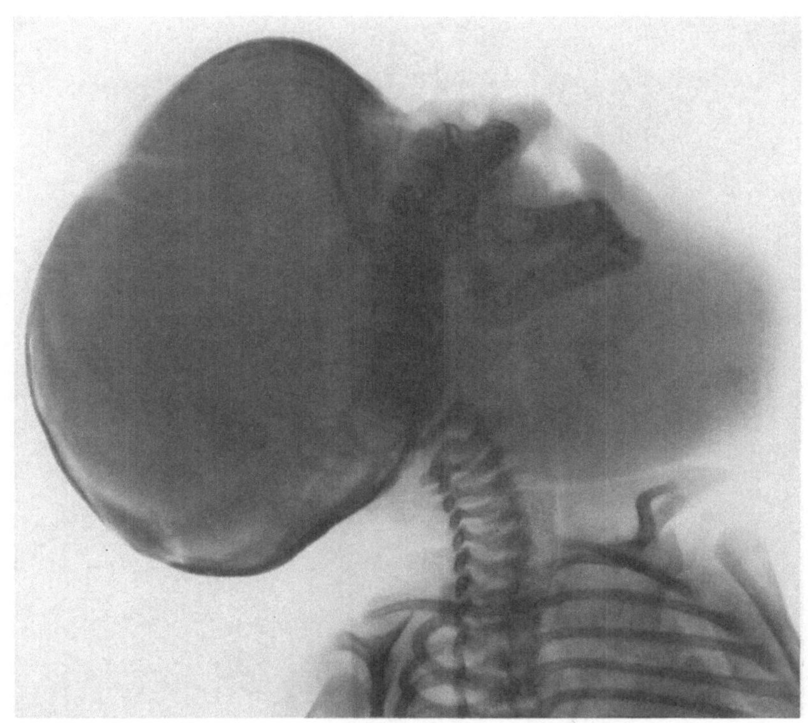

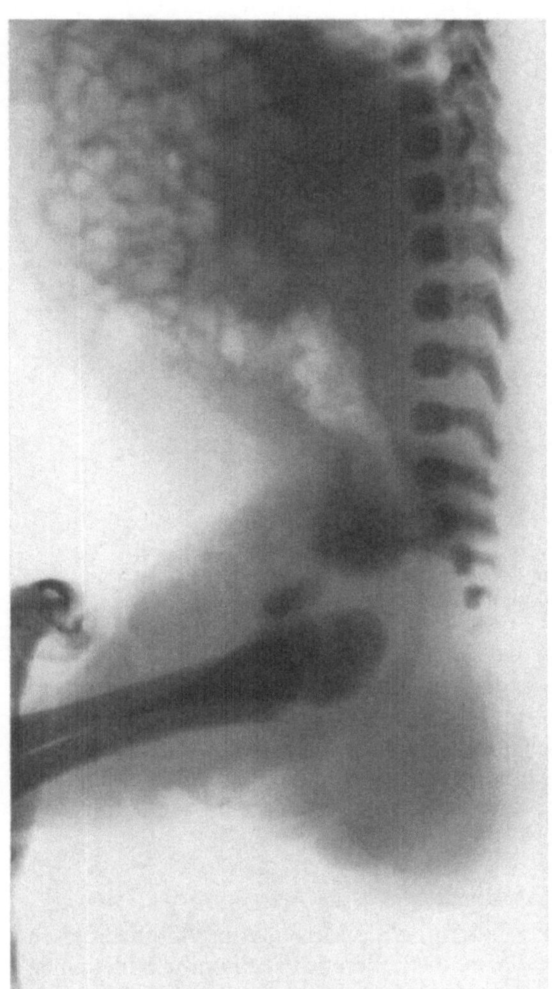

Abb. 481. *Steißcyste* bei einem Neugeborenen

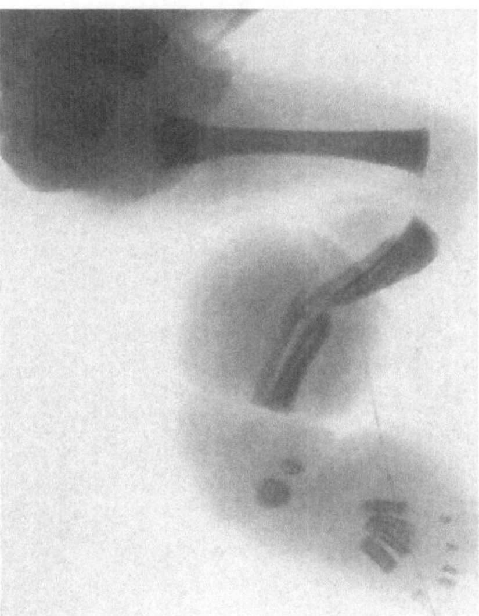

Abb. 482. Pseudarthrosenbildung an Tibia und Fubila li. Weichteilschwellung durch Lymphangiom. Weibliches Neugeborenes

(Abb. 480), bilden unter Umständen ein Geburts-hindernis (Hygroma colli cysticum). Bei Aus-breitung bis ins Mediastinum kann der Media-stinalschatten verbreitert sein. Eine weitere typische Lokalisation des solitären Lymph-angioms in der Sacrococcygealgegend ist die *Steißcyste*, (Abb. 481). Im Gegensatz zum Tera-tom sind Lymphangiome stets röntgenologisch homogen. Im Weichstrahlbild ist die Cutislinie verbreitert, (LEMKE), Das *Steißteratom* ist meist inhomogen, enthält Bestandteile aller drei

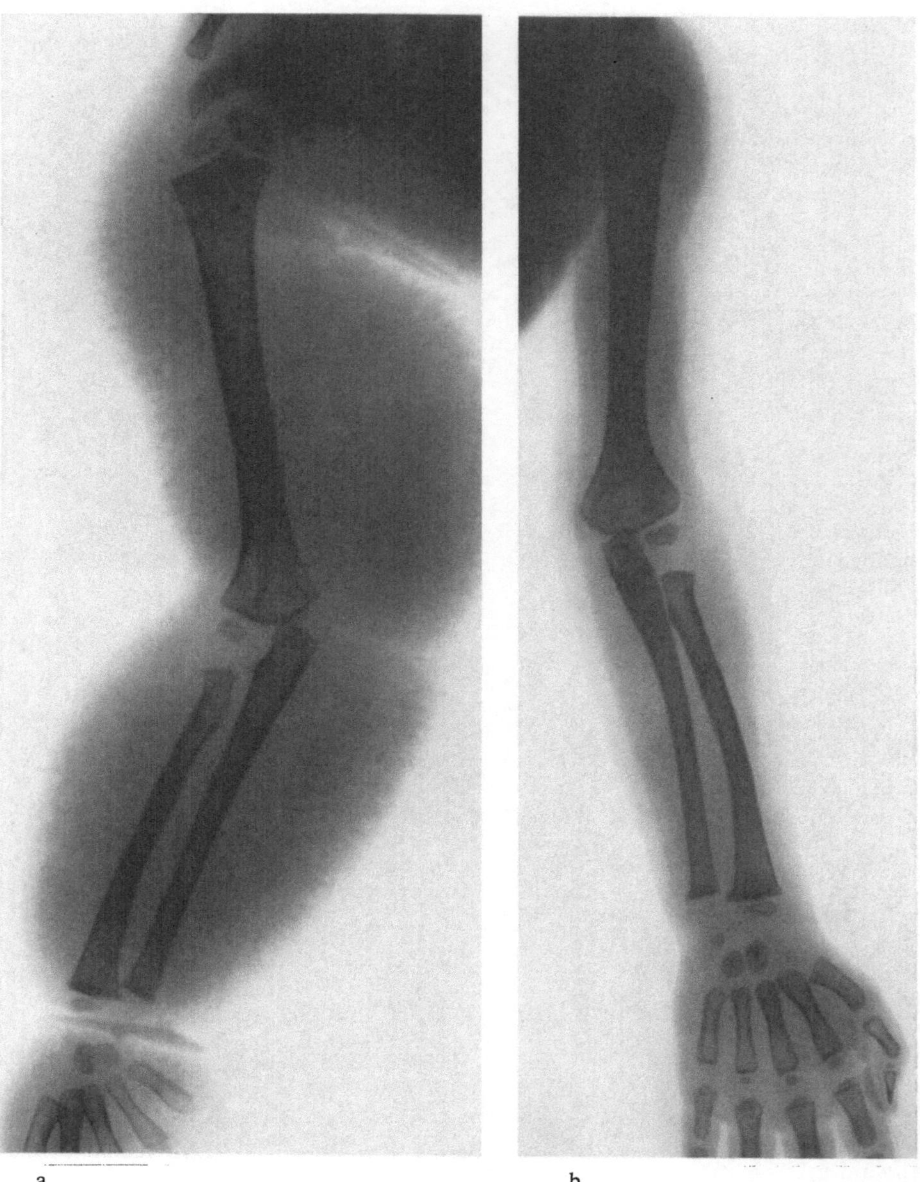

a   b

Abb. 483a u. b. *Morbus Milroy* des rechten Armes bei einem 18 Monate alten Kind. Enorme
Weichteilschwellung und wabige Auflockerung der Weichteilstruktur und -konturen

Keimblätter, gelegentlich Verkalkungen. Das
Röntgenbild ermöglicht beim Teratom die
bessere Abgrenzung von der Umgebung (GREWE
u. SCHNABELMAIER).

Eine seltene, dominant erbliche Anomalie
des Lymphsystems stellt die *Nonne-Milroy-
Meigesche Erkrankung* dar. Infolge Aplasie oder
Hypoplasie der Lymphgefäße kommt es zu
einem meist schon bei der Geburt vorhandenen
Lymphödem. Mädchen sind häufiger betroffen
als Knaben. Cutislinie und Cutis nehmen an
Volumen zu, das reticuläre Netz ist stärker gezeichnet (Abb. 483), an Gefäßen, Fascien und

Muskeln finden sich keine Veränderungen
(LEMKE). Von dieser Erkrankung unterscheidet
man das einfache *congenitale Lymphödem*, das
ebenfalls durch eine Anomalie der Lymphgefäße
hervorgerufen wird, aber keine Heredität aufweist (WELIN u. JOHANNSON).

5. Muskulatur

Bei Kindern ist die Muskulatur röntgenologisch
detailarm, die äußere Muskelkontur bildet einen
scharfen Kontrast gegen die Subcutis (FRANT-
ZELL). Generalisierte *Muskeldystrophien* vom
Typ Erb können schon intrauterin beginnen,

durch verbreiterte Interstitien (Fetteinlagerung) erscheint die Muskulatur gefiedert (BECKMANN u. REUSS). Die Muskelrandkonturen sind verschleiert, infolge der Myoglobinverminderung stellen sie fleckige Herde verminderter Transparenz dar. Besonders deutlich sind diese Veränderungen an der Wadenmuskulatur sichtbar (BUCHWALD u. SEVERIN). Nach KAUFMANN ist bei der *Pseudohypertrophie* stets das mittlere Drittel der Fibuladiaphyse verdickt. Eine generalisierte *Muskelhypertrophie* wird beim *diencephalen Syndrom* beschrieben (WIEDEMANN). Fehlen von Muskeln und Muskelgruppen mit Fehlstellung von Gelenken gehört zur Arthrogryposis congenita, auch Amyoplasia congenita (Abb. 45) genannt (GUERIN, STERN). Bei der *Osteo-Onychodysplasie* (NÄGEL) ist das Fehlen des Musculus pectoralis manchmal mit Syndaktylie, Mikrodaktylie, Fehlen oder Hypoplasie der Brustdrüse kombiniert (RUBIN). Beim *Polands-Syndrom* liegen ebenfalls eine Fehlbildung des Musculus pectoralis sowie Mißbildungen der Finger und des Armes derselben Seite vor (BROOKSALER). Bei *angeborenen Lähmungen* sind die betroffenen Muskeln hypoplastisch. *Muskelatrophien* gehören zur kongenitalen Amyotonie (Morbus Oppenheim) und zum Morbus Werdnig-Hoffmann (CAFFEY). Muskeldefekte der unteren Extremitäten sind nach der Literatur ausgesprochen selten (OFTERINGER). Von differentialdiganostischem Interesse ist die *Bauchmuskelaplasie*. Dabei muß in erster Linie an begleitende Harnwegs- und Gonadenmißbildungen gedacht werden (CAFFEY).

Cysten und Fisteln

Man unterscheidet *innere* und *äußere, angeborene* und *erworbene* Fisteln. Die *medianen* und *lateralen Halsfisteln* als Überbleibsel des Ductus thyreoglossus bzw. Ductus thymopharyngeus sind röntgenologisch von Interesse. Bei der Geburt sind die medianen Fisteln nur selten komplett ausgebildet, meist handelt es sich um solide oder cystische Anlagen, die erst später durch Infektion oder Sekretion zur Fistel werden (WERNER). Die Öffnung der medianen Halsfistel liegt in der Mittellinie zwischen Schilddrüsenisthmus und Zungenbein, der Fistelgang ist stets mit dem Zungenbein verwachsen. Von dort aus durchdringt er die Mundboden- und Zungenmuskulatur und mündet als Ductus lingualis im Foramen coecum. Die *laterale Halsfistel* kann angeboren sein, sie mündet am vorderen Rand des Musculus sterno-cleidomastoideus. Wir kennen ferner angeborene *Hals-Ohr-Fisteln*, die äußere Fistelöffnung liegt in der Kieferregion, die innere im Mittelohr

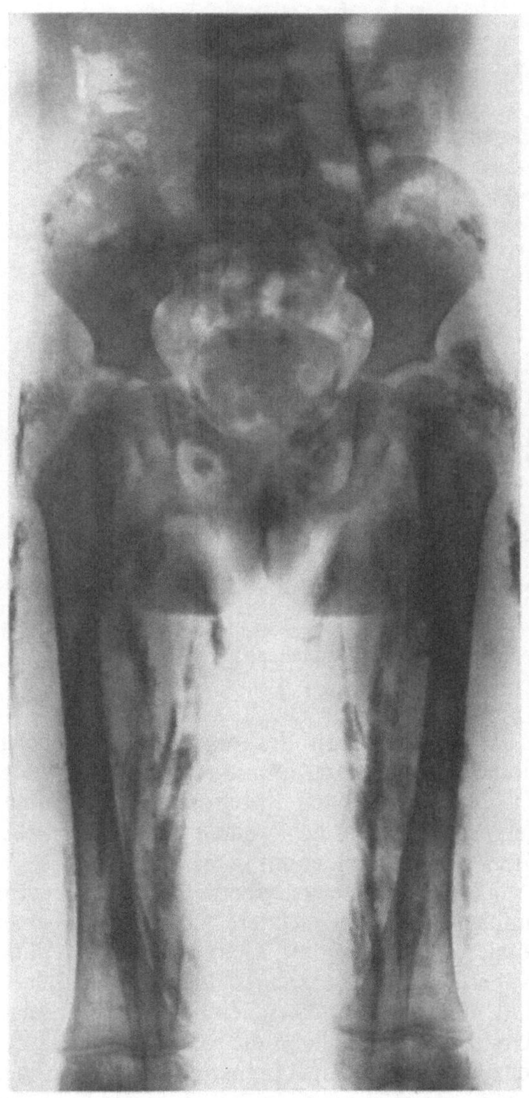

Abb. 484. Dermatomyositis mit ausgedehnten Fascienverkalkungen, geringer sind Schleimbeutel und Muskelansätze beteiligt. 3³/₁₂ jähriges Mädchen

oder im äußeren Gehörgang. Im Bereich der Nase gibt es Fisteln als primär rein mediane *Nasenfisteln*. Die äußere Fistelöffnung sitzt am Nasenrücken, gelegentlich bildet eine Dermoidcyste das Ende des Ganges. Weiterhin sind beschrieben die *Unterlippenfisteln*, meist bilateral symmetrisch angelegt, manchmal auch in die Mundwinkel mündend. Selten sind die angeborene *Ohrfistel* (BETZ) und die angeborene *Parotisfistel* oder *Fistel des Stenonschen Ganges. Speichelcysten* resultieren aus einer Abflußbehinderung der Speicheldrüsen. Der Whartonsche Gang oder der Ductus submaxillaris sind dabei atretisch. Die Cysten unter der Zunge bedürfen einer raschen Abklärung, da sie ein Stillhindernis darstellen.

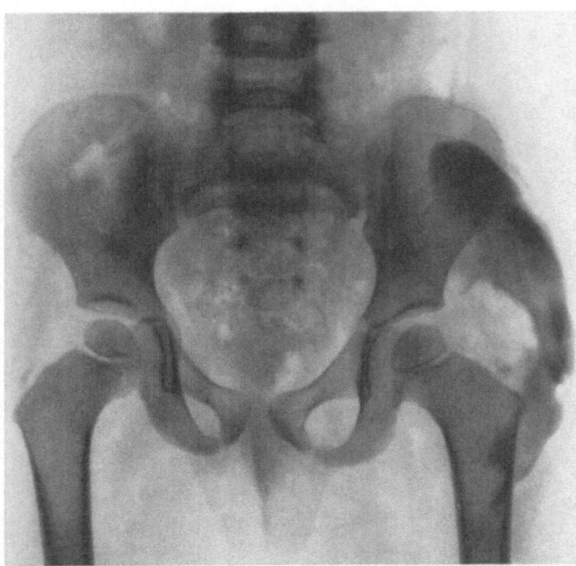

Abb. 485. *Steriler Glutealabsceß („Spritzenabsceß")* bei einem 3¹/₂jährigen Mädchen. Füllung mit 20%igem Perabrodil bringt links eine große, der Gluteuskonvexität folgende Höhle zur Darstellung

Häufiger als an der oberen Körperregion sind Fistelbildungen am caudalen Körperende. Zu den angeborenen Fisteln des Bauchraumes gehören die *Dottergangsfisteln* und die *Urachusfisteln*. Beide münden im Bereich des Nabels.

Erstere sind persistierende Reste des Ductus omphalo-entericus, letztere Überbleibsel einer fötalen Verbindung zwischen Blasenscheitel und Nabel. Angeborene *Analfisteln* sind in komplette und inkomplette unterscheidbar, die Kontrastdarstellung ermöglicht die präoperative Differenzierung. Bei angeborenen Verschlüssen des Anus kommt es nach GROB in 70 % der Fälle zur Ausbildung einer Fistel zwischen dem blind endenden Rectum und den Nachbarorganen. Es entsteht entweder die *Fistula recto-vesicalis*, die *Fistula recto-urethralis*, die *Fistula perinealis* oder die *Fistula scrotalis*. Bei Mädchen mündet die Fistel in zwei Drittel aller Fälle in das Vestibulum vaginae (Fistula vestibularis), seltener in die Vagina oder am Damm. Perineal liegen die fistelnden *Dermoidcysten* (Abb. 481), ebenso sind *Steißbeindermoide* Ursprung von Fisteln, die pericoczygeal münden; Seltener sind Teratome der Kreuz- und Steißbeingegend ursächlich an Fisteln beteiligt. Genau in der Mittellinie zwischen Anus und Steißbein findet sich der Sinus pilonidales, er macht erst bei entzündlichen Veränderungen Beschwerden (WERNER).

Die röntgenologische Darstellung von Fisteln kann größere Schwierigkeiten bereiten. Läßt sich der Fistelgang mit einer stumpfen Kanüle anpunktieren, sollte er nach Kontrastmittel-füllung in möglichst zwei Ebenen dargestellt werden. Die Betrachtung auf dem Röntgenschirm, besser auf dem Monitor, erleichtert die räumliche Vorstellung. Man kann sich die äußere Fistelöffnung durch kleine Bleimarken kennzeichnen.

Weichteilentzündungen

Während die meisten entzündlichen Weichteilveränderungen klinisch besser abzuklären sind als radiologisch, bringt das Röntgenbild bei *Gasbrand-Infektionen* einen entscheidenden zeitlichen Vorsprung. Es gilt nahezu als Kunstfehler, bei Verdacht auf Gasbrand die Röntgenaufnahme zu unterlassen. Erkennbar sind zuerst Bläschenketten entlang der Interstitien, streifige Aufhellung in der Muskulatur, Weichteilschwellung, dann die typische fischgrätenartige streifige Muskelzeichnung, später Destruktion der Muskulatur.

Die *Gasphlegmone* destruiert die Muskeln nicht, ist prognostisch günstiger. Beim *Gasabszeß* liegt eine Aufhellungshöhle vor, evtl. mit Flüssigkeitsspiegel. In der Muskulatur gelegene A*bszeß*bildungen lassen sich manchmal als nach außen unscharf begrenzte rundliche Verdichtungen darstellen.

Eine wichtige Rolle spielt die Weichteildiagnostik bei *entzündlichen Knochen- oder Gelenkerkrankungen*. Schon 1927 hat LAURELL (zit. nach BUCHWALD u. SEVERIN) darauf hingewiesen, daß bei einer haematogenen Osteomyelitis die Weichteilveränderungen den ossären Veränderungen vorangehen. Dabei verschwinden die intramuskulären Septen, die Fetträume zeigen eine unscharfe Begrenzung, ferner wird die Grenze zwischen Muskulatur und Subcutis verwaschen. Schließlich überlagert das entzündliche Ödem alle Konturen (GIEDION). Bei phlegmonösen und eitrigen Myositiden nimmt die Dichte der Muskulatur zu und es resultiert eine größere Absorption von Röntgenstrahlen. Bei der *Dermatomyositis* findet man ein derbes Ödem der Haut und Subcutis, es können auch Kalkablagerungen vorliegen (Abb. 484). Die großen Muskelinterstitien sind unscharf begrenzt und verbreitert, die Muskulatur selbst verschmälert und umschrieben transparent mit Auslöschung der Struktur (HOCHBERGER; PICHLER). Eine seltene Erkrankung ist die generalisierte genuine Dermatomyositis (WAGNER-UNVERRICHT; LEIBER-OLBRICH).

Entzündliche schmerzhafte subcutane Knoten von Millimeter- bis Zentimeter-Durchmesser sind typisch für die *Panniculitis nodularis recidivans* (WEBER-CHRISTIAN). Die Knoten lassen sich zum Teil radiologisch darstellen (SILVA u.a.).

Entzündliche *Schleimbeutelveränderungen* spielen im Kindesalter keine große Rolle, bei cerebralgeschädigten Kindern können sich unter Fehlbelastung subcutane Schleimbeutel neu bilden, bevorzugt an den Knie- und Ellenbogengelenken. Im Bereich der Kniekehle entsteht auf entzündlicher Grundlage die *Poplitealcyste* (*Baker-Cyste*). Sie steht mit den poplitealen Schleimbeuteln in Verbindung (CAFFEY).

Mit entzündlichen Herden im Bindegewebe beginnt die *progressive Myositis ossificans*, die gleichen Veränderungen sieht man in den intramuskulären Fascien, den Sehnen und Bändern. Der Beginn dieser Erkrankung kann bereits in der 4. Lebenswoche liegen. Die Entzündungszeichen verschwinden nach einigen Wochen und die Verknöcherung beginnt (Abb. 48). Auffallend häufig ist die progressive Myositis von Mißbildungen der Großzehen und der Daumen begleitet (hallux valgus congenitus). Gelegentlich sind die Metacarpalia und die Phalangen der ersten Strahlen hypoplastisch, röntgenologisch besteht zunächst nur eine Weichteilschwellung, später lassen sich die an den Sehnenansätzen beginnenden Verknöcherungen darstellen. Rücken- und Schultermuskulatur werden zuerst betroffen, die Ausbreitung ist dann zentrifugal. Es entstehen sporn-, streifen-, zapfen- oder schnabelförmige Verkalkungen, die sich im Laufe der Zeit in die Peripherie ausbreiten. Die Krankheit verläuft in Schüben, sie kann weitergehen, bis alle Muskeln des Organismus verknöchert und die meisten Gelenke ankylosiert sind. Zunge, Herz, Larynxs, Diaphragma und Sphinkter sind niemals betroffen, (VINZ u. MOTSCH). Nach physikalischen oder chemischen Alterationen wird die Myositis ossificas traumatica beobachtet. Im Röntgenbild sieht man zunächst wolkig zarte Weichteilverschattungen, die später kalkdicht werden oder Knochenstruktur zeigen.

Stoffwechselerkrankungen

Zur Differentialdiagnose von Stoffwechselstörungen trägt das Röntgenbild nur gelegentlich bei. Meist sind die Veränderungen unspezifisch. Bei der *Hyper-beta-Lipoproteinämie* liegen xanthomatöse Herde in der Haut der Streckseiten von Armen und Beinen sowie in den Sehnen und Sehnenscheiden von Händen und Füßen, am Ellenbogen und in der Achillessehne. *Eruptive Xanthome* sind bei der Niemann-Pickschen Erkrankung beschrieben. Eine erbliche Systemerkrankung stellt das *Grönblad-Strandberg-Syndrom* dar, das auch *Pseudoxanthoma elasticum* genannt wird. Außer dicken Hautfalten kommen subcutane Weichteilverkalkungen und

frühzeitige Arterienverkalkungen vor (MELHEM u.a.). Bei geeigneter Technik (LEMKE) lassen Xanthome ein feines Wabenmuster erkennen. Subcutane und periartikuläre Knoten können bei der *Lipogranulomatose* (FARBER) beobachtet werden (CROCKER). Eine allgemeine Dickenzunahme des Fettgewebes läßt sich bei der *Cuschingschen Erkrankung* und beim *Myxödem* erkennen. Beim *Diabetes mellitus* wird eine vermehrte Längs- und Schrägstreifung der Wadenmuskulatur beschrieben (BUCHWALD u. SEVERIN), es handelt sich um eine fettige Degeneration. Gleichfalls beim Diabetes mellitus tritt die *Nekrobiosis lipoidica* auf, röntgenologisch sieht man umschriebene von der Cutislinie ausgehende Infiltrate mit wabigen Aufhellungen. Die Veränderungen können auch auf die Muskulatur übergreifen.

Unspezifische Muskelverdickungen treten auf kei *Glykogenosen*, die mit Muskelbeteiligung einhergehen; eine Verkürzung des Musculus gastrocnemius wird beim Typ VIII (THOMSON) beschrieben (BONSE).

Fremdkörper und ektopische Verkalkungen

Die Lokalisation eines vermuteten Fremdkörpers in den Weichteilen hängt von dessen röntgenologischer Schattendichte und seiner Größe ab. Um eine räumliche Vorstellung zu erhalten, müssen jeweils Aufnahmen in zwei aufeinander senkrecht stehenden Ebenen angefertigt werden. Nichtschattengebende Fremdkörper werden unter Umständen erkennbar, wenn sie markiert sind (Farbreste an Holzsplittern, metallhaltige Glasur an Porzellanscherben, schattengebende Medikamentenreste an Tupfern, Lufteinschlüsse). Röntgenologisch nicht sichtbare Fremdkörper sind: Stoffteile, Verbandmaterial, Holzsplitter, Pflanzenteile, feine Glas- und Porzellansplitter, kleine Sand- oder Granitkörper, Kunststoffe.

Röntgenologisch erkennbar sind: Sandstein, kleine Knochenfragmente, Fischgräten, Bleistiftminen, Glas, Porzellan, Heftpflaster und Kautschuk.

Röntgenologisch gut sichtbare Fremdkörper sind: Metallische Objekte wie Metallsplitter, Projektile, Nägel, Nadeln (Abb. 486) und Münzen. Ferner gehören hierhin halogen- oder metallhaltige Salben oder Medikamente (Silber, Zink, Jod, Brom, Barium, Wismut). Wismut-Depots finden sich nach Injektionen im Bereich des Gluteus und am Oberschenkel, sie bilden kalkdichte Fleckschatten (Abb. 487). Passagere Verschattungen entstehen nach i.m. Calciuminjektion, daraus können Abscesse resultieren

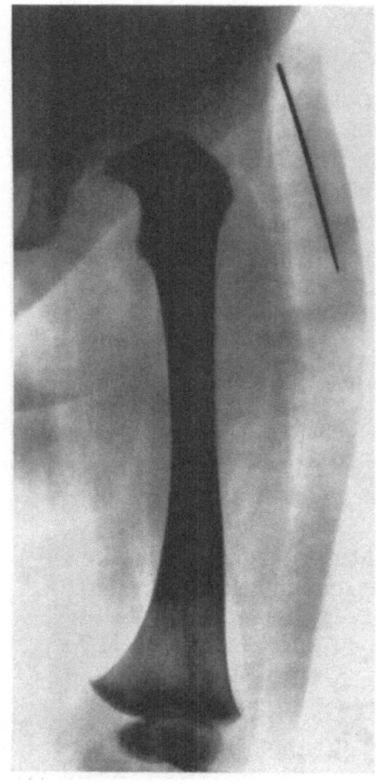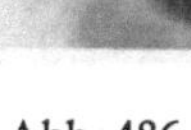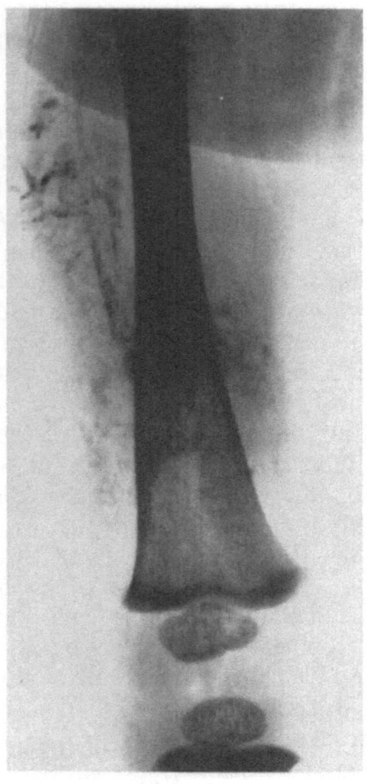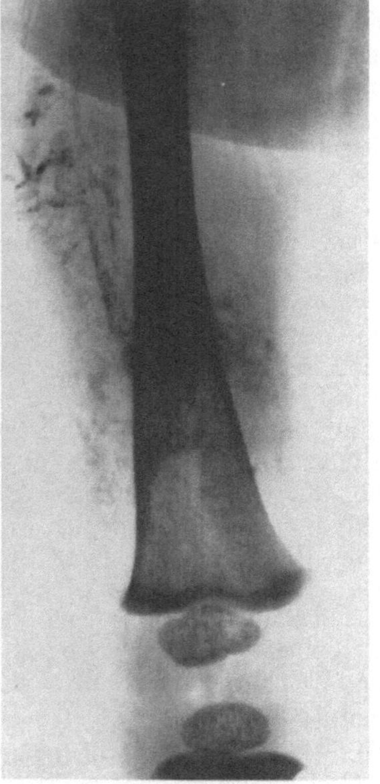

Abb. 486   Abb. 487

Abb. 486. *Nähnadel* im subcutanen Fettgewebe bei einem $1^1/_2$jährigen Mädchen, wahrscheinlich 4 Monate vorher beim Rutschen auf dem Fußobden unter die Haut gelangt

Abb. 487. *Bismogenolschlieren* in der Oberschenkelmuskulatur nach Bismogenolbehandlung einer Lues latens. Spätere Aufnahmen ergaben auch Metallablagerungen in den metaphysären Partien der Röhrenknochen. $1^{10}/_{12}$ jähriger Junge

Man sieht gelegentlich *Ölgranulome* (dichte bindegewebige Kapsel mit aufgehelltem Zentrum (Zusammenstellung nach BUCHWALD u. SEVERIN). *Parasiten* führen im Gewebe ebenfalls zur Weichteilreaktion, dabei liegen verkalkte Trichinen mit 1 mm Durchmesser an der Grenze der röntgenologischen Darstellbarkeit. Die Röntgenuntersuchung folgt der klinischen und histologischen Diagnostik. *Cystizerken* sind röntgenologisch in der Skeletmuskulatur als Kalkschatten von $5 - 15 \times 1 - 5$ mm sichtbar. Ihre Form ist spindel- oder reiskornförmig infolge des Muskelzuges (Abb. 488). In parenchymatösen Organen nehmen die Cystizerken Kugelform an. Der *Echinococcus* bildet einen ovalären weichteildichten Tumor, selten verkalkt die Cystenwand.

Ektopische Verkalkungen

Man versteht darunter eine Kalkansammlung außerhalb des Skelets. Zu den generalisierten Calcinosen gehört die *Calcinosis interstitialis universalis*, sie beginnt im frühen Kindesalter — Mädchen sind häufiger betroffen als Jungen — unter Fieberschüben treten Kalkinkrustationen der Haut auf. Diese führen bis zu ausgedehnten plattenartigen Verkalkungen der Körperoberfläche. Röntgenologisch (Abb. 489) sind drei Stadien zu differenzieren: Anfangs liegen körnige unregelmäßige Schatten in der Subcutis

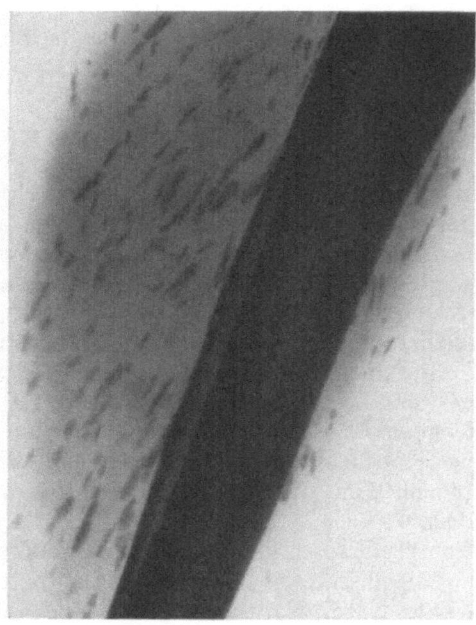

Abb. 488. Cysticercen in der Unterschenkelmuskulatur (HOFFMEISTER, Medizinische Poliklinik Heidelberg)

mit Ausbildung großer Weichteilhöhlen bei der nachfolgenden Nekrotisierung des Gewebes (Abb. 485).

Zur Aufhellung innerhalb der Weichteile kommt es nach Injektion öliger Medikamente.

sowie streifige Kalkablagerungen in den Muskelinterstitien, Fascien und Sehnen; Dann konfluieren die Kalkschatten zu Kalkknoten, schließlich werden die oberflächlichen Knoten resorbiert, es verbleiben tief gelegene Kalkmassen.
Die Erkrankung ist häufig mit der *Sklerodermie*
vergesellschaftet, aber auch mit der *Dermatomyositis* (HOCHBERGER) und der *Endangitis
obliterans*.

Bei der *Lipocalcinogranulomatose-Teutsch-
länder* handelt es sich um schmerzlose, symmetrisch auftretende Tumoren in Gelenknähe
(Ellbogen, Schulter, Hüfte). Röntgenologisch
finden sich scharf begrenzte wabenförmig unter-
teilte Tumorschatten (Abb. 490). Gelegentlich
sind diese Tumoren mit benachbarten Muskeln,
Sehnen und Fascien verbacken. Es kommt zu
sekundären Höhlenbildungen, deren Inhalt
aus Kalk und nekrotischem Material besteht.
Zusätzlich sind Gefäßverkalkungen und Gelenk-
knorpelverkalkungen beschrieben (BUCHWALD
u. SEVERIN). Die *Myopathia lipofibrocalcarea*
wurde 1957 von MATTIOLI-FOGGIA, RASO und
BIGLIARDI beschrieben (zit. nach WILHELM).

Es handelt sich um eine Sklerosierung der
Muskulatur, die durch rezidivierende Fieberschübe eingeleitet wird. Die Haut über den
betroffenen Stellen kann atrophisch werden und
ulcerieren. Prädilektionsstellen sind die An-
sätze der oberen und unteren Extremitäten. Die
übrige Muskulatur ist hypoton und dystroph.
Röntgenologisch typisch sind symmetrische inhomogene Verkalkungen mit größerer Transparenz, die herdförmigen Lipoiddegenerationen
entsprechen.

Bei zahlreichen weiteren Krankheitsbildern
werden ektopische Kalkablagerungen beschrieben. *Arterienverkalkungen* im Kindesalter werden
bei folgenden Erkrankungen beobachtet: bei
chronischen Nierenerkrankungen, beim sekundären Hyperparathyreoidismus, bei der D-Hyper-

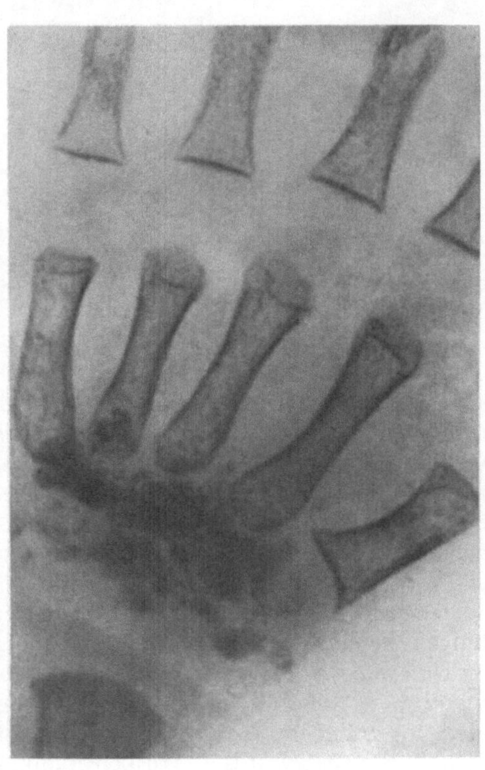

Abb. 489. „*Kalkgicht*" im Handgelenkbereich im Rahmen
einer schweren *Calcinosis universalis*. 1³/₄ jähriger Knabe,
weder Carpalia noch Epiphysenkerne angelegt

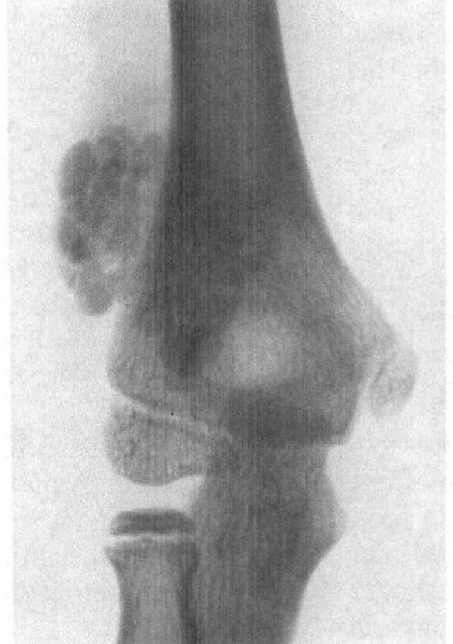

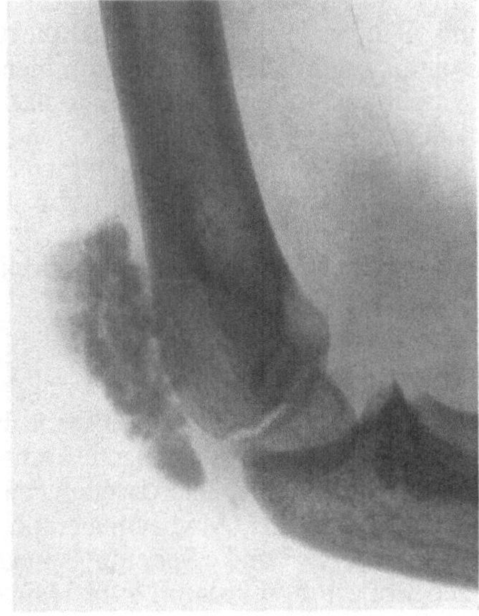

Abb. 490. *Lipocalcinogranulomatose* bei einem 11⁵/₁₂ jährigen Jungen. Traubenförmige
kalkdichte Gewebsneubildung oberhalb des Olecranon bestehend aus Lipoid, Kalk-
schollen und Granulationsgewebe

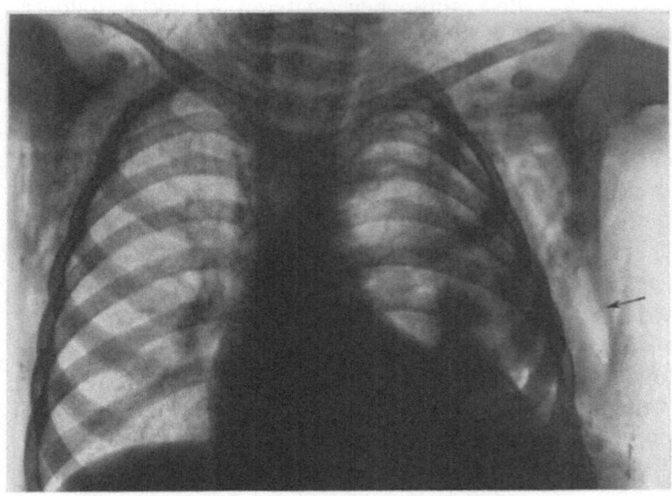

Abb. 491. *Diffuses Hautemphysem*, welches zu einer Auflockerung der Weichteilkonturen geführt hat

vitaminose (dabei auch gelenknahe Weichteilverkalkungen im Kapselapparat, in Schleimbeuteln und Sehnenscheiden), beim *Diabetes mellitus*, (auch hier Verkalkungen der Bänder), bei rheumatischer *Arthritis*, bei *Osteogenesis imperfecta*, beim *Mongolismus* (BUCHWALD u. SEVERIN; COCHRANE u. BOWDEN; FORSYTH; MCCANDLESS; MEYER). Parallel zu den Gefäßen entstehen streifige oder punktförmige Verkalkungen bei verschiedenen *Kollagenosen* (*Periarteriitis nodosa, Lupus erythematodes, Dermatomyositis;* SCHÖNTHAL u. SCHNEIDER). Ferner sind beschrieben subcutane Verkalkungen nach *Thrombophlebitis*, Muskelverkalkungen nach Poliomyelitis (CAFFEY), Verkalkung subcutaner *Fettgewebsnekrosen* (489, 490), Verkalkung von Gichttophi (123), Verkalkung von Homogentisinsäure-Depots in Ohrknorpeln, Skeletmuskeln, Sehnen, Sehnenscheiden und Bandapparat bei der Ochronose. Muskeln und Bänder verkalken nach Fluorvergiftung, Lymphknotenverkalkungen kommen vor bei Lymphknotentuberkulose, Toxoplasmose und nach Typhus (442–446).

Zu den ektopischen Verkalkungen muß man auch die Phlebolithen zählen (Abb. 479). Einen Fall bei einem 13jährigen Mädchen beschreibt PRINZ, dabei fand sich ein Phlebolith im rechten Unterarm.

Weichteilemphyseme

Beim Kind treten Hautemphyseme hauptsächlich am Thorax auf. Als Ursache kommen offene und geschlossene Lungenverletzungen in Frage. Ferner kann das Mediastinalemphysem, der Pneumothorax und Spannungspneumothorax nach Entlastungspunktion zum Hautemphysem führen (Abb. 491).

Röntgenologisch ist die Subcutis netzförmig, schwammartig gezeichnet. Die Weichteile sind diffus aufgehellt, es können einzelne Muskelbündel nach Gasfüllung der Interstitien zur Darstellung kommen. Das Emphysem im Thoraxbereich erfaßt meist das lockere Bindegewebe am Hals und an den Oberarmen mit. Es kann sich bis unter die Kopfschwarte und bis zu den Händen ausdehnen, auch die Bauchhaut kann durch die Luftkissen von der darunterliegenden Muskulatur abgehoben werden. Örtliche Gewebsemphyseme nach Weichteilverletzungen kommen vor.

Täuschungsmöglichkeiten

Konsistenzänderungen der Weichteile durch Hämatome, Entzündungen, Atrophie können zu Fehldeutungen Anlaß geben. Bei Schädelaufnahmen von Neugeborenen lassen Faltenbildungen der Kopfschwarte (Abb. 331) an intracerebrale Veränderungen denken.

Der obere Teil der Ohrmuschel kann einen suprasellären Tumor vortäuschen (Abb. 330). Nasse Haare und Zöpfe (Abb. 330) stellen sich als streifenförmige Überlagerungen des Schädels und der Halsorgane dar.

Am Thorax täuschen der Schatten des M. pectoralis oder der Mamma pneumonische Infiltrate vor. Scheinbar vergrößerte Lymphknoten in der Axilla resultieren aus der Übereinanderprojektion der vorderen und hinteren Axillarfalte.

Bei exsiccierten Kindern geben Hautfalten der Bauchhaut Anlaß zu Fehldeutungen innerhalb des Abdomens.

Exogene Täuschungsmöglichkeiten liegen in Schmutz, Salbenresten, Heftpflaster und Verbänden.

Schließlich sind Wasserflecken auf dem Film und Folienfehler manchmal Grund zur Wiederholung von Aufnahmen.

Syndrome

Die nachfolgende alphabetische Übersicht berücksichtigt Syndrome, die *klinisch und radiologisch* von Bedeutung sind; sie dient einer leichteren Orientierung auf diesem durch Eigennamen und viele Synonyma unübersichtlich gewordenen Gebiet. Für die Nomenklatur und Schreibweise wurde das „Wörterbuch der klinischen Syndrome" von LEIBER/OLBRICH als maßgeblich angesehen. Auf Abbildungen im Textteil ist an entsprechender Stelle verwiesen.

Die *Synopsis radiologisch wichtiger Syndrome* wurde durchlaufend in *3 Spalten* gesetzt; die erste Spalte enthält *Begriff und Synonyma* sowie *Literaturhinweise*, wobei gewöhnlich eine historisch wichtige und eine modernere, aufschlußreiche Publikation verzeichnet sind. Die Literaturquellen sind im Anschluß an das Syndromenverzeichnis — aus Raumgründen ohne Titelangabe und deshalb gesondert — zusammengestellt. Die *zweite Spalte* skizziert im Telegrammstil die *klinische Leitsymptomatik*, die *dritte* Spalte erfaßt die *radiologischen Symptome*.

Um Wiederholungen zu vermeiden, sind verschiedene Symptome, deren Behandlung in den Textabschnitten erforderlich war, nur dort und nicht im Syndromenverzeichnis abgehandelt. Die Primärhinweise sollten deshalb aus dem Sachverzeichnis entnommen werden.

Syndrom Synonyma	Leitsymptomatik	Radiologisch faßbare Veränderungen
Abderhalden-Fanconi-S. Syn.: Abderhalden-Kaufmann-Lignac-S. — familiäre Cystindiathese — Aminosäuren-diabetes-nephrotisch-glykosurischer Minderwuchs — Cystinspeicherkrkh. ABDERHALDEN, E. (1903); WEYERS, H. (1952).	1. Anamn.: Normales Geburtsgewicht und normale Entwicklung während der ersten Lebensmonate. Dann Wachstumsstillstand Appetitlosigkeit, Erbrechen, Obstipation, Polydipsie, Polyurie, toxische Zustände. 2. Geschwistererkrkg., Konsanguinität der Eltern. 3. Proportionierter Zwergwuchs. 4. Zeichen der Schrumpfniere (ohne Blutdruckerhöhung und ohne Augenhintergrundsveränderungen). 5. Hochgradige Thermolabilität, inverser Fiebertyp. 6. Photophobie. 7. Adynamie. 8. Geringe Anlässe können einen schweren toxischen Zustand provozieren. 9. Im Sternalmark oder in der Bindehaut Nachweis typ. doppelbrechender vier- und sechseckiger und nadelförmiger Cystinkristalle. 10. Thymushypoplasie. 11. Blutchem.: Hypophosphatämie, Alkalireserve deutlich vermindert. Hyperproteinämie. Hypokaliämie. 12. Urin: Alkalisch, Aminoacidurie, Ketonurie, leichte Albuminurie. 13. Schlechte Prognose.	1. Rachitische und pseudorachitische Knochenveränderungen, bes. an den Metaphysen. (Honigscheibentypus, Parsons.) 2. Spontanfrakturen, Pseudofrakturen. 3. Dünne hypoplastische Röhrenknochen, dünne Corticalis, weite, „leere" Markräume. 4. Teilweise ginsterbuschartige Auffransung der Verkalkungszonen. 5. Verbiegung der Röhrenknochen. 6. Generalisierte Osteoporose (Abb. 119, 122).
Abt-Letterer-Siwe-S. Syn.: Aleukämische Retikulose (LETTERER) — maligne Retikulose — infektiöse Reticulo-	1. Septische Fieberschübe. 2. Splenohepatomegalie und generalisierte Lymphknotenschwellung.	1. Osteolytische Herde (Extremitäten, Darmbeinschaufeln, Rippen, Schädel) von gewöhnlich

Syndrom Synonyma	Leitsymptomatik	Radiologisch faßbare Veränderungen
endotheliose — Abt-Letterer-Siwe. LETTERER, E. (1924); REWALD, E. (1960).	3. Schubweise auftretende thrombopenische Purpura hämorrhagica, wechselnde, oft eczematoide Hautefflorescenzen. 4. Blutbild: Leukocytose oder Leukopenie, Thrombopenie, hypochrome Anämie. 5. Ulcerationen am Zahnfleisch und Lippenrändern. 6. Betroffen sind Kinder im 1. bis 2. Lebensjahr. 7. Schlechte Prognose, gewöhnlich letaler Ausgang.	scharfrandiger Begrenzung. 2. Allgemeine oder vor allem metaphysäre Osteoporose. 3. Metaphysäre Aufhellungsbänder. 4. Lungen: Miliare Veränderungen, Hilusschwellungen verstärkte interstitielle Zeichnung (Abb. 202)
Adams-Kershner-S. Syn.: Chronic nonspecific suppurative pneumonitis (e). KERSHNER, R. D., u. ADAMS, W. E. (1948).	1. Schleichender Krkh.beg. und chron. Krkh.-ablauf über Jahre. 2. Plötzlich auftretender Husten mit mikropurulentem Auswurf, Hämoptyse und Thoraxschmerz. 3. Perk. u. Ausk.: Meist unilaterale, seltener bilaterale Dämpfungszone mit trockenen und pfeifenden Rg's. 4. Relativ gut bleibender AZ. 5. Bronchoskopie: Ödematöse Infiltration im Bereich des korrespondierenden Bronchus sowie eitriges oder blutig-eitriges Exsudat im Bronchiallumen. 6. Wegen der Ähnlichkeit des klin. Bildes ist die Verwechslung mit einem Bronchialcarcinom leicht möglich. 7. Hauptmanifestationsalter zwischen 30 und 50 Jahren. 8. Gynäkotropie (2:1).	1. Umschriebene, dichte Infiltration eines Lungenlappens oder -segmentes, oft ähnlich dem Bilde einer Atelektase. 2. Bevorzugt ist li. der Unterlappen, re. der Mittel- oder Unterlappen.
Adhäsions-S., neuroenterochordales Syn.: duplications of the alimentary tract (e) — giant diverticula (e). LADD, W. E., u. GROSS, R. E. (1952).	1. Mißbildungen der WS. 2. Hydrocephalus mit spastischen Lähmungen und andere verschiedenartige Mißbildungen des ZNS. 3. Partielle Verdopplungen des Gastrointestinaltraktes.	1. Mißbildungen der WS: Rachischisis anterior, Halbwirbelbildung, kongenitale Skoliose, cervicale Hyperlordose, Variation der Zahl der Wirbel u.a. 2. Große Divertikel- und Doppelbildungen im Bereich des Pharynx, Oesophagus, Magens und Darmes. 3. Hydrocephalus.
Ainhum-S. Syn.: Dactylolysis spontanea — Ainhum. SPINZIG, E. W. (1939).	1. Die Störung manifestiert sich meist im dritten und vierten Lebensjahr bei Negern. 2. Dabei entsteht zunächst an der Digitoplantarfalte der Kleinzehen eine keratotische Hautverdickung, die die Zehe zunehmend einschnürt. 3. Später kommt es zu einer regelrechten Strangulation der Zehe durch einen schnürfurchenartigen Hautring mit Atrophie des abgeschnürten Zehenanteils und zu seiner spontanen gangränösen Amputation.	1. Akroosteolyse im Mittel- und Endphalangealbereich vorw. der 5. Zehe. Es können andere Zehen und Finger befallen sein. 2. Die Weichteilconstriction ist auf der Rö.-Aufnahme gut zu erkennen.

Syndrom Synonyma	Leitsymptomatik	Radiologisch faßbare Veränderungen

Akroosteolyse-S.

Syn.: Akrodystrophie — progressive Akroosteolyse — Giaccai-S. — neurogenic acroosteolysis (e).

GIACCAI, L. (1952)

1. Frühsymptom: Indolentes Geschwür an der Planta pedis (meist 5. oder 1. Strahl), aus dem sich nach Fieberschüben Knochensequester abstoßen.
2. Nach Abheilung regelmäßige Wiederholungen dieses Vorganges. Die Geschwüre bleiben auf die distale Fußsohle beschränkt.
3. Weitere trophische Hautveränderungen erstrecken sich auf den Unterschenkel.
4. Später entwickeln sich als Folgen der Osteolysen sek. Deformierungen der Füße („Pferdefuß").
5. Störungen der oberflächlichen Sensibilität können sehr zeitig auftreten. Häufig Reflexausfälle.
6. Prognose quoad vitam allgemein günstig, schubweiser Ablauf jedoch unbeeinflußbar, meist Defektheilung nach einigen Jahren.
7. Androtropie bei den familiären Formen.

1. Reaktionslose, überwiegend nach proximal fortschreitende Osteolyse der Phalangen und Metatarsalia, meist als konzentrische Knochenatrophie (Griffelformen, bleistiftartige Anspitzungen).
2. Die Epiphysen bleiben relativ lange erhalten, keine reaktiven Veränderungen.
3. Später treten häufig osteomyelitische Prozesse hinzu.

Albers-Schönberg-S.

Syn.: Marmorknochenkrkh. — Osteopetrosis familiaris — Osteosclerosis generalisata — marble bones (e).

ALBERS-SCHÖNBERG, H. E. (1904); HANHART, E. (1948).

1. Abnorme Knochenbrüchigkeit.
2. Blutbild: Erhebliche Anämie, sek. Auftreten sek. Blutbildungsherde; Bluterythroblastose, Lymphocytose.
3. Hepatosplenomegalie, Lymphknotenschwellung.
4. Wachstumsminderung.
5. Gangstörungen.
6. Als Folge der Schädelsklerose mit Einengung der Foramina treten Exophthalmus Stauungspapille, Opticusatrophie, Taubheit und andere Hirnnervenstörungen auf.
7. Neigung zu osteomyelitischen Prozessen, bes. im Unterkieferbereich.
8. Zuweilen Verkalkung innerer Organe.
9. Thrombopenie mit Blutungsneigung.
10. Verschiedene Verlaufsformen: Frühinfantile, maligne Form, bereits beim Säugling manifest werdend. Benignere Formen allmählich in Erscheinung tretend. Manchmal sind letztere so symptomarm, daß sie nur zufällig entdeckt werden.

1. Die ersten röntgenologischen Veränderungen bestehen in schmalen, querverlaufenden Verdichtungsbändern von einigen mm Breite. Sie treten zuerst an den proximalen Metaphysen von Tibia und Humerus, an den distalen Metaphysen des Femurs sowie in den Wirbelkörpern auf und verlaufen parallel zur Epiphysenlinie.
2. Kennzeichnend für die Entwicklung der Hyperostose ist eine von den Epiphysenfugen schaftwärts fortschreitende Petrosierung.
3. Ferner: Keulen- oder flaschenförmige Deformierung der Tibia- und Femurmetaphysen im Kniegelenkbereich sowie in den schulternahen Bereichen des Humerus.
4. Am Schädel beginnt die Sklerose oft frühzeitig, meist zuerst an der Basis, mit Vorliebe an der Keilbeinhöhle (Abb. 74).

Albright-S.

Syn.: Albright-McCune-Sternberg-S.

ALBRIGHT, R. u. Mitarb. (1937); DAHLMANN, J. (1965).

1. Symptome des Jaffé-Lichtenstein-S. Daneben:
2. Anamnestisch oftmals Angaben über besonders lang anhaltenden Neugeborenenikterus.
3. Milchkaffeefarbene, landkartenförmige Hautpigmentationen zum Teil im Segmentbereich der befallenen Knochen.
4. Pubertas praecox bei Mädchen.
5. Blutchem.: Erhöhung der Serumphosphatase.
6. Gynäkotropie.
7. Kombination mit Hyperthyreose und Exophthalmus kommen vor.

1. Jaffé-Lichtenstein-S. Polyostotische fibröse Dysplasie s. d., Abb. 192—194).

Syndrom Synonyma	Leitsymptomatik	Radiologisch faßbare Veränderungen

Albright-Buttler-Bloomberg-S.

Syn.: Phosphatdiabetes — Vitamin D-resistente Spätrachitis.

ALBRIGHT, F., BUTTLER, A. M., u. BLOOMBERG, E. (1937).

1. Minderwuchs.
2. Blutchem.: Hypophosphatämie, oft erhöhte alkalische Phosphatase.
3. Harn: Hyperphosphaturie.
4. Mit der physiologischen Verlangsamung des Wachstums bessern sich die floriden rachitischen Symptome. Eine erneute Belastung des Phosphatstoffwechsels (Schwangerschaft) führt zu Osteomalacie.

1. Gegen übliche Vitamin D-Dosen resistente Erscheinungen der Rachitis.
2. Vgl. auch die radiologischen Erscheinungen des Rathbun-S. Differentialdiagnose und Textabschnitte: Skelet, Stoffwechselveränderungen (Abb. 124, 125).

Albright-Hadorn-S.

Syn.: Hadorn-Albright-S.

HADORN, W. (1948).

1. Initial: Erbrechen und Durchfälle.
2. Subjektiv: Knochenschmerz, Rückenschmerz, Gehbeschwerden, Leistungsschwäche, Müdigkeit.
3. Länger andauernde Adynamie oder regelrechte paroxsymale prostigminresistente Lähmungen mit Parästhesie in den muskelschwachen Gliedmaßen; muskuläre Dyspnoe; allgemeine Hypo- und Areflexie.
4. In den Paroxysmen Oligurie und Ödeme.
5. Blutchem.: Hypokaliämie, Hyperchlorämie, Hypernatriämie, Hypophosphatämie, Verminderung der Alkalireserve.
6. Harn: Hyperkaliurie, Hypercalciurie. Reaktion nie sauer.
7. EKG: Frequenzunabhängige, starke Verlängerung der QT-Dauer im Paroxysmus mit den Zeichen der energetisch-dynamischen Herzsuffizienz (im Sinne des Hegglin-S.).

1. Allgemeine schwere Vitamin D-resistente Osteoporose mit Looser-Umbauzonen und multiplen Infraktionen.

Alkaptonurie-S.

Syn.: Endogene Ochronose — alcaptonuria (e).

VIRCHOW, R. (1866); RIESCHEL, G. (1960).

1. Alkaptonurie.
2. Arthritis; frühestens am Ende des 3. Lebensjahrzehnts kommt es zu gichtartigen Schmerzanfällen in den Gelenken und zu Gelenkschwellungen.
3. Ochronose; auffällige schwarzblaue Verfärbung der bradytrophen Gewebe sowie der Skleren im Lidspaltenbereich, der Nägel, des Cerumens. Klin. auffällig wird die allg. Schwarzfärbung des Knorpels vor allem im Bereich des durch die Haut hindurchschimmernden Ohr- und Nasenknorpels.
4. Neigung zu Nierensteinbildung.
5. Störung der Herzfunktion infolge Einlagerung von Homogentisinsäure-Polymerisaten ins Endo- und Myokard.
6. Prognose quoad vitam relativ günstig.

1. Allmähliche polyartikuläre, arthrotische Gelenksdegeneration (Osteoarthrosis deformans alcaptonurica), Bildung freier Gelenkkörper, Verschmälerung von Gelenkspalt und Bandscheiben sowie verstärkte Knochenbrüchigkeit (Osteoporosis alcaptonurica).
2. Kalkablagerungen in Sehnen, Bändern und Schleimhäuten.

Allemann-S.

ALLEMANN, R. (1936).

1. Trommelschlegelfinger und -zehen.

1. Nierenmißbildungen, bes. Doppelniere.

Syndrom Synonyma	Leitsymptomatik	Radiologisch faßbare Veränderungen

Andersen-S.

Syn.: Cystische Pankreas-
fibrose — Dysporia entero-
broncho-pancreatica congenita
familiaris (GLANZMANN) —
Mucoviscidose.

ANDERSEN, D. (1938).

1. Großes Abdomen von Geburt an.
2. Etwa mit 2 Wochen manifest werdende Erkrkg. der Respirationsorgane mit chron. Verlauf.
3. „Große Stühle", die zumeist abnorm viel Fett enthalten und faulig riechen.
4. Erhöhter Kochsalzgehalt der Schweiß-sekretion und des Speichels.
5. Intoleranz gegen Nahrungsfett.
6. Oft plötzlich Entwicklung einer eitrigen Staphylokokkenbronchitis aus dem chron. Hustenstadium heraus. Infizierte Bronchi-ektasen mit Abscessen, lobuläre chron. Pneumonien mit fibrinöser Pleuritis oder jeder Kombination von solchen Erschei-nungen.
7. Schlechtes Gedeihen von Geburt an.
8. Häufig infektionöse Anämie. Eosinophilie.
9. Hypoproteinämie, Hypoglobulinämie, generalisierter Hydrops.
10. Transitorische Glykosurie.
11. Vitaminmangel-Ss. durch die enterale Resorptionsstörung.

1. Bronchiektasen.
2. Lobuläre chron. Pneumonien mit fibrinöser Pleuritis.
3. Emphysem.
4. Zeichen des Verschlusses im distalen Dünndarm: Gas-geblähte, erweiterte Dünndarm-schlingen im proximalen Dünn-darm (nur bei Meconiumileus).
5. Intraabdominelle Verkalkungen.

Ankyloglossum superius-S.

Syn.: Angeborene Zungen-
Munddach-Verwachsung.

COSACK, G. (1953).

1. Angeborene Zungen-Munddach-Ver-wachsung.
2. Hypoplasie der Oberlippe.
3. Defekt sämtlicher Schneidezähne.
4. Facialisparese.

1. Hypoplasie des Zwischen- und Oberkiefers.
2. Hypoplasie der radialen oder ulnaren Randstrahlen.

Anzapf-S. der Arteria vertebralis

Syn.: Subclavia Entzugs-S. —
subclavian steal effect (e).

VOLLMAR, J. u. Mitarb. (1964).

1. Meist anfallsweise (besonders nach Arm-arbeit) auftretende Zeichen einer cerebro-vasculären Insuffizienz.
2. Zeichen der Mangeldurchblutung eines Armes.
3. Weitere Hinweise: Fehlen oder Abschwä-chung des Pulses der rechten A. carotis communis (Verschluß des Truncus brachiocephalicus). Strömungsgeräusch in den beiden Vertebralarterien, das sich nach Armbelastung steigert.
4. Die Störung betrifft fast ausnahmslos ältere Menschen mit fortgeschrittener Sklerose.

1. Das Angiogramm weist die Stenosierung oder Obliteration der A. subclavia (oder des Tr. brachiocephalicus) proximal vom Vertebralisabgang sowie die verschlußseitige retrograde Kontrastmittelfüllung der A. vertebralis nach.

Apert-S.

Syn.: Akrocephalosyndaktylie —
acrocephaly (e)

APERT, E. (1906); VALENTIN, B.
(1936).

1. Akrocephalie, Skaphocephalie.
2. Dysmorphie des Gesichtsschädels: Hyper-telorismus, breite Nasenwurzel, Spaltnase, flache Orbitae, Exophthalmus.
3. Ferner kommen fakultativ vor: Hoher Gaumen, gespaltene Uvula, Opticusatrophie, Rückständigkeit der geistigen Entwicklung, Minderwuchs, Hallux varus.

1. Prämature Synostose der Kranz-naht, der Pfeilnaht oder aller Nähte. Meist besteht ein Hyper-telorismus bei Turricephalus und vermehrten Impressiones digitatae.
2. Häutige oder ossäre Syndaktylie bis zur „Löffelhand", gewöhn-lich beidseitig. Seltener Poly-daktylie.

Syndrom Synonyma	Leitsymptomatik	Radiologisch faßbare Veränderungen

| | | 3. Ferner kommen fakultativ vor:
Radioulnare Synostose, Syn-
ostose der großen Gelenke, bes.
Ellenbogenankylose, Wirbel-
mißbildungen, Aplasie des
Acromioclaviculargelenkes.
Atresia ani. |

Atresia-multiplex-congenita-S.

| Syn.: Multiple angeborene Blindverschlüsse — Polyatresia congenita.

WEYERS, H. (1952). | 1. Speichelfluß aus Nase und Mund bei Neugeborenen und Regurgitation jeglicher zugeführten Nahrung als Folge einer Oesophagusatresie mit und ohne Oesophago-Trachealfistel. Fehlender Abgang von Meconium infolge von Rectal- und/oder Analatresie.
2. Obliteration der Pulmonalvenen, wodurch eine wechselnde Cyanose hervorgerufen wird. Ausbildung von Kollateralgefäßen zwischen den vergrößerten Bronchialvenen zum Oesophagus.
3. Atresie des Duodenums mit/oder des Ductus choledochus mit konsekutiver Gelbsucht, Lebervergrößerung, Meteorismus und Obstipation.
4. Die multiplen Verschlüsse können sich auch in mehr abortiver Ausprägung in Form von Stenosen manifestieren. | 1. Oesophagusatresie mit und ohne Oesophago-Trachealfistel.
2. Rectal- und/oder Analatresie.
3. Atresie des Duodenums und/oder des Ductus choledochus.
4. Charakteristische retikuläre Lungenzeichnung.
5. Weitere Mißbildungen wie Nierendystopie oder Hufeisenniere, Herzmißbildungen, Ektrodaktylie kommen vor. |

Ayerza-S.

| Syn.: „Schwarze Cyanose" — Sklerose der A. pulmonalis — Arrillaga — cardiaque noir (fz).

AYERZA, A. (1925). | 1. Chron. flächenhafte „schwarze" Cyanose.
2. Polyglobulie, Hyperplasie des Knochenmarks.
3. Trommelschlegelfinger.
4. Dyspnoe, Emphysem, chron. Bronchitis, sek. Bronchiektasen.
5. Dilatation, Re.-Hypertrophie und Re.-Versagen des Herzens mit erhöhtem Venendruck.
6. Hepatosplenomegalie.
7. EKG: Re.-Typ, P-Dextrokardiale, Re.-Hypertrophie mit Re.-Überlastung, intraventriculäre Leitungsstörungen.
8. Kreislaufzeit: Lungenkreislaufzeit bis zur Dekompensation verkürzt, danach verlängert.
9. Herzkatheter: Hoher syst. Druck in der A. pulmonalis und im re. Ventrikel (über 35 mm Hg). | 1. Verdichtung im Hilus- und Lungenbereich, speziell Verstärkung der Lungengerüstzeichnung, Re.-Hypertrophie des Herzens, vorspringender Pulmonalisbogen.
2. Angiokardiogramm: Verschmälerte Pulmonalisgefäße bei Selektivfüllung. |

Bakwin-Eiger-S.

| Syn.: Osteochalasia desmalis familiaris — Hyperostosis corticalis deformans juvenilis (SWOBODA) — familial osteoectasia with macrocranium (e).

BAKWIN, H., u. EIGER, M. S. (1956). | 1. Erste Krkh.manifestation im frühen Kleinkindesalter.
2. Verzögerte statische Entwicklung mit schwerer Verkrümmung der Extremitätenknochen, vor allem der Beine.
3. Abnorme Knochenbrüchigkeit (mit gelegentlichen Spontanfrakturen).
4. Mit dem 3. Lebensjahr deutlich in Erscheinung tretende Verdickung der Schädelknochen, durch die der Schädel in allen Durchmessern vergrößert ist. | 1. Verdickung nahezu sämtlicher Knochen, vor allem der Röhrenknochen und des Schädeldaches mit Zeichen übermäßiger corticaler Knochenneubildung.
2. Daneben diffuse Osteoporose mit tiefgreifendem Spongiosaumbau (Strukturvergröberung, Umbauzonen), Knochenverbiegungen, Mikrofrakturen, Platyspondylie, vereinzelte |

Syndrom Synonyma	Leitsymptomatik	Radiologisch faßbare Veränderungen
	5. Die Knochenstörung kann fieberfrei und fieberhaft, schmerzlos und schmerzhaft verlaufen. 6. Blutchem.: Mittelmäßig bis hochgradig vermehrte alkalische Phosphatase. 7. Blutchem.: Leukocytose und hypochrome Anämie. 8. Knochenmark: Osteoblastenhyperplasie.	Sklerosierungszonen und Pseudocystenbildungen. 3. Die Bilder erinnern teilweise an die für das Paget-S. pathognomonischen Veränderungen.
Barsony-Teschendorf-S. Syn.: Barsony-S. — multiple Oesophagusspasmen — Barsony-Teschendorf syndrome (e) — syndrome de Barsony et Teschendorf (fz) — spasmes étagés de l'esophage (fz). BARSONY, T. (1924).	1. Intermittierende, paroxysmal auftretende Dysphagie mit Regurgitation von Speichel und Schleim und schwerem krisenhaftem Retrosternalschmerz. 2. Die Anfälle, die plötzlich kommen und gehen, machen es dem Kranken oft für Stunden unmöglich, zu schlucken. 3. Begleitkrankheiten: Ulcus ventriculi et duodeni, chron. Appendicitis, rezidivierende Colitis, Dyskinesien der Gallenwege, Pericholecystitis, Cholelithiasis, Aortensklerose, Coronarspasmen. 4. Individuell geprägte Psychoneurosen gehören ebenso zum Krkhb. wie die undisziplinierten Eßgewohnheiten (Tachyphagie). 5. Oesophagskopie: Das Instrument läßt sich zwar ohne Hindernis durch die Kardia bringen, doch spürt man multiple, meist segmental angeordnete (spastische) Gewebsrigiditäten; Ulcera gehören nicht zum Krkhb.	1. Multiple, ringförmige Spasmen des thorakalen Oesophagusabschnittes, mit abwechselnd erweiterten und verengten Segmenten („spasmes étagés", Côme) im Paroxysmus; Bild des sog. Perlenkollieroesophagus!
Bartenwerfer-S. Syn.: Morquio-S., Typ Bartenwerfer — Dysostosis enchondralis, Typ Bartenwerfer. BARTENWERFER, K. (1924); UHLIG, H. (1954).	1. Leicht mongoloide Facies mit Epicanthus, breiter Nase, mongoloidem Lidachsenverlauf, Hypertelorismus. 2. Hoher Gaumen. 3. Disproportionierter Minderwuchs, scheinbare Makromelie (durch flache Wirbel bei gleichzeitiger Lordoskoliose der WS). 4. Hüftgelenksluxation. 5. Rosenkranzbildung, Harrison-Furche. 6. Knick- und Plattfuß.	1. Enchondrale „Dysostose". 2. Fehlen, Schwund, Entformung und Zerstörung von Epiphysen und epiphysennahen Teilen der Extremitätenknochen, bes. im . Bereich von Schulter und Hüfte. 3. Platyspondylie.
Bauchdeckenaplasie-S. Syn.: Obrinsky-S. — Fröhlich-S. — Abdominalmuskel-Aplasie-S. — kongenitale Bauchmuskel-Aplasie. FRÖHLICH, F. (1839); BRAUN-FALCO, O. (1964).	1. Völliges oder teilweises Fehlen der Bauchmuskulatur. Die Bauchhaut wirkt weit, dünn und schlaff. Vom Nabel zur Symphyse zieht gewöhnlich eine Hautfurche. 2. Erweitertes großes Abdomen; die Bauchorgane lassen sich außergewöhnlich gut tasten. 3. Die Nabelgrube ist meist spalt- oder schlitzförmig gestaltet. 4. Kryptorchismus. 5. Eine Kombination mit weiteren Mißbildungen ist nicht allzu selten: Thoraxdeformationen, Hydrocephalus, Urachusfistel, Klumpfuß u.a. 6. Fast ausschließliche Androtropie.	1. Häufig Hypertrophie und Dilatation der Blase infolge von Harnabflußstörungen (z.B. durch Blasenhalsobstruktion). 2. Hydroureter und Hydronephrose, die manchmal sek. infiziert sind. 3. WS-Anomalien. 4. Fehlrotations-S. des Darmes (Bd. II).

Syndrom Synonyma	Leitsymptomatik	Radiologisch faßbare Veränderungen
v. Bechterew-v. Strümpell- Marie-S. Syn.: Spondylitis ankylopoetica — ankylosierende Spondylitis— entzündliche WS-Versteifung. BECHTEREW, W. M. (1893); KREBS, W., u. WURM, H. (1937).	1. Von oben nach unten fortschreitende WS-Versteifung. 2. Bes. ausgeprägte Kyphose der BWS. 3. Freibleiben der großen Extremitätengelenke. 4. Zeichen der Reizung der Spinalnerven. 5. Atypische Verläufe sind nicht selten. 6. Die allmählich zunehmende Versteifung der gesamten WS führt zu ganz typ. Körperhaltung: Der Rumpf wird in der Regel mit nach vorn geneigtem Kopf steif und nach vorn gebeugt gehalten. 7. Beeinträchtigte Brustkorbatmung. 8. BSG stark beschleunigt (75%). 9. Oft Hypercalcämie. 10. Herzklappenfehler (15—20%). 11. Haupterkrankungsalter 20—40 Jahre. 12. Häufung im Militärdienst und bei Bergarbeitern. 13. Erbliche Belastung. 14. Androtropie (90%).	1. Anfangs uncharakteristische Osteoporose der Wirbelkörper. 2. Später kommt es zur Verschmälerung einzelner oder mehrerer Gelenkspalten mit unscharf werdender Begrenzung. Obliteration der Sacro-Iliacalfugen. 3. In fortgeschritteneren Fällen findet man Ankylose der kleinen Wirbelgelenke, ausgedehnte Verknöcherungen der kleinen Wirbelbänder und des vorderen Längsbandes der WS (Bild des Bambusstabes). 4. Die Wirbelkörper nehmen eine im Rö.-Bild typ. Kastenform an. 5. Wenn schließlich auch das Dornfortsatzband verkalkt ist, zeigt das Rö.-Bild mitunter das Erscheinungsbild der „3 dunklen Streifen" (Dornfortsatzband, ankylosierte Reihen der kleinen Wirbelgelenke). 6. Das regelmäßigste rö. Initialsymptom ist die Degeneration des Kreuzbein-Darmbein-Gelenkes (Abb. 150).
Berardinelli-S. Syn.: Endokrino-metabolisches S. — Zwischenhirn-S. — infantile acromegaloid gigantisme s. (e). — Lipodystrophia generalisata — Lawrence-Syndrom — lipo-atrophischer Diabetes. BERARDINELLI, W. (1954).	1. Wachstumsbeschleunigung im Sinne des infantilen akromegaloiden Gigantismus, Entwicklung eines athletischen Körperbautyps. 2. Hypergenitalismus bei fehlender Ausbildung sek. Geschlechtsmerkmale. 3. Hypertrophie der Skeletmuskulatur. 4. Eigentümliche Venendystrophie (Phlebomegalie). 5. Schwund des subcutanen Fettgewebes im Sinne der Lipoiddystrophie. 6. Hyperhidrose. 7. Punktförmige Hornhauttrübungen. 8. Hepatosplenomegalie mit Fettinfiltration (Triglyceride) der Leber. 9. Fovea coccygea, dorsale Lokalisation des Afters. 10. Deutliche Erhöhung der 17-Ketosteroidausscheidung im Urin. 11. Blutchem.: Hyperlipämie, mit milchig getrübtem Serum. Hyperproteinämie und Störung des KH-Stoffwechsels. 12. Hypertension. 13. Hyperpigmentation. 14. Erkrkg.-Manifestation im frühen Kindesalter. 15. Hyperglykämie, Hyperlipidämie.	1. Pneumencephalogramm: Erweiterung des 3. Ventrikels und der basalen Zisternen. 2. Beschleunigung der Knochenkernentwicklung und Zahnreifung. 3. Cardiomegalie (Glykogendepots) kommt vor. 4. Vorspringende Schädeltubera. 5. Dysodontie. 6. Erhöhte Knochendichte. 7. Vergrößerte Nieren mit erweiterten Kelchsystemen.
Bergstrand-S. Syn.: Corticalosteoid Bergstrand — Osteoblastische Krkh. (BERGSTRAND) — Osteoid-	1. Umschriebene Knochenschmerzen, zunächst nur bei Belastung, später anhaltend und nachts exacerbierend.	1. Compacta-Osteoide führen zu buckligen, langgezogenen Compactaverdickungen, in deren

Syndrom Synonyma	Leitsymptomatik	Radiologisch faßbare Veränderungen
Osteom (JAFFÉ-LICHTENSTEIN) — Corticalis-Osteoid. BERGSTRAND, H. (1930); GOCHNITZER, F. u. de GENNARO, P. F. (1955).	2. Allmählich sich über der schmerzenden Knochenstelle entwickelnde Weichteilschwellung. Nicht selten Inaktivitätsatrophie der Muskulatur der betreffenden Extremität. 3. Prädilektionsstellen: Schäfte der langen Röhrenknochen, bes. von Tibia und Femur. 4. Hauptmanifestationsalter: 1.—4. Lebensjahrzehnt. 5. Androtropie (2:1).	Zentrum ein rundlicher Aufhellungsherd zu sehen ist (Osteoidbildung. Nidus). 2. Greift der Prozeß auf den Spongiosaraum über (Spongiosa-Osteoid), kann der Knochenschaft leicht spindelig aufgetrieben sein. 3. Zwiebelschalenförmige Randsklerose um einen Osteoidherd (Abb. 191).
Bernheim-S. Syn.: Bernheim's s. (e) BERNHEIM (1910); RUSSEK, H. J., u. B. L. ZOHMANN (1953).	1. Überfüllung des venösen Systems ohne Lungenstauung. 2. Dyspnoe und pulmonale Stauungszeichen fehlen meist. 3. Arm-Lippen-Kreislaufzeit verlängert. Arm-Lungen-Kreislaufzeit normal. 4. Häufig Kombination mit Hypertension und sklerotischer Aortenstenose. 5. Keine typ. EKG-Veränderungen. 6. Final kommt es zur Linksinsuffizienz mit Cyanose, Dyspnoe, schwerer Lungenstauung und Lungenödem.	1. Linkshypertrophie des Herzens mit Zeichen eines rechtsseitigen Herzfehlers. 2. Angiokardiogramm: Ausbuchtung im Lävogramm gegen den rechten Ventrikel, der sich im Dextrogramm verkleinert darstellt.
Besnier-Boeck-Schaumann-S. Syn.: Boeck — Boeck-Sarkoid — Lymphogranulomatosis benigna (SCHAUMANN) — Sarkoidose — Lupus pernio (BESNIER) — Tuberculosis nodularis — Hutchinson-Boeck granulomatosis (e). HUTCHINSON, J. (1877); SCHMID, F. (1951).	1. Lymphknoten: Lokalisierte oder generalisierte Lymphknotenschwellung. Die Knoten sind nicht mit ihrer Umgebung verbacken. 2. Haut: Klein- und grobknotige oder diffus infiltrative, plattenförmige Sarkoide (Gesicht, Streckseiten der Extremitäten) und Lupus pernio (Nase, Wangen, Augenlider, Ohren, Handrücken, Finger) mit rötlich, violetter Verfärbung und teigiger Schwellung der Haut. 3. Augen: Chron. Iridocyclitis. 4. Blutbild: Häufig Leukopenie, Lymphopenie und Eosinophilie, oft Monocytose. 5. BSG: Nicht oder mäßig beschleunigt. 6. Tuberkulinproben oft negativ. 7. Blutchem.: Fallweise Hypercalcämie. 8. Übergänge in echte Lungen- und Knochen-Tuberkulose (mit Bacillennachweis) kommen vor. 9. Im Sternalmark nicht selten Epitheloidzellherde durch Punktion nachzuweisen. Ebenso in Lymphknoten und Leber. 10. Gutartige Prognose: Rückbildung und Ausheilung (Narbenbildung im Laufe von Monaten und Jahren).	1. Skelet: Ostitis multiplex cystoides. Reversible herdförmige, wabige, hanf- bis linsenkorngroße osteolytische Herde der kurzen Röhrenknochen. (= Perthes-Jüngling-Krkh.), gelegentlich auch der Metaphysen, Epiphysen oder der Wirbelkörper. 2. Tumorige Vergrößerung endothorakaler Lymphknoten, disseminierte, der Miliartuberkulose ähnelnde Fleckschatten der Lunge oder verstärkte retikuläre Lungenzeichnung: a) Lymphknotentyp, b) retikulärer Typ, c) pseudomiliarer Typ (Abb. 153) (s.a. Bd. II).
Bland-White-Garland-S. Syn.: S. de Bland-White-Garland (fz). BLAND, E. F., WHITE, P. D., u. J. GARLAND (1932—1933).	1. Nach erscheinungsfreier Zeit von 2—3 Monaten (infolge der Reservekraft des Neugeborenenherzens) Kurzatmigkeit, bes. während der Mahlzeiten, und Tachypnoe. 2. Röchelnde und stöhnende Atmung, Heiserkeit und Husten.	1. Gewaltige Dilatation und Hypertrophie des Herzens, bes. der linken Herzabschnitte.

Syndrom Synonyma	Leitsymptomatik	Radiologisch faßbare Veränderungen
	3. Cyanose der Lippen. 4. Regurgitieren und Erbrechen der Nahrung (teils durch Verdrängung des Oesophagus). Bisweilen Angina pectoris-artige Anfälle. 5. EKG: Wichtigstes, obligat diagnostisches Symptom: Umkehrung der T-Zacke in einer oder allen Standardableitungen sowie li. präcordial im Sinne eines Vorderwandinfarktes. 6. Tod meist im Säuglingsalter oder später bei plötzlichen Belastungen (oft ohne, daß zuvor schon Zeichen eines Herzfehlers manifestiert worden sind).	
Blegvad-Haxthausen-S. BLEGVAD, O., u. HAXTHAUSEN, H. (1921).	1. Symptomatik des Lobstein-S. 2. Scharf begrenzte hirsekorn- bis pfennigstückgroße Hautbezirke von grau-blauer Farbe und runder oder ovaler Gestalt. Die Oberfläche dieser Bezirke liegt unter dem Niveau der umgebenden Haut. Die in der Tiefe liegenden Venen scheinen durch. 3. Zonuläre Katarakt. 4. Familiäre Vorkommen wurde beobachtet.	1. Vgl. Symptome des Lobstein-S. (Abb. 84).
Blount-S. Syn.: Tibia vara (BLOUNT) — Blount-Barber-S. — aseptische Nekrose des medialen Tibiacondylus — Osteochondrosis deformans tibiae (BLOUNT). BLOUNT, W. P. (1937).	1. Entwicklung ausgeprägter Genu varum-Stellung mit leichter Gegen-(x)-Kompensation der Femurkondylen (Bajonettstellung) und Rekurvation des Knies infolge Wachstumsstörung und Richtungsabweichung des proximalen Tibiaendes. 2. a) Infantile Form, Beginn im 2.–3. Lebensjahr, meist bilateral mit progressiver Beinkrümmung, doch insgesamt leichterem Verlauf und Neigung zu Spontanrückbildung. Watschelgang. b) Juvenile Form, Beginn im 6.–12. Lebensjahr, häufiger einseitig, mit geringerer Unterschenkelverkürzung als bei a) und Neigung zu Spontanaufrichtung. Hinkender Gang.	1. Der proximale mediale Tibiacondylus ist deformiert, abgeschrägt und seine Struktur wird unregelmäßig bis osteolytisch aufgelockert. 2. Ein entsprechender Befund kann sich auch an den lateralen und hinteren Tibiapartien sowie den distalen Teilen des Femurs zeigen (Einbeziehung des benachbarten Epiphysenkernes) (Abb. 102).
Boerhaave-S. Syn.: Boerhaave's s. (e). BOERHAAVE, H. (1724); BRUNO, M. S., GRIER, W. R. N., u. OBER, W. B. (1963).	1. Meist ohne Vorkrankheit kommt es nach oder bei heftigerem Erbrechen infolge von Magenüberladung oder Trunkenheit zu plötzlichem, sehr heftigem ausstrahlendem Schmerz im Brustraum und Epigastrium mit Vernichtungsgefühl und Todesangst. Das Erbrochene enthält meist reichlich rotes Blut. 2. Schwere progrediente Dyspnoe und Tachypnoe sowie Zeichen des Schocks. 3. Druckschmerz und Abwehrspannung im oberen Quadranten des Abdomens. 4. Subcutanes Emphysem im Hals- und Gesichtsbereich mit Crepitation. 5. Haupterkrankungsalter: 50.–70. Lebensjahr. 6. Androtropie: (5:1). 7. Schlechte Prognose.	1. Luftsicheln unter beiden Zwerchfellkuppeln.

Syndrom Synonyma	Leitsymptomatik	Radiologisch erfaßbare Veränderungen

van Bogaert-Hozay-S.

Syn.: Hozay-S.

van BOGAERT, L. (1953);
HOZAY, J. (1953).

1. Erkrkg: Manifestation nach dem 3. Lebensjahr.
2. Nageldystrophie.
3. Verkürzung der Extremitäten, bes. der Hände und Füße.
4. Acrale Durchblutungsstörungen mit acraler Hautmaceration und Hyperkeratose.
5. Fehlen der peripheren Pulse. Akrocyanose.
6. Gesichtsdysplasie.
7. Myopie, Astigmatismus.
8. Imbecillität (fakultativ).

1. Allgemeine Osteoporose, Osteolyse acraler Knochenanteile.
2. Brachymelie, Brachycarpie.
3. Dyscranie.

van Bogaert-Scherer-Epstein-S.

Syn.: Cerebrotendinöse Cholesterinose — cerebrale Form generalisierter Xanthomatose (VAN BOGAERT-SCHERER-EPSTEIN).

VAN BOGAERT, L., SCHERER, H. J., u. EPSTEIN, E. (1937).

1. Körperliche und geistige Entwicklungsverzögerung mit Ausgang in Imbecillität.
2. Trockene, rissige, gelbliche Hautbeschaffenheit. Bilaterale Xanthelasmen der Augenlider. Multiple Xanthome der Haut und Sehnen (untere Extremität). Haardystrophie.
3. Hypogenitalismus.
4. Vorzeitiger Zahnverfall.
5. Bilaterale juvenile radiäre oder zonuläre Katarakt.
6. Die zentralnervösen Erscheinungen entwickeln sich in Phasen:
a) Stillstand der geistigen Entwicklung im Ausgang der Kindheit, dann treten
b) diskrete cerebellar-ataktisch-paretische Erscheinungen hinzu. Schließlich kommt es nach jahrelangem progredientem Verlauf zur Entwicklung einer labio-glosso-laryngealen Bulbärparalyse, außerdem zu allgemeinen Degenerationszeichen des ZNS.

1. Osteoporose.
2. Kyphoskoliose.
3. Verkalkungen der Xanthome.

Bonnet-S.

BONNET, P. (1954)

1. Angeborene distale Aortenisthmusstenose („Erwachsenenform") mit Hypotension sowie Mangeldurchblutung der unteren Körperhälfte und trophischen Störungen an den Beinen mit den Erscheinungen der Claudicatio intermittens.
2. Hypertension im Bereich der oberen Körperhälfte.
3. Abnorme Schlängelung und Blutfülle aller Netzhautgefäße.

1. Linksbetontes Herz und Usuren am unteren Rippenrand.
2. Angiokardiogramm: Während des Lävogramms erfolgt meist die Darstellung der Stenose.

Bonnevie-Ullrich-S.

Syn.: Status Bonnevie-Ullrich — Flughaut-Krkh. — Pterygium-S.

BONNEVIE, K. (1934); ULLRICH, O. (1951).

1. Flughautbildungen am Hals oder an den Gelenken, ein- oder doppelseitig.
2. Lymphangiektatische Ödeme, bes. Hand- und Fußrücken.
3. Störungen der Hirnnervenfunktion (Ptose, Strabismus, Facialislähmung u.a.).
4. Cutis laxa et hyperelastica sowie erhöhte Vulnerabilität der Haut.
5. Überstreckbarkeit der Gelenke oder Streckhemmung durch Flügelfell.
6. Störungen des Längenwachstums.
7. Mißbildungen der Ohrmuscheln sowie Ohrtiefstand.

1. Dyscranie: Hypertelorismus, hoher Gaumen, vertiefte Impressiones digitatae, Hypoplasie der Mandibula.
2. Mißbildungen der Extremitäten: Syndaktylie, Klinodaktylie, Kamptodaktylie, kongenitale Hüftgelenksluxation.
3. Ossifikationsstörungen.
4. Situs inversus, Herzmißbildungen kommen fakultativ vor.

Syndrom Synonyma	Leitsymptomatik	Radiologisch faßbare Veränderungen

8. Intelligenzdefekte.
9. Weitere fakultative Mißbildungen kommen vor (Situs inversus, Herzmißbildungen, Wolfsrachen u. a.).

Bourneville-S.

Syn.: Tuberöse Hirnsklerose — Epiloia — neurocutanes S., Typ Bourneville — Neurospongioblastosis diffusa — Phacomatosis (BOURNEVILLE).

BOURNEVILLE, D. M. (1880).

1. Oft schon in der frühesten Jugend einsetzende epileptiforme Krampfanfälle.
2. Progrediente Verblödung.
3. Spastische Lähmungserscheinungen nach Art des Little-S.
4. Häufig Kombinationen mit Adenoma sebaceum.
5. Augen: Angeborene Tumoren der Retina, Sehnervenatrophie, Stauungspapille, Aderhautherde.
6. Tumoren innerer Organe (Niere, Herzmuskel) mit entsprechenden Organzeichen.
7. Prognose schlecht; progredientes Leiden.

1. Intracerebrale Verkalkungen.
2. Strukturveränderungen des Schädeldaches.
3. Tumoren innerer Organe, bes. Hypernephrom. (Abb. 439).

Brachykdaktylie-S.

Syn.: Acrochondrodysplasie — Brachyphalangie (PFITZNER).

SCHINZ, H. R. (1943).

1. Brachydaktylie einzelner oder mehrerer Strahlen.
2. Meist mäßige Verminderung der Körpergröße.
3. Weitere Mißbildungen kommen vor: Syndaktylie oder Ektrodaktylie, Brustwanddefekte, Trichterbrust, Aplasie des M. pectoralis major, Oxycephalus, bilaterale Coxitis.
4. Außerdem ist die Brachydaktylie Teil der Symptome des Laurence-Moon-Biedl-Bardet-S., des Münchmeyer-S., des Martin-Albright-S. und des brachymetacarpalen Zwergwuchs-S.

1. Partielle oder allgemeine Verkürzung der Finger oder einzelner Phalanxreihen; damit verbunden gewisse Verformung.
2. Hypoplasie des Humerus.
3. Hypoplasie der Rippen.
4. WS-Mißbildungen.
5. Gelenkaplasien (Abb. 45, 270, 271, 286, 109).

Brugsch-S.

Syn.: Akromikrie — Dystrophia-osteo-genitalis.

BRUGSCH, TH. (1927).

1. Hypophysärer Diabetes insipidus.
2. Sekundäre Amenorrhoe.
3. An Händen und Füßen finden sich folgende Veränderungen (Akromikrie): Verkleinerung der Endphalangen, wurstförmige Umformung der Mittel- und Grundphalangen. End-, Mittel- und Grundphalangen sind durch Querfalteneinziehungen in der Gelenkgegend gegeneinander abgesetzt. Gewöhnlich sind die Phalangen etwas druckschmerzhaft.
4. Akrocyanose (nicht obligat).
5. Zusätzlich bestehen oft noch andere trophische Störungen.

1. Knochenumbau mit Verlust der Mark- und Corticalisstruktur (Rarefizierung) und stellenweiser Lacunenbildung.
2. Die Phalangen werden walzenförmig, die Osteophyten gehen verloren und der Knochen wird insgesamt kalkarm.
3. Dieser Knochenumbauprozeß ist an den Phalangen am stärksten, jedoch findet er sich meist auch an den Metacarpalia und Handwurzelknochen, zuweilen auch an den größeren Knochen sowie am Schädel und am Unterkiefer (Abb. 306, 273).

van Buchem-S.

Syn.: Hyperostosis corticalis generalisata familiaris (VAN BUCHEM).

1. Erstes, nach der Pubertät langsam auftretendes Krkh.zeichen bei sonst völliger Beschwerdefreiheit ist die deutliche akro-

1. Generalisierte Hyperostose mit bes. Betroffensein des Schädels, des Kinns, der Schlüsselbeine,

Syndrom Synonyma	Leitsymptomatik	Radiologisch faßbare Veränderungen

VAN BUCHEM, F. S. P., HADDERS, H. N., u. UBBENS, R. (1955), VAN BUCHEM u.a. (1962).	megaloide Vergrößerung und Vergröberung der Kinnpartie. 2. Im 2. oder 3. Lebensjahrzehnt kommt es nicht selten zu progredienter Schwerhörigkeit, zu Sehstörungen, Exophthalmus sowie zu intermittierender peripherer Facialislähmung.	der Rippen und Diaphysen der langen Röhrenknochen. 2. Demgegenüber machen die Wirbel (mit Ausnahme der Processus spinosi), das Becken, die Schulterblätter und das Sternum einen weitgehend unveränderten Eindruck. 3. Die betroffenen Skeletabschnitte zeigen gleichmäßige Sklerosierung und Verdickung, die Röhrenknochen Verdickung und Sklerosierung der Corticalis im Diaphysenbereich ohne wesentliche Umfangzunahme. Der Markraum ist hier sichtlich eingeengt. 4. Die Epiphysen sind normal.
Büdinger-Ludloff-Läwen-S. Syn.: Chondromalacia patellae (KÖNIG) — Chondropathia patellae (KÖHLER) — traumatischer Knorpelriß der Patella. BÜDINGER, K. (1906/1908); FRÜND, H. (1926).	1. Haupterkrankungsalter: Jugend. 2. Rezidivierender, oft doppelseitiger Kniegelenkschmerz, gelegentlich mit Begleiterguß. Der Schmerz ist vor allem in der medialen Seite des Gelenks lokalisiert.	1. Fragmentierung des Patellarkernes. 2. In der Frühphase zeigen sich sichelförmige Randkonturen, später cystoide Osteolysen und schließlich Zerstückelung des Patellarkernes. Bei Spezialaufnahme mit lateral luxierter Kniescheibe erscheint die Patella fleckig und getüpfelt. Die Hinterfläche ist unregelmäßig gewellt und begrenzt. Später bilden sich Randosteophyten aus (Abb. 100).
Burkitt-S. Syn.: Burkitt-Lymphom — Burkitt-Tumor. BURKITT, D. (1958/1959).	1. Krkh. Manifestation hauptsächlich zwischen dem 3. und 8. Lebensjahr. 2. Zunächst indolente Schwellung gewöhnlich im Ober- und Unterkieferbereich. 3. Biopsie: Stammzellenartige, relativ uniforme Rundzellenwucherung von primitiver Lymphoidstruktur, die sternhimmelartig mit reaktiver Histiocyteninfiltration durchsetzt ist. 4. Schnelles Geschwulstwachstum. 5. Schlechte Prognose. Übergang in lymphatische Leukämie wurde beobachtet. 6. Vorkommen der Erkrkg. fast ausschließlich in Afrika und Neuguinea.	1. In mehr als $^1/_3$ der Fälle im Ober- und Unterkieferbereich lokalisiert. 2. Anfangs Erosion der trabeculären Knochenstruktur der alveolären Begrenzung der sog. dentalen Lamina dura. 3. Rapide Weiterentwicklung des zunächst fleckförmig lokalisierten Prozesses mit schließlich vollständigem Verlust der dentalen Lamina dura und Zusammenfluß der osteolytischen Herde im Markraum der Kiefer. 4. Schließlich Perforation der Corticalis und Anhebung des Periosts. 5. Häufiger im Unter- als im Oberkiefer kann die Periostreizung eine extracorticale Knochenneubildung in Form radiärer feiner Spiculae induzieren. 6. Charakteristische Verdrängung der Zähne aus den Alveolen. 7. Gelegentlich Destruktionsherde im harten Gaumen und der Keilbeinhöhle sowie Zerstörung des Nasenskelets.

Syndrom Synonyma	Leitsymptomatik	Radiologisch faßbare Veränderungen
		8. Bei Mitbeteiligung der Kalotte meist fleckige Osteoporose auf Grund einer Zerstörung der diploeischen Trabekel. 9. Metastasierung in Schädel, Achsenskelet, lange Röhrenknochen, Gastrointestinaltrakt einschließlich Leber und Pankreas, in Ovarien und Thoraxorgane, jedoch ohne Lungenparenchym, Sternum und Rippen.
Buschke-Ollendorff-S. Syn.: Dermatofibrosis lenticularis disseminata und Osteopoikilie. BUSCHKE, A., u. OLLENDORFF, H. (1928); SEROWY, C. (1956).	1. Haut. a) Morphe: Leicht gelblich gefärbte, rundliche, etwa linsengroße, leicht erhabene, distinktbegrenzte Effloreszensen von derber Konsistenz gegenüber der gesunden Haut, die in netzförmiger Anordnung dicht nebeneinanderstehen (= Dermatofibrosis lenticularis disseminata). b) Lokalisation: Symmetrische Verteilung, obere Rückenpartien, Oberbauch, Nacken, Oberarm, Lumbalgesäßgegend, Oberschenkel. 2. Klinisch: Meist subjektive Beschwerdefreiheit; gelegentlich Gelenkschmerzen und -schwellungen. 3. Zusätzlich kommen zuweilen weitere konstitutionelle Anomalien, bes. des mittleren Keimblattes zur Beobachtung: Osteogenesis imperfecta oder Osteopsathyrose, blaue Skleren. 4. Kombination mit Störungen des ZNS kommt vor.	1. Osteopoikilie (fleckförmige, disseminierte, dichtere Herde in sonst normalen Knochen). Lokalisation: Spongiosa der Carpalia, Tarsalia, Phalangen sowie der Epi- und Metaphysen der langen Röhrenknochen und des Beckens, selten WS, Rippen, Sternum und Os sacrum, ausnahmsweise Schädel. 2. Es gibt auch eine strähnige oder streifige Form mit struktueller Ausrichtung und fast ausschließlichem Sitz im Becken und in den Metaphysen der langen Röhrenknochen (Abb. 79, 251).
Cacchi-Ricci-S. Syn.: Syndrom der Schwammniere — sponge kidney (e) — ectasies tubulaires précalicielles (fz). CACCHI, E., u. RICCI, V. (1948); COLIEZ, R. T. (1964).	1. Chron. rezidivierende Pyurie bei erhaltenbleibender Nierenfunktion, oft mit erster Krkh.-Manifestation im frühen Säuglingsalter. 2. Die Störung kann auch ganz symptomlos verlaufen und wird dann zufällig bei einer Urographie entdeckt. 3. Häufig prädisponiert die Mißbildung der distalen Nierentubuli zur Nephrocalcinose mit Nierenkoliken und rez. Steinabgängen mit Makro -oder Mikrohämaturie.	1. Urogramm: Im Bereich der Kelche kommt es, bes. bei Kompression, zu den pathognomonischen ginsterbuschartigen Kontrastmittelformationen vor den Papillen, entweder bilateral oder nur im Bereich einzelner Kelche. 2. Die betroffene Niere ist dabei im ganzen vergrößert. 3. Als Begleitmißbildungen können dabei auftreten: Ureterverdoppelungen, Nierenbeckendivertikel, Cystenniere, Cystenleber, cystische Pankreasfibrose, multiple Lungencysten.
Caffey-Silverman-S. Syn.: Infantile corticale Hyperostose des Säuglings — Polyosteopathia deformans connatalis regressiva — Cortical-Hyperostose, a) Typ Caffey-Smith,	1. Krkh.-Manifestation ausschließlich bei Säuglingen vor dem 6. Lebensmonat. 2. Auftreten derber, mäßig schmerzhafter Weichteilschwellungen im Bereich der befallenen Knochen, oft ohne Zeichen der Entzündung.	1. Lamellenartige Periostverdickungen, welche zu umschriebenen, oft symmetrischen Corticalishyperplasien und Sklerose der Spongiosa an den Diaphysen der langen und kurzen Röhren-

Syndrom Synonyma	Leitsymptomatik	Radiologisch faßbare Veränderungen

b) Typ de Toni — hyperplastic periostosis (e). Roske- de Toni-Caffey-Syndrom

ROSKE, G. (1930); CAFFEY, J., u. SILVERMAN, W. A. (1945).

3. Pseudoparesen der befallenen Gliedmaßen.
4. Zeichen der Allgemeinerkrkg.: Unruhe, Reizbarkeit, Appetitlosigkeit.
5. Zeichen der Allgemeininfektion: Leukocytose, relative Lymphocytose, beschleunigte BSG. Bisweilen hohes Fieber, auch sub- und afebrile Formen kommen vor. Anämie.
6. Blutchem.: Erhöhung der alk. Phosphatase.
7. Klin. und rö. kommt es zur Spontanheilung nach einigen Monaten.
8. Bei Einzelfällen wurde eine beträchtlich Aminoacidurie nachgewiesen. Familiarität wurde wiederholt beobachtet, so auch bei der Erstbeschreibung von ROSKE.

knochen der oberen wie der unteren Extremität sowie der Schlüsselbeine und häufig auch der Mandibula (corticale Hyperostose). Epi- und Metaphysenpartien bleiben frei.
2. Die periostalen Auflagerungen sind oft höckrig begrenzt und können bisweilen lamellenförmig angelegt sein.
3. Bogenförmige Verbiegung der Tibia.
4. Manchmal Begleitpleuritiden (Abb. 85; s. a. S. 68).

Calvé-S.

Syn.: Plattwirbel — Platyspondylie — Vertebra plana osteonecrotica — Osteochondritis vertebralis infantilis.

CALVÉ, J. (1925).

1. Seltenes Krkhb., fast nur bei Kindern im Alter von 2 bis 15 Jahren, überwiegend bei Knaben, auftretend.
2. Beginn entweder akut, manchmal nach geringfügigem Trauma, oder schleichend. Im Vordergrund steht die Tragschwäche der WS. Die entstehenden Schmerzen werden oft in den Bauchraum projiziert.
3. Jahrelanger Verlauf mit später geringer werdenden Beschwerden.
4. Ausbildung einer Kyphose im Bereich des erkrkt. WS.abschnittes. (Meist Übergang von BWS und LWS.)
5. Einzelfälle durch eosinophiles Granulom gesichert (Abb. 233).

1. Meist nur ein Wirbel betroffen.
2. Osteoporose des Wirbelkörpers, umschriebener, „krümeliger" Zerfall, Abplattung; Wirbelkörper sintert zu schmaler Platte zusammen, gewinnt später wieder an Höhe, jedoch keine vollständige Restitutio.
3. Zwischenwirbelscheibe bleibt unversehrt (Abb. 93).

Calvé-Legg-Perthes-S.

Syn.: Perthes-Maydl-Krkh. — Coxa plana (WALDENSTRÖM) — juvenile Hüftkopfnekrose.

WALDENSTRÖM, H. (1969); PERTHES, G. C. (1910).

1. Krkh.-Manifestation im 3. bis 15. Lebensjahr; erhebliche Androtropie.
2. Schleichend auftretendes, nicht intermittierendes Hüfthinken, meist einseitig.
3. Bewegungseinschränkungen des Hüftgelenks.
4. Ausgang bei sachgemäßer Behandlung und Frühmanifestation in restitutio ad integrum. Ein „Spät-Perthes" heilt häufiger mit schwerer Deformierung des Hüftgelenks aus. (Arthrosis deformans.)
5. Sekundäre „Perthes-Formen" werden bei Hypothyreosen, enchondralen Dystosen und Morbus Gaucher beobachtet.

1. Gelenkspalt verbreitert, wolkige Auflockerung und Verbreiterung der Epiphysenfuge. Verdichtung des Kopfkernes, Abplattung, Fragmentation, Verbreiterung des Schenkelhalses, subchondrale Aufhellungsherde im Schenkelhals. Selten auch Aufhellungsherde in der Hüftpfanne.
2. Später Deformierung des Kopfes zur typischen „Walzen-" oder „Pilzform".
3. Weitgehende Regenerationsmöglichkeit, bei welcher eine gewisse Abflachung und Strukturverdichtung zurückbleibt (Abb. 95—97).

Camurati-Engelmann-S.

Syn.: Periostitis hyperplastica — systematisierte sklerotische Hyperostose — systematisierte erbliche Osteosklerose — Osteopathia hyperostotica (scleroticans) multiplex infantilis (ENGELMANN).

1. Zunehmende Ermüdbarkeit der Muskeln und Entwicklung eines „Entenganges"; auch verspätetes Laufenlernen kommt vor. Objektiv: Reduktion der Muskelmassen (regrediente Myopathie).
2. Sehnenreflexstörungen kommen vor.
3. Häufig disproportioniertes Wachstum mit erheblicher Verlängerung der Extremitäten.

1. Symmetrische, generalisierte Hyperostose der Diaphysen der langen Röhrenknochen mit periostaler Sklerose und unregelmäßigem, gitterförmigem Strukturbau der Compakta unter segmentierter, biskottenförmiger Einengung oder Erweiterung des

Syndrom Synonyma	Leitsymptomatik	Radiologisch faßbare Veränderungen
Camurati, M. (1922); Engelmann, G. (1929).	4. Als Folge der Schädelhyperostose kann es auch zu Taubheit und peripherer Facialislähmung kommen.	Markraumes. Freibleiben der Epi- und Metaphysen. 2. Keine spontane Frakturbereitschaft, doch verläuft der Prozeß progredient. 3. Selten werden auch die vordere und mittlere Schädelbasis, Stirnbein, Wirbelkörper und Becken, häufiger hingegen die Mandibula befallen.
Capdepont-S. Syn.: Stainton-S. — Dentinogenesis hypoplastica hereditaria — hereditary dark teeth (e). Capdepont (1905); Weyers, H. (1957).	1. Braun- oder Graublaufärbumg der Milch- und Ersatzzähne. Schmelz bröckelt leicht unter Kaudruck, Dentinschicht unempfindlich. Vorzeitige Abkauung des Kronenanteils, dadurch Bißsenkung. 2. In einzelnen Familien wurde gleichzeitig Neigung zu Knochenbrüchigkeit und Polydaktylie beobachtet. Auch Kombinaton mit Keratosis palmo-plantaris scheint vorzukommen.	1. Zähne vermindert verkalkt, Umfang sekundär vermindert. Wurzeln teilweise leicht verkürzt; oft Hyperzementose.
Caplan-S. Syn.: Silico-Arthritis — Silico-arthrose — Caplan-Colinet-S. Caplan, A. (1953).	1. Primär-chron. Polyarthritis. 2. Zunehmende Dyspnoe, Emphysembronchitis, Faßthorax.	1. Massive Fibrose der Lunge, die sich von gewöhnlichen Staubschwielen unterscheidet: multiple, runde, umschriebene Verschattungen, die fast gleichmäßig über beide Lungen verteilt sind, am dichtesten in der Peripherie; daneben leichtere Zeichen der Pneumokoniose.
Cast-S. Syn.: Hyperextension of spine s. (e). Willet, A. (1878).; Dorph, M. H. (1950).	1. Nach Anlegung von ausgedehnten Pflaster- oder Gipsverbänden (z.B. Thorax- oder Beckengips) kommt es zu heftigem Leib- oder Rückenschmerz mit persistierendem Erbrechen sowie paralytisch-adynamischem Ileus und Oligurie. 2. Blutchem.: Dyselektrolytämie mit Hypochlorämie, hypochlorämische Azotämie, Acetonämie. 3. Gelegentlich treten auch Zeichen der Kreislaufinsuffizienz hinzu: Cyanose, Kollaps. 4. Bei frühzeitiger Infusionsbehandlung ist die Prognose gut.	1. Akute Magen- und Duodenalektasie (Arterio-mesenteriale Duodenalkompression? s.d.).
Cauchois-Eppinger-Frugoni-S. Syn.: Thrombophlebitische Splenomegalie Cauchois-Eppinger-Frugoni. Greppi, F. (1956).	1. Periodisch rezidivierender fieberhafter Ascites. 2. Periodische Blutungen des MDK und/oder Haut- und Schleimhautblutungen. 3. Hepatosplenomegalie. 4. Blutb.: Anämie, Leukopenie, Thrombopenie. 5. Manifestationsalter: Erwachsenenalter. 6. Chronischer Krankheitsverlauf.	1. Manchmal Oesophagusvaricen.

Syndrom Synonyma	Leitsymptomatik	Radiologisch faßbare Veränderungen

Ceelen-Gellerstedt-S.

Syn.: Idiopathische Lungenhämosiderose — Eisenlunge —
pneumorrhagische Anämie —
essentielle braune Lungen-
induration (GELLERSTEDT) —
hämolytische Anämie mit
Lungenhämosiderose.

CEELEN, W. (1931); GELLER-
STEDT, N. (1939).

1. Phasisch ablaufende, schwere hypochrome
   Anämie.
2. Rez. Hämoptoe.
3. Geringe Hepatosplenomegalie (fakultativ).
4. Auftreten rez. Anfälle von Müdigkeit,
   Tachykardie, Cyanose, denen 12 bis 24
   Stunden später Dyspnoe, Blässe, Erbrechen
   und quälender Husten folgen. Dem Sputum
   und Erbrochenen können Spuren oder
   beträchtliche Mengen Blut beigemischt sein.
   Auftreten von Herzfehlerzellen im Sputum.
5. Leibschmerzen. Fieber und Ikterus können
   den akuten Anfall begleiten.
6. Serumeisen meist deutlich erniedrigt.
7. Einbeziehung der Nieren in das Krkh.-
   Geschehen kommt vor; Hämaturie, Cylin-
   drurie, Albuminurie und geringe Hypertension.
8. Krkh.-Beginn meist schon im frühen
   Kindesalter. Familiäre Häufung beobachtet.
9. Prognose ungünstig, jedoch scheinen
   Spontanheilungen zuweilen vorzukommen.

1. Diffuse, dichte, feinfleckige
   netzartige Lungenverschattungen
   meist der Mittel- und Unterfelder
   („wabige Schummerung"), die
   progredient sind.
2. Phasenweise, intermittierend,
   ausgedehnte pneumonische
   Anschoppungen.
3. Cor pulmonale chronicum im
   späteren Verlauf.
4. Emphysemthorax (s.a. Bd. II).

Cherubismus-S.

Syn.: chérubinisme de Jones
(fz) — dysplasie fibreuse
familiale des maxillaires (fz).

VÖLKEL, K. H. (1957).

1. Krankheitsbeginn oft schon im frühen
   Kindesalter.
2. Typische Facies: Durch Auftreibung des
   Ober- und/oder des Unterkiefers Entwicklung extremer Pausbacken von manchmal
   groteskem Ausmaß. Durch die Knochen-
   wucherungen werden auch die Augen etwas
   nach oben gedrängt, so daß sie eine leichte
   Blickrichtung nach oben erhalten und unterhalb der Iris ein schmaler weißer Sklera-
   streifen sichtbar wird.
3. Die Veränderungen der Kieferknochen
   führen zu Unregelmäßigkeiten der Zahn-
   stellung (bes. der Schneidezähne) und evtl.
   zu frühzeitigem Zahnverlust.
4. Zuweilen sind die regionären Lymphknoten
   indolent vergrößert.
5. Blutchem.: Normale Calcium- und
   Phosphatwerte.

1. Auftreibung von Mandibula
   und/oder Maxilla mit grobmaschiger bis wabiger trabeku-
   lärer Zeichnung, oft cystoider
   Knochenumbau.

Chilaiditi-S.

Syn.: Interpositio hepatodia-
phragmatica — subphrenic
displacement of the colon (e).

CHILAIDITI, D. (1910).

1. Interposition der re. Flexur des Colons
   (zuweilen auch Colon transversum, Coecum,
   Colon ascendens, Sigmoid, selten Magen
   oder Dünndarm) zwischen Zwerchfell und
   Leber. Die Lageverschiebung der Flexur
   über die Leberkuppel kann vorübergehend
   sein oder persistieren.
2. Nicht immer macht die Lageanomalie
   klinische Erscheinungen. Manchmal treten
   auf: Anschwellung des Leibes, sich im Laufe
   des Tages verstärkende und im Liegen
   nachlassende Schmerzen im Oberbauch,
   Schulterschmerzen, Rückenschmerzen.
   Angina pectoris-S., Brechparoxysmen,
   seltener Anorexie, Obstipation und
   Flatulenz.

1. Mehr oder weniger großes Gas-
   depot zwischen re. Zwerchfell-
   kuppel und Leberschatten,
   welches durch Haustrenstruktur
   als Darmanteil erkannt werden
   kann.
2. Die interponierte Schlinge kann
   auch so weit dorsal verlagert
   sein, daß sie von dem ventralen
   Leberanteil überdeckt wird
   (Schrägaufnahmen) (s.a. Bd. II).

Syndrom Synonyma	Leitsymptomatik	Radiologisch faßbare Veränderungen

Christ-Siemens-Touraine-S.

Syn.: Siemens-Dermatose — Anhidrosis hypotrichotica — anhidrotic hereditary ectodermal dysplasia (e) — syndrome de Jaquet (fz).

JAQUET, L. (1900); SIEMENS, H. W. (1937).

1. Auffallend zarte Felderung der Haut.
2. Hypotrichosis.
3. Androtropie.
4. Pseudo-Progenie.
5. Wulstlippen.
6. Zarte, gefältete Augenlider mit Veränderungen der Cilien und spärlichen Supercilien.
7. Atrophische Coryza.
8. Pigmentanomalien (periphere Gesichtsblässe).
9. Geistige und körperliche Entwicklung verlaufen normal.

1. Verbildungen des Nasenskelets.
2. Leichtere Proportionsverschiebungen des Gesichtsschädels.
3. Anodontie, Hypodontie.
4. Gebißanomalien (Abb. 380).

Cockayne-S.

Syn.: progeria-like s. (e) — nanisme progéroide (fz).

COCKAYNE, E. A. (1936); MACDONALD, W. B., FITCH, K. D., u. LEWIS, J. C. (1960).

1. Erkrkg.-Beginn im 2. Lebensjahr.
2. Anamnestisch: Normales Geburtsgewicht, verzögertes Laufenlernen, verspätete Sprachentwicklung.
3. Wachstumsverzögerung mit Ausgang in disproportionierten Zwergwuchs. Dabei sind die Extremitäten relativ lang und werden in den großen Gelenken ständig gebeugt gehalten.
4. Relativ geringer Kopfumfang, faßförmiger Thorax, Kyphose mit bikonvexen, relativ langen Wirbelkörpern, Hypoplasie der Darmbeinschaufeln.
5. Eigenartiges Facies: Tiefliegende Augen, Prognathie; verdickte, gegen Sonnenbestrahlung überempfindliche Haut mit Neigung zur Bildung von narbig abheilenden Blasen; tiefsitzende, oft dysplastische Ohrmuscheln; Taubheit oder Schwerhörigkeit.
6. Trockene, faltige und „dystrophisch" aussehende Haut.
7. Übermäßige Cariesneigung.
8. Rauhe, schnarrende Stimme.
9. Augenhintergrund: Retinitis pigmentosa diffusa, Abblassung der Papille.
10. Grobschlägiger ataktischer Handtremor.
11. Intelligenzminderung.

1. Verdickung der Schädelkalotte.
2. Relative Verkürzung der Phalangen und Metacarpalia.
3. Verdichtung der Epiphysen der Endphalangen („Elfenbeinepiphysen").
4. Kalkarmes Skelet.
5. Langgestreckte, bikonvexe Wirbelkörper.
6. Hypoplasie der Darmbeinschaufeln.

Coecum-mobile-S.

Syn.: Habituelle Coecumtorsion (KLOSE) — Coecum mobile dolorosum.

1. Rezidivierende kolikartige Bauchschmerzen, bisweilen auch länger dauernde, weniger starke Schmerzen in der Appendixgegend. Bei Kindern der Schmerz nicht selten nach Art der „Nabelkolik".
2. Laparoskopisch: Gefäßreicher, peritonealer Übergang an der äußeren Seite der Ascendens (Pericolitis fibrinosa vasculosa). Unspezifisch vergrößerte Lymphknoten am Ascendensansatz des freien Mesocolons. Retrocöcal verwachsene Appendix (nicht obligat).
3. Bei Säuglingen häufig Invagination und isolierter Volvulus coeci.
4. Sek. Folgen: Relative Pylorusstenose, arteriomesenterialer Darmverschluß.
5. Hauptmanifestationsalter: 4.—14. Lebensjahr.

1. Lageveränderliches Coecum und Colon ascendens, nicht selten mit anderen Darmsitusanomalien (s. a. Bd. II).

Syndrom Synonyma	Leitsymptomatik	Radiologisch faßbare Veränderungen

Coleman-S.

Syn.: Posttraumatic occipital-cervical-shoulder girdle s. (e) — Coleman-Meredith s. (e).

COLEMAN, C. C., u. MEREDITH, J. M. (1938).

1. Schweres kombiniertes Schädel- und Schultergürteltrauma (oft anläßlich von Autounfällen) mit Contusio cerebri, Bewußtlosigkeit.
2. Klinisch zunächst erscheinungsfrei bleibende multiple Frakturen und Luxationen im Bereich der HWS.
3. Später kommt es oft, vor allem wenn die Halswirbelschäden nicht primär entdeckt worden sind, zu den Erscheinungen der Rückenmarkskontusion (z.B. mit Brown-Séquard-S., motorischer Schwäche der Arme u.ä.).

1. Läsionen im Schädel- und Schultergürtelbereich (vor allem Schlüsselbeinbruch).
2. Multiple Frakturen im Bereich der HWS: z.B. Fraktur des Dens epistrophei, Achsenverdrehung des Altas, Frakturen mit Dislokationen anderer Halswirbel, Abrissen von Dorn- oder Querfortsätzen, Frakturen von Gelenkfortsätzen u.a.

Conradi-Hünermann-S.

Syn.: Chondrodystrophia calcificans congenita (HÜNERMANN, RAAP) — S. der Chondrodysplasia calcificans congenita — Chondroangiopathia calcarea seu punctata — Chondrodystrophia calcarea — „stippled epiphyses" (e) — Chondrodysplasia punctata.

CONRADI, E. (1914); HÜNERMANN, C. (1931).

1. Wachstumsstörungen der langen Röhrenknochen. In erster Linie sind Femur und Humerus betroffen. Entwicklung (häufig nur partieller) „chondrodystrophischer" Körperproportionen.
2. Fußmißbildungen (Klump- oder Hackenfuß), seltener Hand und/oder WS-Mißbildungen (Keilwirbel, Kyphose).
3. Relativ großer Schädel mit eingezogener Nasenwurzel.
4. Bewegungseinschränkungen der großen Gelenke.
5. Häufig weitere Mißbildungen: Cataracta congenita, angeborene Herzfehler, Ichthyosis congenita, Nierenmißbildungen, Gefäßnaevi, ichthyosiforme Hautveränderungen.
6. Prognose je nach Art der Begleitmißbildungen unterschiedlich.

1. Kleinste, meistens regelmäßig gruppierte Kalkeinlagerungen, die in allen knorpelig präformierten Skeletanteilen („stippled epiphyses"), bes. deutlich in den Gelenkepiphysen, auftreten. Graduelle Ausbildung der Veränderung individuell wechselnd. (Abortivformen kommen vor). Im Laufe von Jahren bilden sich die Veränderungen zurück.
2. Neben diesem Hauptbefund finden sich Proportionsstörungen aller oder einzelner Röhrenknochen, mit auffallenden pilzförmigen Verbreiterungen der Metaphysen (Abb. 68).

Cooley-S.

Syn.: Cooley-Anämie — Thalassämia major — Mediterrananämie — chronisch familiäre Erythrämie — hémoostéopathie de Cooley (fz).

COOLEY, T. B., u. LEE. P, (1925).

1. Krkh.-Beginn schleichend, oft schon im 1. oder 2. Lebensjahr.
2. Hämolytischer Ikterus.
3. Blutbild: Mikrocytose, hochgradige Poikilo- und Anisocytose, Hypo- und Dyschromie, F. I. meist geringer als 1. Targetzellen, Zellfragmentierungen. Bluterythroblastose mit Megaloblasten und Paraerythroblasten. Reticulocytose. Leukocytose mit oft starker Li.verschiebung.
4. Erhöhte Resistenzbreite der Erythrocyten gegen hypotonische Lösungen, verstärkte Erythrocytenfragilität.
5. Knochenmark: Maximal gesteigerte Erythropoese.
6. Infantilismus, Minderwuchs.
7. Hepatosplenomegalie.
8. Turm- oder Rundschädelbildung. Eigentümlicher Gesichtsausdruck infolge Hypertelorismus und abgeplatteter Nase („Facies asiatica").
9. Akzidentielle Herzgeräusche.
10. Schlechte Dauerprognose, Krkh.ausgang gewöhnlich nach chron. Verlauf noch während der Kindheit letal.

1. Anfangs Änderung der Spongiosastruktur des Schädels.
2. Später Hyperostose des Schädeldaches sowie grobporöse Auflockerung der Diploestruktur.
3. Schließlich lockert sich die Tabula externa in Form strahlig radiärer Anordnung der einzelnen Knochenbälckchen auf.
4. Fleckig-osteoporotische Zeichnung des Beckens (Abb. 385, 388).

Syndrom Synonyma	Leitsymptomatik	Radiologisch faßbare Veränderungen

Cossio-S.

Syn.: S. der großen Vorhofs-
lücke — Lutembacher-Cossio-
S.

Cossio, O., Berconsky, J.
(1936).

1. Auskultation: Lauter und gespaltener
   1. Herzton, syst. Geräusch über der Brust-
   beinmitte und gespaltener 2. Herzton.
   Gelegentlich ist ein Vorhofston nachweisbar
2. Belastungscyanose.
3. EKG: Rechtstyp und Rechtsüberlastung.
4. Herzkatheter: Druckerhöhung im Bereich
   des re. Vorhofs, der re. Kammer und meist
   auch der A. pulmonalis sowie Fehlen einer
   ausgeprägten Druckstufe zwischen dem
   li. und re. Herzen. Die Sondierung des
   li. Vorhofs gelingt meist leicht durch den
   im Bereich des Foramen ovale liegenden
   großen Vorhofseptumdefekt. Die O_2-
   Sättigungswerte für den re. Vorhof, die
   re. Kammer und die A. pulmonalis liegen
   weit über den Werten der V. cava.
5. In den Spätstadien des Vitiums kommt es
   zu allmählicher Entwicklung einer Re.-
   insuffizienz mit Umkehr des Vorhofshunts.
   Dann bildet sich auch eine bleibende
   Cyanose aus.
6. Komplikationen: Pulmonalisdilatation,
   Skleratheromatose der Pulmonalisäste,
   echte und falsche Aneurysmabildung,
   Thromboseneigung, Pulmonalsklerose.

1. Ausgeprägte Hypertrophie der
   Anteile der re. Herzabschnitte,
   vorgewölbter Pulmonalisbogen,
   verstärkte Hiluspulsationen
   und vermehrte Lungengefäßzeichnung. Die Aorta ist meist
   klein und schmal.
2. Angiokardiogramm: Nachfüllung des re. Herzens während
   des Laevogramms.

Costello-Dent-S.

Syn.: Hypo-Hyperparathyreoi-
dismus — Pseudo-Hypopara-
thyreoidismus.

Costello, J. M., u. Dent, C. E.
(1963).

1. Krkh.-Bild des Hyperparathyreoidismus
   mit Ostitis fibrosa generalisata (= Engel-v.
   Recklinghausen-S.).
2. Blutchem.: Hypocalcämie, Hyperphosphatämie, deutlich vermehrte alkalische
   Phosphatase.
3. Hypocalciurie.
4. Tetaniforme Krampfanfälle und andere
   tetanische Zeichen im Sinne des Tetanie-S.
5. Kein Minderwuchs, normale Intelligenz,
   normale Nierenfunktion.

1. s. Engel-v. Recklinghausen-S.

Costen-S.

Syn.: Kiefergelenksarthralgie —
Mandibulagelenk-S. — oto-
dentales S.

Costen, J. B. (1934).

1. Cephalgien und Neuralgien im Bereich
   verschiedener Hirnnerven.
2. Schmerzsensationen und Obstruktions-
   gefühle im Nasen-Rachen-Raum.
3. Glossalgie, Glossodynie, Globusgefühl,
   Kaustörungen, Bewegungsempfindlichkeit,
   -schmerz oder -einschränkung des Kiefergelenks.
4. Häufig einseitige funktionelle Schwäche des
   Gaumensegels.
5. Hörstörungen, insbes. leichte Schwerhörigkeit. Tinnitus aurium, Schwindel, auf der
   kranken Seite mitunter Tubenstenose.

1. Schliffflächen am Kieferköpf-
   chen vorn und am hinteren Abschnitt des Tuberculum articulare.
   Gelegentlich Verschmälerung
   oder Verbreitung des Gelenkspaltes des Kiefergelenkes.

Cowden-S.

Syn.: Cowden's disease (Lloyd-
Dennis) (e).

Lloyd, K. M., u. Dennis, M.
(1963).

1. Vogelgesicht mit adenoider Facies, Mundatmung, Mikrostomie, Schmalnasigkeit,
   enge Nasenlöcher. Antimongoloide
   Lidachse, Myopie.
2. Multiple Zahnstellungsanomalien, vorzeitiger Zahnverfall. Hypoplasie des weichen

1. Ober- und Unterkieferhypo-
   plasie.
2. Multiple Cysten- und Adenom-
   bildungen in Schilddrüse, Leber
   und Knochen.

Gaumens und der Uvula. Kurzer gedrunge-
ner Spitzbogengaumen, Lingua scrotalis.
Multiple hyperkeratotische Papillome im
Bereich des Lippenrotes sowie des harten
und weichen Gaumens.
3. Chron. rezidivierende Sinusitis und Rhino-
pharyngitis; Hörminderung.
4. Pectus excavatum, Kyphoskoliose, Thorax-
asymmetrie.
5. Eigenartige Veränderung der Mamma:
Cystische Hyperplasie mit verdünnter,
durchscheinender, hyperpigmentierter
Haut. Mamillenhypoplasie. Neigung zu
maligner Entartung.
6. Uterushypoplasie. Intermittierende
Amenorrhoeperioden.
7. Leichte Intelligenzminderung. Geringe
Koordinationsstörungen mit Intentionstremor, bilaterale idiomotorische Apraxie
und Ataxie.
8. Normale Chromosomenverhältnisse.

Crohn-S.

Syn.: Ileitis regionalis — Ileitis
terminalis — segmentale
Enteritis.

CROHN, B. B. (1934).

A. Pseudoappendicitische Form.
B. Chron. enteritische Form:
1. Spastische Abdominalschmerzen, bes. vor
der Defäkation, Diarrhoen, Erbrechen,
Abmagerung und Fieber.
2. Hypochrome Anämie, beschleunigte BSG
3. Palpatorisch: Walzenförmiger Tumor im
re. Unterbauch.
C. Zirkulär-stenosierende Form:
1. Darmsteifenungen, Stenosegeräusche.
D. Ulcerös-perforierende fistelnde Form:
1. Fisteln bilden sich nach Verklebungen
mit anderen geeigneten Organteilen.

1. Zu Beginn rel. Wandstarre mit
unregelmäßigen Faltenwulstun-
gen, die dann durch Ulcerationen
und Begleitödem zu „Spicula-
bildung" führen, mit unregelmäßiger Einengung des Lumens
und fast vollständiger Wandstarre („string sign").
2. 60% der Fälle sind im unteren
Ileum, 10% in anderen Dünn-
darmabschnitten und 20—30%
gleichzeitig im unteren Ileum und
in der re. Colonhälfte lokalisiert.
3. Vorkommen in jedem Lebensalter, vorwiegend jedoch im
3.—4. Dezennium.
4. Geringe Androtropie.
5. Geographische Morbiditäts-
unterschiede.
6. Vorstadien im Kindesalter s.
Textabschnitt „Ileitis" und „Regionale Enteritis" (Bd. II).

Crouzon-S.

Syn.: Dysostosis cranio-
facialis (CROUZON) — Dysostosis
cranio-orbito-facialis.

CROUZON, O. (1912).

1. Schädelanomalie als Folge multipler prä-
maturer Synostosen der Nähte. Buckel-
bildung im Bereich der großen Fontanelle,
von der sich eine Knochenleiste bis zur
Nasenwurzel fortsetzen kann. Übermäßiges
Breitenwachstum des akrocephalen Schädels
2. Progressive Augenanomalien: Exophthalmus, Sehnervenatrophie, Erblindung, Strabismus divergens, Nystagmus, Hypertelorismus.
3. Innenohrschwerhörigkeit (fakultativ).
4. Schwachsinn (fakultativ).
5. Oft schwere Kopfschmerzzustände, epileptiforme Anfälle, Erbrechen.
6. Progredienz der Symptome durch zunehmenden Schädelinnendruck im Laufe der
Entwicklung.

1. Konfiguration eines Turm-
schädels mit weiteren Proportionsstörungen, wie abnormem
Breitenwachstum des Schädels
und des Siebbeinlabyrinths mit
Hypertelorismus.
2. Hypoplasie des Oberkiefers und
häufig auch des Jochbeinkörpers.
3. Verbreiterung der nicht obliterierten Nähte, wobei bevorzugt
an der Stirnnaht die Verknöcherung ausbleibt, während die
Kranznaht synostiert.
4. „Wabenschädel" mit Usurierung
der Schädelkapsel in der Gegend
der Gyri, während über den Sulci
Leisten stehenbleiben (Abb. 339).

Syndrom Synonyma	Leitsymptomatik	Radiologisch erfaßbare Veränderungen
Curtius-S. CURTIUS, F. (1944).	1. Mäßige Debilität. 2. Augen: Amblyopie (mit angeborenem Nystagmus und hochgradigem Strabismus convergens), Hemeralopie, atypischer Eintritt des Sehnervs. 3. Mamillenhypoplasie. 4. Hodenhypoplasie. 5. Atrophie des Daumenballens. 6. Nageldystrophie bzw. -aplasie.	1. Mikrocephalie. 2. Kyphoskoliose. 3. Syndaktylie, Kamptodaktylie (5. Finger). 4. Dysplasie der A. radialis.
Cushing-S. Syn.: Cushing — Morbus Cushing — Hypercorticoidismus — Adipositas osteoporotia endocrinica — Basophilismus— Morbus hypersuprarenalis — adrenocortical s. (e). CUSHING, H. W. (1932); TAMM, J. (1964).	1. Stammfettsucht mit „Vollmondgesicht" und „Büffelnacken". 2. Striae distensae cutis, vorwiegend im Becken-Gesäßbereich. 3. Bluthochdruck, nach längerer Krkh.dauer mit Herzinsuffizienz; Polyglobulie, Akrocyanose, Cutis marmorata. 4. Ekchymosen, petechiale Blutungen, rote oder cyanotische Gesichtsfarbe (Polyglobulie) („Tomatengesicht"). 5. Insulinresistente Hyperglykämie, oft mit Glykosurie („Steroiddiabetes"). Path. Staub-Traugott-Effekt. Hypocalcämie. 6. Hochgradige allg. Leistungsschwäche. 7. Genitalatrophie, Amenorrhoe oder Impotenz, Schwinden der Libido. Beim Kinde Hypogenitalismus. 8. Bei Kindern Wachstumshemmung. 9. Ausscheidung der 17-Ketosteroide mit dem Urin normal oder leicht erhöht, die der 11-Oxysteroide erhöht. 10. Herabgesetzte Infektresistenz. 11. Psyche: Verschiedene Persönlichkeitsveränderungen. 12. Gynäkotropie.	1. Allgemeine Osteoporose bes. des Achsenskelets (Fischwirbelbildung, Verbiegungen der WS), die sich kranialwärts über die pars basilaris des Hinterhauptbeines bis zur Spitze des dorsum sellae fortsetzen kann. 2. Weitmaschige Spongiosastruktur (s. a. S. 83, Abb. 25). 3. Spontanfrakturen kommen vor. 4. Bei Kindern: Hemmung der Knochenkernentwicklung. 4. Verdickung der cutanen Weichteilschicht.
Dandy-Walker-S. Syn.: Atresie des Foramen Magendie. ROSSI, U. (1891); BENDA, C. E. (1954).	1. Angeborener progredienter Hydrocephalus. 2. Zeichen erhöhten Hirndrucks mit Sprengung der Schädelnähte. 3. Tetraplegie. 4. Oft bestehen zusätzliche Mißbildungen des Rückenmarks: Hydromyelie, Syringomyelie, Doppelbildungen u. a.	1. Makrocephalus — Hydrocephalus; verzögerter Naht- und Fontanellenschluß. 2. Pneumencephalogramm: Generalisierter Hydrocephalus mit breiter Luftfüllung im Bereich der hinteren Schädelgrube (Zeichen des Kleinhirndefektes). 3. Fehlbildungen der WS.
Dentobronchiales-S. Syn.: Dentobronchitis (Veeneklass) — dento-pulmonales S. VEENEKLAAS, G. M. H. (1952).	1. Chron., hartnäckiger Husten, der bes. in den frühen Morgenstunden paroxysmal auftritt. 2. Chron. odontogene Eiterungen aus Zahnfleischtaschen oder Fisteln. Caries. 3. Exsudativ-lymphatische Diathese. 4. Lungenbefund physikalisch geringfügig und im Kontrast zum gewöhnlich erheblichen Röntgenbefund stehend. 5. Normale bis verlangsamte BSG; relative Lymphocytose. 6. Krkhb. findet sich vorwiegend bei Kindern mit Milchgebiß.	1. Hili verdichtet (symmetrisch), allgemein verstärkte retikuläre, besenreiserartige Lungenzeichnung („Katarrhlunge").

Syndrom Synonyma	Leitsymptomatik	Radiologisch faßbare Veränderungen
Dento-faciales-S. (WEYERS-FÜLLING) Syn.: Dysplasia dento-facialis — dento-facialer Anomalien- komplex. WEYERS, H., u. FÜLLING, G. (1963).	1. Zahnsystem: Angeborene Zähne, Lücken- gebiß mit Zahnstellungsanomalien. Störun- gen der Zahnleistendifferenzierung: vor- zeitiger Zahndurchbruch, frühzeitiger Zahnausfall. 2. Augen: Cataracta congenita, Mikrophthal- mus, Glaukom. 3. Nase: Verkürztes Philtrum nasi und höck- rige Verunstaltung der häutigen Nasenspitze. 4. Gesichtsausdruck: Durch Verlust der Seh- fähigkeit infolge angeborener Katarakt ent- steht ein stumpfer Ausdruck, der außerdem durch die relative Mikrogenie und die Paus- backen ein bes. Gepräge gewinnt.	1. Hypoplastische Zahnwurzelbil- dung. 2. Jochbeinhypoplasie. 3. Unvollkommener Verschluß der Sutura cygomatico-frontalis.
Deutschländer-S. Syn.: Deutschländer-Mittel- fußgeschwulst. DEUTSCHLÄNDER, C. W. (1921).	1. Entstehung ohne Trauma oder Anstrengung bes. bei weiblichen Personen. 2. Schmerzen an der Grenze vom mittleren zum distalen Drittel des 2. oder 3. Metatar- sus durch Widerstandsbewegungen der Zehen ausgelöst. 3. Später Schwellungen des Vorfußes, Druck- schmerz. 4. Fast immer gleichzeitig Spreizfuß mit oder ohne Hallux valgus.	1. Zunächst neg., erst während der 8.–9. Woche einsetzende Kno- chenneubildung des Periosts und Endosts, evtl. dann auch Fissur erkennbar.
Dietrich-S. Syn.: Aseptische Knochen- nekrose der Ossa metacarpalia — Köhler-Erkrankung der Metacarpalia.	1. Meist bestehen nur geringfügige subjektive lokale Beschwerden. 2. Sek. Arthrose ist häufig.	1. Distales Metacarpalköpfchen verbreitert, oft wirkt es wie breit- gedrückt und deformiert. Die Gelenkfläche ist leicht wellig und der Gelenkspalt oft verschmälert. 2. Die Knochenstruktur des Köpf- chens wird im Verlauf des Pro- zesses inhomogen sklerotisch.
Drescher-S. Syn.: Drescher-Lunge — Dreschfieber — Getreidestaub- pneumokoniose — Farmerlunge HOFFMANN, W. (1946); SORENSEN, P. M. (1960)	1. Nach landwirtschaftlicher Staubarbeit innerhalb weniger Stunden auftretendes hohes Fieber. 2. Akute oder subakute schwere Dyspnoe sowie heftiger Hustenreiz mit trockenem Husten; zuweilen auch Hämoptoe. 3. Gelenk- und Muskelschmerz. 4. Negative Epi- und Intracutanteste mit den fraglichen Staubarten. 5. Blutbild: Leukocytose, Linksverschiebung, keine Eosinophilie, toxische Granulation der neutrophilen Leukocyten. 6. Lungenbiopsie: Akute granulomatöse, interstitielle Pneumonitis mit Epitheloid- zellen und Riesenzellen im Bereich der herd- förmigen pneumonischen Verdichtungen. 7. Rückbildung aller Symptome in relativ kurzer Zeit, auch ohne spezielle Therapie. Nach erneuter Staubexposition kommt es immer wieder zu Rezidiven.	1. Lange bestehenbleibende (auch ohne Symptome!) diffuse inter- stitielle Lungenparenchymver- dichtungen.

Syndrom Synonyma	Leitsymptomatik	Radiologisch faßbare Veränderungen

Dryfus-S.

Syn.: Generalisierte Platyspondylie.

DRYFUS, J. R. (1938).

1. Erkrkg.-Manifestation bei Kleinkindern zur Zeit der ersten Gehversuche.
2. Beschwerden treten meist in Form von Schmerzen und Schwäche im Rücken auf.
3. Frühzeitige Entwicklung einer verstärkten Brustkyphose und Lendenlordose. Die WS büßt allmählich ihre Beweglichkeit ein.
4. WS-Zwerg- oder Minderwuchs bei relativer Verlängerung der Extremitäten. Kurzhalsigkeit.
5. Überstreckbarkeit der Gelenke, Schlaffheit und Hypoplasie der Muskulatur.
6. Großes, vorgewölbtes Abdomen.
7. Weitere nicht obligate Deformationen: Klumpfuß, Hüftgelenksluxation, Knievalgismus.

1. Generalisierte Platyspondylie, bei der die Wirbelkörper gewöhnlich nur etwa ein Drittel der normalen Höhe haben, während die Zwischenwirbelscheiben bis zu dreimal so hoch als normal sind. Gleichzeitig sind die Wirbelkörper stark verbreitert, jedoch gewöhnlich nicht wesentlich deformiert.
2. Becken und Os sacrum zuweilen relativ verkleinert. Häufig ein- oder beidseitige Coxa vara.
3. Phalangen gelegentlich verkürzt oder plump.
4. Knochenkernentwicklung oft rudimentär und rückständig.
5. Oft unregelmäßige Formung der Epiphysen.
6. Patella bi- oder multipartita.

Dubin-Johnson-S.

Syn.: Dubin-Johnson-Ikterus —
Dubin-Sprinz-S. — konstitutioneller nichthämolytischer Ikterus mit lipochromer Hepatose — black liver-jaundice s. (e).

DUBIN, J. N., u. JOHNSON, F. B. (1954).

1. Krkh.-Beginn im Laufe der Kindheit.
2. Rez. Schübe von Subikterus oder Ikterus, meist ohne Hautpruritus.
3. Leichte Lebervergrößerung, kein Milztumor.
4. Die Stühle bleiben stets gefärbt.
5. Die subjektiven Beschwerden sind gewöhnlich sehr gering, manchmal allerdings erinnern die paroxysmalen Erscheinungen an Gallenkoliken.
6. Blutchem.: Normale oder nur geringfügig veränderte Leberfunktionsproben, lediglich das Bromsulphthalein wird verzögert eliminiert. Hyperbilirubinämie (direkt und indirekt).
7. Harn: Bilirubinurie und Urobilinogenurie in den ikterischen Phasen.

1. Gallenblasendarstellung ergibt bei üblicher Kontrastmitteldosis gewöhnlich nur schwach kontrastgebende Blasenfüllung.
2. Gallensteine kommen nur in etwa 10% der Fälle vor.

Ductus-Cysticus-S.

Syn.: biliary infundibulocervicocystic dyscinesia (e) — gallbladdersiphopathy (e).

COZZOLINO, J. H., u.a. (1953).

1. Kolikartiger Schmerz im oberen rechten Abdominalquadranten kurz nach der Einnahme fetter Speisen, manchmal auch mit Ausstrahlung in die rechte Schulter.
2. Ähnliche Paroxysmen können (diagnostisch) durch Injektion von Cholecystokinin provoziert werden.
3. Gynäkotropie: Hauptmanifestationsalter 20—50 Jahre.

1. Bei der Cholecystographie füllt sich die große Gallenblase normal, enthält keine Steine, entleert und kontrahiert sich nach der Testmahlzeit aber verzögert und unvollkommen.

Duodenal-Spasmus-S.

Syn.: Postbulbärer Duodenalspasmus.

1. Generalisierter Bauchschmerz.
2. Allgemeine dyspeptische Erscheinungen. Durchfälle, zuweilen auch Obstipation.
3. Herzdruck.
4. Schwächezustände und Abgeschlagenheit unabhängig von den Mahl- und Tageszeiten.

1. Umschriebener paroxysmaler Spasmus im postbulbären Teil des Duodenums.

Syndrom Synonyma	Leitsymptomatik	Radiologisch faßbare Veränderungen

Duplay-S.

Syn.: Schmerzhafte Schulter-
steife — Peritendinitis calcarea
— Schultergelenk-S. — Periar-
thritis humero-scapularis —
Polymyalgia thoracobrachialis
— „frozen shoulder" (e).

DUPLAY, E. S. (1872); SCHAER,
H. (1936).

1. Starke einseitige schultergelenknahe
Schmerzzustände.
2. Schmerzhafte Einschränkung der Beweglichkeit des Schultergelenkes für Abduktion
und bes. für Innenrotation infolge Beteiligung der Sehne des M. supra spinam.
3. Übergang in schmerzfreie Schultergelenks-
versteifung kommt vor („frozen shoulder").
4. Erkrg. bei älteren Frauen bes. häufig.

1. Häufig ohne Befund.
2. Bisweilen Kalkablagerungen in
der Sehne des M. supra spinam,
seltener in der Bursa subacro-
mialis infolge fortgeleiteter sekundärer Entzündung.
3. Zuweilen arthrotische Veränderungen am Acromio-Clavicular-
gelenk und Coracoid.

Durand-Zunin-S.

1. Kombination der doppelseitigen Nierenhypoplasie und Störungen des Wasserhaushaltes mit ZNS-Dysplasien kommt vor.

1. Agenesie des Septum pellucidum.
2. Hydrocephalus internus.
3. Lückenschädel.
4. Spina bifida.
5. Klumpfußbildung.
6. Doppelseitige Nierenhypoplasie
kommt vor (Abb. 433).

**Dysmetabolisch-dysendokrines-
S.** (DE TONI)

DE TONI, G., (1954)

1. Verzögertes Längenwachstum. Minder- oder
Zwergwuchs.
2. Adipositas.
3. Hypogenitalismus.
4. Hypokaliämische Pseudoparese.
5. Polydipsie, Polyphagie.
6. Polyurie, Calciurie.
7. Blutchem.: Hyperchlorämsche Acidose,
Hyponatriämie, Hypophosphatämie,
Hypercalcämie.

1. Osteoporose.
2. „Spätrachitis".
3. Progressiver Knievalgismus.
4. Nephrocalcinose.

Dysraphie-S.

Syn.: Bremer-Symptomenkom-
plex — Status dysraphicus —
Myelodysplasie — dysraphische
Myelodysplasie.

FUCHS, A. (1909).

1. Leitsymptom: Spina bifida, aperta oder
occulta.
2. Pes varus, pes equinovarus, pes valgus
oder pes planus.
3. Sacrale Hypertrichose.
4. Trichterbrust.
5. Störungen der Trophik, Sensibilität und
Vasomotorik der unteren Extremitäten.
6. Störungen des Reflexverhaltens: Areflexie,
Seitendifferenzen der Bauchdecken- und
Sehnenreflexe des Beines.
7. Enuresis und sonstige Symptome spinaler
Sphincterschwäche.
8. Anisomastie, Hyperthelie.
9. Psychische Störungen: Oligophrenie,
psychopathische Hemmungslosigkeit,
Asozialität u. a.
10. Fovea coccygea, Vierfingerfurche.
11. Lipome, Cysten, cong. Hautsinus lumbosacral.

1. Spina bifida. Multiple Wirbel-
mißbildungen, bes. Keilwirbel,
mit sek. Kyphose und/oder
Skoliose.
2. Halsrippen.
3. Spaltbildung im Bereich von
Mund, Rachen und Gaumen.
4. Spaltbildung und andere Fehlbildungen im Bereich des Uro-
genitaltraktes.

Dystrophie-S., alimentäres

Syn.: Lipophile Dystrophie —
Ernährungsödem-S. — Spät-
heimkehrer-S.

1. Anamnestisch: Hochgradige Mangel-
ernährung bei gleichzeitigen körperlichen

1. Osteoporose (alimentäre Osteopathie, „Hungerosteoporose").

Syndrom Synonyma	Leitsymptomatik	Radiologisch faßbare Veränderungen

Strapazen, nicht selten auch ruhrartige
Erkrg.
2. Allgemeine Wasserretention in der
Subcutis (Hungerödeme).
3. Symmetrische Parotisschwellung.
4. Cheilosis, Glossitis.
5. Adynamie. Grundumsatzsenkung.
6. Gynäkomastie, Hodenatrophie. Erlöschen
von Libido und Potenz.
7. Blutchem.: Hypo- und Dysproteinämie,
path. KH-Belastungsproben.
8. Polytope Polyneuritis.
9. Bradykardie, labile Hypotension.
10. Als Spätschäden: Charakterveränderungen,
berufliches und sexuelles Versagen, mangelnde soziale Anpassungsfähigkeit,
Antriebsmangel.

Dzierzynsky-S.

Syn.: Dystrophia periostalis
hyperplastica familiaris.

DZIERZYNSKY, W. (1913).

1. Typische Facies: Vorspringende Nase bei
fehlender Nasensatteleinziehung.
2. Normales proportioniertes Längenwachstum.
3. Zuweilen Trichterbrust.
4. Brachyphalangie.

1. Vorzeitige Synostose der Schädelnähte mit Entwicklung acro-
cephaler, oxycephaler oder
skaphocephaler Schädelform,
lordotischer Schädelbasis und
starker Verdickung sowie Induration der Schädel- und Gesichtsknochen.
2. Verdickung und Induration der
Phalangen und des Sternums.
3. Brachyphalangie.

Ebstein-S.

EBSTEIN, W. (1866); STEIM, H.,
u. a. (1962).

1. Anamn.: Neigung zu tachykarden Anfällen.
2. Herzgeräusche: Neben einem syst. hoch- bis
mittelfrequenten Spindelgeräusch gespaltener 2. Ton.
3. Mischungscyanose in zwei Drittel der Fälle
mit arterieller peripherer O_2-Untersätti-
gung. Dyspnoe, vor allem bei stärkerer
körperlicher Belastung.
4. EKG: Partieller oder seltener totaler Re.-
Schenkelblock ohne Zeichen der Re.-Hyper-
trophie; oft paroxysmale Tachykardie,
Extrasystolie; Neigung zu aV-Jagen, bes.
beim Herzkatheterismus.
5. Manifeste Insuffizienzerscheinungen treten
erst mit zunehmender Überlastung des re.
Herzens auf.
6. Kreislaufzeit: Die Körper- kann der
Lungenkreislaufzeit angeglichen sein.
7. Herzkatheterismus: Pulmonalarterie nur
selten sondierbar. Erhöhter syst. Vorhofdruck
mit erhöhten a-Wellen und diast. Druck-
gradienten im supravalvulären Vorhof-
Kammerteil. Normaler Kammerdruck im
intravalvulären Abschnitt. Syst. Druck-
gradient (syst. erniedrigt) in der Pulmonalarterie. Typ. Katheterbild: der enorm große
gemeinsame Vorhof-Kammerabschnitt ist
durch Austastung und Auslegung mit dem
Katheter zu erkennen. O_2-Werte im re.
Herzen gleichbleibend.

1. Herzrand nach re. konvex, bei
zunehmender Überlastung auch
nach li. konvex. stark hinaus-
gerückt („Beutelherz"). Ausgesprochen ventriculäre Pulsationen nur im Bereich der pulmona-
len Ausflußbahn. Dabei zugleich
abnorm helle Lungenfelder.
2. Im 1. und 2. schrägen Durchmesser eingeengter Retrocardial-
raum.
3. Angiokardiogramm: Abnorm
starke, dichte und überdauernde
Füllung des supravalvulären Abschnittes bei relativ schwach ge-
füllter, kleiner Abflußbahn der
Pulmonalarterie sowie verminderter Lungenfüllung bei vorhandenem Re.-Li.-Shunt über
den Vorhofdefekt. Vorzeitiges
Laevogramm.

Syndrom Synonyma	Leitsymptomatik	Radiologisch faßbare Veränderungen

Edwards-S.

Syn.: 17-18-Trisomie-S. —
E-Trisomie-S.

HEINRICHS, E. H. (1963).

1. Geburtsuntergewicht nach normaler Tragzeit.
2. Geistige Entwicklungsverzögerung, Saugschwäche.
3. Hypertonie der Muskulatur.
4. Ohrmuscheltiefstand und -dysplasie (flache Ohren).
5. Augen: Ptosis, Mikrophthalmus, Makrocornea, Irisanomalien u.a.
6. Kleinheit und Dysplasie der Nase.
7. Trapezförmige Mikrostomie.
8. Pterygium colli und Cutis laxa.
9. Ulnarabduktion der Hände, Vierfingerfurche, Anomalien des Papillarleistenmusters.
10. Schlechte Prognose.

1. Mikrognathie, Spitzbogengaumen.
2. Fehlende Gliederung des Brustbeins, Rippenanomalien, Beckendysplasie, Skoliose.
3. Syndaktylie (2. und 3. Zehe), eigenartige Fingerkontrakturen (der 2. Finger kreuzt den Mittelfinger). Daumenhypoplasie.
4. Multiple Mißbildungen innerer Organe: Herz, Lunge, Niere, Zwerchfellhernie u.a. (s. a. S. 79).

Eisenmenger-S.

Syn.: Eisenmenger-Komplex.

EISENMENGER, V. (1897).

1. Syst. Preßstrahlgeräusch mit p.m. im 2. oder 3. ICR li. parasternal, bei relativer Pulmonalklappeninsuffizienz oft auch leises diast. Geräusch. Betonter 2. Basiston li., hebende Aktion der re. Herzkammer. Häufig tastbares Schwirren li. neben dem Sternum.
2. Flächenhafte, relative Cyanose, die zumeist erst im Schulalter deutlicher wird.
3. Polyglobulie.
4. Chron. Bronchitis. Oft Hämoptoe.
5. EKG: Zeichen der Rechtshypertrophie und Rechtsüberlastung, P-dextrocardiale, Rechtstyp.
6. Phonokardiogramm: Spindelförmiges Austreibungsgeräusch in der Systole mit p.m. im 3. bis 4. ICR li. parasternal.
7. Körper- und Lungenkreislaufzeit angeglichen.
8. Herzkatheter: Hoher Druck in der A. pulmonalis und im re. Ventrikel bei begleitender Pulmonalinsuffizienz. Diast. Pulmonalisdruck sehr niedrig.
9. Komplikationen durch aufgepfropfte subakute bakterielle Endokarditis.

1. Vergrößerung und starkes Pulsieren der Hili sowie der peripheren Lungenarterien („Hilustanz").
2. Mehr oder weniger stark vorspringender oder schleudernder Pulmonalbogen.
3. Herz wenig bis mäßig vergrößert mit abgerundeter Spitze.
4. Angiokardiogramm: Gleichzeitige Füllung von Aorta und normal weiter Pulmonalarterie, relativ kontrastreiches Lävogramm (s. a. Bd. II).

Ellis-van Creveld-S.

Syn.: Chondroektodermale Dysplasie — Chondrodysplasia triodermica.

ELLIS, R. W. B., u. VAN CREVELD, S. (1940).

1. Minder- oder Zwergwuchs wie bei Chondrodystrophie mit normaler Rumpflänge und verkürzten Extremitäten.
2. Hypoplasie des Zahnsystems.
3. Hypoplasie der Nägel.
4. Alopecie (nicht obligat).
5. Verschmelzung der Oberlippe mit der Zahnleiste (nicht obligat).
6. Angeborene Herzfehler, bes. Ventrikelseptumdefekt (nicht obligat).
7. Bisweilen psychischer Entwicklungsrückstand und sexueller Infantilismus.

1. Verkürzung der langen Röhrenknochen, bes. des Unterarmes und -schenkels. Charakteristische Deformitäten des proximalen Ende der Tibia, der Ulna, des Radius und seltener des Humerus wie bei Achondroplasie.
2. Verzögerte Knochenkernentwicklung.
3. Doppelseitige Polydaktylie und Polymetacarpalie, Synmetacarpalie, Polymetatarsalie, Synmetatarsalie.
4. Multiple Exostosen (Abb. 286).

Syndrom Synonyma	Leitsymptomatik	Radiologisch faßbare Veränderungen

Endokard-Fibroelastose-S.

Syn.: Myokarddysplasie mit Endokardfibrose — fetale Endokarditis (KREYSIG, 1817) — kongenitale Herzhypertrophie mit Endokardverdickung — infantile endokardiale Fibrose.

LEHNDORFF, H. (1959).

1. Akutes Einsetzen von blasser Dyspnoe und Lufthunger mit eigenartig klingendem Husten ohne Erkrkg. der Respirationsorgane.
2. Entwicklung einer erheblichen Kardiomegalie („Kugelherz") ohne bleibende Cyanose und meist auch ohne Herzgeräusche; pectanginöse Paroxysmen bei Belastung (Nahrungsaufnahme); geringe Ödeme.
3. EKG: Inversion in den Standard-Ableitungen. Bei präcordialer Ableitung Zeichen der Hypertrophie des li. Ventrikels, abnorme T-Wellen.
4. Verlauf intermittierend.

1. Kompression des Oesophagus durch den hypertrophierten li. Vorhof. Keine typ. Herzfehlerkonfiguration bei meist erheblicher allgemeiner Herzvergrößerung, vorherrschend Linksbetonung.
2. Intermittierend: Lungenstauung.
3. Graziles, oft osteoporotisches Skelet.

Engel-v. Recklinghausen-S.

Syn.: Ostitis fibrosa generalisata — Osteodystrophia fibrosa generalisata v. Recklinghausen — primärer Hyperparathyreoidismus — osteitis fibrosa cystica (e).

FRORIEP, R. (1838); ENGEL, G. (1864).

1. Hauptmanifestationsalter: 2.—4. Lebensjahrzehnt.
2. Krkh.-Erscheinungen oft lange Zeit latent oder mit uncharakteristischen Beschwerden verlaufend (rheumatoide Knochenschmerzen u.a.).
3. Allmähliche Abnahme der Bewegungsfähigkeit. Muskelhypotonie mit gesteigerter elektrischer Erregbarkeit. Zunehmende Unsicherheit der Bewegung, Auftreten von Spontanfrakturen.
4. Blutchem.: Hypercalcämie, Hypophosphatämie, Vermehrung der Plasmaphosphatase.
5. Hypercalciurie.
6. Manchmal tastbare Epithelkörperchentumoren.
7. Gynäkotropie.

1. Entkalkung des Skelets bis zu ausgesprochen granulärer Knochenatrophie (Verdünnung der Compacta und Auflockerung von Corticalis und Spongiosa).
2. Entwicklung charakteristischer multipler Cysten des Knochens, vorwiegend im Bereich der metaphysären Corticalis und sog. Riesenzellentumoren im Bereich der Epiphysen der langen Röhrenknochen.
3. Wirbelporose und -abplattung.
4. Beckenverformungen („Kartenherzbecken").
5. Zunehmende Kyphose der WS. Sek. Entwicklung von Knochendeformitäten, Pseudoarthrosen u.a.
6. Nephrolithiasis (oft Frühsymptom), Nephrocalcinosis.

Escamilla-Lisser-S.

Syn.: Inneres Myxödem.

ESCAMILLA, R. F., LISSER, H., u. SHEPARDSON, H. C. (1953).

1. Symptome der Hypothyreose. — Die Besonderheit des S. liegt bei:
2. Fehlen jeglicher myxödematöser Veränderung der Haut.
3. Nichtentzündlicher Ascites.
4. Atonische Erweiterung der Harnblase mit Oligurie, Dysurie, Restharn, Nykturie. Pollakisurie, Harninkontinenz. Harnträufeln u.a.
5. Menorrhagien.
6. Sekundäre oder perniciosiforme Anämie.
7. Blutchem.: Mäßige Hypoproteinämie, Hypercarotinämie..
8. Gynäkotropie.

1. Herzvergrößerung (Myxödemherz).
2. Atonie des gesamten MDK.
3. Atonische Erweiterung der Harnblase.

Syndrom Synonyma	Leitsymptomatik	Radiologisch faßbare Veränderungen

Evans-Lloyd-Thomas-S.

Syn.: Suspended heart-s. — s.
of the suspended heart (e).

EVANS, W., u. LLOYD-THOMAS,
H. G. (1957).

1. Inkonstanter und variabler Thoraxschmerz, der zuweilen von paroxysmalen Herzpalpitationen begleitet ist.
2. Selten bestehen akzidentelle Herzgeräusche.
3. EKG: Deutlich negatives T in Ableitung II, III und III R (= Ableitung III bei tiefer Inspiration), oft auch ST-Senkung in Ableitung II, vor allem aber in Ableitung III und III R. Normales P; PQR-Komplex oft erniedrigt (der Befund entspricht etwa demjenigen bei Hinterwandinfarkt des li. Ventrikels).
4. Die Erscheinungen können in jedem Lebensalter auftreten. Das „suspended heart" kann auch ohne klin. Krkh.-Zeichen und ohne subjektive Beschwerden vorhanden sein.

1. Herz im a.p. Strahlengang gewöhnlich unauffällig. Im 1. und 2. schrägen Durchmesser setzt sich der Unterrand des Herzens bei tiefer Inspiration deutlich vom Zwerchfell ab und das Schattenband der V. cava wird deutlich erkennbar.

Faber-S.

Syn.: Faber-Anämie — Eisenmangelanämie — essentielle hypochrome Anämie — Kaznelson-S. — achylische Chloranämie — Hayem-Faber-s. (e).

FABER, K. (1909); SCHULTEN, H. (1934).

1. Allgemeine Astenie.
2. Haut: Blässe, Trockenheit und Sprödigkeit, Hyperpigmentation. Periorale Eczematoide, tiefreichende Mundwinkelrhagaden. Spröde Haare; trophische Nagelveränderungen; Entwicklung schmerzhafter Fissuren an Finger- und Fußspitzen. Frühzeitiges Ergrauen der Haare.
3. Chron. Heiserkeit, Dysphagie, Glossitis.
4. Kreislauf: Hypoxämische Tachykardie und Tachypnoe. Anämische Herzgeräusche, Myokardose.
5. Zuweilen leichte Milzvergrößerung.
6. (Oft histaminrefraktäre) Anacidität.
7. Blutbild: Hyperchrome Anämie, Anisocytose, Mikrocytose, Poikilocytose, niedrige Reticulocytenwerte. Verbreiterte Price-Jones Kurve. In schweren Fällen außerdem: Leukopenie mit relativer Lymphocytose.
8. Knochenmark: Gesteigerte Erythropoese, Zeichen der Reifungshemmung.
9. Blutchem.: Eisenspiegel meist erniedrigt.
10. Nicht selten treten Parästhesien auf.
11. Vorkommen vorwiegend bei Frauen zwischen 30 und 40 Jahren.

1. Skelet: Minderwuchs, verzögerte Knochenkernentwicklung, Osteoporose, Doppelkonturierung der langen Röhrenknochen.
2. Bisweilen Klinodaktylie.

Fabry-S.

Syn.: Angioma corporis diffusum universale — Thesaurismosis hereditaria lipoidica.

FABRY, J. (1916).

1. Charakteristische Haut- und Schleimhautveränderungen.
2. Schon in früher Jugend auftretende Paraesthesien der oberen Extremität mit rheumatoiden Schmerzzuständen.
3. Später treten unbestimmte Allgemeinerscheinungen hinzu.
4. Kardio-vaso-renaler Symptomenkomplex.
5. Veränderungen des Augenhintergrundes im Sinne einer Tortuositas vasorum retinae.
6. Prognose getrübt durch sek. Komplikationen.
7. Fast ausschließlich Androtropie.

1. Herzdilatation.

Syndrom Synonyma	Leitsymptomatik	Radiologisch faßbare Veränderungen

Fahr-S.

Syn.: Idiopathische, nicht arteriosklerotische Gefäßverkalkung.

FAHR, TH. (1931).

1. Langsam progrediente, meist im mittleren Lebensalter einsetzende Verblödung.
2. Extrapyramidale Symptomatik mit wechselnder Intensität; Hyperkinesien und Rigor meist aller 4 Extremitäten.
3. Spastische Paresen bei Läsionen im Bereich der Capsula interna.
4. Manchmal epileptiforme Entäußerungen.
5. In einzelnen Fällen wurde eine Nebenschilddrüseninsuffizienz nachgewiesen.
6. Zuweilen familiäres Auftreten.

1. Intracerebrale Verkalkungen, wobei bei Befall der Stammganglien das seitl. Rö.-Bild ca. 2 cm oberhalb der sella turcica in einem umschriebenen Bereich strich- bis punktförmige Verkalkungen („Hirnsteine") zeigt. Diese sind in der p. a. Aufnahme sym. der Mediansagittalebene gelegen.
2. Auch das Kleinhirn (nucleus dentatus) und die Falx können Kalkeinlagerungen aufweisen.

Fairbank-S.

Syn.: Fairbank-Dysostose — hyperostosis generalisata with striations (e).

FAIRBANK, TH. (1951); ALFIDI, J. (1964).

1. Langgliedrigkeit.
2. Hartnäckiger, teilweise recht schwerer, von Belastung unabhängiger, nicht ausstrahlender Schmerz im Bereich der langen Röhrenknochen und der Rippen; charakteristischerweise bleiben die Gelenke schmerzfrei.
3. Leicht erhöhte alkalische Phosphatase.
4. Keine Anämie.
5. Normale Haut- und Knorpelbeschaffenheit.
6. Erste Krkh.-Manifestation (Knochenschmerz) tritt bereits in der Kindheit auf.

1. Generalisierende Hyperostose mit hochgradiger, unregelmäßiger, teilweise streifiger Corticalisverdickung und subperiostaler Knochenneubildung der langen Röhrenknochen.
2. Sklerose der Schädelbasisknochen, Sklerose der Wirbelkörper mit deutlicher Streifenzeichnung, Rippenverbreiterung und -sklerose, Sklerose von Schulterblatt, Clavicula, Hand- und Fußknochen.
3. Die Veränderungen sind im Diaphysenbereich der langen Röhrenknochen am ausgeprägtesten.

Fallot-S.

Syn.: Fallot — Fallot-Tetralogie — Fallot-Tetrade — Morbus coeruleus — Corvisart-Komplex — blue baby (e).

FALLOT, E. L. A. (1888).

1. Starke Cyanose, Trommelschlegelfinger, Uhrglasnägel, extreme Polycythämie.
2. Normaler Perkussionsbefund, Spitzenstoß niemals hebend, dagegen hebende Aktion der re. Herzkammer mit synchronen epigastrischen Pulsationen. Systolisches Austreibungsgeräusch 2. ICR li. neben dem Sternum.
3. Kardialer Infantilismus, Minderwuchs.
4. Hochgradige Leistungsminderung, asphyktische Anfälle, Hockerstellung nach geringen Anstrengungen („squatting baby").
5. Caries sicca, insbes. des Milchgebisses, Neigung zu Parodontopathie, Lingua geographica.
6. EKG: Rechtstyp, P-pulmonale.
7. Phonokardiogramm: Im 2. oder 3. ICR li. parasternal p.m. eines syst. Austreibungsgeräusches mit Spindelform von hoher Amplitude und wechselnder Frequenz.
8. Kreislaufzeit: Körper- und Lungenkreislaufzeit ausgeglichen.
9. Herzkatheter: Abnorm niedriger Pulmonalisdruck gegenüber einem stark erhöhten re. Ventrikeldruck.
10. Aufgepfropfte subak. bakterielle Endokarditis als Komplikation nicht selten.

1. Helle Lungenfelder, schmale, nicht pulsierende Hili, fehlender Pulmonalisbogen, konkave, eingezogene Herzbucht, Herz-Vergrößerung erst bei eintretender Insuffizienz. Der stark hypertrophierte re. Ventrikel ist häufig li. randbildend. Die gerundete Herzspitze ist über dem Zwerchfell abgehoben und gibt dem Herzen eine „Holzschuhform" (coeur en sabot). Der Transversaldurchmesser ist vergrößert. Im 2. schrägen Durchmesser „helles Pulmonalis-(Aorten-)fenster", Aorta ascendens nach vorn verlagert. In etwa 25% besteht eine hohe Re.-Lage der Aorta: Corvisart-Komplex.
2. Angiokardiogramm: Gleichzeitige Darstellung von Aorta und Pulmonalis. Verengte Ausflußbahn der Pulmonalis, nur schwach angedeutetes Laevogramm. Bei Pulmonalklappenstenose typ. starre Kuppelbildung der Klappe mit dünnem, zentralem Kontrastmittelstrahl.
3. Häufig Rippenanomalien, Wirbelfehlbildungen (Abb. 5).

Syndrom Synonyma	Leitsymptomatik	Radiologisch faßbare Veränderungen

Fanconi-S.

Syn.: Fanconi-Anämie — Panmyelopathie Fanconi — familiäre infantile perniciosaähnliche Anämie (FANCONI) — aplastische infantile funikuläre Myelose.

FANCONI, G. (1964).

1. Blutbild: Chron. fortschreitende hyperchrome makrocytäre Anämie. Chron. Leukopenie (mit „Pseudo-Pelger" Kernstrukturen). Chron. Thrombopenie.
2. Knochenmark: Hypoplastisch-aplastisches, fetthaltiges Mark.
3. Normale osmotische und mechanische Resistenz der Erythrocyten.
4. Klein- oder Minderwuchs.
5. Reflexanomalien.
6. Mikrophthalmus, Strabismus.
7. Pigmentanomalien: Grau-braune überpigmentierte Stellen, bes. in den Hautfalten der Achsel und der Leiste, schiefergrauer Farbton der Lippen.

1. Mikrocephalus, verstärkte Impressiones digitatae.
2. Nierenmißbildungen: Hufeisenniere, Dystopie.
3. Mißbildungen der Hand, bes. Daumenhypoplasie oder -aplasie.

Fanconi-v. Albertini-Zellweger-S.

Syn.: Osteopathia acidotica pseudorachitica.

FANCONI, G., v. ALBERTINI, A., u. ZELLWEGER, H. (1948).

1. Proportionierter Minderwuchs bei normalem Geburtsgewicht.
2. Angeborene Herzmißbildungen.
3. Charakteristische Facies.
4. Kurzhalsigkeit, Ohrmuscheldysplasie.
5. Ozaena.
6. Cutis laxa.
7. Blutchem.: Hypoproteinämie, Hypocalcämie, Verminderung der Alkalireserve.
8. Harn: Leichte Albuminurie, Leukocyturie, Cylindurie, intermittierendeAminoacidurie.
9. Liquor: Starke Eiweißvermehrung, pos. Goldsolreaktion.

1. Rachitisähnliche Knochenveränderungen und -verbiegungen im Metaphysenbereich.
2. Allgemeine Osteoporose.
3. Umbauzonen.
4. Frühzeitige Verkalkung der Falx cerebri.

Fanconi-Hegglin-S.

Syn.: Wassermann-positives Lungeninfiltrat — pseudoluetische, subakute, hilifugale Bronchopneumonie des heruntergekommenen Kindes.

FANCONI, G. (1936); HEGGLIN, R. (1941).

1. Anamn.: Allergische Diathese, katarrhalische Anfälligkeit, rez. Bronchitiden.
2. Vorstadium: Mehrere Wochen lang bestehender Husten. Schlechtes Allgemeinbefinden, Appetitlosigkeit, Abmagerung, subfebrile Temperaturen häufig.
3. Hauptstadium: Keine Dyspnoe, kein Nasenflügeln. Temperaturen meist subfebril. Halonierte Augen, blaßgraue Hautfarbe, subcyanotische, unterkühlte Extremitäten. Sputum spärlich, schleimig zäh mit bakterieller Mischflora.
4. Physikalischer Lungenbefund: Oft sehr geringfügig, verschärftes Atemgeräusch, mäßig viele feuchte oder trockene Rg's (diffuse, asthmatoide Bronchitis).
5. Vereinzelt Milzschwellung und cerebrale Reizsymptome. — Anscheinend kommen auch nephritische Verlaufsformen vor.
6. BSG fast immer erhöht.
7. Leitsymptom: Anfangs pos., später wieder neg. werdende Wassermann Reaktion im Blut. Liquorreaktion gewöhnlich neg. Jedoch gibt es auch sog. „sero-negative" „WaR-positive Lungeninfiltrate" (!), die jedoch nur im Rahmen epidemischen Vorkommens als solche erkennbar sind.
8. Prognose gutartig.

1. Zum physikalischen Befund kontrastierend; meist ausgedehntere Infiltration (fokale Pneumonie, pseudolobäre Unterlappenpneumonie, strahlige, hilifugale fleckigstreifige Infiltrierung der Hili), deren Begrenzung meist verwaschen ist.
2. Miliare Bronchopneumonien werden gleichfalls gesehen.

Syndrom Synonyma	Leitsymptomatik	Radiologisch faßbare Veränderungen

Fanconi-Schlesinger-S.

FANCONI, G., u.a. (1952).

1. Körperlicher und geistiger Entwicklungsrückstand.
2. Anamn.: häufig Obstipation, Anorexie und rez. Fieberschübe.
3. Eigenartige Facies („Elfengesicht").
4. Therapeutisch unbeeinflußbare, allgemeine Dystrophie.
5. Blutchem.: Persistierende Hypercalcämie mit mäßiger Hyperphosphatämie, leichte Hypercholesterinämie; in den Terminalstadien tritt Azotämie hinzu.
6. Stark beschleunigte BSG.
7. Hypertension (als Ausdruck einer therapierefraktären Pyelonephritis), Proteinurie, herabgesetzte Harnstoff-Clearance, Hypercalciurie und mäßige Hyperphosphaturie.
8. Vitium cordis congenitum (nicht obligat) ohne Cyanose. Nicht immer ist über dem Herzen ein syst. Geräusch hörbar.
9. Verlauf verhältnismäßig prolongiert und relativ gutartig.

1. Osteosklerose der Schädelbasis und Kalotte, oft prämature Synostose der Schädelnähte.
2. Hypoplasie des Unterkiefers.
3. Nephrocalcinose.

Farber-S.

Syn.: Disseminierte Lipogranulomatose, Typ Farber.

FARBER, S. (1952).

1. Angeborene Heiserkeit, Erbrechen, Trinkschwierigkeiten.
2. Zunehmende Dyspnoe und Atembehinderung durch Larynxconstriktion (infolge von Granulombildung).
3. Multiple periartikuläre und artikuläre Schwellungen und Rötungen. Neigung zu Gelenkkontrakturen. Multiple subcutane Granulome.
4. Hepatomegalie.
5. Langsam progredienter Verlauf, letaler Ausgang noch im 1. oder 2. Lebensjahr.

1. Multiple Destruktionsherde des Skelets.

Felty-S.

FELTY, A. R. (1924).

1. Milztumor. Generalisierte, nicht schmerzhafte Lymphknotenschwellung im Spätstadium.
2. Leuko- bzw. Granulocytopenie, Anämie. Hyper- und Dysproteinämie.
3. Gelbbraune, pellagroide Hautpigmentierungen unbekleideter, dem Licht ausgesetzter Körperpartien.
4. Achylie.
5. Ulcerationen der Mundschleimhaut.
6. Knochenmark: Panhämocytopenie, Reticulumzellvermehrung.
7. Gynäkotropie.

1. Metaphysäre Osteoporose im Frühstadium.
2. Polyarthritis aller Grade (schwerste Form: ulcerös atrophische Arthritis).

Fiedler-S.

Syn.: Fiedler-Myokarditis — idiopathische Myokarditis vom Typus Fiedler.

FIEDLER, C. L.A. (1900); STAEMMLER, M. (1962).

1. Vorkommen bes. bei Kleinkindern.
2. Akuter Krkh.-Beginn mit intensiver Dyspnoe, Cyanose, Tachykardie, Unruhe und sonstigen Zeichen der Herzinsuffizienz.
3. Lebervergrößerung (Stauung), allgemeine Ödeme.
4. Herz: Galopprhythmus.

1. Allseitige Verbreiterung der Herzfigur.
2. Zeichen der Lungenstauung.

Syndrom Synonyma	Leitsymptomatik	Radiologisch faßbare Veränderungen

5. EKG: ST-Senkung, T invertiert oder iso-
   elektrisch.
6. Blutbild: Leukocytose, variable BSG.
7. Zuweilen fieberhaftes Vorstadium von
   einigen Tagen, gelegentlich auch mit ka-
   tarrhalischen Anzeichen der oberen Luftwege oder Durchfällen beginnend.
8. Schlechte Prognose.

Folsäuremangel-S.

BAUMGARTEN, W. (1958).

1. Störung der Knochenmarkfunktion. Blutbild: Hyperchrome Anämie, Leukopenie
   und Thrombopenie. Knochenmark: Kein
   typ. Perniciosamark.
2. Störungen der Milzfunktion: Auftreten von
   Jolly-Körperchen und Targetzellen, periphere Erythroblastose im Blut.
3. Schädigung von Haut und Schleimhäuten.

1. Osteoporose infolge (Fett)
   Resorptionsstörung im Darm-
   kanal.

Forestier-S.

Syn.: Forestier-Rotès-Quérol-S.
— senile ankylosierende Hyperostose der WS — Spondylosis
hyperostotica — Zuckerguß-
wirbelsäule.

FORESTIER, J., u. ROTÈS-QUÉROL,
J. (1950).

1. Erst in verhältnismäßig hohem Lebensalter
   auftretende mäßige Bewegungseinschränkung der WS infolge Ankylosierungsvor-
   gängen mit auffallend geringen subjektiven
   Beschwerden.
2. Bei Versteifung der HWS kommt es zu
   Dysphagie durch Beeinträchtigung der
   Speiseröhrenelastizität.
3. BSG normal, alkal. Phosphatase normal.
4. Männer sind weit häufiger als Frauen
   betroffen.

1. Im Anfangsstadium zeigt sich
   eine Randwulstbildung wie bei
   Spondylitis deformans.
2. Später kommt es zu ausgedehnter
   Verkalkung des zwischen dem
   vorderen Längsband und den
   Wirbelkörpervorderflächen
   liegenden Bindegewebes und zu
   zuckergußartig überspannender
   Verknöcherung des vorderen
   Längsbandes mit progredienter
   Ankylose.
3. Im Bereich der HWS treten auch
   Brückenbildungen zwischen
   Wirbelkörper und dem verkalkten Längsband auf.
4. Gegen eine Spondylarthritis
   sprechen das Fehlen von Ilio-
   sacral- und Wirbelgelenkver-
   änderungen sowie das Fehlen
   entzündlicher Zeichen.

Franceschetti-S. (I)

Syn.: Zwahlen-S. — Berry-S. —
Dysostosis mandibulofacialis —
Thomson-Komplex —
(Treacher) Collins-S. (e).

FRANCESCHETTI, A. (1944);
WILDERVANCK, L. S. (1960).

1. Physiognomie: Antimongoloide Schräg-
   stellung der Augenspalten, Abknickung des
   unteren Lidrandes im äußeren Drittel und
   Kolobombildung am Ober- und Unterlid.
   Fehlen der Meibom-Drüsen.
2. Makrostomie mit offenem Biß. Hoher
   Gaumen, rudimentäre Zahnleisten; fliehen-
   des Kinn. Fischmaulphysiognomie.
3. Verbildungen der Ohrmuscheln, meist
   kombiniert mit Atresie des Gehörganges
   sowie partieller oder vollständiger Taubheit.
   Ohrfisteln, Ohrgehänge.

1. Hypoplasie des Oberkiefers mit
   sehr kleinen Kieferhöhlen, Unterentwicklung des Unterkiefers.
2. Agenesie der Jochbeinfortsätze,
   der Maxilla und/oder der Unter-
   kieferhälften ein- oder beidseitig
   kommt vor.
3. Schädelasymmetrie.
4. Mißbildungen im Bereich des
   Achsenskelets kommen vor.

Syndrom Synonyma	Leitsymptomatik	Radiologisch faßbare Veränderungen

Freeman-Sheldon-S.

Syn.: Cranio-carpo-tarsal-Dystrophie.

FREEMAN, E. A., u. SHELDON, J. H. (1938); OTTO, F. M. G. (1953).

1. Charakteristische Physiognomie: Auffallend kleiner Mund, langes Philtrum, flache Gesichtsebene mit kleiner Nase, tiefliegende Augen, Hypertelorismus, Epicanthus, Strabismus, kleiner Gesichtsschädel, volle Wangen.
2. Hoher Gaumen.
3. Angeborener Spitzklumpfuß; auch Knickhackenfuß.
4. Ulnare Deviation der Hände ohne Knochendefekte an Armen und Händen. Hornige Verdickung von Cutis und Subcutis auf der Beugeseite der Daumen. Fingerkontrakturen.
5. Minderwuchs. Normale Intelligenz.

1. Schädel: Steilgestellte vordere Schädelgrube.
2. Spina bifida occulta (nicht obligat).
3. Fingerkontrakturen.
4. Fußdeformitäten (Klumpfuß, Spitzfuß).
5. Ulnardeviation.

Freiberg-Köhler-S.

Syn.: Freiberg-Köhler-Epiphysennekrose — Köhler-Metatarsalerkrkg. — Köhler II — Köhler.

KÖHLER, A. (1920); FREIBERG, A. H. (1914).

1. Klin.: Belastungsschmerzen im Bereich des queren Fußgewölbes mit bes. Lokalisierung am 2. oder 3. Grundgelenk. Verdickung und Druckempfindlichkeit des Köpfchens der Metatarsalia 2 und 3.
2. Spätfolge evtl. Verbreiterung des Vorfußes und Bildung von Hornschwielen unter dem mittleren Mittelfußköpfchen.
3. Krkh. tritt vorwiegend zwischen dem 10. und 18. Lebensjahr auf. Gynäkotropie.

1. Zunächst normales Köpfchen, später Abflachung, Verdichtung der Knochenzeichnung mit dazwischenliegenden Aufhellungen des betroffenen Metatarsalköpfchens.
2. Spätfolge evtl. Arthrosis deformans im Bereich der Metatarsalgelenke.

Friedrich-S.

FRIEDRICH, H. (1924).

1. Schmerzhafte Schwellung und Rötung im Bereich des Sternoclaviculargelenks.

1. Aufhellungsherd im Schlüsselbeinkopf.

Fröhlich-S.

Syn.: Fröhlich — Morbus Fröhlich — Dystrophia adiposogenitalis — hypophysäre Fettsucht — s. de Launois Cléret (fz).

FRÖHLICH, A. (1901).

1. Adipositas, bes. Hüfte, Bauch, Mons veneris, Gesäß, Oberschenkel und Mammagegend.
2. Hypogenitalismus.
3. Cerebrale Symptome: Kopfschmerzen, epileptiforme Anfälle, heteronyme Hemianopsie.
4. Minderwuchs (nicht obligat).
5. Bisweilen Diabetes insipidus.
6. Neigung zu Untertemperaturen.
7. Erhöhte Kohlenhydrat-Toleranz.

1. Brachycarpie, Brachydaktylie.
2. Unharmonische Knochenkernentwicklung.
3. Gelegentlich Veränderungen der Sella turcica.

Galaktosämie-S.

Syn.: Kongenitale Galaktosämie — Galaktoseintoleranz-Syndrom — hereditäre Galaktoseintoleranz.

v. REUSS, A. (1908); GITZELMANN, R., u. HADORN, B. (1961).

1. Schwere chronische Gedeihstörung mit rezidivierendem Erbrechen und Durchfällen im Säuglingsalter.
2. Frauen- und Kuhmilchunverträglichkeit.
3. Harn: Galaktosurie, Albuminurie, Aminoacidurie.
4. Ikterus, Anämie.
5. Hepatosplenomegalie, bisweilen Entwicklung einer Lebercirrhose mit Ascites und Höhlenhydrops.

1. Allgemeine Osteoporose.
2. Graziles Skelet.

Syndrom Synonyma	Leitsymptomatik	Radiologisch faßbare Veränderungen
	6. Häufig Kataraktbildung. 7. Schwachformen und asymptomatische Formen kommen vor. Sie sind an pathologischen Blutzuckerkurven bei Galaktosebelastung erkennbar.	
Garcin-S. Syn.: Halbbasis-S. — S. der multiplen einseitigen Hirnnervenlähmung. WINTER, M. M., GARCIN, R., u. DERENSE, J. (1926).	1. Einseitige Riech- und Sehstörungen. 2. a) Einseitige Oculomotorius-, Trochlearis- und Abducenslähmung führen zu Augenmuskellähmungen mit Ptosis, Doppelbildern und Innenschielen. b) Einseitige Sensibilitätsstörungen des Gesichtes und Kaumuskelstörungen. c) Einseitige Taubheit und Gleichgewichtsstörungen. d) Einseitige Gesichtslähmung. 3. Einseitige Geschmackstörungen im hinteren Drittel der Zunge, halbseitige Lähmung und Anaesthesie von Rachen, Schlund und Kehlkopf. Lähmungen des M. sternocleidomastoideus und M. trapecius sowie der Zunge. 4. Gewöhnlich fehlen Hirndruckzeichen und Extremitätensymptome. 5. Liquorveränderungen sind sehr selten.	1. Verschiedenartige Veränderungen an der Schädelbasis je nach Grundleiden.
Gardner-S. Syn.: Weiner-Gardner-S. — Hereditäre Adenomatosis — hereditary polyposis and osteomatosis (e). GARDNER, E. J., u. RICHARDS, R. C. (1953).	1. Unbestimmte Abdominalerscheinungen. 2. Je nach Lokalisation der Osteome und Osteofibrome Leontiasis faciei. 3. Multiple Atherome und Dermoidcysten sowie subcutane Fibrome und Leiomyome. 4. Bisweilen außerdem eine intra- und retroperitoneale sowie intramesenterielle Fibromatose. 5. Charakteristisch ist auch das Auftreten von fibromatösen Wucherungen in präexistentem Narbengewebe mit der Entwicklung postoperativer Strikturen. 6. Krkh.-Manifestation zwischen 10. und 40. Lebensjahr.	1. Multiple Colonpolypen mit Neigung zu carcinomatöser Entartung. 2. Multiple Osteome und Osteofibrome bes. der Schädelknochen (Reihenfolge der Häufigkeit: Oberkiefer, Unterkiefer, Siebbein, Keilbein, Stirnbein, Scheitelbein, Jochbein), aber auch der langen Röhrenknochen und Rippen. 3. Überzählige Zahnanlagen kommen vor.
Garré-S. Syn.: Garré-Osteomyelitis — Osteomyelitis sicca (GARRÉ) — trockene sklerosierende Osteomyelitis. GARRÉ, C. (1893).	1. Akute Phase: Schnelle Anschwellung der betroffenen Extremität unter Schmerz und Fieber. 2. Nach kurzer Zeit bilden sich die Erscheinungen zurück und es resultiert lediglich eine mehr oder weniger beträchtliche Auftreibung des Knochens. 3. Es kommt nicht zur Eiterbildung und Abscedierung, auch Sequester- und Fistelbildungen bleiben aus. 4. Vorwiegender Befall der Tibia. 5. Das chron. Stadium kann sich über Jahre hinziehen. 6. Das Krkhb. tritt fast nur bei Kindern und Jugendlichen auf. 7. Günstige Prognose.	1. Im Frühstadium verwaschene, uncharakteristische Knochenstruktur, nach 3—6 Monaten büßt der Knochen seine charakteristische Struktur ein und zeigt fleckförmige Dichte. 2. Mehr oder minder ausgeprägte ossifizierende Periostitis (Abb. 33).

Syndrom Synonyma	Leitsymptomatik	Radiologisch faßbare Veränderungen

Gaucher-S.

Syn.: Morbus Gaucher — primäre idiopathische Splenomegalie — Splenomegalie Typ Gaucher — großzellige lipoide Splenomegalie — Cerebrosidzellige Lipoidose — Cerebrosidose — Cerebrosidspeicherkrkh.

SCHLAGENHAUFER, F. (1907).

1. Großer Bauch. Milztumor als führendes Symptom, Lebervergrößerung weniger konstant. Bisweilen auch Vergrößerung der Lymphknoten.
2. Haut: Gelbbraune fleckige Pigmentierung der Haut. Pinguekulaartige, bräunliche Verdickung der Conjunctiva bulbi.
3. Minderwuchs bei Krkh.-Beginn im Kindesalter.
4. Blutbild: Hypochrome Anämie, Leukopenie Thrombopenie, hämorrhagische Diathese.
5. Rücken- und Gliederschmerzen sowie Gehbeschwerden, Spontanfrakturen (nicht obligat).
6. Blutchem.: Hypercalzämie, Erhöhung der alkal. Phosphatase.
7. Bei Kindern Infantilismus.
8. Der Nachweis sog. Gaucher-Zellen im Sternal- oder Milzpunktat mit Speicherung des Cerebrosids Kerasin hat diagnostisch große Bedeutung.
9. Bei Säuglingen kommt eine maligne, sog. cerebrale Form vor, deren Symptome in allgemeiner Spastik, Opisthotonus, Trismus, Strabismus, pertussoidem Husten und rascher Verblödung bestehen. Exitus letalis im 1. oder 2. Lebensjahr.

1. Osteolytische Prozesse durch Gaucher-Zellwucherungen im Knochenmark (führen zur Osteoporose, grobmaschiger Spongiosazeichnung mit Aufhellungen, ferner Verdünnung, Aufblätterung oder Durchlöcherung der Kompakta, Ausweitung der distalen Femurmetaphyse).
2. Symmetrische Verstärkung der interstitiellen Zeichnung, netzartige Verschattungen bis zur seltenen miliaren Lungenzeichnung.
3. Femurkopfkerndestruktion.

v. Gierke-S.

Syn.: Van Creveld-v. Gierke-S. — Glykogenspeicherkrkh. — Glykogenose — Hepato-nephromegalia glykogenica (v. GIERKE)

v. GIERKE, E. (1929); LÖHR, G. W. (1965).

1. Minderwuchs.
2. Großer Bauch infolge gewaltiger Vergrößerung der Leber. Milz nicht palpabel, kein Ascites, kein Ikterus.
3. Heißhungeranfälle mit Hypoglykämie und Kollapszuständen. Herabgesetzte Glucosetoleranz bei normaler Fruktose- und Galaktosetoleranz. Ketonämie. Hohe Insulin-, fehlende Adrenalinempfindlichkeit. Blutdiastase nicht vermehrt.
4. Adipositas, bes. des Gesichtes.
5. Ketonurie. Gallenfarbstoffe nicht vermehrt.
6. Erhöhter Glykogengehalt der Leukocyten.
7. Hypercholesterinämie.
8. Gelegentlich ist die Glykogenspeicherung in den Nieren so beträchtlich, daß eine erhebliche tastbare Nierenvergrößerung auftritt. Die Nierenfunktion bleibt jedoch zumeist normal.

1. Osteoporose.
2. Verzögerung der Knochenkernentwicklung.
3. Cardiomegalie.

Glanzmann-Riniker-S.

Syn.: Essentielle Lymphocytophthise Glanzmann-Rinikerhypoplasie lymphoide congénitale (fz).

AMLIE, R. (1952); GLANZMANN, E., u. RINIKER, P. (1952).

1. Allgemeine Dystrophie im Säuglingsalter.
2. Rekurrierende Fieberzustände.
3. Generalisierte Soormykose mitEntwicklung einer Soorsepsis (Soorbefall der Mundhöhle, des Rachens und des Larynx, schließlich Lungenbefall mit dem klin. Bild einer chron. Bronchopneumonie.
4. Schubweises Auftreten flüchtiger Exantheme.
5. Rez. Dyspepsie mit Erbrechen.
6. Blutbild: Progressive Lymphocytopenie, Li.verschiebung der Granulocyten mit Auf-

1. Chron. Bronchopneumonie.

Syndrom Synonyma	Leitsymptomatik	Radiologisch faßbare Veränderungen

treten toxischer Granulationen. Ausgang in
Panmyelopathie.
7. Die gewöhnlich verkleinerten Lymphknoten
zeigen cytologisch und histologisch entweder eine allgemeine Hypoplasie der
lymphatischen Strukturen oder eine Reti-
culumzellwucherung.
8. Prognose sehr schlecht, gewöhnlich letaler
Ausgang bereits im Säuglingsalter.

Glycinurie-S.

Syn.: Idiopathische Glycinurie.

1. Hyperglycinurie bei normalem Glycin-
plasmaspiegel.
2. Androtropie.

1. Nephrolithiasis. (Die Steine entstehen nicht durch Auskristalli-
sation von Glycin; die Glycin-
konzentration im Harn liegt auch
bei stark gesteigerter Glycinaus-
scheidung noch weit unter dem
Lösungsmaximum. Es handelt
sich stets um Oxalatsteine, die
etwa 0,5% Glycin enthalten.)

Glykokoll -S.

1. Erkrkg.: Manifestation oft bereits in den
ersten Lebenswochen mit Paroxysmen,
Erbrechen, Exsiccose, Acidose, Ketonurie
und Bewußtlosigkeit oder Benommenheit.
2. Gesteigerte Infektneigung.
3. Intoleranz gegen Nahrungseiweiß.
4. Harn: Aminoacidurie mit überwiegender
Glykokollurie.
5. Blutchem.: Hypogammaglobulinämie.
6. Blutbild: Im Paroxysmus Leukopenie und
Thrombocytopenie.
7. Knochenmark: Verminderung der Myelo-
poese.
8. Verzögerte geistige Entwicklung bis zum
Schwachsinn. Epileptiforme Entäußerungen.

1. Allgemeine Osteoporose.

**Godfried-Prick-Carol-Prakken-
S.**

CAROL, W. L. L., u.a. (1940).

1. Symptome des v. Recklinghausen-S.
(Neurofibromatose).
2. Atrophodermia vermiculata.
3. Mongoloider Gesichtsausdruck.
4. Vitium cordis congenitum (angeborener
Herzblock u.a.).
5. Auffallende Bradykardie in der Kindheit soll
als Frühzeichen gelten können.
6. Oligophrenie leichteren Grades.

1. Vgl. v. Recklinghausen-S.
2. Aortenisthmusstenose, Li.hyper-
trophie.
3. Seltener: Kyphoskoliose (Wir-
belmißbildungen und Syringo-
hamartome), Gehirnanomalien.
4. Ovarialtumoren.

Goldblatt-S.

Syn.: Goldblatt's hypertension
(e) — hypertension artérielle
type Goldblatt, chez l'homme
(fz).

1. Bösartig verlaufende Hypertension.

1. Bei der Urographie ist häufig
die eine Niere nicht kontrastgebend infolge Ausscheidungs-
und Konzentrationsinsuffizienz.

Goltz-Gorlin-S.

Syn.: Fokale dermale Hypoplasie — focal dermal hypoplasie s. (e) — FDH s. (e).

1. Haut: Multiple, umschriebene, aber unregelmäßig geformte Bezirke mit verdünnter, eingezogener, stellenweise braunrot
verfärbter, hyperpigmentierter Haut.

1. Gliedmaßen: Polydaktylie, vor
allem Hexadaktylie, Hypodak-
tylie, Daumenhypoplasie und/
oder Syndaktylie (nicht obligat).

Syndrom Synonyma	Leitsymptomatik	Radiologisch faßbare Veränderungen
GORLIN, R. J., u.a. (1963).	2. Nägel: Verschiedengradige Dystrophie und Hypoplasie. 3. Haare: Hypoplastischer, spärlicher Haarwuchs. 4. Schleimhäute: Pluriorifizielle, papilläre Excrescenzen, vor allem im Lippenrotbereich. 5. Augen: Nystagmus, Strabismus convergens, Iriskolobome, Anisokorie, Pigmententartung der Retina, Opticusatrophie. 6. Minderwuchs. 7. Meist schwere Entwicklungsrückständigkeit mit Debilität oder Imbecillität (nicht obligat). 8. Nabelhernie, vorzeitiger Zahnverfall, Chlorodontie, Hypodontie (nicht obligat). Mediane Zungenspalte. 9. Weitgehende Gynäkotropie.	Manchmal besteht Überlänge der Acren („marfanoides Bild"). 2. Schädel: Mikrocephalie oder Brachycephalie. 3. Angeborene Herzmißbildungen (nicht obligat).
Goodpasture-S. Syn.: Hämorrhagisches pulmorenales S. — lung purpura with nephritis (e) — pulmonary hemosiderosis with glomerulonephritis (e). GOODPASTURE, E. W. (1919); SARRE, H., SIEBERTH, H., u. NOLTENIUS, H. (1964).	1. Hochfieberhafte hämorrhagische Pneumonie mit kurzdauernder Hämoptoe, die etwa 14 Tage nach einer „Erkältung" akut beginnt. 2. Glomerulonephritis mit Hämaturie, Albuminurie, Azotämie, Hypertension (nicht obligat), Oligurie und urämischen Zeichen. 3. Schwere progrediente Anämie (bereits vor Einsetzen der Urämie). 4. Androtropie, vorwiegend junge Männer. 5. Ungünstige Prognose.	1. Diffus verteilte, fleckförmige Schatten über beiden Lungenfeldern.
Gordan-Overstreet-S. Syn.: S. der Gonadendysgenesie mit Virilisierung — partielle Testisdysgenesie. GORDAN, G. S. u.a. (1955).	1. Äußeres Genitale weiblich, infantil bleibend. 2. Inneres Genitale: Uterushypoplasie, Gonaden sind gewöhnlich nicht tastbar. Primäre Amenorrhoe. 3. Geschlechtsmerkmale: Fehlende Brustdrüsenentwicklung, infantile Mamillen, geringe Sekundärbehaarung vom weiblichen Typus (außer 4.). 4. Männlicher Körperbau und Gesichtsschnitt, Bartwuchs. 5. Kerngeschlecht: Chromatin-negativ. 6. Vermehrte 17-Ketosteroid- und FSH-Ausscheidung mit dem Harn. 7. Kombination mit weiteren Mißbildungen kommt vor.	1. Verzögerte Knochenkernreifung, verspäteter Epiphysenschluß, so daß trotz des retardierten Skeletwachstums oft ein Hochwuchs resultiert.
Gorham-S. Syn.: Spontane Osteolyse — Osteophthise — kryptogenetische, progressive Osteolyse. KNOCH, H. G. (1963).	1. Erkrkg.-Beginn gewöhnlich in der Adoleszenz. 2. Meist im Anschluß an ein Trauma mit Fraktur lösen sich das distale Frakturfragment oder sogar mehrere benachbarte Knochen schleichend, aber vollständig auf. 3. Bis heute wurde Osteolyse dieser Art an Radius, Ulna, Tibia, Femur, Mittelhandknochen, Clavicula, Sternum, Rippen, Mandibula und Metacarpalia, ganz vereinzelt auch an anderen Knochen und	1. Zunächst Verdünnung der Corticalis, Verminderung des Durchmessers der Knochenschäfte (so, als ob sie von außen mit Gewalt zusammengedrückt worden wären). 2. Später verschwindet die Corticalis ganz. 3. In fortgeschrittenen Fällen ist der Schwund des Knochens so ausgedehnt, daß keine Einzelheiten

Syndrom Synonyma	Leitsymptomatik	Radiologisch faßbare Veränderungen
	Knochengruppen beobachtet. Der Prozeß bleibt immer lokalisiert. 4. Therapeutisch implantierte Knochenspäne unterliegen gleichfalls dem Auflösungsprozeß. 5. Das erste subjektive Symptom ist heftiger, langanhaltender Schmerz nach relativ kleinem Trauma. 6. Die Prognose ist gut. Abgesehen von Funktionseinschränkungen entsteht keine krankheitsbedingte Behinderung. Der progressive osteolytische Prozeß endet meist früher oder später spontan.	mehr erkennbar sind. Die Dichte des Knochengewebes ist dann so vermindert, daß man von „Phantomknochen" spricht. 4. Hat der Prozeß erst einen umschriebenen Knochenabschnitt zerstört, dann sind keinerlei Zeichen einer Regeneration zu finden.
Gorlin-Goltz-S. Syn.: Erbliche cutaneo-mandibulare Polyonkose — basal cell nevus s. (e) — nevoid basal cell carcinoma s. (e). GORLIN, R. J., u. GOLTZ, R. W. (1960).	1. Multiple nävoide, teilweise cystische, pigmentierte oder verhornende Basalzellepitheliome. 2. Agenesie des Corpus callosum (nicht obligat). 3. Verbreiterter Nasenrücken. 4. Ovarfibrome.	1. Multiple Kiefercysten mit Neigung zu maligner Entartung. 2. Isolierte oder multiple Gabelrippen oder andere fakultative Rippenanomalien, auch kommt Kyphoskoliose vor.
Gottron-S. Syn.: Familiäre Akrogerie (GOTTRON) — Akrogerie Gottron. GOTTRON, H. (1941).	1. Akromikrie und Akrogerie. 2. Oft zusätzlich eigenartiges scharlachrotes Gesichtserythem. 3. Manchmal bestehen Mikrognathie und Zahnstellungsanomalien. 4. Kombination mit progressiver Sklerodermie kommt vor.	1. Das Extremitätenskelet der Akren ist außerordentlich zierlich und zeigt außerdem häufig Infantilismus (ausbleibender Schluß der Epiphysenfugen). 2. Währenddessen lassen die Finger- und Fußphalangen oft Sklerosierungs- und Eburnisierungsvorgänge erkennen.
Gram-S. Syn.: Adiposalgia arthriticohypertonica — Pseudogonitis. GRAM, H. Ch. J. (1933).	1. Adipositas dolorosa. 2. Keratodermia climacteria. 3. Arterielle Hypertonie.	1. Arthritis deformans genuum.
Grauhan-S.	1. Verschieden lokalisierte Spaltbildungen.	1. Lippen-Kiefer-Gaumenspalte. 2. Dysphalangie: Polydaktylie, insbes. Hexadaktylie. 3. Mißbildungen der Blase (Spaltbildungen), der Nieren und der Genitalien (Spaltbildungen).
Gracilis-S. Syn.: Osteonecrosis pubica posttraumatica — S. des vorderen Beckenringes — Pierson-S. SCHNEIDER, P. G. (1963).	1. Nach körperlicher Belastung, vor allem der Adductorenmuskulatur, treten erhebliche, ins gesamte Versorgungsgebiet des N. obturatorius ausstrahlende, bohrende „Leistenschmerzen" auf. 2. Nach Abklingen des akuten Schmerzsyndroms kommt es immer dann zu rez. Schmerzanfällen, wenn eine plötzliche Anspannung der Adductorenmuskulatur erfolgt.	1. Im Bereich des Überganges des caudalen Schambeinastes in die Symphysenregion Randosteolysen und Konturunregelmäßigkeiten (aseptische Osteochondronekrose) mit Sklerosierung der Randzone.

Syndrom Synonyma	Leitsymptomatik	Radiologisch faßbare Veränderungen
	3. Umschriebener Druckschmerz am Ansatzpunkt des M. gracilis im Bereich des Übergangs des unteren Schambeinastes in die eigentliche Symphysenregion.	
Gregg-S. Syn.: Embryopathia rubeolosa — Rötelnembryopathie. GREGG, N. (1945); TÖNDURY, G. (1962).	1. Augen: Cataracta congenita (meist bilateral), verschiedene Retinaanomalien, Opticusatrophie, Mikrophthalmie, Nystagmus. 2. Ohren: Angeborene, partielle oder totale Innenohrtaubheit, Vestibularisschädigung, Mißbildungen des Mittel- und des äußeren Ohres. 3. Verschiedene Herzmißbildungen, vor allem Defekte der Scheidewände und Persistenz des Ductus arteriosus Botalli. 4. Mikrocephalie. Verschiedene Schädigungen des ZNS. 5. Schmelzhypoplasie. Verzögerte Dentition. 6. Hypospadie, Kryptorchismus.	1. Dyscranie. Mikrophthalmie. 2. Herz: Bei Ventrikelseptumdefekt ergibt die Angiokardiographie einen Übertritt des Kontrastblutes von re. nach li. bevor die Pulmonalgefäße passiert werden. Bei Persistenz des Ductus arteriosus Botalli: Vorspringender Pulmonalbogen und vermehrte Hiluszeichnung, bei großem Ductus lebhafte Aortenpulsation und tanzende Hili. 3. Nierenmißbildungen. 4. Fußmißbildungen, bes. Klumpfuß.
Grignolo-S. GRIGNOLO, A. (1949).	1. Rezidivierende Hypopyoniritis und Uveitis. 2. Zumeist flüchtiges polymorphes Erythema exsudativum.	1. Spondylarthritis ankylopoetica (s. d.).
Gruber-S. Syn.: Gruber-Komplex — Dysencephalia splanchnocystica GRUBER, G. B. (1934).	1. Spaltbildungen und andere Dysplasien im Bereich der äußeren Genitale. 2. Cystenbildung im Bereich innerer Organe. 3. Meningocele, Meningocystocele oder Meningomyelocystocele, auch Encephalocele.	1. Vorwiegend ulnare Poly- oder Syndaktylie. 2. Mißbildungen des Gesichtsschädels; Hypertelorismus, breite Nasenwurzel, flache Orbitae, auch Mikro- und Anencephalie kommt vor. 3. Wirbelsäulenspalten. 4. Ektopie der Blase. 5. Cystenbildungen: Pankreas, Niere, Ovarien. 6. Tibiahypoplasie. 7. Mesenterium commune. 8. Fehlen der Bulbi olfactorii, des Corpus callosum, des Corpus pineale, der Pars nervosa der Hypophyse. 9. Aortenstenose.
Guérin-Stern-S. Syn.: Rocher-Sheldon-S. — Arthrogryposis multiplex congenita (STERN) — kongenitales arthromyodysplastisches S. — multiple angeborene Gelenkstarre — amyoplasie congénitale (fz). GUÉRIN, J. R. (1880); PFEIFFER, R. A., u. HÜTHER, W. (1963).	1. Die ankylosierten Gelenke sind in Extension oder in Flexion starr fixiert. Überaus charakteristisch ist die Handstellung: Palmarflexion, leichte Fingerbeugung, Opposition von Thenar und Hypothenar, wodurch die Fingerspitzen einander angenähert werden. Fußfixierung in Equinovarusstellung. 2. Multiple Muskelhypoplasie bzw. -aplasie. 3. Gelegentlich Verkürzung von Gliedmaßen. 4. Nicht selten finden sich in der Haut über den großen Gelenken grübchenförmige Einziehungen. 5. Außerdem können verschiedenartige andere Mißbildungen vorkommen.	1. Extremitätendysplasie. 2. Skelethypoplasie. 3. Ankylosen der Gelenke mit charakteristischen Stellungsanomalien. Betroffen sind vorwiegend große Gelenke. 4. Allgemeine Osteoporose. 5. Aplasie oder Hypoplasie der Patella. 6. Luxation oder Subluxation der Hüftgelenke. 7. Wirbelsäulenmißbildungen (fakultativ) (Abb. 45).

Syndrom Synonyma	Leitsymptomatik	Radiologisch faßbare Veränderungen

Haferkamp-S.

Syn.: S. der generalisierten malignen Hämangiosis mit Osteolyse.

HAFERKAMP, O. (1962).

1. Rheumatoide Knochenbeschwerden im gesamten Skeletsystem, evtl. multiple Spontanfrakturen.
2. Knochenmark: Myelophthisische oder leukoerythroplastische Anämie.
3. Blutchem.: Erhebliche α_2-Hyperglobulinämie. Stark erhöhte BSG. Linksverschiebung des Weltmann-Coagulationsbandes.
4. Rasche Progredienz der Erscheinung, Prognose infaust.

1. Generalisierte, jedoch ungleiche Osteoporose des Skelets.
2. Spontanfrakturen 2. Ordnung.

Haglund-S. (I)

Syn.: Apophysitis calcanei.

HAGLUND, P. (1907).

1. Auftreten im Wachstumsalter.
2. Schmerzen in der Ferse beim Gehen.
3. Druckschmerz, mitunter Schwellung der Gegend zwischen Calcaneuskörper und -apophyse.
4. Häufig Pes valgus.

1. Zerklüftung oder bröckliger Zerfall der Calcaneusapophyse (Abb. 103).

Haglund-S. (II)

Syn.: Haglund-Calcaneusexostose — Schuhgeschwulst der Ferse.

HAGLUND, P. (1928).

1. Harte, geschwulstartige Verdickung am oberen Pol des Tuber calcanei, die sich bes. nach hinten vorwölbt.
2. Hautrötung, Druckschmerz („Bursitis achillea").

1. Spitze Form der oberen hinteren Ecke des Calcaneus im seitlichen Rö.-Bild („hoher Calcaneus" nach SPITZY).

Hallermann-S.

Syn.: Dysmorphia mandibulo-oculo-facialis.

HALLERMANN, W. (1948).

1. „Vogelgesicht".
2. Zahnstellungsanomalien.
3. Cataracta congenita, Mikrophthalmus.

1. Mikrogenie.
2. Schädelproportionsverschiebungen mit Asymmetrien.

Halsmyotom IV-S.

Syn.: S. des 4. Hals-Myotoms.

DYK, A. (1958).

1. Ärophagie, Ructus.
2. Blähung des Oberbauches mit Tympanismus und Druckempfindungen.
3. Oft li.seitiger Schulter- und Halsschmerz.
4. Verhinderte oder aufgehobene Verschieblichkeit des li. Zwerchfelles.

1. Hochgradig vergrößerte und hochliegende Magenblase.
2. Li.seitige Zwerchfellrelaxation oder -hernie.

Hamman-Rich-S.

Syn.: Diffuse progressive interstitielle Lungenfibrose — familiäre cystische Lungenfibrose — akute diffuse Fibrose der Lunge.

HAMMAN, L., u. RICH, A. (1944).

I. Phase

Kompensierte Lungeninsuffizienz.

1. Schleichender Krkh.-Beginn mit quälendem trockenem Reizhusten und Schmerzen in der Brust.
2. Afebrile Verläufe kommen ebenso wie mehrwöchige Fieberperioden vor.
3. Meist nur spärlicher, zähschleimiger Auswurf, zuweilen mit kleinen beigemengten Blutfäserchen, nur selten Hämoptoe.
4. Auskultatorisch: Verlängertes Exspirium, trockene und feuchte Rg's.

1. Verschleierung der Lungenfelder mit allmählicher Entwicklung einer mikronodulären engretikulären Zeichnung. Die Bilder erinnern an chron. Lungenstauung oder Miliartuberkulose.
2. Atelektasen kommen vor.
3. Die Hili sind gewöhnlich gering bis mäßig vergrößert.

Syndrom Synonyma	Leitsymptomatik	Radiologisch faßbare Veränderungen

II. Phase
Dekompensierte Lungeninsuffizienz.
1. Progressive Dyspnoe, Tachypnoe, hochgradige progrediente allgemeine Cyanose.
2. Polyglobulie, Trommelschlegelfinger.
3. Männer im mittleren Lebensalter sind
   bevorzugt betroffen.
4. Prognose durch die immer progressive
   Lungeninsuffizienz sehr ungünstig.

Hand-Fuß-S.

WATSON, R. J., u.a. (1963).

1. Schmerzhafte, meist fieberhafte, gleich-
   mäßig-symmetrische Anschwellung der
   Hand- und Fußrücken.
2. Die Schmerzhaftigkeit hält gewöhnlich
   1 — 2 Wochen an und geht dann allmählich
   zurück.
3. Gleichzeitig auftretende hämolytische
   Krisen bleiben meist subklinisch.

1. Nach Ablauf von 2 — 3 Monaten
   werden periostale Auflagerungen
   im Bereich der Mittelhand- und
   Fußknochen, z.T. mit umschriebenen Zerstörungen der Knochenstruktur nachweisbar.

Hand-Schüller-Christian-S.

Syn.: Cholesterinspeicherkrkh.—
Cholesterinlipoidose — Lipoidgranulomatose — xanthomatöse
Reticuloendotheliose — systematisierte Xanthogranuloma-
tose — Cholesteringranulo-
matose.

HAND-SCHÜLLER-CHRISTIAN.

1. Exophthalmus.
2. Diabetes insipidus und Fettsucht.
3. Wachstumsstörungen. Infantilismus.
4. Hepatosplenomegalie verschiedenen
   Grades, mitunter Ikterus.
5. Xanthome, papulöse Exantheme und
   Purpura.
6. Zahnfleischbluten, schmerzloser Zahnausfall, der im Molarenbereich beginnt.
7. Hypercholesterinämie.
8. Die Christian-Trias (Schädeldefekte, Exophthalmus und Diabetes insipidus) ist nicht in
   allen Fällen vorhanden. Konstant sind die
   beiden anderen Zeichen.
9. Chron. langwieriger Verlauf, wechselnder
   Ausgang. Betroffen sind vor allem Kinder
   und Jugendliche.

1. Multiple, scharfrandige Aufhellungsherde ohne nennenswerte
   osteoplastische Reaktion an den
   Grenzen, bes. im Schädelknochen
   („Landkartenschädel“), aber
   auch im Becken, in den Femura
   und den Wirbelkörpern.
   Die kleinen Defekte sind rundlich oval, meist penetrierend, die
   großen unregelmäßig begrenzt.
2. Die Zerstörung des Schädeldaches kann hochgradig sein.
   Bei Befall der Basis ist vor allem
   das Keilbein betroffen (sella
   turcica).
3. Bei seltener Heilung verkleinern
   sich die Herde vom Rande her,
   wobei anstelle früherer Knochendefekte sklerot. Knochen auftritt.
4. Retikulär pseudomiliare Verdichtungen des Lungenparen-
   chyms kommen vor
   (Abb. 117, 233, 387).

Hanhart-S. (I)

Syn.: Hanhart-Zwergwuchs.

HANHART, E. (1953).

1. Geburt in normaler Größe, die Wachstumsverzögerung setzt erst im Verlauf des
   2. Lebensjahrs ein und läuft in Minder- oder
   Zwergwuchs aus. Das Wachstum dauert bis
   zum 40. Lebensjahr an.
2. Proportionierter Körperbau.
3. Begleitende Dystrophia adiposogenitalis,
   sexueller Infantilismus.
4. Greisenhafte, überalterte Gesichtszüge.
5. Lebenserwartung nicht verkürzt, gute
   Vitalität.

1. Erheblich retardierte Ossifikationsvorgänge.
2. Proportion. Mindermaßigkeit
   der Knochen.

Syndrom Synonyma	Leitsymptomatik	Radiologisch faßbare Veränderungen
Hanhart-S. (II) Syn.: Acroteriasis congenita — dysostose mandibulaire et péromélie (fz). HANHART, E. (1950).	1. Vogelgesicht mit stark zurückweichendem Kinn und betont vorspringender Nase. 2. Kleinwuchs, Entwicklungshemmung. 3. Normale Intelligenz.	1. Mikrognathie. 2. Opisthodontie. 3. Peromelie.

Hanhart-S. (III)
 	
LÖFFLER, W., u. HANHART, E.
(1949).
	1. Isolierte Gaumenspalte; evtl. auch nur
	   Spitzbogengaumen, sowie Schiefstellung der
	   oberen äußeren Schneidezähne.
	2. Als weitere Mißbildungen kommen vor:
	   Mikrogyrie des Gehirns, Fehlen eines Ovars.
		1. Fehlen einer oder beider Nieren.
		2. Atresia ani (fakultativ).
		3. Einseitige Ausbildung des Uterus
		   (fakultativ).

Heberden-S.
 	
Syn.: Heberden-Bouchard-
Krkh. — Heberden-Knoten —
Polyarthrosis deformans Heber-
den.
 	
HEBERDEN, W. (1840); LESS-
MANN, F., u. POTH, A. (1948).
	1. Symmetrisch an allen Gelenken drei-
	   gliedriger Finger auftretende, meist
	   schmerzlose Knotenbildung.
	2. Fingerbewegung zumeist nur geringgradig
	   behindert.
	3. Bei ausgebildeten Knoten kann es gelegent-
	   lich zu Entzündungen infolge ungeschickter
	   Bewegungen oder sonstiger traumatischer
	   Einwirkungen kommen.
	4. Selten kommen entsprechende Verände-
	   rungen im Bereich der Zehengelenke oder
	   sogar der Knie- und Hüftgelenke vor.
	5. Vorkommen durchweg erst im 5. Lebens-
	   jahrzehnt.
	6. Gynäkotropie.
		1. Frühsymptom: Verschmälerung
		   des jeweiligen Gelenkspaltes,
		   der im weiteren Verlauf eine
		   Verdickung, Verbreiterung und
		   Verdichtung der einander zuge-
		   kehrten Gelenkenden mit unregel-
		   mäßig werdenden Gelenkflächen
		   folgt.
		2. Schließlich finden sich Sporn-
		   bildungen, die sich bis zur Kugel-
		   form mit verworfener, schaumi-
		   ger Trabekelzeichnung und oft-
		   mals cystenartigen Aufhellungen
		   verändern können.

Hedblom-S.
 	
Syn.: Acute primary diaphrag-
mitis (e).
	1. Im Anschluß an „Erkältung" kommt es zu
	   inspiratorischem Schmerz auf einer Brust-
	   seite mit schmerzbedingter Einschränkung
	   der Atemexkursion des Thorax.
	2. Häufige Begleiterscheinung ist Schmerz in
	   der Schulter und im Trapeziusbereich sowie
	   Oberbauchschmerz, evtl. mit deutlicher
	   Abwehrspannung auf der erkrankten Seite.
		1. Einseitiger Zwerchfellhochstand
		   mit Einschränkung oder Auf-
		   hebung der Zwerchfellbeweglich-
		   keit.
		2. Bei der Beteiligung der Pleura
		   diaphragmatica können sich
		   Adhäsionen zwischen Lungen-
		   basis und Zwerchfelloberfläche
		   entwickeln.

Helmholz-Harrington-S.
 	
Syn.: Corneal opacity-cranio-
skeletal dysostosis s. (e).
 	
HELMHOLZ, H. F., u. HARRING-
TON, E. R. (1931).
	1. Ein mit dem v. Pfaundler-Hurler-S. iden-
	   tisches Krkhb. mit markanter Hornhaut-
	   trübung.
		1. s. v. Pfaundler-Hurler-S.

Herrick-S.
 	
Syn.: Sichelzellanämie —
Drepanocytose.
 	
MASON, V. R. (1929).
	1. Chron. hämolytische Anämie mit Ikterus.
	2. Hepatosplenomegalie, Lymphknoten-
	   vergrößerung.
	3. „Hämatischer" Infantilismus.
		A. Hypertrophische Knochen-
		   markveränderungen:
		   1. Auftreibung der Knochen
		      (bes. Hand) mit Rarefizierung

Syndrom Synonyma	Leitsymptomatik	Radiologisch erfaßbare Veränderungen
	4. Abdominale Schmerzkrisen, paroxysmale Nierenschmerzen, rheumatoide Beschwerden. 5. Neigung zu Gefäßthrombosi.rungen und Embolien. Unterschenkelgeschwüre. 6. Chron. Gelenkergüsse und -deformitäten. 7. Blutbild: Normochrome Anämie mit mäßiger Makrocytose, Sichelzellbildung (nur bei Vitalbeobachtung unter dem auftretenden O_2-Mangel erkennbar). Aniso-Poikilocytose, Stäbchenerythrocyten, Polychromasie, basophile Punktierung der Erythrocyten, Leukocytose mit Li.verschiebung während hämolytischer Krisen. 8. Retinopathie mit Durchblutungsstörungen der Netzhaut, chorioretinalen Degenerationsherden, intra- und subretinalen Blutungen, Retinitis proliferans, Glaskörperblutungen. 9. Krkhb. kommt fast ausschließlich nur bei Negern vor.	der Trabekelezeichnung und Verdünnung der Corticalis wie bei Osteoporose. 2. Dünne Corticalis der gewichttragenden langen Röhrenknochen bei schmaler Schaftbreite. 3. Osteoporose der Wirbelkörper mit Ausbildung fischwirbelähnlicher Deformierungen. 4. Schädel: Zunächst Verdickung der Diploe vorw. im Stirn-, Scheitel- und Orbitaldachbereich. Später Erosion der Diploe und radiäre Spiculabildung bis zur Ausbildung eines Bürstenschädels (s. auch Cooley-S.). Aufgrund der osteoporotischen Mandibula verstärkte Zeichnung der dentalen Lamina dura. 5. Grobmaschige Trabekelzeichnung der übrigen Plattenknochen, bes. deutlich der Rippen. B. 1. Knocheninfarkte meist im Bereich der Diaphysen, bes. der langen Röhrenknochen im Hand- (Daktylitis) und Fußbereich. 2. Im Bereich der infarzierten Knochen kommen gehäuft Infektionen vor, wobei die Mikroorganismen der Salmonellagruppe überwiegen.
	Bem.: Diese Veränderungen kommen in mehr oder weniger starker Ausbildung bei folgenden Hämoglobinopathien vor: Herrick-S., Cooley-S., Hb-E-Erkrkg., S-Thalassämie, weniger ausgeprägt bei SC-Erkrkg.	C. Auswirkung auf das Körperwachstum durch vorzeitigen Epiphysenschluß und Wirbelkörperzusammenbrüche. D. Viscerale Auswirkungen: Herzvergrößerung, Pigmentsteine im biliären System; Milzvergrößerungen mit feinkörnigen Hämosiderinablagerungen; zuweilen Ileuserscheinungen; selten intramedulläre Papillennekrosen in der Niere.
Herz-S., hyperkinetisches GORLIN, R. (1962).	1. Persistierende Tachykardie, hyperaktiver, schnellender und tachykarder Puls. Der periphere Kreislauf ist weitgestellt. 2. Ausgesprochene Herzinsuffizienzzeichen wie Dyspnoe und Cyanose sind selten. 3. Auskultatorisch: Systolisches Herzgeräusch oder syst. Klick mit variablem p.m. und gespaltener 2. Herzton, manchmal auch betonter 2. Aortenton. 4. EKG: Zeichen der Linkshypertrophie. 5. Labiler Hypertonus, oft mit vergrößerter Amplitude.	1. Gelegentlich vermehrte Lungendurchblutung und verbreiterte Pulmonalarterie und Aorta. 2. Manchmal besteht auch eine Herzverbreiterung, jedoch keine typ. Fehlerform.

Syndrom Synonyma	Leitsymptomatik	Radiologisch faßbare Veränderungen

Heubner-Herter-S.

Syn.: Cöliakie — Gee-Thaysen-Krkh. — Heubner-Herter-Infantilismus — intestinaler Infantilismus — Spätatrophie (CZERNY) — schwere Verdauungsinsuff. beim Kinde jenseits des Säuglingsalters (HEUBNER) — infantile Steatorrhoe.

HEUBNER, O. J. L. (1909).

1. Schwere allg. Dystrophie oder Atrophie beim Kleinkind.
2. Chron. Durchfallstörung: Massige Fettstühle.
3. Großes Abdomen: Pseudoascites infolge flüssigkeitshaltiger, schwappender Darmschlingen.
4. Atrophische, hypotone Muskulatur.
5. Hochgradige Hydrolabilität.
6. Stimmungslabilität.
7. Verspätete Dentition, Disposition zu Karies.
8. Blutbild: Makrocytäre, hyper- oder hypochrome Anämie.
9. Bei längerer Dauer Wachstumsstörungen und intestinaler Infantilismus.
10. Vitaminmangelsyndrome verschiedener Art.
11. Klin. Vorstufen und Schwachformen werden Praecöliakie genannt.

1. Ossifikationsstörungen.
2. Osteoporose.
3. Rachitische Ostermalacie.
4. Darmsymptome der intestinalen Allergie.
5. Gewöhnlich großes, plumpes Cor.

van der Hoeve-S.

Syn.: Trias der Fragilitas ossium hereditaria van der Hoeve — van der Hoeve-Trias — „Glasmenschen" — blue sclerae-otosclerosis-fragilitas ossium s. (e).

VAN DER HOEVE, J. (1917).

1. Trias: Abnorme Knochenbrüchigkeit (Schlecht verheilende Frakturen führen meist zu sek. Verkrüppelungen), blaue Skleren (inkonstant) und Schalleitungsschwerhörigkeit wie bei Otosklerose (oft erst gegen Ende der Kindheit) sowie blaue Trommelfelle.
2. Außerdem finden sich zuweilen: Zahndysplasie, verzögerte Dentition. Überstreckbarkeit der Gelenke.
3. Kombinationen mit anderen Mißbildungen kommen vor.

1. Hypoplastische, transparente Knochen („Glasmenschen") mit dünner Corticalis.
2. Knochenverbiegungen, multiple Frakturen.
3. Zahlreiche Schaltknochen am Schädel (s. a. S. 64, Abb. 80—83).

Hoffa-Kastert-S.

Syn.: Morbus Hoffa.

HOFFA, A. (1904); KASTERT, J. (1953).

1. Bewegungsschmerzen im Bereich des unteren Patellarandes, Druckschmerz li. und re. der Patella sowie „tiefe Gelenkschmerzen".
2. Bewegungseinschränkung des Kniegelenkes bes. für Beugung.
3. Normale BSG. Gelegentlich subfebrile Temperaturen.
4. In der Anamnese manchmal Traumen.

1. Geringe Atrophie des Knochens.
2. Verschmälerung sowie Verbreiterung des Gelenkspaltes kommt vor.

Holt-Oram-S.

Syn.: Atrio-digitale Dysplasie — atrio-digitales S.

HOLT, M., u. ORAM, S. (1960).

1. Hypo-, Dys- oder Aplasie des Daumens, aber auch andere Dysplasien scheinen vorzukommen.
2. Verschiedenartige irreguläre Arrhythmieformen, Sinusbradykardie mit verlängerter AV-Überleitungszeit.
3. Keine chromosomale Aberration.
4. Vorhofseptumdefekt (vom Sekundumtyp) mit entsprechendem Auskultationsbefund.

1. Vorhofseptumdefekt: Die Angiokardiographie ergibt ein normales Dextrogramm, beim Laevogramm werden das re. Herz und die Lungen wieder mitgefüllt.
2. Herzvergrößerung mit Zeichen der Rechtsüberlastung.

Syndrom Synonyma	Leitsymptomatik	Radiologisch faßbare Veränderungen

Holtermüller-Wiedemann-S.

Syn.: Kleeblattschädel-S.

HOLTERMÜLLER, K., u. WIEDE-
MANN, H.-R. (1960).

1. Leitsymptom: „Kleeblattschädel", wobei
   ein extremer Tiefstand der Ohren entsteht.
2. Gesichtsschädelverbildungen im Orbita-,
   Nasen- und Kieferbereich.
3. Mikromelie aller Gliedmaßen (nicht
   obligat).
4. Progredienz der Symptome und infauste
   Prognose durch zunehmenden Schädel -
   innendruck.

1. Dyskranie.
2. Waben- und Lückenschädel mit
   kleeblattähnlicher Dreiteilung.
3. Spaltbildungen von Wirbelbögen.
4. Pneumencephalogramm: Hochgradige Dysencephalie im Sinne
   eines Hydrocephalus irregularis
   permagnus (s. Abb. 23).

Hutchinson-Gilford-S.

Syn.: Progeria — greisenhafter
Zwergwuchs — Nebennieren-
zwergwuchs — Senilismus.

HUTCHINSON, J. (1886);
WIEDEMANN, H. R. (1948).

1. Seniles Aussehen als Leitsymptom.
2. Kopfhaar dünn, ergraut, oft frühzeitig
   ganz ausfallend.
3. Dys- oder Atrophie der Nägel.
4. Proportionierter Zwergwuchs.
5. Persistenz des Milchgebisses, verzögerte
   Dentition.
6. Intelligenz gewöhnlich normal. Verspätetes
   Sprechen- und Laufenlernen.
7. Genitalhypoplasie.
8. Unterentwickelte Muskulatur.
9. Verstärkte Venenzeichnung am Kopf.
10. Allgemeine Gefäßatheromatose.
11. Neigungen zu apoplektischen Insulten.
    Echte pektangiöse Erscheinungen können
    beobachtet werden.
12. Prognose schlecht.

1. Trotz offener Epiphysenfugen
   schon in früher Kindheit Wachstumsstillstand.
2. Akromikrie.
3. Osteoporose evtl. mit Spontanfrakturen.
4. Einschränkung der Gelenkbeweglichkeit infolge bindegewebi-
   ger oder knöcherner Kontrakturen.
5. Vereinzelt Hydrocephalus.

Hutchison-S.

Syn.: Sympathogoniom (oder
Sympathoblastom) vom Typ
Hutchison — Hutchison's
tumours (e) — suprarenal
sarcoma (e).

HUTCHISON, R. (1907).

1. Auftreten bei Kleinkindern.
2. Krkh.beginn uncharakteristisch: Rheumatoide Knochenschmerzen, Fieber, BSG,
   Bluteiweißverschiebungen, Anämie.
3. Knochentumoren, bes. am Schädel, die zu
   Protrusio bulbi, Bulbusverlagerung
   (Schielen) und Lidekchymosen führen und
   dem Patienten ein pathognomonisches
   Aussehen verleihen.
4. Knochenmark: Tumorzellverbände (nicht
   obligat).
5. Blutbild: Uncharakteristisch.
6. Schubweiser Verlauf mit Fieberperioden.
7. Manchmal große mediastinale Metastasen
   bei gewöhnlich nicht palpablem Primärtumor.

1. Multiple Knochenmetastasen
   mit mottenfraßähnlichen osteolytischen Herden, bevorzugt an
   den platten Knochen (supraorbital, Beckenschaufeln) und
   metaphysär.
2. Grenzstrangtumoren.

**Hyaluronsäure-Mucopolysac-
charidose Typ VIII.**

SUSCHKE, J., u. KUNZE, D.
(D. med. Wo.schr. Nr. 50
10. XII. 1971).

1. Monströse Weichteiltumoren vorw. an
   Kopf, Schultern und Extremitäten.
2. Beugekontrakturen und Bewegungseinschränkungen in Schulter-, Hand- und
   Fingergelenken sowie in Hüft- , Knie- und
   Fußgelenken.
3. Adenoma sebaceum im Nasolabialbereich.
4. Eingesunkene Nasenwurzel und wulstige
   Lippen.
5. Perlenartige Wucherung des Zahnfleisches,
   die die Zähne fast völlig verdeckt.

1. Multiple cyst. Knochendestruktionen vorw. der Epiphysen, auch
   der Metaphysen, sowie der um-
   liegenden Gelenke.
2. Betroffen sind vor allem die Be-
   reiche der Schulter-, Hüft- und
   Ellenbogengelenke.
3. Rudimentäre Anlage der Hand-
   und Fußwurzelknochen mit
   Randdestruktionen.

Syndrom Synonyma	Leitsymptomatik	Radiologisch faßbare Veränderungen
	6. Normale Intelligenz. 7. EKG, EEG, Blutchem. normal. 8. Augenhintergrund, Leber und Milz unauffällig. 9. Hyperidrosis. 10. Urin: Vermehrte Ausscheidung von sauren Mucopolysacchariden (Hyaluronsäure und Dermatansulfat). 11. Immunelektrophorese: α_2-Makroglobulin und Lipoprotein deutlich vermehrt. 12. Prognose: Pro ad vitam günstig.	4. Osteoporose des Skelets ohne WS-Beteiligung.
Hyperammonämie-S. Russell, A., u.a. (1962).	1. Die Störung wird gewöhnlich im Säuglings- oder Kleinkindesalter manifest. 2. Dabei kommt es zu schwerem paroxysmalem Erbrechen sowie zu psychomotorischen Erregungszuständen mit Schreianfällen, Verwirrtheit und Sprachstörungen, die in Lethargie und Stupor übergehen. Postiktal wird Ataxie und Ptosis beobachtet. 3. Mit Beginn solcher Paroxysmen kommt es zum allgemeinen Entwicklungsrückstand mit Ausgang in Schwachsinn. 4. Harn: Neutrale oder alkalische Reaktion, leichte Aminoacidurie (überwiegend Glutaminsäure), Hyperammonurie. 5. Blutchem.: Hyperammonämie. 6. Liquor: Erhöhung des Glutaminspiegels. 7. EEG: Abschwächung oder Verlust der rhythmischen Aktivität (bis zur Auslöschung des α-Rhythmus).	1. Pneumencephalogramm: Progrediente Hirnrindenatrophie.
Hypercalcämie-S. Ganzoni, A. (1964).	1. Anhaltender, quälender, praktisch unstillbarer Durst. 2. Pitressinresistente Polyurie (Pseudo-Diabetes insipidus). 3. Trotz Polydipsie kommt es zur Exsiccose. 4. Anorexie, Nausea, Erbrechen, Pankreatitis, Obstipation. 5. Muskelhypotonie, Adynamie, Müdigkeit. 6. Blutchem.: Hypercalcämie. 7. Hypercalciurie. 8. In einzelnen Fällen ist im Zustand der Hypercalzämie eine gesteigerte Digitalisempfindlichkeit mit tödlichem Kammerflimmern beobachtet worden.	1. Nephrolithiasis (vorwiegend Calciumoxalat- und Calciumphosphatsteine). Nephrocalcinos (evtl. mit Zeichen der Niereninsuffizienz). 2. Außerdem kommen auch noch „Kalkmetastasen" anderer Lokalisation zur Beobachtung: Magenschleimhaut, Lungen, Myokard, Arterien und Cornea (Bandkeratitis, subconjunctivale Verkalkungen). 3. Magen- und Darmatonie, Ulcus ventriculi, schmerzhafter Meteorismus.
Hypervitaminose A-S. Syn.: Chron. Vitamin A-Vergiftung.	1. Reizbarkeit, Unruhezustände, Schlaflosigkeit. 2. Anorexie, Gewichtsverlust. 3. Subfebrile Temperaturen ohne nachweisbare Ursache. 4. Auftreten berührungsempfindlicher Weichteilschwellungen am Unterarm, Unterschenkel, Fuß und Schädeldach. 5. Hepatosplenomegalie (nicht obligat).	1. Periostale Knochenapposition im Bereich der langen Röhrenknochen, der Metatarsalia, Rippen und Schlüsselbeine, die teils schalenartig dem Knochenschaft aufgelagert ist, teils zu homogener Verdickung und Sklerosierung der Corticalis führt.

Syndrom Synonyma	Leitsymptomatik	Radiologisch faßbare Veränderungen
	6. Pruritus, übermäßige Schuppenneigung der rissig werdenden Haut, Haarausfall. 7. Blutchem.: Alkal. Phosphatase manchmal erhöht. Serumeiweiß vermindert (inkonstant). Starke Erhöhung des Vitamin A-Spiegels.	
Hypophysär-diencephales-S.	1. Zwerg- oder Minderwuchs, auch Gigantismus kann vorkommen. 2. Adipositas vom „Gürteltyp". Öfter Striae distensae im Gesäß-Lendenbereich. 3. Hypogenitalismus. 4. Infantilismus: Verzögerter oder ausbleibender Stimmbruch, kindlich bleibende Psyche. 5. Geringe Struma bei kaum herabgesetztem Grundumsatz. 6. Hypotension. 7. Nagel- und Haardystrophie. 8. Komplexe Stoffwechselstörungen. 9. Genu valgum, Pes valgus planus.	1. Brachycarpie, Acromikrie. 2. Osteoporose. 3. Beckenverformungen („Kartenherzbecken"), Dyschondrosis ischio-pubica. 4. Verzögerter Epiphysenfugenschluß.
Immobilisations-S.	1. Symptome des Grundleidens, vor allem Lähmungen verschiedenster Ursache. 2. Infektanfälligkeit (bes. Pneumonie und Hautinfektionen). 3. Allgemeine Muskelatrophie und Gelenkversteifungen. 4. Kreislaufinsuffizienz, Hypotensionsneigung. 5. Marasmus. 6. Verschiedene Psycho-Se.	1. Osteoporose. 2. Nephrolithiasis. 3. Evtl. Pneumonie (hypostatische, Aspiration). 4. Coxa valga.
Ivemark-S. Kongenitale Angiokardiopathie mit Asplenie. IVEMARK, B. I. (1955); LÜCKING, TH. (1969. (IVEMARK, B. I.: Acta paediatr. (Uppsala) **44**; (Suppl.) 104 (1955). LÜCKING, TH.: Ivemark-Syndrom. Med. Welt, N. F. **20**, 1021 (1969)).	1. Cyanose durch primitiven Herzfehler. 2. Verlagerungen innerer Organe. 3. Im Blutbild Heinzsche Innenkörper, Polyglobulie, Vermehrung der Reticulocyten, periphere Erythroblastose. 4. Infektionsabwehrschwäche. 5. Neigung zu thrombembolischen Komplikationen.	1. Vergrößertes, median verlagertes Herz (Cor biloculare, triloculare, Septumdefekte, Atresien an Pulmonalis, Mitralis, Tricuspidalis, Truncus art. communis, Transposition der groß. Gefäße, Fehlmündung der Lungenvenen, Verdoppelung der oberen Hohlvene). 2. Medianverlagerung des Magens. 3. Linksverlagerung der Leber mit etwa gleichgroßen Hälften. 4. Intestinale Fehlrotationen. 5. Pankreasdystopien. 6. Abnorme Lungenlappung.
Jacod-S. Syn.: Petrosphenoidales-S. — S. der mittleren Hirnnervengruppe — Jacod-Trias.	1. Unilaterale Oculomotoriuslähmung (Ptosis, Strabismus convergens, Doppelbilder). 2. Unilaterale Trochlearislähmung. 3. Unilaterale Abducenslähmung. 4. Unilateraler Opticusausfall mit Amaurose. 5. Einseitige Sensibilitätsstörungen des Gesichtes und einseitige Kaumuskellähmung.	1. Bei axialer Schädelaufnahme ergeben sich Veränderungen meist (Destruktionen) im Bereich des Foramen lacerum, des großen Keilbeinflügels und/oder in der Umgebung des Foramen ovale.

Syndrom Synonyma	Leitsymptomatik	Radiologisch faßbare Veränderungen

Jaffé-Lichtenstein-S.

Syn.: Polyostotische fibröse Dysplasie JAFFÉ-LICHTENSTEIN — Osteofibrosis deformans juvenilis — Ostitis fibrosa disseminata — Cystofibromatose des Skelets — osteitis fibrosa cystica (ALBRIGHT) (e).

JAFFÉ, H. L., u. LICHTENSTEIN, L, (1942).

1. Krkh.-Beginn zwischen dem 5. und 15. Lebensjahr.
2. Schubweiser Ablauf.
3. Knochenschmerzen, Spontanfrakturen bes. des Femurs kommen vor.
4. Normale innere Organe.
5. Blutchem.: Calcium, Phosphor normal, Phosphatase manchmal erhöht.
6. Oft Beziehungen zu endokrinen Störungen (insbes. Pubertas praecox).

1. Auftreibung, Verlängerung und Verkrümmung des Knochenschaftes bei starker Verschmälerung und excentrischer Verlagerung der Compacta.
2. Pseudocystenbildung.
3. Die Skeletprozesse sind nie generalisiert. Die Lokalisation der Krkh.-Herde erfolgt in Achsen- oder Strahlenform, meist einseitig oder monomel.
4. Die Veränderungen nehmen gewöhnlich von distal nach proximal ab.
5. Die Epiphysen bleiben frei von Veränderungen, ebenso Hand- und Fußwurzelknochen und oft auch die WS.
6. Fibrocystischer Umbau der kurzen und platten Knochen, kombiniert sich oft mit cystisch-schaliger Expansion der langen Röhrenknochen.
7. Allgemein bevorzugter Sitz der Veränderungen: Dia- und Metaphyse der langen Röhrenknochen sowie zugeordnete Abschnitte des Becken- und Schultergürtels.
8. Spontanfrakturen bes. des Femurs kommen vor (Abb. 192—194).

Jansen-S. (Murk)

Syn.: Dysostosis enchondralis metaphysaria — metaphysäre Dysostose.

JANSEN u. MURK (1934).

1. Disproportionierter Minder- oder Zwergwuchs mit annähernd normaler Rumpflänge und verkürzten Gliedmaßen.
2. Die geistige Entwicklung verläuft regelrecht.

1. Grobe Auflockerung der Metaphyse inklusiv der präparatorischen Verkalkungszonen mit fleckig-wolkigen Verdichtungen oder unscharf begrenzte Aussparungen in ihrem Bereich und in den angrenzenden Metaphysenbezirken.
2. Gelegentlich treten auch größere, tiefer in den Knochenschaft hineinreichende, strukturlose Aufhellungsbezirke auf, in deren Umgebung sich in der Regel eine kalkarme atrophische Zone befindet.
3. Metaphysäre Auftreibungen.
4. Proportions-Verschiebungen (Abb. 62, 63).

Janus-S.

Syn.: Giano-S. — Bret-S.

1. Bezeichnung für die sowohl bei bestimmten angeborenen Herz- und Gefäßmißbildungen als auch bei Gefäßstrangulationen juxtavasaler Ursachen zu beobachtenden Röntgenzeichen.

1. Gleichzeitiges Bestehen zweier verschieden heller Lungenfelder als Ausdruck seitenverschiedener Durchblutung.

Syndrom Synonyma	Leitsymptomatik	Radiologisch faßbare Veränderungen

Jefferson-S.

Syn.: S. der vorderen Teile des Sinus cavernosus — Foramen lacerum-S. — aneurysm of internal carotid artery s.

JEFFERSON, G. (1938); JAEGER, R. (1950).

1. Einseitiger frontaler oder orbitaler Kopfschmerz und subjektive Kopfgeräusche.
2. Einseitige Ptosis des Oberlides.
3. Rekurrierende oder persistierende Diplopie als Ausdruck einer Trochlearislähmung.
4. Homolaterale Hypästhesie der Cornea.
5. Homolaterale Hypästhesie im Wangenbereich.
6. Homolaterale Mydriasis mit fehlendem Lichtreflex und erhaltener konsensueller Reaktion.

1. Im Angiogramm ist das verursachende Aneurysma direkt nachzuweisen.
2. In fortgeschrittenen Fällen stellt man eine Vergrößerung und Verformung der Fissura sphenoidalis und Erosion des Processus clinoidalis anterior fest.

Kahler-S.

Syn.: Plasmocytom — multiples Myelom — Kahler-Symptomenkomplex — Huppert-Krkh.

KAHLER, O. (1889).

1. Krkh.-Beginn im mittleren Lebensalter.
2. Als Früherscheinungen treten hartnäckige, rheumatoide Knochenschmerzen und neuralgische Schmerzzustände auf.
3. Zunächst sind die befallenen Knochen druck- und klopfempfindlich, später treten Spontanfrakturen und Deformierungen hinzu.
4. Paraproteinämie.
5. Paraproteinurie.
6. Paraamyloidose.
7. Blutbild: Hypochrome, selten hyperchrome Anämie, Leukocytose, Plasmazellvermehrung (nicht obligat).
8. Knochenmark: Typ. Myelomzellen mit allerdings großen individuellen Verschiedenheiten.
9. Fortschreitende Kachexie, infauste Prognose.
10. Die sog. Kahler-Trias besteht aus: Osteoporose mit Spontanfrakturen, Albuminurie (Bence-Jones-Urie), Kachexie.
11. Stark beschleunigte BSG.

1. Allgemeine und örtliche Osteoporose.
2. Wabenförmige Defekte oder umschriebene osteolytische Herde.
3. Spontanfrakturen.

Kaplan-Klatskin-S.

Syn.: s. of sarcoidosis, psoriasis and gout (e).

KAPLAN, H., u. KLATSKIN, G. (1960).

1. Psoriasis.
2. Rez. Gichtanfälle mit Hyperurikämie.
3. Symptome des Besnier-Boeck-Schaumann-S., vor allem Granulome in der vergrößerten Leber, während die Lymphknoten meist kaum beteiligt sind.
4. Blutchem.: Hyperurikämie, Hyperglobulinämie; Hypercalcämie und erhöhte alk. Phosphatase (nicht obligat).

1. Vgl. Symptome des Besnier-Boeck-Schaumann-S.

Kardio-Oesophageales-S.

1. Seit der Geburt bestehendes oder vor der 8. Lebenswoche auftretendes Erbrechen, teilweise mit Hämatemesis.
2. Sichtbare Magenperistaltik (nicht obligat).
3. Häufig Oesophagitis.
4. Entwicklung von anämischen Zuständen (nicht obligat).

1. Hinweissymptome sind: Freie Regurgitation des Kontrastmittels vom Magen und gesteigerter Reflux beim Schreien, Lachen und bei der Inspiration.
2. Die Cardia bleibt weit offen.
3. Der normale scharfe Winkel zwischen Speiseröhre und der großen Kurvatur (His-Winkel) ist ausgefüllt.

Syndrom Synonyma	Leitsymptomatik	Radiologisch faßbare Veränderungen
		4. Die muskulären Kontraktionen des Oesophagus sind schwach und irregulär. 5. Oesophagusdilatation.
Kartagener-S. Syn.: Kartagener-Trias. KARTAGENER, M. (1935).	1. Bronchiektasie mit chron. Bronchitis, rez. Pneumonie, Bronchorrhoe. 2. Chron. Sinusitis mit Polyposis nasi, Rhinorrhoe. 3. Kongenitale Herzfehler verschiedener Art (nicht obligat). 4. Pluriglanduläre Insuffizienz (nicht obligat). 5. Pulmonaler evtl. auch kardialer Infantilismus. 6. Oligophrenie (nicht obligat). 7. Trommelschlegelfinger.	1. Sackförmige und cystische Aufhellungen der Lungenfelder bes. im Unterlappenbereich. 2. Verschattungen der Nasennebenhöhlen. 3. Situs viscerum inversus totalis seu partialis. 4. Fakultativ: Mißbildungen des knöchernen Thorax wie Rippenverschmelzungen, Halsrippen, Spina bifida occulta im Bereich der HWS oder BWS.
Kaschin-Beck-S. Syn.: Osteoarthritis deformans endemica — endemische Polyarthritis — Urow-Krkh. — Osteochondroarthrosis deformans endemica. NESTEROW, A. J. (1964).	1. Schleichende Entwicklung des Krkhb.; erste Krkh.-Manifestation gewöhnlich mit 5 Jahren. Krkh.-Beginn wahrscheinlich intrauterin, da die path. anat. Veränderungen schon bei Embryonen nachgewiesen werden konnten. 2. Polyartikuläre, symmetrische Deformierungen der Extremitätengelenke, ohne Ankylosen, Schlottergelenke und eitrige Prozesse. 3. Störungen des Skeletwachstums mit Ausgang in Minderwuchs. 4. Greisenhaftes Aussehen. Affenartige Körperhaltung, erhebliche Lordose. 5. Bisweilen Kropfbildung. 6. In der Familie findet sich oft gehäuftes Vorkommen von skorbutartigen Blutungen, hämorrhagischen Ausschlägen und Polyneuritis. 7. Bei bes. früher Krkh.-Manifestation kann sich eine Debilität entwickeln. 8. Vorkommen in einigen Bezirken Sibiriens sowie in Nordchina und in Nordkorea.	1. Polytope, symmetrische Osteochondroarthrosen. 2. Hemmung des enchondralen Skeletwachstums. 3. Gelenkdeformitäten.
Kienböck-S. Syn.: Kienböck — Kienböck-Malacie — Lunatum Malacie — ostéochondrite du semilunaire (fz). KIENBÖCK, R. (1910/11).	1. Klin.: Hartnäckige Schmerzen im erkrkt. Handgelenk bei jeder Arbeit, ausgesprochener Druckschmerz über dem Os lunatum. Weichteilschwellung. Bewegungseinschränkung des Handgelenks. 2. Krkhb. tritt vorwiegend bei Erwachsenen, meist zwischen dem 20. und 30. Lebensjahr auf. Es kommt hauptsächlich bei Handarbeiten vor.	1. Os lunatum zusammengesintert, verdichtet; kalkarme Umbauzonen, cystische Aufhellungen. Form- und Konturunregelmäßigkeiten als Spätbefund. 2. Ausgang häufig in Osteoarthrosis deformans (Abb. 91).

Syndrom Synonyma	Leitsymptomatik	Radiologisch faßbare Veränderungen

Klein-Waardenburg-S.

Syn.: Van der Hoeve-Halberts-
ma-Waardenburg-S. — Dysto-
pia canthi medialis lateroversa—
embryonic fixation s. (e) —
ptosepicanthus s. (e).

1. Kongenitale Innenohrtaubheit oder
-schwerhörigkeit mit Taubstummheit.
2, Partieller Albinismus: Weiße, pigmentlose
Haarsträhne an der Stirnhaargrenze im
Bereich der Mittellinie. Partielle oder totale
Irisheterochromie oder doppelseitige blaue
Iris.
3. Dysplasie des Interocularbereiches.
4. Minderwuchs.
5. Hyperopie, seltener Astigmatismus.
6. Weitere vereinzelt auftretende Anomalien:
Glaukom, Mikrophthalmus, Dakryo-
cystitis, Hypo- oder Aplasien von Muskeln
und Hautabschnitten, u. a.
7. Tritt das S. in leichterer Ausprägung auf,
so spricht man vielfach auch vom Mende-S.

1. Brachycephalie mit Verkürzung
des vorderen Abschnittes der
Schädelbasis.
2. Hyperplasie des knöchernen
Anteils der Nase mit breiter,
hoher Nasenwurzel und oft Aufhebung des nasofrontalen
Winkels.
3. Kiefer- und Zahnstellungsanomalien.
4. Fakultativ: Gesichts- und Lippen-
spalten, multiple oder umschriebene Hypo- oder Aplasien von
Knochen und Gelenken.

Kleinhirn-S., connatales

Syn.: Congenitales Kleinhirn-S.

1. Cerebrale Ataxie mit oder ohne Pyramidenzeichen.
2. Inkoordination der Augen- oder Kopfbewegungen, Nystagmus kommt vor.
3. Hochgradige Hypotonie der Kopfhalte-
muskeln („head drop-Symptom").
4. Schluckstörungen.
5. Anorexie.
6. Allgemeiner Entwicklungsrückstand.
7. Anamnestisch oft „Spasmus nudans",
Krämpfe, Erbrechen.
8. Die ersten Krkh.-Zeichen werden gewöhnlich nicht vor dem 1.—2. Lebensmonat
erkennbar. Keine Progredienz, vielmehr
langsame Besserung bei Entwicklung der
kompensatorisch wirkenden Großhirn-
funktion.

1. Nicht selten Verdickung des
Schädelknochens im Bereich der
Hinterhauptschuppe.
2. Pneumencephalogramm: Klein-
hirnatrophie, Veränderungen des
4. Ventrikels, Erweiterung der
Cisterna interpeduncularis, der
Cella media u. a. (Abb. 434).

Klippel-Feil-S.

Syn.: hohe Spina bifida (FEIL)—
Klippel-Feil — kongenitale
Halswirbelsynostose.

KLIPPEL, M., u. FEIL, A. (1912).

1. Ungewöhnliche Kürze des Halses („Frosch-
hals"), tiefe Nackenhaargrenze.
2. Eingeschränkte Bewegungsfähigkeit der
HWS nach der Seite.
3. Schulterblatthochstand (nicht obligat).
4. Faßförmiger Thorax mit hohem Rand-
buckel.
5. Als Folge der Wirbelmißbildung stellen sich
mitunter eine Kompressionsneuritis oder
Atemstörungen durch Druck auf das Hals-
mark ein.
6. Kombination mit dem Bonnevie-Ullrich-S.
kommt vor = Nielsen-S. Auch andere
Kombinationen kommen vor.

1. Zahlreiche Abweichungen und
Mißbildungen der WS nebeneinander: Halb-, Block- und Keilwirbel, Spaltbildungen der Wirbelbogen, Halsrippen, Verschiebungen und Verschmelzungen verschiedener WS-Anteile in
abwechslungsreicher Mannig-
faltigkeit. Spina bifida aperta,
Kyphoskoliose.
2. Zusätzlich fakultative Fehlbildungen: Rippenanomalien,
Gaumenspalte, Syndaktylie,
Ankylose von Fingergelenken,
Offenbleiben des Foramen ovale,
überzählige Lungenlappen,
anomale Zahnanlagen u. a.
(Abb. 4, 38).

Syndrom Synonyma	Leitsymptomatik	Radiologisch faßbare Veränderungen
Klippel-Feldstein-S. Klippel, M., u. Feldstein, E. (1913).	1. Schädelform meist oxy- oder akrocephal. 2. Auffallend vorspringendes Gesichtsprofil. 3. Vermindertes Längenwachstum von Finger und Zehen. 4. Herabgesetzte Beweglichkeit der Fingergelenke.	1. Allgemeine übermäßige Dicke des Knochengerüstes (ossäre Hypertrophie), mit bes. Betonung der Veränderungen im Bereich des Schädelskelets und der Schlüsselbeine.
Köhler-S. Syn.: Köhler-Epiphysennekrose – Köhler. Schäfer, K. (1910).	1. Klin.: Schmerzhafte Schwellung über dem Kahnbein, spontan oder im Anschluß an einen Sprung auf die Zehenspitzen. 2. Krkh.-Beginn vorwiegend zwischen dem 5. und 9. Lebensjahr. 3. Androtropie.	1. Verschmälerung der Knochenbälkchen des Os naviculare. Verdichtung der Struktur, Unregelmäßigkeit der Kontur, Zusammensinterung oder völliger Zerfall des Kerns. 2. Das Os naviculare nimmt nach etwa 2–3 Jahren wieder fast normale Form an (Abb. 104).
König-S. Syn.: Osteochondritis dissecans der distalen Femurepiphyse.	1. Erkrkg.-Beginn zumeist im Wachstumsalter, bes. zur Zeit der Pubertät. 2. Klin.: Geringe Schwellung, gelegentlich auch Bewegungseinschränkung des Kniegelenkes mit Gangstörung bzw. leichtem Hinken. 3. Die Veränderung tritt auch zuweilen doppelseitig auf. Nach jahrelangem Verlauf Ausheilung und Restitutio ad integrum. 4. Androtropie (9:1).	1. Anfangs umschriebene Aufhellung, später krümelige Absprengung eines kleinen Knochenpartikels an der medialen Gelenkfläche der distalen Femurepiphyse.
Kofferath-S. Syn.: Paralysie diaphragmatique ostétricale (fz). Kofferath, W. (1921).	1. Atemstörungen, Cyanose. 2. Oft Schwellung einer Halsseite. 3. Auffällig kleines eingefallenes Abdomen. Neigung zu Stuhlunregelmäßigkeiten. 4. Duchenne-Erb-S., bisweilen auch Klumpke-Lähmung und Bernard-Horner-S. (nicht obligat, die Zwerchfellähmung kann auch isoliert vorkommen).	1. Einseitiger Zwerchfellhochstand mit Bewegungsstörung des Diaphragma. 2. Oft Atelektasen der Lungen.
Koszewski-S. Syn.: Generalisierte Hyperostose Koszewski – angeborene Osteosklerose – angeborene diffuse, generalisierte Hyperostose. Koszewski, B. J. (1949).	1. Allgemeine Muskelhypertrophie mit Reflexsteigerung. 2. Erhöhte Krampfbereitschaft. 3. Anämie; Blutcalcium normal. 4. Schlechte Prognose, letaler Ausgang oft schon nach wenigen Lebenstagen.	1. Diffuse endostale Hyperostose des Skelets. Knochenform und Spongiosagerüst normal. 2. Diaphysäre Compaktaverdichtungen. 3. Epiphysenfugen geradlinig begrenzt (Abb. 254).
Kümmell-Verneuil-S. Syn.: Kümmell-Verneuil-Läsion der WS – Kümmell-Spondylitis – Spondylitis traumatica – posttraumatische Kyphose der WS – Kümmell-Krkh.	1. Anamn.: Trauma der WS, oft nur geringfügiger Art. 2. Nach Wochen, Monaten oder Jahren der Latenz entsteht spontan oder als Folge	1. Frühstadium unauffällig. 2. Später isoliert atrophische Wirbel, die häufig Biskuitform annehmen und deren Höhe ver-

Syndrom Synonyma	Leitsymptomatik	Radiologisch faßbare Veränderungen
KÜMMELL, H. (1928).	eines zweiten, leichten Traumas ein Zusammenbruch des Wirbels. 3. Der Prozeß verläuft unter der täglichen Belastung allmählich progressiv. 4. Ausgang in sehr schmerzhafte Gibbusbildung.	ringert ist, während die Zwischenwirbelscheibe verbreitert erscheint. 3. Auch endostale Sklerosierungen können sich entwickeln.
Küss-S. Syn.: Rétrécissement péricolique pelvien (fz). KÜSS, G. (1909); LAURENS, G., u. SARDET, M. (1964).	1. Chron. progressiver, tiefsitzender Subileus vom Typ des Okklusionsileus mit Schmerzzuständen im Unterbauch, die akute Torsionen vermuten lassen. 2. Postprandialer Meteorismus. 3. Chron. Obstipation bei normaler Stuhlbeschaffenheit. 4. Gynäkotropie.	1. Stenose im unteren Dickdarmbereich bei intakt bleibender Schleimhautzeichnung und ohne Darmektasie im prä- und poststenotischen Abschnitt.
Kugel-Stoloff-S. Syn.: Kongenitale idiopathische Herzhypertrophie. KUGEL, M. A., u. STOLOFF, E. G. (1933).	1. Krkh.-Manifestation im frühen Säuglingsalter. 2. Dyspnoe. 3. Leichte Cyanose (inkonstant). 4. Paroxysmale Tachykardie. 5. Gelegentlich syst. Geräusche. 6. Keine Temperaturerhöhungen. 7. EKG: Niedervoltage, Abflachung der T-Zacken bis zur Negativität, Verlängerung des PQ-Intervalls.	1. Allseitige Herzvergrößerung, abgerundete und gehobene Herzspitze. 2. Oft Lungenstauung.
Kurz-S. VELICKY, J. (1959).	1. Hochgradigste Achsenhypermetropie mit Blindheit. Areflexie der mittelweiten Pupillen und Pendelnystagmus. 2. Normaler Fundusbefund. 3. Enophthalmus.	1. Hypoplasie des temporalen Orbitalrandes oder Hypoplasie der Orbita.
Ladd-S. LADD, W. E. (1936).	1. Oft schon in den ersten Lebenstagen auftretendes, im Bogen erfolgendes Erbrechen galliger Massen. 2. Pseudoobstipation, nachdem zuvor Mekonium abgegangen ist. 3. Heftiger Bauchschmerz. 4. Aufgetriebenes Abdomen (bes. Epigastrium) mit sichtbarer Magensteifung. 5. Rasch zunehmende Exsiccation des Kindes. 6. (Durst-) Fieber.	1. Stark erweiterter Magen und Zwölffingerdarm. 2. Bei schon in der ersten Lebenswoche erkrkt. Neugeborenen enthält der Verdauungskanal unterhalb des Duodenums nur wenig Luft.
Lamy-Maroteaux-S. Syn.: Diastrophischer Zwergwuchs — nanisme diastrophique (fz).	1. Disproportionierter Zwergwuchs mit abnormer Kürze der proximalen Gliedmaßenabschnitte, aber auch des Rumpfes; Micromelia rhizomelica.	1. Verbreiterung der Enden der langen Röhrenknochen, irreguläre Epiphysendysplasie. 2. Unregelmäßige Länge und Form

Syndrom Synonyma	Leitsymptomatik	Radiologisch erfaßbare Veränderungen
LAMY, M., u. MAROTEAUX, P. (1960).	2. Klumpfuß, Coxa vara, Verbreiterung der Zwischenzehenlücke I/II, Isodaktylie, Dreizackhand. 3. Ohrmuscheldysplasie, -hämangiome. 4. Gaumenspalte.	der Metacarpalia, Metatarsalia und der Phalangen. S. Skoliose im BWS-Bereich.
(Cornelia) de Lange-S. Syn.: Amsterdamer Degenerationstyp Cornelia de Lange — Brachmann-de Lange-S. — Typus degenerativus amstelodemensis. DE LANGE, C. (1933); FALEK, A., SCHMIDT, R., u. JERVIA, A. G. (1965).	1. Charakteristische Physiognomie: „Clownähnlich". 2. Brachycephale Schädelbildung. 3. Hypertelorismus, mongoloide Lidspalte, kurze kleine Nase, tiefsitzende Ohrmuscheln. 4. Eigentümliches bläuliches Colorit im Augen-Nasen-Lippen-Bereich und verstärkte Venenzeichnung. 5. Kleinheit von Füßen und Händen. 6. Handform durch den nach proximal verschobenen Ansatz des Daumens charakteristisch. 7. Psychomotorischer Entwicklungsrückstand. 8. Geburtsuntergewicht bei fristgerechter Geburt. 9. Vierfingerfurche. 10. Hypoplastische Mamillen. 11. Hirsuitismus. 12. Hypoplasien oder Atrophien endokriner Organe.	1. Hypoplasie des Unterkiefers. 2. Verkürzung und Verkrümmung des V. Strahles, evtl. Polyphalangie (Fehlen von Ulnar-Strahlen). 3. Teilweise Syndaktylie der 2. und 3. Zehe. 4. Beugekontrakturen der Ellenbogen. 5. Spina bifida occulta. Fovea coccygea. 6. Wirbeldeformitäten: Lumbalisation, Sakralisation. 7. Mikromelie (kurzer Unterarm). 8. Flache Hinterhauptwölbung. 9. Mikrognathie. 10. Kleine Zähne mit weitem Abstand. 11. Malrotation und Duplikation der Intestina. 12. Angeborene Herzfehler.
Larsen-Johansson-S. Syn.: Larsen-Johansson-Patellarleiden — Osteopathia patellae juvenilis — Mau-S. LARSEN, S. (1921); MAU, C. (1930).	1. Klin.: Schwellung und Druckschmerzhaftigkeit über der Patella, rez. Kniegelenkschmerzen, gelegentlich mit rez. Gelenkergüssen. 2. Die Erkrkg. tritt vorwiegend bei Jugendlichen auf.	1. Usur der Corticalis am unteren vorderen Rand der Patella, periostale Knochenapposition, Fragmentierung des unteren Patellarpoles oder völlige Desorganisation der Knochenstruktur und Zerfall in krümelige Bestandteile (Abb. 100).
Laurence-Moon-Biedle-Bardet-S. Syn.: Laurence-Moon-Biedle — diencephaloretinale Degeneration — adiposo-hypogenitales S. mit kongenitalen Mißbildungen. LAURENCE, J. Z., u. MOON, R. (1866); BIEDLE, A. (1922).	1. Rückständigkeit der geistigen Entwicklung, Oligophrenie. 2. Übermäßiger, gleichmäßig verteilter Fettansatz, von Geburt an bestehend. 3. Genitalhypoplasie. 4. Minderwuchs, auch Hoch- oder Riesenwuchs kommen vor. 5. Hemeralopie, Pigmentdegeneration der Netzhaut oder rundliche tapetoretinale Degenerationsherde mit Aderhautsklerose. oder Taubheit (fakultativ). 6. Progressive, labyrinthäre Schwerhörigkeit 7. Überstreckbarkeit der Gelenke.	1. Anomalien der Extremitäten in Form von Poly- oder Syndaktylie Hexadaktylie, Hypoplasie der Randstrahlen. 2. Brachykarpie, Brachytarsie. 3. Schädelanomalien, Turmschädel. 4. Weitere fakultative Fehlbildungen: Spina bifida, Kyphose, Rippen- oder Wirbeldysplasie, Kiefer-Gaumenspalte, Vitium cordis u. a. (Abb. 109, 271).

Syndrom Synonyma	Leitsymptomatik	Radiologisch faßbare Veränderungen
Léri-S. (I) Syn.: Léri-Joanny-S. — Melo-rheostose — Osteosis eburnisans monomelica — Osteopathia hyperostotica. Léri, A., u. Joanny, (1922).	1. Oft jahrelange Schmerzen in den befallenen Gliedern, später Einschränkung der Gelenk-beweglichkeit. Sek. Wachstumsstörungen. 2. Zuweilen gleichzeitig Hautveränderungen in Form von Sklerodermie oder Trophödem. 3. Auch Muskelatrophie und Verkalkungen von Weichteilen kommen vor.	1. Sklerotische Streifen, die in der Längsrichtung der befallenen Extremitäten verlaufen und zumeist in der Knochenachse liegen. 2. Die Streifen können so breit sein, daß ein marmorknochenartiges Bild entsteht (Phalangen). 3. Meist halbseitig oder monomel (Abb. 79, 251).
Léri-S. (II) Syn.: Pleonosteosis familiaris. Léri, A. (1922).	1. Kurze, dicke, wurstförmige Finger, die im 1. Interphalangealgelenk in fixierter Beuge-stellung stehen. 2. Pronationsstellung der Vorderarme, Ober-arme innenrotiert. Beweglichkeit in Ellen-bogen- und Handgelenken stark einge-schränkt. 3. Füße in Varusstellung mit Hohlfuß-komponente, Beweglichkeit der Zehen ver-ringert, Oberschenkel in Außenrotation; Adduktion in den Hüftgelenken aufgehoben so daß die Beine nicht gekreuzt werden können. 4. Beweglichkeit der WS eingeschränkt. 5. Facies mit leicht mongoloidem Einschlag. 6. Meist Intelligenzdefekte. 7. Minderwuchs. 8. Androtropie.	1. Verbreiterung und Verdickung der Dia- und Epiphysen. 2. Knochenkernentwicklung und Epiphysenschluß an den Meta-carpalia verfrüht.
Léri-Weill-S. Syn.: Léri-S. (III) — polytope enchondrale Dysostose — Dyschondrosteose. Léri, A., u. Weill, J. (1929).	1. Disproportionierter Minderwuchs. 2. Normale Intelligenz. 3. Normale Stoffwechselbefunde. 4. Krkh.-Manifestation in Kleinkindalter.	1. Symmetrische Verkürzung der langen Röhrenknochen, bes. Tibia und Radius („nanisme méso-mélique"), Diaphysen der Röhrenknochen oft plump und gebogen. Infolge der Mikromelie reichen die herabhängenden Arme häufig nur bis in die Höhe des Hüftgelenks. 2. Oft Exostosenbildung. 3. Rumpfdeformierung (nicht obli-gat), oft starke Lordose. 4. Vereinzelt keilförmige Defor-mierung der Halswirbel.
Lian-Siguier-Welti-S. Lian, C., Siguier, F., u. Welti, J. J. (1953).	1. Hypochrome Anämie, nicht konstant; oft positive Benzidinprobe im Stuhl. 2. Rez. Thrombose und Thrombophlebitis im Bereich aller 4 Extremitäten.	1. Hiatushernie mit Magengleit-bruch, oft auch Refluxoesopha-gitis. 2. Angiogramm: Rez. Thrombose im Bereich aller 4 Extremitäten.

Syndrom Synonyma	Leitsymptomatik	Radiologisch faßbare Veränderungen
Lightwood-Albright-S. Syn.: Idiopathische Nephrocalcinose mit Zwergwuchs und hypophosphatämischer Rachitis — nephrocalcinosis with rickets and dwarfism (e) — renal hyperchloremic acidosis (e). LIGHTWOOD, R. (1935); SCHREINER, G. E., SMITH, L. H., u. KYLE, L. H. (1953).	1. Frühzeitig manifest werdende Wachstumsstörungen. 2. Schmelzhypoplasie der Zähne als Folge der Zahncaries. 3. Muskeladynamie und paroxysmale Lähmungen. 4. Harn: Urin neutral bis alkalisch, vermehrte Ausscheidung von Natrium, Kalium und Calcium, leichte Proteinurie, häufig Polyurie, Isosthenurie. 5. Blutchem.: Erniedrigte Alkalireserve, Hypokaliämie, Chloracidose des Plasmas. 6. Prognose beim älteren Kind und Erwachsenen schlecht , beim Säugling etwas besser.	1. Allgemeine Osteoporose, schwere atypische Spätrachitis mit Knochenverbiegungen und Spontanfrakturen. 2. Oft hochgradige, sekundäre Verkalkung der Nierenpapillen und Steinbildung in den Harnwegen (Nephrocalcinose).
Lindau-S. Syn.: Angioreticuloma cerebelli — hereditäre Hämangiomatose des ZNS. LINDAU, A. (1926).	1. Netzhautangiome. 2. Nebenhodentumoren. 3. Keine Geschlechtsgebundenheit und kein Hauptmanifestationsalter.	1. Cystische Kleinhirnangiome. 2. Cystische Degeneration des Pankreas. 3. Cystennieren oder Hypernephromentwicklung.
Lobstein-S. Syn.: Osteopsathyrosis Lobstein — Osteogenesis imperfecta tarda — hereditäre Fragilitas ossium. GÜNTHER, H. (1956).	1. Häufig blaue Skleren. 2. Gelegentlich Schwerhörigkeit infolge Otosklerose. 3. Gelegentlich Schlaffheit und Überstreckbarkeit der Gelenke mit Luxationen und Subluxationen. 4. Blutchem.: Vermehrung der alk. Serumphosphatase.	1. Abnorme Knochenbrüchigkeit mit multiplen Infraktionen und Frakturen, die erst nach der Geburt auftreten. 2. Compactaverdünnungen der überschlanken, jedoch normal langen Röhrenknochen. 3. Deformierungen erst im späteren Alter: Verbiegungen im Bereich der Diaphysen, Kartenherzbecken, Kyphose, säbelförmige Unterschenkelverkrümmung. 4. Normale Zeitfolge der Epiphysenkernentwicklung (Abb. 84).
Löffler-S. Syn.: Eosinophiles Lungeninfiltrat Löffler — Löfflerflüchtiges Lungeninfiltrat. LÖFFLER, W. (1936).	1. Normale oder vorübergehend subfebrile Temperaturen. Etwas Reizhusten. 2. Die akustischen Symptome sind geringfügig: Evtl. minimale Dämpfung, öfter verschärftes Vesiculäratmen und Knisterrasseln. 3. Bluteosinophilie: 7—50%. 4. Die Infiltrate wurden auch in der Leber gefunden. 5. Gelegentlich sind im Krkh.-Ablauf flüchtige Gelenkschwellungen oder ein Erythema nodosum beobachtet worden. 6. Die Krkh. ist absolut gutartig und flüchtig. 7. Häufung im Juli und August.	1. Weiche stecknadelkopf- bis faustgroße flüchtige Infiltration in den Lungenfeldern von beliebiger Lokalisation und variabler Struktur: fleckig, wolkig, scharf oder weniger scharf begrenzt, einfach und multipel, unilateral oder bilateral, meist aber transparent.

Syndrom Synonyma	Leitsymptomatik	Radiologisch faßbare Veränderungen

Löhr-(Léon) Kindberg-S.

Syn.: Eosinophiles Lungeninfiltrat vom Typus Löhr-
(Léon) Kindberg.

LÖHR, H. (1940).

1. Akuter Krkh.-Beginn.
2. Septische Temperaturen, die wochenlang anhalten können; auch Schüttelfröste mit starken Schweißen kommen vor. Katarrhalische Erscheinungen.
3. Blutbild: Hohe Bluteosinophilie und Leukocytose.

1. Lungeninfiltrierungen.
2. Pleuraergüsse.

Louis-Bar-S.

Syn.: Boder-Sedgwick-S. —
cephalo-oculo-cutane Tele-
angiektasie — ataxia tele-
angiectasia (e).

LOUIS-BAR, D. (1941); BODER,
E., u. SEDGWICK, R. P. (1958).

1. Bereits im Kleinkindesalter manifeste, langsam progredient verlaufende cerebellare Ataxie, Abasie und Astasie sowie gleichzeitig auftretende, progrediente Sprachstörungen.
2. Keine Pyramidenzeichen. Der Muskeltonus ist allgemein herabgesetzt.
3. Langsam zunehmende symmetrische Haut- und Schleimhautteleangiektasien, bes. der Gesichtshaut und der Conjunctiven.
4. Rez. sinopulmonale Infektionen, bisweilen mit Entwicklung von Bronchiektasen.
5. Hypersalivation.
6. Minderwuchs und allg. Dystrophie.
7. Später kann es zur Hemmung der geistigen Entwicklung kommen.
8. Schlechte Prognose.

1. Pneumencephalogramm: Zeichen der cerebellaren Atrophie.

Lungendystrophie-S., progressives

Syn.: Progressive Lungendys-
trophie (HEILMEYER u. SCHMID)
— idiopathische Lungenatro-
phie — vanishing lung (e).

HEILMEYER, L., u. SCHMID, F.
(1956).

1. Anamn. vor allem während der Winter-
monate gehäufte Infekte der oberen Atemwege und Lungen, rez. Pneumonien.
2. Husten, Auswurf.
3. Physikalisch: Über umschriebenen Lungenbezirken (vor allem Obergeschosse) hypersonorer Klopfschall und Abschwächung oder Aufhebung des Atemgeräusches, oft vereinzelt nichtklingende Rg's.
4. Lungenfunktionsprüfung: Verminderung der Vitalkapazität und alle Grade der Ateminsuffizienz.
5. Im Spätstadium Re.-Überlastung des Herzens und Herzinsuffizienz.
6. Verlauf über Jahre allmählich progredient.

1. Auffallende Strahlendurchlässig-
keit kleinerer oder größerer Lungenbezirke, auch ganzer Lungenlappen mit dem Erscheinungsbild pseudocystischer Hohlräume (doch bleibt innerhalb der gesteigert lufthaltigen Bezirke eine geringe Lungenzeichnung bestehen = Pseudopneumothorax).
2. Die zugehörige Hiluszeichnung ist oft deutlich reduziert (sog. Hilusamputation).
3. Angiokardiogramm: Fehlende Lungengefäße im veränderten Bezirk (Obliteration und Rarefikation), kompensatorische Erweiterung der übrigen Gefäßbezirke.

Lungenfibrose-S.

UEHLINGER, A., u.a. (1960).

1. Allgemeinerscheinungen wie Müdigkeit, Gewichtsverlust u.a.
2. Belastungsdyspnoe, Tachypnoe, trockener Husten, kompensatorische Hyperventilation, „door-stop"-Phänomen.
3. Belastungscyanose.
4. Uhrglasnägelbildung, Trommelschlegelfinger.
5. Polyglobulie erst in fortgeschrittenen Fällen.
6. Perk. u. Ausk.: Zwerchfellhochstand, verminderte Zwerchfellbeweglichkeit. Leises

1. Verbreiterung des Lungengerüstes.
2. Im Beginn oft nur uncharakteristische, milchglasartige Trübung, später symmetrisch verstärkte Netzzeichnung oder mikronodulär-retikuläre Verschattungen mit Bevorzugung der Mittel- und Untergeschosse.
3. Hiluslymphknoten nicht vergrößert, Sinus frei.

Syndrom Synonyma	Leitsymptomatik	Radiologisch faßbare Veränderungen

vesiculäres bis verschärftes Atemgeräusch, inspiratorisches Knisterrasseln.
7. EKG: P-pulmonale, Re.-Überlastung im Kammerkomplex.
8. Spirographie: Verkleinerung des Lungenvolumens, keine Obstruktionszeichen, Lungenstarre.
9. Verlauf schleichend oder schubweise progredient, Anpassung bis zur Ausschöpfung aller Reserven.

Lungenproteinose-S., alveoläres

Syn.: Rosen-S.

Georgii, A., u. Eymer, K. P. (1963).

1. Schleichender Krkh.-Beginn und meist chron. progredienter Krkh.-Ablauf.
2. Zunehmende Tachypnoe, geringer Auswurf.
3. Rasche Ermüdbarkeit und Gewichtsabnahme.
4. Manchmal subfebrile Temperaturen.
5. Gelegentlich feinblasige Rg's.
6. Cyanose und Trommelschlegelfinger sind Spätzeichen.
7. Häufig besteht eine symptomatische, kompensatorische Polyglobulie.
8. Schlechte Prognose.

1. Diffuse, verstärkte, sehr feinfleckige, nur gering streifigreticuläre Lungenzeichnung mit kompensatorischer Überblähung der Randpartien.

Lutembacher-S.

Syn.: Lutembacher-Komplex — Lutembacher.

Lutembacher, R. (1916).

1. Der für die Mitralstenose charakteristische Ausk.-Befund wird mitunter durch ein pulmonales Austreibungsgeräusch überlagert.
2. EKG: Mehr oder weniger nach re. gerichteter QRS-Vektor, P-pulmonale, oft partieller oder totaler Re.-Schenkelblock.
3. Phonokardiogramm: Neben dem diast. Schallbild der Mitralstenose mitunter ein spindelförmiges syst. Geräusch.
4. Herzkatheter: Druckerhöhung im ganzen re. Herzen und in der Pulmonalarterie. O$_2$-Gehalt im re. Vorhof oder im ganzen re. Herzen gleichbleibend erhöht.
5. Komplikationen: Aufgepfropfte subak., bakterielle Endokarditis, rez. Bronchopneumonien, Lobärpneumonien und Lungeninfarkte.
6. Gynäkotropie (2:1).

1. Großer kugeliger Herzschatten, abnorm weit vorspringender Pulmonalbogen, schmaler oder ganz fehlender Aortenbogen.
2. Ausgeprägte Hiluszeichnung mit pulsierenden Hilusgefäßen („tanzende Hili"). Stark dilatierte Äste der Pulmonalarterien, plötzlicher Abbruch der Pulmonalektasie bei Aufteilung in die mittleren Lappenpartien.
3. Angiokardiogramm: Fehlende oder nur geringe li. KammerFüllung bei vergrößertem li. Vorhof mit Nachfüllung des re. Herzens während des Lävogramms.

Macleod-S.

Macleod, W. M. (1954).

1. Ohne irgendwelche Vorkrkh. kommt es zu allmählich progredienter Dyspnoe und respiratorischer Leistungsminderung.
2. Intermittierende Bronchitiden mit mucopurulentem Sputum verstärken jeweils die Erscheinungen.
3. Ausk.: Vermindertes Atemgeräusch über einer Lunge, meist keine Rg's, zuweilen ist aber feines Crepitieren hörbar.

1. Einseitig erheblich verstärkte Strahlendurchlässigkeit mit starker Verminderung der Gewebs-, Gefäß- und Hiluszeichnung im Sinne des Janus-S.
2. Meist besteht auch eine leichte Verlagerung des Mittelschattens zur erkrankten Seite hin sowie eine verminderte Zwerchfellbeweglichkeit.

Syndrom Synonyma	Leitsymptomatik	Radiologisch faßbare Veränderungen
		3. Bronchographie: Normale Kontrastmitteldarstellung der großen Bronchien; demgegenüber fehlt die der kleineren Bronchien und Bronchiolen auf der erkrankten Seite oder diese ist stark vermindert.

Madelung-Deformität.

| Syn.: Madelung-Subluxation — Madelung-Handgelenkdeformität — Manus valga — Carpus valgus.

MADELUNG, O. W. (1879). | 1. Bajonettförmige volare Abknickung des Handrückens gegenüber dem Unterarm mit dorsalem Hervortreten des Processus styloideus ulnae. Der Radius kann dorsolateralwärts gekrümmt sein (= Radius cortans). Radialabduktion fast vollständig aufgehoben.
2. Ulnarabduktion uneingeschränkt.
3. Handbewegungen oft schmerzhaft.
4. Die Anomalie ist sehr oft doppelseitig.
5. Die ersten Symptome, oft schon bei der Geburt festgestellt, verstärken sich während des Wachstums.
6. Gynäkotropie. | 1. Chondrohypoplasie des Radius.
2. Gelegentlich Brachydaktylie.
3. Lageanomalien der Handwurzelknochen, speziell des Os lunatum (Subluxation). |

Marchesani

| Syn.: Erb-S. von Marchesani — Dystrophia mesodermalis hypoplastica (MARCHESANI).

MARCHESANI, O. (1939). | 1. Verschiedenartige Augenanomalien (Linsenschlottern u.a.).
2. Minderwuchs, kräftiger, symmetrischer Körperbau, Kurzhals.
3. Mitunter beeinträchtigte Gelenkbeweglichkeit.
4. Plumpe Hände und Füße. | 1. Brachycephale Schädelform.
2. Prognathie, Hypoplasie des Oberkiefers, Zahnstellungsanomalien, auch Hypodontie.
3. Brachydaktylie, Verzögerung der Handwurzelknochenkernentwicklung. Brachymetacarpie V.
4. Nicht selten zusätzlich angeborene Herzmißbildungen, vor allem offener Ductus Botalli. |

Marfan-S.

| Syn.: Marfan — Spinnenfingrigkeit — Arachnodaktylie — Akro-Makrie — Dystrophia mesodermalis congenita.

MARFAN, B. (1896). | A. Anomalien mesodermaler Genese:
  1. Weichteile: Unterentwicklung der bedeckenden Weichteile, abnorme Dehnbarkeit des Bandapparates.
  2. Augen: Irishypoplasie oder Aniridie; Augenmuskelsymptome; hochgradige Achsenmyopie u.a.
  3. „Vogelgesicht", angedeutete Schwimmhautbildung, Dysplasie der Ohrmuscheln

B. Anomalien ektodermaler Genese:
  1. Dysmorphie der Cornea.
  2. Hypophysenzwischenhirnsymptome: Riesenwuchs, Infantilismus u.a.

C. Anomalien entodermaler Genese:
  1. Abnorme Länge und Hypoplasie des Darmes.
  2. Blutchem.: Erniedrigter Mucoproteinspiegel im Serum. | Zu A:
1. Skelet: Skoliose, Kyphose, Trichterbrust, Hühnerbrust, Sellaveränderungen, abnorm lange Extremitäten, Hand- und Fußknochen. Klumpfüße, Exostosen, Kalkaneussporn, Osteopsathyrosis, Spina bifida, Hammerzehe, Hallux valgus; Wolfsrachen, hoher Gaumen; Stellungsanomalien der Zähne, Hypodontie.
2. Infolge abnormer Dehnbarkeit des Bandapparates Luxationen und Subluxationen.
3. Innere Organe: Kongenitale Herzfehler, Gefäßanomalien auf Grund von Gefäßwandschwächen wie Aneurysmen im Bereich des Sinus Valsalvae, Aneurysma dissecans aortae, Ektasie der A. pulmonalis u.a. |

Syndrom Synonyma	Leitsymptomatik	Radiologisch faßbare Veränderungen
		Reduzierte Lungenlappenzahl, Anomalien des Urogenitaltraktes Zu B: 1. Hydrocephalus, allg. Hirndys- oder -atrophie.
(Julien) Marie-S. Syn.: Lungenreticulose des Säuglings vom Typ Marie — maligne pulmonale Reticulo-endotheliose des Säuglings vom Typ Marie. MARIE, J., u.a. (1941).	1. Erkrkg.-Beginn im Säuglings- oder Kleinkindesalter. 2. Papulokrustöses Exanthem. 3. Progrediente Dyspnoe, Tachypnoe und Cyanose mit Hustenparoxysmen, zuweilen von pertussoidem Charakter. 4. Häufig Entwicklung eines Mediastinal- und Hautemphysems; Spontanpneumothorax. 5. Schlechte Prognose.	1. Gleichmäßige Verschleierung und Eintrübung sämtlicher Lungenfelder durch verstärkte interstitielle Zeichnung oder feinnoduläre Verdichtungen. 2. Vergrößerung der Hiluslymphknoten.
(Pierre) Marie-S. (I) Syn.: Acromegalie — Pachyakrie — v. Recklinghausen-S. MARIE, P. (1886). LÉRI, A. (1913).	1. Pachyakrie. 2. Störungen der Haartrophik. 3. Augen: Bitemporale Hemianopsie, Stauungspapille. 4. Genitalsphäre: Schwinden von Libido u. Potenz, Keimdrüsenatrophie, Amenorrhoe, Dysmenorrhoe. 5. Blutchem.: Erhöhter Serumphosphor-, normaler Serumkalkspiegel während der Wachstumsphasen. 6. Daneben kommen vor: Pigmentverschiebungen, Splanchnomegalie, vegetative Dystonie, Kyphose der BWS u.a.	1. In der Regel Erweiterung der Sella turcica. 2. Hyperostotische und sklerotische Veränderungen der Schädelkapsel. 3. Metrische Vergrößerung von Hand- und Fußskelet. 4. Auch porosierende bzw. rarefizierende Skeletprozesse können sich als Ausdruck einer Überfunktion von Nebenschilddrüse oder Nebenniere entwickeln.
(Pierre) Marie-Bamberger-S. Syn.: Ostéoarthropathie hypertrophiante (pneumonique) — Hautknochenhautverriesung— Osteopathia hypertrophicans toxica — Acropachie — Osteophytose. BAMBERGER, E. (1891); RICKLIN, P. (1955).	1. Trommelschlegelfinger und -zehen mit Uhrglasnägeln sowie Weichteilschwellungen bes. der distalen Anteile der Vorderarme und Unterschenkel. 2. Toxische Arthropathie (nicht obligat). 3. Neurovegetative Störungen: Hyperthermie, periphere Vasodilatation, Hyperhidrose, abnorme Pigmentierungen, Hypertrichose. 4. Dysproteinämie. 5. Androtropie.	1. Periostale Knochenneubildungen an den Diaphysen der Röhrenknochen, seltener auch am übrigen Skelet (generelle Osteophytose), meist kombiniert mit allgemeiner Osteoporose, führt zu „Säulenbein" und „Spindelbein".
Marie-Léri-S. Syn.: Trophopathia myelodysplastica — Arthritis mutilans — doigts en lorgnette (fz). MARIE, P., u. LÉRI, A. (1913).	1. Ausgedehnte, symmetrische Zerstörungsprozesse im Bereich der Hand- und Fußgelenke mit Verkrüppelungen und Verstümmelungen. 2. Infolge Verkürzung des Hand- und Fußskelets stülpt sich die nun relativ zu lange Haut der Finger und Zehen wie die Züge eines Feldstechers übereinander („doigts en lorgnette").	1. Verkürzung des Hand- und Fußskelets infolge massiver Osteolyse der Ossa metacarpi, Ossa metatarsi und der Phalangen. 2. Fakultativ: Skoliose, überzählige Wirbel, Keilwirbel, Spina bifida, Meningocele u.a.

Syndrom Synonyma	Leitsymptomatik	Radiologisch faßbare Veränderungen
	3. Im Beginn der Krkh. oft schmerzhafte trophische Störungen an den Füßen. 4. Anamn.: Gelegentlich Psoriasis, rez. Gelenkrheumatismus, Urticaria, Ekzeme. 5. Daneben finden sich oft: Reflexdifferenzen, Areflexie, segmentale Hyperalgesie, Hohlfuß u.a.	
Marion-S. Syn.: Congenitale Blasenhalsstenose — submucöse Fibrose des Blasenausganges. BEER, E. (1915); ZAPP, E. (1959).	1. Krkh.-Beginn mit rez. fieberhaften Harnwegsinfektionen, Polyurie, Pollakisurie, Ischuria paradoxa, Pseudoenuresis. 2. Blasenkatheterismus ergibt regelmäßig Restharn. 3. Cystoskopie: Balkenblase. 4. Androtropie.	1. Retrogrades Pyelogramm: Hydroureter, vermehrte Schlängelung des Ureters, Pelvektasie, cystoureteropelviner Reflux .
Martin-Albright-S. Syn.: Seabright-Bantam-S. — Pseudohypoparathyreoidismus — konstutionelle chron. Hypocalcämie (FANCONI). ALBRIGHT, F., u.a. (1942).	1. Minderwuchs, untersetzter Köperbau. 2. Allgemeine Adipositas, volles rundes Gesicht. 3. Pachydermie. 4. Schmelzhypoplasie der Zähne mit frühem Zahnverfall. 5. Latente oder manifeste Zeichen der Tetanie. 6. Oligophrenie. 7. Blutchem.: Chron. Hypocalcämie, Hyperphosphatämie.	1. Verkürzung der ulnaren Randstrahlen. 2. Typ. Brachymetacarpie III, IV und V. 3. Osteoporose des Skelets.
Maxillo-Faciales-S. Syn.: Dysostosis maxillofacialis. PETERS, A., u. HÖVELS, O. (1960)	1. Charakt. Physiognomie: Schmales Untergesicht und antimongoloider Lidachsenverlauf. Schmale Nase, abgeflachter Nasofrontalwinkel. 2. Offener Biß, Progenie. 3. Manchmal ist auch eine Aplasie der Ohrläppchen vorhanden.	1. Verkürzung der vorderen Anteile der Schädelbasis. 2. Hypoplasie des Oberkiefers.
Maxillo-Nasales-S. (Binder) Syn.: Dysostosis maxillonasalis. BINDER, K. H. (1962).	1. Charakt. Physiognomie: Abgeplattete Nase, eingezogenes Subnasale, nahezu gestreckter Stirnnasenwinkel, konvex verlaufende Oberlippe, die an ihrer Basis durch wulstförmige Erhebungen eine charakt., halbmondförmige Einengung der Nasenlöcher hervorruft. 2. Zwischenkieferhypoplasie, Abflachung der Oberkieferbasis mit sagittaler Verkürzung des oberen Zahnbogens bei normaler Kieferbreite und konsekutiv umgekehrtem Schneidezahnüberbiß oder Kopfbiß. 3. Atrophie der Nasenschleimhaut.	1. Aplasie oder Hypoplasie der Spina nasalis anterior. 2. Aplasie oder Hypoplasie des Sinus frontalis (nicht obligat).

Syndrom Synonyma	Leitsymptomatik	Radiologisch faßbare Veränderungen
Megacolon-S. A. Congenitales aganglionäres Megacolon (Syn.: Hirschsprung-Krankheit). B: Symptomatisches Megacolon C. Idiopathisches Megacolon. HIRSCHSPRUNG, H. (1888); GALANT, J. S. (1926).	Zu A: 1. Verzögerter Meconiumabgang. 2. Hartnäckige Verstopfung schon in den ersten Lebenstagen. 3. Großes gespanntes, meteoristisch aufgetriebenes Abdomen mit Zwerchfellhochstand; intermittierender Ileus. gesteigerte Peristaltik. 4. Trinkschwierigkeiten infolge fehlender oder ungenügender Stuhlentleerung. 5. Appetitlosigkeit, schlechtes Gedeihen. 6. Infantilismus, Wachstumsstörungen. 7. Anämie. 8. Ampulle bei rektaler Untersuchung gewöhnlich leer. Zu B: Entspricht im wesentlichen A; wichtig ist der Nachweis eines mechanischen Passagehindernisses (Fehlbildung, Kotstein, Tumor). Zu C: 1. Kein Infantilismus. 2. Erst wesentlich später auftretende starke Stuhlverstopfung und Auftreibung des Bauches durch Kotansammlung. 3. Gelegentlich paradoxer Durchfall. 4. Überlaufinkontinenz (Enkopresis). 5. Ampulle bei rectaler Untersuchung gewöhnlich gefüllt.	Zu A: 1. Dilatation und Hypertrophie des Darmes oberhalb einer verschieden langen, mehr oder weniger stark ausgeprägten Stenose. 2. Der Übergang zum dilatierten Teil ist trichterförmig, meist sehr kurz und gehört fast immer dem aganglionären Teil an. 3. Meist (90%) ist das distale Sigmoid und eine variierende Länge des Rectums dilatiert. Selten (10%) reicht der aganglionäre Teil bis zur Flexura hepatica oder umfaßt das gesamte Colon. 4. Sekundär oft auch eine starke Verlängerung des Colons (Dolichocolon). 5. Das Kontrastmittel des Einlaufes wird nach 24 Std noch gefunden, was bei der Untersuchung normaler Kleinkinder in der Regel nicht der Fall ist. Zu B: Entspricht im wesentlichen A; wichtig ist der Nachweis eines mechanischen Passagehindernisses. Zu C: 1. Häufig schon beim Anus beginnende Erweiterung des gesamten Dickdarmes, der hypoton zu sein pflegt. Oft Kotballen und „Kotsteine".
Megaureter-Megacystis-S. Syn.: Megavesica-S. — aganglionäre Blase — aparasympathetic bladder (e). HÖSLI. P. O. (1960).	1. Große, schlaffe, oft bis zum Nabel stehende Harnblase, die mit einem schwachen Harnstrahl nur ungenügend entleert werden kann. Reichlich Restharn. 2. Häufig rez. Harnwegsinfektion (febrile Pyurieschübe mit Erbrechen, Meteorismus und stark reduziertem AZ). 3. Cystoskopie: Normale Harnröhre, meist erhebliche Erweiterung beider Ureteren, deren Ostien weit klaffen (sog. Golflochostien), Blasenwand hypertrophisch. 4. Die Störung wird gelegentlich schon im Säuglingsalter manifest.	1. Megacystis und Megaureter bei retrograder Füllung, Reflux in die erweiterten Ureteren. 2. Normale Harnröhre.
Meconiumpfropf-S. Syn.: Spastischer Ileus des Neugeborenen — funktioneller Darmverschluß beim Neugeborenen. WILLICH, E. (1959).	1. Kurz nach der Geburt innerhalb der ersten 24 Std auftretendes galliges Erbrechen bei spärlichem oder fehlendem Meconiumabgang. 2. Aufgetriebener, seltener eingefallener Leib. 3. Rectaleinlauf, Darmrohr oder digitale Stimulierung u. a. bringen zuweilen Darmentleerung in Gang.	1. Wechselnde und nur teilweise charakteristische Befunde in Abhängigkeit von der Dauer des Verschlusses. Es kommen vor: Entleerungsverzögerung des Magens mit anfänglicher Sturzentleerung ins Duodenum, erheblich verlängerte Darmpassage

Syndrom Synonyma	Leitsymptomatik	Radiologisch faßbare Veränderungen
	4. Die Stenose kann aber auch so hartnäckig sein, daß es, wenn auch selten, oberhalb des Meconiumpfropfes zur Colonperforation kommt.	mit Tonusschwankungen bei vorwiegender Dünndarmdilatation, geblähte Colonschlingen mit Spiegelbildung, fehlende Luft im distalen Colon. Das Colon ist oft klein und bandartig (Mikrocolon.)
Mendelson-S. Syn.: Obstetric bronchopulmonary aspiration s. (e). MENDELSON, C. L. (1946).	2–5 Std nach einer Allgemeinnarkose kommt es zum Auftreten von: 1. Cyanose. 2. Asthmatoider Dyspnoe. 3. Blutig-schaumigem Auswurf. 4. Tachykardie. 5. Fieber.	1. Der geringfügige „bronchopneumonische" Röntgenbefund steht ganz im Gegensatz zum schweren klin. Bild.
Menetrier-S. Syn.: Exsudatives Enteropathie-S. — essentielle Hypoproteinämie — Nephrose ohne Nephrose (NONNENBRUCH) — Gastroenteropathie mit Eiweißverlust. — Papillomatosis ventriculi — Riesenfaltenhypertrophie des Magens. MARTINI, G. A., STROHMEYER, G. u. BÜNGER, P. (1960).	1. Oberbauchbeschwerden wie bei Gastritis, Gastroduodenitis oder Pankreatitis. 2. Hartnäckige Ödeme und Ascites, manchmal auch Pleuraergüsse. 3. Blutchem.: Hochgradige Hypoproteinämie und Hypalbuminämie. Hyponatriämie, Hypokaliämie, Hypocalcämie. Anämie. 4. Häufig bestehen leichtere funktionelle oder auch morphologisch faßbare Leberschäden. 5. Normaler Harnbefund. 6. Gelegentlich kommt es infolge der Hypocalcämie zu tetanischen Anfällen. 7, Anamn.: Enteropathien, Gewichtsverlust.	1. Oft hochgradige Hypertrophie der Magen- oder Dünndarmschleimhaut. 2. Wandstarre des Magens.
Mesenterialarterien-S., oberes Syn.: Arteriomesenterialer Darmverschluß. OPITZ, H. u. SCHMID, F. (1965).	I. Akute Form: 1. Plötzliche Übelkeit und Erbrechen von Mageninhalt mit Beimengungen galligen Duodenalsaftes. 2. Völle- und Druckgefühl im Oberbauch infolge von Magenblähung. 3. In vielen Fällen führt Bauchlagerung, Lagerung in re. Seiten- oder Knie-Ellenbogenlage zu unmittelbarem Schwinden aller Erscheinungen. II. Subakute chron. Form: 1. Periodischer Bauchschmerz oder Völlegefühl im Epigastrium, die nach Mahlzeiten auftreten. 2. Periodisches Erbrechen; danach tritt gewöhnlich sofortige Beschwerdefreiheit ein.	Zu I: 1. Überdehnung von Magen und Duodenum, Fehlen von Luft- und Gasfüllung im distalen Duodenum. 2. Kontrastdarstellung: Großer ektatischer Magen, offener Pylorus, Überdehnung des Duodenumanfangsteiles. Die Verschlußstelle stellt sich als gerade Linie an der lateralen Begrenzung des re. Psoasschatten hinter der Flexura duodeni caudalis und vor der Flexura duodenojejunalis dar. 3. Graziler Skeletbau, oft Skoliose.
Mikroventrikulie-S. NEYMEYER, H. (1962).	1. Bereitschaft zu vegetativen und affektiven Gleichgewichtsstörungen mit akuten krisenhaften Manifestationen.	1. Pneumencephalogramm: Mikroventrikulie.

Syndrom Synonyma	Leitsymptomatik	Radiologisch erfaßbare Veränderungen
	2. Häufig steht auch eine sexuell-triebhafte Note im Vordergrund der akuten Reaktionen und der Persönlichkeitsstruktur. 3. Allgemein besteht verminderte Alkoholtoleranz und gewöhnlich löst Alkoholismus die ak. Symptome aus. 4. Intervalläres Merkmal und spezifische Habitualverfassung ist die reizbare, teilweise agressive Dysphorie.	

Milkman-S.

| Syn.: Looser-Milkman-S. — Ermüdungsbruch — Überlastungsschaden — Dauerbruch — „schleichende Fraktur".

MILKMAN, L. A. (1934). | 1. Rheumatoide Schmerzen im Bereich der betroffenen Knochen.
2. Manchmal besteht eine begleitende oder auslösende Mineralstoffwechselstörung.
3. Bei der sog. Milkman-Krkh. kommt hinzu: Progredienz der Osteopathie, völlige Therapieresistenz, normaler Ca- oder P-Spiegel im Serum.
4. Schlechte Prognose. | 1. „Spontanfrakturen" 2. Ordnung (in einem vorgeschädigten Osteomalacie-Skelet).
2. Umschriebene, bandartige, querverlaufende kalkärmere Zonen in langen und kürzeren Röhrenknochen.
3. An Stelle eines kalkhaltigen bildet sich ein kalkloser Callus, wobei die Ränder der Fraktur ab- und umgebaut werden („Umbauzone").
4. Hauptlokalisation der Prozesse: Schambeinäste, infratrochantärer Abschnitt des Femurs, proximales und distales Drittel der Tibia, Ulna, Radius, Schulterblätter, die Rippen zwischen mittlerer und vorderer Axillarlinie, Clavicula (Abb. 169). |

Minkowski-Chauffard-Gänslein-S.

| Syn.: Familiärer hämolytischer Ikterus — familiäre hämolytische Anämie — Kugelzellenanämie.

MINKOWSKI, O. (1900);
WIEDEMANN, H. R. (1946). | 1. Hämolytischer Ikterus.
2. Splenomegalie.
3. Blutbild: Anämie mit Mikrosphärocytose, Reticulocytose, Neutrophilie und Linksverschiebung.
4. Hyperregeneratorisches Knochenmark.
5. Verminderte osmotische Resistenz der Erythrocyten.
6. Oft Zeichen der Leberinsuffizienz.
7. Hämatischer Infantilismus und Minderwuchs.
8. Pigmentanomalien.
9. Kongenitale Augenanomalien sind häufig.
10. Verschiedene Ohrenanomalien.
11. Kongenitale Herzfehler.
12. Im Säuglings- und Kleinkindesalter steht gewöhnlich die Anämie weit mehr im Vordergrund der Erscheinungen als der Ikterus. Er tritt beim Neugeborenen zuweilen unter dem Bilde des Morbus hämolyticus neonatorum auf. | 1. Sek. Skeletanomalien, bes. des Schädels: Turmschädel oder großer Rundschädel, breiter Nasensattel. „Poröses" Schädeldach.
2. Spitzbogengaumen, enger Zahnbogen, Fehlen von Zahnanlagen und Zahnstellungsanomalien.
3. Brachy-, Syn- oder Polydaktie, Hohl-, Spitz- und Klumpfußbildung.
4. Kongenitale Hüftgelenksluxation.
5. Kongenitale Herzfehler (Abb. 385). |

Mittellappen-S.

| Syn.: Brock-Graham-S. — posttuberkulöses S. — metameres S. — Lungenmittellappen-S. | 1. Unspezifische Allgemeinsymptome, welche auch lange Zeit fehlen können.
2. Pulmonale Symptome: Husten, Auswurf, re.seitiger Brustschmerz. | 1. Nachweis einer teilweisen oder völligen Einengung des Mittellappenbronchus oder seines axillaren Segmentes.
2. Nachweis von sek. entzündlichen Veränderungen im Mittel- |

Syndrom Synonyma	Leitsymptomatik	Radiologisch faßbare Veränderungen
SABAR, J. R., u. ONAT, A. (1962)		lappen: Verschattung, wabige Zeichnung, milchige Trübung im Bereich des re. Herzzwerchfellwinkels. 3. Nachweis verkalkter Lymphknoten in diesem Bereich.
Moncrieff-S. Syn.: Moncrieff-Wilkinson-S. — sucrosuria with mental defect and hiatus hernia (e). MONCRIEFF, A., u. WILKINSON, R, H. (1954).	1. Allgemeine Entwicklungsverzögerung. 2. Alimentäre Saccharosurie, Lactosurie und Fructosurie, während der Nüchternurin stets zuckerfrei ist. 3. Oft gehäuftes Erbrechen.	1. Veränderungen des Ösophagus im Sinne von Strikturen und Hiatushernien. 2. Ösophagitis (fakultativ).
Morquio-S. Syn.: Brailsford-Morquio-S. — Dysostosis enchondralis metaepiphysaria Typ Morquio — Chondro-Osteo-Dystrophie Typ Morquio — Dysostosis Morquio — dystrophie osseuse familiale de Morquio (fz). MORQUIO, L. (1929); BRAILSFORD, J. F. (1931).	1. Disproportionierter Minder- oder Zwergwuchs. 2. Entwicklung der Krkh.-Symptome im extrauterinen Leben; normales Geburtsgewicht. 3. Kurzer Hals, oft deformierter kurzer Rumpf. Pectus carinatum. Häufig Valgusstellung der Knie, pedes plani oder equinovari. 4. Intelligenz meist normal. 5. Pathologische Mucopolysaccharidausscheidung im Harn.	1. Spondylo-epiphysäre Dysplasie. 2. Die Wachstums- und Ossifikationsstörungen, die das Krkh.-Bild beherrschen, treten im Bereich der Knochenkerne (epiphysäre Form), weniger an den Metaphysen auf (metaphysäre Form). 3. Die Störungen bestehen in unvollständiger Entwicklung, unregelmäßiger Begrenzung, Verbreiterung und Destruktion der Epiphysenkerne, in Verbreiterung, Verkürzung und unregelmäßig-wolkiger Begrenzung der Metaphysen. 4. Die Wirbelkörper sind abgeflacht („WS-Zwergwuchs"). 5. Kyphose, Kyphoskoliose. 6. Schmelzveränderungen der Zähne im Kronenbereich mit Verschmälerung und Verkümmerung der Schmelzkappe (Abb. 65—67).
Mouchet-S. (II)		1. Aseptische Nekrose der Talusrolle.
Mounier-Kuhn-S. Syn.: Idiopathische Megatrachea mit Tracheomalacie — Tracheobronchiektasie — Bronchialdiverticulosis. MOUNIER-KUHN, P. (1932); KATZ, J., LEVINE, M., u. HERMAN, P. (1962).	1. Ungewöhnlich lauter, chron. Husten mit meist purulentem Sputum. 2. Chron. Dyspnoe. 3. Rez. Pneumonie, zuweilen auch mit Spontanpneumothorax. 4. Krkh.-Manifestation in der Kindheit oder in der frühen Jugend. 5. Ausk.: Symptome der chron. Bronchitis und der Bronchiektasie mit oder ohne Lungenemphysem. 6. Bronchoskopie: Abnorme Weite des Tracheal- und Bronchiallumens. Abnorme Beweglichkeit der hinteren membranösen Trachealwand.	1. Flaschenförmige Erweiterung der Trachea bis nahezu auf die Breite des WS-Schattens auf der a.p. Aufnahme. 2. Bei der Bronchographie findet man neben der Tracheomegalie auch die Bronchomegalie sowie eine meist gleichmäßig verteilte sackförmige Bronchiektasie im Bereich der mittleren Bronchien.

Syndrom Synonyma	Leitsymptomatik	Radiologisch faßbare Veränderungen

Müller-Weiss-S.

Syn.: Os naviculare pedis-Malacie.

1. Erstmals im Erwachsenenalter auftretende Gehbeschwerden mit stechendem Schmerz im Fußrücken beiderseits.
2. Pes planus, leichterer Spreizfuß, Hammerzehenbildung.

1. Osteosklerotische Verdichtung und Verformung des Os naviculare pedis, das sich hochgradig abplattet und gleichsam dorsalwärts und medialwärts aus seiner Lage herausgequetscht erscheint.
2. Manchmal ist auch der Taluskopf verändert.

Münchmeyer-S.

Syn.: Myositis ossificans progressiva — Exostosis luxurians (VIRCHOW) — Hyperplasia fascialis ossificans — Fibrositis ossificans.

MÜNCHMEYER, E. (1869).

1. Schubweise, apicocaudal fortschreitende Verknöcherung der willkürlichen Muskulatur, der Fascien, Sehnen und Aponeurosen mit entsprechenden Versteifungen, Funktionseinschränkungen und Zwangshaltungen.
2. Im Krkh.-Beginn oft entzündliche, auch „rheumatische" Erscheinungen mit teigiger Infiltrierung der Muskulatur und Hautentzündungen.
3. Thoraxerstarrung und WS-Starre begünstigen Herzinsuffizienz, Pneumonie und Tuberkulose. Fixation des Unterkiefers oder Gliederstarre kann normale Nahrungsaufnahme unmöglich machen.
4. Krkh.-Beginn oft schon vor der Geburt oder in früher Kindheit.
5. Schlechte Prognose durch interkurrente Erkrankungen.
6. Nach Abschluß des Knochenwachstums können die Verknöcherungsvorgänge zum Stillstand kommen.

1. Muskelknochenbildungen, die dem Muskelverlauf folgen, am Skelet inserieren und sich stellenweise geflechtartig überkreuzen (Achselhöhle).
2. „Bambusstabartige" WS.
3. Entwicklung von Synostosen der Großzehen-, der Interphalangeal-, der kleinen Wirbel- und Rippenwirbel-, selten weiterer Gelenke.
4. Fast regelmäßig Mikrodaktylie, Klinodaktylie des Kleinfingers, Kalkaneussporn und Valgusstellung der Großzehe (Stigmata für Frühdiagnose) (Abb. 48).

Naffziger-S.

Syn.: Halsrippen-S. — Adson-S. — Nonne-S. — erweitertes Scalenus-S.

NAFFZIGER, H. C. (1937).

1. Tastbare, harte bucklige Vorwölbung fingerbreit über dem Schlüsselbein.
2. Über der Geschwulst ist der Puls der A. subclavia deutlich fühlbar.
3. Symptome des Scalenus-S.

1. Nachweis ein- oder doppelseitiger Halsrippen.

Nager-de Reynier-S.

Syn.: Dysostosis mandibularis.

NAGER, F. R., u. DE REYNIER, J. P. (1948).

1. Antimongoloider Lidachsenverlauf.
2. Ohrmuscheldysplasie.
3. S. kommt auch halbseitig vor.

1. Hypoplasie des Ramus ascendens mandibulae.
2. Aplasie des Kiefergelenks.

van Neck-S.

Syn.: Odelberg-S. — Osteochondritis ischiopubica.

VAN NECK, M. (1924).

1. Erkrg.-Alter zwischen 6 und 10 Jahren, überwiegend Knaben.
2. Schmerzen in der Hüfte oder in der Inguinalgegend, Schmerzen bei der Abduktion, Adduktion oder Rotation des Beines der betroffenen Seite. Bisweilen auch reflektorisches Hinken.
3. Umschriebener Druckschmerz in der Symphysengegend kommt vor.

1. Knotig-blasige Auftreibung im Bereich der Synchondrosis ischiopubica, ein- oder doppelseitig. (Abb. 99).

Syndrom Synonyma	Leitsymptomatik	Radiologisch faßbare Veränderungen
	4. Rectal: Umschriebener, druckschmerz- hafter Tumor am unteren Schambeinast. 5. Bisweilen leichtes Fieber. 6. Es gibt auch klin. ganz symptomlose, nur rö. nachweisbare Formen, die oft nur rein zufällig entdeckt werden.	
Neugeborenen-S., cardiopul- monales. SCHMID, F. (1965).	1. Periorale oder universelle Cyanose. 2. Dyspnoe, Tachypnoe, Nasenflügelatmen, Unruhezustände. 3. Kollapsneigung. 4. Leberschwellung, manchmal Ödeme. 5. Manchmal bestehen zusätzlich die Zeichen einer cerebralen Schädigung.	1. Allgemein konzentrisch ver- größertes, meist etwas li.gelager- tes Herz. 2. Trübung des li. Ober- und Mit- telfeldes, seltener auch para- vertebrale Verschattung des re. Oberfeldes. 3. Oft kombiniert mit weiten Schädelnähten.
Niemann-Pick-S. Syn.: Lipoidzellige Hepato- splenomegalie vom Typ Nie- mann-Pick — Lipoidhistio- cytose — Phosphatidose — großzellige Drüsenmeta- morphose. NIEMANN, A. (1914); VAN BOGAERT, L. (1962).	1. Krkh.-Beginn in den ersten Lebensmonaten; tödlicher Ausgang in den ersten Lebens- jahren. 2. Hepatosplenomegalie, generalisierte Lymphknotenschwellungen, mitunter Ascites. 3. Braungelbes Hautkolorit. 4. Evtl. mongoloides Aussehen, gelegentlich auch Exophthalmus. 5. Progressive Abmagerung, Kachexie. 6. Augenhintergrundsveränderungen: Kirschroter Fleck mit gelblichem prominen- ten Fleck in der Macula lutea. 7. Manchmal finden sich im peripheren Blut, häufiger im Knochenmark sowie in Leber, Milz und Lymphknoten pathognomonische große granulierte und vacuolisierte Schaumzellen (Pick-Zellen). Erhöhter Sphin- gomyelingehalt der betroffenen Organe. 8. Neurologische Störungen, Hör- und Seh- störungen, später allgemeiner Tonusverlust der Muskulatur. Debilität oder Idiotie. 9. Gelegentlich Kombination mit verschie- denen Mißbildungen.	1. Pulmonale interstitielle Phos- phatidspeicherungsvorgänge kommen vor und können zu einem retikulären bis pseudo- miliaren Bild führen. 2. Verzögerte Ossifikation. 3. Kalkarmut des Skelets.
Nierhoff-Hübner-S. NIERHOFF, H., u. HÜBNER, O. (1956).	1. Mikromelie bei normaler Körperlänge bei Geburt. 2. In den ersten Lebenstagen auftretende schwere generalisierte Krampfanfälle bei normalem Liquorbefund. 3. Hyperazotämie (obligat?). 4. Letaler Ausgang in den ersten Lebens- wochen.	1. Schwere systematisierte epi- physäre und metaphysäre Stö- rung der Verknöcherungsvor- gänge an den Röhrenknochen, Wirbeln und Rippen (Knorpel- knochengrenze).

Syndrom Synonyma	Leitsymptomatik	Radiologisch faßbare Veränderungen

Nievergelt-S.

NIEVERGELT, K. (1944).

1. Androtropie.
2. Extremitätenfehlbildungen (s. rechte Spalte).

1. Dysplasie der Ellenbogengelenke mit radio-ulnarer Synostose, Luxation bzw. Subluxation der Ulna oder beider Radiusköpchen.
2. Dysplasie der Unterschenkel, Genua valga, Crura rhomboidea, Schiefstand der Epiphysenfugen und relativ verlängerte Fibulae.
3. Atypische Klumpfüße, ausgedehnte Synostosierung tarsaler Fußknochen, Deformierung der Großzehen (Abb. 268, 321).

Nygaard-Brown-S.

Syn.: Essentielle Thrombophilie.

1. Claudicatio intermittens.
2. Untere Extremität: Abkühlung, Blässe, Pulslosigkeit, Ödem.
3. In der Folge entwickeln sich häufig Gangrän im Beinbereich, in der Sakralregion oder im Abdomen mit Kreislaufkollaps, Hämaturie und Exitus.
4. Blutchem.: Blutungs- und Gerinnungszeit verkürzt, Prothrombinzeit an der unteren Grenze der Norm.
5. Betroffen sind Erwachsene mittleren Lebensalters.

1. Arteriogramm: Multiple Thrombosen in den großen Arterienstämmen der unteren Extremität.
2. Manchmal auch venöse Thrombosen.

Oculo-dento-digitales-S.

Syn.: Dysplasia oculo-dentodigitalis — Gillespie-S.

MEYER-SCHWICKERATH, G., GRÜTERICH, E., u. WEYERS, H. (1957).

1. Mikrophthalmus.
2. Kleine Nase mit schmalem Nasenrücken. Breite Nasenwurzel mit Pseudohypertelorismus.
3. Generalisierte Schmelzdysplasie der Zähne.
4. Hypotrichosis mit und ohne Pigmentstörung.
5. Bemerkenswerte physiognomische Ähnlichkeit der Träger des S. untereinander.

1. Kamptodaktylie mit würfelförmig gestalteter Mesophalanx der Kleinfinger, meist mit Syndaktylie zwischen 4. und 5. Strahl.
2. An den Zehen können sämtliche Mittelglieder fehlen.

Oculo-vertebralis-S.

(WEYERS-THIER).

Syn.: Dysplasia oculo-vertebralis.

WEYERS, E., u. THIER, J. (1958).

1. Einseitige multiple Mißbildungen des Augapfels, welche vom Mikrophthalmus bis zum Bulbusrudiment reichen.
2. Gesichtsasymmetrie.

1. Dysplasie des knöchernen Daches der Orbita, die oft auch noch mit Entwicklungsstörungen anderer Stirnbeinanteile verbunden ist.

Ogilvie-S.

Syn.: Large-intestine colic due to sympathetic deprivation (e) — false obstruction of the colon (e).

OGILVIE, H. (1948).

1. Betroffen sind offenbar überwiegend ältere Männer.
2. Schwere zunehmende Bauchkoliken mit Stuhlverhaltung und Blähbauch.
3. Gewichtsverlust und Abmagerung.
4. Kein Erbrechen, keine paradoxen Durchfälle.
5. Die klinischen Erscheinungen sind so schwerwiegend, daß in der Regel trotz des neg. Rö.-Befundes laparatomiert wird.

1. Normale Breipassage des Darmes oder atonische Erweiterung des Colons ohne Passagehindernis oder Deformation.

Syndrom Synonyma	Leitsymptomatik	Radiologisch faßbare Veränderungen

3. Der Grad der Augen- und/oder der WS-Mißbildungen kann von Fall zu Fall wechseln; jede einzelne Mißbildung kann auch isoliert auftreten.

2. Schwere Hemmungsmißbildungen der WS mit Bevorzugung des thorakalen Abschnittes und des knöchernen Thorax (Keilwirbel, Halbwirbel, atypische Rippenabgänge und Rippengabelungen; seltener Blockwirbelbildungen), wodurch klin. eine Kyphoskoliose entstehen kann.
3. Pneumencephalogramm: Oft ist ein verschieden stark ausgeprägter Hydrocephalus internus nachweisbar.

Olfacto-genitales-S.

Syn.: De Morsier-S. — Olfakto-ethmoido-hypothalamische Dysraphie.

DE MORSIER, G. (1954); GAUTHIER, G. (1960).

1. Genitaler Infantilismus mit eunuchoidal-femininem Habitus bei Männern und hypoplastisch-infantilem Habitus bei Frauen, meist ohne Hochwuchs.
2. Äußere und innere Genitalhypoplasie; bei Frauen primäre Amenorrhoe.
3. Fehlende oder geringfügig ausgebildete sek. Geschlechtsmerkmale.
4. Anosmie.
5. Epileptische Symptome. Psychomotorische Entwicklungsverzögerungen mit Ausgang in Debilität.
6. Verminderte 17-Ketosteroidausscheidung im Harn.
7. Evtl. sek. Hormonstoffwechselstörung (Hyper- und Hypothyreose).

1. Schädelhyperplasie mit Hyperostosis frontalis interna, Basishypoplasie, Prognathie. Normale Sella turcica.
2. Fakultativ: Kongenitale Herzmißbildungen, Hufeisenniere, Meckel-Divertikel, Megacolon und Megasigma (Abb. 392).

Oligodaktylie-S.
(HERTWIG-WEYERS).

Syn.: Ulnaaplasie — ulnare Hemimelie.

WEYERS, H. (1957).

1. Fingersatz ist auf Daumen und Zeigefinger beschränkt.
2. Ein Flügelfell fixiert den rudimentären Unterarm.

1. Fehlen der Ulna und der ulnaren Handwurzelelemente.
2. Spitzwinkelige Ankylose der Ellenbeuge.
3. Reduktion und Synostose der Sternalsegmente.
4. Nierenmißbildungen (Beckenniere, Hufeisenniere, doppelter Ureter, u.a.).
5. Entwicklungsstörungen im Bereich des Zwischenkiefers (Mesiodens), Lippen-Kiefer-Gaumenspalte.
6. Bei extremer Ausprägung des S. auch Reduktionserscheinungen der lateralen unteren Extremitätenanlage (Fibula und fibulare Randstrahlen).

Ollier-S.

Syn.: Morbus Ollier — Ollier-Wachstumsstörungen — Hemichondrodystrophie Typ Ollier —

1. Einseitige Wachstumshemmungen der Extremitäten, als deren Folge oft Hinken auftritt.

1. Verkürzung der langen und kurzen Röhrenknochen.
2. Multiple, vorwiegend einseitige

Syndrom Synonyma	Leitsymptomatik	Radiologisch faßbare Veränderungen
Hemichondrodysplasie. OLLIER, L. (1889); BETHGE, J. F. (1962).	2. Zuweilen Kombination mit multiplen venösen Hämangiomen.	Enchondrome (unregelmäßige, unscharf begrenzte Aufhellungen oder scharf begrenzte Ausstanzungen des Knochens infolge Wucherung knorpeliger Massen). Später geschwulstartige Auftreibungen der Knochen. Größere Chondromherde können in sich kleine kalkdichte Schatten enthalten (Abb. 11, 186, 187). 3. Gelenkveränderungen nur sek.
Ormond-S. Syn.: Retroperitoneale Fibrose — Periureteritis plastica et obliterans — retroperitoneales Granulom (ORMOND). ORMOND, J. K. (1948); LANTZIUS-BENINGA, F. (1962).	1. Haupterkrankungsalter zwischen 40 und 60 Jahren. 2. Nach anfänglichen unbestimmten, dumpfen, ziehenden oder kolikartigen Schmerzen in der Lendengegend (ein- oder doppelseitig), zuweilen mit Ausstrahlen in die Leisten- und Genitalregion, entwickelt sich innerhalb von Monaten bis Jahren das Bild der Urämie. 3. Die anfänglichen Laborbefunde sind nicht typisch. 4. Seltener führt die retroperitoneale Fibrose auch einmal zu einer Kompression der venösen und lymphatischen Abflußwege mit konsekutivem Beinödem. 5. Androtropie (2:1).	1. Pyelogramm: Anfangs normal, später kommt es zur Einengung und Verziehung des Ureters nach medial und zu Verwischung des Psoasschattens. Mit fortlaufendem Prozeß bildet sich infolge von Kompressions- und Stenosierungsvorgängen, meist etwa im mittleren Drittel des einen oder beider Ureteren, ein progredienter Hydroureter und eine Hydronephrose aus.
Osgood-Schlatter-S. Syn.: Apophysitis tibialis adolescentium — Periostitis tuberositas tibiae — Lanne-Longue-Krkh. OSGOOD, R. (1903); SCHLATTER, C. (1908).	1. Hartnäckiger Druck- und Bewegungsschmerz im Bereich der Tuberositas tibiae. 2. Ausgesprochen chron. Ablauf des Leidens. 3. Hauptmanifestationszeit: Spätes Schulalter.	1. Auflockerung bis Zerklüftung der Tibiaapophyse, begleitet von osteoporotischen Herden in der angrenzenden Tibiametaphyse. 2. Später konsolidiert sich der Kern wieder (Abb. 101).
Osteo-cutaneo-hypophysäres S. PANSCHEREWSKI, D. u. KOCH, H. (1959).	1. Diabetes insipidus. 2. Granuloma eosinophilicum: Lokalisation an Gingiva, Schleimhäuten des Anus, des Genitale, ferner an der Haut des Damms, der Axillen oder des Kopfes. 3. Krkh.-Manifestationsalter: 15.—30. Lebensjahr. 4. Die einzelnen Symptome können in großen Abständen und in beliebiger Reihenfolge auftreten. 5. Mortalität etwa 8%.	1. Eosinophiles Granulom des Knochens: Osteolytische Aufhellungsherde des Knochens, vor allem des Schädels (Abb. 117, 233, 387).

Syndrom Synonyma	Leitsymptomatik	Radiologisch faßbare Veränderungen
Osteomyelosklerose-S. Syn.: Osteomyeloretikulose-S. — leukoerythroblastische Anämie mit Osteosklerose — Myelofibrose-S. — myeloische Splenomegalie. LAMBERS, K. (1960).	1. Erhebliche Splenomegalie, meist mäßige Hepatomegalie. 2. Hypochrome Anämie, Verminderung der osmotischen Resistenz der Erythrocyten ohne hämolytischen Ikterus, wechselnde Leukocytenzahlen. Verkürzung der Erythrocytenlebensdauer und wechselnde Thrombocytenzahlen. Blutbild: Erythroblastisch-leukämoide Reaktion, Anisocytose, Poikilocytose, Ovalocytose, Plasmabasophilie und Granulationsanomalien der Leukocyten. 3. Knochenmark: Punktion wegen der Härte des Knochens nicht immer möglich. Zellarmes, aber reifzelliges Mark mit Granulocytose. 4. Bisweilen treten auch Leberfunktionsstörungen auf als Ausdruck cirrhotischer Vorgänge. 5. Nicht obligat: Hämorrhagische Diathese, Gelenkschmerzen, Subikterus. 6. Der Verlauf des Leidens ist ausgesprochen chronisch.	1. Mehr oder minder ausgeprägte Sklerosierung des Skelets mit grobsträhniger Trabekelstruktur sowie einer markwärts gerichteten Kompactaverdickung. Die Sklerosierung kann bis zur Eburneation fortschreiten. 2. Herrscht dagegen die Myelofibrose vor, besteht eine verringerte Schattenzeichnung und eine flaue, verwaschene Bälkchenzeichnung. 3. Mischformen zeigen das Bild des „Mottenfraßes". 4. Bevorzugt betroffen sind Schädel, Becken, WS und die metaphysennahen Partien der Röhrenknochen (Abb. 34, 202).
Ostium-Primum-S. KIELY, B., u.a. (1958).	1. Syst. Schwirren. 2. Syst. Geräusch über der Herzspitze. 3. Diast. Geräusch. 4. Verlängerung des PR-Intervalls, Li.-Typ mit Re.-Hypertrophie, Horizontallage. 5. Herzkatheter: Shunt im Vorhofsbereich. 6. Pulmonaler Hochdruck.	1. Vergrößerung der Vorhöfe und des li. Ventrikels. 2. Meist „tiefe" rechte Herzbucht. 3. Vermehrtes Lungenstromvolumen.
Ostrum-Furst-S. FURST, W., u. OSTRUM, H. W. (1942).	1. Symptome des Klippel-Feil-S. und Symptome des Sprengel-S. 2. Platysbasie mit verschiedenen neurologischen Ausfallerscheinungen und meist stärkeren neurovegetativen Störungen.	1. Siehe Klippel-Feil-S. und Sprengel-S. 2. Platysbasie: Basilare Impression mit Einengung des Foramen magnum.
Oto-vertebrales-S. NAIR, N. S., u. MATHEW, O. (1963).	1. Ohrmuscheldys- oder -aplasie, ein- oder doppelseitige präauriculäre Anhängsel oder präauriculäre Fisteln. 2. Periphere Facialislähmung auf der Seite der Ohrmuscheldysplasie. 3. Angeborene Herzmißbildungen verschiedener Art. 4. Der Grad der Ohrmuscheln- und/oder der WS-Mißbildungen kann von Fall zu Fall wechseln.	Multiple, meist schwere Hemmungsmißbildungen des Achsenskeletes (ursegmentale Fehlbildung): 1. WS mit Bevorzugung des thorakalen Abschnittes (Keilwirbel, Halbwirbel, Blockwirbel u.a.). 2. Knöcherner Thorax (atypische Rippenabgänge und Rippengabelungen, Aplasie einzelner Rippen), wodurch 3. schwere Kyphoskoliosen oder leichtere Skoliosen entstehen können.

Syndrom Synonyma	Leitsymptomatik	Radiologisch faßbare Veränderungen

Paget-S.

Syn.: Ostitis deformans — Paget-Knochenkrankheit — multiple Skleromalacie (KIENBOECK) — osteitis deformans (e).

PAGET, J. (1877).

1. Verkrümmung und Verdickung einzelner oder mehrerer Röhrenknochen.
2. Bei Befall des Schädelskelets Zunahme des Schädelumfanges.
3. Zunahme des Knochenumfanges mit Herabsetzung der mechanischen und statischen Widerstandsfähigkeit führt zu Spontanfrakturen mit guter Heilungstendenz.
4. Haltungsverfall („Affenhaltung").
5. Neurologische Ausfallserscheinungen je nach Druck der deformierten Knochen auf Hirnnerven, Rückenmark oder periphere Nerven (z.B. osteosklerotische Schwerhörigkeit, Augenmuskelstörungen, Wurzelschmerzen u.a.).
6. Haupterkrankungsalter: 60.—70. Lebensjahr.
7. In etwa 10% der Fälle kommt es zur Entwicklung von Knochensarkomen, vor allem bei Männern.
8. Androtropie (2:1).

1. Die Form- und Strukturveränderungen an den einzelnen Knochen sind unterschiedlich, aber typisch: Periostose, Pachyostose mit Verdickung, Verbiegung der Röhrenknochen, Aufblätterung der Corticalis und sklerotischer Atrophie der Spongiosa.
2. Hypostische und hyperostische Formen können unterschieden werden.

Paget-v. Schroetter-S.

Syn.: Claudicatio venosa intermittens — Thrombose der Axillarvene — primär spastische Sperre der Axillarvene.

v. SCHROETTER, L. (1884).

1. Anfangssymptome veränderlich und nicht immer charakteristisch.
2. Die Venen des Oberarmes wölben sich sichtbar vor; die Vena axillaris ist zuweilen als schmerzhafter Strang tastbar. Die Entwicklung eines kollateralen Venennetzes ist Späterscheinung.
3. Nicht selten kommt es zu begleitenden Störungen der Trophik von Haut und Muskulatur.
4. Verlauf langwierig, Rezidive häufig.
5. Vorwiegend sind junge muskulöse Männer betroffen.

1. Das Phlebogramm ergibt kompletten oder partiellen Stop in der Vena subclavia oder axillaris.

Pancoast-S.

Syn.: Pancoast-Tumor — Lungenspitzen-S. — Ausbrecherform des Bronchuskrebses — Tumoren des Sulcus pulmonalis superior (Pancoast).

PANCOAST, H. K. (1924); ESCHBACH, E., u. FINSTERBUSCH, R. (1945).

1. Frühzeichen: Lokalisierte Hyp- und Anhidrosis, meist an Kopf, Hals, Schulter, Thorax sowie am Arm auf der Tumorseite.
2. Bernard-Horner-S. auf der Tumorseite.
3. Heftiger, causalgiformer Schmerz in Arm, Schulter und Thorax, oft ohne exakte Begrenzung, ähnlich dem Angina pectoris-Schmerz und auf antineuralgische Mittel nicht ansprechend.
4. Sensible und motorische untere Armplexuslähmung.
5. Der Tumor greift rasch auf die Weichteile des Halses über.
6. Schmerzhafte Atemexkursionen infolge der Rippenläsionen.
7. Husten und Dyspnoe (selten).
8. Anämie, terminale Tumorkachexie.

1. Verschattung des li. Oberfeldes.
2. Frühauftretende lokale Knochendestruktion an Rippen und WS.

Syndrom Synonyma	Leitsymptomatik	Radiologisch faßbare Veränderungen
Panner-S. Syn.: Morbus Panner — juvenile Epiphysennekrose des Capitulum humeri. PANNER, H. J. (1927).	1. Einschränkung der Bewegungs- und Streckfähigkeit des Ellenbogengelenks. 2. Konturen des Ellenbogengelenks leicht verstrichen. 3. Druckschmerz am Capitulum humeri. 4. Innerhalb von 1—3 Jahren regeneriert sich die Epiphyse, stärkere bleibende Deformationen sind ungewöhnlich. 5. Androtropie. 6. Bevorzugtes Manifestationsalter: Schulalter.	1. Entrundung des Knochenkernes des Capitulum humeri, Konvexität des Gelenkanteiles stark abgeflacht. 2. Kalkverarmung und Strukturunregelmäßigkeiten (Abb. 89).
Papillon-Léage-Psaume-S. Syn.: Oro-digito-faciale Dysostose — OFD-S. GORLIN, R. J., u. PSAUME, J. (1962).	1. Gesichtsanomalien: Typische Facies mit Hypertelorismus, Dystopia canthorum, schmaler, verengter Nase, Pseudospaltbildung und Verkürzung der Oberlippenmitte. 2. Anomalien der Mundhöhle: Gaumenspalte, multiple Zungenlappung, hyperplastisches Frenulum der Zunge und der Oberlippe. Zahnstellunganomalien. 3. Alopecie. Poikilodermie (nicht obligat). 4. Neurologische und psychische Anomalien: familiärer Tremor, psychische Entwicklungsverzögerung (nicht obligat).	1. Mandibulahypoplasie, multiple Ober- und Unterkieferkerben. 2. Schädelbasiskyphose mit Dorsal- und Caudalverlagerung der Schädelgruben. 3. Unregelmäßige Verkürzung und Verdickung der kurzen Röhrenknochen sowie netzförmige, unregelmäßig begrenzte Aufhellungsbezirke in den Dia- und Epiphysen. 4. Syndaktylie, Klinodaktylie, Kamptodaktylie und/oder Polydaktylie.
Parrot-S. Syn.: Chondrodystrophia fetalis (KAUFMANN) — Kaufmann-S. — Achondroplasie. PARROT, J. (1978).	1. Disproportionierter Minder- oder Zwergwuchs. 2. Großer Kopf mit tief eingezogener Nasenwurzel. 3. Nicht selten verzögerte Dentition, verzögerter Fontanellenschluß. 4. Mikromelie bei normaler Rumpflänge, kleine Hände, Finger und Füße. 5. Glockenförmiger Thorax, großer Bauch, tiefstehender Nabel. 6. Normale genitale Entwicklung. 7. Hohe Frühsterblichkeit, auch in utero. 8. Atypische, asymmetrische Formen kommen vor.	1. Kurze, plumpe Knochen mit Verbreiterung der Metaphysen (Pilzform), asynchrones Knochenwachstum im Bereich der Epiphysenfuge. 2. Dorsolumbale Kyphose durch Wirbelkörperanomalien. 3. Systemartige Störung der enchondralen Ossifikation an Meta- und Epiphysen. 4. Folgende Symptome lassen die Diagnose evtl. bereits intrauterin stellen: a) Vorspringende Frontalia und mitunter eingezogene Nasenwurzel. b) s. 1.
Payr-S. Syn.: Doppelflintenstenose — Milzflexur-S. BENZ, K., u. WENZ, W. (1963).	1. Druck- oder Völlegefühl im li. oberen Quadranten des Bauches. 2. Druck oder brennender Schmerz in der Herzgegend, Herzpalpitation, Atemnot, substernaler Druck, Präkordialangst. 3. Ein- oder doppelseitiger Schulterschmerz, auch mit Ausstrahlung in den Arm, Schmerzen zwischen den Schulterblättern.	1. Spitze Flexura lienalis des Colons. 2. Koprostase. 3. Colonspasmen.

Syndrom Synonyma	Leitsymptomatik	Radiologisch faßbare Veränderungen

Petges-Cléjat-S.

Syn.: Poikilodermatomyositis — atrophisierende Sklerose der Haut mit generalisierter Myositis.

PETGES, G., u. PETGES, A. (1930).

1. Krkh.-Bild der chron. fieberhaften Dermatomyositis mit initialen Muskelschmerzen und -schwellungen, später eintretender sek. Muskelatrophie und funktioneller Muskelschwäche.
2. Progrediente, fleckige, sklerodermieartige (weiße) Atrophie der Epidermis und Cutis (sek. Poikilodermie).
3. Fleckweise Entwicklung sek. Teleangiektasien und Pigmentierungen.
4. Allgemeiner starker Pruritus.

1. Unschärfe der Muskelkonturen.
2. Allgemeine (Inaktivitäts-) Osteoporose des Skelets.
3. In Spätstadien können fleckförmige, streifige oder flächenhafte Verkalkungen der Weichteile (Muskeln, Fascien) auftreten (Abb. 484).

Peutz-Jeghers-S.

Syn.: Pigmentfleckenpolypose— Hutchinson-Weber-Peutz-S. — Jeghers s. (e).

PEUTZ, J. L. A. (1921); KLOSTERMANN, G. (1960).

1. Verschieden große Melaninflecke, bes. der Gesichtshaut, der Mundschleimhaut, der Lippen, der Konjunktiven, aber auch der Extremitäten.
2. Die Pigmentflecken treten meist in früher Kindheit auf oder sind bei Geburt schon vorhanden.
3. Sek. Anämie und Kachexie.
4. Ileuserscheinungen kommen vor.
5. Familiäres Vorkommen beobachtet (15%), Merkmalsträger sind meistens dunkel pigmentiert.

1. Ausgedehnte Polyposis des MDK (teppichartig mit Polypen übersät), bes. im Dünndarm.
2. Bildung von Polypen in der Harn- und Gallenblase sowie in den Milchgängen der Mammae kommen vor (OBERDAHLHOFF).

v. Pfaundler-Hurler-S.

Syn.: Pfaundler-Hurler — Gargoylismus — Dysostosis multiplex — Lipochondrodystrophie — Hunter-Hurler-Krkh.

v. PFAUNDLER, M. (1920); WIEDEMANN, H. R. (1951).

1. Disproportionierter Minderwuchs, schon meist gegen Ende des ersten Lebensjahres einsetzend.
2. Charakteristischer Phänotypus: Großer plumper Schädel, eingezogene Nasenwurzel, wulstige Lippen, charakteristischer Gesichtsausdruck (Gargoylfratze, „Wasserspeiergesicht"), verkürzter Hals.
3. Doppelseitige Hornhauttrübungen (nicht obligat).
4. Mangelhafte Streckbarkeit der Gelenke, bes. der Ellenbogen- und Fingergelenke, tatzenförmige Hände. Fixierte Kyphose am Übergang von BWS und LWS.
5. Großer Bauch mit Hepatosplenomegalie.
6. Schwachsinn (nicht obligat).
7. Schwerhörigkeit. Rauhe, grunzende Stimme.
8. Hypertrichose, Uhrglasnägel, Karies.
9. Pathologische Mucopolysaccharidausscheidung im Harn.
10. Ältester Untertyp der Mucopolysaccharidosen (s. S. 57).

1. Prämature Synostose der Lambdanaht, auffallend langgestreckte Sella turcica.
2. Verbildung der Wirbelkörper („Fischwirbel").
3. Radius cortans, Deformierung von Metaphysen und Epiphysenkernen der langen Röhrenknochen, kurze plumpe Metacarpalia, Zuckerhutform der Phalangen.
4. Charakteristische Becken- und Rippendeformierung. Untertypen (s. Text, S. 59) (Abb. 71, 237).

Pick-S. (I)

Syn.: Pick-Atrophie — démence présénile (fz).

PICK, A. (1892).

1. Krkh.-Beginn gewöhnlich im 5. Lebensjahrzehnt mit Persönlichkeitsveränderungen vom frontalen Typ.
2. Die Kranken werden unregelmäßig in der Arbeit, ihr Benehmen wird asozial.
3. Verlust der ethischen Hemmungen.

1. Pneumencephalogramm: Diffuse Erweiterung des Ventrikelsystems; auffallende Luftansammlungen über den Subarachnoidalräumen der erkrkt. Hirnlappen.

Syndrom Synonyma	Leitsymptomatik	Radiologisch faßbare Veränderungen
	4. Sprachstörungen treten dann auf, wenn vorwiegend der Temporallappen an der Atrophie beteiligt ist. 5. Intelligenz und Gedächtnis bleiben relativ lang erhalten. 6. Manchmal extrapyramidale Störungen in Form von Amimie und Parkinson-Rigor. 7. Gelegentlich spinale Muskelatrophie im Bereich der kleinen Handmuskeln.	
Pick-S. (III) Syn.: Pericarditische Pseudo-Lebercirrhose — Pick-Cirrhose — cirrhose cardiaque (fz). PICK, F. (1896).	1. Zeichen der Stauung im venösen System: Pralle Füllung der Halsvenen, Lebervergrößerung. 2. Ascites, Pleuraerguß. 3. Ödem der unteren Extremitäten. 4. Dyspnoe, Tachypnoe, Gesichtscyanose. 5. Evtl. Milzvergrößerung. 6. EKG: Mehr oder weniger stark ausgeprägte Zeichen subepikardialer Schädigung („Außenschichtschaden"). 7. Herzkatheter: Stark erhöhter Venendruck in der unteren, evtl. auch in der oberen V. cava.	1. Das Kymogramm zeigt Einschränkung oder Verlust lokaler oder allg. Bewegungsvorgänge im Herzbereich. 2. Unregelmäßigkeiten der Herzsilhouettenkontur.
Pneumo-lymphonodales S.	1. Atypische Pneumonie. 2. Axilläre Lymphadenopathie; sonst wie Katzenkratz-S.	1. Lungen: Hiläre und parahiläre Infiltration, aber auch bis handtellergroße, wolkige, milchglas- oder hauchartige Trübungen, die bis zur Peripherie reichen können. 2. Evtl. gleichzeitige Pleurareaktion.
Pneumopathie-S., osteoplastisches Syn.: Pneumopathia osteoplastica. v. LUSCHKA, H. (1856); SIMMONDS (1918).	1. Die multiple, „körnige" Form kommt praktisch nur als Begleiterscheinung dekompensierter Mitralfehler bei jüngeren Menschen vor. Demgegenüber sind bei der „verästelten" Form gewöhnlich keine Begleiterkrkg. vorhanden und sie findet sich überwiegend bei älteren und alten Menschen. 2. Bei der ersteren Form ist die klin. Symptomatik, abgesehen vom Mitralfehler, geringfügig. Bei der verästelten Form zeigt die erkrkt. Seite gelegentlich eine Abflachung des Brustkorbes, eine verminderte Verschieblichkeit der unteren Lungengrenzen und eine herabgesetzte Exkursionsfähigkeit. 3. Androtropie.	1. Bei der körnigen Form sind beide Lungen diffus mit zahlreichen hirsekorn- bis erbsengroßen, scharf begrenzten, meist rundlichen kalkdichten Schatten übersät. 2. Bei der verästelten Form finden sich kalkdichte, netzartig verzweigte Schatten, die vorwiegend auf die Unterfelder beschränkt sind.
Poland-S. Syn.: Poland-Syndaktylie. POLAND, A. (1841); CLARKSON, P. (1962).	1. Homolaterale Aplasie des M. pectoralis (meist nur seines sternalen Kopfes). 2. Homolaterale Mamillen- und Mammahypoplasie oder -aplasie (nicht obligat).	1. Einseitige Syndaktylie, Symbrachydaktylie und Brachydaktylie verschiedener Form und von unterschiedlichem Grad der Ausprägung.

Syndrom Synonyma	Leitsymptomatik	Radiologisch faßbare Veränderungen

3. Oft fehlt auch der thoracale Anteil der Axillarbehaarung der gleichen Seite.

Pompe-S.

Syn.: Rhabdomyomatosis diffusa cordis — Glykogenose Typus III — Kardiomegalia glycogenica.

POMPE, J. C. (1933).

1. Krkh.-Beginn im frühen Säuglingsalter.
2. Zeichen der Herzinsuffizienz mit motorischer Unruhe, Dyspnoe, beschleunigter oberflächlicher Atmung und deutlicher flächenhafter Cyanose.
3. Mangelndes Gedeihen, Anorexie, Erbrechen.
4. EKG.: Betonte P-Zacke, ST-Senkung, Inversion von T, u.a.
5. Meist nur relativ geringe Hepatomegalie.
6. Ungünstige Prognose.

1. Stark vergrößertes, kugelförmiges Herz (Kardiomegalie).

Potter-S. (I)

Syn.: Dysplasia reno-facialis.

POTTER, L. E. (1946); HABEDANK, M. (1963).

1. Charakteristische Facies: Hypertelorismus, Epicanthus, Abflachung und Verbreiterung der Nasenwurzel, große, tiefsitzende, atypisch gelappte, dysplastische Ohrmuscheln, Mikrognathie, bisweilen greisenhaftes Aussehen und hydrocephal wirkende Schädelbildung der Neugeborenen.
2. Genitalmißbildungen, vor allem rudimentäre Entwicklung, Atresien, Zwitterbildung, Hypospadie, Uterus bicornis u.a.
3. Hypoplasie oder Agenesie von Lungenanteilen.
4. Zahlreiche weitere Mißbildungen können vorkommen.
5. Untergewicht bei Geburt.
6. Androtropie.
7. Die Mißbildungen führen oft in den ersten Lebensstunden zum Exitus.

1. Mißbildungen der unteren Extremitäten: Sympodie, Anchipodie, Sirenomelie, Klumpfuß u.a. (Abb. 43).
2. Mißbildungen der WS: Block- und Keilwirbelbildung, Wirbelspalten u.a.
3. Nierendysgenesie, -agenesie oder andere Mißbildungen der Harn bereitenden und ableitenden Organe in allen Ausprägungsgraden und Variationen.
4. Evtl. Ösophagusatresie, Atresia ani et recti u.a.
5. Respiratorische Insuffizienz.

Pulposus-S.

Syn.: Wurzelkompressions-S.— Bandscheiben-S. — Diskushernie — Bandscheibenprolaps-S.

BAUCHHENSS, G., u. SCHÜRMANN, K. (1961).

1. Anamn. chron. über Jahre sich hinziehender intermittierender Krkh.verlauf mit Kreuzschmerzen und Lumbagoanfällen (Hauptmanifestationsalter 20—40 Jahre).
2. Lokaler Druck- und Klopfschmerz der WS. Paravertebraler Klopfschmerz in Höhe der erkrkt. Bandscheibe. Stauchungsschmerz.
3. Einschränkung der seitlichen Beweglichkeit der LWS. Reflektorische Starre des Wirbelsäulenabschnittes oberhalb der erkrkt. Bandscheibe. Skoliotische Dauerhaltung, meist mit der Konvexität zur erkrkt. Seite. Aufhebung der physiologischen Lendenlordose.
4. Positiver Laségue.
5. Segmentale Hypalgesie.
6. Motorische Reizerscheinungen im peripheren Reflexbogen, je nach Sitz des Vorfalles.
7. Abschwächung bis Aufhebung des Achillessehnenreflex bzw. Patellarsehnenreflex.

1. Gesamtabflachung oder keilförmige Verformung des Zwischenwirbelspaltes.
2. Die Hernie ist indirekt als Kontrastaussparung bei der Myelographie mit einem positiven Kontrastmittel oder mit Luft oder direkt vermittels der Nucleographie darstellbar.

Syndrom Synonyma	Leitsymptomatik	Radiologisch faßbare Veränderungen
Putti-S. Syn.: Vertebral-S. (PUTTI). PUTTI, V. (1929).	1. Ein- oder beidseitige Ischialgie. 2. Kontra- oder homolaterale Skoliose.	1. Veränderungen im Bereich der Gelenkflächen der Intervertebralgelenke. 2. Bildungsanomalien der unteren LWS.
Pyknodysostose-S. Syn.: Maroteaux-Lamy-S. MAROTEAUX, P., u. LAMY, M. (1962).	1. Wachstumsverzögerung und disproportionierter Minderwuchs mit stärkerer, relativer Verkürzung der Extremitäten. 2. Cranio-faciale Dysmorphie: Relativ großer Kopf mit deutlicher Prominenz der Stirn- und Hinterhauptprotuberanzen. Bis ins Erwachsenenalter offenbleibende große Fontanelle. Zahnstellungsanomalien. 3. Kielbrust, Nagelhypoplasie. 4. Gute Prognose.	1. Beträchtliche allgemeine Verdichtung und Homogenisierung sämtlicher Knochen (im Sinne von Marmorknochen) und Verdickung der Corticalis der langen Röhrenknochen. 2. Am Schädel fällt neben der Verdichtung der Basisknochen und der Hypoplasie des Unterkiefers vor allem die Erweiterung sämtlicher Schädelnähte auf. 3. Hypoplasie der Finger- und Zehenendglieder, partielle Hypo- oder Aplasie im Bereich der Randstrahlen, Brachydaktylie. 4. Neigung zu multiplen Spontanfrakturen.
Pyle-S. Syn.: Bakwin-Krida-S. — familiäre metaphysäre Dysplasie — hereditäre Metaphysendysplasie. BAKWIN, H., u. KRIDA, A. (1937).	1. Erstes Krkh.-Zeichen ist oft die behinderte Nasenatmung schon im frühen Säuglingsalter. 2. Später charakteristische Gesichtsbildung durch Leontiasis ossea. 3. Evtl. Schalleitungsschwerhörigkeit. 4. Opticusatrophie (nicht obligat). 5. Zuweilen beidseitige periphere Facialisparese. 6. Fehlen jeglicher Mastoidpneumatisation und mangelnde Pneumatisation der Nebenhöhlen. 7. Fakultativ: Erhöhte Knochenbrüchigkeit.	1. Sklerotisch-fibrotische Metaphysendysplasie der Röhrenknochen, bes. der distalen Femurhälfte mit „Erlenmeyerkolbenartigen Verdickungen". 2. Verlängerung der lumbalen Wirbelkörper.
Quincke-Ödem-S. Syn.: Angioneurol. S. — Quincke-Ödem. JOHNSON, TH., u. CALDWELL, K. W. (1971).	1. Gelegentlich Invagination mit Begleitödem im Dünn- aber auch im Dickdarmbereich.	
Rathbun-S. Syn.: Hypophosphatasie. RATHBUN, J. C. (1948).	1. Klin. weitgehende Ähnlichkeit mit der (schweren) Vitamin D-Mangel-Rachitis. 2. Blutchem.: Stark herabgesetzte Serumphosphataseaktivität. Serumphosphorspiegel meist normal. Calcium häufig erhöht. 3. Hypercalciurie.	Umschriebene metaphysäre Ossifikationsdefekte: 1. Handskelet: Allgemeine Entkalkung, Spongiosastruktur unregelmäßig vergröbert und verdichtet, becherförmige Eindellung und besenreiserartige

Syndrom Synonyma	Leitsymptomatik	Radiologisch faßbare Veränderungen
	4. Als Folge der Hypercalcämie und der Hypercalcurie nicht selten bedrohliche, renal-urämische Störungen. 5. Vitamin D-Medikation ist kontraindiziert und außerdem zwecklos, weil die Verknöcherungsstörungen sich gegenüber Vitamin D resistent verhalten.	Ausfransungen der Diaphysenenden von Radius und Ulna. 2. Rosenkranz. 3. Umbauzonen an Stellen bes. Belastung. 4. Dehiszenz der Schädelknochen (Abb. 120).
v. Recklinghausen-S. Syn.: Neurofibromatose. v. RECKLINGHAUSEN, F. D. (1882).	1. Krkh.-Beginn gewöhnlich erst im Laufe der Kindheit. 2. Fleckförmige Pigmentationen, Café au lait-Flecken, Epheliden, Lentigines, nävoide Teleangiektasien. 3. Multiple, schmerzlose, über den Körper verstreute, weiche Neurofibrome. 4. Neurogliome im Bereich der Nervenstämme, bes. an Hals und Armen. 5. Rankenneurose, elephantiastische Hautlappen (häufig der Augenlider). 6. Tumoren im Bereich der Spinalnerven, an den Rückenmarkswurzeln, innerhalb des Schädels und Rückenmarkkanals mit entsprechender neurologischer Symptomatik. 7. Allgemeine Degenerationszeichen und multiple Mißbildungen.	1. Multiple neurofibromatöse Knochenveränderungen. 2. Multiple Knochendefekte. 3. Cerebrale Verkalkungen (Abb. 440).
Reese-S. Syn.: Krause-S. — retinale Dysplasie — angeborene encephalo-ophthalmische Dysplasie. KRAUSE, A. C. (1946); SARAUX u. a. (1964).	1. Auge: Beidseitige Netzhautmißbildung mit entsprechenden Folgen. Linsentrübungen sind seltener, Hochgradige Visusminderung bis zur Amaurosis. Kolobome und Orbitalcysten sowie Sehnervenanomalien kommen vor. 2. ZNS: Hydrocephalus, Encephalocele, Meningocele, allg. Hirnhypoplasie, Dysplasie des Kleinhirnes, des Hirnstammes mit entsprechenden vielfältigen Ausfällen u. geistigen Defekten. 3. Urogenitalsystem: Ovarialcysten, Kryptorchismus, Phimose.	1. Skeletsystem: Kiefer-Gaumenspalte, Mikrognathie, Klumpfuß und -hand, Syn- oder Polydaktylie, Wirbelmißbildungen mit Skoliose u. a. 2. Herz: Septumdefekte, offenbleibendes Foramen ovale, Aortenklappenfehler. 3. Lungen: Aplasie oder Hypoplasie (Lappenunterzahl), primäre Atelektase, Zwerchfellhernie. 4. Urogenitalsystem: Nierencysten, Ovarialcysten.
Reichel-S. Syn.: Reichel-Jones-Henderson-S. REICHEL, P. F. (1900).	1. Unauffällig entstehen kleine bis haselnußgroße, hyaline Knorpelknoten an vielen Stellen in der Synovialis, die durch einen Stiel mit der Gelenkkapsel verbunden sind und später verkalken. 2. Am häufigsten ist das Kniegelenk betroffen. 3. Das Leiden ist gutartig und wird zufällig entdeckt, oft auch dann, wenn sich ein Knoten löst und in den freien Gelenkspalt gerät und dort Beschwerden hervorruft. 4. Sek. Arthrosis deformans häufig. 5. Androtropie (50:7).	1. Nach Verkalkung der Knorpelknoten rö. nachweisbar.

Syndrom Synonyma	Leitsymptomatik	Radiologisch faßbare Veränderungen
Ribbing-S. (I) Syn.: Dysostosis enchondralis epiphysaria Typus Ribbing — Mikroepiphysen. RIBBING, S. (1937).	1. Gewöhnlich normales Längenwachstum. 2. Subjektive Beschwerden: Schmerzen und Steifheit der Gelenke, am häufigsten sind Hüft- und Kniegelenk betroffen. 3. Die uncharakteristischen Symptome entwickeln sich erst im Laufe der Kindheit.	1. Kleinheit und Deformierung vieler Epiphysenkerne an großen und kleinen Gelenken mit Neigung zur Osteomalazie. 2. Bevorzugt und am stärksten betroffen sind die proximalen Femurepiphysen. (Untergruppe der Spondyloepiphysären Dysplasien.) (Abb. 64—67).
Ribbing-S. (II) Syn.: Hereditary multiple diaphyseal sclerosis (e). RIBBING, S. (1949).	1. Uncharakteristische Schmerzhaftigkeit der unteren Extremität (nicht obligat). 2. Krkh.-Beginn gewöhnlich gegen Ende des 2. und 3. Lebensjahrzehnts. 3. Günstige Prognose. Nach einigen Jahren wird der Prozeß stationär und symptomlos.	1. Ziemlich homogene symmetrische Verdickung der Corticalis ohne Periostose, die auf den Diaphysenbereich der langen Röhrenknochen der Beine beschränkt bleibt. 2. Die Meta- und Epiphysen bleiben unverändert.
Riley-Shwachmann-S. Syn.: Hyperostose Riley-Shwachmann. RILEY, C., u. SHWACHMANN, H. (1943).	1. Allgemeine Muskelschwäche mit Gehstörungen. 2. Gesteigerte Sehnenreflexe, Fußclonus.	1. Pachyostose (Klobige Auftreibungen und Sklerosierungen im Bereich der Diaphysen der langen Röhrenknochen.)
Rotor-S. Syn.: Idiopathische Hyperbilirubinämie vom Typ Rotor. ROTOR, A. B., MANAHAM, L., u. FLORENTIN, A. (1948)	1. Chron. Ikterus und Subikterus der Haut und der Schleimhäute. 2. Leber und Milz unauffällig. 3. Hyperbilirubinämie (direkt), Bilirubinurie. 4. Normale Leberfunktionsproben mit Ausnahme der Bromsulfaleinprobe. 5. Normale Leberhistologie.	1. Oft fehlende Kontrastdarstellung der Gallenblase.
Rotter-Erb-S. Syn.: Osteochondrodesmodysplasie. ROTTER, W., u. ERB, W. (1948).	1. Zwerg- oder Minderwuchs. 2. Angeborene Schlaffheit der Gelenke. 3. Umschriebene oder allgemeine Muskelatrophie. 4. Multiple Flügelfelle. 5. Kompensatorische Hypertrophie des subcutanen Fettgewebes.	1. Dysplasie des Schädels: Brachycephalie, Schädelbasisdeformierung, Vergrößerung der Schädelkalotte mit starker Knochenverdünnung, Gaumenspalte. 2. Dysplasie der WS: Wirbelsynchondrosen, Spaltbildungen, Größendifferenzen einzelner Wirbel, Kyphoskoliose u.a. 3. Angeborene multiple Luxationen oder Subluxationen, teils auch Beugekontrakturen der Gelenke. 4. Angeborene multiple Dys- oder Aplasie der Epiphysen. 5. Dysplasie der langen Röhrenknochen: Verkürzung und Verkleinerung, „Feingliedrigkeit".

Syndrom Synonyma	Leitsymptomatik	Radiologisch faßbare Veränderungen
		6. Dysplasie des Hand- und Fuß-skelets: Brachymetapodie. 7. Klump- und/oder Hackenfuß. 8. Umschriebene oder allgemeine Knochenatrophie. 9. Multiple Mißbildungen innerer Organe (vor allem Hypoplasien).
Roy-S. Syn.: Roy-Jutras-S. Roy, J. N. (1936).	1. Hypertrophie der Lidhaut mit sek. Ptosis, Konjunktivitis, Wimpernverlust und Teleangiektasie. 2. Veränderungen der Gesichtshaut im Sinne der Cutis verticis gyrata. 3. Pachydermie der Extremitäten.	1. Fibröse Knochenveränderungen. Ossifizierende Hyperplasie des Periosts, führt zu Verdickung und Verplumpung bes. der Hand- und Fußknochen. 2. Vergrößerung der Stirnhöhlen.
Rubinstein-S. Syn.: Rubinstein-Taybi-S. — broad thumb-mental retardation s. (e). Rubinstein, J. H., u. Taybi, H. (1963).	1. Minderwuchs. 2. Beträchtliche Rückständigkeit der geistigen Entwicklung, verzögerter Erwerb der statischen und psychomotorischen Funktionen. 3. Eigenartige, charakteristische Facies. 4. Augen: Hypermetropie, Astigmatismus u. a. 5. Paronychie. 6. In einem Teil der Fälle auch Mißbildungen innerer Organe, wie kongenitale Herzmißbildungen, Endokardfibrose, Kryptorchismus. Penisdysplasie u. a. 7. Allgemeine Hypoplasie der Muskulatur, gesteigerter Patellarsehnenreflex, Haltungsschwäche. 8. Anamn.: In einzelnen Fällen Geburtsuntergewicht, Schluck- und Saugschwäche im Säuglingsalter, verspätete Zahnung.	1. Schädel: Mikrocephalie; lang offenbleibende große Fontanelle. Hypertelorismus. Spitzbogengaumen. 2. Veränderungen an Händen und Füßen: Verbreiterung, Verkürzung und Verplumpung der Phalangen von Daumen und Großzehen; manchmal Klinodaktylie I und V, vereinzelt radiale Polydaktylie (6. Metatarsalknochen). 3. Rückständigkeit des Knochenalters, Wirbel-, Rippen- und Beckenschaufelanomalien mit Skoliose, Pectus excavatum oder carinatum, Brustbeindysplasie u. a. 4. Evtl. congenitale Herzmißbildungen, Nieren- und Blasendysplasien. 5. Hypoplasie des Corpus callosum (Abb. 323).
Russel-S. Syn.: Russel-Zwergwuchs — nanisme intra-utérin dysmorphique (fz). Russel, A. (1954); Rossier, A. (1962).	1. Trotz normaler Tragzeit Untergewicht und verminderte Körperlänge bei Geburt. 2. Oft anamn. drohender Abort im ersten Drittel der Schwangerschaft. Die Placenten sind meist relativ klein und zeigen Spuren durchgemachter Teilinfarzierungen. 3. Makrostomie mit verkürztem, aufgeworfenem Philtrum. Die lateralen Anteile der Oberlippe überragen stets die Unterlippe. 4. Disproportionierter Minder- oder Zwergwuchs; relative Verkürzung der proximalen, relative Verlängerung der distalen Extremitäten, dabei häufig Gliedmaßen- oder Gesichtshemiatrophie. 5. Hypoplasie der Muskulatur und des Unterhautfettgewebes. 6. Hohe, bis in das 8. Lebensjahr ausgesprochen „piepsig" bleibende Stimme.	1. Großer hydrocephaloider Hirnschädel mit betonten Stirnhöckern und weit offenen Fontanellen, kleiner V-förmiger Gesichtsschädel, Mikrognathie, Hypertelorismus. 2. Leichte Skoliose sowie Hyperlordose. 3. Klinodaktylie, Fußvalgismus.

Syndrom Synonyma	Leitsymptomatik	Radiologisch faßbare Veränderungen

7. Angedeuteter Hypogenitalismus, Kryptor-
chismus.
8. Vorzeitiger Zahnverfall infolge verstärkter
Cariesneigung.
9. Nur gering verzögerte Sprachentwicklung.

Rust-S.

Syn.: Malum Rusti — Malum
vertebrale suboccipitale.

RUST, J. N. (1834).

1. Nackenschmerzen, Nackensteifigkeit,
Schwellungen der Suboccipitalgegend.
2. Pos. Rust-Phänomen: Der Kranke stützt
bei Lageveränderungen reflektorisch
seinen Kopf mit der Hand ab.
3. Haltungsabweichungen des Kopfes.
4. Neuralgien im Trigeminusgebiet, Hypoglos-
suslähmungen mit Zungenatrophie. Bisweilen Tachykardie infolge Vaguslähmung.

1. Destruktionsvorgänge bes. am
Os occipitale und an der Massa
lateralis des Atlas. Allerdings
sind die rö. Befunde oft auffallend gering.

Sabin-Feldman-S.

Syn.: Pseudo-Toxoplasmose —
seronegative Toxoplasmose.

SABIN, A. B., u. FELDMAN, H. F.
(1949).

Entspricht dem klassische Bild der Toxoplasmose mit der typ. Trias:
1. Angeborene oder in der ersten Lebenszeit
sich entwickelnde chorioretinitische Herde.
Die beiden weiteren Symptome vgl. radiologische Symptomatik.
2. Psychomotorische Entwicklungsverzögerung.
3. Neg. Sabin-Feldman-Farbtest, neg. Kom-
plementbindungsreaktion nach Westphal,
fehlender direkter Parasitennachweis im
Liquor.

1. Hydro- oder Mikrocephalie.
2. Angeborene oder in den ersten
Lebenswochen sich entwickelnde
intrakranielle Verkalkungen.

Saint-S.

Syn.: Saint-Trias — triade
hernie diaphragmatique-diver-
ticulose-cholélithiase (fz).

MÜLLER, C. J. B. (1948).

1. Die entsprechenden Symptome der radiologischen Veränderungen.
2. Das Leiden kann lange Zeit, bis in das hohe
Alter hinein klinisch latent verlaufen.

1. Hiatushernie.
2. Cholelithiasis.
3. Dickdarm-, seltener Dünndarm-
diverticulosis.

Salvioli-S.

Syn.: Osteopathia familiaris
neuroendocrinica Salvioli.

SALVIOLI, G. (1954).

1. Bewegungsschmerz, Gangstörungen,
Wachstumsstörungen und sek. Deformitäten der Knochen.
2. Hypotonie der Muskulatur der unteren
Extremität, umschriebene Muskelatrophien.
3. Schädigung des extrapyramidalen Systems
mit choreoathetotischen Bewegungsstörungen, mimischer Starre und Rigor. Seelische
Verhaltensstörungen.
4. Hypergenitalismus, Gynäkomastie.
5. Blutchem.: Hypophosphatämie.
6. Krkh.-Manifestation im Kindesalter.
7. Schlechte Prognose.

1. Generalisierte gleichmäßige
Knochenatrophie mit Verdünnung der Corticalis und Entkalkung.
2. Spontanfrakturen, sek. Deformitäten der Knochen.

Syndrom Synonyma	Leitsymptomatik	Radiologisch faßbare Veränderungen

de Sanctis-Cacchione-S.

Syn.: Xerodermisches Idiotie-S.

DE SANCTIS, C., u. CACCHIONE, A. (1932).

1. Xeroderma pigmentosum.
2. Proportionierter Minder- oder Zwergwuchs.
3. Angeborene Oligophrenie aller Grade.
4. Sprachstörungen.
5. Reflex- und Koordinationsstörungen im Sinne des Friedreich-S.
6. Genitalhypoplasie.
7. Porphyrinstoffwechselstörungen wurden beobachtet.

1. Meist sehr kleine Sella turcica.

Scheuermann-S.

Syn.: Scheuermann — Kyphosis dorsalis juvenilis (SCHEUER-MANN) — Osteochondrose der Entwicklungsjahre — Lehrlingskyphose.

SCHEUERMANN, H. (1921); RATHKE, F. W. (1961).

1. Haltungsverfall bei Jugendlichen, rasche Ermüdbarkeit bei längerem Sitzen. Schmerzen in der BWS oder LWS (nicht obligat).
2. Fixierter Rundrücken mit Scheitelpunkt bei $Th_7 - Th_{10}$. Bei atypischer lumbaler Lokalisation aber auch Flachrücken.
3. Eingeschränkte Beweglichkeit der mittleren und unteren BWS.
4. Die Erkrkg. manifestiert sich überwiegend im jugendlichen Alter.
5. Oft progrediente Myopie.

1. Unregelmäßige Konturen der Deckplatten, keilförmige Umformung mehrerer benachbarter Wirbelkörper.
2. Veränderungen der normalen Form der WS: Verstärkung der dorsalen Kyphose oder gestreckter Verlauf des dorsolumbalen Übergangsbereiches.
3. Halbrunde, von einem Sklerosesaum umgebene Einbrüche des Bandscheibengewebes in die Deckplatten (Schmorl-Knorpelknötchen).
4. Bandscheibenverschmälerung $D_5 - S_1$.
5. Später osteophytäre Anlagerungen an der Konkavität des vermehrt gekrümmten WS-Abschnittes und oft horizontalgestellte Durchtrennungslinien an den Dornfortsätzen im Scheitelpunkt der Krümmung (beides mit gewissem Parallelismus zur Schmerzintensität).
6. Nach SØRENSEN müssen für die rö. Diagnose des Scheuermanns a) mindestens 3 Wirbelkörper befallen sein, b) die Verlängerungslinien, die man im Seitenbild durch die obere und untere Deckplatte des befallenen Wirbelkörpers zieht, sich unter einem Winkel von 85° oder weniger schneiden (Abb. 92, 232).

Scheuthauer-Marie-Sainton-S.

Syn.: Dysostosis cleidocranialis — Hultkranz-S. — Dysostosis cleido-cranio digitalis — Dysplasia pelvico-cleidocranialis.

SCHEUTHAUER, G. (1871); WEYERS, H. (1955).

1. Kleinwuchs.
2. Die Schultern lassen sich auf der Brust zusammenklappen.
3. Okklusionsanomalien des Zahnsystems.
4. Exophthalmus, Strabismus (fakultativ).
5. Oligosymptomatische Formen kommen vor.

1. Schädel: Offenbleibende Fontanellen und Nähte. Verkürzung der Schädelbasis, hypoplastischer Gesichtsschädel, Hypertelorismus (fakultativ), Hypoplasie des Oberkiefers mit Progenie.
2. Zahnsystem: Milchzahnpersistenz, Fehlstellungen, Überzahl von Zähnen und Zahnkeimen; Mikrodontie.
3. Ein- oder doppelseitige, teilweise oder vollständige Aplasie der Schlüsselbeine (obligat).

Syndrom Synonyma	Leitsymptomatik	Radiologisch faßbare Veränderungen
		4. Arachnodaktyle Extremitätenacren der Finger und Zehen. Dystelephalangie I; Dysmesophalangie V. 5. Starke Lordose der LWS oder allgemeine Kyphoskoliose. 6. Becken: Vollkommene oder unvollkommene Aplasie der Symphyse. 7. Coxa vara. 8. Verzögerte Knochenkernentwicklung, abnorme Ossifikationszentren (Abb. 59, 60, 246).
Schipper-S. Syn.: Schipper-Bruch — Schleuderbruch — Schmitt-S.— clay shoveller's fracture (e). SCHMITT, H. G., u. WISSER, P. (1951).	1. Zunächst rheumatoide Beschwerden im Hals-Schulterbereich. 2. Akute Symptome frühestens 3 Wochen nach Aufnahme ungewohnter Erdarbeiten (z.B. mit der „Schippe"). 3. Beim Abriß heftiger, akuter Rückenschmerz. 4. Lokaler Druckschmerz, jedoch kein Knochenknirschen. 5. Betroffen sind vor allem Jugendliche.	1. Umbauzone oder Ermüdungsbruch der Dornfortsätze, oft glatte Bruchlinien und bereits vorhandene Randsklerose.
Schulter-Hand-S. Syn.: Steinbrocker-S. SCHMIDT, H., u. ARMBRUST, K. (1952).	1. Von der Schulter in den Ober- und Unterarm, vor allem aber in die Hand ausstrahlende Wurzelschmerzen und Parästhesien. 2. Radikuläre Hyperästhesie umschriebener Finger oder Teile der Hand. 3. Atrophie der Daumen-Ballenmuskulatur. 4. Durchblutungsstörungen von Fingern, trophische Ulcerationen im Bereich der Hand. 5. Manchmal Parese oder Paralyse einer Zwerchfellhälfte. 6. Schmerzen und Bewegungseinschränkungen im Bereich der Schulter und des Nackens. 7. Beschwerden oft abhängig von der Kopfhaltung. 8. Hauptmanifestationsalter: Höhere Lebensjahre.	1. Bandscheibenverschmälerung, Randsklerosierungen. 2. Fixierte Streckung oder Kyphosierung der HWS. 3. Auswalzung der Processus uncinati, isolierte Einengung der entsprechenden Foramina intervertebralia (Schrägaufnahme). 4. Subluxation der Hand und Beugekontrakturen der Hand (Spätfolge).
Shaver-S. Syn.: Aluminose — Korundschmelzerfibrose — Sillimanitlungen. SHAVER, C. G., u. RIDELL, A. R. (1947).	1. Chron. Rhinitis, Bronchitis, Lungenemphysem. 2. Prognose ernst; Spontanpneumothorax bei fortgeschrittener Erkrkg. mit tödlichem Ausgang wiederholt beobachtet.	1. Netzförmig verstärkte Lungenstruktur. Beiderseitige Hilusverdichtung. Manchmal schornsteinartige Verbreiterung des oberen Mediastinums. Alle Schweregrade der Veränderung kommen vor. Die Befunde können individuell sehr verschieden sein.
Silfverskiöld-S. Syn.: Silfverskiöld-Wachstumsstörung — Achondroplasia atypica Silfverskiöld — Osteochondropathia multiplex	1. Disproportionierter Zwergwuchs mit abnormer Kürze der proximalen und medialen Gliedmaßenabschnitte, aber auch des Rumpfes. Micromelia rhizomelica.	1. Verkrümmung der Knochendiaphysen. 2. Verdickung der Epiphysen und Knochenfortsätze.

Syndrom Synonyma	Leitsymptomatik	Radiologisch faßbare Veränderungen
Grudzinski. Silfverskiöld, N. (1925).	2. Isodaktylie, Dreizackhand. 3. Einziehung der Nasenwurzel. 4. Path. Mukopolysaccharidausscheidung im Harn.	3. Epiphysär-metaphysäre chondro-dystrophische Veränderungen der Röhrenknochen. 4. Epiphysen pilzförmig verbildet, Epiphysenlinien vorzeitig geschlossen. 5. Platyspondylie, WS.verbiegung. 6. Deformitäten der Gelenke (Pes varus, Coxa vara u.a.).
Silo-Füller-S. Syn.: Silogasvergiftung — nitrogen dioxide pneumonia (e). Lowry, T. (1956).	1. Anamn.: Arbeit in einem gefüllten Getreide-silo. 2. Zunächst starker Hustenreiz und Dyspnoe mit erheblichem Krkh.-Gefühl unmittelbar nach Exposition (Lungenödem). 3. Anschließend relative Abschwächung der Symptome für die Dauer von 2—3 Wochen. 4. Schließlich setzt etwa 3 Wochen nach der Exposition Fieber und Schüttelfrost ein. Darüberhinaus Dyspnoe, Cyanose und Husten. 5. Physikalisch: Zahlreiche fein- bis mittel-blasige, feuchte Rg's über allen Lungen-anteilen mit Erschwerung der In-, bes. aber der Exspiration. 6. Blutb.: Neutrophile Leukocytose. 7. Prognose zweifelhaft.	1. Gleichförmige Infiltration aller Lungenanteile mit unzähligen zarten knötchenförmigen Trübungen (wie akute Miliar-tuberkulose).
Silverman-S. Syn.: Prämature Synostose des Sternums. Silverman, N. (1958).	1. Oft sek. Ausbildung einer Hühnerbrust. 2. Häufig congenitale Herzmißbildungen als Begleiterscheinung.	1. Prämature Synostose aller ster-nalen Knochenkerne (von denen 6 im Corpus, 1 im Manubrium und 1 im Schwertfortsatz liegen). 2. Häufig congenitale Herzmiß-bildungen.
Sinopulmonales S. Syn.: Sinobronchitis — post-sinusitisches Lungen-S. — rhino-pharyngeales Lungen-S. Leiber, B. (1953).	1. Chron., hartnäckiger Husten, der bes. morgens paroxysmal auftritt und reichlich schleimig-eitrigen Auswurf fördert (aus den Sinus). 2. Chron. schleimig-eitrige Sinusitis. 3. Exsudativ-lymphatische Diathese. 4. Evtl. Kopfschmerzen, bes. im Hinter-kopfbereich. 5. Evtl. Verminderung der Hörfähigkeit infolge Tubenkatarrhs. 6. Der physikalische Lungenbefund ist geringfügig.	1. Hili verbreitert, verstärkte reti-kuläre, besenreisigartige Lungen-zeichnung („Katarrhlunge"). Peribronchitis. 2. Verschattung einer oder mehrerer Nebenhöhlen, manchmal auch nur randständige Einengung ihres lufthaltigen Lumens. 3. Schleimhautschwellung der Nasengänge. 4. Selten auch pleuritische Prozesse (Abb. 399—409).
Sjögren-S. Syn.: Sicca-S. — Dacryosialo-adenopathia atrophicans (Sjögren) — Keratokonjunk-tivitis sicca — Xeroderma-osteose.	1. Schleichender Krkh.-Beginn mit Trocken-heit und Keratose der Schleimhäute. 2. Xerostomie, Zungenbrennen, Parotisdys-funktion mit Vergrößerung der Drüse. Sub- oder Anazidität des Magensaftes, chron. Cholecystopathie und Pankreopathie.	1. Erscheinungen der chron. Poly-arthritis in $^2/_3$ der Fälle. 2. Calcifikationsstörungen der Knochen und der Zähne.

Syndrom Synonyma	Leitsymptomatik	Radiologisch faßbare Veränderungen

SJÖGREN, H. S. C. (1933);
ACHENBACH, W. (1964).

3. Atrophie der Talg- und Schweißdrüsen, Xerodermie, sklerodermieartige Hautveränderungen, Pigmentverschiebungen, Teleangiektasien u. a.
4. Chron. Arteriitis.
5. Hyper- oder Paraproteinämie, path. Serumlabilitätsproben, Hyperfibrinogenämie.
6. Blutbild: Hypochrome Anämie, vermindertes Serumeisen.
7. Subfebrile Temperaturen.
8. Vorwiegend sind Frauen im Klimakterium oder in der Menopause betroffen, bei jüngeren Frauen besteht zumeist eine ovarielle Insuffizienz.
9. Schubweiser Krkh.-Ablauf mit Remissionen.

Spira-S.

SPIRA, L. (1951).

Leitsymptomatik:
1. Zahnschmelzdystrophie im Sinne der „mottled teeth".
2. Nageldystrophie.
3. Haardystrophie.
4. Verschiedenartige Dermatosen mit Pruritus.
5. Hartnäckige Obstipation mit Flatulenz und Koliken.
6. Stomatitis ulcerosa.
7. Parästhesien an Händen und Füßen. Nächtliche, sehr schmerzhafte Waden-, Hand- und Fußkrämpfe.

Radiologisch faßbare Veränderungen:
1. Osteosklerose der langen Röhrenknochen und vom Periost ausgehende Verkalkungen der Band- und Sehnenansätze der Knochen.
2. Verkalkungen der Längsbänder der WS.

Sprengel-S.

PUTTI, V. (1908).

Leitsymptomatik:
1. Schulterblatthochstand, zumeist angeboren.
2. Bewegungsbehinderungen im Schultergelenk und lokalisierte WS-Starre.
3. Oft Kombination mit Klippel-Feil-S.

Radiologisch faßbare Veränderungen:
1. Knöcherne oder bindegewebige Fixierung der hochstehenden Scapula an der WS (Abb. 5, 40).
2. Rippensynostosen und -spaltbildungen (fakultativ).
3. Keil-, Spalt- und Blockwirbelbildungen (fakultativ).
4. Kyphoskoliose der oberen BWS.

Stammhirn-S.

Leitsymptomatik:
1. Psychische Persönlichkeitsveränderungen.
2. Störungen der Schlaf-Wach-Steuerung.
3. Epileptiforme Anfälle und/oder affektiver Tonusverlust.
4. Vasomotorische Symptome wie Blutdrucklabilität, orthostatische Kollapsneigungen, paroxysmale Tachycardie u. a.
5. Neurologische diencephale Nachbarschaftssymptome.
6. Störungen des Wasserhaushaltes wie Diabetes insipidus, Reizpolyurie.
7. Erlöschen von Libido und Potenz.
8. Fehlende oder paradoxe spezifischdynamische Eiweißwirkung.
9. Path. Reaktion auf Adrenalinzufuhr.
10. Haarausfall.
11. Langsam sich entwickelnde Fettsucht.

Radiologisch faßbare Veränderungen:
1. Pneumencephalogramm: Pathol. Veränderungen des 3. Ventrikels.

Syndrom Synonyma	Leitsymptomatik	Radiologisch faßbare Veränderungen
Stieda-Pellegrini-S. Syn.: Stieda-Schatten — Stieda-Fraktur — posttraumatische parakondyläre Ossifikation des Femurs. Stieda, A. A. (1908); Volkmann, J. (1949).	1. Auftreten nach Verletzungen des Kniegelenks. 2. Schwellung und Druckschmerz des oberen Abschnittes des Condylus internus. Verstärkung der Schmerzen bei Bewegung.	1. Kleiner, schmaler, meist etwas bogenförmiger Knochenschatten auf der tibialen Seite am Übergang von der Diaphyse zum Condylus femoris, diesem dicht anliegend oder als schalenförmiges Gebilde am Umbiegungswinkel des Schaftes zur Innenfläche des Condylus imponierend.
Still-S. Syn.: Chauffard-Still-S. — Arthritis leucocytica — atypische infantile rheumatoide Arthritis — Drieer-S. Still, G. F. (1897).	1. Schleichender Krkh.-Beginn im frühen Kindesalter. 2. Generalisierte, gewöhnlich indolente Vergrößerung der peripheren Lymphknoten. 3. Milztumor. 4. Meist symmetrische Gelenkschwellungen, anfänglich meist nur der kleinen Gelenke. Überwiegend Leukocyten enthaltende Gelenkergüsse sind nicht selten. 5. In den Spätstadien oft totale Gelenkversteifung und Wachstumsstillstand der Extremitäten sowie generalisierte Amyloidose. 6. Häufig periodisches oder andauerndes Fieber. Schubweiser Krkh.-Ablauf mit Remissionen. 7. Öfter begleitende Pericarditis oder Pleuritis. 8. Blutbild: Anämie, evtl. Leukopenie. BSG erhöht.	1. Knochenatrophie, jedoch keine Strukturveränderungen der Gelenke. 2. Knorpelusurierungen erst im Spätstadium.
Sturge-Weber-S. Syn.: Kalischer-S. — Krabbe-S. — Brushfield-Wyatt-S. — Lawford-S. — Schirmer-S.— Milles-S. — congenitale Neuroektodermaldysplasie. Sturge, W. A. (1879); Weber, F. P. (1922).	1. Naevus flammeus des Gesichts oder des Kopfes, fast immer halbseitig. 2. Congenitales Glaukom mit einseitigem Hydrophthalmus (nicht obligat). 3. Epileptiforme Anfälle, dem Naevus kontralateral; evtl. auch spastische Hemiparese. Nicht selten Oligophrenie. 4. Fakultative Kombination mit schweren Mißbildungen anderer Organe.	1. Schädelübersicht: Auf der Hämangiomseite doppelt konturierte, geschlängelte, kalkdichte Strukturen (Gefäße). 2. Pneumencephalogramm: Oft atrophische Prozesse mit Ventrikelwanderung bzw. -verziehung (Abb. 441).
Styloid-S. Wirth, G. (1962)	1. Subjektiv: Neuralgieartige, dumpfe Schmerzen im Bereich der lateralen Rachen- und Zungenregion, die in den Hals und zum Ohr hin ausstrahlen und sich beim Schlukken verstärken. 2. Fremdkörpergefühl im Rachen mit Räusper- und Leerschluckzwang. 3. Bei Palpation der lateralen Pharynxwand und Tonsillenregion fühlt man eine derbe längliche Resistenz, manchmal ist auch eine Vorwölbung sichtbar. 4. Die Störung wird gewöhnlich erst nach dem 30. Lebensjahr manifest.	1. Atypisch gelagerter oder ungewöhnlich langer sowie medial oder lateral abgeknickter Processus styloides.

Syndrom Synonyma	Leitsymptomatik	Radiologisch faßbare Veränderungen

Sudeck-S.

Syn.: Sudeck — Sudeck-Atrophie — akute Knochenatrophie — Kienböck-Knochenatrophie.

SUDECK, P. (1938).

A. Erstes Stadium:
1. Hyperthermie und Rötung der Haut der betroffenen Extremität, Weichteilödem.
2. Muskelatonie.

B. Zweites Stadium:
1. Kalte Cyanose, atrophische Glanzhaut.
2. Spontan- und Belastungsschmerz der Knochen, Versteifung der Gelenke.
3. Muskelatrophie.
4. Rissigkeit und Dystrophie der Nägel.

C. Drittes Stadium:
1. Rückgang der Schmerzhaftigkeit, allmählicher Verlust der Gelenkbeweglichkeit infolge von Schrumpfungsvorgängen.

Gynäkotropie, Auftreten vor allem bei Personen über 40 Jahre.

Zu B:
1. Im Beginn der Störung Schwund der subchondralen Spongiosa.
2. Dabei entstehen rundliche Spongiosalücken, die ein eigenartiges fleckiges Bild ergeben („fleckige Entschattung").

Zu C:
1. Gleichmäßige Entschattung bei sonst erhaltener, scharfgezeichneter Knochenstruktur.

Sympathicus-S., cervicales.

1. Hörstörungen und Schwindel, entsprechend dem Menière-S.
2. Nachts oft lageabhängige Kopfschmerzen, die beim Aufstehen verschwinden.
3. Globusgefühl, Temperatursensationen im Larynxbereich.
4. Schulter-Arm-Schmerz.
5. Manchmal Angina pectoris-S.
6. Sehstörungen.
7. Cervicaler Hochdruck.

1. Verschmälerung der Zwischenwirbelräume.
2. Vertebrale Exostosen.
3. Einengung der Foramina intervertebralia.

S. der cervicalen Migräne.

Syn.: Cervico-encephales S. — Bärtschi-Rochaix-S. — migraine cervicale (fz).

BÄRTSCHI-ROCHAIX, W. (1949).

1. Meist anfallsartig auftretende, halbseitige, vom Nacken ausstrahlende Kopfschmerzen mit Parästhesien.
2. Subjektive Hör- und Sehstörungen.
3. Charakteristische Steifhaltung der WS.
4. Radikuläre Dysästhesien und Ausfälle im Bereich von C_1 und C_2.
5. Druckempfindlichkeit der oberen Dornfortsätze der HWS und der Austrittspunkte der Nn. occipitales (C_2).
6. Wendung und Neigung des Kopfes zur einen Seite hat intensiven Schmerz auf der veränderten Seite zur Folge.

1. Osteochondrosis dissecans mit Deformierungen der unkovertebralen Verbindungen zwischen dem 1,. 2. und 3. Halswirbel.

S. der Corpus callosum-Agenesie

Syn.: S. des Balkenmangels.

RUSSEL, J. R., u. REITAN, R. M. (1955).

1. Schwere Intelligenzminderung.
2. Störungen der bilateralen Koordination und Übertragungen.
3. Verminderte visuo-motorische Koordination.
4. Taktile und visuelle Agnosie, Apraxie, verminderte Reizansprechbarkeit.
5. Depression, Ängstlichkeit und Affektinstabilität, Anfallsleiden.
6. Meist Kombination mit anderen Mißbildungen im Bereich der Mittellinie.

1. Pneumencephalogramm: Hochstand des vergrößerten 3. Ventrikels, meist schmale, kanalähnliche Verbindung desselben mit den beiden Seitenventrikeln, die zuweilen ebenfalls beträchtlich erweitert sein können.
2. Arteriogramm: In der Regel ist ein Fehlen der A. pericallosa nachweisbar (Abb. 432, 433).

Syndrom Synonyma	Leitsymptomatik	Radiologisch faßbare Veränderungen

S. der hyalinen Membranen

Syn.: Pulmonale hyaline Membranen — respiratory distress s. (e).

HOCHHEIM, K. (1903); ROSENBAUM, S. (1963).

1. Die betroffenen Kinder, meist Frühgeborene, geschädigte Reifgeborene, oder Übertragene, sind unmittelbar nach der Geburt zunächst meist unauffällig.
2. Dann während der nächsten Stunden zunehmende Tachypnoe, Tachykardie, Cyanose, asphyktische Anfälle und Zuhilfenahme der Atemhilfsmuskulatur sowie konstantes klagendes Schreien oder Wimmern.
3. Prognose stets ernst, Letalität etwa 20%.

1. Anfangs sind die Lungenfelder feinretikulär gefleckt. Später kommt es zu allgemeiner Lungentrübung, zu peripherer Überblähung und zur Entwicklung auch größerer konfluierender Schattenbezirke und regelrechter Atelektase.
2. Tiefstellung und Abflachung des Zwerchfelles.
3. Aussparung der Bronchiallumina innerhalb der Lungenstrukturverdichtung.
4. Cor pulmonale (s. Bd. II).

Taussig-S.

Entspricht im wesentlichen dem Taussig-Bing-S. Es unterscheidet sich lediglich durch folgende Befunde:
1. EKG: Indifferent oder Re.schenkelblockformen ohne Zeichen der Re.hypertrophie.
2. Phonokardiogramm: Syst. Spindelgeräusch vorwiegend hoher Frequenz mit p.m. im 2.—3. ICR li. parasternal.
3. Herzkatheterismus: Kaum überhöhte syst. Druckwerte in der re. Kammer und in der Pulmonalarterie.

1. Kein vorspringender Pulmonalbogen.
2. Keine vermehrte Lungenzeichnung.

Taussig-Bing-S.

Syn.: Bing-Taussig-Komplex.

TAUSSIG, H., u. BING, R. J. (1949).

1. Von Geburt an bestehend: Flächenhafte Cyanose, stark ausgeprägte Trommelschlegelfinger, mäßige Polycythämie.
2. Cardiale Dystrophie.
3. Ausk.: Lautes syst. Geräusch am li. Sternalrand, das in die Axilla und zum Rücken hin fortgeleitet wird.
4. Phonokardiogramm: Meso- oder holosyst. Spindelgeräusch vorwiegend hoher Frequenz mit p.m. im 3.—4. ICR li. parasternal.
5. EKG: Obligate Re.-Überlastung.
6. Körperkreislaufzeit entspricht der Lungenkreislaufzeit infolge des starken Re.-Li.-Shunt.
7. Herzkatheter: Stark überhöhtes, gleiches syst. Druckmaximum sowohl in der A. pulmonalis als auch im re. Ventrikel. Die O_2-Sättigung in der A. pulmonalis liegt höher als die in der A. femoralis.

1. Vergrößertes Herz unter vorwiegender Beteiligung der A. pulmonalis (konvexer Pulmonalbogen) und des re., weniger des li. Ventrikels bei vermehrter Lungengefäßzeichnung.
2. Kymogramm: Verstärkte Hiluspulsation.
3. Angiokardiogramm: Gleichzeitige Füllung von Aorta und A. pulmonalis, wobei die Aorta kontrastreicher zur Darstellung kommt, stark erweiterter Pulmonalbogen, erweiterte periphere Lungenarterien.

Taussig-Snellen-Albers-S.

Syn.: Komplette Pulmonalvenentransposition.

SNELLEN, H. A., u. ALBERS, F. H. (1952).

1. Belastungscyanose und -dyspnoe.
2. Ausk. und Phonokardiogramm: Geräuschphänomene nicht charakteristisch.
3. EKG.: P-dextrokardiale, Störungen der Erregungsausbreitung im re. Kammerbereich.
4. Verkürzte Kreislaufzeit.
5. Herzkatheter: Sehr hoher O_2-Gehalt der

1. Überaus charakteristische Herzkontur, die sofort eine Vermutungsdiagnose gestattet: „Figur 8" oder „Schneemannfigur", daneben allgemeine Herzvergrößerung.
2. Deutlich vermehrte Lungendurchblutung.

Syndrom Synonyma	Leitsymptomatik	Radiologisch faßbare Veränderungen
	V. anonyma sinistra (über 90%), der in der V. cava superior, dem re. Vorhof und der re. Kammer fortschreitend abnimmt. Erhöhte Druckwerte im re. Herz. 6. Schlechte Prognose: Re.-Insuffizienz mit Lungenödem führt nicht selten zu frühzeitigem Tode. Operationsversuche blieben bisher erfolglos.	3. Angiokardiogramm: Im venösen Angiokardiogramm Darstellung der erweiterten V. cava superior mit Leerspüleffekt im Dextrogramm. Im Lävogramm Darstellung der V. pulmonalis communis ascendens sinistra aus den sich vereinigenden Lungenvenen, was zum kontrastreichen, erweiterten Gefäßbandanteil li. führt.
Thiemann-S. Syn.: Morbus Thiemann-Fleischner — avascular necrosis of the phalanges of the hands (e) THIEMANN, H. (1909/10).	1. Betroffen sind gewöhnlich an beiden Händen die Epiphysen von 2 oder 3 Fingermittel- und Endgelenken, während die übrigen Gelenke frei bleiben. 2. Am Fuß tritt die Störung vor allem im Grundgelenk der Großzehe und am 1. Tarsometatarsalgelenk auf. 3. Krkh.-Beginn in der Präpubertät, Ausheilung spontan mit dem Epiphysenschluß (bisweilen unter schweren arthrotischen Veränderungen).	1. Zerklüftung der erkrkt. Epiphysen. 2. Infolge der Resorptionsvorgänge an den Knochentrümmern entstehen unregelmäßige Defekte, ja die Epiphysen können fast vollständig aufgelöst werden. 3. Die Phalanx bleibt oft im Wachstum zurück.
Thrombopenie-S. Syn.: Kongenitale hypoplastische Thrombopenie mit Radiusaplasie — Landolt-S. — kongenitale Thrombopenie. LANDOLT, R. F. (1948).	1. Hämorrhagische Diathese, die sofort oder kurz nach der Geburt manifest wird. 2. Blutbild: Hochgradige Thrombopenie bei normaler Thrombocytenmorphe. Blutungszeit verlängert, Retraktion aufgehoben, Gerinnungszeit fast normal. 3. Knochenmark: Megakaryocyten fehlend oder nur sehr spärlich vorhanden. 4. Kombination mit Oligophrenie scheint vorzukommen.	1. Radiusa- oder auch nur -hypoplasie mit Klumphandstellung, oft beiseitig. 2. Auch Ulnaa- oder auch nur -hypoplasie kommt vor. 3. Fakultativ: Hufeisenniere, Gaumenspalte,
de Toni-Debré-Fanconi-S. Syn.: Renale Rachitis mit renalem Phospho-Gluko-Amino-Diabetes. de TONI, G. (1933); JUSTIN-BESANÇON u.a. (1963).	1. Entspricht weitgehend derjenigen des Abderhalden-Fanconi-S., lediglich fehlen die Erscheinungen der Cystinose und der Cystinspeicherung. 2. Kombination mit anderen Stoffwechselstörungen und Syndromen kommt vor.	1. Vgl. radiologische Erscheinungen des Abderhalden-Fanconi-S. (Abb. 118, 119).
Touraine-Solente-Golé-S. Syn.: Osteodermopathie-S. — Pachydermoperiostose — Megalia cutis et ossium. KOCH, G., u. TWISINA, T. (1959).	1. Hautverdickung und Furchung im Sinne der Cutis verticis gyrata im Bereich von Stirn, Gesicht, Augenlidern, Kopfhaut, Händen und Füßen. 2. Hyperplasie und -sekretion der Talgdrüsen der Haut. 3. Auf Grund der rö. Erscheinungen verdicken sich Finger und Zehen keulenartig. Gleichzeitig kommt es zur relativen Verlängerung der Extremitätenknochen. 4. Uhrglasnägel.	1. Bilaterale und symmetrische Hyperostose und Osteophytose der Extremitäten, bes. im Bereich der Metacarpalia, der Metatarsalia und Phalangen von Hand und Fuß.

Syndrom Synonyma	Leitsymptomatik	Radiologisch faßbare Veränderungen
	5. Krkh.-Entwicklung schleichend, Beginn meist vor dem 20. Lebensjahr. 6. Im Urin erkrkt. Männer werden große Östrogenmengen gefunden. 7. Absolute Androtropie.	
Troell-Junet-S. Syn.: Akromegaler Hyperthyreoidismus mit Hyperostose — complexe acromégalo-thyreoidien (fz).	1. Kolloidstruma mit gesteigerter sekretorischer Tätigkeit. 2. Bisweilen Diabetes mellitus. 3. Die Krkh. wurde bisher ausschließlich bei älteren Frauen beobachtet.	1. Akromegalie 2. Hyperostose der Schädelkalotte 3. Evtl. auch allg. Skelethyperosteose
Turner-Kieser-S. Syn.: Hereditäre Arthro-Osteo-Onycho-Dysplasie mit Beckenhörnern — Beckenhorn-S. (TURNER-KIESER). COSACK, G. (1954).	1. Nageldystrophie. 2. Lokalisierte Muskeldysplasie. 3. Hypoplasie des vorderen, mesodermalen Irisblattes. 4. Zuweilen neurologische Anomalien. 5. Mäßige, chron. Albuminurie.	1. Patellarhypoplasie, oft mit Luxation der Kniescheibe nach lateral. 2. Ellenbogendysplasie mit Radiusköpfchenluxation. 3. Symmetrische, exostosenartige Knochenbildungen an den Beckenschaufeln. 4. Hyperostosis frontalis des Schädels. 5. Fakultativ: Fuß-, Schulter-, Arm- und Handdysplasie (Abb. 244).
Turpin-S. TURPIN, R., u. CANY, J. (1956).		1. Kongenitale Bronchiektasie. 2. Megaoesophagus, tracheooesophageale Fistel. 3. Heterotopie des Ductus thoracicus (Re.-Verlagerung). 4. Wirbelmißbildungen. 5. Rippenmißbildungen; vorwiegend der 1. Rippe.
Uehlinger-S. Syn.: Hyperostosis generalisata mit Pachydermie — Friedrich-Erb-Arnold-S. — idiopathische Form des Marie-Bamberger-S. mit Pachydermie. UEHLINGER, E. (1942).	1. Langgliedrigkeit. 2. Pachydermie, bes. der Unterarme und -schenkel. 3. Trommelschlegelfinger und -zehen, Uhrglasnägel, gelegentlich Verdickung der Lid- und Ohrknorpel. 4. Krkh.-Beginn im Pubertätsalter, Knaben bevorzugt betroffen. Das Leiden kommt nach 3—7 Jahren zum Stillstand.	1. Hyperostose, bes. der kurzen und langen Röhrenknochen und des Beckens: Einheitliche Compakta. Breitbalkiger Spongiosaumbau. 2. Verknöcherung der interossalen Membranen, der WS.-Bänder, der kleinen Gelenke (Abb. 256).
Ullrich-S. Syn.: Status Ullrich unilateralis.	1. Unilaterale Flügelfelle oder asymmetrische Ausbildung derselben, bes. an den Extremitäten. 2. Multiple Hypo- oder Aplasie von Muskeln. 3. Androtropie. 4. Übrige Symptome wie Bonnevie-Ullrich-S.	1. Vgl. Bonnevie-Ullrich-S.

Syndrom Synonyma	Leitsymptomatik	Radiologisch faßbare Veränderungen
Ullrich-Feichtiger-S. Syn.: Dyscranio-pygo-phalangie (Ullrich-Feichtiger) — Rostocker Degenerationstyp. Ullrich, O. (1951).	1. Typische Facies. 2. Präauriculäre Ohranhängsel, plumpe deformierte Ohrmuscheln. 3. Iriskolobome, Hornhauttrübungen. 4. Taubheit. 5. Fingeranhängsel. 6. Dysgenitalismus. 7. Normale geistige und statische Entwicklung.	1. Mikrogenie, Wolfsrachen; Mikrophthalmus. 2. Polydaktylie (meist Hexadaktylie), Dysphalangie. 3. Dreigliedriger Daumen. 4. Vagina septa, Uterus septus. Hermaphroditismus. 5. Fakultativ: Vitium cordis, Cystenniere, Coecum mobile, Klumpfuß, Hackenfuß, Atresia ani.
Ullrich-Fremerey-Dohna-S. Syn.: Dyscephalie mit Cataracta congenita und Hypotrichose. Weyers, H. (1954).	1. Cataracta congenita und andere Augenmißbildungen. 2. Hypotrichose. 3. Mikrostomie, „Vogelgesicht". 4. Sklerotisch-atrophische Hautveränderungen im Bereich des ventralen Kopfsegmentes, Leukoderma areatum. 5. Minderwuchs. 6. Oligosymptomatische Formen kommen vor.	1. Trigonocephalus mit dehiszenten Nähten. 2. Mikrogenie mit konsekutivem Sperrbiß.
Ullrich-Turner-S. Syn.: Pterygonuchaler Infantilismus — Turner-Albright-S. — ovarieller Zwergwuchs. Albright, F. (1942).	1. Pterygium colli bilaterale und alle übrigen Symptome des Bonnevie-Ullrich-S. 2. Die betroffenen Individuen sind nach dem Genitalbefund meist weiblich. 3. Dissoziierter Infantilismus. Primäre Amenorrhoe. 4. Proportionierter Minder- oder Zwergwuchs. 5. Multiple Thoraxdeformitäten. 6. Cubitus valgus. 7. Charakteristische Facies. 8. Agenesie oder Dysgenesie der Gonaden. 9. Chromosomale Geschlechtsbestimmung läßt bereits 3 Unterformen unterscheiden. 10. Blutchem.: Oft erhöhter Serumphosphor. 11. Harn: Zumeist gesteigerte Gonadotropin- und bisweilen verminderte 17-Ketosteroidausscheidung. 12. Zahlreiche fakultative Begleiterscheinungen in bunter Kombination kommen vor. 13. Relativ normale Intelligenz.	1. Vgl. Bonnevie-Ullrich-S. 2. Verzögerter Epiphysenschluß. 3. Fakultativ: Hypertelorismus, Skeletmißbildungen, Herz- und Nierenmißbildungen.
Urbach-Wiethe-S. Syn.: Hyalinosis cutis et mucosae. Wiethe, C. (1933).	1. Oft schon von der Säuglingszeit an bestehende Heiserkeit (Frühsymptom). 2. Einzelne gelbliche, teilweise platten- oder knötchenförmige indurierte Einlagerungen in Haut und Schleimhaut. 3. Persistierendes Milchgebiß, Aplasie oder Hypoplasie der seitlichen oberen Schneidezähne. 4. Gelegentlich Makrocheilie und -glossie. 5. Störungen des Eiweiß-, Fett- und Kohlenhydratstoffwechsels. 6. Häufig epileptiforme Krampfzustände, psychischer Infantilismus. 7. BSG beschleunigt.	1. Symmetrische intracerebrale Verkalkungsvorgänge. 2. Motilitätsstörungen und Vergröberung des Schleimhautreliefs von Speiseröhre und Magen.

Syndrom Synonyma	Leitsymptomatik	Radiologisch faßbare Veränderungen
Vaughan-S. Syn.: Myelosklerose, Typ Vaughan — Anaemia leuco-erythroblastica myelosklerotica. BIRKNER, R., u. FREY, J. G. (1952).	1. Beträchtliche, progrediente Splenomegalie, geringere Hepatomegalie. 2. Blutbild: Leukämoides Blut mit Erythroblastose, Anämie. Extreme Anisocytose und Polychromasie. Mäßige Leukocytose und Thrombocytose. 3. Knochenmark: Megakaryocytose und Megakaryoblastose. 4. Multiple myeloische Metaplasie in Milz, Leber, Lymphknoten und anderen inneren Organen. 5. Langsamer, progredienter Verlauf über viele Jahre.	1. Osteosklerose, anfangs im Bereich der Röhrenknochen mit unregelmäßig dichter Spongiosa und Verringerung der Corticalisdicke.
Verbrycke-S. Syn.: S. of cholecysto-hepatic flexure adhäsions (e). VERBRYCKE, J. R. (1940).	1. Chron. Dyspepsie mit Flatulenz, Meteorismus, Nausea. 2. Rez. Leibschmerz im Bereich des Epigastrium oder im re. Oberbauch. 3. Druckschmerz im Bereich des re. Rippenbogens, bes. im Stehen. 4. Die Erscheinungen sind daher meist während des Tages stärker und verlieren sich im Liegen.	1. Die Simultankontrastdarstellung des Colons und der Gallenblase gestattet die Diagnosestellung. Bei Auslösen einer Gallenblasenkontraktion macht der Colonschatten diesen Bewegungsablauf untrennbar mit.
v. Volkmann-S. (I) Syn.: v. Volkmann-Sprunggelenkdeformität. v. VOLKMANN, R. (1873).	1. Angeborene, hochgradige Schiefstellung des Sprunggelenkes mit Tendenz zur Subluxation des Talus nach oben und außen. 2. Bei Belastung Fuß in Valgusstellung. Auffälliges Hervorspringen des Malleolus internus. 3. Unterschenkel meist verdünnt, Tibia bogenförmig nach außen und hinten geschweift und nach hinten verkürzt.	1. Hereditäre, kongenitale Luxation beider Sprunggelenke. 2. Oft besteht partieller Defekt der Fibula, totale Fibulaaplasie oder abnorme Dorsalverlagerung des distalen Fibulaendes. 3. Mikromelie und Radiusaplasie (fakultativ) (Abb. 321).
Vrolik-S. Syn.: Osteogenesis imperfecta Typ Vrolik — Fragilitas ossium — fetale Osteoporose — periostale Aplasie — Porak- Durante-Krkh.	1. Die Gliedmaßen erscheinen abnorm kurz und deformiert, die Haut der stummelförmigen Glieder ist quer gefaltet. 2. Caput membranaceum. 3. Häufig blaue Skleren. 4. Minderwuchs. 5. Üppige, übermäßige Lanugobehaarung. 6. Sehr schlechte Prognose.	1. Schon bei Geburt bestehen zahlreiche mobile oder auch schon geheilte Frakturen der Extremitäten und Rippen. 2. Fontanellen und Nähte sind abnorm weit offen. 3. Mikromelie (Abb. 80—83).
Waardenburg-S. Syn.: Cephalosyndaktylie Vogt — Dyscephalodaktylie. WAARDENBURG, P. J. (1934).	1. Doppelseitige Hydrophthalmie, Hypertelorismus. 2. Tief angesetzte, oft mißbildete Ohrmuscheln. 3. Anomalien der Genitalbildung: Pseudohermaphroditismus, Kryptorchismus, Hypospadie.	1. Dyscranie: Turmschädelbildung, „Papageienschnabelnase", Gaumenspalte, Hypoplasie der Mandibula und des Kinns, Stellungsanomalien der Zähne. 2. Dysplasie der Schlüsselbeine. 3. Kontrakturen der Ellenbogen- und Kniegelenke.

Syndrom Synonyma	Leitsymptomatik	Radiologisch faßbare Veränderungen
		4. Syndaktylie an allen Extremitäten, meistens 4—5 strahlig. 5. Kongenitale Herzvitien verschiedener Art.

Wegener-S.

Syn.: Wegener-Granulomatosis — Wegener-Klinger-Churg-S. — malignant granulomatous angiitis (e).

WEGENER, F. (1936); KESSELRING, F., u. ZOLLINGER, H. U. (1961).

1. Krkh.-Beginn mit Epitaxis und Schnupfen, der später in schwere jauchig-nekrotisierende Rhinitis und Sinusitis übergeht. Dabei kommt es zur Zerstörung des Septum nasi und der Conchae.
2. Chron. Otitis.
3. Polyarthritis.
4. Hauterytheme verschiedenster Art. Außerdem subcutane Knotenbildung wie bei Periarteriitis nodosa.
5. Septisches Fieber und Kachexie.
6. Herdnephritis oder nekrotisierende Glomerulitis mit Albuminurie, Hämaturie, oft Zeichen einer Urämie.
7. Letaler Ausgang.

1. Bronchitis, Lungeninfiltrate (Granulome), Bronchopneumonie, Hämoptoe.

Weingarten-S.

Syn.: Tropisches Hypereosinophilie-S. — Eosinophilosis pulmonis.

WEINGARTEN, R. F. (1943).

1. Schleichender Krkh.-Beginn.
2. Intermittierendes oder als Continua über Wochen anhaltendes Fieber.
3. Zunehmende Atembeschwerden: Nächtlicher trockener Husten, der mit sehr heftigen asthmatoiden Zuständen einhergeht.
4. Splenomegalie, leichte generalisierte Lymphknotenschwellung.
5. Abdominale Störungen.
6. Blutbild: Mäßige Leukocytose und hohe Eosinophilie.
7. Blutserum: Hoher Kälteagglutinationstiter, WaR oft pos.
8. Langsamer, schubweiser Verlauf; Vorkommen bei allen Altersklassen in tropischen Ländern.

1. Unwesentliche Verbreiterung und strangförmige Verdichtung der Hilusgegend.
2. Bes. typ. für das Krkhb. ist eine fein-miliare Lungenzeichnung.

Weismann-Netter-S.

Syn.: Weismann-Netter-Dysostose — tibiale und fibulare diaphysäre Dysmorphie — toxopachy (e).

WEISMANN-NETTER, R., u. STUHL, L. (1954).

1. Verspätetes Laufenlernen (zwischen 2. und 4. Lebensjahr).
2. Disproportionierter Minder- oder Zwergwuchs, mit kurzer Taille, kurzen Oberarmen, der erst durch einen Wachstumsstillstand nach der Pubertät voll manifest wird.
3. Die normalen Proportionen der unteren Extremität bleiben infolge einer relativen Verlängerung der Tibia- und Fibulaepiphyse trotz der Verkrümmung erhalten.

1. Symmetrische bilaterale a.p. Verbiegung und diaphysäre Verdickung der Corticalis der Tibia und Fibula.
2. Der Gipfel der Biegung und die stärkste Verdickung liegt bei der Tibia etwa am Übergang vom 2. zum 3. Drittel, während er bei der Fibula etwas distaler liegt.
3. Die Meta- und Epiphysen sind stets unbeteiligt. Die Verdickung betrifft stets Fibula und Tibia in gleicher Weise.
4. Atypische Beckenstellung durch Senkrechtstellung des Kreuzbeines. Quadratisch deformierter 5. Lendenwirbel.
5. Die Knochenkernentwicklung ist normal.

Syndrom Synonyma	Leitsymptomatik	Radiologisch faßbare Veränderungen
Werner-S. Syn.: Progeria adultorum. Smith, R. V., u.a. (1955).	1. Krkh.-Beginn im Erwachsenenalter. 2. Allg. Hautatrophie, fleckige Hautpigmentierung, umschriebene Hyperkeratosen und Verhärtung der Haut; typische starre Mimik. Vorzeitige Alterung des Haares, Nageldystrophie. 3. Teleangiektasien, vorzeitige Arterioskl., Entwicklung von Ulcera über vorspringenden Stellen. 4. Nicht selten bilaterale Katarakt vom Typ der präsenilen Linsentrübung. 5. Die Stimme wird hoch und heiser. 6. Verschiedene endokrine Dysfunktionen. 7. Intelligenzdefekte. 8. Familiäres Vorkommen.	1. Osteoporose. 2. Kalkablagerung in Muskeln, Bändern und Arterien. 3. Hyperostosis frontalis interna.
West-S. Syn.: Blitz-Nick-Krämpfe — Salaam-Krämpfe — maligne Kleinkinderkrämpfe — Ruck-Krämpfe — Propulsiv-Petit mal — BNS-Krämpfe. West, W. J. (1841); Gastaut, H., u.a. (1964).	1. Plötzlicher Krkh.-Beginn im Laufe des 1. Lebensjahres. 2. Das pathognomonische klin. Substrat des Leidens ist die bes. propulsive Art der Konvulsionen, die in 3 Varianten auftreten kann: a) Salaam- oder Grußkrämpfe, b) Blitzkrämpfe, c) Nickkrämpfe. 3. EEG.: Unregelmäßiges Gemisch von generalisierten amplitudenhohen, langsamen Wellen mit steilen Wellen und Krampfpotentialen mit dauernd wechselnder Lokalisation, die auch im Schlaf persistieren. 4. Initiale Gesichtsröte oder -blässe, Aufschreien oder -lachen, Hypersalivation u.a. sind zusätzliche Anfallsphänomene.	1. Pneumencephalogramm: Bei einem Teil der Kranken bestehen von Anfang an bereits gröbere Formveränderungen oder diffuse Erweiterung des Ventrikelsystems 2. Bei einem anderen Teil entwickelt sich allmählich im Lauf von Wochen und Monaten ein Hydrocephalus internus. 3. Relativ häufig finden sich Balkena- oder hypoplasien und cystoide Fehlbildungen des 3. Ventrikels (Cava) (Abb. 431—433).
Westphal-Bernhard-S. Syn.: Choledochus-S. — primär stenosierende Papillitis. Westphal, K. (1923).	1. Fieberzustände, „Gallen"-Koliken, intermittierender Ikterus. 2. Die Symptomatik entspricht zumeist derjenigen eines Steinverschlusses des Ductus choledochus. 3. Operativer Nachweis einer Stenosierung des gesamten Papillenabschnittes. 4. Anfangs noch normale Leberfunktionsproben.	1. Cholecystogramm: Fehlende Kontrastmittelausscheidung ins Duodenum. Kein Steinnachweis.
Weyers-S. Syn.: Dysostosis acro-facialis. Weyers, H. (1953).	1. Verkümmerte, mittlere Schneidezähne, unechtes Diastema mediale.	1. Ulnare Hexadaktylie mit Synostose der Mittelhandknochen. 2. Unterkieferspaltbildung.
Whipple-S. Syn.: Steatorrhoea arthropericarditica — intestinale Lipoiddystrophie.	1. Nach uncharakteristischem Vorstadium entwickelt sich ein sprueartiges Krkhb. 2. Verschiedene Vitaminmangel-Ss.	1. Dünndarmmotilitätsstörungen. Vergröberung des Dünndarmschleimhautreliefs.

Syndrom Synonyma	Leitsymptomatik	Radiologisch faßbare Veränderungen

---

WHIPPLE, G. H. (1907);
CAROLI, M. J., u. a. (1963).
	3. Polyserositis, dabei ist der Nachweis
	   chylöser Ergüsse von bes. Bedeutung.
	4. Endokarditis. Polyarthritis. Generalisierte
	   Vasculitis.
	5. Evtl. recht derbe Lymphknotenschwellung.
	6. Blutbild: Hypochrome, mikrocytäre
	   Anämie. BSG beschleunigt.
	7. Blutchem.: Hypoproteinämie, Hypocalc-
	   ämie, Hypocholesterinämie.
	8. Hypacidität des Magensaftes.
	9. Hypotension. Adynamie.
	10. Vorwiegend sind Männer im mittleren
	   Lebensalter betroffen.	

Wiedemann-S.
 	
Syn:.: Dysmelie-S. — Thali-
domid-Embryopathie.
 	
LENZ, W., u. KNAPP, K. (1962).
	1. Meist multiple Extremitätenmißbildungen
	   verschiedenster Art und Gradstärke.
	2. Mißbildungen im Kopfbereich: Anotie,
	   Mikrotie, Ohrknorpelhypogenesie, Gehör-
	   gangatresie, Dysplasie des Neurocraniums
	   u. a.
	3. Mißbildungen innerer Organe.
	4. Innenohrtaubheit oder -schwerhörigkeit u. a.
		1. Agenesie oder Hypogenesie
		   langer Röhrenknochen (vor
		   allem Humerus, Radius, aber
		   auch Femur), Strahldefekte,
		   Amelie, Phokomelie.
		2. Mißbildungen des Herzens und/
		   oder der großen Gefäße, Lungen-
		   lappenhypoplasie, Hypogenesie
		   oder Atresie der großen Gallen-
		   wege, Duodenalatresie oder
		   -stenose und weitere intestinale
		   Mißbildungen.
		3. Mißbildungen des Urogenital-
		   traktes wie Nierenagenesie,
		   angeborene Hydronephrose,
		   atypische Nierenbeckengliede-
		   rung, Uterus bicornis u. a.
		4. Dyscranie (Abb. 49, 50;
		   s. a. S. 47).

Wildervanck-S.
 	
Syn.: Franceschetti-Klein-
Wildervanck-S. — cervico-
oculo-faciale Dystrophie.
 	
WILDERVANCK, L. S. (1960).
	1. Angeborene labyrinthäre Taubheit mit
	   Taubstummheit.
	2. Symptomatik des Klippel-Feil-S.
	3. Angeborene ein- oder doppelseitige Ab-
	   ducenslähmung kombiniert mit Bulbus-
	   retraktion.
	4. Außerdem kommen vor: Hypoplasie einer
	   Gesichtshälfte, Zahnanomalien, Präauri-
	   cularanhänge, Heterochromie der Irides,
	   subconjunctivales Lipom oder Dermoid.
	5. Nahezu völlige Gynäkotropie.
		1. Symptomatik des Klippel-Feil-S.

Zeman-King-S.
 	
ZEMAN, W., u. KING, F. A.
(1958).
	1. Im Erwachsenenalter innerhalb von Mona-
	   ten oder Jahren langsam zunehmende
	   Affektlabilität.
	2. Paroxysmale Verwirrungszustände,
	   Schwindel und Gangunsicherheit.
	3. Situationsinadäquates Verhalten und
	   Kritiklosigkeit. Merkschwäche.
	4. Die neurologische Untersuchung ergibt
	   lediglich leichtere Koordinationsstörungen
	   und Gangunsicherheit.
	5. Als Spätzeichen entwickeln sich die Zeichen
	   der intrakraniellen Drucksteigerung.
		1. Pneumencephalogramm: Nach-
		   weis eines Neoplasmas in der vor-
		   deren Mittellinie.

Syndrom Synonyma	Leitsymptomatik	Radiologisch faßbare Veränderungen
Zerviko-pleurales-S.		
	1. Früherscheinungen: Nackensteife, Reibe-geräusch im Bereich der HWS bei Kopf-bewegungen, Schweregefühl im li. Arm. 2. Symptomatik des Angina pectoris-S. 3. Neuralgie des li. Plexus cervicalis, Symptome des Schulter-Hand-S. 4. Häufig li.seitiges Quadranten-S.	1. Umschriebene li.seitige Pleuritis im Parakardialbereich.
Zwergwuchs-S., brachymeta-karpales		
Syn.: Pseudo-Pseudo-Hypo-parathyreoidismus (ALBRIGHT). ALBRIGHT, F., FORBES, A. P., u. HENNEMAN, P. A. (1952).	1. Minder- oder Zwergwuchs; untersetzter dysplastischer Körperbau. 2. Allgemeine Adipositas. 3. Blutchem.: Pos. Phosphaturietest nach Ellsworth-Howard bei Belastung mit Parathormon. 4. Ein Teil der weiblichen Fälle zeigte bei normalem weiblichem Phänotyp chro-matinneg. Kerngeschlecht. 5. Fakultativ: Linsentrübung, Oligophrenie, Gonadenmißbildungen. 6. Gynäkotropie.	1. Merkliche Verkürzung der Meta-karpal-, oft auch der Metatarsal-knochen, vor allem der III., IV. und V. Phalanx. 2. Subcutane Verkalkungen (nicht obligat).

Literatur zum Syndromenverzeichnis

ABDERHALDEN, E.: Z. Hoppe-Seylers physiol. Chem. **38**, 557—561 (1903).

ALBERS-SCHÖNBERG, H. E.: Münch. med. Wschr. **51**, 365 (1904).

ALBRIGHT, F.: Amer. J. med. Sci. **205**, 625 (1942).

ALBRIGHT, F., FORBES, A. P., HENNEMAN, P. H.: Trans. Ass. Amer. Phycns. **65**, 337—350 (1952).

ALBRIGHT, F. u.a.: New Engl. J. Med. **216**, 727 (1937).

ALBRIGHT, F. u.a.: Amer. J. Dis. Child. **54**, 529 (1937).

ALBRIGHT, F. u.a.: Endocrinology **30**, 922—932 (1942).

ALFIDI, J. R., RUCKER, T. N.: Radiology **88**, 63—66 (1964).

ALLEMANN, R.: Z. Urol. **30**, 541 (1936).

ANDERSEN, D.: Amer. J. Dis. Child. **56**, 344 (1938).

APERT, E.: Bull. Soc. méd. Gaz. hôp. **23**, 1310 (1906).

ASCHENBACH, W.: Int. Prax. **4**, 111—117 (1964).

AYERZA, A.: Sem. méd. (B. Aires) **32**, 43—44 (1925).

BÄRTSCHI-ROCHAIX, W.: Migraine cervicale. Bern: Huber 1949.

BAKWIN, H., EIGER, M. S.: J. Paediat. **49**, 558—564) (1956).

BAKWIN, H., KRIDA, A.: Amer. J. Dis. Child. **53**, 1521—1527 (1937).

BAMBERGER, E.: Z. klin. Med. **18**, 193—217 (1891).

BARSONY, T.: Wien. klin. Wschr. **39**, 1363 (1926).

BARTENWERFER, K.: Z. orthop. Chir. **43**, 201—212 (1924).

BAUCHHENSS, G., SCHÜRMANN, K.: Münch. med. Wschr. **103**, 1137—1143 (1961).

BAUMGARTEN, W.: Schweiz. med. Wschr. **88**, 1313 (1958).

BEER, E.: J. Amer. med. Ass. **65**, 1709 (1915).

BECHTEREW, W. M. v.: Neurol. Zbl. **12**, 426 (1893).

BENDA, C. E.: J. Neuropath. exp. Neurol. **13**, 14 (1954).

BENZ, K., WENZ, W.: Bruns' Beitr. klin. Chir. **206**, 385—400 (1963).

BERARDINELLI, W.: J. clin. Endocr. **14**, 193—204 (1954).

BERGSTRAND, H.: Acta radiol. (Stockh.) **11**, 596 (1930).

BERNHEIM: Rev. Méd. (Paris) **30**, 785 (1910).

BERNHEIMER, ST.: Arch. Ophthalm. **37**, 192 (1891).

BETHGE, J. F.: Dtsch. med. Wschr. **87**, 535—541 (1962).

BIEDL, A.: Dtsch. med. Wschr. **48**, 1630 (1922).

BINDER, K. H.: Dtsch. zahnärztl. Z. **438**—444 (1962).

BIRKNER, R., FREY, J. G.: Fortschr. Röntgenstr. **77**, 287—297 (1952).

BLAND, E. F. u.a.: Amer. Heart J. **8**, 787 (1932/33).

BLEGVAD, O., HAXTHAUSEN, H.: Hospitalstidente **64**, 609—616 (1921).

BLOUNT, W.P.: J. Bone and Surg. **19**, 1 (1937).

BODER, E., SEDGWICK, R. P.: Pediatrics **21**, 526 (1958).

BOERHAAVE, H.: Boutesteniana 1724.

BOGAERT, L. VAN: Rev. méd. Liege **17**, 333—343 (1962).

BOGAERT, L. VAN: Acta neurol. belg. **52**, 90—115 (1953).

BOGAERT, L. VAN, u.a.: J. belge Neurol. Psychiat. **33**, 802 (1933).

BONNET, P.: Arch. Ophthal. **14**, 129—139 (1954).

BONNEVIE, K.: J. exp. Zool. (Philad.) **67** (1934).

BOURNEVILLE, D. M.: Arch. Neurol. (Paris) **1**, 81—91 (1880).

BRAILSFORD, J. F.: Brit. J. Radiol., N. S. **4**, 83—89 (1931).

BRAUN-FALCO, O.: Arch. klin. exp. Derm. **220**, 166—182 (1964).

BRUGSCH, TH.: Med. Klin. **23**, 81—82 (1927).

BRUNO, M. S. u.a.: Arch. intern. Med. **112**, 574—583 (1963).

BUCHEM, F. S. P. VAN u.a.: Acta radiol. (Stockh.) **44**, 109 (1955).

BUCHEM, F. S. P. VAN u.a.: Amer. J. Med. **32**, 387—397 (1962).

BÜDINGER, K.: Dtsch. Z. Chir. **84**, 311—365 (1906), **92** 510—536 (1908).

BURKITT, D.: Brit. J. Surg. **46**, 218—223 (1958/59).

BUSCHKE, A., Ollendorf, H.: Derm. Wschr. **86**, 257 (1928).

CACCHI, E., RICCI, V.: XXI. Kongr. d. ital. Ges. f. Urol., Bologna 1948.

CAFFEY, J., SILVERMAN, W. A.: Amer. J. Roentgenol. **54**, 1 (1945).

CALVÉ, J.: J. Radiol. Électrol. **9**, 22—27 (1925).
CAMURATI, M.: Chir. Organ. Mov., **6**, 662 (1922).
CAPDEPONT: Rev. Stomat. (Paris) (1905).
CAPLAN, A.: Thorax **8**, 29—37 (1953).
CAROL, W. L. L., GODFRIED, E. G., PRAKKEN, J. R., PRICK, J. J. G.: Dermatologica (Basel) **81**, 345—356 (1940).
CAROLI, M. J. u. a.: Arch. Mal. Appar. dig. **52**, 177 (1963).
CEELEN, W.: In: Henke und Lubarsch: Handbuch der speziellen pathologischen Anatomie und Histochemie, Bd. III, S. 20, Berlin-Göttingen-Heidelberg 1931.
CHILAIDITI, D.: Fortschr. Röntgenstrahl. **16**, 173 (1910).
CHRISTIAN, H.: Med. Clin. N. Amer. **3**, 849 (1920).
CLARKSON, P.: Guy's Hosp. Rep. **111**, 335—346 (1962).
COCKAYNE, E. A.: Arch. Dis. Childh. **11**, 1 (1936).
COLEMAN, C. C., Meredith, J. M.: J. Amer. Med. Ass. **111** 2172 (1938).
COLIEZ, R. T.: Presse méd. **72**, 1533—1538 (1964).
CONRADI, E.: Jb. Kinderheilk. **80**, 86—97 (1914).
COOLEY, T. B., LEE, P.: Trans. Amer. pediat. Soc. **37**, 29 (1925).
COSACK, G.:Z.Kinderh. **72**, 240—257 (1953).
COSACK, G.: Z. Kinderheilk. **75**, 449—464 (1954).
COSSIO, P., BERCONSKY, J.: Rev. arg. Carol. **3**, 360 (1936).
COSTELLO, J. M., DENT, C. E.: Arch. Dis. Child. **38**, 397—407 (1963).
COSTEN, J. B.: Ann. Otol. (St. Louis) **43**, 1 (1934).
CROHN, B. B.: Amer. J. dig. Dis. **1**, 97 (1934).
CROUZON, O.: Bull. Soc. méd. hôp. (Paris) **33**, 545—555 (1912).
CURTIUS, F.: In: Handbuch der inneren Medizin Bd. IV/2, S. 157, 3. Aufl. Berlin: Springer 1944.
CUSHING, H. W.: Bull. Johns Hopk. Hosp. **50**, 137—195 (1932).
DAHLMANN, J.: Fortschr. Röntgenstr. **82**, 723—740 (1955)
DEUTSCHLÄNDER, C. W.: Zbl. Chir. 48, 1422—1426 (1921)
Dorph, M. H.: New Engl. J. Med. **243**, 440—442 (1950).
DREYFUS, J. R.: Jb. Kinderheilk. **150**, 42—54 (1938).
DUBIN, J..N., JOHNSON, F. B.: Medicine (Baltimore) **33**, 155 (1954).
DUPLAY, E.S.: Arch. gén. Méd., **20**, 513—542 (1872).
DURAND, P., ZUNIN, C.: Minerva pediatr. **7**, 1—23 (1955).
DYK, A.: Med. Klin. **53**, 1809—1811 53, (1958).
DZIERZYNSKY, W.: Zbl. ges. Neurol. Psychiat. **20**, 547 (1913).
EBSTEIN, W.: Arch. Anat. Physiol. **33**, 238 (1866).
EISENMENGER, V.: Z. klin. Med. **32**, 1—28 (1897).
ELLIS, R. W. B., CREVELD, S. VAN: Arch. Dis. Childh. **15**, 65—68 (1940).
ENGEL, G.: Med. Diss., Gießen 1864.
ENGELMANN, G.: Fortschr. Röntgenstr. **39**, 1101 (1929).
ESCAMILLA, R. F., LISSER, H., SHEPARDSON, H. C.: Ann. intern. Med. **9**, 297—316 (1935).
ESCHBACH, E., FINSTERBUSCH, R.: Ergebn. inn. Med. Kinderheilk. **65**, 60—138 (1945).
EVANS, W., LLOYD-THOMAS, H.G.: Brit. Heart J. **19**, 153—158 (1957).
FABER, K.: Med. Klin. **5**, 1310—1312 (1909).
FABRY,J.: Arch. Derm. Syph. (Berl.) **123**, 294—307 (1916).
FAHR, TH.: Zbl. allg. Path. path. Anat **50**, 129 (1931).
FAIRBANK, TH.: An atlas of general affections of the skeleton. Edinburgh, Livingstone Ltd. 1951.
FALEK, A., SCHMIDT, R., JERVIS, A. G.: Lancet **1965** I, 706—707.
FALLOT, E. L. A.: Marseille-méd **25**, 77—93, 138—158, 207—223, 270—286, 341—354, 403—420 (1888).
FANCONI, G.: Schweiz. med. Wschr. **94**, 1309—1318 (1964).
FANCONI, G.: Schweiz. med. Wschr. **66**, 821 (1936).
FANCONI, G., ALBERTINI, A. v., ZELLWEGER, H.: Helv. paediat Acta **2**, 95—112 (1948).
FANCONI, G., GIRARDET, P.: Helv. paediat. Acta **7**, 314—349 (1952).
FARBER, S.: Amer. J. Dis. Child. **84**, 499 (1952).

FELTY, A. R.: Bull. Johns Hopk. Hosp. 35, 16—20 (1924).
FIEDLER, C. L. A.: Festschrift des Stadtkrankenhauses Dresden-Friedrichstadt, 1899.
FORESTIER, J., ROTES-QUÉROL: Ann. rheum. Dis. **9**, 321 (1950).
FRANCESCHETTI, A.: Bull. schweiz. Akad. med. Wiss. **1**, 60 (1944).
FREEMAN, E. A., SHELDON, J. H.: Arch. Dis. Childh. **13**, 277 (1938).
FREIBERG, A. H.: S. G. O. **19**, 191—193 (1914).
FRIEDRICH, H.: Dtsch. Z. Chir. **187**, 385 (1924).
FRÖHLICH, A.: Wien. klin. Rschr. **15**, 883—886, 906—908 (1901).
FRÖHLICH, F.: Dis. med. Würzburg 1839.
FRÜND, H.: Zbl. Chir. **53**, 707 (1926).
FUCHS, A.: Wien. med. Wschr. **59**, 2142 (1909).
FURST, W., OSTRUM, H. W.: Amer. J. Roentgenol. **47**, 588—590 (1942).
GALANT, J. S.: MÜNCH. med. Wschr. **73**, 1881 (1926).
GANTHIER, G.: Acta neuroveg. (Wien) **21**, 345—394 (1960).
GANZONI, A.: Schweiz. med. Wschr. **94**, 855—861 (1964).
GARCIN, R. s. WINTER, M. M.
GARDNER, E. J., RICHARDS, R. C.: Amer. J. hum. Genet. **5**, 139 (1953).
GARRÉ, C.: Brun's Beitr. klin. Chir. **10**, 241—298 (1893).
GASTAUT, H., SOULAYROL, R., ROGER, J., PINSARD, N.: In Electroencéphalographie et Neurophysiologie clinique. Nouvelle série. Paris 1964.
GELLERSTEDT, N.: Acta path. microbiol. scand. **16**, 386 (1939).
GEORGII, A., EYMER, K. P.: Ergebn. inn. Med. Kinderheilk. **20**, 258—283 (1963).
GIACCAI, L.: Acta radiol. (Stockholm) **38**, 17 (1952).
GIERKE, E. v.: Beitr. path. Anat. (Jena) **82**, 497 (1929).
GITZELMANN, R., HADORN, B.: Helv. paediat. Acta **16**, 1 (1961).
GLANZMANN, E., RINIKER, P.: Ann. paediatr. Basel **175**, 1 (1950).
GOCHNITZER, F., GENNARO, P. F. de: Z. Orthop., **86**, 1 (1955).
GOLDBLATT, H., LYNCH, J., HANZAL, R. F., SUMMERVILLE, W. W.: J. exp. Med. **59**, 374—379 (1934).
GOODPASTURE, E. W.: Amer. J. med. Sci. **158**, 863—870 (1919).
GORDAN, G. S., OVERSTREET, E. W., TRAUT, H. F., WINCH G. A.: J. clin. Endocr. **15**, 1—12 (1955).
GORLIN, R. J.: J. Amer. med. Ass. **182**, 823—829 (1962).
GORLIN, R. J., GOLTZ, R. W.: New Engl. J. Med. **262**, 908—912 (1960).
GORLIN, R.J., MESKIN, L.H., PETERSON, W. C. jr., GOLTZ, R. W.: Acta derm.-venereol. (Stockh.) **43**, 421—440 (1963).
GORLIN, R. J., PSAUME, J.: J. Pediat. **61**, 520—530 (1962).
GOTTRON, H.: Arch. Derm. Syph. (Berl.) **181**, 571 (1941).
GOZZOLINO, J. H., GOLDSTEIN, F., GREENING, R. R., WIRTS, C. W.: J. Amer. med. Ass. **185**, 920—924 (1963).
GRAM, CH. H. J.: Acta med. scand. **73**. 139 (1933).
GREGG, N.: Med. J. Austr. **1**, 313—315 (1945).
GREPPI, E.: Schweiz. med. Wschr. **86**, 1087 (1956).
GRIGNOLO, A.: Ophthalmologica (Basel) **118**, 989—997 (1949).
GRUBER, G. B.: Beitr. path. Anat. **93**, 459—476 (1934).
GÜNTHER, H.: Endokrinologie **33**, 177—190 (1956).
GUÉRIN, J. R.: Recherches sur les difformités congénitales chez les monstre, le foete et l'enfant. Paris 1880.
HABEDANK, M.: Z. Kinderheilk. **88**, 531—547 (1963).
HADORN, W.: Schweiz. med. Wschr. **78**, 1238—1242 (1948).
HAFERKAMP, O.: Z. Krebsforsch. **64**, 418 (1962).
HAGLUND, P.: Langenbecks Arch. klin. Chir. **82**, 922—930 (1907).

HAGLUND, P.: Z. orthop. Chir. **49**, 49 (1928).

HALLERMANN, W.: Klin. Mbl. Augenheilk. **113**, 315 (1948).

HAMMAN, L., RICH, A.: Bull. Johns Hopk. Hosp. **74**, 177 (1944).

HANHART. E.: Helv., paediat. Acta **3**, 113—125 (1948).

HANHART, E.: Arch. Klaus-Stift. Vererb.-Forsch. **25**, 531—544 (1950).

HANHART, E.: Schweiz. med. Wschr. **83**, 198—203 (1953).

HEBERDEN, W.: De nodis digitorum 1802, Ärztl. Schriften-übers. v. Trautner, Nürnberg 1840.

HEGGLIN, R.: Zbl. ges. Radiol. **33**, 497 (1941).

HEILMEYER, L., SCHMID, F.: Dtsch. med. Wschr. **81**, 1293—1297 (1956).

HEINRICHS, E. A.: Mschr. Kinderheilk. **111**, 327—331 (1963).

HELMHOLZ, H. F., HARRINGTON, E. R.: Amer. J. Dis. Child. **41**, 793—800 (1931).

HEUBNER, O. J. L.: Jb. Kinderheilk. **70**, 667 (1909).

HIRSCHSPRUNG, H.: Jb. Kinderheilk. **27**, 1—7 (1888).

HOCHHEIM, K.: Arbeiten aus dem Path. Inst. Göttingen, Berlin 1903, S. 421.

HÖSLI, P. O.: Anomalien der Harnwege im Kindesalter und ihre chirurgische Behandlung. Basel-New York: Karger 1960.

HOEVE, J. v. d.: Ref. Klin. Mbl. Augenheilk. **55**, 305 (1917).

HOFFA, A.: Dtsch. med. Wschr. **29**, 337—383 (1904).

HOFFMANN, W.: Schweiz. med. Wschr. **76**, 988 (1946).

HOLT, M., ORAM, S.: Brit. HEART J. **22**, 236—242 (1960).

HOLTERMÜLLER K., WIEDEMANN, H. R.: Med. Wschr. **14**, 439—446 (1960).

HOZAY, J.: Rev. neurol. **89**, 245—258 (1953).

HÜNERMANN, C.: Z. Kinderheilk. **51**, 1—19 (1931).

HUTCHINSON, J.: Illustrations of chronical surgery, p. 42, London 1877.

HUTCHINSON, J.: Lancet **1886/I**, 923.

HUTCHISON, R.: Quart. J. Med. **1**, 33—38 (1907).

JACQUET, L.: Presse méd. **8**, 327 (1900).

JAEGER, R.: J. Amer. med. Ass. **142**, 304—310 (1950).

JAFFÉ, H. L., LICHTENSTEIN, L.: Amer. J. Path. **18**, 205 (1942).

JANSEN, MURK: Z. orthop. Chir. **61**, 253 (1934).

JEFFERSON, G.: Brit. J. Surg. **26**, 267 (1938).

JUNET, R. M.: Helv. med. Acta **22**, 167—183 (1955).

JUSTIN-BESANCON, J. u. a.: Presse méd. **71**, 227 (1963).

KAHLER, O.: Prag. med. Wschr. **14**, 33—44 (1889).

KAPLAN, H., KLATSKIN, G.: Yale J. Biol. Med. **32**, 335 (1960).

KARTAGENER, M.: Ergebn. inn. Med. Kinderheilk. **49**, 378 (1935).

KASTERT, J.: Chirurg **24**, 390 (1953).

KATZ, J., LEVINE, M., HERMAN, P.: Amer. J. Roentgenol. **88**, 1084—1094 (1962).

KERSHNER, R. D., ADAMS, W. E.: J. thorac. Surg. **17**, 495—511 (1948).

KESSELRING, F., ZOLLINGER, H. U.: Ergebn. inn. Med. Kinderheilk., N. F. **16**, 41 (1961).

KIELY, B., ADAMS, P., Jr., ANDERSON, R. C., LESTER, R.G.: Amer. J. Dis. Child. **60**, 381—403 (1958).

KIENBÖCK, R.: Fortschr. Röntgenstr. **16**, 77—103 (1910/11).

KLIPPEL, M., FELDSTEIN, E.: Nouv. Iconogr. Salpêt. **26**, **445** (1913).

KLIPPEL, M., FEIL, A.: Nouv. Iconogr. Salpêt. **25**, 223 (1912).

KLOSTERMANN, G.: Dtsch. med. Wschr. **81**, 631 (1956).

KNOCH, H. G.: Zbl. Chir. **88**, 674 (1963).

KOCH, G., TIWISINA, T.: Ärztl. Forsch. **13**, 489—504 (1959).

KÖHLER, A.: Münch. med. Wschr. **67**, 1289 (1920).

KOFFERATH, W.: Mschr. Geburtsh. Gynäk. **55**, 33—38 (1921).

KOSZEWSKI, B. J.: Schweiz. Z. path. Anat. **12**, 41—53. (1949).

KRAUSE, A. C.: Amer. Arch. Ophthalm. **36**, 387 (1946).

KREBS, W., WURM, H.: Die Bechterew' Krankheit (entzündliche WS.versteifung). Dresden und Leipzig 1937.

KÜMMELL, H.: Arch. orthop. Unfall-Chir. **26**, 471 (1928).

KÜSS, G.: Thèse de Paris 1909.

KUGEL, M. A., STOLOFF, E. G.: Amer. J. Dis. Child. **45**, 828—864 (1933).

LADD, W.E., New Engl. J. Med. **215**, 705 (1936).

LADD, W. E., GROSS, R. E.: Surg. Gynec. Obstet. **70**, 295 (1940).

LAMBERS, K.: Ärztl. Wschr. **15**, 180 (1960).

LAMY, M., MAROTEAUX, P.: Presse méd. **68**, 1977—1980 (1960).

LANDOLT, R. F.: Helv. paedrit. Acta **3**, 1 (1948).

LANGE, C. de: Arch. Méd. Enf. **36**, 713—719 (1933).

LANTZIUS-BENINGA, F.: Urologe **1**, 11—17 (1962).

LARSEN, S.: Norsk Mag. Laegevidensk. **82**, 856 (1921).

LAURENCE, G., SARDET, M.: Arch. Mal. Appar. dig. **53**, 535—549 (1964).

LAURENCE, J. Z., MOON, R. C.: Ophthal. Rev. **2**, 32—41 (1866).

LEHNDORFF, H.: Ergebn. inn. Med. Kinderheilk., NF **12**, 302—342 (1959).

LEIBER, B.: Kinderärztl. Prax. **21**, 175—188 (1953).

LENZ, W., KNAPP, K.: Dtsch. med. Wschr. **87**, 1232—1242 (1962).

LÉRI, A.: Handbuch der Neurologie, hrsg. v. Lewandowsky, Bd. 4, S. 287. Berlin 1913.

LÉRI, A.: Presse méd. **30**, 13 (1922).

LÉRI, A., JOANNY: Bull. Soc. méd. hôp. (Paris) **46**, 1141—1145 (1922).

LERI, A., LAYANI, F., WEILL, J.: Presse méd. **39**, 262 (1931).

LESSMANN, F., POTH, A.: Röntgenpraxis **17**, 149—156 (1948).

LETTERER, E.: Frankfurt Z. Path. **30**, 377 (1924).

LIAN, C., SIGUIER, F., WELTI, J. J.: Presse méd. **61**, 145 (1953).

LIGHTWOOD, R.: Arch. Dis. Childh. **10**, 205 (1935).

LINDAU, A.: Acta path. microbiol. scand. **1**, 1—128 (1926)

LLOYD, K. M., DENNIS, M.: Ann. intern. Med. **58**, 136—142 (1963).

LÖFFLER, W.: Schweiz. med. Wschr. **66**, 1069 (1936).

LÖHR, G. W.: Dtsch. med. Wschr. **90**, 1549—1556 (1965).

LÖHR, H.: Z. klin. Med. **137**, 297 (1940).

LOUIS-BAR, D.: Confin. neurol. (Basel) **4**, 32—42 (1941).

LOWRY, T.: Univ. Minn. med. Bull. **27**, 203 (1956).

LUSCHKA, H. v.: Virchows Arch. path. Anat. **10**, 500 (1856).

LUTEMBACHER, R.: Arch. Mal. coeur. **9**, 237—260 (1916).

MAC DONALD, W. B. u.a.: Pediatrics **25**, 997 (1960).

MACLEOD, W. M.: Thorax **9**, 147—153 (1954).

MADELUNG, O. W.: Langenbecks Arch. klin. Chir. **23**, 395 (1879).

MARCHESANI, O.: Klin. Mbl. Augenheilk. **103**, 392 (1939).

MARFAN, B.: Bull. Soc. méd. hôp. (Paris) **13**, 220—226 (1896).

MARIE, J., NORMAN, E., MALLET, R., SALET, J.: Presse méd **49**, 1146—1149 (1941).

MARIE, P.: Rev. méd. **6**, 297—333 (1886).

MARIE, P., LÉRI, A.: Soc. méd. hôp., (Paris) **36**, 104 (1913)

MAROTEAUX, P., LAMY, M.: Arch. franc. Pédiat **19**, 267—274 (1962).

MARTINI, G. A., STROHMEYER, G., BÜNGER, P.: Dtsch. med. Wschr. **85**, 586—593 (1960).

MASON, V. R.: Amer. J. Med. **79**, 1318 (1929).

MAU, C.: Dtsch. Z. Chir. **228**, 260—276 (1930).

MENDELSON, C. L.: Amer. J. Obstet Gynec. **52**, 191—205 (1946).

MEYER-SCHWICKERATH, G., GRÜTERICH, G., WEYERS, H.: Klin. Mbl. Augenheilk. **131**, 18—30 (1957).

MILKMAN, L. A.: Amer. J. Roentgenol. 32, 622 (1934).
MINKOWSKY, O.: Verh. dtsch. Ges. inn. Med. 1900, 316.
MONCRIEFF, A., WILKINSON, R. H.: Acta paediat. (Stockh.) 43, Suppl. 100, 495–516 (1954).
MORQUIO, L.: Arch. Méd. Enf. 32, 129 (1929), 38, 5 (1935).
MORSIER, G. DE: Schweiz. Arch. Neurol. Psych. 74, 309–361 (1954).
MOUNIER-KUHN, P.: Lyon. méd. 150, 106–109 (1932).
MÜLLER, W.: Dtsch. Z. Chir. 201, 84–87 (1927).
MÜNCHMEYER, E.: Henles und Pfeiffers Z. ration. Med. 34, 1 (1869).
NAFFZIGER, H. C.: Surg. Gynec. Obstet. 64, 119 (1937).
NAGER, F. R., REYNIER, J. P.: Pract. oto-rhino-laryng. (Basel) 10, Suppl. 2, 1–128 (1948).
NAIR, N. S., MATHEW, O.: Indian J. Pediat. 30, 359–361 (1963).
NECK, M. VAN: Arch. franco-belg. chir. 1924, 238.
NESTEROV, A. J.: Arthr. and Rheum. 7, 29 (1964).
NEYMEYER, H.: Nervenarzt 33, 540–543 (1962).
NIEMANN, A.: Jb. Kinderheilk. 1, 79 (1914).
NIERHOFF, H., HÜBNER, O.: Z. Kinderheilk. 78, 497–521 (1956).
NIEVERGELT, K.: Arch. Klaus-Stift Vererb.-Forsch. 19, 157 (1944).
OGILVIE, H.: Brit. med. J. 1948 II, 671–673.
OLLIER, L.: Bull. Soc. chir., Lyon 3, 23 (1889).
OPITZ, H., SCHMID, F.: Handbuch der Kinderheilk., Bd. 4, S. 936. Berlin-Heidelberg-New York: Springer 1965.
ORMOND, J. K.: J. Urol. (Baltimore) 59, 1072–1079 (1948).
OSGOOD, R.: Boston med. surg. J. 148, 114–117 (1903).
OTTO, F. M. G.: Z. Kinderheilk. 73, 240 (1953).
PAGET, J.: Med. Chir. Transact. (Lond.) 60, 37 (1877).
PANCOAST, H. K.: J. Amer. med. Ass. 83, 1407 (1924).
PANNER, H. J.: Acta radiol. (Stockh.) 8, 671 (1927).
PANSCHEREWSKI, D., KOCH, H.: Arch. klin. exp. Derm. 209, 206–222 (1959).
PARROT, J.: Les malformations achondroplasiques, Soc. anthrop., Paris 1878.
PERTHES, G. C.: Dtsch. Z. Chir. 107, 111 (1910).
PETERS, A., Hövels, O.: Z. menschl. Vererb.- u. Konstit.-Lehre 35, 434 (1960).
PETGES, G., PETGES, A.: Ann. Derm. Syph. (Paris) 1, 441 (1930).
PEUTZ, J. L. A.: Ned. Maandschr. Geneesk. 10, 134–136 (1921).
PFAUNDLER, M.: Jb. Kinderheilk. 92 420–421, (1920).
PFEIFFER, R. A., HÜTHER, W.: Med. Klin. 58, 1110–1114 (1963).
PICK, A.: Prag. med. Wschr. 17, 165–167 (1892).
PICK, F.: Z. klin. Med. 29, 386–410 (1896).
POLAND, A.: Guy's Hosp. Rep. 6, 191 (1841).
POMPE, J. C.: Ann. Anat. path. 10, 23 (1933).
POTTER, L. E.: Amer. J. Obstet. Gynec. 51, 885–888 (1946).
PUTTI, V.: Fortschr. Röntgenstr. 12, 328 (1908).
PUTTI, V.: Rif. med. 2, 976 (1929).
RATHBUN, J. C.: Amer. J. Dis. Child. 75, 822–831 (1948).
RATHKE, F. W.: Die juvenilen Rückgratsverkrümmungen. Stuttgart: Thieme 1961.
RECKLINGHAUSEN, F. D. v.: Festschrift für R. Virchow, S. 138. Berlin: Hirschwald 1882.
REICHEL, P. F.: Langenbecks Arch. klin. Chir. 61, 717 (1900).
REUSS, A. v.: Wien. med. Wschr. 58, 799 (1908).
REWALD, E.: Ergebn. inn. Med. Kinderheilk., NF 13, 143–174 (1960).
RIBBING, S.: Acta radiol. (Stockh.) Suppl. 34, 1–107 (1937).
RIBBING, S.: Acta radiol. (Stockh.) 31, 522–536 (1949).
RICKLIN, P.: Ergebn. Chir. Orthop. 39, 295–326 (1955).
RIESCHEL, G.: Münch. med. Wschr. 43, 2094–2096 (1960).

RILEY, C., SHWACHMANN, H.: Amer. J. Dis. Child. 66, 150 (1943).
ROSENBAUM, S.: Fortschr. Med. 81, 779–780 (1963).
ROSKE, G.: Mschr. Kinderheilk. 47, 385 (1930).
ROSSI, U.: Sperimentale 45, 518 (1891).
ROSSIER, A.: Arch. franç. Pédiat. 19, 561–579 (1962).
ROTOR, A. B., MANAHAM, C., Florentin, A.: Acta med. philipp. 5, 37 (1948).
ROTTER, W., ERB, W.: Virchóws Arch. path. Anath. 316, 233–263 (1948).
ROY, J. N.: Un. méd. Can. 65, 517–539 (1936).
RUBINSTEIN, J. H., TAYBI, H.: Amer. J. Dis. Child. 105, 588–608 (1963).
RUSSEK, H. J., ZOHMAN, B. L.: Trans. Amer. Coll. Cardiol. 3, 100–106 (1953).
RUSSELL, A.: Proc. roy. Soc. Med. 47, 1040–1044 (1954).
RUSSELL, A., LEVIN, B., OBERHOLZER, V. G., SINCLAIR, L.: Lancet 1962 II, 699–700.
RUSSEL, J. R., REITAN, R. M.: J. nerv. ment. Dis. 121, 205–214 (1955).
RUST, J. N.: Aufsätze und Behandlungen aus dem Gebiet der Med., Chir. und Staatsarzneikunde, Berlin 1834, I, 196.
SABAR, J. R., ONAT, A.: Schweiz. med. Wschr. 92, 977–982 (1962).
SABIN, A. B., Feldman, H. F.: J. Pediat. 35, 296 (1949).
SALVIOLI, G.: Mschr. Kinderheilk. 102 330–331 (1954).
SANCTIS, C. de, CACCHIONE, A.: Riv. sper. Freniat. 56, 269–292 (1932).
SARAUX, H. u.a.: Arch. Ophthal. (Paris) 24, 581–602 (1964).
SARRE, H., SIEBERTH, H., NOLTENIUS, H.: Dtsch. med. Wschr. 89, 2405–2410 (1964).
SCHÄFER, K.: Münch. med. Wschr. 62, 1548 (1910).
SCHAER, H.: Ergebn. Chir. Orthop. 29, 211 (1936).
SCHEUERMANN, H.: Z. orthop. Chir. 41, 305–317 (1921).
SCHINZ, H. R.: Arch. Klaus-Stift Vererb.-Forsch., 18, 361 (1943).
SCHLAGENHAUFER, F.: Virchows Arch. path. Anat. 187, 125 (1907).
SCHLATTER, C.: Bruns' Beitr. klin. Chir. 59, 518 (1908).
SCHMID, F.: Die generalisierten Tuberkulosen. Stuttgart: Thieme 1951.
SCHMID, F., OPITZ, H., u. RUDDER, B. DE: Pädiatrie. Berlin-Göttingen-Heidelberg: Springer 1957.
SCHMIDT, H., ARMBRUST, K.: Med. Klin. 47, 1306 (1952).
SCHMITT, H. G., WISSER, P.: Langenbecks Arch. klin. Chir. 268, 333–340 (1951).
SCHNEIDER, P. G.: Z. Orthop. 98, 43–50 (1963).
SCHREINER, G. E., SMITH, L. H., KYLE, L. H.: Amer. J. Med. 15, 122–129 (1953).
SCHROETTER, L.: Nothangels Handbuch der Pathol. und Therapie. Wien 1884.
SCHÜLLER, H.: Fortschr. Röntgenstr. 23, 12–18 (1915).
SCHULTEN, H.: Ergebn. inn. Med. Kinderheilk. 46, 236 (1934).
SEROWY, C.: Arch. klin. Derm. Dtsch. 203, 113–124 (1956).
SHAVER, C. G., RIDELL, A. R.: J. industr. Hyg. 29, 145–157 (1947).
SIEMENS, H. W.: Arch. Derm. Syph. Dtsch. 175, 565 (1937).
SILFVERSKIÖLD, N.: Acta radiol. (Stockh.) 4, 44 (1925).
SILVERMAN, N.: Radiology 70, 532 (1958).
SIMMONDS: Dtsch. med. Wschr. 1914, 40.
SJÖGREN, H. S. C.: Acta ophthal. (Kbh.) 2, 151 (1933).
SMITH, R. C., WIENER, C. H., MARTEL, St.: Arch. Derm. 71, 197–204 (1955).
SNELLEN, H. A., ALBERS, F. H.: Circulation 6, 801 (1952).
SORENSEN, P. M.: Ugeskr. Laeg. 122, 1156 (1960).
SPINZIG, E. W.: Amer. J. Roentgenol. 42, 246 (1939).
SPIRA, L.: Dtsch. med. Wschr. 76, 1558–1560 (1951).

STAEMMLER, M.: Die isolierte (Fiedler'sche) Myocarditis. Stuttgart: Thieme 1962.

STEIM, H., SO, C. S., EMMERICH, J., BILGER, R.: Ergebn. inn. Med. Kinderheilk., NF. **17**, 58 (1962).

STIEDA, A.: Langenbecks Arch. klin. Chir. **85**, 815 (1908).

STILL, G. F.: Med. Chir. Trans. **80**, 47—59 (1897).

STURGE, W. A.: Clin. Soc. Trans. **12**, 162 (1879).

SUDECK, P.: Langenbecks Arch. klin. Chir. **191**, 710 (1938).

TAMM, J.: Dtsch. med. Wschr. **89**, 2381—2382 (1964).

TAUSSIG, H., BING, R. J.: Amer. Heart J. **37**, 551—559 (1949).

THIEMANN, H.: Fortschr. Röntgenstr. **14**, 79 (1909/10).

TÖNDURY, G.: Embryopathien. Bd. XI, Pathologie und Klinik in Einzeldarstellungen, Berlin-Göttingen-Heidelberg: Springer 1962.

TONI, G. DE: Acta paediat. scand. **16**, 479 (1933).

TONI, G. DE: Ann. paediat. (Basel) **182**, 63—76 (1954).

TURPIN, R., CANY, J.: Arch. franc. pédiat. **13**, 1—23 (1956).

UEHLINGER, A., FUCHS, W. A., BÜHLMANN, A., UEHLINGER, E.: Dtsch. med. Wschr. **85**, 42 (1960).

UEHLINGER, E.: Virchows Arch. path. Anat. **308**, 396 (1942).

UHLIG, H.: Arch. Kinderheilk. **148**, 22 (1954).

ULLRICH, O.: Ergebn. inn. Med. Kinderheilk. **2**, 412—466 (1951).

ULLRICH, O.: Ergebn. inn. Med. Kinderheilk., NF. **2**, 412—466 (1951).

VALENTIN, B.: Acta orthop. scand. **9**, 235 (1936).

VEENEKLAAS, G. M. H.: Ann. Pediatr. **178**, 59—63 (1952).

VELICKY, J.: Ophthalmologica (Basel) **138**, 330—335 (1959).

VERBRYCKE, J. R.: J. Amer. med. Ass. **114**, 314—316 (1940).

VIRCHOW, R.: Arch. path. Anat. **37**, 212 (1866).

VÖLKEL, K. H.: Kinderärztl. Prax. **25**, 492—497 (1957).

VOLKMANN, J.: Mschr. Unfallheilk. **52**, 353 (1949).

VOLKMANN, R. V.: Dtsch. Z. Chir. **2**, 538—542 (1873).

VOLLMAR, J.: Dtsch. med. Wschr. **90**, 8—14 (1964).

VROLIK, W.: Amstelodami 1849.

WAARDENBURG, P. J.: Klin. Mbl. Augenheilk. **92**, 92 (1934).

WAARDENBURG, P. J.: Ophthalmologica (Basel) **123**, 184—186 (1952).

WALDENSTRÖM, H.: Z. orthop. Chir. **24**, 487—512 (1909).

WATSON, R. J., BURKO, H., MEGAS, H., ROBINSON, M.: Pediatrics **31**, 975 (1963).

WEBER, F. P.: J. Neurol. **3**, 134—139 (1922).

WEGENER, F.: Verh. dtsch. Path. Ges. **29**, 202—209 (1936)

WEINGARTEN, R. F.: Lancet **1943**I, 103—105.

WEISMANN-NETTER, R., STUHL, C.: Presse méd. **62**, 1618 (1954).

WEST, W. J.: Lancet **1841**I, 724.

WESTPHAL, K.: Z. klin. Med. **96**, 95 (1923).

WEYERS, H.: Acta paediatr. (Uppsala) **41**, 334 (1952).

WEYERS, H.: Z. Laryng. Rhinol. **31**, 69 (1952).

WEYERS, H.: Ann. paediat. (Basel) **181**, 45 (1953).

WEYERS, H.: Z. Kinderheilk. **74**, 483 (1954).

WEYERS, H.: Stoma (Heidelb.) **8**, 86 (1955).

WEYERS, H.: Dtsch. zahnärztl. Z. **12**, 923—925 (1957).

WEYERS, H.: Ann. paediat. (Basel) **189**, 351—370 (1957)

WEYERS, H., THIER, J.: J. Génét. hum. **7**, 143—173 (1958).

WEYERS, H., FÜLLING, G.: Zahnmed. im Bild **4**, 25—32 (1963).

WHIPPLE, G. H.: Bull. Johns Hopk. Hosp. **18**, 382—391 (1907).

WIEDEMANN, H. R.: Der konstitutionelle familiäre hämolytische Ikterus im Kindesalter. Jena 1946.

WIEDEMANN, H. R.: Z. Kinderheilk. **65**, 670—697 (1948).

WIEDEMANN, H. R.: Z. Kinderheilk. **70**, 81—112 (1951).

WIETHE, C.: Z. Hals-, Nas.- u. Ohrenheilk. **32**, 342—380 (1933).

WILBRAND, H. R., AMMANN, F.: Arch. Klaus-Stift. Vererb.-Forsch. **39**, 80—92 (1964).

WILDERVANCK, L. S.: Acta Genet. med. (Roma) **9**, 447 (1960).

WILDERVANCK, L. S.: Ned. T. Geneesk. **104**, 2600—2605 (1960).

WILLET, A.: St Bart. Hosp. Rep. **14**, 333—335 (1878).

WILLICH, E.: Arch. Kinderheilk. **159**, 276—283 (1959).

WILLICH, E.: Z. Kinderheilk. **2**, 373—374 (1965).

WINTER, M. M., GARCIN, R., DERENSE, J.: Bull. Soc. méd. Hôp. (Paris) **50**, 1553 (1926).

WIRTH, G.: Pract. oto-rhino-laryng. (Basel) **24**, 333 (1962).

ZAPP, E.: Med. Bild **2**, 52—60 (1959).

ZEMANN, W., KING, F. A.: J. nerv. ment. Dis. **127**, 490—502 (1958).

Literatur

Das Schrifttum der pädiatrischen Röntgendiagnostik wäre nur im Rahmen eines mehrbändigen Handbuches erschöpfend wiederzugeben. Für das vorliegende zweibändige Werk wurde deshalb eine Auswahl getroffen, die aus Umfanggründen auf die Aufnahme zahlloser wertvoller Publikationen verzichten mußte. Die Literaturquellen haben die Aufgabe, auf weiterführende Informationen hinzuweisen; sie berücksichtigen deshalb in erster Linie *historisch bedeutsame, sachlich informative, zusammenfassende* und *monographische* Arbeiten. Übersichtsarbeiten, Monographien und Bücher mit größeren Literaturübersichten wurden durch Punkte am linken Rand besonders hervorgehoben (●).

Der vorliegende Band I enthält etwa 1100 Literaturhinweise. Im nachstehenden alphabetischen Verzeichnis sind Titel und Quellennachweis vollständig aufgeführt, während in den gesonderten Verzeichnissen zur Nomenklatur (S. 32–35) und für das Syndromenverzeichnis (S. 455) aus Raumgründen nur Autoren und Quellen ohne Titelangaben aufgeführt sind.

ADAMS, W. C., HINDMAN, S. M.: Cat-scratch disease associated with an osteolytic lesion. J. Pediat. **44**, 665 (1954).

ALBERS-SCHÖNBERG, H.: Röntgenbilder einer seltenen Knochenerkrankung. Münch. med. Wschr. **1904 I**.

ALBERS-SCHÖNBERG, H.: Eine bisher nicht beschriebene Allgemeinerkrankung des Skelets im Röntgenbild. Fortschr. Röntgenstr. **11**, 261 (1907).

ALBERS-SCHÖNBERG, H.: Eine seltene, bisher nicht bekannte Strukturanomalie des Skelets. Fortschr. Röntgenstr. **23**, 174 (1915/16).

ALBRIGHT, F., BUTLER, A. M., HAMPTON, A. O., SMITH, P.: Syndrome characterized by ostitis fibrosa disseminata, areas of pigmentation and endocrine dysfunction with precocious puberty in females. New Engl. J. Med. **216**, 727 (1937).

●ALLEN, N.: Developmental and degenerative diseases of the brain. In: FARMER, T. W., Pediatric neurology. New York: Harper & Row 1964.

ALTHOFF, H.: Zur röntgenologischen Diagnose und zur Therapie des „eosinophilen Granuloms des Knochens". Z. Kinderheilk. **73**, 487 (1953).

●ALTHOFF, H., WIEDEMANN, H.-R.: Enchondrale Dysostosen. In: OPITZ-SCHMID, Handbuch der Kinderheilkunde, Bd. VI, S. 172. Berlin-Heidelberg-New York: Springer 1967.

AMANN, L.: Soorsepsis bei einem Säugling nach langdauernder antibiotischer Behandlung. Pädiat. Praxis **1**, 249 (1962).

AMUNDSEN, P., DIETRICHSON, P., ENGE, J., WILLIAMSON, R.: Cerebral angiography by catheterization. Complications and side effects. Acta radiol. (Stockh.) (diagn.) **1**, 164 (1963).

ANDERSON, F. M.: Cerebral arachnoid cysts in infants. J. Paediat. **69**, 88 (1966).

APERT, E.: De l'acrocefalosyndactylie. Bull. Soc. méd. Hôp Paris **23**, 1310 (1906).

AREY, J. B.: Tumors of the soft tissues. In: Textbook of pediatrics. Hrsg. NELSON, W. E., VAUGHAN, V. E., McKAY, R. I.; S. 1467 ff. Philadelphia: W. B. Saunders 1969.

ASTLEY, R.: Multiple metaphyseal fractures in small children (metaphyseal fragility of bone). Brit. J. Radiol. **26**, 577 (1953).

ASTLEY, R.: Trisomy 17/18. Brit. J. Radiol. **39**, 86 (1966).

AUSTIN, J., ARMSTRONG, D., SHEARER, L.: Metychromatic form of diffuse cerebral sclerosis. Arch. Neurol. (Chic.) **13**, 593 (1965).

BACKMUND, H.: Neuroradiologie bei Säuglingen und Kleinkindern. Radiologe **6**, 449 (1966).

BACKMUND, H.: Zerebrale Kontrastuntersuchung im Säuglings- und Kleinkindesalter. Fortschr. Med. **85**, 1020 (1967).

BACKMUND, H.: Tumoren des Zentralnervensystems. In: OPITZ-SCHMID, Handbuch der Kinderheilkunde, Bd. VIII/2. Berlin-Heidelberg-New York: Springer 1972.

●BACKMUND, H.: Angiographie des Gehirnkreislaufes. Stuttgart: Thieme 1968.

BACKMUND, H.: Pädiatrische Neuroradiologie. Stuttgart: Thieme 1970.

BADGLEY, CONNOR, KUDNER: J. Bone Jt Surg. A **34**, 349 (1952).

BAILEY, D. K.: The normal cervical spine in infants and children. Radiology **59**, 712 (1952).

BAKWIN, H., KRIDA, A.: Familial metaphyseal dysplasia. Amer. J. Dis. Child. **53**, 1521 (1937).

BANKER, B. Q., ROBERTSON, J. T., VICTOR, M.: Spongy degeneration of the central nervous system in infancy. Neurology (Minneap.) **14**, 981 (1964).

●BARGMANN, W.: Histologie und mikroskopische Anatomie des Menschen. Stuttgart: G. Thieme 1951.

BARRETT, J. W., MENDELSOHN, R. A.: Post-traumatic porencephaly in infancy. J. Neurosurg. **23**, 522 (1965).

BARTELHEIMER, H., BAUER, B.: Moderne angiographische Verfahren in der zerebralen Diagnostik im Säuglings- und Kindesalter. Fortschr. Röntgenstr. **108**, 329–336 (1968).

BARTELHEIMER, H., SCHMITT-ROHDE, J. M.: Osteoporose als Krankheitsgeschehen. Ergebn. inn. Med. Kinderheilk., N.F. **7**, 454 (1956).

BECKER, J., BADER, W.: Fortschritte der Röntgendiagnostik am Beispiel der Weichteildarstellung. Münch. med. Wschr. **101**, 1244 (1959).

BECKMANN, R., REUSS, R.: Zur röntgenologisch nachweisbaren Muskelfiederung bei Dystrophia musculorum progressiva Erb. Medizinische **8**, 329 (1959).

BEITZKE, H.: Seltene Mykosen der Knochen und Gelenke. In: Handbuch der speziellen pathologischen Anatomie und Histologie, Bd. IX/2, S. 612. Berlin: Springer 1934.

BELLINI, F.: Die septische Ostitis der Neugeborenen. Röntgen 10, 3 (1968).

BELLINI, M. A., NEVES, I.: The skull in childhood myxedema: its roentgen appearance. Amer. J. Roentgenol. 76, 495 (1956).

● BENDA, C. E.: The child with mongolism. New York: Grune & Stratton 1960.

BERGERHOFF, W.: Statistische Messungen am Säuglings- und Kinderschädel in Abhängigkeit vom Hirnwachstum. In: D. MÜLLER, Neuroradiologische Diagnostik und Symptomatik der Hirnentwicklung im Kindesalter. Berlin: VEB Volk und Gesundheit 1963.

BERGERHOFF, W., HÖBLER, W.: Messungen von Winkeln und Strecken am Röntgenbild des Schädels von Kindern und Jugendlichen. Fortschr. Röntgenstr. 78, 190 (1953).

BERGERHOFF, W., MARTIN, M.: Messungen von Winkeln und Strecken am Röntgenbild des Schädels von Säuglingen und Kleinkindern. Fortschr. Röntgenstr. 80, 742 (1954).

BERGSTRÖM, K., LODIN, H., OTTANDER, H. G.: Normal topography of the cerebral vessels in childhood. Acta radiol. (Stockh.) 8, 146 (1969).

BERTCHER, R. W.: Osteomyelitis variolosa. Amer. J. Roentgenol. 76, 1149 (1956).

● BETTEX, M.: Für das Kindesalter typische traumatische Schädigungen des Skelets. In: OPITZ, H., und F. SCHMID, Handbuch der Kinderheilkunde, Bd. VI. Berlin-Heidelberg-New York: Springer 1967.

BETZ, H.: Pneumotomographie der hinteren Schädelgrube. Fortschr. Röntgenstr. 109, 319—324 (1968).

BILLING, L.: Roentgen examination of the proximal femur in children and adolescents. A standardized technique also suitable for determination of the collumanteversion- and epiphyseal angles. A study of slipped epiphysis and coxa plana. Acta radiol. (Stockh.), Suppl. 110 (1954). 80 S.

BIRCH-JENSEN, A.: Congenital deformities of the upper extremities. Copenhagen 1949.

BIRKER, H. W.: Zur Erblichkeit der multiplen kartilaginären Exostosen. Zbl. Chir. 80, 1214 (1955).

BLATT, E. S., BERKMEN, Y.: Congenital occlusion of the foramen of Monroi. Radiology 92, 1061 (1969).

● BLOUNT, W. P.: Knochenbrüche bei Kindern. Stuttgart: Thieme 1957.

BÖRGER, F.: Über zwei Fälle von Arachnodaktylie. Z. Kinderheilk. 12, 161 (1915).

BONSE, G.: Zur Röntgenweichstrahldiagnostik. Radiologe 5, 35 (1965).

DU BOULAY, G.: The radiological evidence of raised intracranial pressure in children. Brit. J. Radiol. 30, 375 (1957).

● BRAILSFORD, J. F.: Radiology of bones and joints, 5th ed. Baltimore: Williams & Wilkins Company 1953.

BRAILSFORD, J. F.: Some radiographic manifestations of early scurvy. Arch. Dis. Childh. 28, 81 (1953).

BRANDNER, M. E.: Normal values of the vertebral body and intervertebral disk index during growth. Amer. J. Roentgenol. 110, 618 (1970).

BREMNER, A. E., NELIGAN, G. A.: Gutartige Form von akuter Osteitis der Wirbelsäule bei jungen Kindern. Brit. med. J. 1953, No 4815.

BROCKLEHURST, G.: Use of radio-iodinated serum albumin in the study of cerebrospinal fluid flow. J. Neurol. Neurosurg. Psychiat. 31, 162 (1968).

BROOKSALER, F. S., GRAIVIER, L.: Polands-Syndrom. Amer. J. Dis. Child. 121, 263 (1971).

BROWN, B. St. J., ALEXANDER, W. J.: Radiologic aspects of arteriovenous aneurysm of the great vein of Galen. Ann. Radiol. 10, 165 (1967).

BUCHWALD, W., SEVERIN, G.: Röntgendiagnostik der Muskeln, Sehnen und Bänder. In: Handbuch der medizinischen Radiologie, Bd. VIII. Berlin-Heidelberg-New York: Springer 1968.

BÜCHNER, H.: Weichteiluntersuchungen. In: Lehrbuch der Röntgendiagnostik. Hrsg. SCHINZ, H. R., BAENSCH, W. E., FROMMHOLD, W., GLAUNER, R., UEHLINGER, E., WELLAUER, I.; S. 214—216. Stuttgart: Thieme 1965. Bd. 1.

BÜTZLER, H.-O., SCHWENK, A, DICK, W.: Röntgenologische Diagnose und Differentialdiagnose der Hypochondroplasie. Radiologe 11, 288 (1971).

BUGYI, B.: Über die Entwicklung der Handwurzelknochenkerne bei gesunden Schulkindern. Kinderärztl. Prax. 26, 218 (1958).

BURROWS, F. G. O.: Some aspects of occult spinal dysraphism: a study of 90 cases. Brit. J. Radiol. 41, 496 (1968).

● BUSHE, K.-A., GLEES, P.: Chirurgie des Gehirns und Rückenmarks im Kindes- und Jugendalter. Stuttgart: Hippokrates 1968.

● CAFFEY, J.: Pediatric X-ray diagnosis, 4th edit., Chicago: Year Book Medical Publishers Inc. 1961, p. 747—772.

● CAFFEY, J.: Pediatric X-ray diagnosis, 5th edit. Chicago: Year Book Medical Publishers 1967.

CAFFEY, J.: Multiple fractures in the long bones of infants suffering from chronic subdural hematoma. Amer. J. Roentgenol. 56, 163 (1946).

CAFFEY, J.: Clinical and experimental lead poisoning. Some roentgenologic and anatomic changes in the growing bones. Radiology 17, 957 (1931).

CAFFEY, J.: The skeletal changes in the chronic hemolytic anemias. Amer. J. Roentgenol. 37, 293 (1937).

CAFFEY, J.: Changes in the growing skeleton after the administration of bismuth. Amer. J. Dis. Child. 55, 798 (1938).

CAFFEY, J.: Pediatric X-ray diagnosis, 2. Aufl. Chicago 1950.

CAFFEY, J.: Chronic poisoning due to excess of vitamin A. Description of clinical and roentgen manifestations in 7 infants and young children. Pediatrics 5, 672 (1950).

CAFFEY, J.: On some late skeletal changes in chronic infantile cortical hyperostosis. Radiology 59, 651 (1952).

CAFFEY, J., MADELL, S. H.: Ossification of the pubic bones at birth. Radiology 67, 346 (1956).

CAFFEY, J., ROSS, ST.: Pelvic bones in infantile mongoloidism. Roentgenographic features. Amer. J. Roentgenol. 80, 458 (1958).

CAMPBELL, W.: The treacher Collins syndrome. Brit. J. Radiol. 27, 639 (1954).

CARLSSON, B., LODIN, H.: Size of interpeduncular, pontine, pontocerebellar cisterns and cisterna magna in childhood. Acta radiol. (Stockh.) 8, 65—73 (1969).

● CATEL, W.: Differentialdiagnostische Symptomatologie. Stuttgart: Thieme 1951.

CAYLER, G. G., PETERSON, C. A.: Infantile cortical hyperostosis. Amer. J. Dis. Child. 91, 119 (1956).

CHADDUCK, W. M., NETSKY, M. G.: Arnold-Chiari malformation with cyst of third ventricle. J. Neurosurg. 23, 357 (1965).

CHAPTAL, J., LAFON, R., GROS, C., LABAUGE, R. J. R.: L'exploration radiographique cranio-encephalique des hémiplégies cérébrales infantiles. J. de Radiol. 34, 252 (1953).

CHRISTIAN, H. A.: Defects in membranous bones, exophthalmus and diabetes insipidus an unusual syndrome of dyspituitarism. Med. Clin. N. Amer. **3**, 849 (1919).

● CLARA, M.: Entwicklungsgeschichte des Menschen, 5. Aufl. Leipzig: Thieme 1955.

COCCHI, V.: Erbschäden mit Knochenveränderungen. In: SCHINZ, BAENSCH, FRIEDEL u. UEHLINGER, Lehrbuch der Röntgendiagnostik, Bd. 1. Stuttgart: G. Thieme 1952.

COCHRANE, W. A., BOWDEN, B. H.: Calcification of the arteries in infancy and childhood. Pediatrics **14**, 222 (1954).

COCKSHOTT, P., MACGREGOR, M.: Osteomyelitis variolosa. Quart. J. Med. **107**, 369 (1958).

COCKSHOTT, P., MCGREGOR, M.: The natural history of osteomyelitis variolosa. J. Fac. Radiol. (Lond.) **10**, 57 (1959).

CONRADI, E.: Vorzeitiges Auftreten von Knochen und eigenartigen Verkalkungskernen bei Chondrodystrophia fötalis hypoplastica. Jb. Kinderheilk. **80**, 86 (1914).

COOPER, A., TRAVERS, B.: Surgical essays, part 1, p. 168. London 1818.

CROCKER, A. C.: In: Textbook of pediatrics. Hrsg. NELSON, W. E., VAUGHAN, V. E., MCKAY, R. I., S. 1479. Philadelphia: W. B. Saunders Co. 1969.

CRONQUIST, S.: Total angiography in evaluation of cerebrovascular disease: a correlative study of aortacervical and selective cerebral angiography. Brit. J. Radiol. **39**, 805 (1966).

CRONQUIST, S.: Roentgenological evaluation of cranial size in children. Acta radiol. (Stockh.) **7**, 97 (1968).

CRONQUIST, S., EFSING, H. O.: Skull size and ventricular dilatation in subdural hygroma in infants. Acta radiol. (Stockh.) **10**, 11 (1970).

CROUZON, O.: Dysostose cranio-faciale héréditaire Presse méd **1912**, 737.

CURRARINO, G., NEUHÄUSER, E. B. D., REYERSBACH, G. C., SOBEL, E. H.: Hypophosphatasia. Amer. J. Roentgenol. **78**, 392 (1957).

CURRARINO, G., SILVERMAN, F. N.: Premature obliteration of the sternal sutures and pigeon-breast deformity. Radiology **70**, 532 (1958).

CUSMANO, J. V., BAKER, D. H., FINBY, N.: Pseudohypoparathyroidism. Radiology **67**, 845 (1956).

● DAHLIN, D. C.: Bone tumors. Springfield, Ill.: C. Thomas 1957.

DANDY, W. E.: Congenital cerebral cysts of the cavum septi pellucidi (fifth ventricle) and cavum Vergae (sixth ventricle); diagnosis and treatment. Arch. Neurol. Psychiat. (Chic.) **25**, 44 (1931).

● DARLING, D. B.: Radiography of infants and children. Springfield/Ill.: Ch. C. Thomas 1962.

● DECKER, K.: Klinische Neuroradiologie. Stuttgart: Thieme 1960.

DECKER, K.: Röntgenaufnahmen von Präparaten fötaler Schädel. Acta radiol. (Stockh.) **1**, 105 (1963).

DECKER, K.: Zerebrale Anfallsleiden. In: SCHINZ, Lehrbuch der Röntgendiagnostik, 6. Aufl., Bd. III. Stuttgart: Thieme 1966.

● DECKER, K., BACKMUND, H.: Angiographie des Hirnkreislaufs. Stuttgart: Thieme 1968.

● DECKER, K., BACKMUND, H.: Pädiatrische Neuroradiologie. Stuttgart: Thieme 1970.

DECKER, K., HIPP, E.: Spätveränderungen nach kindlichen Subduralergüssen. Fortschr. Röntgenstr. **82**, 375 (1955).

● DEKABAN, A.: Neurology of infancy. Baltimore: Wilkins 1959.

DEMYER, W., WHITE, P. T.: EEG in holoprosencephaly (Arhinencephaly). Arch. Neurol. (Chic.) **11**, 507 (1964).

DEVAS, M. B.: Stress fractures in children. J. Bone Jt Surg. B **45**, 528—541 (1963).

● DIEMER, K.: Die entzündlichen Erkrankungen des Skeletes. In: OPITZ-SCHMID, Handbuch der Kinderheilkunde, Bd. VI, S. 422. Berlin-Heidelberg-New York: Springer 1967.

DIETHELM, L.: Radiologische Probleme in Diagnostik und Therapie von Knochentumoren und pathologischen Frakturen. 4. Mainzer Unfallsymposium, Juni 1968.

DIETRICH, H.: Die subchondrale Herderkrankung am Metacarpale. III. Langenbecks Arch. klin. Chir. **171** (1932.)

DITTRICH, J. K.: Die Bedeutung der Schilddrüsenfunktion für die Skeletreifung des Feten. Radiologe **11**, 277 (1971).

DOESEL, H.: Franceschetti-Syndrom I. Dysostosis mandibulo-facialis. Pädiat. Praxis **10**, 263 (1971).

DREIZEN, S., SNODGRASSE, R. M., PARKER, G. S., CURRIE, C., SPIES, T. D.: Maturation of bone centers in hand and wrist of children with chronic nutritive failure. Effect of dietary supplements of reconstituted milk solids. Amer. J. Dis. Child. **87**, 429 (1954).

DREIZEN, S., SNODGRASSE, R. M., PARKER, G. S., CURRIE, C., SPIES, T. D.: Maturation of bone centers in hand and wrist of children with chronic nutritive failure. Effect of dietary supplements of reconstituted milk solids. Amer. J. Dis. Child. **87**, 429 (1954).

DREIZEN, S., SNODGRASSE, R. M., WEBB-PEPLOE, H., SPIES, T. D.: The effect of prolonged nutritive failure on epiphyseal fusion in the human hand skeleton. Amer. J. Roentgenol. **78**, 461 (1957).

DREIZEN, S., SNODGRASSE, R. M., WEBB-PEPLOE, H., DREIZEN, J. G., SPIES, T. D.: The sites of maturational strength and weakness in the developing hand skeleton. Amer. J. Roentgenol. **82**, 490 (1959).

● DU BOULAY, G. H.: Principles of X-ray diagnosis of the skull. London: Butterworths 1965.

DUDE, F.: Ausgedehnte intracranielle Verkalkungen. Kinderärztl. Prax. **23**, 278 (1955).

DUNITZ, N. L., LIPSCOMB, P. R., IVINS, J. C.: Osteoid osteoma of the hand and wrist. Amer. J. Surg. **94**, 65 (1957).

DYKEN, M.: Angiographie study of the middle cerebral artery in chronic infantile hemiplegia. J. Neurol. Neurosurg. Psychiat. **27**, 326 (1964).

EARLY, C. B., SAYERS, M. P.: Pantopaque ventriculography in infants with myelomeningocele. J. Neurosurg. **12**, 474 (1965).

EBEL, Kl.-D.: Dyscranieformen. In: OPITZ-SCHMID, Handbuch der Kinderheilkunde, Bd. VIII/1, S. 71. Berlin-Heidelberg-New York: Springer 1969.

EBEL, Kl.-D.: A propos des craniosténoses. Ann. Radiol. **7**, 461 (1964).

● EBEL, Kl.-D., WILLICH, E.: Die Röntgenuntersuchung im Kindesalter. Berlin-Heidelberg-New York: Springer 1968.

EBEN, A., JR., COURTLAND, H. D., JR : Intrauterine fractur of the infant's skull. J. Neurosurg. **30**, 446 (1969).

● EGGERT, J.: Einführung in die Röntgenphotographie. Zürich: S. Hirzel 1951.

● ECKARDT, H.: Körperliche Mißbildungen. In Handbuch der Erbkrankheiten, Bd. VI Leipzig: Georg Thieme 1940.

EDWARDS, J. H., HARNDEN, D. G., CAMERON, A. H., CROSSE, V. M., WOLFF, O. H.: A new trisomic syndrome. Lancet **1960 I**, 787.

EHLERS, E.: Cutis laxa, Neigung zu Hämorrhagien in der Haut, Lockerung mehrerer Artikulationen. Derm. Z. **8**, 173 (1901).

ELGEMARK, O.: Normal development of the ossification centers during infancy and childhood. Acta paediat. (Uppsala) **33**, Suppl. 1, 1—79.

EISEN, D.: Cleidocranial dysostosis. With a report of four cases. Radiology 61, 21 (1953).

ELLIOTT, W. D.: Vaccinial osteomyelitis. Lancet 1959 II, 1053.

● ENGEL, ST., SCHALL, L.: Handbuch der Röntgendiagnostik und -therapie im Kindesalter. Leipzig: Georg Thieme 1933.

ENGELMANN, G.: Ein Fall von Osteopathia hyperostotica (sclerotisans) multiplex infantilis. Fortschr. Röntgenstr. 39, 1101 (1929).

ENGESET, A., SKRAASTAD, E.: Methods of measurement in encephalography. Neurology (Minneap.) 14, 381 (1964).

● EPSTEIN, B. S.: Pneumoencephalography and cerebral angiography. Chicago: Year Book Medical Publishers 1966.

EPSTEIN, B. S.: Vertebral changes in childhood leukemia. Radiology 68, 65 (1957).

EWING, J.: Diffuse endothelioma of bone. Proc. N.Y. Path. Soc. 21, 17 (1921).

● FAIRBANK, H. A. T.: An atlas of general affections of the skeleton. Edinburgh: E. & S. Livingstone Ltd. 1951.

FERRIS, E. J., CIEMBRONIEWICZ, J.: Subdural empyema. Amer. J. Roentegnol. 92, 838 (1964).

FINBY, N., JACOBSON, H. G., POPPEL, M. H.: Idiopathic coxa vara in childhood. Radiology 67, 10 (1956).

FISCHGOLD, H., BERNARD, J., BAUDEY, J, NADAUD, M.: Nutzen und Möglichkeiten des Logetron. Münch. med. Wschr. 30, 1243 (1959).

FLASKAMP, W.: Die Fruchtschädigung durch Röntgenstrahlen. Strahlentherapie 12, 247 (1930).

FORLANI, I.: Neue Narkosemethoden in der Kinder-Neurochirurgie. Anaesthesist 11, 341 (1962).

FORLANI, I., DECKER, K.: Neue Narkosemethoden in der Neurochirurgie. Anaesthesist 10, 341 (1961).

FORLANI, I., WIEDENMANN, O.: Cerebrale Angiographie bei Säuglingen und Kleinkindern. Z. Kinderheilk. 83, 454 (1960).

FORSYTH, C. C.: Calcification of digital vessels in child with rheumatoid arthritis. Arch. Dis. Childh. 35, 296 (1960).

FRACCARO, M.: Contributo allo studio delle malattie del mesenchima osteopoetico, l'acondrogenesi. Folia hered. path. (Pavia) 1, 190 (1952).

FRAENKEL, E.: Die Möller-Barlowsche Krankheit. Fortschr. Röntgenstr., Erg.bd. 18.

FRAENKEL, E.: Die kongenitale Knochensyphilis im Röntgenbilde. Fortschr. Röntgenstr., Erg.bd 26 (1907).

FRAENKEL, E.: Röntgenologisches über Epiphysenlösungen und über Heilung der Osteochondritis syphilitica. Fortschr. Röntgenstr. 23, 300 (1915).

FRAENKEL, E., LOREY: Die Rachitis im Röntgenbild. Fortschr. Röntgenstr., Erg.bd. 22.

FRANCESCHETTI, A., ZWAHLEN: Un nouveau syndrome: la dysostose mandibulo-faciale. Bull. schweiz. Akad. Med. Wiss. 1, 60 (1944).

● FRANTZELL, A.: Grundlagen der röntgenologischen Weichteildiagnostik. In: Handbuch der medizinischen Radiologie. Hrsg. DIETHELM, L., OLSSON, O., STRUAD, F., VIETEN, H., ZUPPINGER, A., Bd. 8, Röntgendiagnostik der Weichteile, S. 1–19. Berlin-Heidelberg-New York: Springer 1968.

FRIEDMANN, G., KRENKEL, W.: Zerebrale Kontrastmitteldiagnostik im Säuglings- und Kleinkindesalter. Dtsch. Röntgenkongr. 1967, Beiheft zu Fortschr. Röntgenstr. (1968).

FRIEDMANN, G., KRENKEL, W., BÜTZLER, H.-O., SPRINGMANN, L.: Der Wert der Schädelübersichtsaufnahmen bei verschiedenen Hydrozephalusformen und Tumoren des 1. und 2. Lebensjahres. Zbl. Neurochir. 29, 31 (1967).

GARAVAGLIA, C.: Early diagnosis of congenital dysplasia of the hip; new roentgenologic signs. Amer. J. Roentgenol. 110, 587 (1970).

GARN, ST. M., BABY, R. S.: Bilateral symmetry in finer lines of increased density. Amer. J. Phys. Anthrop. 31, 89 (1969).

GARN, ST. M., GOODSPEED, G., HERTZOG, K. P.: A. Longitudinal test of angular remodeling in the tibia. Amer. J. Phys. Anthrop. 30, 311 (1969).

GARN, ST. M., GUZMÁN, M. A., WAGNER, B.: Apparent influence of the X chromosome on timing of 73 ossification centers. Amer. J. Phys. Anthrop. 30, 123 (1969).

GARN, ST. M., GUZMÁN, M. A., WAGNER, B.: Subperiosteal gain and endosteal loss in protein-calorie malnutrition. Amer. J. Phys. Anthrop. 30, 153 (1969).

GARN, ST. M., HERTZOG, K. P., ROHMANN, CH. G.: Evidence for X-linkage of tibial length and body length. Amer. J. Phys. Anthrop. 31, 187 (1969).

GARN, ST. M., LEWIS, A. B.: The gradient and the pattern of crown-size reduction in simple hypodontia. Angle Orthodont. 40, 51 (1970).

GARN, ST. M., McCREERY, L. D.: Variability of postnatal ossification timing and evidence for a "dosage" effect. Amer. J. Phys. Anthrop. 32, 139 (1970).

GARN, ST. M., WAGNER, B.: The adolescent growth of the skeletal mass and its implications to mineral requirements. Adol. Nutr. Growth 139 (1969).

● GERLACH, J., JENSEN, H. P., KOOS, W, KRAUS, H.: Pädiatrische Neurochirurgie. Stuttgart: Thieme 1967.

GERLACH, J., JENSEN, H.-P.: Intrakranielle Drucksteigerung durch Gefäßfehlbildungen im Kindesalter. Zbl. Neurochir. 29, 29 (1968).

GIEDION, A.: Weichteilveränderungen und radiologische Frühdiagnose der akuten Osteomyelitis im Kindesalter. Fortschr. Röntgenstr. 93, 455 (1960).

GIESEN, H., SCHMID, F.: Das Beckenskelett bei Systemerkrankungen. Fortschr. Med. 91, 980 (1972).

GLONING, E., KLAUSBERGER, E. M., MEYERHOFER, O.: Zur Technik der zerebralen Angiografie bei Kindern. Wien. med. Wschr. 107, 573 (1957).

● GÖTT, TH.: Die Röntgenuntersuchung in der Kinderheilkunde. Lehrbuch der Röntgenkunde von RIEDER-ROSENTHAL, Bd. 2. 1924.

GOMEZ, M. R., YANAGIHARA, T., MAC CARTY, C. S.: Arachnoid cyst of the cerebellopontine angle and infantile spastic hemiplegia. J. Neurosurg. 29, 87 (1968).

GORDON, I. R. S.: Microcephaly and craniostenosis. Clin. Radiol. (Edinb.) 21, 19—31 (1970).

GRANHOLM, L., RADBERG, C.: Ventricular diverticulum in infantile hydrocephalus. Acta radiol. Diagn. 3, 156 (1965).

GREULICH, W. W., CRISMON, C. S., TURNER, M. L., GREULICH, M. L., OKUMOTO, Y.: The physical growth and development of children who survived the atomic bombing of Hiroshima or Nagasaki. J. Pediat. 43, 121 (1953).

● GREULICH, W. W., PYLE, S. I.: Radiographic atlas of skeletal development of the hand and wrist, 2. Aufl. Stanford: California Univ. Press 1959.

GREWE, H. E., SCHNABELMAIER, H. L.: Das Steißteratom. Klinik und Therapie. Pädiat. Praxis 8, 297 (1969).

● GROB, M.: Lehrbuch der Kinderchirurgie. Stuttgart: Thieme 1957.

● GROSSER, O.: Grundriß der Embryologie. Berlin-Göttingen-Heidelberg: Springer 1953.

● GROSSER, O., ORTMANN, R.: Grundriß der Entwicklungsgeschichte des Menschen, 5. Aufl. Berlin-Göttingen-Heidelberg: Springer 1959.

GRUBER, G. B.: Hypoplasie, Mikromelie, Phokomelie, Amelie, Poromelie. In: SCHWALBE, Die Morphologie der Mißbildungen des Menschen und der Tiere. III. Teil. Die Einzelmißbildungen. Jena: Gustav Fischer 1937.

GRUBER, W.: Über die sekundären Handwurzelknochen des Menschen. Arch. Anat. Phys. u. wiss. Medizin 565 (1866).

GRÜTER, W., HERRMANN, E.: Mißbildungen der Medianstrukturen des Gehirns. Radiologe 6, 453 (1966).

GRÜTER, W., HERRMANN, E.: Zur Genese der Hemiatrophia cerebri. Radiologe 5, 441 (1965).

HÄUPTLI, O.: Die aseptischen Chondro-Osteonekrosen. Berlin: Walter de Gruyter & Co 1954.

HALL, D. A.: Internat. rev. of connective tissue research, vol. 1. New York-London: Academic Press 1963.

HALL, D. A.: Internat. rev. of connective tissue research, vol. 2. New York-London: Academic Press 1964.

HALLERVORDEN, J., MEYER, J. E.: In: LUBARSCH, O., HENKE, F., Handbuch der speziellen pathologischen Anatomie und Histologie, Bd. 13, Teil IV. Berlin-Göttingen-Heidelberg: Springer 1956.

HANSEN, H. G., WIEDEMANN, H. R.: Die Achondroplasie. Handbuch der Kinderheilkunde, Bd. VI, S. 146. Berlin-Heidelberg-New York: Springer 1967.

HARDMAN, M. J., WYNNE-WILLIAMS, C. J. E., COTTOM, D. G.: Transient metastatic calcification complicating renal failure in an infant. Arch. Dis. Childh. 46 726 (1971).

HARRIS, H.: Zur genetischen Theorie der kongenitalen Stoffwechselanomalien. Triangel 10, 41 (1971).

HASSELWANDER, A.: Über die individuelle Häufung von Variationserscheinungen am Extremitätenskelett. Erg.-H. z. Anat. Anz. 54, 199 (1921).

HASSELWANDER, A.: Handbuch der Anatomie des Kindes von PETER, WETZEL u. HEIDERICH, Bd. 2. München: J. F. Bergmann 1927.

HASSELWANDER, A.: Über individuelle Häufung von Variationserscheinungen am Extremitätenskelet. Erg.-H. z. Anat. Anz. 54, 199 (1921).

HAUKE, H., SCHMITZ, H.-P., WENNER, J.: Pneumencephalography: Resorption of injected air after oxygen inhalation. Ann. Radiol. 10, 185 (1967).

HAYEK, v. H.: Über den Zeitpunkt des Auftretens epiphysärer Knochenkerne. Z. Anat. Entwickl.-Gesch. 118, 183 (1955).

HECKER, W. CH., BERG, H.: Zur Differentialdiagnose und Prognose schwerster septischer Osteomyelitiden. Kinderärztl. Prax. 24, 7—13 (1956).

HEENE, R.: Klinische Untersuchungen bei Defekten des Corpus callosum. Dtsch. Z. Nervenheilk. 188, 62 (1966).

HEILBRON: Diskussionsbemerkung. Acta radiol. (Stockholm) 5, 374 (1926).

● HELLNER, H.: Die Knochengeschwülste. Berlin-Göttingen-Heidelberg: Springer 1950.

● HELLNER, H., POPPE, H.: Röntgenologische Differentialdiagnose der Knochenerkrankungen. Unt. Mitw. von ILSE LOHSTÖTER. Stuttgart: G. Thieme 1956.

HENKEL, L., WILLERT, H. G.: Dysmelia. A classification and an pattern of malformation in a group of congenital defects of the limb. J. Bone Jt Surg. B 51, 399 (1969).

HERSH, A. H., DE MARINIS, F., STECHER, R. M.: On the inheritance and development of clinodactyly. Amer. J. hum. Genet. 5, 257 (1953).

HERRMANN, E., GRÜTER, W.: Neuroradiologischer Beitrag zu den Bildungsvarianten und -anomalien des arteriellen cerebralen Gefäßsystems. Dtsch. Z. Nervenheilk. 185, 203 (1963).

HERTZ, H., ROSENDAL, TH.: Roentgen changes in the cranium in 153 intracranial tumours in children aged 0—15 years. Acta radiol. (Stockh.), Suppl. 141, 3 (1956).

● HIENZ, H. A.: Chromosomen-Fibel. Stuttgart: G. Thieme 1971.

HINCK, V. C., CLARK, W. M., JR., HOPKINS, C. E.: Normal interpediculate distances (Minimum and maximum) in children and adults. Amer. J. Roentgenol. 97, 141 (1966).

HIPP, E., RADKE, J., STRAUSS, G.: Der Hallux valgus. Fortschr. Med. 88, 652 (1970).

HOCHBERGER, O.: Calcinosis cutis universalis bei Dermatomyositis im Kindesalter. Pädiat. Praxis 11, 53 (1972).

● HOCHSTETTER, F.: Beiträge zur Entwicklungsgeschichte des menschlichen Gehirns. Wien-Leipzig: Deuticke 1919.

HOHENNER, K.: Welche Bedeutung hat der Zeitpunkt des Eintrittes und die Lokalisation cerebraler Erkrankungen im Kindesalter für das Zustandekommen von Ossifikationsstörungen am Handskelett. Jb. Kinderheilk. 135, 341 (1932).

● HOLLÄNDER, E.: Wunder, Wundergeburt und Wundergestalt. Stuttgart: Enke 1921.

HOLT, J. F.: The Ehlers-Danlos-Syndrome. Amer. J. Roentgenol. 55, 420 (1946).

HOUSTEK, J., JANELE, J., RUBIN, A., SNOBL, O.: Bony changes in haematological disease of children. Čs. Rentgenol. 11, 86 (1957).

HOWALD, H.: Zur Kenntnis der Osteochondrosis dissecans. Arch. orthop. Unfall-Chir. 41, 730 (1941).

HOWARD, PH. J.: Sepsis in normal and premature infants with localization in the hip joint. Pediatrics 20, 279—289 (1957).

HÜBNER, A.: Frakturen und Luxationen. Berlin-Göttingen-Heidelberg: Springer 1948.

HÜNERMANN, C.: Chodrodystrophia calcificans congenita als abortive Form der Chondrodystrophie. Z. Kinderheilk. 51, 1 (1931).

HUNT, J. C., PUGH, D. G.: Skeletal lesions in neurofibromatosis. Radiology 76, 1 (1961).

HUNTER, W. ST., GARN, ST. M.: Evidence for a secular trend in face size. Engle Orthodondist 39, 320 (1969).

HURLER, G.: Über einen neuen Typus multipler Abartungen vorwiegend am Skeletsystem. Z. Kinderheilk. 24, 220 (1919).

IMHÄUSER, G.: Kugelförmige Knöchelgelenke bei angeborenen Fußwurzelsynostosen. Beitrag zur Form-Funktions-Beziehung. Z. Orthop. 108, 247 (1970).

INGRAHAM, D. F., HEYL, L. M.: Subdural hematoma in infancy and childhood. J. Amer. med. Ass. 112, 198 (1939).

ISFORT, A., MÜLLER-FAHLBUSCH, H.: Angiographische Befunde bei Meningitis tuberculosa. Dtsch. Z. Nervenheilk. 191, 235 (1967).

● ISLER, W.: Akute Hemiplegien und Hemisyndrome im Kindesalter. Stuttgart: Thieme 1969.

JACKSON, W. P. U.: An irregular, familial chondroosseous defect. J. Bone J Surg. B 33, 420 (1951).

JACOBSON, H. G., HERBERT, E. A., POPPEL, M. H.: Arthrogryposis multiplex congenita. Radiology 65, 8 (1955).

● JAFFÉ, H. L.: Tumors and tumorous conditions of the bones and joints. Philadelphia: Lea & Febinger 1961.

JAFFÉ, H. L.: Osteoidostoma of bone. Radiology 45, 319 (1945).

JAFFÉ, H. L.: Chondromyxoid fibroma of bone. A distinctive benign tumor likely to be mistaken especially for chondrosarcoma. Arch. Path. 45, 541 (1948).

JAFFÉ, H. L., LICHTENSTEIN, L.: Osteoid-osteom. J. Bone Jt Surg. 22, 645 (1940).

JAMES, C. C. M., LASSMAN, L. P.: Diastematomyelia. Arch. Dis. Childh. 33, 536 (1958).

JESSERER, H.: Osteoporose. Med.-Wiss. Veröffentl. Berlin: E. Blaschker 1963.

● JIROUT, J.: Neuroradiologie. Berlin: VEB Volk und Gesundheit 1966.

KAUFMANN, E.: Untersuchungen über die sog. foetale Rachitis (Chondrodystrophia foetalis). Berlin: G. Reimer 1892.

● KAUFMANN, H. J.: Röntgenbefunde am kindlichen Becken bei angeb. Skeletaffektionen und chromosomalen Aberrationen. Stuttgart: Thieme 1964.

KAUFMANN, H. J.: Röntgenologische Veränderungen bei der Neurofibromatose im Kindesalter, insbesondere im Bereich der Extremitäten. Radiol. diagn. (Berl.) 3, 371 (1962).

KAUFMANN, H. J.: A new roentgen finding in pseudohypertrophic muscular atrophy. Amer. J. Roentgenol. 89, 970 (1963).

KAUFMANN, H. J.: Anterior sacral meningocele. Ann. Radiol. 10, 121 (1967).

● KAUFMANN, H. J., KAZNER, E.: Klinische Echo-Encephalographie. Berlin-Heidelberg-New York: Springer 1967.

KEUTH, U.: Systematik der intrakraniellen Blutungen des Neu- und Frühgeborenen. Fortschr. Med. 84, 110 (1966).

KEYSER: Diskussionsbemerkung. Acta radiol. (Stockh.) 5, 374 (1926).

KIER, E. L.: The infantile sella turcica. Amer. J. Roentgenology 102, 747 (1968).

KINDER, A.: Weichteilradiologie der Extremitäten in der Differentialdiagnose von Krankheiten des Säuglings und im Kindesalter. Radiol. diagn. (Berl.) 3, 317 (1962).

KIRCHHOFF, H. W.: Über das sogenannte „Milkman-Syndrom" im frühen Säuglingsalter. Fortschr. Röntgenstr. 76, 90 (1952).

● KÖHLER, A., ZIMMER, E. A.: Grenzen des Normalen und Anfänge des Pathologischen im Röntgenbilde des Skelettes. Stuttgart: G. Thieme 1953.

KOHLER, M.: Osteochondropathia ischiopubica. Kinderärztl. Prax. 22, 5 (1954).

KONRAD, R. M.: Untersuchungen über die Beziehungen zwischen dem Stand der Ossifikation des Handwurzelskeletes und der geistig-seelischen Reifung bei achteinhalbjährigen Knaben. Z. menschl. Vererb.- u. Konstit.-Lehre 34, 171 (1957).

KOOS, W., DEISENHAMMER, E., PENDL, G., BÖCK, F., HÖFER, R.: Die Bedeutung der Hirnszintigraphie für die Diagnose kindlicher Hirntumoren. Wien. med. Wschr. 120, 866—871 (1970).

● KOOS, W. T., MILLER, M. H.: Intracranial tumors of infants and children. Stuttgart: Thieme 1971.

KOSENOW, W., NIEDERLE, J.: Wirbelsäulenveränderungen im Röntgenbild bei malignen Geschwulsterkrankungen des Kindesalters. Mschr. Kinderheilk. 120, 1 (1972).

KOZLOWSKI, K., ZYCHOWICZ, C.: Dyschondrosteosis. Acta radiol. (Stockh.) (diagn.) 11, 459 (1971).

● KRAYENBÜHL, H., YASARGIL, M. G.: Die zerebrale Angiographie, 2. Aufl. Stuttgart: Thieme 1965.

KRETSCHMER, H.: Das Epidermoid der Kalotte. Pädiat. Praxis 10, 275 (1971).

● KRISTEN, K.: Der Einfluß des Endokriniums auf Zähne, Kiefer und Gesichtsschädel. In: OPITZ-SCHMID, Handbuch der Kinderheilkunde, Bd. IX, S. 429. Berlin-Heidelberg-New York: Springer 1968.

● KRÖNCKE, A.: Erkrankungen der Zähne, des Mundes und der Kiefer des Kindes. In: OPITZ-SCHMID, Handbuch der Kinderheilkunde, Bd. IX, S. 331. Berlin-Heidelberg-New York: Springer 1968.

KRUYFF, E., JEFFS, R.: Skull abnormalities associated with the Arnold Chiari malformation. Acta radiol. (Stockh.) 5, 9 (1966).

KUBICZ, S. T.: X-ray picture of giant haemangioma with thrombocytopenia in five observed cases. Ann. Radiol. 10 (3—4), 297 (1967).

KUNER, E., KUNZE, S.: Diagnose und Therapie des Hirnabszesses. Dtsch. Ärztebl. 68, 3488—3492 (1971).

KUNER, E., WELLER, S., THOMA, H.: Epiphysiolysis traumatica. Dtsch. med. Wschr. 93, 1423 (1968).

KURLANDER, G. J., DE MYER, W., CAMPBELL, J. A., TAYBI, H.: Roentgenology of holoprosencephaly (Arhinencephaly). Acta radiol. (Stockh.) 5, 25 (1966).

● MCKUSICK, V. A.: Vererbbare Störungen des Bindegewebes. Stuttgart: G. Thieme 1959.

MCKUSICK, V. A., ELRIDGE, R., HOSTETLER, U., RUANGWIT, U., EGELAND, J. A.: Dwarfism in the amish. II. Cartilage-hair-hypoplasia. Bull. Johns Hopk. Hosp. 116, 285 (1965).

LACKNER, J.: Zur Röntgendiagnostik polytoper enchondraler Ossifikationsstörungen, besonders der Dysostosis multiplex Pfaundler-Hurler, der Knochenchondromatose und der Chondroangiopathia calcarea. Fortschr. Röntgenstr. 80, 165 (1954).

LÄSSKER, G., DEGEN, R., KÖTHE, CH.: Ossifications disturbances in children under antiepileptic treatment. Confin. neurol. (Basel) 33, 55 (1971).

LAISSUE, J., ROOS, B., COTTIER, H.: Strahlenschädigungen und der Muskulatur im wachsenden Organismus. In: OPITZ u. SCHMID, Handbuch der Kinderheilkunde, Bd. VI, S. 487. Berlin-Heidelberg-New York: Springer 1967.

LAITINEN, L.: Craniostenosis. Ann. Paediat. Fenn. 2, Suppl. 6 (1956).

LAITINEN, L. V.: Über die Symptome der Kraniosynostose. Münch. med. Wschr. 1956, 1040, 1044.

● LAMY, M., MAROTEAUX, P.: Les chondrodystrophies génotypiques. Paris: L'expansion scientifique française 1961.

● LANG J., DECKER, K.: Zur Anatomie der Liquorräume. In: SCHINZ, H. R., Lehrbuch der Röntgendiagnostik, 6. Aufl., Bd. I. Stuttgart: Thieme 1965.

LANGER, L. O., JR., SPRANGER, J. W., GREINACHER, I., HERDMAN, R. C.: Thanatophoric dwarfism. A condition confused with achondroplasia in the neonate, with brief comments on achondrogenesis and homozygous achondroplasia. Radiology 92, 285, 303 (1969).

LANGMAN, J.: Medizinische Embryologie. Stuttgart: Thieme 1970.

LA TORRE, E., OCCHIPINI, E., POLLICITA, A.: Retrograde brachial angiography in the diagnosis of intratentorial tumor in infancy and childhood. Europ. Neurol. 4, 77—99 (1970).

LEHETA, F., STEINHOFF, H.: Positive Ventrikulographie mit wasserlöslichem Kontrastmittel. Fortschr. Med. 90, 509—511 (1972).

LEHTINEN, E., SEPPÄNEN, S.: Side effects of Conray meglumin 282 and Dimer-X in lumbar myelography. Acta radiol. (Stockh.) 12, 12—16 (1972).

● LEIBER, B., OLBRICH, G.: Die klinischen Syndrome. München-Berlin-Wien: Urban & Schwarzenberg 1966.

LEMKE, G.: Röntgendiagnostik der Hauterkrankungen. Handbuch der medizinischen Radiologie, Bd. VIII, S. 124. Berlin-Heidelberg-New York: Springer 1968.

LERI, A.: Une dystrophie osseuse généralisée congenitale et héréditaire: La Pléonostéose familiale. Presse méd. 30, 13 (1922).

LERI, A.: Les affections des os et des articulations. Paris 1926.

LERI, A., JOANNY: Une affection non décrite des os: Hyperostose „en culée" sur toute la longueuse d'un membre ou „mélorhéostose". Bull. Soc. méd. Hôp. Paris 46, 1141 (1922).

LEVICK, R. K., EMERY, J. L.: Displacement of the brain stem arteries in children with hydrocephalus and the Arnold-Chiari deformity. Ann. Radiol. 10, 141 (1967).

LHERMITTE, F., GAUTIER, J.-C., POIRIER, J., TYRER, J. H.: Hypoplasia of the internal carotid artery. Neurology (Minneap.) 18, 439 (1968).

LIGHTWOOD, R. C.: Congenital deformities with stippled epiphyses and congenital cataracts. Proc. roy. Soc. Med. 24, 564 (1930).

LIGHTWOOD, R., SHELDON, W., HARRIS, L. C., STAPLETON, T.: Idiopathic hypercalcaemia in infants and vitamin D. Brit. med. J. 1956 II, 149.

LINTERMANS, J. P., SEYHNAEVE, V.: Hypothyroidism and vertebral anomalies. A new syndrome? Amer. J. Roentgenol. 109, 294 (1970).

LÖFGREN, L : Spontaneous healing of osteochondritis dissecans in children and adolescents. A case of multiple ossification centres in the distal epiphysis of the humerus and a rare "os epicondyli medialis humeri". Acta chir. scand. 106, 460 (1954).

● LOEPP, W., LORENZ, R.: Röntgendiagnostik des Schädels. Stuttgart: G. Thieme 1971.

LODIN, H.: Size and development of the cerebral ventricular system in childhood. Acta radiol. (Stockh.) 7, 385 (1968).

LODIN, H.: Normal topography of the cerebral ventricular system in childhood. Acta radiol. (Stockh.) 7, 512 (1968).

LOWBEER, L.: Brucellotic osteomyelitis of man and animal. Proc. Hillcrest Hosp. (Tulsa) 6, 1 (1949).

LÜCKING, TH.: Ivemark-Syndrom. Kongenitale Angiokardiopathie mit Asplenie. Med. Welt, N.F. 20, 1821 (1969).

MACKAY, D. H.: Skeletal maturation in the hand: a study of development in East African children Trans. roy. Soc. trop. Med. Hyg. 46, 135 (1952).

MACKINNON, J. L.: The relation of the capacity of the human skull to its roentgenological length. Amer. J. Roentgenol. 74, 1026 (1955).

MACKINNON, J. L., KENNEDY, J. A., DARIES, T. V.: The estimation of skull capacity from roentgenological measurements. Amer. J. Roentgenol. 76, 303 (1956).

MACKLER, ST. F., BROOKS, A. L.: Diagnosis and treatment of skeletal injuries in the battered child syndrome. Sth med. Bull. 58, 27 (1970).

MADELUNG: Die spontane Luxation der Hand. Langenbecks Arch. klin. Chir. 23, 395 (1879).

MAINLAND, D.: Evaluation of the skeletal-age method of estimating children's development. III. Comparison of measurement and inspection in the assessment of roentgenograms. Pediatrics 20, 979 (1957).

MANZKE, H.: Etude statistique de 1244 pneumoencephalographies d'enfants de 0 à 16 ans. Ann. Radiol. 12, 405 (1969).

MANZKE, H., ROHWEDDER, H. J.: Röntgenologie traumatischer Skeletveränderungen beim Säugling u. Kleinkind. Battered child syndrome. Pädiat. Praxis 10, 253 (1971).

MARESH, M.: Growth of the long bones in healthy children. Amer. J. Dis. Child. 66, 227 (1943).

MARESH, M.: Linear growth of the long bones of the extremities from infancy through adolescence. Amer. J. Dis. Child. 89, 725 (1955).

MARESH, M. M.: Bone, muscle and fat measurements. Longitudinal measurements of bone, muscle and fat widths from roentgenograms of the extremities during the first six years of life. Pediatrics 28, 971 (1961).

MARFA, A.: Un cas de déformation congénital des quatre membres ff. Bull. Soc. Hôp. Paris 13, 220 (1896).

MARINIS, F. DE, MARINIS, M. R. DE: Frequency of clinodactylie in children between the ages of 5 and 12. Acta Genet. med. (Roma) 4, 192 (1955).

MARTI, J., KAUFMANN, H. J.: Multiple traumatische Knochenbrüche beim Säugling. Ein klinisches Bild sui generis als Folge schwersten Pflegeschadens. Zugleich ein Beitrag zur Differentialdiagnose der Periostitis im Säuglingsalter. Dtsch. med. Wschr. 84, 984 (1959).

MARTIN, M. M., WILKINS, L.: Pituitary dwarfism. Diagnosis and treatment. J. clin. Endocr. 18, 679 (1958).

MARTINIUS, J.: Degenerative Erkrankungen des Zentralnervensystems. In: OPITZ, H., F. SCHMID, Handbuch der Kinderheilkunde, Bd. VIII, Teil 1. Berlin-Heidelberg-New York: Springer 1969.

MATSON, D. D.: Intracranial arterial aneurisms in childhood. J. Neurosurg. 23, 578 (1965).

MARX, H.: Die Verkalkungen des Nucleus pulposus im Kindesalter. Arch. orthop. Unfall-Chir. 46, 144 (1953).

MATTHES, A.: Hydrocephalus. In: OPITZ, H., F. SCHMID, Handbuch der Kinderheilkunde, Bd. VIII, Teil 1. Berlin-Heidelberg-New York: Springer 1969.

MATZNER, R.: Die Frakturen und Luxationen im Kindesalter. In: OBERNIEDERMAYR, A., Lehrbuch der Chirurgie und Orthopädie des Kindesalters, Bd. II, Spezieller Teil II. Berlin-Heidelberg-Göttingen: Springer 1959.

● MAU, H.: Wesen und Bedeutung der enchondralen Dysostosen. Stuttgart: G. Thieme 1958.

McCANDLESS, A. E.: Calcification and loss of subcutaneous tissue following trauma and hypothermie. Arch. Dis. Childh. 46, 557 (1971).

MELHEM, R., NAJJAR, S., FARAH, F.: Unusual manifestations of tumoral calcinosis. J. Pediat. 72, 243 (1968).

MELLICK, S. A., PHELAN, P. D.: Internal carotid artery occlusion in a child. Arch. Dis. Childh. 40, 224 (1965).

MELLMANN, W. J., BONGIOVANNI, A. M., HOPE, J. W.: The diagnostic usefulness of skeletal maturation in an endocrine clinic. Pediatrics 23, 530 (1959).

MEYER, W. W.: Arteriencalcinosen. Dtsch. med. Wschr. 96, 1093 (1971).

MILKMANN, L. A.: Multiple spontaneous idiopathic symmetrical fractures. Amer. J. Roentgenol. 32, 622 (1934).

MILLER, R. W.: Delayed effects occurring within the first decade after exposure of young individuals to the Hiroshima atomic bomb. Pediatrics 18, 1—18 (1956).

MITCHELL, R. G., RHANEY, K.: Traumatic subperiosteal haematoma of the femur in the newborn. Arch. Dis. Childh. 33, 205 (1958).

MOLL, H.: Das Röntgenbild der Hand im Wachstumsalter. Chir. Praxis 8, 285 (1964).

MORQUIO, R.: Sur une forme de dystrophie osseuse familiale. Arch. Méd. Enf. 32, 129 (1929).

MORQUIO, R.: Sur une forme de dystrophie osseuse familiale. Arch. Méd. Enf. 38, 5 (1935).

MOYER, P. D.: Intracranial and intraspinal vascular anomalies in children. J. Neurosurg. 31, 271 (1969).

● MÜLLER, D.: Neuroradiologische Diagnostik und Symptomatik der Hirnentwicklung im Kindesalter. Berlin: Volk und Gesundheit 1963.

MÜLLER, D.: Über die Osteomyelitis der Wirbelkörper im Säuglingsalter unter besonderer Berücksichtigung der Bandscheibenbeteiligung. Dtsch. Gesundh.-Wes. 1958, 1117—1126.

MÜLLER, D., RÖHRICHT, C.: Die Suturenknochen des Schädels als Symptom intrakranieller Drucksteigerung. Jena: Fischer 1967.

MUNK: Die Kerngrößen der Handwurzelknochen und des distalen Unterarmabschnittes bei normalwüchsigen Kindern von der Geburt bis zur Pubertät. Arch. Kinderheilk. **80/81**, 185 (1927).

MURPHY, D. P., GOLDSTEIN, L.: Etiology of the ill-health of children born after maternal pelvic irradiation. I. Unhealthy children born after preconception pelvic irradiation. Amer. J. Roentgenol. **22**, 207 (1929).

NAIK, D. R.: Cervical spinal canal in normal infants. Clin. Radiol. (Edinb.) **21**, 323 (1970).

NEIMEIER, R. J.: Das Osteoidosteom. Literaturübersicht und Bericht über zwei selbstbeobachtete Fälle. Helv. chir. Acta **22**, 234 (1955).

NELIGAN, G. A., WARRICK, C. K.: The value of radiology in the diagnosis and management of pyogenic osteitis in childhood. J. Fac. Radiol. (Lond.) **5**, 112 (1953).

NEUHAUSER, E. B. D.: Growth, differentiation and disease. Caldwell-Lecture 1952. J. Roentgenol. **69**, 723 (1953).

NEUHAUSER, E. B. D., WITTENBORG, M. H.: Pädiatrische Radiologie. New Engl. J. Med. **249**, 62 (1953).

NEUHAUSER, E. B. D., GRISCOM, N. T., GILLES, F. H., CROCKER, A. C.: Arachnoid cysts in the Hurler-Hunter syndrome. Ann. Radiol. **11**, 453 (1968).

NEUHAUSER, E. B. D., TUCKER, A.: The roentgen changes produced by diffuse torulosis in the newborn. Amer. J. Roentgenol. **59**, 805 (1958).

NEUHAUSER, E. B. D., WITTENBORG, M. H., BERMAN, C. Z., COHEN, J.: Irradiation effects of roentgen therapy on the growing spine. Radiology **59**, 637 (1952).

NEUHÄUSER, G.: Hohlräume im Bereich der Medianstrukturen des Gehirns. Radiologe **9**, 31 (1969).

NEUHÄUSER, G.: Zerebrale Arachnoidalzysten bei Kindern. Fortschr. Med. **90**, 66—70 (1972).

NITZ, I., COBET, G., RORBE, K.: Osteodystrophie, Retardation und Duodenalschleimhautdiagnostik bei Phenylketonurie. Radiologe **11**, 305 (1971).

NITSCHE, F.: Über lokalisierte Doppelmißbildungen und ihre Genese. Z. orthop. Chir. **55**, 601 (1931).

NOBLER, M. P., SHAPIRO, J. H., FINE, D. I. M.: The cerebral angiogram in agenesis of the corpus callosum. Amer. J. Roentgenol. **90**, 522 (1963).

NORRELL, H., WILSON, C., HOWIESON, J., MEGISON, L., BERTAN, V.: Angiographic diagnosis of hydrocephalus in the newborn. J. Neurosurg. **31**, 561 (1969).

OBERDALHOFF, H.: Röntgendiagnostik der Weichteile der Gliedmaßen. In: Klinische Röntgen-Diagnostik chirurgischer Erkrankungen. Hrsg. OBERDALHOFF, H., VIETEN, H., KARCHER, H.; Bd. II, S. 399—407. Berlin-Göttingen-Heidelberg: Springer 1959.

● OBERDALHOFF, H., VIETEN, H., KARCHER, H.: Klinische Röntgendiagnostik chirurgischer Erkrankungen. Berlin-Göttingen-Heidelberg: Springer 1959.

OBERSON, R.: La gamma-encephalographie chez les enfants. Ann. Radiol. **10**, 197 (1967).

OEHME, J.: Die Differentialdiagnose der Periostitis im frühen Kindesalter. Mschr. Kinderheilk. **102**, 519 (1954).

OFTERINGER, K.: Erkrankungen der Muskulatur, Varietäten und Mißbildungen der Skeletmuskulatur. Handbuch der Kinderheilkunde, Bd. VI. Hrsg. OPITZ, H., SCHMID, F., S. 522. Berlin-Heidelberg-New York: Springer 1967.

OSTERTAG, B.: Grundzüge der Entwicklung und Fehlentwicklung. In: W. SCHOLZ, Handbuch der speziellen pathologischen Anatomie und Histologie — Nervensystem, Bd. XIII/4. Berlin-Göttingen-Heidelberg: Springer 1956.

PAMPUS, F.: Die Gefäßmißbildungen des Gehirns im Kindesalter, ihre Klinik und ihre Behandlung. Arch. Kinderheilk. **168**, 128 (1963).

PASMA, A., WILDERVANCK, L. S.: Heredity occurence of congenital rigidity of the elbows and knees. (Cong. multiple "Pseudarthrogryposis"). Arch. chir. neerl. **8**, 43 (1956).

PATAU, K., SMITH, D. W., THERMAN, E., INHORN, S. L., WAGNER, H. P.: Multiple congenital anomaly caused by an extra autosome. Lancet **1960 I**, 790.

PAWLIK, H. J.: Die Sutura mendosa. Kongreßber. I. Tagg. med. wiss. Ges. Röntgenol. Dtsch. Demokr. Rep. Leipzig **1957**, 4.

PEACHER, W. G., STORRS, R. P.: Cervical disk calcification in childhood. Radiology **67**, 396 (1956).

PEDERSEN, J., OSLER, M.: Development of ossification centres in infants of diabetic mothers. Acta endocr. (Kbh.) **29**, 467 (1958).

● PFEIFFER, G.: Angeborene Fehlbildungen des Gesichtes, der Kiefer und der Mundhöhle. In: OPITZ-SCHMID, Handbuch der Kinderheilkunde, Bd. IX, S. 429. Berlin-Heidelberg-New York: Springer 1968.

PFITZNER, W.: Variationen im Aufbau des Handskelettes. Morph. Arb. **4**, H. 3, 347 (1895).

PIA, H. W.: Die traumatischen Hirnblutungen des Kindesalters. Acta neurochir. (Wien) **11**, 583 (1964).

PIA, H. W.: Ätiologie und Pathogenese der infantilen Hemiplegie. Dtsch. Z. Nervenheilk. **185**, 357 (1963).

PIA, H. W., TÖNNIS, W.: Die wachsende Schädelfraktur des Kindesalters. Neurol. Neurosurg. Psychiat. **28**, 362 (1965).

PICHLER, E.: Zur Dermatomyositis im Kindesalter. Pädiat. Praxis **4**, 589 (1965).

POLLACK, J. M., FEINE, U., DANCKWARDT, U., LEITRITZ, H.: Hirnscintigraphie im Säuglings- und Kindesalter. Mschr. Kinderheilk. **118**, 231—235 (1970).

● POPPE, H.: Röntgenologische Differentialdiagnose der Knochenerkrankungen. Stuttgart: G. Thieme 1956.

PORSTMANN, W., WIERNY, L., MÜNSTER, W.: Methodik der Gefäßkatheterisierung beim Kleinkind und Säugling. Fortschr. Röntgenstr. **100**, 646 (1964).

POSNIKOFF, J., BEREZOWSKI, H. V., SARGENT, E. N.: The hanging lumbar view in ventriculography for communicating hydrocephalus of infancy. Bull. Los Angeles neurol. Soc. **33**, 82 (1968).

POTTER, C. M. C.: Osteomyelitis in the new-born. J. Bone Jt Surg. B **36**, 578 (1954).

POTTS, D. G., SVARE, G. T., BERGERON, R. T.: The developing brain. Correlation between readiologic and anatomical findings. Acta radiol. (Stockh.) **9**, 430—439 (1969).

POZNANSKIA, K., MANSON, G.: Radiographic appearance of the soft tissues in the diencephalic syndrome of infancy. Radiology **81**, 101 (1963).

PRINZ, P.: Seltene Lokalisation eines Phlebolithen. Bruns' Beitr. klin. Chir. **216**, 569 (1968).

PYLE, E.: A case of unusual bone development. J. Bone Jt Surg. **13**, 874 (1931).

RABE, E. F., FLYNN, R. E., DORGE, P. R.: Subdural collections of fluid in infants and children. Neurology (Minneap.) **18**, 559 (1968).

RABL, R.: Morphologie und Ursache der Hydranencephalie. Dtsch. Z. Nervenheilk. **181**, 15 (1960).

RAIMONDI, A. J., MATSUMOTO, S., MILLER, R. A.: Brain abscess in children with congenital heart disease. J. Neurosurg. **23**, 588 (1965).

RAIMONDI, A. J., WHITE, H.: Cerebral angiography in the newborn and infant: General principles. Ann. Radiol. **10**, 147 (1967).

RATHKE, F. W.: Kongenitale Wirbelkörperspalten und Wirbelkörperdefekte Z. Orthop. **87**, 118 (1955).

RECKLINGHAUSEN, F. D. v.: Die fibröse oder deformierende Ostitis, die Osteomalazie und die osteoplastische Carcinose in ihren gegenseitigen Beziehungen. Festschr. Rudolf Virchow. Berlin 1891.

RIBBING, S.: Studien über hereditäre multiple Epiphysenstörungen. Acta radiol. (Stockh.), Suppl. **34** (1937).

RIORDAN, D. C.: Congenital absence of the radius. J. Bone Jt Surg. A **37**, 1129 (1955).

ROCHE, A. F.: Associations between the rates of maturation of the bones of the hand-wrist. Amer. J. phys. Anthrop., N. S. **33**, 341 (1970).

ROCHE, A. F., DAVILA, G. H.: Associations between the rates of maturation and growth in the short bones of the hand. Amer. J. phys. Anthrop., N.S. **33**, 349 (1970).

ROCHE, A. F., SUNDERLAND, S.: Multiple ossification centres in the epiphyses of the long bones of the human hand and foot. J. Bone Jt Surg. B **41**, 375 (1959).

RÖSSLE, R.: Über Mythos und Pathologie. Virchows Arch. path. Anat. **308**, 519 (1942).

RÖSSLER, H.: Zur Differentialdiagnose der juvenilen Kyphose. Z. Orthop. **84**, 268 (1953).

● ROHEN, J. W.: Funktionelle Anatomie des Nervensystems. Stuttgart-New York: Schattauer 1971.

ROMINGER: Lehrbuch der Kinderheilkunde, 5. Aufl. Berlin-Heidelberg-Göttingen: Springer 1950.

ROSKE, G.: Über eine eigenartige Knochenerkrankung im Säuglingsalter. Mschr. Kinderheilk. **47**, 385 (1930).

ROTH, F. J., WENZ, W., KRAMER, H.: Elektronische Verbesserung von Röntgenaufnahmen. Dtsch. med. Wschr. **94**, 1483 (1959).

● RUBIN, A.: Handbook of congenital malformations. Philadelphia and London: W. B. Saunders & Co. 1967.

● RUBIN, PH.: Dynamic classification of bone dysplasias. Chicago: Year Book Medical Pualishers 1964.

RUCKENSTEINER: Die normale Entwicklung des Knochensystems im Röntgenbild. Radiol. Praktika 15. Leipzig: G. Thieme 1931.

RUDDER, B. DE: Über familiär dysostalen Zwergwuchs. Fortschr. Erbpath. **6**, 57 (1942).

RUMPHORST, K.: Über die Knochenkernentwicklung syphilitischer Feten und Neugeborener im Röntgenbild. Fortschr. Röntgenstr. **85**, 76 (1956).

RUPP, N.: Zur Differenzierung von Tumoren des Spinalkanals. Fortschr. Röntgenstr. **112**, 174—182 (1970).

RUSSELL, W., NEWTON, T. H.: Aneurysm of the vein of Galen. Amer. J. Roentgenol. **92**, 756 (1964).

SACKETT, G. L., JR., FORD, M. M.: Cytomegalic inclusion disease with calcification outlining the cerebral ventricles. Amer. J. Roentgenol. **76**, 512 (1956).

SALLE, V.: Über einen Fall von angeborener abnormer Größe der Extremitäten mit einem an Akromegalie erinnernden Symptomenkomplex. Jb. Kinderheilk. **75**, 540 (1912).

SANTIN, G., VARGAS, J.: Roentgen study of cysticercosis of central nervous system. Radiology **86**, 520 (1966).

SAPHRA, I., WINTER, J. W.: Clinical manifestations of Salmonellosis in man. New Engl. J. Med. **256**, 1128 (1957).

SCHÄFER, H.: Zur röntgenologischen und klinischen Bedeutung der Pseudoepiphysenbildung am kindlichen Handskelet. Kinderärztl. Prax. **20**, 77 (1952).

SCHÄRER, K., BAUMANN, T. H.: Hypercalcaemie bei Adiponecrosis subcutanea neonatorum. Helv. paediat. Acta **21**, 160 (1966).

SCHAPER, G.: Familiäres Vorkommen von Ehlers-Danlos-Syndrom; ein Beitrag zur Klinik und Pathogenese. Z. Kinderheilk. **70**, 504 (1952).

● SCHATZ: Die griechischen Götter und die menschlichen Mißgeburten. Wiesbaden: Bergmann 1901.

SCHEUERMANN: Kyphosis dorsalis juvenilis. Z. orthop. Chir. **41**, 305 (1921).

SCHIEFER, W.: Fehler und Gefahren bei Kontrastmitteluntersuchungen im Kindesalter. Fortschr. Med. **85**, 765 (1967).

SCHIEFER, W.: Frühdiagnose raumfordernder intrakranieller Prozesse. Ärztl. Prax. **23**, 1337—1340 (1971).

SCHIEFER, W., VETTER, K.: Das zerebrale Angiogramm in den verschiedenen Altersstufen. Zbl. Neurochir. **17**, 218 (1957).

SCHIFF, E.: Das asthenische Kind. Klin. Wschr. **2**, 228 (1923).

SCHINK, W.: Phlebolithen im kavernösen Haemangiom des Säuglings. Fortschr. Röntgenstr. **76**, 115 (1952).

● SCHMID, F.: Die Handskeletossifikation als Indikator der Entwicklung. Ergebn. inn. Med. Kinderheilk., N.F. **1**, 176 (1949).

SCHMID, F.: Beitrag zur Dysostosis enchondralis metaphysaria. Mschr. Kinderheilk. **97**, 393 (1949).

SCHMID, F.: Eine juvenile Osteomalazie der Kleinfingerendphalange. Fortschr. Röntgenstr. **86**, 766 (1957).

SCHMID, F.: Das Handskelett bei frühinfantilen Affektionen des Zentralnervensystems. Fortschr. Röntgenstr. **86**, 239 (1957).

SCHMID, F.: Der Epiphysenschluß. Fortschr. Med. **81**, 447 (1963).

SCHMID, F.: Systematik der Dysostosen. Radiologe **7**, 365 (1967).

SCHMID, F.: Klinische Systematik der Stützgewebe, S. 13; Beurteilung des Skeletes, S. 62. In: OPITZ-SCHMID, Handbuch Kinderheilkunde, Bd. VI. Berlin-Heidelberg-New York: Springer 1967.

SCHMID, F.: Osteopathien bei antiepileptischer Dauerbehandlung. Fortschr. Med. **85**, 381 (1967).

SCHMID, F.: Aseptische Osteochondrosen. Handbuch der Kinderheilkunde, Bd. VI, S. 315. Berlin-Heidelberg-New York: Springer 1967.

SCHMID, F.: Neurosekretion (Neurokrinie). Fortschr. Med. **87**, 1248 (1969).

SCHMID, F.: Biologie des Schädelwachstums, Bd. VIII/1, S. 59. In: OPITZ-SCHMID, Handbuch der Kinderheilkunde. Berlin-Heidelberg-New York: Springer 1969.

SCHMID, F.: Radiocephalometrie. Fortschr. Med. **88**, 59 (1970).

SCHMID, F.: Handskeletdiagnostik im Kindesalter. Fortschr. Med. **88**, 1206, 1255, 1298 (1970).

SCHMID, F.: Handskeletdiagnostik im Kindesalter. Fortschr. Med. **89**, 73, 203, 289, 381, 425 (1971).

SCHMID, F.: Epiphysenkern-Entwicklung. Fortschr. Med. **90**, 743 (1972).

SCHMID, F., AHMADI, K., DÜREN, R., SCHUCH, A.: Das Mongolismus-Syndrom. Fortschr. Med. **87**, 1185, 1204, 1248, 1252, 1287, 1324 (1969).

SCHMID, F., BLASSMANN, K.: Die Beckenskelettentwicklung. Folge 1: Biometrik des Größenwachstums. Fortschr. Med. **87**, 1025 (1969); Folge 2: Pfannendach- und Schenkelhalsneigungswinkel. Fortschr. Med. **87**, 1334 (1969).

SCHMID, F., DU BALA, U., EWALD, R.: Biologische Daten zum Schädelbasisneigungswinkel. Mschr. Kinderheilk. **114**, 311 (1966).

SCHMID, F., DU BALA, U., EWALD, R.: Die Entwicklung der Keilbeinhöhle. Mschr. Kinderheilk. **114**, 309 (1966).

SCHMID, F., DU BALA, U., EWALD, R.: Die Sellaprofilfläche. Pädiat. Praxis **5**, 623 (1966).

SCHMID, F., FILTHUTH, I.: Grundlagen einer radiologischen Schädelmetrik. Mschr. Kinderheilk. **109**, 293 (1961).

SCHMID, F., FILTHUTH, I.: Zur Biologie des Schädelwachstums. Mschr. Kinderheilk. **109**, 296 (1961).

SCHMID, F., FILTHUTH, I.: Angewandte Schädelmetrik. Mschr. Kinderheilk. 109, 299 (1961).

SCHMID, F., HALDEN, L.: Die postfetale Differenzierung der Extremitätenknochenkerne. Fortschr. Röntgenstr. 71, 975 (1949).

SCHMID, F., HOFFMANN, E.: Die metrische Beurteilung der Handlänge. Fortschr. Röntgenstr. 88, 766 (1957).

SCHMID, F., HOMMA, N., HOFFMANN, E.: Zusammenhänge zwischen Handwurzelentwicklung und Körperlänge. Fortschr. Röntgenstr. 88, 447 (1958).

SCHMID, F, JUNKER, F.: Die Brachymesophalangie des Kleinfingers. Z. Kinderheilk. 68, 399 (1950).

SCHMID, F., KÜNLE, A.: Das Längenwachstum der langen Röhrenknochen in bezug auf Körperlänge und Lebensalter. Fortschr. Röntgenstr. 89, 350 (1958).

● SCHMID, F., Moll, H : Atlas der normalen und pathologischen Handskelettentwicklung. Berlin-Göttingen-Heidelberg: Springer 1960 (hier umfassendes Literaturverzeichnis und Normtabellen).

SCHMID, F., SPRANGER, J.: Die Handskelettentwicklung adipöser Kinder. Z. Kinderheilk. 89, 264 (1964).

SCHMID, F., TRÜBESTEIN, G.: Die Sinobronchitis. Therapiewoche 13, 723 (1963).

SCHMID, F., VOELCKEL, E. W.: Biologische Daten zur Nebenhöhlenentwicklung. Mschr. Kinderheilk. 105, 367 (1957).

● SCHMID, F., WEBER, G.: Röntgendiagnostik im Kindesalter. München: Bergmann 1955.

SCHMID, G.: Vertebra plana totalis. Fortschr. Röntgenstr. 76, 358 (1952).

SCHMIDT, H., FISCHER, E., FENDEL, H.: Geschlechtsunterschiede des Schädels während des Wachstums. Röntgen-Bl. 24, 169 (1970).

SCHMORL, G.: Über Knorpelknötchen an den Wirbelbandscheiben. Fortschr. Röntgenstr. 38, 265 (1928).

SCHMORL, G.: Die Pathogenese der juvenilen Kyphose. Fortschr. Röntgenstr. 40, 629 (1929).

SCHÖNBERG, D., BRUNS, H. A.: Gezielte Pneumenzephalographie bei Kindern mit Neuroleptbasisnarkose. Fortschr. Röntgenstr. 112, 182—188 (1970).

SCHÖNENBERG, H.: Zur Diagnose und Differentialdiagnose des Status Bonnevie-Ullrich. Z. Kinderheilk. 70, 399 (1951).

SCHÖNENBERG, H.: Dysencephalien. In: OPITZ-SCHMID, Handbuch der Kinderheilkunde, Bd. VI, S. 244. Berlin-Heidelberg-New York: Springer 1967.

SCHÖNENBERG, H.: Akrocephalosyndaktylie — Apert-Syndrom. Mschr. Kinderheilk. 120, 8 (1972).

SCHÖNTHAL, H., SCHNEIDER, U.: Beispiele zur Differentialdiagnostik ektopischer Kalkablagerungen. Therapiewoche 4, 1339 (1967).

SCHUCH, A., PESCH, H. J.: Beitrag zum Kleeblattschädel-Syndrom. Z. Kinderheilk. 109, 187 (1971).

SCHÜLLER, A.: Über eigenartige Schädeldefekte im Jugendalter. Fortschr. Röntgenstr. 23, 12 (1915/16).

SCHUSTER, W.: Die Bedeutung der Pneumencephalographie bei cerebralen Anfällen im Säuglings- und Kindesalter. Z. Kinderheilk. 102, 321 (1968).

SCHUSTER, W.: Die objektive Erfassung des Mineralgehaltes im kindlichen Skelet. Radiologe 11, 280 (1971).

SCHUSTER, W., SPRANGER, J.: Diagnose und Differentialdiagnose der Mukopolysaccaridosen. Pädiat. Praxis 8, 111 (1971).

SCHUSTER, W., TAMAELA, L. A.: Das Verhalten der Schädelnähte beim Neugeborenen und Säugling unter physiologischen und pathologischen Bedingungen. Ann. Radiol. 9, 232 (1966).

SCHWANTKE, D.: Beitrag zur Kenntnis über Mißbildungen der oberen Extremitäten. J. Anat. Entwickl.-Gesch. 108, 719 (1938).

SEAR, H. R.: The congenital bone dystropies and their co-relation. J. Fac. Radiol. (Lond.) 4—5, 221 (1952—54).

SEELEMANN, K.: Brachydaktylie und angeborene Kugellinse. Z. Kinderheilk. 67, 1 (1949).

SEITELBERGER, F.: Biologische Entwicklung des Gehirns. In: OPITZ-SCHMID, Handbuch der Kinderheilkunde, Bd. VIII/1. Berlin-Heidelberg-New York: Springer 1969.

SENGER, M.: Über chronische Arthritis der Halswirbelsäule im Kindesalter. Z. Kinderheilk. 78, 301 (1956).

SEWARDS, F. S., ROCHE, A. F., SUNDERLAND, S.: The lateral cranial silhouette in mongolism. Amer. J. Roentgenol. 85, 653, 659 (1961).

SEYSS, R.: Die frühkindliche Wirbelsäule bei Rachitis. Z. Kinderheilk. 73, 500 (1953).

SEYSS, R.: Die kindliche Schädelbasis im Röntgenbild. Arch. Kinderheilk. 147, 9 (1953).

SHERMAN, M. S., HELLYER, D. T.: Infantile cortical hyperostoses; review of literature and report of five cases. Amer. J. Roentgenol. 63, 212 (1950).

SHIERS, J. A., NEUHAUSER, E. B. D., BOWMAN, J. R.: Idiopathic hypercalcemia. Amer. J. Roentgenol. 78, 19 (1957).

SHOUL, M. I., RITVO, M.: Roentgenologic and clinical aspects of hyperphalangism (polyphalangism) and brachydactylism. Hereditary abnormal segmentation of the hand. New Engl. J. Med. 248, 274 (1953).

SHURTLEFF, D. B., FOLTZ, E. L., CHAPMAN, J. T.: Ventriculoskull distance. Amer. J. Dis. Child. 111, 262 (1966).

SIEGERT, F.: Atlas der normalen Ossifikation der menschlichen Hand. Fortschr. Röntgenstr. Erg.-Bd. 47.

SILVA, U., ERRAZURIZ, U., OYARCE, R., FERRADA, A., MURRAYC: Panniculitis nosdularis recidivans oder Weber-Christian-Syndrom. Zit. nach Zbl. Kinderheilk. 108, 316 (1969/70).

SILVERMAN, F. N.: The roentgen manifestations of unrecognized skeletal trauma in infants. Amer. J. Roentgenol. 69, 413 (1953).

SINGLETON, E. B.: The radiographic features of severe idiopathic hypercalcemia of infancy. Radiology 68, 721 (1957).

SINIOS, A.: Diagnose und Therapie der sogenannten Hüftdysplasie. Pädiat. Praxis 8, 157 (1971).

SIWE, S. A.: Retikuloendotheliose, ein neues Krankheitsbild unter den Hepatosplenomegalien. Z. Kinderheilk. 55, 212 (1933).

SIWE, S. A.: The reticulo-endotheliosis in children. Advanc. Pediat. 4, 117 (1949).

SNODGRASSE, R. M., DREIZEN, S., CURRIE, C., PARKER, S., SPIES, T. D.: The association between anomalous ossification centers in the hand skeleton, nutritional status and rate of skeletal maturation in children five to fourteen years of age. Amer. J. Roentgenol. 74, 1037 (1955).

SÖMMERING, S. T.: Abbildungen und Beschreibungen einiger Mißgeburten, die sich ehemals auf dem anatomischen Theater zu Kassel befanden. Tab. XI, Mainz 1791.

SPIESS, H., POPPE, H., SCHOEN, H.: Strahleninduzierte Knochentumoren nach Thorium X-Behandlung. Mschr. Kinderheilk. 110, 198 (1962).

SPRANGER, H. J.: Neue klinische und biochemische Erkenntnisse bei generalisierten Dysostosen. In: H. R. WIEDEMANN, Dysostosen. Stuttgart: G. Fischer 1966.

● SPRANGER, J.: Internationale Nomenklatur konstitutioneller Knochenerkrankungen (Die Pariser Nomenklatur). Fortschr. Röntgenstr. 115, 283 (1971).

SPRANGER, J. W., LANGER, L. O.: Spondyloepiphyseal dysplasia congenita. Radiology 94, 313—322 (1970).

SPRANGER, J. W., BIDDER, U., VOELZ, C.: Chondrodysplasia punctata (Chondrodystrophia calcificans). II. Der rhizomele Typ. Fortschr. Röntgenstr. **113**, 717 (1970).

SPRINGORUM, P. W.: Schleimbeutelerkrankungen. Handbuch der medizinischen Radiologie, Bd. VIII, S. 296. Berlin-Heidelberg-New York: Springer 1968.

● STARCK, D.: Embryologie, 2. Aufl. Stuttgart: Thieme 1965.

STAVE, U.: Hereditäre nichthämolytische Hyperbilirubinämien. In: OPITZ-SCHMID, Handbuch der Kinderheilkunde, Bd. IV, S. 158. Berlin-Heidelberg-New York: Springer 1965.

STEINBERG, ST. H., STEINBERG, A. J., STEINBERG, G. J.: Cleidocranial dysostosis. Report of three cases in one family. Med. Ann. D. C. **28**, 16—21, 59 (1959).

STETTNER, E.: Ossifikation des Handskeletes. Arch. Kinderheilk. **68**, 342, 439 (1920).

STETTNER, E.: Ossifikation des Handskeletes. Arch. Kinderheilk. **69**, 27 (1921).

STREETER, G. L.: The developmental alterations in the vascular system of the brain of the human embryo. Contr. Embryology, No 24, vol. VIII. Washington: Carnegie Inst. 1918.

SUNDER-PLASSMANN, M., GRUNERT, V.: Anwendung und Aussage technisch-diagnostischer Untersuchungsmethoden bei intrakraniellen Tumoren im Säuglingsalter. Fortschr. Röntgenstr. **116**, 164—172 (1972).

SUSCHKE, J., KUNZE, D.: Ein neuer Mucopolysaccharidose-Typ. Dtsch. med. Wschr. **96**, 1941 (1971).

SWOBODA: Die Röntgensymptomatik der Vitamin D-Intoxikation im Kindesalter. Fortschr. Röntgenstr. **77**, 534 (1952).

SWOBODA, W.: Familiäre juvenile Epiphysenstörung an Fingern und Zehen. (Thiemannsche Krankheit.) Öst. Z. Kinderheilk. **9**, 235 (1954).

● SWOBODA, W.: Das Skelet des Kindes. Entwicklung, Bildungsfehler und Erkrankungen. Stuttgart: Georg Thieme 1956.

SWOBODA, W.: Hyperostosis corticalis deformans juvenilis. Ungewöhnliche generalisierte Osteopathie bei zwei Geschwistern. Helv. paediat. Acta **13**, 292 (1958).

● SWOBODA, W.: Das Skelet des Kindes. Stuttgart: Georg Thieme 1969.

SWOBODA, W., WIMBERGER, H.: Röntgenologische Handlängenmessung als Kriterium für das Körperlängenwachstum. Arch. Kinderheilk. **148**, 31 (1954).

SWOLINSKY, K., BORELL, U.: Die Klavikelfraktur bei Neugeborenen. Geburtsh. u. Frauenheilk. **21**, 749—755 (1961).

TAKAHASHI, Y.: Studies on skeletal development in Japanese children. Atomic bomb casualty commission. Hiroshima: National Acad. Science 1956.

TAVERAS, J. M.: Die neuroradiologische Untersuchung im Kindesalter. In: K. DECKER, Klinische Neuroradiologie. Stuttgart: Thieme 1960.

TAVERAS, J. M.: Neuroradiology in children. In: K. DECKER, Clinical neuroradiology. New York: McGraw-Hill 1966.

TAVERAS, J. M.: Multiple progressive intracranial arterial occlusions: A syndrome of children and young adults. Amer. J. Roentgenol. **106**, 235 (1969).

TAVERAS, J. M., POSER, C. N.: Roentgenological aspects of cerebral angiography in children. Amer. J. Roentgenol. **82**, 371 (1959).

TEFFT, M., MATSON, D., NEUHAUSER, E. B. D.: Brain abzcess in children. Amer. J. Roentgenol. **98**, 675 (1966).

THIBAULT, J. H., MANUELIDIS, E. E.: Tuberous sclerosis in a premature infant. Neurology (Minneap.) **20**, 139 (1970).

TILL, K.: Spinal dysraphism. A study of congenital malformations of the lower back. J. Bone Jt Surg. B **51**, 415 (1969).

TIWISINA, T.: Die Vertebralis-Angiographie. Heidelberg: Hüthig 1964.

TOBLER, W., MINDER, W.: Generalisierte chronische Aspergillose beim Kind und ihre Beziehung zur antibiotischen Therapie. Helvet. paediat. Acta **9**, 209 (1954).

● TÖNDURY, G.: Entwicklungsgeschichte und Fehlbildungen der Wirbelsäule. Stuttgart: Hippokrates-Verl. 1958.

TÖNNIS, W., KLEINSASSER, O.: Über die röntgenologischen Zeichen erhöhten Schädelinnendruckes im Kindes- und Jugendalter. Z. Kinderheilk. **82**, 387—411 (1959).

TONI DE: Die feto-infantile regressive periosteoenchondrale Hyperosteogenese (sogenannte infantile Corticalis-Hyperostose). Mschr. Kinderheilk. **102**, 148 (1954).

● TRUETA, J.: In: Radioisotopes and bone, p. 371. Oxford: Blackwell 1962.

TRUETA, J.: The vascular role in calcification and osteogenesis, in radioisotopes and bone. Philadelphia: F. A. Davis Co. 1962.

TRUCKENBRODT, H., ANTENER, J., LAMPERT, F.: Hypercalcaemie und Adiponecrosis subcutanea mit Kalkablagerungen im frühen Säuglingsalter. Z. Kinderheilk. **59**, 61 (1966).

TRUBE-BECKER, E.: Zur Kindesmißhandlung. Med. Klin. **59**, 1649 (1964).

UEHLINGER, E.: Über Knochen-Lymphogranulomatose. Virchows Arch. path. Anat. **288**, 36 (1933).

UEHLINGER, E.: Osteofibrosis deformans juvenilis (Polyostotische fibröse Dysplasie JAFFE-LICHTENSTEIN). Virchows Arch. path. Anat. **306**, 255 (1940).

UEHLINGER, E.: Osteofibrosis deformans juvenilis. Fortschr. Röntgenstr. **64**, 41 (1941).

UEHLINGER, E.: Fortschr. Röntgenstr. **67**, 8 (1943).

UEHLINGER, E.: Zur pathologischen Anatomie der frühinfantilen malignen Form der Marmorknochenkrankheit mit einfach rezessivem Erbgang. Helv. paediatr. Acta **4**, 60 (1949).

ULLRICH, O.: Die Pfaundler-Hurlersche Krankheit. Ergebn. inn. Med. Kinderheilk. **63**, 929 (1943).

UNTERHARNSCHEIDT, F., JACHNIK, D., GÖTT, H.: Der Balkenmangel. Berlin-Heidelberg-New York: Springer 1968.

VARESE, L. A., LANGE, M. M.: Adiponecrosis sottocutanea del neonato. Contributo clinico Minerva pediat. (Torino) **20**, 47 (1968).

VELLER, K., LAUR, A.: Zur Ätiologie der infantilen kortikalen Hyperostose (Caffey-Syndrom). Fortschr. Röntgenstr. **79**, 446 (1953).

VENNING, P.: Radiological studies of variations in the segmentation and ossification of the digits of the human foot. I. Variation in the number of phalanges and centers of ossification of the toes. Amer. J. phys. Anthrop. **14**, 1 (1956).

● VERSÉ, H.: Das „Marfan-Syndrom". (Dystrophia mesodermalis congenita Typ Marfan; Arachnodaktylie.) Ergebn. inn. Med. Kinderheilk., N.F. **11**, 141 (1959).

VERSÉ, H.: Dystrophia mesodermalis congenita (Typ Marfan). In: OPITZ u. SCHMID, Handbuch der Kinderheilkunde, Bd. VI, S. 102. Berlin-Heidelberg-New York: Springer 1967.

VINZ, H., MOTSCH, H.: Zur klinischen Problematik der Myositis ossificans im Frühstadium. Kinderärztl. Prax. **40**, 20 (1972).

VOGELSANG, H.: Die spinale Ossovenographie. Berlin: Gruyter 1969.

VOGELSANG, H., BAUER, B.: Zerebrale Diagnostik im Säuglings- und Kindesalter. Fortschr. Röntgenstr. **108**, 329 (1968).

VOGELSANG, H., LORENZ, R.: Angiographische Befunde bei den Subduralergüssen im Säuglingsalter. Fortschr. Röntgenstr. **108**, 523 (1968).

VOGT, E. C., VICKERS, V. S.: Osseons growth and development. Radiology **31**, 441 (1938).

VOGT, H.: Der Mongolismus. Z. jugendl. Schwachsinn B **1**, 445 (1907).

VROLIK, W.: Tabulae ad illustrandum embryogenesin hominis et mammalium, tam naturalem quam abnormen. Amstelodami 1849.

WAGNER, R.: Non-endocrine dwarfism and pseudoepiphyses. J. Dis. Childr. **91**, 6 (1956).

WANKE, R., DIETHELM, L.: Tumoren des Stützgewebes. In: BARTELHEIMER u. MAURER, Diagnostik der Geschwulstkrankheiten. Stuttgart: G. Thieme 1962.

WAPPENSCHMIDT, J.: Das Arteriogramm und seine Bedeutung bei nicht-kalzifiziertem Angioma capillare et venosum (Sturge-Weber). Zbl. Neurochir. **28**, 199 (1967).

● WARKANY, J., KIRKPATRICK, J. A.: In: NELSON, W. E., VAUGHAN, V. C., MCKAY, R. J., Textbook of pediatrics, S. 1334. Philadelphia: W. B. Saunders & Co. 1969.

WEBER, E. J., KARPINSKI, F. E., HEINLE, R. W.: The treatment of acute leucemias of childhood with folic acid antagonists. J. Pediat. **36**, 69 (1950).

WEBER, G.: Encephalographie bei Kindern. Fortschr. Röntgenstr. **37**, 561 (1928).

WEBER, G.: Ein Beitrag zur kritischen Deutung encephalographischer Befunde. Fortschr. Röntgenstr. **40**, 437 (1929).

WEIDMANN, S. M.: Calcification of skeletal tissues. In: HALL, Internat. rev. of connective tissue research, vol. 1. New York-London: Academic Press 1964.

● WEIL, S.: Die angeborenen Systemerkrankungen. In: HOHMANN u. Mitarb., Handbuch der Orthopädie, Bd. I. Stuttgart: G. Thieme 1957.

WEINERT, P.: Ein Beitrag zur Frage der Pseudoepiphysen. Anat. Anz. **99**, 1 (1952).

WEINGÄRTNER, L.: Bandscheibenvorfall mit Verkalkungen bei einem Kinde. Mschr. Kinderheilk. **100**, 63 (1952).

WEINMANN, H.: Pneumenzephalographische Befunde bei malignen Kleinkinderkrämpfen. Mschr. Kinderheilk. **110**, 119 (1962).

WEISS, S. R., RASKIND, R.: Conray ventriculography in the diagnosis of brain tumors and congenital malformations in children. J. Neurosurg. **34**, 408—411 (1971).

● WELIN, S., JOHANSSON, S.: Lymphography. Handbuch der medizinischen Radiologie, Bd. VIII, S. 211, 179. Berlin-Heidelberg-New York: Springer 1968.

WELMER, H. K., LARENA-AVELLANDA, A., SCHMITZ-MOORMANN, P.: Zur Differentialdiagnose des benignen Osteoblastoms. Chirurg **39**, 29 (1968).

WENDLER, H., MUTZ, I.: Hypophosphatia congenita letalis. Pädiat. Praxis **9**, 605 (1970).

WERNER, H.: Die Röntgendiagnostik der angeborenen und erworbenen Fisteln. Handbuch der medizinischen Radiologie, Bd. VIII, S. 522—602. Berlin-Heidelberg-New York: Springer 1968.

WESTON, W. J.: Clay shoveller's disease in adolescents (Schmitt's disease). A report of two cases. Brit. J. Radiol. **30**, 378 (1957).

WEYERS, H.: Das Oligodaktylie-Syndrom, ein erblicher Anomaliekomplex mit Ulna- und Fingeraplasie, Sternum- und Nierenanomalien. Ann. paediat. (Basel) **189**, 351 (1957.

WEYERS, H.: Fibrodysplasia elastica generalisata (Ehlers-Danlos-Syndrom). Handbuch der Kinderheilkunde, Hrsg. OPITZ, H., SCHMID, F., Bd. VI, S. 113, 207. Berlin-Heidelberg-New York: Springer 1967.

● WIEDEMANN, H. R.: Die großen Konstitutionskrankheiten des Skelets. G. Fischer, Stuttgart 1960.

● WIEDEMANN, H. R.: Dysostosen, generalisierte und lokalisierte Knochenentwicklungsstörungen. Stuttgart: Fischer 1966.

WIEDEMANN, H. R.: Zur Spätform der Pfaundler-Hurlerschen Krankheit. Helv. paediat. Acta **4**, 77 (1949).

WIEDEMANN, H. R.: Systematisierte sklerotische Hyperostose des Kindesalters mit Myopathie. Z. Kinderheilk. **65**, 346 (1949).

WIEDEMANN, H. R.: Zur konstitutionellen Dysostosis enchondralis. Z. menschl. Vererb.- u. Konstit.-Lehre **31**, 207 (1952).

WIEDEMANN, H. R.: Ausgedehnte und allgemeine erblich bedingte Bildungs- und Wachstumsfehler des Knochengerüstes. Mschr. Kinderheilk. **102**, 136 (1954).

WIEDEMANN, H. R.: Derzeitiges Wissen über Exogenese von Mißbildungen im Sinne von Embryopathien beim Menschen. Med. Welt **1962**, 1343.

WIEDEMANN, H. R.: Diencephale Syndrome des Kindesalters. Pädiat. Praxis **11**, 95 (1972).

WILHELM, G.: Elektronenoptische Untersuchungen zur Verknöcherung. Z. Kinderheilk. **76**, 73 (1955).

WILHELM, G.: Ektopische Calcification und Ossifikation. Handbuch der Kinderheilkunde, Hrsg. OPITZ, H., SCHMID, F., Bd. V, S. 401, 413. Berlin-Heidelberg-New York: Springer 1967.

WILLIAMS, R.: The skull at birth. J. Fac. Radiol. (Lond.) **8**, 290 (1957).

WILLICH, E.: Subepiphysäre Aufhellungslinien beim Säugling unter besonderer Berücksichtigung der Osteomyelitis. Fortschr. Röntgenstr. **84**, 587 (1956).

WILLICH, E.: Das Röntgensymptom der metaphysären Aufhellungslinien im Säuglingsalter. Fortschr. Röntgenstr. **88**, 635 (1958).

WIMBERGER, H.: Röntgenometrische Wachstumsstudien am gesunden und kranken Säugling. Z. Kinderheilk. **35**, 182 (1923).

WIMBERGER, H.: Zur Diagnose des Säuglingsskorbuts. Z. Kinderheilk. **36**, 279 (1923).

WIMBERGER, H.: Die Spätdiagnose des Säuglingskorbuts. Fortschr. Röntgenstr. **32**, á7 (1924).

WIMBERGER, H.: Klinisch-radiologische Diagnostik von Rachitis, Skorbut und Lues congenita im Kindesalter. Ergebn. inn. Med. Kinderheilk. **28**, 264 (1925).

WOLBACH, S. B.: Vitamin A deficiency and excess in relation to skeletal growth. J. Bone Jt Surg. A **29**, 171 (1947).

● WOLF, H. G.: Röntgendiagnostik beim Neugeborenen und Säugling. Wien-Bonn-Bern: W. Maudrich 1959.

WOLF, H. G., PICHLER, E.: Differentialdiagnose angeborener Skeletsystemerkrankungen. Einbaustörungen. Pädiat. Praxis **6**, 43 (1971).

WOLF, H. G., PICHLER, E.: Differentialdiagnose angeborener Skeletsystemerkrankungen. Aufbaustörungen auf Gefäßbindegewebsgrundlage (2). Pädiat. Praxis **6**, 27 (1971).

YASHIN, D., JANE, A., SUGAR, O.: The course of severe untreated infantile hydrocephalus. Prognostic significance of the cerebral mantle. J. Neurosurg. **23**, 509 (1965).

ZELLWEGER, H.: Die Cisterna interventricularis und ihre klinische Bedeutung. Helv. paediat. Acta **6**, 484 (1951).

ZELLWEGER, H., MURALT, G. V.: Zur Pathogenese des Septum pellucidum im PEG. Helv. paediat. Acta 7, 229 (1952).

● ZIMMER, E. A., BROSSY, M.: Lehrbuch der röntgendiagnostischen Technik. Berlin-Göttingen-Heidelberg: Springer 1962.

ZINGESSER, L. H., SCHECHTER, M. M., MEDINA, A.: Angiographic and pneumencephalography features of holoprosencephaly. Amer. J. Roentgenol. 97, 561 (1966).

ZSEBÖK, Z.: Röntgenanatomische Untersuchungen am Beckengürtel des Neugeborenen. Fortschr. Röntgenstr. 87, 23—33 (1957).

ZUPPINGER, A.: Die theoretischen Grundlagen und Möglichkeiten der röntgendiagnostischen Weichteiluntersuchung. Fortschr. Röntgenstr., Erg.-Bd. 48 (1935).

ZWAD, H. D.: Die pränatale Form der Hypophosphatasie. Radiologe 11, 307 (1971).

Namenverzeichnis

Sachverzeichnis

Die **halbfett** gesetzten Seitenzahlen weisen auf die Hauptbehandlung des betreffenden Stichwortes hin